明·李时珍 著　王育杰 整理

本草纲目

金陵版排印本

第3版

中册

人民卫生出版社

·北京·

图书在版编目（CIP）数据

本草纲目：金陵版排印本：全 3 册 /（明）李时珍著；王育杰整理. —3 版. —北京：人民卫生出版社，2023.12

ISBN 978-7-117-34775-4

Ⅰ.①本… Ⅱ.①李…②王… Ⅲ.①《本草纲目》 Ⅳ.①R281.3

中国国家版本馆 CIP 数据核字（2023）第 076007 号

人卫智网	www.ipmph.com	医学教育、学术、考试、健康，购书智慧智能综合服务平台
人卫官网	www.pmph.com	人卫官方资讯发布平台

本草纲目
（金陵版排印本）
Bencao Gangmu
（Jinling Ban Paiyin Ben）
第 3 版
（全 3 册）

著　　者：明·李时珍
整　　理：王育杰
出版发行：人民卫生出版社（中继线 010-59780011）
地　　址：北京市朝阳区潘家园南里 19 号
邮　　编：100021
E - mail：pmph @ pmph.com
购书热线：010-59787592　010-59787584　010-65264830
印　　刷：北京瑞禾彩色印刷有限公司
经　　销：新华书店
开　　本：710×1000　1/16　总印张：155
总 字 数：2698 千字
版　　次：1999 年 11 月第 1 版　2023 年 12 月第 3 版
印　　次：2023 年 12 月第 1 次印刷
标准书号：ISBN 978-7-117-34775-4
定　　价（全 3 册）：398.00 元

目录

中册

本草纲目草部第十六卷　743

本草纲目草部目录第十二卷

李时珍曰：天造地化而草木生焉。刚交于柔而成根荄，柔交于刚而成枝干。叶萼属阳，华实属阴。由是草中有木，木中有草。得气之粹者为良，得气之戾者为毒。故有五形焉，金、木、水、火、土。五气焉，香、臭、臊、腥、膻。五色焉，青、赤、黄、白、黑。五味焉，酸、苦、甘、辛、咸。五性焉，寒、热、温、凉、平。五用焉。升、降、浮、沉、中。炎农尝而辨之，轩岐述而著之，汉、魏、唐、宋明贤良医代有增益。但三品虽存，淄渑交混，诸条重出，泾渭不分。苟不察其精微，审其善恶，其何以权七方、衡十剂而寄死生耶？于是剪繁去复，绳缪补遗，析族区类，振纲分目。除谷、菜外，凡得草属之可供医药者六百一十种，分为十类：曰山，曰芳，曰隰，曰毒，曰蔓，曰水，曰石，曰苔，曰杂，曰有名未用。旧本草部上中下三品，共四百四十七种。今并入三十一种，移二十三种入菜部，三种入谷部，四种入果部，二种入木部，自木部移并一十四种，蔓草二十九种，菜部移并一十三种，果部移并四种，外类有名未用共二百四十七种。

神农本草经一百六十四种梁·陶弘景注　名医别录一百三十种陶弘景注。七十八种有名未用　李氏药录一种魏·李当之　吴氏本草一种魏·吴普　唐本草三十四种唐·苏恭　本草拾遗六十八种唐·陈藏器　食疗本草二种唐·孟诜　海药本草四种唐·李珣　四声本草一种唐·萧炳　开宝本草三十七种宋·马志　嘉祐本草一十七种宋·掌禹锡　图经本草五十四种宋·苏颂　日华本草七种宋人大明　用药法象一种元·李杲　本草补遗一种元·朱震亨　本草会编一种明·汪机本草纲目八十六种明·李时珍

【附注】　宋·雷敩炮炙论　北齐·徐之才药对　唐·杨损之删繁　唐·孙思邈千金　蜀·韩保升重注　南唐·陈士良食性宋·寇宗奭衍义　唐慎微证类　陈承别说　金·张元素珍珠囊元·王好古汤液　吴瑞日用　明·汪颖食物　王纶集要　陈嘉谟蒙筌　定王救荒　宁原食鉴

草之一山草类上三十一种

甘草本经　黄耆本经　人参本经　沙参本经　荠苨别录桔梗本经　长松拾遗　黄精别录　萎蕤本经　鹿药　委蛇附知母本经　肉苁蓉本经　列当开宝　琐阳补遗　赤箭　天麻本经　术本经　狗脊本经　贯众本经　巴戟天本经　巴棘附　远志本经　百脉根唐本　淫羊藿本经　仙茅开宝　玄参本经　地榆本经　丹参本经　紫参本经　王孙本经　紫草本经　白头翁本经　白及本经　三七纲目

上附方旧八十六，新二百六十

本草纲目草部第十二卷

草之一 ｜ 山草类三十一种

甘草《本经》上品

【释名】 **蜜甘**别录**蜜草**别录**美草**别录**蕗草**别录**灵通**记事珠**国老**别录。〔弘景曰〕此草最为众药之主，经方少有不用者，犹如香中有沉香也。国老即帝师之称，虽非君而为君所宗，是以能安和草石而解诸毒也。〔甄权曰〕诸药中甘草为君，治七十二种乳石毒，解一千二百般草木毒，调和众药有功，故有国老之号。

【集解】〔别录曰〕甘草生河西川谷积沙山及上郡。二月、八月除日采根，曝干，十日成。〔陶弘景曰〕河西上郡今不复通市。今出蜀汉中，悉从汶山诸夷中来。赤皮断理，看之坚实者，是抱罕草，最佳。抱罕乃西羌地名。亦有火炙干者，理多虚疏。又有如鲤鱼肠者，被刀破，不复好。青州间有而不如。又有紫甘草，细而实，乏时亦可用。〔苏颂曰〕今陕西、河东州郡皆有之。春生青苗，高一二尺，叶如槐叶，七月开紫花似柰冬，结实作角子如毕豆。根长者三四尺，粗细不定，皮赤色，上有横梁，梁下皆细根也。采得去芦头及赤皮，阴干用。今甘草有数种，以坚实断理者为佳。其轻虚纵理及细韧者不堪，惟货汤家用之。谨按尔雅云：蘦，大苦。郭璞：蘦似地黄。又诗唐风云，采苓采苓，首阳之巅，是也。蘦与苓通用。首阳之山在河东蒲坂县，乃今甘草所生处相近，而先儒所说苗叶与今全别，岂种类有不同者乎？〔李时珍曰〕按沈括笔谈云：本草注引尔雅蘦大苦之注为甘草者，非矣。郭璞之注，乃黄药也，其味极苦，故谓之大苦，非甘草也。甘草枝叶悉如槐，高五六尺，但叶端微尖而糙涩，似有白毛，结角如相思角，作一本生，至熟时角拆，子扁如小豆，极坚，齿啮不破，今出河东西界。寇氏衍义亦取此说，而不言大苦非甘草也。以理度之，郭说形状殊不相类，沈说近之。今人惟以大径寸而结紧断纹者为佳，谓之粉草。其轻虚细小者，皆不及之。刘绩霏雪录，言安南甘草大者如柱，土人以架屋，不识果然否也。

根

【修治】〔雷敩曰〕凡使须去头尾尖处，其头尾吐人。每用切长三寸，擘作六七片，入瓷器中盛，用酒浸蒸，从巳至午，取出暴干剉细用。一法：每斤用酥七两涂炙，酥尽为度。又法：先炮令内外赤黄用。〔时珍曰〕方书炙甘草皆用长流水

甘草

蘸湿炙之，至熟刮去赤皮，或用浆水炙熟，未有酥炙、酒蒸者。大抵补中宜炙用，泻火宜生用。

【气味】 甘，平，无毒。〔寇宗奭曰〕生则微凉，味不佳；炙则温。〔王好古曰〕气薄味厚，升而浮，阳也。入足太阴厥阴经。〔时珍曰〕通入手足十二经。〔徐之才曰〕术、苦参、干漆为之使，恶远志，反大戟、芫花、甘遂、海藻。〔权曰〕忌猪肉。〔时珍曰〕甘草与藻、戟、遂、芫四物相反，而胡洽居士治痰癖，以十枣汤加甘草、大黄，乃是痰在膈上，欲令通泄，以拔去病根也。东垣李杲治项下结核，消肿溃坚汤加海藻。丹溪朱震亨治劳瘵，莲心饮用芫花。二方俱有甘草，皆本胡居士之意也。故陶弘景言古方亦有相恶相反者，乃不为害。非妙达精微者，不知此理。

【主治】 五脏六腑寒热邪气，坚筋骨，长肌肉，倍气力，金疮䘌，解毒。久服轻身延年。本经。䘌音时勇切，肿也。温中下气，烦满短气，伤脏咳嗽，止渴，通经脉，利血气，解百药毒，为九土之精，安和七十二种石，一千二百种草。别录。主腹中冷痛，治惊痫，除腹胀满，补益五脏，肾气内伤，令人阴不痿，主妇人血沥腰痛，凡虚而多热者加用之。甄权。安魂定魄，补五劳七伤，一切虚损，惊悸烦闷健忘，通九窍，利百脉，益精养气，壮筋骨。大明。生用泻火热，熟用散表寒，去咽痛，除邪热，缓正气，养阴血，补脾胃，润肺。李杲。吐肺痿之脓血，消五发之疮疽。好古。解小儿胎毒惊痫，降火止痛。时珍。

梢

【主治】 生用治胸中积热，去茎中痛，加酒煮玄胡索、苦楝子尤妙。元素。

头

【主治】 生用能行足厥阴、阳明二经污浊之血，消胀导毒。震亨。主痈肿，宜入吐药。时珍。

【发明】 〔震亨曰〕甘草味甘，大缓诸火，黄中通理，厚德载物之君子也。欲达下焦，须用梢子。〔杲曰〕甘草气薄味厚，可升可降，阴中阳也。阳不足者，补之以甘。甘温能除大热，故生用则气平，补脾胃不足而大泻心火；炙之则气温，补三焦元气而散表寒，除邪热，去咽痛，缓正气，养阴血。凡心火乘脾，腹中急痛，腹皮急缩者，宜倍用之。其性能缓急，而又协和诸药，使之不争。故热药得之缓其热，寒药得之缓其寒，寒热相杂者用之得其平。〔好古曰〕五味之用，苦泄辛散，酸收咸软，甘上行而发，而本草言甘草下气何也？盖甘味主中，有升降浮沉，可上可下，可外可内，有和有缓，有补有泄，居中之道尽矣。张仲景附子理中汤用甘草，恐其僭上也；调胃承气汤用甘草，恐其速下也，皆缓之之意。小柴胡汤有柴胡、黄芩之寒，人参、半夏之温，而用甘草者，则有调和之意。建中汤用甘草，以补中而缓脾急也；凤髓丹用甘草，以缓肾急而生元气也，乃甘补之意。又曰：甘者令人中满，中满者勿食甘，甘缓而壅气，非中满所宜也。凡不满而用炙甘草为之补，若中满而用生甘草为之泻，能引诸药直至满所，甘味入脾，归其所喜，此升降浮沉之理也。经云，以甘补之，以甘泻之，以甘缓之，是矣。〔时珍曰〕甘草外赤中黄，色兼坤离；味浓气薄，资全土德。协和群品，有元老之功；普治百邪，得王道之化。赞帝力而人不知，敛神功而己不与，可谓药中之良相也。然中满、呕吐、酒客之病，不喜其甘；而大戟、芫花、甘遂、海藻，与之相反。是亦迂缓不可以救昏昧，而君子尝见嫉于宵人之意欤？〔颂曰〕按孙思邈千金方论云：甘草解百药毒，如汤沃雪。有中乌头、巴豆毒，甘草入腹即定，验如反掌。方称大豆解百药毒，予每试之不效，加入甘草为甘豆汤，其验乃奇也。又葛洪肘后备急方云：席辩刺史尝言岭南俚人解蛊毒药，并是常用之物，畏人得其法，乃言三百头牛药，或言三百两银药。久与亲狎，乃得其详。凡饮食时，先取炙熟甘草一寸，嚼之咽汁，若中毒随即吐出。仍以炙甘草三两，生姜四两，水六升，煮二升，日三服。或用都淋藤、黄藤二物，酒煎温常服，则毒随大小溲出。又常带甘草数寸，随身备急。若经含甘草而食物不吐者，非毒物也。三百头牛药，即土常山也。三百两银药，即马兜铃藤也。详见各条。

【附方】旧十五，新二十。**伤寒心悸**脉结代者。甘草二两，水三升，煮一半，服七合，日一服。伤寒类要。**伤寒咽痛**少阴证。甘草汤主之。用甘草二两蜜水炙，水二升，煮一升半，服五合，日二服。张仲景伤寒论。**肺热喉痛**有痰热者。甘草炒二两，桔梗米泔浸一夜一两，每服五钱，水一钟半，入阿胶半片，煎服。钱乙直诀。**肺痿多涎**肺痿吐涎沫，头眩，小便数而不咳者，肺中冷也，甘草干姜汤温之。甘草炙四两，干姜炮二两，水三升，煮一升五合，分服。张仲景金匮要略。**肺痿久嗽**涕唾多，骨节烦闷，寒热。以甘草三两炙，捣为末。每日取小便三合，调甘草末一钱，服之。广利方。**小儿热嗽**甘草二两，猪胆汁浸五宿，炙研末，蜜丸绿豆大，食后薄荷汤下十丸。名凉膈丸。圣惠方。**初生解毒**小儿初生，未可便与朱砂蜜。只以甘草一指节长，炙碎，以水二合，煮取一合，以绵染点儿口中，可为一蚬壳，当吐出胸中恶汁。此后待儿饥渴，更与之。令儿智慧无病，出痘稀少。王璆选方。**初生便闭**甘草、枳壳煨各一钱，水半盏煎服。全幼心鉴。**小儿撮口**发噤。用生甘草二钱半，水一盏，煎六分，温服，令吐痰涎，后以乳汁点儿口中。金匮玉函。**婴儿目涩**月内目闭不开，或肿羞明，或出血者，名慢肝风。用甘草一截，以猪胆汁炙为末，每用米泔调少许灌之。幼幼新书。**小儿遗**

尿大甘草头煎汤,夜夜服之。危氏得效方。**小儿尿血**甘草一两二钱,水六合,煎二合,一岁儿一日服尽。姚和众至宝方。**小儿羸瘦**甘草三两,炙焦为末,蜜丸绿豆大。每温水下五丸,日二服。金匮玉函。**大人羸瘦**甘草三两炙,每旦以小便煮三四沸,顿服之,良。外台秘要。**赤白痢下**崔宣州衍所传方用甘草一尺,炙劈破,以淡浆水蘸三二度,又以慢火炙之,后用生姜去皮半两,二味以浆水一升半,煎取八合,服之立效。梅师方用甘草一两炙,肉豆蔻七个煨剉,以水三升,煎一升,分服。**舌肿塞口**不治杀人。甘草煎浓汤,热漱频吐。圣济总录。**太阴口疮**甘草二寸,白矾一粟大,同嚼咽汁。保命集。**发背痈疽**崔元亮海上集验方云:李北海言,此方乃神授,极奇秘。用甘草三大两,生捣筛末,大麦面九两,和匀,取好酥少许入内,下沸水搜如饼状,方圆大于疮一分,热傅肿上,以绸片及故纸隔,令通风,冷则换之。已成者脓水自出,未成者肿便内消,仍当吃黄芪粥为妙。又一法:甘草一大两,水炙捣碎,水一大升浸之,器上横一小刀子,露一宿,平明以物搅令沫出,去沫服之,但是疮肿发背皆甚效。苏颂图经。**诸般痈疽**甘草三两,微炙切,以酒一斗同浸瓶中,用黑铅一片溶成汁,投酒中取出,如此九度。令病者饮酒至醉,寝后即愈也。经验方。**一切痈疽**诸发,预期服之,能消肿逐毒,使毒不内攻,功效不可俱述。用大横文粉草二斤捶碎,河水浸一宿,揉取浓汁,再以密绢过,银石器内慢火熬成膏,以瓷罐收之。每服一、二匙,无灰酒或白汤下,曾服丹药者亦解之,或微利无妨,名国老膏。外科精要方。**痈疽秘塞**生甘草二钱半,井水煎服,能疏导下恶物。直指方。**乳痈初起**炙甘草二钱,新水煎服,仍令人呷之。直指方。**些小痈疖**发热时,即用粉草节,晒干为末,热酒服一、二钱,连进数服,痛热皆止。外科精要方。**痘疮烦渴**粉甘草炙,栝楼根等分,水煎服之。甘草能通血脉,发疮痘也。直指方。**阴下悬痈**生于谷道前后,初发如松子大,渐如莲子,数十日后,赤肿如桃李,成脓即破,破则难愈也。用横文甘草一两,四寸截断,以溪涧长流水一碗,河水、井水不用,以文武火慢慢蘸水炙之,自早至午,令水尽为度,劈开视之,中心水润乃止。细剉,用无灰好酒二小碗,煎至一碗,温服,次日再服,便可保无虞。此药不能急消,过二十日,方得消尽。兴化守康朝病已破,众医拱手,服此两剂即合口,乃韶州刘从周方也。李迅痈疽方。**阴头生疮**蜜煎甘草末,频频涂之神效。千金方。**阴下湿痒**甘草煎汤,日洗三五度。古今录验。**代指肿痛**甘草煎汤渍之。千金方。**冻疮发裂**甘草煎汤洗之。次以黄连、黄檗、黄芩末,入轻粉、麻油调傅。谈野翁方。**汤火灼疮**甘草煎蜜涂。李楼奇方。**蛊毒药毒**甘草节,以真麻油浸之,年久愈妙。每用嚼咽,或水煎服,神妙。直指方。**小儿中蛊欲死者**。甘草半两,水一盏,煎五分服,当吐出。金匮玉函。**牛马肉毒**甘草煮浓汁,饮一二升,或煎酒服,取吐或下。如渴,不可饮水,饮之即死。千金方。**饮馔中毒**未审何物,卒急无药。只煎甘草荠苨汤,入口便活。金匮玉函方。**水莨菪毒**菜中有水莨菪,叶圆而光,有毒,误食令人狂乱,状若中风,或作吐。以甘草煮汁服之,即解。金匮玉函妙方。

黄耆 《本经》上品

【释名】 **黄芪**纲目**戴糁**本经**戴椹**别录又名独椹。**芰草**别录又名蜀脂。**百本**别录**王孙**药性论。〔时珍曰〕耆,长也。黄耆色黄,为补药之长,故名。今俗通作黄芪。或作蓍者非矣,蓍乃蓍龟之蓍,音尸。王孙与牡蒙同名异物。

【集解】〔别录曰〕黄芪生蜀郡山谷、白水、汉中,二月、十月采,阴干。〔弘景曰〕第一出陇西洮阳,色黄白甜美,今亦难得。次用黑水宕昌者,色白肌理粗,新者亦甘而温补。又有蚕陵白水者,色理胜蜀中者而冷补。又有赤色者,可作膏贴。俗方多用,道家不须。〔恭曰〕今出原州及华原者最良,蜀汉不复采用。宜州、宁州者亦佳。〔颂曰〕今河东、陕西州郡多有之。根长二三尺以来。独茎,或作丛生,枝干去地二三寸。其叶扶疏作羊齿状,又如蒺藜苗。七月中开黄紫花。其实作荚子,长寸许。八月中采根用。其皮折之如绵,谓之绵黄芪。然有数种,有白水芪、赤水芪、木芪,功用并同,而力不及白水芪。木芪短而理横。今人多以苜蓿根假作黄芪,折皮亦似绵,颇能乱真。但苜蓿根坚而脆,黄芪至柔韧,皮微黄褐色,肉中白色,此为异耳。〔承曰〕黄芪本出绵上者为良,故名绵黄芪,非谓其柔韧如绵也。今图经所绘宪州者,地与绵上相邻也。〔好古曰〕绵上即山西沁州,白水在陕西同州。黄芪味甘,柔软如绵,能令人肥;苜蓿根,味苦而坚脆,俗呼为土黄芪,能令人瘦。用者宜审。〔嘉谟曰〕绵上,沁州乡名,今有巡检司,白水、赤水二乡,俱属陇西。〔时珍曰〕黄芪叶似槐叶而微尖小,又似蒺藜叶而微阔大,青白色。开黄紫花,大如槐花。结小尖角,长寸许。根长二三尺,以紧实如箭竿者为良。嫩苗亦可煠淘茹食。其子收之,十月下种,如种菜法亦可。

【修治】〔敩曰〕凡使勿用木芪草,真相似,只是生时叶短并根横也。须去头上皴皮,蒸半日,擘细,于槐砧上剉用。〔时珍曰〕今人但捶扁,以蜜水涂炙数次,以熟为度。亦有以盐汤润透,器盛,于汤瓶蒸熟切用者。

根

【气味】 **甘,微温,无毒**。本经。**白水者冷,补**。别录。〔元素曰〕味甘,气温,平。气薄味厚,可升可降,阴中阳也。入手足太阴气分,又入手少阳、足少阴命门。〔之才曰〕茯苓为之使，恶龟甲、白鲜皮。

【主治】 痈疽久败疮，排脓止痛，大风癞疾，五痔鼠瘘，补虚，小儿百病。本经。妇人子脏风邪气，逐五脏间恶血，补丈夫虚损，五劳羸瘦，止渴，腹痛泄痢，益气，利阴气。别录。主虚喘，肾衰耳聋，疗寒热，治发背，内补。甄权。助气壮筋骨，长肉补血，破癥癖，瘰疬瘿赘，肠风血崩，带下赤白痢，产前后一切病，月候不匀，痰嗽，头风热毒赤目。日华。治虚劳自汗，补肺气，泻肺火心火，实皮毛，益胃气，去肌热及诸经之痛。元素。主太阴疟疾，阳维为病苦寒热，督脉为病逆气里急。好古。

【发明】〔弘景曰〕出陇西者温补，出白水者冷补。又有赤色者，可作膏，用消痈肿。〔藏器曰〕虚而客热，用白水黄芪；虚而客冷，用陇西黄芪。〔大明曰〕黄芪药中补益，呼为羊肉。白水芪凉无毒，排脓治血，及烦闷热毒骨蒸劳。赤水芪凉无毒，治血退热毒，余功并同。木芪凉无毒，治烦排脓之力，微于黄芪，遇阙即倍用之。〔元素曰〕黄芪甘温纯阳，其用有五：补诸虚不足，一也；益元气，二也；壮脾胃，三也；去肌热，四也；排脓止痛，活血生血，内托阴疽，为疮家圣药，五也。又曰：补五脏诸虚，治脉弦自汗，泻阴火，去虚热，无汗则发之，有汗则止之。〔好古曰〕黄芪治气虚盗汗，并自汗及肤痛，是皮表之药；治咯血，柔脾胃，是中州之药；治伤寒尺脉不至，补肾脏元气，是里药，乃上中下内外三焦之药也。〔杲曰〕灵枢云：卫气者，所以温分肉而充皮肤，肥腠理而司开阖。黄芪既补三焦，实卫气，与桂同功；特比桂甘平，不辛热为异耳。但桂则通血脉，能破血而实卫气，芪则益气也。又黄芪与人参、甘草三味，为除躁热肌热之圣药。脾胃一虚，肺气先绝。必用黄芪温分肉，益皮毛，实腠理，不令汗出，以益元气而补三焦。〔震亨曰〕黄芪补元气，肥白而多汁者为宜；若面黑形实而瘦者服之，令人胸满，宜以三拗汤泻之。〔宗奭曰〕防风、黄芪，世多相须而用。唐许胤宗初仕陈为新蔡王外兵参军时，柳太后病风不能言，脉沉而口噤。胤宗曰：既不能下药，宜汤气蒸之，药入腠理，周时可瘥。乃造黄芪防风汤数斛，置于床下，气如烟雾，其夕便得语也。〔杲曰〕防风能制黄芪，黄芪得防风其功愈大，乃相畏而相使也。〔震亨曰〕人之口通乎地，鼻通乎天。口以养阴，鼻以养阳。天主清，故鼻不受有形而受无形；地主浊，故口受有形而兼乎无形。柳太后之病不言，若以有形之汤，缓不及事；今投以二物，汤气满室，则口鼻俱受。非智者通神，不可回生也。〔杲曰〕小儿外物惊，宜用黄连安神丸镇心药。若脾胃寒湿，呕吐腹痛，泻痢青白，宜用益黄散药。如脾胃伏火，劳役不足之证，及服巴豆之类，胃虚而成慢惊者，用益黄、理中之药，必伤人命。当于心经中，以甘温补土之源，更于脾土中，以甘寒泻火，以酸凉补金，使金旺火衰，风木自平矣。今立黄芪汤泻火补金益土，为神治之法。用炙黄芪二钱，人参一钱，炙甘草五分，白芍药五分，水一大盏，煎半盏，温服。〔玑曰〕萧山魏直著博爱心鉴三卷，言小儿痘疮，惟有顺、逆、险三证。顺者为吉，不用药。逆者为凶，不必用药。惟险乃悔吝之象，当以药转危为安，宜用保元汤加减主之。此方原出东垣，治慢惊土衰火旺之法。今借而治痘，以其内固营血，外护卫气，滋助阴阳，作为脓血，其证虽异，其理则同。去白芍药，加生姜，改名曰保元汤。炙黄芪三钱，人参二钱，炙甘草一钱，生姜一片，水煎服之。险证者，初出圆晕干红少润也，将长光泽，顶陷不起也，既出虽起惨色不明也，浆行色灰不荣也，浆定光润不消也，浆老湿润不敛也，结痂而胃弱内虚也，痂落而口渴不食也，痂后生痈肿也，痈肿溃而敛迟也。凡有诸证，并宜此汤。或加芎劳，加官桂，加糯米以助之。详见本书。〔嘉谟曰〕人参补中，黄芪实表。凡内伤脾胃，发热恶寒，吐泄怠卧，胀满痞塞，神短脉微者，当以人参为君，黄芪为臣；若表虚自汗亡阳，溃疡痘疹阴疮者，当以黄芪为君，人参为臣，不可执一也。

【附方】 旧五，新九。**小便不通**绵黄芪二钱，水二盏，煎一盏，温服。小儿减半。总微论。**酒疸黄疾**心下懊痛，足胫满，小便黄，饮酒发赤黑黄斑，由大醉当风，入水所致。黄芪二两，木兰一两，为末。酒服方寸匕，日三服。肘后方。**气虚白浊**黄芪盐炒半两，茯苓一两，为末。每服一钱，白汤下。经验良方。**治渴补虚**男子妇人诸虚不足，烦悸焦渴，面色萎黄，不能饮食，或先渴而后发疮疖，或先痈疽而后发渴，并宜常服此药，平补气血，安和脏腑，终身可免痈疽之疾。用绵黄芪箭杆者去芦六两，一半生焙，一半以盐水润湿，饭上蒸三次，焙剉，粉甘草一两，一半生用，一半炙黄为末。每服二钱，白汤点服，早晨、日午各一服，亦可煎服，名黄芪六一汤。外科精要。**老人秘塞**绵黄芪、陈皮去白各半两，为末。每服三钱，用大麻子一合，研烂，以水滤浆，煎至乳起，入白蜜一匙，再煎沸，调药空心服，甚者不过二服。此药不冷不热，常服无秘塞之患，其效如神。和剂局方。**肠风泻血**黄芪、黄连等分，为末，面糊丸绿豆大。每服三十丸，米饮下。孙用和秘宝方。**尿血沙淋**痛不可忍。黄芪、人参等分，为末。以大萝卜一个，切一指厚大，四五片，蜜二两，淹炙令尽，不令焦，点末食无时，以盐汤下。永类方。**吐血不止**黄芪二钱半，紫背浮萍五钱，为末。每服一钱，姜蜜水下。圣济总录。**咳嗽脓血**咽干，乃虚中有热，不可服凉药。以好黄芪四两，甘草一两，为末。每服二钱，点汤服。席延赏方。**肺痈得吐**黄芪二两，为末。每服二钱，水一中盏，煎至六分，温服，日三四服。圣惠方。**甲疽疮脓**生足趾甲边，赤肉突出，时常举发者。黄芪二两,菌茹一两,醋浸一宿,以猪脂五合,微火上煎取二合,绞去滓,以封疮口上,日三度,其肉自消。**外台秘要**。**胎动不安腹痛**,下黄汁。黄芪、川芎劳各一两,糯米一合,水一升,煎半升,分服。**妇人良方**。**阴汗湿痒**绵黄芪,酒炒为末,以熟猪心点吃妙。**赵真人济急方**。**痈疽内固**黄芪、人参各一两,为末,入真龙脑一钱,用生藕汁和丸绿豆大。每服二十丸,温水下,日三服。**本事方**。

茎叶

【主治】 疗渴及筋挛,痈肿疽疮。别录。

人参《本经》上品

【释名】 **人薓**音参。或省作薓。**黄参**吴普**血参**别录**人衔**本经**鬼盖**本经**神草**别录**土精**别录**地精**广雅**海腴** 皱面还丹广雅。〔时珍曰〕人薓年深,浸渐长成者,根如人形,有神,故谓之人薓、神草。薓字从浸,亦浸渐之义。浸即浸字,后世因字文繁,遂以参星之字代之,从简便尔。然承误日久,亦不能变矣,惟张仲景伤寒论尚作薓字。别录一名人微,微乃薓字之讹也。其成有阶级,故曰人衔。其草背阳向阴,故曰鬼盖。其在五参,色黄属土,而补脾胃,生阴血,故有黄参、血参之名。得地之精灵,故有土精、地精之名。广五行记云:隋文帝时、上党有人宅后每夜闻人呼声,求之不得。去宅一里许,见人参枝叶异常,掘之入地五尺,得人参,一如人体,四肢毕备,呼声遂绝。观此,则土精之名,尤可证也。礼·斗威仪云:下有人参,上有紫气。春秋·运斗枢云:摇光星散而为人参。人君废山渎之利,则摇光不明,人参不生。观此,则神草之名,又可证矣。

【集解】〔别录曰〕人参生上党山谷及辽东,二月、四月、八月上旬采根,竹刀刮暴干,无令见风。根如人形者有神。〔普曰〕或生邯郸,三月生叶小锐,枝黑茎有毛,三月、九月采根,根有手足,面目如人者神。〔弘景曰〕上党在冀州西南,今来者形长而黄,状如防风,多润实而甘。俗乃重百济者,形细而坚白,气味薄于上党者。次用高丽者,高丽即是辽东,形大而虚软,不及百济,并不及上党者。其草一茎直上,四五叶相对生,花紫色。高丽人作人参赞云:三桠五叶,背阳向阴。欲来求我,椴树相寻。椴音贾,树似桐,甚大,阴广则多生,采作甚有法。今近山亦有,但作之不好。〔恭曰〕人参见用多是高丽、百济者,潞州太行紫团山所出者,谓之紫团参。〔保升曰〕今沁州、辽州、泽州、箕州、平州、易州、檀州、幽州、妫州、并州并出人参,盖其山皆与太行连亘相接故也。〔珣曰〕新罗国所贡者,有手足,状如人形,长尺余,以杉木夹定,红丝缠饰之。又沙州参,短小不堪用。〔颂曰〕今河东诸州及泰山皆有之，又有河北榷场及闽中来者名新罗人参，俱不及上党者佳。春生苗，多于深山背阴，近椴漆下湿润处。初生小者三四寸许，一桠五叶；四五年后生两桠五叶，未有花茎；至十年后生三桠；年深者生四桠，各五叶。中心生一茎。俗名百尺杵。三月、四月有花，细小如粟，蕊如丝，紫白色。秋后结子，或七八枚，如大豆，生青熟红，自落。根如人形者神。泰山出者，叶干青，根白，殊别。江淮间出一种土人参，苗长一二尺，叶如匙而小，与桔梗相似，相对生，生五、七节。根亦如桔梗而柔，味极甘美。秋生紫花，又带青色。春秋采根，土人或用之。相传欲试上党参，但使二人同走，一含人参，一空口，度走三五里许，其不含人参者必大喘，含者气息自如，其人参乃真也。〔宗奭曰〕上党者根颇纤长，根下垂，有及一尺余者，或十歧者，其价与银等，稍为难得。土人得一窠，则置板上，以新彩绒饰之。〔嘉谟曰〕紫团参，紫大稍扁。百济参，白坚且圆，名白条参，俗名羊角参。辽东参，黄润纤长有须，俗名黄参，独胜。高丽参，近紫体虚。新罗参，亚黄味薄。肖人形者神，其类鸡腿者力洪。〔时珍曰〕上党，今潞州也。民以人参为地方害，不复采取。今所用者皆是辽参。其高丽、百济、新罗三国，今皆属于朝鲜矣。其参犹来中国互市。亦可收子，于十月下种，如种菜法。秋冬采者坚实，春夏采者虚软，非地产有虚实也。辽参连皮者黄润色如防风，去皮者坚白如粉，伪者皆以沙参、荠苨、桔梗采根造作乱之。沙参体虚无心而味淡，荠苨体虚无心，桔梗体坚有心而味苦。人参体实有心而味甘，微带苦，自有余味，俗名金井玉阑也。其似人形者，谓之孩儿参，尤多赝伪。宋·苏颂图经本草所绘潞州者，三桠五叶，真人参也。其滁州者，乃沙参之苗叶。沁州、兖州者，皆荠苨之苗叶。其所云江淮土人参者，亦荠苨也。并失之详审。今潞州者尚不可得，则他处者尤不足信矣。近又有薄夫以人参先浸取汁自啜，乃晒干复售，谓之汤参，全不任用，不可不察。考月池翁讳言闻，字子郁，衔太医吏目。尝著人参传上下卷甚详，不能备录，亦略节要语于下条云耳。

【修治】〔弘景曰〕人参易蛀蚛，唯纳新器中密封，可经年不坏。〔炳曰〕人参频见风日则易蛀。惟用盛过麻油瓦罐，泡净焙干，入华阴细辛与参相间收之，密封，可留经年。一法：用淋过灶灰晒干罐收亦可。〔李言闻曰〕人参生时背阳，故不喜见风日，凡生用宜咬咀，熟用宜隔纸焙之，或醇酒润透咬咀焙熟用，并忌铁器。

根

【气味】 甘，微寒，无毒。〔别录曰〕微温。〔普曰〕神农：小寒。桐君、雷公：苦。黄帝、岐伯：甘，无毒。〔元素曰〕性温，味甘、微苦，气味俱薄，浮而升，阳中之阳也。又曰：阳中微阴。〔之才曰〕茯苓、马蔺为之使，恶溲疏、卤碱，反藜芦。一云：畏五灵脂，恶皂荚、黑豆，动紫石英。〔元素曰〕人参得升麻引用，补上焦之元气，泻肺中之火；得茯苓引用，补下焦之元气，泻肾中之火。得麦门冬则生脉，得干姜则补气。〔杲曰〕得黄芪、甘草，乃甘温除大热，泻阴火，补元气，又为疮家圣药。〔震亨曰〕人参入手太阴。与藜芦相反，服参一两，入藜芦一钱，其功尽废也。〔言闻曰〕东垣李氏理脾胃，泻阴火，交泰丸内用人参、皂荚，是恶而不恶也。古方疗月闭四物汤加人参、五灵脂，是畏而不畏也。又疗痰在胸膈，以人参、藜芦同用而取涌越，是激其怒性也。此皆精微妙奥，非达权衡者不能知。

【主治】 补五脏，安精神，定魂魄，止惊悸，除邪气，明目开心益智。久服轻身延年。本经。疗肠胃中冷，心腹鼓痛，胸胁逆满，霍乱吐逆，调中，止消渴，通血脉，破坚积，令人不忘。别录。主五劳七伤，虚损痰弱，止呕哕，补五脏六腑，保中守神。消胸中痰，治肺痿及痫疾，冷气逆上，伤寒不下食，凡虚而多梦纷纭者加之。甄权。止烦躁，变酸水。李珣。消食开胃，调中治气，杀金石药毒。大明。治肺胃阳不足，肺气虚促，短气少气，补中缓中，泻心肺脾胃中火邪，止渴生津液。元素。治男妇一切虚证，发热自汗，眩运头痛，反胃吐食，痎疟，滑泻久痢，小便频数淋沥，劳倦内伤，中风中暑，痿痹，吐血嗽血下血，血淋血崩，胎前产后诸病。时珍。

【发明】 〔弘景曰〕人参为药切要，与甘草同功。〔杲曰〕人参甘温，能补肺中元气，肺气旺则四脏之气皆旺，精自生而形自盛，肺主诸气故也。张仲景云，病人汗后身热亡血脉沉迟者，下痢身凉脉微血虚者，并加人参。古人血脱者益气，盖血不自生，须得生阳气之药乃生，阳生则阴长，血乃旺也。若单用补血药，血无由而生矣。素问言：无阳则阴无以生，无阴则阳无以化。故补气须用人参，血虚者亦须用之。本草十剂云：补可去弱，人参、羊肉之属是也。盖人参补气，羊肉补形，形气者，有无之象也。〔好古曰〕洁古老人言，以沙参代人参，取其味甘也。然人参补五脏之阳，沙参补五脏之阴，安得无异？虽云补五脏，亦须各用本脏药相佐使引之。〔言闻曰〕人参生用气凉，熟用气温；味甘补阳，微苦补阴。气主生物，本乎天；味主成物，本乎地。气味生成，阴阳之造化也。凉者，高秋清肃之气，天之阴也，其性降；温者，阳春生发之气，天之阳也，其性升。甘者，湿土化成之味，地之阳也，其性浮；微苦者，火土相生之味，地之阴也，其性沉。人参气味俱薄。气之薄者，生降熟升；味之薄者，生升熟降。如土虚火旺之病，则宜生参，凉薄之气，以泻火而补土，是纯用其气；脾虚肺怯之病，则宜熟参，甘温之味，以补土而生金，是纯用其味也。东垣以相火乘脾，身热而烦，气高而喘，头痛而渴,脉洪而大者,用黄檗佐人参。孙真人治夏月热伤元气,人汗大泄,欲成痿厥,用生脉散,以泻热火而救金水。君以人参之甘寒,泻火而补元气;臣以麦门冬之苦甘寒,清金而滋水源,佐以五味子之酸温,生肾精而收耗气。此皆补天元之真气,非补热火也。白飞霞云:人参炼膏服,回元气于无何有之乡。凡病后气虚及肺虚嗽者,并宜之。若气虚有火者,合天门冬膏对服之。

【正误】〔敩曰〕夏月少使人参,发心痃之患。〔好古曰〕人参甘温,补肺之阳,泄肺之阴。肺受寒邪,宜此补之。肺受火邪,则反伤肺,宜以沙参代之。〔王纶曰〕凡酒色过度,损伤肺肾真阴,阴虚火动,劳嗽吐血咳血等证,勿用之。盖人参入手太阴能补火,故肺受火邪者忌之。若误服参、芪甘温之剂,则病日增;服之过多,则死不可治。盖甘温助气,气属阳,阳旺则阴愈消,惟宜苦甘寒之药,生血降火。世人不识,往往服参、芪为补而死者多矣。〔言闻曰〕孙真人云:夏月服生脉散、肾沥汤三剂,则百病不生。李东垣亦言生脉散、清暑益气汤,乃三伏泻火益金之圣药,而雷敩反谓发心痃之患,非矣!痃乃脐旁积气,非心病也。人参能养正破坚积,岂有发痃之理?观张仲景治腹中寒气上冲,有头足,上下痛不可触近,呕不能食者,用大建中汤,可知矣。又海藏王好古言人参补阳泄阴,肺寒宜用,肺热不宜用。节斋王纶因而和之,谓参、芪能补肺火,阴虚火动失血诸病,多服必死。二家之说皆偏矣。夫人参能补元阳,生阴血,而泻阴火,东垣李氏之说也明矣。仲景张氏言亡血血虚者,并加人参;又言肺寒者去人参加干姜,无令气壅。丹溪朱氏亦言虚火可补,参、芪之属;实火可泻,芩、连之属。二家不察三氏之精微,而谓人参补火,谬哉!夫火与元气不两立,元气胜则邪火退。人参既补元气而又补邪火,是反复之小人矣,何以与甘草、芩、术谓之四君子耶?虽然,三家之言不可尽废也。惟其语有滞,故守之者泥而执一,遂视人参如蛇蝎,则不可也。凡人面白面黄青黧悴者,皆脾肺肾气不足,可用也;面赤面黑者,气壮神强,不可用也。脉之浮而芤濡虚大迟缓无力,沉而迟涩弱细结代无力者,皆虚而不足,可用也;若弦长紧实滑数有力者,皆火郁内实,不可用也。洁古谓喘嗽勿用者,痰实气壅之喘也;若肾虚气短喘促者,必用也。仲景谓肺寒而咳勿用者,寒束热邪壅郁在肺之咳也;若自汗恶寒而咳者,必用也。东垣谓久病郁热在肺勿用者,乃火郁于内宜发不宜补也;若肺虚火旺气短自汗者,必用也。丹溪言诸痛不可骤用者,乃邪气方锐,宜散不宜补也;若里虚吐利及久病胃弱虚痛喜按者,必用也。节斋谓阴虚火旺勿用者,乃血虚火亢能食,脉弦而数,凉之则伤胃,温之则伤肺,不受补者也;若自汗气短肢寒脉虚者,必用也。如此详审,则人参之可用不可用,思过半矣。〔玑曰〕节斋王纶之说,本于海藏王好古,但纶又过于矫激。丹溪言虚火可补，须用参、芪。又云阴虚潮热，喘嗽吐血，盗汗等证，四物加人参、黄檗、知母。又云好色之人，肺肾受伤，咳嗽不愈，琼玉膏主之。又云肺肾虚极者，独参膏主之。是知阴虚劳瘵之证，未尝不用人参也。节斋，私淑丹溪者也，而乃相反如此。斯言一出，印定后人眼目。凡遇前证，不问病之宜用不宜，辄举以借口。致使良工掣肘，惟求免夫病家之怨。病家亦以此说横之胸中，甘受苦寒，虽至上呕下泄，去死不远，亦不悟也。古今治劳莫过于葛可久，其独参汤、保真汤，何尝废人参而不用耶？节斋之说，诚未之深思也。〔杨起曰〕人参功载本草，人所共知。近因病者吝财薄医，医复算本惜费，不肯用参疗病，以致轻者至重，重者至危。然有肺寒、肺热、中满、血虚四证，只宜散寒、消热、消胀、补营，不用人参，其说近是；殊不知各加人参在内，护持元气，力助群药，其功更捷。若曰气无补法，则谬矣。古方治肺寒以温肺汤，肺热以清肺汤，中满以分消汤，血虚以养营汤，皆有人参在焉。所谓邪之所辏，其气必虚。又曰养正邪自除，阳旺则生阴血，贵在配合得宜尔。庸医每谓人参不可轻用，诚哉庸也。好生君子，不可轻命薄医，医亦不可计利不用。书此奉勉，幸勿曰迂。

【附方】旧九，新六十。**人参膏**用人参十两细切，以活水二十盏浸透，入银石器内，桑柴火缓缓煎取十盏，滤汁，再以水十盏，煎取五盏，与前汁合煎成膏，瓶收，随病作汤使。丹溪云：多欲之人，肾气衰惫，咳嗽不止，用生姜、橘皮煎汤化膏服之。浦江郑兄，五月患痢，又犯房室，忽发昏运，不知人事，手撒目暗，自汗如雨，喉中痰鸣如曳锯声，小便遗失，脉大无伦，此阴亏阳绝之证也。予令急煎大料人参膏，仍与灸气海十八壮，右手能动，再三壮，唇口微动，遂与膏服一盏，半夜后服三盏，眼能动，尽三斤，方能言而索粥，尽五斤而痢止，至十斤而全安，若作风治则误矣。一人背疽，服内托十宣药已多，脓出作呕，发热，六脉沉数有力，此溃疡所忌也。遂与大料人参膏，入竹沥饮之，参尽一十六斤，竹伐百余竿而安。后经旬余，值大风拔木，疮起有脓，中有红线一道，过肩胛，抵右肋。予曰：急作参膏，以芎、归、橘皮作汤，入竹沥、姜汁饮之。尽三斤而疮溃，调理乃安。若痈疽溃后，气血俱虚，呕逆不食，变证不一者，以参、芪、归、术等分，煎膏服之，最妙。**治中汤**〔颂曰〕张仲景治胸痹，心中痞坚，留气结胸，胸满，胁下逆气抢心，治中汤主之。即理中汤，人参、术、干姜、甘草各三两，四味以水八升，煮三升，每服一升，日三服，随证加减。此方自晋宋以后至唐名医，治心腹病者，无不用之，或作汤，或蜜丸，或为散，皆有奇效。胡洽居士治霍乱，谓之温中汤。陶隐居百一方云：霍乱余药乃或难求，而治中方、四顺汤、厚朴汤不可暂缺，常须预合自随也。唐石泉公王方庆云：数方不惟霍乱可医，诸病皆疗也。四顺汤，用人参、甘草、干姜、附子炮各二两，水六升，煎二升半，分四服。**四君子汤**治脾胃气虚，不思饮食，诸病气虚者，以此为主。人参一钱，白术二钱，白茯苓一钱，炙甘草五分，姜三片，枣一枚，水二钟，煎一钟，食前温服，随证加减。和剂局方。**开胃化痰**不思饮食，不拘大人小儿。人参焙二两，半夏姜汁浸焙五钱，为末，飞罗面作糊，丸绿豆大。食后姜汤下三五十丸，日三服。圣惠方：加陈橘皮五钱。经验方。**胃寒气满**不能传化，易饥不能食。人参末二钱，生附子末半钱，生姜二钱，水七合，煎二合，鸡子清一枚，打转空心服之。圣济总录。**脾胃虚弱**不思饮食。生姜半斤取汁，白蜜十两，人参末四两，银锅煎成膏，每米饮调服一匙。普济方。**胃虚恶心**或呕吐有痰。人参一两，水二盏，煎一盏，入竹沥一杯，姜汁三匙，食远温服，以知为度，老人尤宜。简便方。**胃寒呕恶**不能腐熟水谷，食即呕吐。人参、丁香、藿香各二钱半，橘皮五钱，生姜三片，水二盏，煎一盏，温服。拔萃方。**反胃呕吐**饮食入口即吐，困弱无力，垂死者。上党人参三大两拍破，水一大升，煮取四合，热服，日再。兼以人参汁，入粟米、鸡子白、薤白，煮粥与啖。李直方司勋，于汉南患此，两月余，诸方不瘥。遂与此方，当时便定。后十余日，遂入京师。绛每与名医论此药，难可为俦也。李绛兵部手集。**食入即吐**人参半夏汤：用人参一两，半夏一两五钱，生姜十片，水一斗，以杓扬二百四十遍，取三升，入白蜜三合，煮一升半，分服。张仲景金匮方。**霍乱呕恶**人参二两，水一盏半，煎汁一盏，入鸡子白一枚，再煎温服。一加丁香。卫生家宝方。**霍乱烦闷**人参五钱，桂心半钱，水二盏，煎服。圣惠方。**霍乱吐泻**烦躁不止。人参二两，橘皮三两，生姜一两，水六升，煮三升，分三服。圣济总录。**妊娠吐水**酸心腹痛，不能饮食。人参、干姜炮等分，为末，以生地黄汁和丸梧子大。每服五十丸，米汤下。和剂局方。**阳虚气喘**自汗盗汗，气短头运。人参五钱，熟附子一两，分作四帖。每帖以生姜十片，流水二盏，煎一盏，食远温服。济生方。**喘急欲绝**上气鸣息者。人参末，汤服方寸匕，日五、六服效。肘后方。**产后发喘**乃血入肺窍，危症也。人参末一两，苏木二两，水二碗，煮汁一碗，调参末服，神效。圣惠方。**产后血运**人参一两，紫苏半两，以童尿、酒、水三合，煎服。医方摘要。**产后不语**人参、石菖蒲、石莲肉等分，每服五钱，水煎服。妇人良方。**产后诸虚**发热自汗。人参、当归等分，为末，用猪腰子一个，去膜切小片，以水三升，糯米半合，葱白二茎，煮米熟，取汁一盏，入药煎至八分，食前温服。永类方。**产后秘塞**出血多。以人参、麻子仁、枳壳麸炒为末，炼蜜丸梧子大。每服五十丸，米饮下。济生方。**横生倒产**人参末、乳香末各一钱，丹砂末五分，研匀，鸡子白一枚，入生姜自然汁三匙，搅匀，冷服，即母子俱安，神效，此施汉卿方也。妇人良方。

开心益智人参末一两,炼成獭猪肥肪十两,以淳酒和匀。每服一杯,日再服。服至百日,耳目聪明,骨髓充盈,肌肤润泽,日记千言,兼去风热痰病。千金方。**闻雷即昏**一小儿七岁,闻雷即昏倒,不知人事,此气怯也。以人参、当归、麦门冬各二两,五味子五钱,水一斗,煎汁五升,再以水五升,煎滓取汁二升,合煎成膏。每服三匙,白汤化下。服尽一斤,自后闻雷自若矣。杨起简便方。**忽喘闷绝方见大黄下。离魂异疾**有人卧则觉身外有身,一样无别,但不语。盖人卧则魂归于肝,此由肝虚邪袭,魂不归舍,病名曰离魂。用人参、龙齿、赤茯苓各一钱,水一盏,煎半盏,调飞过朱砂末一钱,睡时服。一夜一服,三夜后,真者气爽,假者即化矣。夏子益怪证奇疾方。**怔忡自汗**心气不足也。人参半两,当归半两,用獭猪腰子二个,以水二碗,煮至一碗半,取腰子细切,人参、归同煎至八分,空心吃腰子,以汁送下。其滓焙干为末,以山药末作糊,丸绿豆大,每服五十丸,食远枣汤下,不过两服即愈。此昆山神济大师方也。一加乳香二钱。王璆百一选方。**心下结气**凡心下硬,按之则无,常觉膨满,多食则吐,气引前后,噫呃不除,由思虑过多,气不以时而行则结滞,谓之结气。人参一两,橘皮去白四两,为末,炼蜜丸梧子大,每米饮下五六十丸。圣惠方。**房后困倦**人参七钱,陈皮一钱,水一盏半,煎八分,食前温服,日再服,千金不传。赵永庵方。**虚劳发热**愚鲁汤:用上党人参、银州柴胡各三钱,大枣一枚,生姜三片,水一钟半,煎七分,食远温服,日再服,以愈为度。奇效良方。**肺热声哑**人参二两,诃子一两,为末噙咽。丹溪摘玄。**肺虚久咳**人参末二两,鹿角胶炙研一两。每服三钱,用薄荷、豉汤一盏,葱少许,入铫子煎一二沸,倾入盏内。遇咳时,温呷三五口甚佳。食疗本草。**止嗽化痰**人参末一两,明矾二两,以酽醋二升,熬矾成膏,人参末炼蜜和收。每以豌豆大一丸,放舌下,其嗽即止,痰自消。简便方。**小儿喘咳**发热自汗吐红,脉虚无力者。人参、天花粉等分,每服半钱,蜜水调下,以瘥为度。经验方。**喘咳嗽血**咳喘上气,喘急,嗽血吐血,脉无力者。人参末每服三钱,鸡子清调之,五更初服便睡,去枕仰卧,只一服愈。年深者,再服。咯血者,服尽一两甚好。一方以乌鸡子水磨千遍,自然化作水,调药尤妙。忌醋咸腥酱,面鲊醉饱。将息乃佳。沈存中灵苑方。**咳嗽吐血**人参、黄芪、飞罗面各一两,百合五钱,为末,水丸梧子大。每服五十丸,食前茅根汤下。朱氏集验方用人参、乳香、辰砂等分,为末,乌梅肉和丸弹子大。每白汤化下一丸,日一服。**虚劳吐血**甚者,先以十灰散止之,其人必困倦,法当补阳生阴,独参汤主之。好人参一两,肥枣五枚,水二钟,煎一钟服,熟睡一觉,即减五六,继服调理药。葛可久十药神书。**吐血下血**因七情所感,酒色内伤,气血妄行,口鼻俱出,心肺脉破,血如涌泉,须臾不救。

用人参焙，侧柏中蒸焙，荆芥穗烧存性，各五钱，为末。用二钱入飞罗面二钱，以新汲水调如稀糊服，少倾再啜，一服立止。华陀中藏经。**衄血不止**人参、柳枝（寒食采者），等分，为末。每服一钱，东流水服，日三服。无柳枝，用莲子心。圣济总录。**齿缝出血**人参、赤茯苓、麦门冬各二钱，水一钟，煎七分，食前温服，日再。苏东坡得此，自谓神奇。后生小子多患此病，予累试之，累如所言。谈野翁试验方。**阴虚尿血**人参焙，黄芪盐水炙，等分，为末。用红皮大萝卜一枚，切作四片，以蜜二两，将萝卜逐片蘸炙，令干再炙，勿令焦，以蜜尽为度。每用一片，蘸药食之，仍以盐汤送下，以瘥为度。三因方。**沙淋石淋**方同上。**消渴引饮**人参为末，鸡子清调服一钱，日三四服。集验用人参、栝楼根等分，生研为末，炼蜜丸梧子大。每服百丸，食前麦门冬汤下。日二服，以愈为度，名玉壶丸。忌酒面炙煿。郑氏家传消渴方：人参一两，粉草二两，以雄猪胆汁浸炙，脑子半钱，为末，蜜丸芡子大。每嚼一丸，冷水下。圣济总录用人参一两，葛粉二两，为末。发时以焐猪汤一升，入药三钱，蜜二两，慢火熬至三合，状如黑饧，以瓶收之，每夜以一匙含咽，不过三服取效也。**虚疟寒热**人参二钱二分，雄黄五钱，为末，端午日用粽尖捣丸梧子大。发日侵晨，井华水吞下七丸，发前再服，忌诸般热物，立效。一方：加神曲等分。丹溪纂要。**冷痢厥逆**六脉沉细。人参、大附子各一两半。每服半两，生姜十片，丁香十五粒，粳米一撮，水二盏，煎七分，空心温服。经验方。**下痢禁口**人参、莲肉各三钱，以井华水二盏，煎一盏，细细呷之。或加姜汁炒黄连三钱。经验良方。**老人虚痢**不止，不能饮食。上党人参一两，鹿角去皮炒研五钱，为末。每服方寸匕，米汤调下，日三服。十便良方。**伤寒坏证**凡伤寒时疫，不问阴阳，老幼妊妇，误服药饵，因重垂死，脉沉伏，不省人事，七日以后，皆可服之，百不失一，此名夺命散，又名复脉汤。人参一两，水二钟，紧火煎一钟，以井水浸冷服之，少顷鼻梁有汗出，脉复立瘥。苏韬光侍郎云：用此救数十人。予作清流宰，县倅申屠行辅之子妇患时疫三十余日，已成坏病，令服此药而安。王璆百一选方。**伤寒厥逆**身有微热，烦躁，六脉沉细微弱，此阴极发躁也。无忧散：用人参半两，水一钟，煎七分，调牛胆南星末二钱，热服立苏。三因方。**夹阴伤寒**先因欲事，后感寒邪，阳衰阴盛，六脉沉伏，小腹绞痛，四肢逆冷，呕吐清水，不假此药，无以回阳。人参、干姜炮各一两，生附子一枚，破作八片，水四升半，煎一升，顿服，脉出身温即愈。吴绶伤寒蕴要。**筋骨风痛**人参四两，酒浸三日，晒干，土茯苓一斤，山慈姑一两，为末，炼蜜丸梧子大。每服一百丸，食前米汤下。经验方。**小儿风痫**瘛疭。用人参、蛤粉、辰砂等分，为末，以豮猪心血和丸绿豆大。每服五十丸，金银汤下，一日二服，大有神效。卫生宝鉴。**脾**

虚慢惊黄芪汤，见黄芪发明下。**痘疹险证**保元汤，见黄芪发明下。**惊后瞳斜**小儿惊后瞳人不正者。人参、阿胶糯米炒成珠，各一钱，水一盏，煎七分，温服，日再服，愈乃止，效。直指方。**小儿脾风多困**。人参，冬瓜仁各半两，南星一两，浆水煮过，为末。每用一钱，水半盏，煎二三分，温服。本事方。**酒毒目盲**一人形实，好饮热酒，忽病目盲而脉涩，此热酒所伤，胃气污浊，血死其中而然。以苏木煎汤，调人参末一钱服，次日鼻及两掌皆紫黑，此滞血行矣。再以四物汤，加苏木、桃仁、红花、陈皮，调人参末服，数日而愈。丹溪纂要。**酒毒生疽**一妇嗜酒，胸生一疽，脉紧而涩。用酒炒人参，酒炒大黄，等分为末，姜汤服一钱，得睡汗出而愈，效。丹溪医案。**狗咬风伤肿痛**。人参置桑柴炭上烧存性，以碗覆定，少顷为末，掺之立瘥。经验方。**蜈蚣咬伤**嚼人参涂之。医学集成。**蜂虿螫伤**人参末傅之。证治要诀。**胁破肠出**急以油抹入，煎人参、枸杞汁淋之，内吃羊肾粥，十日愈。危氏得效方。**气奔怪疾**方见虎杖。

芦

【气味】 苦，温，无毒。

【主治】 吐虚劳痰饮。时珍。

【发明】〔吴绶曰〕人弱者，以人参芦代瓜蒂。〔震亨曰〕人参入手太阴，补阳中之阴，芦则反能泻太阴之阳。亦如麻黄，苗能发汗，根则止汗。谷属金而糠之性热，麦属阳而麸之性凉。先儒谓物物具一太极，学者可不触类而长之乎。一女子性躁味厚，暑月因怒而病呃，每作则举身跳动，昏冒不知人。其形气俱实，乃痰因怒郁，气不得降，非吐不可。遂以人参芦半两，逆流水一盏半，煎一大碗饮之，大吐顽痰数碗，大汗昏睡一日而安。又一人作劳发疟，服疟药变为热病，舌短痰嗽，六脉洪数而滑，此痰蓄胸中，非吐不愈。以参芦汤加竹沥二服，涌出胶痰三块，次与人参、黄芪、当归煎服，半月乃安。

沙参《本经》上品

校正：并入别录有名未用部羊乳。

【释名】 白参吴普知母别录羊乳别录羊婆奶纲目铃儿草别录虎须别录苦心别录。又名文希，一名识美，一名志取。〔弘景曰〕此与人参、玄参、丹参、苦参、是为五参，其形不尽相类，而主疗颇同，故皆有参名。又有紫参，乃牡蒙也。〔时珍曰〕沙参白色，宜于沙地，故名。其根多白汁，俚人呼为羊婆奶，别录有名未用羊乳，即此也。此物无心味淡，而别录一名苦心，又与知母同名，不知所谓也。铃儿草，象花形也。

【集解】〔别录曰〕沙参生河内川谷及冤句般阳续山，二月、八月采根暴干。
又曰：羊乳一名地黄，三月采，立夏后母死。〔恭曰〕出华山者为善。〔普曰〕二月
生苗，如葵，叶青色，根白，实如芥，根大如芜菁，三月采。〔弘景曰〕今出近道，
丛生，叶似枸杞，根白实者佳。〔保升曰〕其根若葵根、其花白色。〔颂曰〕今淄、
齐、潞、随、江、淮、荆、湖州郡皆有之。苗长一、二尺以来，丛生崖壁间，叶似枸
杞而有叉丫，七月开紫花，根如葵根，大如指许，赤黄色，中正白实者佳，二月、
八月采根。南土生者叶有细有大，花白，瓣上仍有白粘，此为小异。〔藏器曰〕羊
乳根如荠苨而圆，大小如拳，上有角节，折之有白汁，人取根当荠苨。苗作蔓，折
之有白汁。〔时珍曰〕沙参处处山原有之。二月生苗，叶如初生小葵叶，而团扁
不光。八九月抽茎，高一二尺。茎上之叶，则尖长如枸杞叶，而小有细齿。秋月
叶间开小紫花，长二三分，状如铃铎，五出，白蕊，亦有白花者。并结实，大如冬
青实，中有细子。霜后苗枯。其根生沙地者长尺余，大一虎口，黄土地者则短而
小。根茎皆有白汁。八九月采者，白而实；春月采者，微黄而虚。小人亦往往紫
蒸压实以乱人参，但体轻松，味淡而短耳。

根

【气味】 苦，微寒，无毒。〔别录曰〕羊乳，温，无毒。〔普曰〕沙参，岐伯：咸。
神农、黄帝、扁鹊：无毒。〔李当之〕大寒。〔好古曰〕甘、微苦。〔之才曰〕恶防己，
反藜芦。

【主治】 **血结惊气，除寒热，补中，益肺气。**本经。**疗胸痹，心腹痛，结热邪
气头痛，皮间邪热，安五脏。久服利人。**又云：羊乳主头肿痛，益气，长肌肉。别
录。**去皮肌浮风，疝气下坠，治常欲眠，养肝气，宣五脏风气。**甄权。**补虚，止惊
烦，益心肺，并一切恶疮疥癣及身痒，排脓，消肿毒。**大明。**清肺火，治久咳肺
痿。**时珍。

【发明】 〔元素曰〕肺寒者，用人参；肺热者，用沙参代之，取其味甘也。
〔好古曰〕沙参味甘微苦，厥阴本经之药，又为脾经气分药。微苦补阴，甘则补
阳，故洁古取沙参代人参。盖人参性温，补五脏之阳；沙参性寒，补五脏之阴。
虽云补五脏，亦须各用本脏药相佐，使随所引而相辅之可也。〔时珍曰〕人参甘苦
温，其体重实，专补脾胃元气，因而益肺与肾，故内伤元气者宜之。沙参甘淡而
寒，其体轻虚，专补肺气，因而益脾与肾，故金能受火克者宜之。一补阳而生阴，
一补阴而制阳，不可不辨之也。

【附方】 旧一，新二。**肺热咳嗽**沙参半两，水煎服之。卫生易简方。**卒得**

沙
参

511

疝气小腹及阴中相引痛如绞，自汗出，欲死者。沙参捣筛为末，酒服方寸匕，立瘥。肘后方。**妇人白带**多因七情内伤或下元虚冷所致。沙参为末，每服二钱，米饮调下。证治要诀。

荠苨音齐尼，并上声《别录》中品

校正:并入图经杏参。

【释名】 **杏参**图经**杏叶沙参**救荒**苨苨**音底。尔雅**甜桔梗**纲目**白面根**救荒苗名**隐忍**。〔时珍曰〕荠苨多汁，有济泟之状，故以名之。济泟，浓露也。其根如沙参而叶如杏，故河南人呼为杏叶沙参。苏颂图经杏参，即此也。俗谓之甜桔梗。尔雅云：泟，苨苨也。郭璞云：即荠苨也。隐忍，说见下文。

【集解】〔弘景曰〕荠苨根茎都似人参，而叶小异，根味甜绝，能杀毒。以其与毒药共处，毒皆自然歇，不正入方家用也。又曰：魏文帝言荠苨乱人参，即此也。荠苨叶甚似桔梗，但叶下光明滑泽无毛为异，又不如人参相对耳。〔恭曰〕人参苗似五加而阔短，茎圆有三四桠，桠头有五叶，陶引荠苨乱人参，误矣。且荠苨、桔梗又有叶差互者，亦有叶三四对者，皆一茎直上，叶既相乱，惟以根有心为别尔。〔颂曰〕今川蜀、江浙皆有之。春生苗茎，都似人参，而叶小异，根似桔梗，但无心为异。润州、陕州尤多，人家收以为果，或作脯啖，味甚甘美，兼可寄远，二月、八月采根暴干。〔承曰〕今人多以蒸过压扁乱人参，但味淡尔。〔宗奭曰〕陶以根言，故云荠苨乱人参；苏以苗言，故以陶为误矣。〔机曰〕荠苨苗茎与桔梗相似，其根与人参相乱。今言苗茎都似人参，近于误也。当以人参、荠苨、桔梗三注参看自明矣。〔时珍曰〕荠苨苗似桔梗，根似沙参，故奸商往往以沙参、荠苨通乱人参。苏颂图经所谓杏参，周定王救荒本草所谓杏叶沙参，皆此荠苨也。图经云：杏参生淄州田野，根如小菜根。土人五月采苗叶，治咳嗽上气。救荒本草云：杏叶沙参，一名白面根，苗高一二尺，茎色清白。叶似杏叶而小，微尖而背白，边有叉牙。杪间开五瓣白碗子花。根形如野胡萝卜，颇肥，皮色灰黝，中间白色。味甜微寒。亦有开碧花者。嫩苗煠熟水淘，油盐拌食。根换水煮，亦可食，人以蜜煎充果。又陶弘景注桔梗，言其叶名隐忍，可煮食之，治蛊毒。谨按尔雅云：蒡，隐忍也。郭璞注云：似苏，有毛。江东人藏以为菹，亦可瀹食。葛洪肘后方云：隐忍草，苗似桔梗，人皆食之。捣汁饮，治蛊毒。据此则隐忍非桔梗，乃荠苨苗也。荠苨苗甘可食，桔梗苗苦不可食，尤为可证。神农本经无荠苨，止有桔梗一名荠苨，至别录始出荠苨。盖荠苨、桔梗乃一类，有甜、苦二种，则其苗亦可呼为隐忍也。

根

【气味】 甘,寒,无毒。

【主治】 解百药毒。别录。杀蛊毒,治蛇虫咬,热狂温疾,署毒箭。大明。利肺气,和中明目止痛,蒸切作羹粥食,或作齑菹食。昝殷。食之,压丹石发动。孟诜。主咳嗽消渴强中,疮毒丁肿,辟沙虱短狐毒。时珍。

〔发明〕〔时珍曰〕荠苨寒而利肺,甘而解毒,乃良品也,而世不知用,惜哉。按葛洪肘后方云:一药而兼解众毒者,惟荠苨汁浓饮二升,或煮嚼之,亦可作散服。此药在诸药中,毒皆自解也。又张鷟朝野佥载云:各医言虎中药箭,食清泥而解;野猪中药箭,㖃荠苨而食。物犹知解毒,何况人乎?又孙思邈千金方,治强中为病,茎长兴盛,不交精出,消渴之后,发为痈疽,有荠苨丸、猪肾荠苨汤方,此皆本草所未及者。然亦取其解热解毒之功尔,无他义。

【附方】 旧四,新三。**强中消渴猪肾荠苨汤**,治强中之病,茎长兴盛,不交精液自出,消渴之后,即发痈疽。皆由恣意色欲,或饵金石所致,宜此以制肾中热也。用猪肾一具,荠苨、石膏各三两,人参、茯苓、磁石、知母、葛根、黄芩、栝楼根、甘草各二两,黑大豆一升,水一斗半,先煮猪肾、大豆取汁一斗、去滓下药,再煮三升,分三服。后人名为石子荠苨汤。又荠苨丸:用荠苨、大豆、茯神、磁石、栝楼根、熟地黄、地骨皮、玄参、石斛、鹿茸各一两,人参、沉香各半两,为末。以猪肚治净煮烂,杵和丸梧子大。每服七十丸,空心盐汤下。并千金方。**丁疮肿毒**生荠苨根捣汁,服一合,以滓傅之,不过三度。千金翼。**面上皯疱**荠苨、肉桂各一两,为末。每用方寸匕,酢浆服之,日一服。又灭瘢痣。圣济总录。**解诸蛊毒**荠苨根捣末,饮服方寸匕,立瘥。陈延之小品方。**解钩吻毒**钩吻叶与芹叶时相似,误食之杀人。惟以荠苨八两,水六升,煮取三升,每服五合,日五服。仲景金匮玉函。**解五石毒**荠苨生捣汁,多服之。立瘥。苏颂图经。

隐忍叶

【气味】 甘、苦,寒,无毒。

【主治】 蛊毒腹痛,面目青黄,林露骨立,煮汁一二升饮。时珍。主腹脏风壅,咳嗽上气。苏颂。

桔梗《本经》下品

【释名】 白药别录梗草别录荠苨本经。〔时珍曰〕此草之根结实而梗直,故名。吴普本草一名利如，一名符蒍，一名房图，方书并无见，盖亦庾辞尔。桔梗、荠苨乃一类，有甜、苦二种，故本经桔梗一名荠苨，而今俗呼荠苨为甜桔梗也。至别录始出荠苨条，分为二物，然其性味功用皆不同，当以别录为是。

【集解】〔别录曰〕桔梗生嵩高山谷及冤句，二月采根暴干。〔普曰〕叶如荠苨，茎如笔管，紫赤色，二月生苗。〔弘景曰〕近道处处有，二三月生苗，可煮食之。桔梗疗蛊毒甚验，俗方用此，乃名荠苨。今别有荠苨，能解药毒，可乱人参，叶甚相似。但荠苨叶下光明滑泽无毛为异，叶生又不如人参相对耳。〔恭曰〕荠苨、桔梗，叶有差互者，亦有叶三四对者，皆一茎直上，叶既相乱，惟以根有心为别耳。〔颂曰〕今在处有之。根如指大，黄白色。春生苗，茎高尺余。叶似杏叶而长椭，四叶相对而生，嫩时亦可煮食。夏开小花紫碧色，颇似牵牛花，秋后结子。八月采根，其根有心，若无心者为荠苨。关中所出桔梗，根黄皮，似蜀葵根。茎细，青色。叶小，青色，似菊叶也。

根

【修治】〔敩曰〕凡使勿用木梗，真似桔梗，只是咬之腥涩不堪。凡用桔梗，须去头上尖硬二三分已来，并两畔附枝。于槐砧上细剉，用生百合捣膏，投水中浸一伏时滤出，缓火熬令干用。每桔梗四两，用百合二两五钱。〔时珍曰〕今但刮去浮皮，米泔水浸一夜，切片微炒用。

【气味】 **辛，微温，有小毒。**〔普曰〕神农、医和：苦，无毒。黄帝、扁鹊：辛、咸。岐伯、雷公：甘，无毒。〔李当之〕大寒。〔权曰〕苦、辛。〔时珍曰〕当以苦、辛、平为是。〔之才曰〕节皮为之使。畏白及、龙胆草，忌猪肉。得牡蛎、远志，疗恚怒。得消石、石膏，疗伤寒。白粥解其痤毒。〔时珍曰〕伏砒。徐之才所云节皮，不知何物也。

【主治】 **胸胁痛如刀刺，腹满肠鸣幽幽，惊恐悸气。**本经。**利五脏肠胃，补血气，除寒热风痹，温中消谷，疗喉咽痛，下蛊毒。**别录。**治下痢，破血积气，消积聚痰涎，去肺热气促嗽逆，除腹中冷痛，主中恶及小儿惊痫。**甄权。**下一切气，止霍乱转筋，心腹胀痛，补五劳，养气，除邪辟温，破癥瘕肺痈，养血排脓，补内漏及喉痹。**大明。**利窍，除肺部风热，清利头目咽嗌，胸膈滞气及痛，除鼻塞。**元素。**治寒呕。**李杲。**主口舌生疮，赤目肿痛。**时珍。

【发明】〔好古曰〕桔梗气微温，味苦辛，味厚气轻，阳中之阴，升也。入手太阴肺经气分及足少阴经。〔元素曰〕桔梗清肺气，利咽喉，其色白，故为肺部引经。与甘草同行，为舟楫之剂。如大黄苦泄峻下之药，欲引至胸中至高之分成功，须用辛甘之剂升之。譬如铁石入江，非舟楫不载。所以诸药有此一味，不能下沉也。〔时珍曰〕朱肱活人书治胸中痞满不痛，用桔梗、枳壳，取其通肺利膈下气也。张仲景伤寒论治寒实结胸，用桔梗、贝母、巴豆，取其温中消谷破积也。又治肺痈唾脓，用桔梗、甘草，取其苦辛清肺，甘温泻火，又能排脓血、补内漏也。其治少阴证二三日咽痛，亦用桔梗、甘草，取其苦辛散寒，甘平除热，合而用之，能调寒热也。后人易名甘桔汤，通治咽喉口舌诸病。宋仁宗加荆芥、防风、连翘，遂名如圣汤，极言其验也。按王好古医垒元戎载之颇详，云失音加诃子，声不出加半夏，上气加陈皮，涎嗽加知母、贝母，咳渴加五味子，酒毒加葛根，少气加人参，呕加半夏、生姜，唾脓血加紫菀，肺痿加阿胶，胸膈不利加枳壳，心胸痞满加枳实，目赤加栀子、大黄，面肿加茯苓，肤痛加黄芪，发斑加防风、荆芥，疫毒加鼠粘子、大黄，不得眠加栀子。〔震亨曰〕干咳嗽，乃痰火之邪郁在肺中，宜苦梗以开之。痢疾腹痛，乃肺金之气郁在大肠，亦宜苦梗开之，后用痢药。此药能开提气血，故气药中宜用之。

【附方】旧十，新七。**胸满不痛**桔梗、枳壳等分，水二钟，煎一钟，温服。南阳活人书。**伤寒腹胀**阴阳不和也，桔梗半夏汤主之。桔梗、半夏、陈皮各三钱，姜五片，水二钟，煎一钟服。南阳活人书。**痰嗽喘急**桔梗一两半，为末，用童子小便半升，煎四合，去滓温服。简要济众方。**肺痈咳嗽**胸满振寒，脉数咽干，不渴，时出浊唾腥臭，久久吐脓如粳米粥者，桔梗汤主之。桔梗一两，甘草二两，水三升，煮一升，分温再服。朝暮吐脓血则瘥。张仲景金匮玉函方。**喉痹毒气**桔梗二两，水三升，煎一升，顿服。千金方。**少阴咽痛**少阴证，二三日咽痛者，可与甘草汤；不瘥者，与桔梗汤主之。桔梗一两，甘草二两，水三升，煮一升，分服。张仲景伤寒论。**口舌生疮**方同上。**齿𧏾肿痛**桔梗、薏苡仁等分，为末服。永类方。**骨槽风痛**牙根肿痛。桔梗为末，枣瓤和丸皂子大，绵裹咬之。仍以荆芥汤漱之。经验方。**牙疳臭烂**桔梗、茴香等分，烧研傅之。卫生易简方。**肝风眼黑**目睛痛，肝风盛也，桔梗丸主之。桔梗一斤，黑牵牛头末三两，为末，蜜丸梧子大。每服四十丸，温水下，日二服。保命集。**鼻出衄血**桔梗为末，水服方寸匕，日四服。一加生犀角屑。普济方。**吐血下血**方同上。**打击瘀血**在肠内，久不消，时发动者。桔梗为末，米饮下一刀圭。肘后要方。**中蛊下血**如鸡肝，昼夜出血石余，四脏皆损，惟心未毁，或鼻破将死者。苦桔梗为末，以酒服方寸匕，日三服。不能下药，以物拗口灌之。心中当烦，须臾自定，七日止。当食猪肝臛以补之，神良。一方加犀角等分。初虞古今录验。**妊娠中恶**心腹疼痛。桔梗一两剉，水一钟，生姜三片，煎六分，温服。圣惠方。**小儿客忤**死不能言。桔梗烧研三钱，米汤服之。仍吞麝香豆许。张文仲备急方。

芦头

【主治】 吐上膈风热痰实，生研末，白汤调服一二钱，探吐。时珍。

长松《拾遗》

【释名】 仙茆〔时珍曰〕其叶如松，服之长年，功如松脂及仙茆，故有二名。

【集解】〔藏器曰〕长松生关内山谷中，草似松，叶上有脂，山人服之。〔时珍曰〕长松生古松下，根色如荠苨，长三五寸，味甘微苦，类人参，清香可爱。按张天觉文集云：僧普明居五台山，患大风，眉发俱堕，哀苦不堪。忽遇异人，教服长松，示其形状。明采服之，旬余毛发俱生，颜色如故。今并、代间土人，多以长松杂甘草、山药为汤煎，甚佳。然本草及方书皆不载，独释慧祥清凉传始叙其详如此。韩悉医通云：长松产太行西北诸山，根似独活而香。

根

【气味】 甘，温，无毒。

【主治】 风血冷气宿疾，温中去风。藏器。治大风恶疾，眉发堕落，百骸腐溃。每以一两，人甘草少许，水煎服，旬日即愈。又解诸虫毒。补益长年。时珍。

【附方】 新一。长松酒滋补一切风虚，乃庐山休休子所传。长松一两五钱，状似独活而香，乃酒中圣药也。熟地黄八钱，生地黄、黄芪蜜炙、陈皮各七钱，当归、厚朴、黄檗各五钱，白芍药煨、人参、枳壳各四钱，苍术米泔制、半夏制、天门冬、麦门冬、砂仁、黄连各三钱，木香、蜀椒、胡桃仁各二钱，小红枣肉八个，老米一撮，灯心五寸长一百二十根，一料分十剂，绢袋盛之。凡米五升，造酒一尊，煮一袋，窨久乃饮。韩氏医通。

黄精《别录》上品

校正：并入拾遗救荒草。

【释名】 黄芝瑞草经戊己芝五符经菟竹别录鹿竹别录仙人余粮弘景救穷草别录米铺蒙筌野生姜蒙筌重楼别录鸡格别录龙衔广雅垂珠。〔颂曰〕隋时羊公服黄精法云：黄精是芝草之精也，一名葳蕤，一名白及，一名仙人余粮，一名苟格，一名马箭，一名垂珠，一名菟竹。〔时珍曰〕黄精为服食要药，故别录列于草部之首，仙家以为芝草之类，以其得坤土之精粹，故谓之黄精。

五符经云,黄精获天地之淳精,故名为戊己芝,是此义也。余粮、救穷,以功名也。鹿竹、菟竹,因叶似竹,而鹿兔食之也。垂珠,以子形也。陈氏拾遗救荒草即此也,今并为一。〔嘉谟曰〕根如嫩姜,俗名野生姜。九蒸九曝,可以代粮,又名米铺。

【集解】〔别录曰〕黄精生山谷,二月采根阴干。〔弘景曰〕今处处有之。二月始生,一枝多叶,叶状似竹而短。根似萎蕤。萎蕤根如荻根及菖蒲,概节而平直;黄精根如鬼臼、黄连,大节而不平。虽燥,并柔有脂润。俗方无用此,而为仙经所贵,根、叶、花、实皆可饵服,酒散随宜,具在断谷方中。其叶乃与钩吻相似,惟茎不紫、花不黄为异,而人多惑之。其类乃殊,遂致死生之反,亦为奇事。〔敩曰〕钩吻真似黄精,只是叶头尖有毛钩子二个,若误服之害人。黄精叶似竹也。〔恭曰〕黄精肥地生者,即大如拳;薄地生者,犹如拇指。萎蕤肥根,颇类其小者,肌理形色,大都相似。今以鬼臼、黄连为比,殊无仿佛。黄精叶似柳及龙胆、徐长卿辈而坚。其钩吻蔓生,叶如柿叶,殊非比类。〔藏器曰〕黄精叶偏生不对者名偏精,功用不如正精。正精叶对生。钩吻乃野葛之别名,二物殊不相似,不知陶公凭何说此。〔保升曰〕钩吻一名野葛,陶说叶似黄精者当是,苏说叶似柿者,当别是一物。〔颂曰〕黄精南北皆有,以嵩山、茅山者为佳。三月生苗,高一二尺以来。叶如竹叶而短,两两相对。茎梗柔脆,颇似桃枝,本黄末赤。四月开青白花,状如小豆花。结子白如黍粒,亦有无子者。根如嫩生姜而黄色,二月采根,蒸过暴干用。今遇八月采,山中人九蒸九暴作果卖,黄黑色而甚甘美。其苗初生时,人多采为菜茹,谓之笔菜,味极美,江南人说黄精苗叶稍类钩吻,但钩吻叶头极尖而根细,而苏恭言钩吻蔓生,恐南北所产之异耳。〔时珍曰〕黄精野生山中,亦可劈根长二寸,稀种之,一年后极稠,子亦可种。其叶似竹而不尖,或两叶、三叶、四五叶,俱对节而生。其根横行,状如萎蕤,俗采其苗煠熟,淘去苦味食之,名笔管菜。陈藏器本草言青粘是萎蕤,见萎蕤发明下。又黄精、钩吻之说,陶弘景、雷敩、韩保升皆言二物相似。苏恭、陈藏器皆言不相似。苏颂复设两可之辞。今考神家本草、吴普本草,并言钩吻是野葛,蔓生,其茎如箭,与苏恭之说相合。张华博物志云:昔黄帝问天老曰:天地所生,有食之令人不死者乎?天老曰:太阳之草名黄精,食之可以长生;太阴之草名钩吻,不可食之,入口立死。人信钩吻杀人,不信黄精之益寿,不亦惑乎?按此但以黄精、钩吻相对待而言,不言其相似也。陶氏因此遂谓二物相似,与神农所说钩吻不合。恐当以苏恭所说为是,而陶、雷所说别一毒物,非钩吻也。历代本草惟陈藏器辨物最精审,尤当信之。余见钩吻条。

根

【修治】〔敩曰〕凡采得以溪水洗净蒸之，从巳至子，薄切暴干用。〔颂曰〕羊公服黄精法：二月、三月采根，入地八九寸为上。细切一石，以水二石五斗，煮去苦味，漉出，囊中压取汁，澄清再煎，如膏乃止。以炒黑黄豆末，相和得所，捏作饼子，如钱大，初服二枚，日益之。亦可焙干筛末，水服。〔诜曰〕饵黄精法：取瓮子去底，釜内安置得所，入黄精令满，密盖，蒸至气溜，即暴之。如此九蒸九暴。若生则刺人咽喉。若服生者，初时只可一寸半，渐渐增之，十日不食，服止三尺五寸。三百日后，尽见鬼神，久必升天。根、叶、花、实皆可食之，但以相对者是正，不对者名偏精也。

【气味】甘，平，无毒。〔权曰〕寒。〔时珍曰〕忌梅实，花、叶、子并同。

【主治】**补中益气，除风湿，安五脏。久服轻身延年不饥。**别录。**补五劳七伤，助筋骨，耐寒暑，益脾胃，润心肺。单服九蒸九暴食之，驻颜断谷。**大明。**补诸虚，止寒热，填精髓，下三尸虫。**时珍。

【发明】〔时珍曰〕黄精受戊己之淳气，故为补黄宫之胜品。土者万物之母，母得其养，则水火既济，木金交合，而诸邪自去，百病不生矣。神仙芝草经云：黄精宽中益气，使五脏调良，肌肉充盛，骨髓坚强，其力增倍，多年不老，颜色鲜明，发白更黑，齿落更生。又能先下三尸虫：上尸名彭质，好宝货，百日下；中尸名彭矫，好五味，六十日下；下尸名彭居，好五色，三十日下，皆烂出也。根为精气，花实为飞英，皆可服食。又按雷氏炮炙论序云：驻色延年，精蒸神锦。注云：以黄精自然汁拌研细神锦，于柳木甑中蒸七日，以木蜜丸服之。木蜜，枳椇也。神锦不知是何物，或云朱砂也。〔禹锡曰〕按抱朴子云：黄精服其花胜其实，服其实胜其根。但花难得，得其生花十斛，干之才可得五六斗尔，非大有力者不能办也。日服三合，服之十年，乃得其益。其断谷不及术。术饵令人肥健，可以负重涉险；但不及黄精甘美易食，凶年可与老少代粮，谓之米脯也。〔慎微曰〕徐铉稽神录云：临川士家一婢，逃入深山中，久之见野草枝叶可爱，取根食之，久久不饥。夜息大树下，闻草中动，以为虎攫，上树避之。及晓下地，其身歘然凌空而去，若飞鸟焉。数岁家人采薪见之，捕之不得，临绝壁下网围之，俄而腾上山顶。或云此婢安有仙骨？不过灵药服尔。遂以酒饵置往来之路。果来，食讫，遂不能去，擒之，具述其故。指所食之草，即是黄精也。

【附方】旧一，新四。**服食法**圣惠方用黄精根茎不限多少，细剉阴干捣末。每日水调末服，任多少。一年内变老为少，久久成地仙。臞仙神隐书：以黄精细切一石，用水二石五斗煮之，自旦至夕，候冷，以手接碎，布袋榨取汁煎之。渣焙干为末，同入釜中，煎至可丸，丸如鸡子大。每服一丸，日三服。绝粮轻身，除百病。渴则饮水。**补肝明目**黄精二斤，蔓菁子一斤淘，同和，九蒸九晒，为末。空心每米饮下二钱，日二服，延年益寿。圣惠方。**大风癞疮**营气不清，久风入脉，因而成癞，鼻坏色败。用黄精根去皮，洁净共以洗，二斤，暴，纳粟米饭中，蒸至米熟，时时食之。圣济总录。**补虚精气**黄精、枸杞子等分，捣作饼，日干为末，炼蜜丸梧子大。每汤下五十丸。奇效良方。

萎蕤 音威绫《本经》上品

【释名】 **女萎**本经 **葳蕤**吴普 **萎莎**音威移。**委萎**尔雅 **萎香**纲目 **荧**尔雅。音行。**玉竹**别录 **地节**别录。〔时珍曰〕按黄公绍古今韵会云：葳蕤，草木叶垂之貌。此草根长多须，如冠缨下垂之绫而有威仪，故以名之。凡羽盖旌旗之缨绫，皆象葳蕤，是矣。张氏瑞应图云：王者礼备，则葳蕤生于殿前。一名萎香。则威仪之义，于此可见。别录作萎蕤，省文也。说文作萎莎，音相近也。尔雅作委萎，字相近也。其叶光莹而象竹，其根多节，故有荧及玉竹、地节诸名。吴普本草又有乌女、虫蝉之名。宋本一名马熏，即乌萎之讹者也。

【正误】〔弘景曰〕本经有女萎无萎蕤，别录无女萎有萎蕤，而功用正同，疑女萎即萎蕤，惟名异尔。〔恭曰〕女萎功用及苗蔓与萎蕤全别。今本经朱书是女萎功效，故别录墨书乃萎蕤功效也。〔藏器曰〕本草女萎、萎蕤同传。陶云是一物。苏云二物不同，于中品别出女萎一条。然其主霍乱泄痢肠鸣，正与上品女萎相合，则是更非二物矣。〔颂曰〕观古方书所用，胡洽治时气洞下有女萎丸，治伤寒冷下结肠丸中用女萎，治虚劳下痢小黄芪酒中加女萎，详此数方所用，乃似中品女萎，缘其性温主霍乱泄痢故也。又治贼风手足枯痹，四肢拘挛茵蓣酒中用女萎，初虞世治身体痹瘀斑驳有女萎膏，乃似上品本经朱书女萎，缘其主中风不能动摇及去皯好色故也。又治伤寒七、八日不解续命鳖甲汤，及治脚弱鳖甲汤，并用萎蕤，及延年方治风热项急痛四肢骨肉烦热有萎蕤饮，又主虚风热发即头痛，有萎蕤丸，乃似上品别录墨书萎蕤，缘其主虚热湿温毒腰痛故也。三者既白，则非一物明矣，且萎蕤甘平，女萎甘温，安得为一物？〔时珍曰〕本经女萎，乃尔雅委萎二字，即别录萎蕤也，上古钞写讹为女萎尔。古方治伤寒风虚用女萎者，即萎蕤也，皆承本草之讹而称之。诸家不察，因中品有女萎名字相同，遂致费辩如此。今正其误，只依别录书萎蕤为纲，以便寻检。其治泄痢女萎，乃蔓草也，见本条。

【集解】〔别录曰〕萎蕤生太山山谷及丘陵,立春后采,阴干。〔普曰〕叶青黄色,相值如姜叶,二月、七月采。〔弘景曰〕今处处有之。根似黄精,小异。服食家亦用之。〔颂曰〕今滁州、舒州及汉中、均州皆有之。茎干强直,似竹箭杆,有节。叶狭而长,表白里青,亦类黄精。根黄而多须,大如指,长一二尺。或云可啖。三月开青花,结圆实。〔时珍曰〕处处山中有之。其根横生似黄精,差小,黄白色,性柔多须,最难燥。其叶如竹,两两相值。亦可采根种之,极易繁也。嫩叶及根,并可煮淘食茹。

根

【修治】〔敩曰〕凡使勿用黄精并钩吻,二物相似。萎蕤节上有须毛,茎斑,叶尖处有小黄点,为不同。采得以竹刀刮去节皮,洗净,以蜜水浸一宿,蒸了焙干用。

【气味】 甘,平,无毒。〔普曰〕神农:苦。桐君、雷公、扁鹊:甘,无毒。黄帝:辛。〔之才曰〕畏卤碱。

【主治】 女萎:主中风暴热,不能动摇,跌筋结肉,诸不足。久服去面黑䵟,好颜色润泽,轻身不老。本经。萎蕤:主心腹结气,虚热湿毒腰痛,茎中寒,及目痛眦烂泪出。别录。时疾寒热,内补不足,去虚劳客热。头痛不安,加而用之,良。甄权。补中益气。萧炳。除烦闷,止消渴,润心肺,补五劳七伤虚损,腰脚疼痛。天行热狂,服食无忌。大明。服诸石人不调和者,煮汁饮之,弘景。主风温自汗灼热,及劳疟寒热,脾胃虚乏,男子小便频数,失精,一切虚损。时珍。

【发明】〔杲曰〕萎蕤能升能降,阳中阴也。其用有四:主风淫四末,两目泪烂,男子湿注腰痛,女子面生黑䵟。〔时珍曰〕萎蕤性平味甘,柔润可食。故朱肱南阳活人书,治风温自汗身重,语言难出,用萎蕤汤,以之为君药。予每用治虚劳寒热痁疟,及一切不足之证,用代参、耆,不寒不燥,大有殊功,不止于去风热湿毒而已,此昔人所未阐者也。〔藏器曰〕陈寿魏志·樊阿传云:青粘一名黄芝,一名地节。此即萎蕤,极似偏精。本功外,主聪明,调血气,令人强壮。和漆叶为散服,主五脏益精,去三虫,轻身不老,变白,润肌肤,暖腰脚,惟有热不可服。晋·嵇绍有胸中寒疾,每酒后苦唾,服之得愈。草似竹,取根花叶阴干用。昔华陀入山见仙人所服,以告樊阿,服之寿百岁也。〔颂曰〕陈藏器以青粘即葳蕤。世无识者,未敢以为信然。〔时珍曰〕苏颂注黄精,疑青粘是黄精,与此说不同。今考黄精、萎蕤性味功用大抵相近,而萎蕤之功更胜。故青粘一名黄芝,与黄精同名;一名地节,与萎蕤同名。则二物虽通用亦可。

【附方】旧一，新六。**服食法**二月、九月采萎蕤根，切碎一石，以水二石煮之，从旦至夕，以手挼烂，布囊榨取汁，熬稠。其渣晒为末，同熬至可丸，丸如鸡头子大。每服一丸，白汤下，日三服。导气脉，强筋骨，治中风湿毒，去面皱颜色，久服延年。臞仙神隐书。**赤眼涩痛**萎蕤、赤芍药、当归、黄连等分，煎汤熏洗。卫生家宝方。**眼见黑花**赤痛昏暗。甘露汤：用萎蕤焙四两，每服二钱，水一盏，入薄荷二叶，生姜一片，蜜少许，同煎七分，卧时温服。日一服。圣济总录。**小便卒淋**萎蕤一两，芭蕉根四两，水二大碗，煎一碗半，入滑石二钱，分三服。太平圣惠方。**发热口干小便涩**，用萎蕤五两，煎汁饮之。外台秘要。**乳石发热**萎蕤三两，炙甘草二两，生犀角一两，水四升，煮一升半，分三服。圣惠方。**痫后虚肿**小儿痫病瘥后，血气上虚，热在皮肤，身面俱肿。萎蕤、葵子、龙胆、茯苓、前胡等分，为末。每服一钱，水煎服。圣济总录。

【附录】**鹿药**开宝〔志曰〕鹿药甘，温，无毒。主风血，去诸冷，益老起阳，浸酒服之。生姑藏已西，苗根并似黄精，鹿好食其根。〔时珍曰〕胡洽居士言鹿食九种解毒之草，此其一也。或云即是萎蕤，理亦近之。姑附以俟。

委蛇音威贻。〔别录曰〕味甘，平，无毒。主消渴少气，令人耐寒。生人家园中，大枝长须，多叶而两两相值，子如芥子。〔时珍曰〕此亦似是萎蕤，并俟考访。

知母《本经》中品

【释名】蚳母本经。音迟。说文作芪。**连母**本经**蝭母**蝭音匙，又音提，或作蓲。**货母**本经**地参**本经**水参**又名水须、水浚。**蕁**尔雅。音覃。**茨藩**音沉烦。**苦心**别录**儿草**别录。又名儿踵草、女雷、女理、鹿列、韭逢、东根、野蓼、昌支。〔时珍曰〕宿根之旁，初生子根，状如蚳蝱之状，故谓之蚳母。讹为知母、蝭母也。余多未详。

【集解】〔别录曰〕知母生河内川谷，二月、八月采根暴干。〔弘景曰〕今出彭城。形似菖蒲而柔润，叶至难死，掘出随生，须枯燥乃止。〔禹锡曰〕按范子云：提母出三辅，黄白者善。郭璞释尔雅云：蕁，蝭母也。生山上，叶如韭。〔颂曰〕今濒河怀、卫、彰德诸郡及解州、滁州亦有之。四月开青花如韭花，八月结实。

根

【修治】〔敩曰〕凡使，先于槐砧上剉细。焙干，木臼杵捣，勿犯铁器。

〔时珍曰〕凡用,拣肥润里白者,去毛切。引经上行则用酒浸焙干,下行则用盐水润焙。

【气味】 苦,寒,无毒。〔大明曰〕苦、甘。〔权曰〕平。〔元素曰〕气寒,味大辛、苦。气味俱厚,沉而降,阴也。又云:阴中微阳,肾经本药,入足阳明、手太阴经气分。〔时珍曰〕得黄檗及酒良,能伏盐及蓬砂。

【主治】 消渴热中,除邪气,肢体浮肿,下水,补不足,益气。本经。疗伤寒久疟烦热,胁下邪气,膈中恶,及风汗内疸。多服令人泄。别录。心烦躁闷,骨热劳往来,产后蓐劳,肾气劳,憎寒虚烦。甄权。热劳传尸疰病,通小肠,消痰止嗽,润心肺,安心,止惊悸。大明。凉心去热,治阳明火热,泻膀胱、肾经火,热厥头痛,下痢腰痛,喉中腥臭。元素。泻肺火,滋肾水,治命门相火有余。好古。安胎。止子烦,辟射工、溪毒。时珍。

【发明】 〔权曰〕知母治诸热劳,患人虚而口干者,加用之。〔杲曰〕知母入足阳明、手太阴。其用有四:泻无根之肾火,疗有汗之骨蒸,止虚劳之热,滋化源之阴。仲景用此入白虎汤治不得眠者,烦躁也。烦出于肺,躁出于肾,君以石膏,佐以知母之苦寒,以清肾之源;缓以甘草、粳米,使不速下也。又凡病小便闭塞而渴者,热在上焦气分,肺中伏热不能生水,膀胱绝其化源,宜用气薄味薄淡渗之药,以泻肺火清肺金而滋水之化源。若热在下焦血分而不渴者,乃真水不足,膀胱干涸,乃无阴则阳无以化,法当用黄檗、知母大苦寒之药,以补肾与膀胱,使阴气行而阳自化,小便自通。方法详载木部黄檗下。〔时珍曰〕肾苦燥,宜食辛以润之。肺苦逆,宜食辛以泻之。知母之辛苦寒凉,下则润肾燥而滋阴,上则清肺金而泻火,乃二经气分药也。黄檗则是肾经血分药。故二药必相须而行,昔人譬之虾与水母,必相依附。补阴之说,详黄檗条。

【附方】 旧二,新五。久近痰嗽自胸膈下塞停饮,至于脏腑。用知母、贝母各一两为末,巴豆三十枚去油,研匀。每服一字,用姜三片,二面蘸药,细嚼咽下,便睡,次早必泻一行,其嗽立止。壮人乃用之。一方不用巴豆。医学集成。久嗽气急知母去毛切五钱,隔纸炒,杏仁姜水泡去皮尖焙五钱,以水一钟半,煎一钟,食远温服。次以萝卜子、杏仁等分,为末,米糊丸,服五十丸,姜汤下,以绝病根。邓笔峰杂兴方。妊娠子烦因服药致胎气不安,烦不得卧者。知母一两,洗焙为末,枣肉丸弹子大。每服一丸,人参汤下。医者不识此病,作虚烦治,反损胎气。产科郑宗文得此方于陈藏器本草拾遗中,用之良验。杨归厚产乳集验方。妊娠腹痛月未足,如欲产之状。用知母二两为末,蜜丸梧子大,每粥饮下二十丸。陈延之小品方。溪毒射工凡中溪毒,知母连根叶捣作散服,亦可投水捣绞汁饮一二升。夏月出行，多取其屑自随。欲入水，先取少许投水上流，便无畏。兼辟射工。亦可煮汤浴之，甚佳。肘后良方。**紫癜风疾**醋磨知母擦之，日三次。卫生易简方。**嵌甲肿痛**知母烧存性研，掺之。多能方。

肉苁蓉《本经》上品

【释名】 **肉松容**吴普**黑司命**吴普。〔时珍曰〕此物补而不峻，故有从容之号。从容，和缓之貌。

【集解】〔别录曰〕肉苁蓉生河西山谷及代郡雁门，五月五日采，阴干。〔普曰〕生河西山阴地，丛生，二月至八月采。〔弘景曰〕代郡雁门属并州，多马处便有之，言是野马精落地所生。生时似肉，以作羊肉羹补虚乏极佳，亦可生啖，河南间至多。今第一出陇西，形扁广，柔润多花而味甘。次出北国者，形短而少花。巴东建平间亦有，而不嘉也。〔恭曰〕此乃论草苁蓉也，陶未见肉者。今人所用亦草苁蓉刮去花，代肉苁蓉，功力稍劣。〔保升曰〕出肃州福禄县沙中。三月、四月掘根，长尺余，切取中央好者三四寸，绳穿阴干，八月始好，皮有松子鳞甲。其草苁蓉四月中旬采，长五六寸至一尺以来，茎圆紫色。〔大明曰〕生敦落树下，并土堑上。此即非马交之处，陶说误尔。又有花苁蓉，即暮春抽苗者，力较微尔。〔颂曰〕今陕西州郡多有之，然不及西羌界中来者，肉厚而力紧。旧说是野马遗沥所生，今西人云大木间及土堑垣中多生，乃知自有种类尔。或疑其初生于马沥，后乃滋殖，如茜根生于人血之类是也。五月采取，恐老不堪，故多三月采之。〔震亨曰〕河西混一之后，今方识其真形，何尝有所谓鳞甲者！盖苁蓉罕得，人多以金莲根用盐盆制而为之，又以草苁蓉充之，用者宜审。〔嘉谟曰〕今人以嫩松梢盐润伪之。

【修治】〔敩曰〕凡使先须清酒浸一宿，至明以棕刷去沙土浮甲，劈破中心，去白膜一重，如竹丝草样。有此，能隔人心前气不散，令人上气也。以甑蒸之，从午至酉取出，又用酥炙得所。

【气味】 **甘，微温，无毒**。〔别录曰〕酸、咸。〔普曰〕神农、黄帝：咸。雷公：酸。李当之：小温。

【主治】 **五劳七伤，补中，除茎中寒热痛，养五脏，强阴，益精气，多子，妇人癥瘕。久服轻身**。本经。**除膀胱邪气腰痛，止痢**。别录。**益髓，悦颜色，延年，大补壮阳，日御过倍，治女人血崩**。甄权。**男子绝阳不兴，女子绝阴不产，润五脏，长肌肉，暖腰膝，男子泄精，尿血遗沥，女子带下阴痛**。大明。

【发明】〔好古曰〕命门相火不足者，以此补之，乃肾经血分药也。凡服苁蓉以治肾，必妨心。〔震亨曰〕峻补精血。骤用，反动大便滑也。〔斅曰〕强筋健髓，以苁蓉、鳝鱼二味为末，黄精汁丸服之，力可十倍。此说出乾宁记。〔颂曰〕西人多用作食。只刮去鳞甲，以酒浸洗去黑汁，薄切，合山芋、羊肉作羹，极美好，益人，胜服补药。〔宗奭曰〕洗去黑汁，气味皆尽矣。然嫩者方可作羹，老者味苦。入药少则不效。

【附方】旧一，新四。**补益劳伤**精败面黑。用苁蓉四两，水煮令烂，薄细切，研精羊肉，分为四度，下五味，以米煮粥空心食。药性论。**肾虚白浊**肉苁蓉、鹿茸、山药、白茯苓等分，为末，米糊丸梧子大，每枣汤下三十丸。圣济总录。**汗多便秘**老人虚人皆可用。肉苁蓉酒浸焙二两，研沉香末一两，为末，麻子仁汁打糊，丸梧子大。每服七十丸，白汤下。济生方。**消中易饥**肉苁蓉、山茱萸、五味子为末，蜜丸梧子大，每盐酒下二十丸。医学指南。**破伤风病**口禁身强。肉苁蓉切片晒干，用一小盏，底上穿定，烧烟于疮上熏之，累效。卫生总微。

列当宋《开宝》

【释名】**栗当**开宝**草苁蓉**开宝**花苁蓉**日华。

【集解】〔志曰〕列当生山南岩石上，如藕根，初生掘取阴干。〔保升曰〕原州、秦州、渭州、灵州皆有之。暮春抽苗，四月中旬采取，长五、六寸至一尺以来，茎圆紫色，采取压扁日干。〔颂曰〕草苁蓉根与肉苁蓉极相类，刮去花压扁以代肉者，功力殊劣。即列当也。

根

【气味】甘，温，无毒。

【主治】男子五劳七伤，补腰肾，令人有子，去风血，煮酒浸酒服之。开宝。

【附方】旧一**阳事不兴**栗当好者二斤，即列当，捣筛毕，以好酒一斗浸之经宿，随性日饮之。昝殷食医心镜。

锁阳《补遗》

【集解】〔时珍曰〕锁阳出肃州。按陶九成辍耕录云：锁阳生鞑靼田地，野马或与蛟龙遗精入地，久之发起如笋，上丰下俭，鳞甲栉比，筋脉连络，绝类男阳，即肉苁蓉之类。或谓里之淫妇，就而合之，一得阴气，勃然怒长。土人掘取洗涤，去皮薄切晒干，以充药货，功力百倍于苁蓉也。时珍疑此自有种类，如肉苁蓉、列当，亦未必尽是遗精所生也。

【气味】 甘，温，无毒。

【主治】 大补阴气，益精血，利大便。虚人大便燥结者，啖之可代苁蓉，煮粥弥佳。不燥结者勿用。震亨。润燥养筋，治痿弱。时珍。

赤箭《本经》上品　天麻宋《开宝》

校正：天麻系宋本重出，今并为一。

【释名】 **赤箭芝**药性**独摇芝**抱朴子**定风草**药性**离母**本经**合离草**抱朴子**神草**吴普**鬼督邮**本经。〔弘景曰〕赤箭亦是芝类。其茎如箭杆，赤色，叶生其端。根如大魁，又云如芋，有十二子为卫。有风不动，无风自摇。如此，亦非俗所见。而徐长卿亦名鬼督邮。又有鬼箭，茎有羽，其主疗并相似，而益大乖异，并非此赤箭也。〔颂曰〕按抱朴子云：仙方有合离草，一名独摇芝，一名离母。所以谓之合离、离母者，此草下根如芋魁，有游子十二枚周环之，以仿十二辰也。去大魁数尺，皆有细根如白发，虽相须而实不相连，但以气相属尔。如菟丝之草，下有伏菟之根。无此则丝不得上，亦不相属也。然则赤箭之异，陶隐居已云非俗所见；菟丝之下有伏菟，亦不闻有见者，殆其种类时有神异者而如此尔。〔时珍曰〕赤箭以状而名，独摇、定风以性异而名，离母、合离以根异而名，神草、鬼督邮以功而名。天麻即赤箭之根，开宝本草重出一条，详后集解下。

【集解】 〔别录曰〕赤箭生陈仓川谷、雍州及太山少室，三月、四月、八月采根暴干。〔弘景曰〕陈仓今属雍州扶风郡。〔志曰〕天麻生郓州、利州、太山、劳山诸处，五月采根暴干。叶如芍药而小，当中抽一茎，直上如箭杆。茎端结实，状若续随子。至叶枯时，子黄熟。其根连一二十枚，犹如天门冬之类。形如黄瓜，亦如芦菔，大小不定。彼人多生啖，或蒸煮食之。今多用郓州者佳。〔恭曰〕赤箭是芝类。茎似箭杆，赤色。端有花，叶赤色，远看如箭有羽。四月开花，结实似枯苦楝子，核作五六棱，中有肉如面，日暴而枯萎。其根皮肉汁，大类天门冬，惟无心脉尔。去根五六寸，有十余子卫之，似芋，可生啖之，无干服之法。〔颂曰〕赤箭今江湖间亦有之，然不中药用。其苗如苏恭所说，但本经云三月、四月、八月采根，不言用苗。而今方家乃三月、四月采苗，七月、八月、九月采根，与本经参差不同，难以兼著，故但从今法。又曰：天麻今汴京东西、湖南、淮南州郡皆有之。春生苗，初出若芍药，独抽一茎直上，高三四尺，如箭杆状，青赤色，故名赤箭芝。茎中空，依半以上，贴茎微有尖小叶。梢头生成穗，开花结子，如豆粒大。其子至夏不落，却透虚入茎中，潜生土内。其根形如黄瓜，连生一二十枚，大者至重半斤，或五六两。其皮黄白色，名曰龙皮。肉名天麻，二月、三月、五月、八月内采。初得乘润刮去皮，沸汤略煮过，暴干收之。嵩山、衡山人，或取生者蜜煎作果食，甚珍之。〔宗奭曰〕赤箭，天麻苗也。与天麻治疗不同，故后人分为二条。〔承曰〕今医家见用天麻，即是赤箭根。开宝本草又于中品出天麻一条，云出郓州。今之赤箭根苗，皆自齐郓而来者为上。苏颂图经所载天麻之状，即赤箭苗之未长大者也。赤箭用苗，有自表入里之功；天麻用根，有自内达外之理。根则抽苗径直而上，苗则结子成熟而落，返从杆中而下，至土而生，此粗可识其外内主治之理。今翰林沈括最为博识，尝云：古方用天麻不用赤箭，用赤箭不用天麻，则天麻、赤箭本为一物明矣。〔玑曰〕赤箭、天麻一物也，经分为二，以根与苗主治不同也。产不同地者，各有所宜也。〔时珍曰〕本经止有赤箭，后人称为天麻。甄权药性论云，赤箭芝一名天麻，本自明白。宋人马志重修本草，重出天麻，遂致分辩如此。沈括笔谈云：神农本草明言赤箭采根。后人谓其茎如箭，疑当用茎，盖不然也。譬如鸢尾、牛膝，皆因茎叶相似，其用则根，何足疑哉？上品五芝之外，补益上药，赤箭为第一。世人惑于天麻之说，遂止用之治风，良可惜哉。沈公此说虽是，但根茎并皆可用。天麻子从茎中落下，俗名还筒子。其根暴干，肉色坚白，如羊角色，呼羊角天麻；蒸过黄皱如干瓜者，俗呼酱瓜天麻，皆可用者。一种形尖而空，薄如玄参状者，不堪用。抱朴子云：独摇芝生高山深谷之处，所生左右无草。其茎大如手指，赤如丹素。叶似小苋。根有大魁如斗，细者如鸡子十二枚绕之。人得大者，服之延年。按此乃天麻中一种神异者，如人参中之神参也。〔敩曰〕凡使天麻勿用御风草，二物相似，只是叶茎不同。御风草根茎斑，叶背白有青点。使御风草即勿使天麻。若同用，令人有肠结之患。

【正误】〔藏器曰〕天麻生平泽，似马鞭草，节节生紫花。花中有子，如青葙子，子性寒，作饮去热气。茎叶捣傅痈肿。〔承曰〕藏器所说，与赤箭不相干，乃别一物也。〔时珍曰〕陈氏所说，乃一种天麻草，是益母草之类是也。嘉祐本草误引入天麻下耳。今正其误。

【修治】〔敩曰〕修事天麻十两，到安于瓶中。用蒺藜子一镒，缓火熬焦，盖于天麻上，以三重纸封系，从巳至未取出。蒺藜炒过，盖系如前，凡七遍。用布拭上气汗，刀劈焙干，单捣用。若用御风草，亦同此法。〔时珍曰〕此乃治风痹药,故如此修事也。若治肝经风虚,惟洗净,以湿纸包,于糠火中煨熟,取出切片,酒浸一宿,焙干用。

赤箭

【气味】 辛,温,无毒。〔志曰〕天麻,辛、平,无毒。〔大明曰〕甘,暖。〔权曰〕赤箭芝一名天麻。味甘,平,无毒。〔好古曰〕苦,平,阴中之阳也。

【主治】 **杀鬼精物,蛊毒恶气。久服益气力,长阴肥健。**本经。**轻身增年,消痈肿,下支满,寒疝下血。**别录。**天麻:主诸风湿痹,四肢拘挛,小儿风痫惊气,利腰膝,强筋力。久服益气,轻身长年。**开宝。**治冷气㾓痹,摊缓不随,语多恍惚,善惊失志。**甄权。**助阳气,补五劳七伤,鬼疰,通血脉,开窍。服食无忌。**大明。**治风虚眩运头痛。**元素。

【发明】〔杲曰〕肝虚不足者,宜天麻、芎藭以补之。其用有四:疗大人风热头痛,小儿风痫惊悸,诸风麻痹不仁,风热语言不遂。〔时珍曰〕天麻乃肝经气分之药。素问云:诸风掉眩,皆属于肝。故天麻入厥阴之经而治诸病。按罗天益云:眼黑头旋,风虚内作,非天麻不能治。天麻乃定风草,故为治风之神药。今有久服天麻药,遍身发出红丹者,是其祛风之验也。〔宗奭曰〕天麻须别药相佐使,然后见其功,仍须加而用之。人或蜜渍为果,或蒸煮食,当深思则得矣。

【附方】 新二。**天麻丸**消风化痰,清利头目,宽胸利膈。治心忪烦闷,头运欲倒,项急,肩背拘倦,神昏多睡,肢节烦痛,皮肤瘙痒,偏正头痛,鼻齆,面目虚浮,并宜服之。天麻半两,芎藭二两,为末,炼蜜丸如芡子大。每食后嚼一丸,茶酒任下。普济方。**腰脚疼痛**天麻、半夏、细辛各二两,绢袋二个,各盛药令匀,蒸热交互熨痛处,汗出则愈。数日再熨。卫生易简方。

还筒子

【主治】 **定风补虚,功同天麻。**时珍。

【附方】 新一。**益气固精**补血黑发益寿,有奇效。还筒子半两,芡实半两,金银花二两,破故纸酒浸,春三、夏一、秋二、冬五日,焙研末二两,各研末,蜜糊丸梧子大。每服五十丸,空心盐汤温酒任下。郑西泉所传方。邓才杂兴方。

术直律切《本经》上品

【释名】 山蓟本经杨枹音孚枹蓟尔雅马蓟纲目山姜别录山连别录吃力伽日华。〔时珍曰〕按六书本义,术字篆文,象其根干枝叶之形。吴普本草一名山芥,一名天蓟。因其叶似蓟,而味似姜、芥也。西域谓之吃力伽,故外台秘要有

术

吃力伽散。扬州之域多种白术，其状如枹，故有杨枹及枹蓟之名，今人谓之吴术是也。枹乃鼓槌之名。古方二术通用，后人始有苍、白之分，详见下。

【集解】〔别录曰〕术生郑山山谷、汉中、南郑，二月、三月、八月、九月采根暴干。〔弘景曰〕郑山，即南郑也。今处处有，以蒋山、白山、茅山者为胜。十一月、十二月采者好，多脂膏而甘。其苗可作饮，甚香美。术有两种：白术叶大有毛而作桠，根甜而少膏，可作丸散用；赤术叶细无桠，根小苦而多膏，可作煎用。东境术大而无气烈，不任用。今市人卖者，皆以米粉涂令白，非自然矣，用时宜刮去之。〔颂曰〕术今处处有之，以茅山、嵩山者为佳。春生苗，青色无桠。茎作蒿干状，青赤色，长三二尺以来。夏开花，紫碧色，亦似刺蓟花，或有黄白色者。入伏后结子，至秋而苗枯。根似姜而旁有细根，皮黑，心黄白色，中有膏液紫色。其根干湿并通用。陶隐居言术有二种，则尔雅所谓枹蓟，即白术也。今白术生杭、越、舒、宣州高山岗上，叶叶相对，上有毛，方茎，茎端生花，淡紫碧红数色，根作桠生。二月、三月、八月、九月采暴干用，以大块紫花为胜。古方所用术者，皆白术也。〔宗奭曰〕苍术长如大拇指，肥实，皮色褐，其气味辛烈，须米泔浸洗去皮用。白术粗促，色微褐，其气亦微辛苦而不烈。古方及本经止言术，不分苍、白二种；亦宜两审。〔时珍曰〕苍术，山蓟也，处处山中有之。苗高二三尺，其叶抱茎而生，梢间叶似棠梨叶，其脚下叶有三五叉，皆有锯齿小刺。根如老姜之状，苍黑色，肉白有油膏。白术，枹蓟也，吴越有之。人多取根栽莳，一年即稠。嫩苗可茹，叶稍大而有毛。根如指大，状如鼓槌，亦有大如拳者。彼人剖开暴干，谓之削术，亦曰片术。陈自良言白而肥者，是浙术；瘦而黄者，是幕阜山所出，其力劣。昔人用术不分赤白。自宋以来，始言苍术苦辛气烈，白术苦甘气和，各自施用，亦颇有理。并以秋采者佳。春采者虚软易坏。嵇含南方草木状云：药有乞力伽，即术也。濒海所产，一根有至数斤者，采饵尤良。〔嘉谟曰〕浙术俗名云头术，种平壤，颇肥大，由粪力也，易润油，歙术俗名狗头术，虽瘦小，得土气充也，甚燥白，胜于浙术，宁国、昌化、池州者，并同歙术，境相邻也。

△**术**白术也。

【气味】 **甘，温，无毒。**〔别录曰〕甘。〔权曰〕甘、辛。〔杲曰〕味苦而甘，性温，味厚气薄，阳中阴也，可升可降。〔好古曰〕入手太阳、少阴，足太阴、阳明、少阴、厥阴六经。〔之才曰〕防风、地榆为之使。〔权曰〕忌桃、李、菘菜、雀肉、青鱼。〔嘉谟曰〕咀后人乳汁润之，制其性也。脾病以陈壁土炒过，窃土气以助脾也。

【主治】 **风寒湿痹，死肌痉疸，止汗除热消食。作煎饵久服，轻身延年不**

饥。本经。主大风在身面,风眩头痛,目泪出,消痰水,逐皮间风水结肿,除心下急满,霍乱吐下不止,利腰脐间血,益津液,暖胃消谷嗜食。别录。治心腹胀满,腹中冷痛,胃虚下利,多年气痢,除寒热,止呕逆。甄权。反胃,利小便,主五劳七伤,补腰膝,长肌肉,治冷气,痃癖气块,妇人冷癥瘕。大明。除湿益气,和中补阳,消痰逐水,生津止渴,止泻痢,消足胫湿肿,除胃中热、肌热。得枳实,消痞满气分。佐黄芩,安胎清热。元素。理胃益脾,补肝风虚,主舌本强,食则呕,胃脘痛。身体重,心下急痛,心下水痞。冲脉为病,逆气里急,脐腹痛。好古。

【发明】〔好古曰〕本草无苍、白术之名。近世多用白术治皮间风,出汗消痰,补胃和中,利腰脐间血,通水道。上而皮毛,中而心胃,下而腰脐,在气主气,在血主血,无汗则发,有汗则止,与黄芪同功。〔元素曰〕白术除湿益燥,和中补气。其用有九:温中,一也;去脾胃中湿,二也;除胃中热,三也;强脾胃,进饮食,四也;和胃生津液,五也;止肌热,六也;四肢困倦,嗜卧,目不能开,不思饮食,七也;止渴,八也;安胎,九也。凡中焦不受湿不能下利,必须白术以逐水益脾。非白术不能去湿,非枳实不能消痞,故枳术丸以之为君。〔玑曰〕脾恶湿,湿胜则气不得施化,津何由生?故曰膀胱者津液之府,气化则能出焉。用白术以除其湿,则气得周流而津液生矣。

【附方】旧七,新二十四。**枳术丸**消痞强胃,久服令人食自不停也。白术一两,黄壁土炒过,去土,枳实麸炒去麸一两,为末,荷叶包饭烧熟,捣和丸梧子大。每服五十丸,白汤下。气滞,加橘皮一两。有火,加黄连一两。有痰,加半夏一两。有寒,加干姜五钱,木香三钱。有食,加神曲、麦蘖各五钱。洁古家珍。**枳术汤**心下坚大如盘,边如旋杯,水饮所作。寒气不足,则手足厥逆,腹满胁鸣相逐。阳气不通即身冷,阴气不通即骨疼。阳前通则恶寒,阴前通则痹不仁。阴阳相得,其气乃行;大气一转,其气乃散。实则失气,虚则遗尿,名曰气分,宜此主之。白术一两,枳实七个,水五升,煮三升,分三服。腹中软即散。仲景金匮玉函。**白术膏**服食滋补,止久泄痢。上好白术十斤,切片,入瓦锅内,水淹过二寸,文武火煎至一半,倾汁入器内,以渣再煎,如此三次,乃取前后汁同熬成膏,入器中一夜,倾去上面清水,收之。每服二三匙,蜜汤调下。千金良方。**参术膏**治一切脾胃虚损,益元气。白术一斤,人参四两,切片,以流水十五碗浸一夜,桑柴文武火煎取浓汁熬膏,入炼蜜收之,每以白汤点服。集简方。**胸膈烦闷**白术末,水服方寸匕。千金方。**心下有水**白术三两,泽泻五两,水三升,煎一升半,分三服。梅师方。**五饮酒癖**一留饮,水停心下;二癖饮,水在两胁下;三痰饮,水在胃中;四溢饮,水在五脏间;五流饮,水在肠间。皆由饮食冒寒,或饮茶过多致此。

术

倍术丸：用白术一斤，干姜炮、桂心各半斤，为末，蜜丸梧子大，每温水服二三十丸。惠民和剂局方。**四肢肿满**白术三两，㕮咀，每服半两，水一盏半，大枣三枚，煎九分，温服，日三四服，不拘时候。本事方。**中风口噤**不知人事。白术四两，酒三升，煮取一升，顿服。千金方。**产后中寒**遍身冷直，口噤，不识人。白术四两，泽泻一两，生姜五钱，水一升，煎服。产宝。**头忽眩运**经久不瘥，四体渐羸，饮食无味，好食黄土。用术三斤，曲三斤，捣筛，酒和丸梧子大。每饮服二十丸，日三服。忌菘菜、桃、李、青鱼。外台秘要。**湿气作痛**白术切片，煎汁熬膏，白汤点服。集简方。**中湿骨痛**术一两，酒三盏，煎一盏，顿服。不饮酒，以水煎之。三因良方。**妇人肌热**血虚者。吃力伽散：用白术、白茯苓、白芍药各一两，甘草半两，为散，姜、枣煎服。王焘外台秘要。**小儿蒸热**脾虚羸瘦，不能饮食。方同上。**风瘙瘾疹**白术为末，酒服方寸匕，日二服。千金方。**面多䵟𪒳雀卵色**。苦酒渍术，日日拭之，极效。肘后方。**自汗不止**白术末，饮服方寸匕，日二服。千金方。**脾虚盗汗**白术四两，切片，以一两同黄芪炒，一两同牡蛎炒，一两同石斛炒，一两同麦麸炒，拣术为末。每服三钱，食远粟米汤下，日三服。丹溪方。**老小虚汗**白术五钱，小麦一撮，水煮干，去麦为末，用黄芪汤下一钱。全幼心鉴。**产后呕逆**别无他疾者。白术一两二钱，生姜一两五钱，酒水各二升，煎一升，分三服。妇人良方。**脾虚胀满**脾气不和，冷气客于中，壅遏不通，是为胀满。宽中丸：用白术二两，橘皮四两，为末，酒糊丸梧子大，每食前木香汤送下三十丸，效。指迷方。**脾虚泄泻**白术五钱，白芍药一两，冬月用肉豆蔻煨，为末，米饭丸梧子大。每米饮下五十丸，日二。丹溪心法。**湿泻暑泻**白术、车前子等分，炒为末，白汤下二三钱。简便方。**久泻滑肠**白术炒、茯苓各一两，糯米炒二两，为末，枣肉拌食，或丸服之。简便方。**老小滑泻**白术半斤黄土炒过，山药四两炒，为末，饭丸。量人大小，米汤服。或加人参三钱。濒湖集简方。**老人常泻**白术二两，黄土拌蒸，焙干去土，苍术五钱，泔浸炒，茯苓一两，为末，米糊丸梧子大，每米汤下七、八十九。简便方。**小儿久泻**脾虚，米谷不化，不进饮食。温白丸：用白术炒二钱半，半夏曲二钱半，丁香半钱，为末，姜汁面糊丸黍米大，每米饮随大小服之。全幼心鉴。**泻血萎黄**肠风痔漏，脱肛泻血，面色萎黄，积年不瘥者。白术一斤，黄土炒过，研末，干地黄半斤，饭上蒸熟，捣和，干则入少酒，丸梧子大。每服十五丸，米饮下，日三服。普济方。**孕妇束胎**白术、枳壳麸炒等分，为末，烧饭丸梧子大。入月一日，每食前温水三十丸，胎瘦则易产也。保命集。**牙齿日长**渐至难食，名髓溢病。白术煎汤，漱服取效，即愈也。张锐鸡峰备急良方。

苍术

【释名】 赤术别录山精抱朴仙术纲目山蓟。〔时珍曰〕异术言术者山之精也，服之令人长生辟谷，致神仙，故有山精、仙术之号。术有赤、白二种，主治虽近，而性味止发不同。本草不分苍、白，亦未可据。今将本经并别录、甄权、大明四家所说功用，参考分别，各自附方，庶使用者有所依凭。

【修治】 〔大明曰〕用术以米泔浸一宿，入药。〔宗奭曰〕苍术辛烈，须米泔浸洗，再换泔浸二日，去上粗皮用。〔时珍曰〕苍术性燥，故以糯米泔浸去其油，切片焙干用。亦有用脂麻同炒，以制其燥者。

【气味】 **苦、温，无毒。** 〔别录曰〕甘。〔权曰〕甘、辛。〔时珍曰〕白术甘而微苦，性温而和。赤术甘而辛烈，性温而燥，阴中阳也，可升可降，入足太阴、阳明、手太阴、阳明、太阳之经。忌同白术。

【主治】 **风寒湿痹，死肌痉疸。作煎饵久服，轻身延年不饥。** 本经。**主头痛，消痰水，逐皮间风水结肿，除心下急满及霍乱吐下不止，暖胃消谷嗜食。** 别录。**除恶气，弭灾疹。** 弘景。**主大风痹痹，心腹胀痛，水肿胀满，除寒热，止呕逆下泄冷痢。** 甄权。**治筋骨软弱，痃癖气块，妇人冷气癥瘕，山岚瘴气温疾。** 大明。**明目，暖水脏。** 刘完素。**除湿发汗，健胃安脾，治痿要药。** 李杲。**散风益气，总解诸郁。** 震亨。**治湿痰留饮或挟瘀血成窠囊，及脾湿下流，浊沥带下，滑泻肠风。** 时珍。

【发明】 〔宗奭曰〕苍术气味辛烈，白术微辛苦而不烈。古方及本经止言术，未分苍、白。只缘陶隐居言术有两种，自此人多贵白者，往往将苍术置而不用。如古方平胃散之类，苍术为最要药，功效尤速。殊不详本草原无白术之名。嵇康曰：闻道人遗言，饵术、黄精，令人久寿。亦无白字，用宜两审。〔杲曰〕本草但言术，不分苍、白。而苍术别有雄壮上行之气，能除湿，下安太阴，使邪气不传入脾也。以其经泔浸火炒，故能出汗，与白术止汗特异，用者不可以此代彼。盖有止、发之殊，其余主治则同。〔元素曰〕苍术与白术主治同，但比白术气重而体沉，若除上湿发汗，功最大；若补中焦，除脾胃湿，力少不如白术。腹中窄狭者，须用之。〔震亨曰〕苍术治湿，上中下皆有可用。又能总解诸郁。痰、火、湿、食、气、血六郁，皆因传化失常，不得升降，病在中焦，故药必兼升降。将欲升之，必先降之；将欲降之，必先升之。故苍术为足阳明经药，气味辛烈，强胃强脾，发谷之气，能径入诸经，疏泄阳明之湿，通行敛涩。香附乃阴中快气之药，下气最速。一升一降，故郁散而平。〔杨士瀛曰〕脾精不禁，小便漏浊淋不止，腰背酸疼，宜用苍术以敛脾精，精生于谷故也。〔弘景曰〕白术少膏，可作丸散；赤术多膏，可作煎用。昔刘涓子挼取其精而丸之，名守中金丸，可以长生。〔颂曰〕服食多单饵术，或合白茯苓，或合石菖蒲，并捣末，旦日水服，晚再进，久久弥佳。崰取生术，去土水浸，再三煎如饴糖，酒调饮之，更善。今茅山所造术煎，是此法也。陶隐居言取其精丸之，今乃是膏煎，恐非真也。〔慎微曰〕梁·庾肩吾答陶隐居卖术煎启云：绿叶抽条，紫花标色。百邪外御，六府内充。山精见书，华神在录。木荣火谢，尽采撷之难；启旦移申，穷淋漉之剂。又谢术蒸启云：味重金浆，芳逾玉液。足使坐致延生，伏深铭感。又葛洪抱朴子·内篇云：南阳文氏，汉末逃难壶山中，饥困欲死。有人教之食术，遂不饥。数十年乃还乡里，颜色更少，气力转胜。故术一名山精，神农药经所谓欲长生，常服山精，是也。〔时珍曰〕按吐纳经云：紫微夫人术序云：吾察草木之胜速益于己者，并不及术之多验也。可以长生久视，远而更灵。山林隐逸得服术者，五岳比肩。又神仙传云：陈子皇得饵术要方，其妻姜氏得疲病，服之自愈，颜色气力如二十时也。时珍谨按已上诸说，皆似苍术，不独白术。今服食家亦呼苍术为仙术，故皆列于苍术之后，又张仲景辟一切恶气，用赤术同猪蹄甲烧烟。陶隐居亦言术能除恶气，弭灾沴。故今病疫及岁旦，人家往往烧苍术以辟邪气。类编载越民高氏妻，病恍惚谵语，亡夫之鬼凭之。其家烧苍术烟，鬼遽求去。夷坚志载江西一士人，为女妖所染。其鬼将别曰：君为阴气所浸，必当暴泄，但多服平胃散为良。中有苍术能去邪也。许叔微本事方云：微患饮癖三十年。始因少年夜坐写文，左向伏几，是以饮食多坠左边。中夜必饮酒数杯，又向左卧。壮时不觉，三、五年后，觉酒止从左下有声，胁痛食减嘈杂，饮酒半杯即止。十数日，必呕酸水数升。暑月止右边有汗，左边绝无。遍访名医及海上方，间或中病，止得月余复作。其补如天雄、附子、礜石辈，利如牵牛、甘遂、大戟，备尝之矣。自揣必有癖囊，如潦水之有科臼，不盈科不行。但清者可行，而浊者停滞，无路以决之，故积至五、七日必呕而去。脾土恶湿，而水则流湿，莫若燥脾以去湿，崇土以填科臼。乃悉屏诸药，只以苍术一斤，去皮切片为末，油麻半两，水二盏，研滤汁，大枣五十枚，煮去皮核，捣和丸梧子大。每日空腹温服五十丸，增至一二百丸。忌桃、李、雀肉。服三月而疾除。自此常服，不呕不痛，胸膈宽利，饮啖如故，暑月汗亦周身，灯下能书细字，皆术之力也。初服时必觉微燥，以山栀子末沸汤点服解之，久服亦自不燥矣。

【附方】旧三，新三十。**服术法**乌髭发，驻颜色，壮筋骨，明耳目，除风气，润肌肤，久服令人轻健。苍术不计多少，米泔水浸三日，逐日换水，取出刮去黑皮，切片暴干，慢火炒黄，细捣为末。每一斤，用蒸过白茯苓末半斤，炼蜜和丸梧子大，空心卧时热水下十五丸。别用术末六两，甘草末一两，拌和作汤点之，吞丸尤妙。忌桃、李、雀、蛤、及三白、诸血。经验方。**苍术膏**邓才笔峰杂兴方：除风湿，健脾胃，变白驻颜，补虚损，大有功效。苍术新者，刮去皮薄切，米泔水浸二日，一日一换，取出，以井华水浸过二寸，春、秋五日，夏三日，冬七日，漉出，以生绢袋盛之，放在一半原水中，揉洗津液出，纽干。将渣又捣烂，袋盛于一半原水中，揉至汁尽为度。将汁入大砂锅中，慢火熬成膏。每一斤，入白蜜四两，熬二炷香。每膏一斤，入水澄白茯苓末半斤，搅匀瓶收。每服三匙，侵早、临卧各一服，以温酒送下。忌醋及酸物、桃、李、雀、蛤、菘菜、首鱼等物。吴球活人心统：苍术膏：治脾经湿气，少食，足肿无力，伤食，酒色过度，劳逸有伤，骨热。用鲜白苍术二十斤，浸刮去粗皮，晒切，以米泔浸一宿，取出，同溪水一石，大砂锅慢火煎半干，去渣。再入石南叶三斤，刷去红衣，楮实子一斤，川当归半斤，甘草四两，切，同煎黄色，滤去滓，再煎如稀粥，乃入白蜜三斤，熬成膏。每服三、五钱，空心好酒调服。**苍术丸**萨谦斋瑞竹堂方云：清上实下，兼治内外障，服。茅山苍术洗刮净一斤，分作四分，用酒、醋、糯泔、童尿各浸三日，一日一换，取出，洗捣晒焙，以黑脂麻同炒香，共为末，酒煮面糊丸梧子大，每空心白汤下五十丸。李仲南永类方：八制苍术丸：疏风顺气养肾，治腰脚湿气痹痛。苍术一斤，洗刮净，分作四分，用酒、醋、米泔、盐水各浸三日，晒干。又分作四分，用川椒红、茴香、补骨脂、黑牵牛各一两，同炒香，拣去不用，只取术研末，醋糊丸梧子大。每服五十丸，空心盐酒送下。五十岁后，加沉香末一两。**苍术散**治风湿，常服壮筋骨，明目。苍术一斤，粟米泔浸过，竹刀刮去皮。半斤以无灰酒浸，半斤以童子小便浸，春五、夏三、秋七、冬十日，取出。净地上掘一坑，炭火煅赤，去炭，将浸药酒、小便倾入坑内，却放术在中，以瓦器盖定，泥封一宿，取出为末。每服一钱，空心温酒或盐汤下。万表积善堂方：六制苍术散：治下元虚损，偏坠茎痛。茅山苍术净刮六斤，分作六分：一斤，仓米泔浸二日，炒；一斤，酒浸二日，炒；一斤，青盐半斤炒黄，去盐；一斤，小茴香四两炒黄，去茴；一斤，大茴香四两炒黄，去茴；一斤，用桑椹子汁浸二日，炒。取术为末，每服三钱，空心温酒下。**固真丹**瑞竹堂方固真丹，燥湿养脾，助胃固真。茅山苍术刮净一斤，分作四分：一分青盐一两炒，一分川椒一两炒，一分川楝子一两炒，一分小茴香、破故纸各一两炒。并拣术研末，酒煮，面糊丸梧子大，每空心米饮下五十丸。乾坤生意平补固真丹：治元脏久虚，遗精白浊，妇人赤白带下崩漏。金州苍术刮净一斤，分作四分：一分川椒一两炒，一分破故纸一两炒，一分茴香、食盐各一两炒，

术

一分川楝肉一两炒。取净术为末，入白茯苓末二两，酒洗当归末二两，酒煮，面糊丸梧子大，每空心盐酒下五十丸。**固元丹**治元脏久虚，遗精白浊五淋，及小肠膀胱疝气，妇人赤白带下，血崩便血等疾，以小便频数为效。好苍术刮净一斤，分作四分：一分小茴香、食盐各一两同炒，一分川椒、补骨脂各一两同炒，一分川乌头、川楝子肉各一两同炒，一分用醇醋、老酒各半升，同煮干焙，连同炒药通为末，用酒煮糊丸梧子大。每服五十丸，男以温酒，女以醋汤，空心下。此高司法方也。王璆百一选方。**少阳丹**苍术米泔浸半日，刮皮晒干为末一斤，地骨皮温水洗净，去心晒研一斤，熟桑椹二十斤，入瓷盆揉烂，绢袋压汁，和末如糊，倾入盘内，日晒夜露，采日精月华，待干研末，炼蜜和丸赤小豆大。每服二十丸，无灰酒下，日三服。一年变发返黑，三年面如童子。刘松石保寿堂方。**交感丹**补虚损，固精气，乌髭发，此铁瓮城申先生方也，久服令人有子。茅山苍术刮净一斤，分作四分，用酒、醋、米泔、盐汤各浸七日，晒研，川椒红、小茴香各四两，炒研，陈米糊和丸梧子大。每服四十丸，空心温酒下。圣济总录。**交加丸**升水降火，除百病。苍术刮净一斤，分作四分：一分米泔浸炒，一分盐水浸炒，一分川椒炒，一分破故纸炒。黄檗皮刮净一斤，分作四分：一分酒炒，一分童尿浸炒，一分小茴香炒，一分生用。拣去各药，只取术、檗为末，炼蜜丸梧子大。每服六十丸，空心盐汤下。邓才笔峰杂兴方。**坎离丸**滋阴降火，开胃进食，强筋骨，去湿热。白苍术刮净一斤，分作四分：一分川椒一两炒，一分破故纸一两炒，一分五味子一两炒，一分川芎䓖一两炒，只取术研末。川檗皮四斤，分作四分：一斤酥炙，一斤人乳汁炙，一斤童尿炙，一斤米泔炙，各十二次，研末。和匀，炼蜜丸梧子大。每服三十丸，早用酒，午用茶，晚用白汤下。积善堂方。**不老丹**补脾益肾，服之，七十亦无白发。茅山苍术刮净，米泔浸软，切片四斤：一斤酒浸焙，一斤醋浸焙，一斤盐四两炒，一斤椒四两炒。赤、白何首乌各二斤，泔浸，竹刀刮切，以黑豆、红枣各五升，同蒸至豆烂，曝干。地骨皮去骨一斤。各取净末，以桑椹汁和成剂，铺盆内，汁高三指，日晒夜露，取日月精华，待干，以石臼捣末，炼蜜和丸梧子大。每空心酒服一百丸。此皇甫敬之方也。王海藏医垒元戎。**灵芝丸**治脾肾气虚，添补精髓，通利耳目。苍术一斤，米泔水浸，春、夏五日，秋、冬七日，逐日换水，竹刀刮皮切晒，石臼为末，枣肉蒸，和丸梧子大。每服三、五十丸，枣汤空心服。奇效良方。**补脾滋肾**生精强骨，真仙方也。苍术去皮五斤，为末，米泔水漂，澄取底用。脂麻二升半，去壳研烂，绢袋滤去渣，澄浆拌术，暴干。每服三钱，米汤或酒空心调服。孙氏集效方。**面黄食少**男妇面无血色，食少嗜卧。苍术一斤，熟地黄半斤，干姜炮各一两，春秋七钱，夏五钱，为末，糊丸梧子大，每温水下五十丸。济生拔萃方。**小儿癖疾**苍术四两,为末,羊肝一具,竹刀批开,撒术末线缚,入砂锅煮熟,捣作丸服。生生编。**好食生米**男子、妇人因食生熟物留滞肠胃,遂至生虫,久则好食生米,否则终日不乐,至憔悴萎黄,不思饮食,以害其生。用苍术米泔水浸一夜,剉焙为末,蒸饼丸梧子大。每服五十丸,食前米饮下,日三服。益昌伶人刘清啸,一娼名曰花翠,年逾笄病此。惠民局监赵尹,以此治之,两旬而愈。盖生米留滞,肠胃受湿,则谷不磨而成此疾,苍术能去湿暖胃消谷也。杨氏家藏经验方。**腹中虚冷**不能饮食,食辄不消,羸弱生病。术二斤,曲一斤,炒为末,蜜丸梧子大。每服三十丸,米汤下,日三服。大冷加干姜三两,腹痛加当归三两,羸弱加甘草二两。肘后方。**脾湿水泻**注下,困弱无力,水谷不化,腹痛甚者。苍术二两,芍药一两,黄芩半两,淡桂二钱,每服一两,水一盏半,煎一盏,温服。脉弦头微痛,去芍药,加防风二两。保命集。**暑月暴泻**壮脾温胃,饮食所伤。曲术丸:用神曲炒,苍术米泔浸一夜焙,等分为末,糊丸梧子大。每服三五十丸,米饮下。和剂局方。**飧泻久痢**椒术丸:用苍术二两,川椒一两,为末,醋糊丸梧子大。每服二十丸,食前温水下。恶痢久者,加桂。保命集。**脾湿下血**苍术二两,地榆一两,分作二服,水二盏,煎一盏,食前温服。久痢虚滑,以此下桃花丸。保命集。**肠风下血**苍术不拘多少,以皂角挼浓汁浸一宿,煮干,焙研为末,面糊丸如梧子大。每服五十丸,空心米饮下,日三服。妇人良方。**湿气身痛**苍术泔浸切,水煎,取浓汁熬膏,白汤点服。简便方。**补虚明目**健骨和血。苍术泔浸四两,熟地黄焙二两,为末,酒糊丸梧子大。每温酒下三五十丸,日三服。普济方。**青盲雀目**圣惠方用苍术四两,泔浸一夜,切焙研末。每服三钱,猪肝三两,批开掺药在内,扎定,入粟米一合,水一碗,砂锅煮熟,熏眼,临卧食肝饮汁,不拘大人、小儿皆治。又方:不计时月久近。用苍术二两,泔浸,焙捣为末,每服一钱,以好羊子肝一斤,竹刀切破,掺药在内,麻扎,以粟米泔煮熟,待冷食之,以愈为度。**眼目昏涩**苍术半斤,泔浸七日,去皮切焙,木贼各二两,为末。每服一钱,茶酒任下。圣惠方。**婴儿目涩**不开,或出血。苍术二钱,入猪胆中扎煮。将药气熏眼后,更嚼取汁与服妙。幼幼新书。**风牙肿痛**苍术盐水浸过,烧存性,研末揩牙,去风热。普济方。**脐虫怪病**腹中如铁石,脐中水出,旋变作虫行,绕身匝痒难忍,拨扫不尽。用苍术浓煎汤浴之。仍以苍术末,入麝香少许,水调服。夏子益奇疾方。

苗

【主治】作饮甚香,去水。弘景。亦止自汗。

术

狗脊《本经》中品

【释名】 强膂别录扶筋别录百枝本经狗青吴普。〔恭曰〕此药苗似贯众,根长多歧,状如狗之脊骨,而肉作青绿色,故以名之。〔时珍曰〕强膂、扶筋,以功名也。别录又名扶盖,乃扶筋之误。本经狗脊一名百枝,别录萆薢一名赤节,而吴普本草谓百枝为萆薢,赤节为狗脊,皆似误也。

【集解】〔别录曰〕狗脊生常山川谷,二月、八月采根暴干。〔普曰〕狗脊如萆薢,茎节如竹有刺,叶圆赤,根黄白,亦如竹根,毛有刺。岐伯经云:茎无节,叶端圆青赤,皮白有赤脉。〔弘景曰〕今山野处处有之,与菝葜相似而小异。其茎叶小肥,其节疏,其茎大直,上有刺,叶圆有赤脉,根凸凹龙岚如羊角强细者是。〔颂曰〕今太行山、淄、温、眉州亦有之。苗尖细碎青色,高一尺以来,无花。其茎叶似贯众而细。其根黑色,长三四寸,多歧,似狗之脊骨,大有两指许。其肉青绿色。春秋采根暴干。今方亦有用金毛者。陶氏所说乃有刺萆薢,非狗脊也,今江左俗犹用之。〔敩曰〕凡使狗脊,勿用透山藤根,形状一般,只是入顶苦,不可饵也。〔时珍曰〕狗脊有二种:一种根黑色,如狗脊骨;一种有金黄毛,如狗形,皆可入药。其茎细而叶花两两对生,正似大叶蕨,比贯众叶有齿,面背皆光。其根大如拇指,有硬黑须簇之。吴普、陶弘景所说根苗,皆是菝葜;苏恭、苏颂所说,即真狗脊也。按张揖广雅云:菝葜,狗脊也。张华博物志云:菝葜与萆薢相乱,一名狗脊。观此则昔人以菝葜为狗脊,相承之误久矣。然菝葜、萆薢、狗脊三者,形状虽殊,而功用亦不甚相远。

根

【修治】〔敩曰〕凡修事;火燎去须,细剉了,酒浸一夜,蒸之,从巳至申,取出晒干用。〔时珍曰〕今人惟剉炒去毛须用。

【气味】 苦,平,无毒。〔别录曰〕甘,微温。〔普曰〕神农:苦。桐君、黄帝、岐伯、雷公、扁鹊:甘,无毒。李当之:小温。〔权曰〕苦、辛,微热。〔之才曰〕萆薢为之使,恶败酱、莎草。

【主治】 腰背强,关机缓急,周痹寒湿膝痛,颇利老人。本经。疗失溺不节,男女脚弱腰痛,风邪淋露,少气目暗,坚脊利俯仰,女子伤中关节重。别录。男子女人毒风软脚,肾气虚弱,续筋骨,补益男子。甄权。强肝肾,健骨,治风虚。时珍。

【附方】 新四。**男子诸风四宝丹**：用金毛狗脊，盐泥固济，煅红去毛，苏木、草薢、川乌头生用等分，为末，米醋和丸梧子大。每服二十丸，温酒、盐汤下。普济方。**室女白带**冲任虚寒，鹿茸丸：用金毛狗脊燎去毛、白敛各一两，鹿茸酒蒸焙二两，为末，用艾煎醋汁打糯米糊，丸梧子大。每服五十丸，空心温酒下。济生方。**固精强骨**金毛狗脊、远志肉、白茯神、当归身等分，为末，炼蜜丸梧子大。每酒服五十丸。集简方。**病后足肿**但节食以养胃气，外用狗脊煎汤渍洗。吴绶蕴要。

贯众《本经》下品

【释名】 **贯节**本经**贯渠**本经**百头**本经又名虎卷、扁府。**草鸱头**别录**黑狗脊**纲目**凤尾草**图经。〔时珍曰〕此草叶茎如凤尾，其根一本而众枝贯之。故草名凤尾，根名贯众、贯节、贯渠。渠者，魁也。吴普本草作贯中，俗作贯仲、管仲者，皆谬称也。尔雅云，渼音灼，贯众，即此也。别录一名伯萍，一名药藻，皆字讹也。金星草一名凤尾草。与此同名，宜互考之。〔弘景曰〕近道皆有之。叶如大蕨。其根形色毛芒，全似老鸱头，故呼为草鸱头。

【集解】〔别录曰〕贯众生玄山山谷及宛句少室山，二月、八月采根阴干。〔普曰〕叶青黄色，两两相对。茎有黑毛丛生，冬夏不死。四月花白，七月实黑，聚相连卷旁生。三月、八月采根，五月采叶。〔保升曰〕苗似狗脊，状如雉尾，根直多枝，皮黑肉赤，曲者名草鸱头，所在山谷阴处则有之。〔颂曰〕今陕西、河东州郡及荆、襄间多有之，而少有花者。春生苗，赤。叶大如蕨。茎干三棱，叶绿色似鸡翎，又名凤尾草。其根紫黑色，形如大瓜，下有一黑须毛，又似老鸱。郭璞注尔雅云，叶员锐，茎毛黑，布地，冬不死，广雅谓之贯节是矣。〔时珍曰〕多生山阴近水处。数根丛生，一根数茎，茎大如箸，其涎滑。其叶两两对生，如狗脊之叶而无锯齿，青黄色，面深背浅。其根曲而有尖嘴，黑须丛族，亦似狗脊根而大，状如伏鸱。

根

【气味】 苦，微寒，有毒。〔之才曰〕藋菌、赤小豆为之使，伏石钟乳。

【主治】 腹中邪热气，诸毒，杀三虫。本经。去寸白，破癥瘕，除头风，止金疮。别录。为末，水服一钱，止鼻血有效。苏颂。治下血崩中滞下，产后血气胀痛，斑疹毒，漆毒，骨哽。解猪病。时珍。

【发明】〔时珍曰〕贯众大治妇人血气，根汁能制三黄，化五金，伏钟乳，结砂制汞，且能解毒软坚。王海藏治夏月痘出不快，快斑散用之。云贯众有毒，而能解腹中邪热之毒，病因内感而发之于外者多效，非古法之分经也。又黄山谷煮豆帖，言荒年以黑豆一升拣净，入贯众一斤，剉如骰子大，同以水煮，文火斟酌至豆熟，取出日干，覆令展尽余汁，簸去贯众，每日空心啗豆五、七粒，能食百草木枝叶，有味可饱。又王璆百一选方，言滁州蒋教授，因食鲤鱼玉蝉羹，为肋肉所哽，凡药皆不效。或令以贯众浓煎汁一盏，分三服，连进至夜，一咯而出。亦可为末，水服一钱。观此可知其软坚之功，不但治血治疮而已也。

【附方】 新一十五。**鼻衄不止**贯众根末，水服一钱。普济方。**诸般下血**肠风酒痢，血痔鼠痔下血。黑狗脊，黄者不用，须内肉赤色者，即本草贯众也。去皮毛，剉焙为末。每服二钱，空心米饮下。或醋糊丸梧子大，每米饮下三、四十丸。或烧存性，出火毒为末，入麝香少许，米饮服二钱。普济方。**女人血崩**贯众半两，煎酒服之，立止。集简方。**产后亡血**过多，心腹彻痛者。用贯众状如刺猬者一个，全用不剉，只揉去毛及花萼，以好醋蘸湿，慢火炙令香熟，候冷为末，米饮空心每服二钱，甚效。妇人良方。**赤白带下**年深，诸药不能服，日二服。久咳，渐成劳瘵。凤尾草为末，用鱼鲊蘸食之。圣惠方。**痘疮不快**快斑散：用贯众、赤芍药各一钱，升麻、甘草各五分，入淡竹叶三片，水一盏半，煎七分，温服。王海藏方。**头疮白秃**贯众、白芷为末，油调涂之。又方：贯众烧末，油调涂。圣惠方。**漆疮作痒**油调贯众末涂之。千金方。**鸡鱼骨哽**贯众、缩砂、甘草等分，为粗末，绵包少许，含之咽汁，久则随痰自出。普济。**解轻粉毒**齿缝出血，臭肿。贯众、黄连各半两，煎水，入冰片少许，时时漱之。陆氏积德堂方。**血痢不止**凤尾草根，即贯众，五钱，煎酒服。陈解元吉言所传。集简方。**便毒肿痛**贯众，酒服二钱良。多能鄙事。

花

【主治】 恶疮，令人泄。别录。

巴戟天《本经》上品

【释名】 **不凋草**日华**三蔓草**。〔时珍曰〕名义殊不可晓。

【集解】〔别录曰〕巴戟天生巴郡及下邳山谷，二月、八月采根阴干。〔弘景曰〕今亦用建平、宜都者，根状如牡丹而细，外赤内黑，用之打去心。〔恭曰〕其苗俗名三蔓草。叶似茗，经冬不枯。根如连珠，宿根青色，嫩根白紫，用之亦同，以连珠多肉厚者为胜。〔大明曰〕紫色如小念珠，有小孔子，坚硬难捣。〔宗奭曰〕巴戟天本有心，干缩时偶自落，或抽去，故中心或空，非自有小孔也。今人欲要中间紫色，则多伪以大豆汁沃之，不可不察。〔颂曰〕今江淮、河东州郡亦有，但不及蜀川者佳，多生山林内。内地生者，叶似麦门冬而厚大，至秋结实。今方家多以紫色为良。蜀人云：都无紫色者。采时或用黑豆同煮，欲其色紫，殊失气味，尤宜辨之。又有一种山葎根，正似巴戟，但色白。土人采得，以醋水煮之，乃以杂巴戟，莫能辨也。但击破视之，中紫而鲜洁者，伪也；其中虽紫，又有微白，糁有粉色，而理小暗者，真也。真巴戟嫩时亦白，干时亦煮治使紫，力劣弱耳。

根

【修治】〔斆曰〕凡使须用枸杞子汤浸一宿，待稍软漉出，再酒浸一伏时，漉出，同菊花熬焦黄，去菊花，以布拭干用。〔时珍曰〕今法：惟以酒浸一宿，剉焙入药。若急用，只以温水浸软去心也。

【气味】 辛、甘、微温，无毒。〔大明曰〕苦。〔之才曰〕覆盆子为之使，恶雷丸、丹参、朝生。

【主治】 大风邪气，阴痿不起，强筋骨，安五脏，补中增志益气。本经。疗头面游风，小腹及阴中相引痛，补五劳，益精，利男子。别录。治男子夜梦鬼交精泄，强阴下气，治风癞。甄权。治一切风，疗水胀。日华。治脚气，去风疾，补血海。时珍。出仙经。

【发明】〔好古曰〕巴戟天，肾经血分药也。〔权曰〕病人虚损，加而用之。〔宗奭曰〕有人嗜酒，日须五、七杯，后患脚气甚危。或教以巴戟半两，糯米同炒，米微转色，去米不用，大黄一两，剉炒，同为末，熟蜜丸，温水服五、七十丸，仍禁酒，遂愈。

【附录】 巴棘〔别录曰〕味苦，有毒。主恶疥疮出虫。生高地，叶白有刺，根连数十枚。一名女木。

远志《本经》上品

【释名】 苗名小草本经细草本经棘菀本经葽绕本经。〔时珍曰〕此草服之能益智强志，故有远志之称。世说载谢安云：处则为远志，出则为小草。记事珠谓之醒心杖。

【集解】〔别录曰〕远志生太山及冤句川谷，四月采根叶阴干。〔弘景曰〕冤句属兖州济阴郡，今此药犹从彭城北兰陵来。用之去心取皮，一斤止得三两尔。

亦入仙方用。小草状似麻黄而青。〔志曰〕茎叶似大青而小。比之麻黄，陶不识也。〔禹锡曰〕按尔雅云：葽绕，棘菀。郭璞注云：今远志也。似麻黄，赤华，叶锐而黄。其上谓之小草。〔颂曰〕今河、陕、洛西州郡亦有之。根形如蒿根，黄色。苗似麻黄而青，又如毕豆。叶亦有似大青而小者。三月开白花。根长及一尺。泗州出者花红，根叶俱大于他处。商州出者根乃黑色。俗传夷门出者最佳。四月采根晒干。古方通用远志、小草。今医但用远志，稀用小草。〔时珍曰〕远志有大叶、小叶二种：陶弘景所说者小叶也，马志所说者大叶也，大叶者花红。

根

【修治】〔敩曰〕凡使须去心，否则令人烦闷。仍用甘草汤浸一宿，暴干或焙干用。

【气味】 **苦，温，无毒。**〔之才曰〕远志、小草，得茯苓、冬葵子、龙骨良。畏珍珠、藜芦、蜚蠊、齐蛤。〔弘景曰〕药无齐蛤，恐是百合也。〔权曰〕是蛴螬也。〔恭曰〕药录下卷有齐蛤，陶说非也。

【主治】 **咳逆伤中，补不足，除邪气，利九窍，益智慧，耳目聪明，不忘，强志倍力。久服轻身不老。** 本经。**利丈夫，定心气，止惊悸，益精，去心下膈气，皮肤中热，面目黄。** 别录。**杀天雄、附子、乌头毒，煎汁饮之。** 之才。**治健忘，安魂魄，令人不迷，坚壮阳道。** 甄权。**长肌肉，助筋骨，妇人血噤失音，小儿客忤。** 日华。**肾积奔豚。** 好古。**治一切痈疽。** 时珍。

叶

【主治】 **益精补阴气，止虚损梦泄。** 别录。

【发明】〔好古曰〕远志，肾经气分药也。〔时珍曰〕远志入足少阴肾经，非心经药也。其功专于强志益精，治善忘。盖精与志，皆肾经之所藏也。肾精不足，则志气衰，不能上通于心，故迷惑善忘。灵枢经云：肾藏精，精舍志。肾盛怒而不止则伤志，志伤则喜忘其前言，腰脊不可以俯仰屈伸，毛悴色夭。又云：人之善忘者，上气不足，下气有余，肠胃实而心肺虚，虚则营卫留于下，久之不以时上，故善忘也。陈言三因方，远志酒治痈疽，云有奇功，盖亦补肾之力尔。葛洪抱朴子云：陵阳子仲服远志二十年，有子三十七人，能坐在立亡也。

【附方】旧三，新四。**心孔昏塞**多忘善误。丁酉日密自至市买远志，着巾角中，还为末服之，勿令人知。肘后方。**胸痹心痛**逆气，膈中饮食不下。小草丸：用小草、桂心、干姜、细辛、蜀椒出汗各三两，附子二分炮，六物捣下筛，蜜和丸梧子大。先食米汁下三丸，日三服，不知稍增，以知为度。忌猪肉、冷水、生葱、生菜。范汪东阳方。**喉痹作痛**远志肉为末，吹之，涎出为度。直指方。**脑风头痛**不可忍。远志末嗜鼻。宣明方。**吹乳肿痛**远志焙研，酒服二钱，以滓傅之。袖珍方。
一切痈疽远志酒：治一切痈疽发背疖毒，恶候侵大。有死血阴毒在中则不痛，傅之
即痛。有忧怒等气积，内攻则痛不可忍，傅之即不痛。或蕴热在内，热逼人手不可
近，傅之即清凉。或气虚冷，溃而不敛，傅之即敛。此本韩大夫宅用以救人方，极
验。若七情内郁，不问虚实寒热，治之皆愈。用远志不以多少，米泔浸洗，捶去心，
为末。每服三钱，温酒一盏调，澄少顷，饮其清，以滓傅患处。三因方。**小便为浊**
远志，甘草水煮半斤，茯神、益智仁各二两，为末，酒糊丸梧子大，每空心枣汤下
五十丸。普济。

百脉根《唐本》

【集解】〔恭曰〕出肃州、巴西。叶似苜蓿，花黄，根如远志。二月、三月采
根日干。〔时珍曰〕按唐书作柏脉根，肃州岁贡之。千金、外台大方中亦时用之。
今不复闻此，或者名称又不同也。

根
【气味】 苦，微寒，无毒。
【主治】 下气止渴去热，除虚劳，补不足。酒浸或水煮，丸散兼用。唐本。

淫羊藿《本经》中品

【释名】 **仙灵脾**唐本**放杖草**日华**弃杖草**日华**千两金**日华**干鸡筋**日华**黄连祖**
日华**三枝九叶草**图经**刚前**本经。〔弘景曰〕服之使人好为阴阳，西川北部有淫羊，
一日百遍合，盖食此藿所致，故名淫羊藿。〔时珍曰〕豆叶曰藿，此叶似之，故亦
名藿。仙灵脾、千两金、放杖、刚前，皆言其功力也。鸡筋、黄连祖，皆因其根形
也。柳子厚文作仙灵毗，人脐曰毗，此物补下，于理尤通。

【集解】〔别录曰〕淫羊藿生上郡阳山山谷。〔恭曰〕所在皆有。叶形似小
豆而圆薄，茎细亦坚，俗名仙灵脾是也。〔颂曰〕江东、陕西、泰山、汉中、湖湘
间皆有之。茎如粟秆。叶青似杏，叶上有棘。根紫色有须。四月开白花，亦有
紫花者。碎小独头子。五月采叶晒干。湖湘出者，叶如小豆，枝茎紧细，经冬
不凋，根似黄连。关中呼为三枝九叶草。苗高一二尺许，根叶俱堪用。蜀本草
言生处不闻水声者良。〔时珍曰〕生大山中。一根数茎，茎粗如线，高一二尺。
一茎三桠，一桠三叶。叶长二三寸，如杏叶及豆藿，面光背淡，甚薄而细齿，有

微刺。

根叶

【修治】〔敩曰〕凡使时呼仙灵脾,以夹刀夹去叶四畔花枝,每一斤用羊脂四两拌炒。待脂尽为度。

【气味】 辛,寒,无毒。〔普曰〕神农、雷公:辛。李当之:小寒。〔权曰〕甘,平。可单用。〔保升曰〕性温。〔时珍曰〕甘、香、微辛,温。〔之才曰〕薯蓣、紫芝为之使,得酒良。

【主治】 阴痿绝伤,茎中痛,利小便,益气力,强志。本经。坚筋骨,消瘰疬赤痈,下部有疮,洗出虫。丈夫久服,令人无子。别录。〔机曰〕无子字误,当作有子。丈夫绝阳无子,女人绝阴无子,老人昏耄,中年健忘,一切冷风劳气,筋骨挛急,四肢不仁,补腰膝,强心力。大明。

【发明】〔时珍曰〕淫羊藿味甘气香,性温不寒,能益精气,乃手足阳明、三焦、命门药也,真阳不足者宜之。

【附方】 旧三,新五。仙灵脾酒益丈夫兴阳,理腰膝冷。用淫羊藿一斤,酒一斗,浸三日,逐时饮之。食医心镜。偏风不遂皮肤不仁,宜服。仙灵脾酒:仙灵脾一斤,细剉,生绢袋盛,于不津器中,用无灰酒二斗浸之,重封,春、夏三日、秋、冬五日后,每日暖饮,常令醺然,不得大醉,酒尽再合,无不效验。合时,切忌鸡犬妇人见。圣惠方。三焦咳嗽腹满不饮食,气不顺。仙灵脾、覆盆子、五味子炒各一两,为末,炼蜜丸梧子大,每姜茶下二十丸。圣济录。目昏生翳仙灵脾,生王瓜即小栝楼红色者,等分,为末。每服一钱,茶下,日二服。圣济总录。病后青盲日近者可治。仙灵脾一两,淡豆豉一百粒,水一碗半,煎一碗,顿服即瘳。百一选方。小儿雀目仙灵脾根、晚蚕蛾各半两,炙甘草、射干各二钱半,为末。用羊子肝一枚,切开掺药二钱,扎定,以黑豆一合,米泔一盏,煮熟,分二次食,以汁送之。普济方。痘疹入目仙灵脾、威灵仙等分,为末。每服五分,米汤下。痘疹便览。牙齿虚痛仙灵脾为粗末,煎汤频漱,大效。奇效方。

仙茅《开宝》

【释名】 独茅开宝茅爪子开宝婆罗门参。〔珣曰〕其叶似茅,久服轻身,故名仙茅。梵音呼为阿输乾陀。〔颂曰〕其根独生。始因西域婆罗门僧献方于唐玄宗,故今江南呼为婆罗门参,言其功补如人参也。

【集解】〔珣曰〕仙茅生西域，叶似茅，其根粗细有节，或如笔管，有节文理。花黄色多涎。自武城来，蜀中诸州亦皆有之。今大庾岭、蜀川、江湖、两浙诸州亦有之。叶青如茅而软，且略阔，面有纵文。又似初生棕榈秧，高尺许。至冬尽枯，春初乃生。三月有花如栀子花，黄色，不结实。其根独茎而直，大如小指，下有短细肉根相附，外皮稍粗褐色，内肉黄白色。二月、八月采根暴干用。衡山出者花碧，五月结黑子。〔时珍曰〕苏颂所说详尽得之。但四五月中抽茎四五寸，开小花深黄色六出，不似栀子。处处大山中有之，人惟取梅岭者用，而会典成都岁贡仙茅二十一斤。

根

【修治】〔斅曰〕采得以清水洗，刮去皮，于槐砧上用铜刀切豆许大，以生稀布袋盛，于乌豆水中浸一宿，取出用酒拌湿蒸之，从巳至亥，取出暴干。勿犯铁器及牛乳，斑人鬓须。〔大明曰〕彭祖单服洗：以竹刀刮切，糯米泔浸去赤汁出毒，后无妨损。

【气味】 辛，温，有毒。〔珣曰〕叶，微温，有小毒。又曰：辛，平，宣而复补，无大毒，有小热、小毒。

【主治】 心腹冷气不能食，腰脚风冷挛痹不能行，丈夫虚劳，老人失溺无子，益阳道。久服通神强记，助筋骨，益肌肤，长精神，明目。开宝。治一切风气，补暖腰脚，清安五脏。久服轻身，益颜色。丈夫五劳七伤，明耳目，填骨髓。李珣。开胃消食下气，益房事不倦。大明。

【发明】〔颂曰〕五代唐筠州刺史王颜著续传信方，因国书编录西域婆罗门僧服仙茅方，当时盛行。云五劳七伤，明目益筋力，宣而复补。云十斤乳石不及一斤仙茅，表其功力也。本西域道人所传。开元元年婆罗门僧进此药，明皇服之有效，当时禁方不传。天宝之乱，方书流散，上都僧不空三藏始得此方，传与司徒李勉、尚书路嗣供、给事齐杭、仆射张建封服之，皆得力。路公久服金石无效，得此药，其益百倍。齐给事守缙云日，少气力，风疹继作，服之遂愈。八九月采得，竹刀刮去黑皮，切如豆粒，米泔浸两宿，阴干捣筛，熟蜜丸梧子大，每旦空心酒饮任便下二十丸。忌铁器，禁食牛乳及黑牛肉，大减药力。〔机曰〕五台山有仙茅，患大风者，服之多瘥。〔时珍曰〕按许真君书云：仙茅久服长生。其味甘能养肉，辛能养节，苦能养气，咸能养骨，滑能养肤，酸能养筋，宜和苦酒服之，必效也。又范成大虞衡志云：广西英州多仙茅，其羊食之，举体悉化为筋，不复有血肉，食之补人，名乳羊。沈括笔谈云：夏文庄公禀赋异于人，但睡则身冷如逝者，既觉须令人温之，良久乃能动。常服仙茅、钟乳、硫黄，莫知纪极。观此则

仙茅

543

仙茅盖亦性热，补三焦命门之药也，惟阳弱精寒、禀赋素怯者宜之。若体壮相火炽盛者服之，反能动火。按张杲医说云：一人中仙茅毒，舌胀出口，渐大与肩齐。因以小刀劙之，随破随合，劙至百数，始有血一点出，曰可救矣。煮大黄、朴消与服，以药掺之，应时消缩。此皆火盛性淫之人过服之害也。弘治间，东海张弼梅岭仙茅诗，有使君昨日才持去，今日人来乞墓铭之句。皆不知服食之理，惟借药纵恣以速其生者，于仙茅何尤？

【附方】新二。**仙茅丸**壮筋骨，益精神，明目，黑髭须。仙茅二斤，糯米泔浸五日，去赤水，夏月浸三日，铜刀刮剉阴干，取一斤；苍术二斤，米泔浸五日，刮皮焙干，取一斤；枸杞子一斤；车前子十二两；白茯苓去皮，茴香炒，柏子仁去壳，各八两；生地黄焙，熟地黄焙，各四两；为末，酒煮糊丸如梧子大。每服五十丸，食前温酒下，日二服。圣济总录。**定喘下气补心肾**。神秘散：用白仙茅半两，米泔浸三宿，晒炒；团参二钱半；阿胶一两半，炒；鸡腽胵一两，烧；为末。每服二钱，糯米饮空心下，日二。三因方。

玄参《本经》中品

【释名】黑参纲目玄台吴普重台本经鹿肠吴普正马别录逐马药性馥草开宝野脂麻纲目鬼藏吴普。〔时珍曰〕玄，黑色也。别录一名端，一名咸，多未详。〔弘景曰〕其茎微似人参，故得参名。〔志曰〕合香家用之，故俗呼馥草。

【集解】〔别录曰〕玄参生河间川谷及冤句，三月、四月采根暴干。〔普曰〕生冤句山阳。三月生苗。其叶有毛，四四相值，似芍药。黑茎，茎方，高四五尺。叶亦生枝间。四月实黑。〔弘景曰〕今出近道，处处有之。茎似人参而长大。根甚黑，亦微香，道家时用，亦以合香。〔恭曰〕玄参根苗并臭，茎亦不似人参，未见合香。〔志曰〕其茎方大，高四五尺，紫赤色而有细毛。叶如掌大而尖长。根生青白，干即紫黑，新者润腻。陶云茎似人参，苏言根苗并臭，似未深识。〔颂曰〕二月生苗。叶似脂麻对生，又如槐柳而尖长有锯齿。细茎青紫色。七月开花青碧色。八月结子黑色。又有白花者，茎方大，紫赤色而有细毛，有节若竹者，高五六尺。其根一根五七枚，三月、八月采暴干。或云蒸过日干。〔时珍曰〕今用玄参，正如苏颂所说。其根有腥气，故苏恭以为臭也。宿根多地蚕食之，故其中空。花有紫白二种。

根

【修治】〔斅曰〕凡采得后，须用蒲草重重相隔，入甑蒸两伏时，晒干用。勿犯铜器，饵之噎人喉，丧人目。

【气味】 苦，微寒，无毒。〔别录曰〕咸。〔普曰〕神农、桐君、黄帝、雷公：苦，无毒。岐伯：寒。〔元素曰〕足少阴肾经君药也，治本经须用。〔之才曰〕恶黄耆、干姜、大枣、山茱萸，反藜芦。

【主治】 腹中寒热积聚，女子产乳余疾，补肾气，令人明目。本经。主暴中风伤寒，身热支满，狂邪忽忽不知人，温疟洒洒，血瘕，下寒血，除胸中气，下水止烦渴，散颈下核，痈肿，心腹痛，坚癥，定五脏。久服补虚明目，强阴益精。别录。热风头痛，伤寒劳复，治暴结热，散瘤瘘瘰疬。甄权。治游风，补劳损，心惊烦躁，骨蒸传尸邪气，止健忘，消肿毒。大明。滋阴降火，解斑毒，利咽喉，通小便血滞。时珍。

【发明】〔元素曰〕玄参乃枢机之剂，管领诸气上下，清肃而不浊，风药中多用之。故活人书治伤寒阳毒，汗下后毒不散，及心下懊憹，烦不得眠，心神颠倒欲绝者，俱用玄参。以此论之，治胸中氤氲之气，无根之火，当以玄参为圣剂也。〔时珍曰〕肾水受伤，真阴失守，孤阳无根，发为火病，法宜壮水以制火，故玄参与地黄同功。其消瘰疬亦是散火，刘守真言结核是火病。

【附方】 旧二，新七。诸毒鼠瘘玄参渍酒，日日饮之。开宝本草。年久瘰疬生玄参捣傅之，日二易之。广利方。赤脉贯瞳玄参为末，以米泔煮猪肝，日日蘸食之。济急仙方。发斑咽痛玄参升麻汤：用玄参、升麻、甘草各半两，水三盏，煎一盏半，温服。南阳活人书。急喉痹风不拘大人小儿。玄参、鼠粘子半生半炒各一两，为末，新水服一盏立瘥。圣惠方。鼻中生疮玄参末涂之。或以水浸软塞之。卫生易简方。三焦积热玄参、黄连、大黄各一两，为末，炼蜜丸梧子大。每服三四十丸，白汤下。小儿丸粟米大。丹溪方。小肠疝气黑参㕮咀炒，为丸。每服一钱半，空心酒服，出汗即效。孙天仁集效方。烧香治瘵经验方用玄参一斤，甘松六两，为末，炼蜜一斤和匀，入瓶中封闭，地中埋罯十日取出。更用灰末六两，烧蜜六两，同和入瓶，更罯五日取出。烧之，常令闻香，疾自愈。〔颂曰〕初入瓶中封固，煮一伏时，破瓶取捣入蜜，别以瓶盛，埋地中罯过用。亦可熏衣。

地榆《本经》中品

校正：并入别录有名未用酸赭。

【释名】 玉豉 酸赭。〔弘景曰〕其叶似榆而长，初生布地，故名。其花子紫黑色如豉，故又名玉豉。〔时珍曰〕按外丹方言地榆一名酸赭，其味酸、其色赭故也。今蕲州俚人呼地榆为酸赭，又讹赭为枣，则地榆、酸赭为一物甚明，其主治之功亦同，因并别录有名未用酸赭为一云。

【集解】〔别录曰〕地榆生桐柏及冤句山谷，二月、八月采根暴干。又曰：酸赭生昌阳山，采无时。〔颂曰〕今处处平原川泽皆有之。宿根三月内生苗，初生布地，独茎直上，高三、四尺，对分出叶。叶似榆叶而稍狭，细长似锯齿状，青色。七月开花如椹子，紫黑色。根外黑里红，似柳根。〔弘景曰〕其根亦入酿酒。道方烧作灰，能烂石，故煮石方用之。其叶山人乏茗时，采作饮亦好，又可煠茹。

根

【气味】 苦，微寒，无毒。〔别录曰〕甘、酸。〔权曰〕苦，平。〔元素曰〕气微寒，味微苦，气味俱薄，其体沉而降，阴中阳也，专主下焦血。〔杲曰〕味苦、酸，性微寒，沉也，阴也。〔之才曰〕得发良，恶麦门冬，伏丹砂、雄黄、硫黄。

【主治】 妇人乳产，痉痛七伤，带下五漏，止痛止汗，除恶肉，疗金疮。本经。止脓血，诸瘘恶疮热疮，补绝伤，产后内塞，可作金疮膏，消酒，除渴，明目。别录。止冷热痢疳痢，极效。开宝。止吐血鼻衄肠风，月经不止，血崩，产前后诸血疾，并水泻。大明。治胆气不足。李杲。汁酿酒治风痹，补脑。捣汁涂虎犬蛇虫伤。时珍。酸赭：味酸。主内漏，止血不足。别录。

【发明】〔颂曰〕古者断下多用之。〔炳曰〕同樗皮治赤白痢。〔宗奭曰〕其性沉寒，入下焦。若热血痢则可用。若虚寒人及水泻白痢，即未可轻使。〔时珍曰〕地榆除下焦热，治大小便血证。止血取上截切片炒用。其梢则能行血，不可不知。杨士瀛云：诸疮，痛者加地榆，痒者加黄芩。

【附方】旧八，新六。**男女吐血**地榆三两，米醋一升，煮十余沸，去滓，食前稍热服一合。圣惠方。**妇人漏下**赤白不止，令人黄瘦。方同上。**血痢不止**地榆晒研，每服二钱，掺在羊血上，炙熟食之，以捻头煎汤送下。一方：以地榆煮汁作饮，每服三合。圣济。**赤白下痢**骨立者。地榆一斤，水三升，煮一升半，去滓，再煎如稠饧，绞滤，空腹服三合，日再服。崔元亮海上方。**久病肠风痛痒不止**。地榆五钱，苍术一两，水二钟，煎一钟，空心服，日一服。活法机要。**下血不止二十年者**。取地榆、鼠尾草各二两。水二升，煮一升，顿服。若不断，以水渍屋尘饮一小杯投之。肘后方。**结阴下血腹痛不已**。地榆四两，炙甘草三两，每服五钱，水一盏，入缩砂四七枚，煎一盏半，分二服。宣明方。**小儿疳痢**地榆煮汁，熬如饴糖，与服便已。肘后方。**毒蛇螫人**新地榆根捣汁饮，兼以渍疮。肘后方。**虎犬咬伤**地榆煮汁饮，并为末傅之。亦可为末，白汤服，日三。忌酒。梅师方。**代指肿痛**地榆煮汁渍之，半日愈。千金方。**小儿湿疮**地榆煮浓汁，日洗二次。千金方。**小儿面疮**嫩赤肿痛。地榆八两，水一斗，煎五升，温洗之。卫生总微方。**煮白石法**七月七日取地榆根，不拘多少阴干，百日烧为灰。复取生者，与灰合捣万下。灰三分，生末一分，合之。若石二三斗，以水浸过三寸，以药入水搅之，煮至石烂可食乃已。瞿仙神隐书。

叶

【主治】 作饮代茶，甚解热。苏恭。

丹参《本经》上品

【释名】 赤参别录山参日华郄蝉草本经木羊乳吴普逐马弘景奔马草。〔时珍曰〕五参五色配五脏。故人参入脾曰黄参，沙参入肺曰白参，玄参入肾曰黑参，牡蒙入肝曰紫参，丹参入心曰赤参，其苦参则右肾命门之药也。古人舍紫参而称苦参，未达此义尔。〔炳曰〕丹参治风软脚，可逐奔马，故名奔马草，曾用实有效。

【集解】〔别录曰〕丹参生桐柏川谷及太山，五月采根暴干。〔弘景曰〕此桐柏在义阳，是淮水发源之山，非江东临海之桐柏也。今近道处处有之。茎方有毛，紫花，时人呼为逐马。〔普曰〕茎叶小房如荏有毛，根赤色，四月开紫花，二月、五月采根阴干。〔颂曰〕今陕西、河东州郡及随州皆有之。二月生苗，高一尺许。茎方有棱，青色。叶相对，如薄荷而有毛。三月至九月开花成穗，红紫色，似苏花。根赤色，大者如指，长尺余，一苗数根。〔恭曰〕冬采者良，夏采者虚恶。〔时珍曰〕处处山中有之。一枝五叶，叶如野苏而尖，青色皱毛。小花成穗如蛾形，中有细子。其根皮丹而肉紫。

根

【气味】 苦，微寒，无毒。〔普曰〕神农、桐君、黄帝、雷公：苦，无毒。岐伯：咸。〔李当之〕大寒。〔弘景曰〕久服多眼赤，故应性热，今云微寒，恐谬也。〔权曰〕平。〔之才曰〕畏硷水，反藜芦。

【主治】 心腹邪气，肠鸣幽幽如走水，寒热积聚，破癥除瘕，止烦满，益气。本经。养血，去心腹痛疾结气，腰脊强脚痹，除风邪留热。久服利人。别录。渍酒饮，疗风痹足软。弘景。主中恶及百邪鬼魅，腹痛气作，声音鸣吼，能定精。甄权。养神定志，通利关脉，治冷热劳，骨节疼痛，四肢不遂，头痛赤眼，热温狂闷，破宿血，生新血，安生胎，落死胎，止血崩带下，调妇人经脉不匀，血邪心烦，恶疮疥癣，瘰赘肿毒丹毒，排脓止痛，生肌长肉。大明。活血，通心包络，治疝痛。时珍。

【发明】〔时珍曰〕丹参色赤味苦，气平而降，阴中之阳也。入手少阴、厥阴之经，心与包络血分药也。按妇人明理论云：四物汤治妇人病，不问产前产后，经水多少，皆可通用。惟一味丹参散，主治与之相同。盖丹参能破宿血，补新血，安生胎，落死胎，止崩中带下，调经脉，其功大类当归、地黄、芎䓖、芍药故也。

【附方】旧三，新四。**丹参散**治妇人经脉不调，或前或后，或多或少，产前胎不安，产后恶血不下，兼治冷热劳，腰脊痛，骨节烦疼。用丹参洗净，切晒为末。每服二钱，温酒调下。妇人明理方。**落胎下血**丹参十二两，酒五升，煮取三升，温服一升，一日三服。亦可水煮。千金方。**寒疝腹痛**小腹阴中相引痛，白汗出，欲死。以丹参一两为末。每服二钱，热酒调下。圣惠方。**小儿身热**汗出拘急，因中风起。丹参半两，鼠屎炒三十枚，为末。每服三钱，浆水下。圣济总录。**惊痫发热**丹参摩膏：用丹参、雷丸各半两，猪膏二两，同煎七上七下，滤去滓盛之。每以摩儿身上，日三次。千金方。**妇人乳痈**丹参、白芷、芍药各二两，咬咀，以醋淹一夜，猪脂半斤，微火煎成膏，去滓傅之。孟诜必效方。**热油火灼**除痛生肌。丹参八两剉，以水微调，取羊脂二斤，煎三上三下，以涂疮上。肘后方。

紫参《本经》中品

【释名】**牡蒙**本经**童肠**别录**马行**别录**众戎**别录**五鸟花**纲目。〔时珍曰〕紫参、王孙，并有牡蒙之名。古方所用牡蒙，多是紫参也。按钱起诗集云：紫参，幽芳也。五蒀连萼，状如飞禽羽举。故俗名五鸟花。

【集解】〔别录曰〕紫参生河西及冤句山谷，三月采根，火炙使紫色。〔普曰〕紫参一名牡蒙，生河西或商山。圆聚生根，黄赤有文，皮黑中紫，五月花紫赤，实黑大如豆。〔弘景曰〕今方家皆呼为牡蒙，用之亦少。〔恭曰〕紫参叶似羊蹄，紫花青穗。其根皮紫黑，肉红白，肉浅皮深。所在有之。长安见用者，出蒲州。牡蒙乃王孙也，叶似及已而大，根长尺余，皮肉亦紫色，根苗不相似。〔颂曰〕今河中、晋、解、齐及淮、蜀州郡皆有之。苗长一二尺，茎青而细。其叶青似槐叶，亦有似羊蹄者。五月开花白色，似葱花，亦有红紫而似水荭者。根淡紫，黑色，如地黄状，肉红白色，肉浅而皮深。三月采根，火炙紫色。又云：六月采，晒干用。〔时珍曰〕紫参根干紫黑色，肉带红白，状如小紫草。范子计然云：紫参出三辅，有三色，以青赤色为善。

根

【气味】 苦，寒，无毒。〔别录曰〕微寒。〔普曰〕牡蒙，神农、黄帝：苦。〔李当之〕小寒。〔之才曰〕畏辛夷。

【主治】 心腹积聚，寒热邪气，通九窍，利大小便。本经。疗肠大热，唾血衄血，肠中聚血，痈肿诸疮，止渴益精。别录。治心腹坚胀，散瘀血，治妇人血闭不通。甄权。主狂疟瘟疟，鼽血汗出。好古。治血痢。好古。牡蒙：治金疮，破血，生肌肉，止通，赤白痢，补虚益气，除脚肿，发阴阳。苏恭。

【发明】〔时珍曰〕紫参色紫黑，气味俱厚，阴也，沉也。入足厥阴之经，肝脏血分药也。故治诸血病，及寒热疟痢痈肿积块之属厥阴者。古方治妇人肠覃病乌喙丸所用牡蒙，即此物也。唐·苏恭注王孙引陈延之小品方牡蒙所主之证，正是紫参。若王孙则止治风湿痹证，不治血病。故今移附于此。

【附方】 旧一，新二。紫参汤治痢下。紫参半斤，水五升，煎二升，入甘草二两，煎取半升，分三服。张仲景金匮玉函。吐血不止紫参、人参、阿胶炒等分，为末，乌梅汤服一钱。一方去人参，加甘草，以糯米汤服。圣惠方。面上酒刺五参丸：用紫参、丹参、人参、苦参、沙参各一两，为末，胡桃仁杵和丸梧子大。每服三十丸，茶下。普济。

王孙《本经》中品

校正：并入拾遗旱藕。

【释名】 牡蒙弘景黄孙别录黄昏别录旱藕。〔普曰〕楚名王孙。齐名长孙，又名海孙。吴名白功草，又名蔓延。〔时珍曰〕紫参一名牡蒙，木部合欢一名黄昏，皆与此名同物异。

【集解】〔别录曰〕王孙生海西川谷，及汝南城郭垣下。〔普曰〕蔓延赤文，茎叶相当。〔弘景曰〕今方家皆呼为黄昏，云牡蒙，市人少识者。〔恭曰〕按陈延之小品方，述本草牡蒙一名王孙。徐之才药对有牡蒙无王孙。此则一物明矣。牡蒙叶似及己而大，根长尺余，皮肉皆紫色。〔藏器曰〕旱藕生太行山中，状如藕。〔时珍曰〕王孙叶生颠顶，似紫河车叶。按神农及吴普本草，紫参一名牡蒙。陶弘景亦曰，今方家呼紫参为牡蒙。其王孙并无牡蒙之名，而陶氏于王孙下乃云，又名牡蒙，且无形状。唐·苏恭始以紫参、牡蒙为二物，谓紫参叶似羊蹄，王孙叶似及己。但古方所用牡蒙，皆为紫参；后人所用牡蒙，乃王孙非紫参也。不可不辨。唐玄宗时隐民姜抚上言：终南山有旱藕，饵之延年，状类葛粉。帝取作汤饼，赐大臣。右骁骑将军甘守诚曰：旱藕者，牡蒙也，方家久不用，抚易名以神之尔。据此牡蒙乃王孙也。盖紫参止治血证积聚疟痢，而王孙主五脏邪气痹痛疗百病之文，自可推也。苏恭引小品方牡蒙所主之证，乃紫参，非王孙，故今移附紫参之下。

根

【气味】 **苦，平，无毒。**〔普曰〕神农、雷公：苦，无毒。黄帝：甘。〔藏器曰〕旱藕：甘。平，无毒。

【主治】 **五脏邪气，寒湿痹，四肢疼酸，膝冷痛。**本经。**疗百病，益气。**别录。**旱藕：主长生不饥，黑毛发。**藏器。

紫草《本经》中品

【释名】 **紫丹**别录**紫芙**音袄**茈萸**广雅。音紫戾。**藐**尔雅。音邈。**地血**吴普**鸦衔草。**〔时珍曰〕此草花紫根紫，可以染紫，故名。尔雅作茈草。瑶、侗人呼为鸦衔草。

【集解】 〔别录曰〕紫草生砀山山谷及楚地，三月采根阴干。〔弘景曰〕今出襄阳，多从南阳新野来，彼人种之，即是今染紫者，方药都不复用。博物志云：平氏阳山紫草特好，魏国者染色殊黑，比年东山亦种之，色小浅于北者。〔恭曰〕所在皆有，人家或种之。苗似兰香，茎赤节青，二月开花紫白色，结实白色，秋月熟。〔时珍曰〕种紫草，三月逐垄下子，九月子熟时刈草，春社前后采根阴干，其根头有白毛如茸。未花时采，则根色鲜明；花过时采，则根色黯恶。采时以石压扁曝干。收时忌人溺及驴马粪并烟气，皆令草黄色。

根

【修治】 〔斅曰〕凡使，每一斤用蜡二两溶水拌蒸之，待水干，取去头并两畔髭，细剉用。

【气味】 **苦，寒，无毒。**〔权曰〕甘，平。〔元素曰〕苦，温。〔时珍曰〕甘、咸，寒。入手、足厥阴经。

【主治】 **心腹邪气，五疸，补中益气，利九窍。**本经。**通水道，疗肿胀满痛。以合膏，疗小儿疮，及面皶。**别录。**治恶疮癣癣。**甄权。**治斑疹痘毒，活血凉血，利大肠。**时珍。

【发明】 〔颂曰〕紫草古方稀用。今医家多用治伤寒时疾发疮疹不出者，以此作药,使其发出。韦宙独行方,治豌豆疮,煮紫草汤饮,后人相承用之,其效尤速。〔时珍曰〕紫草味甘咸而气寒,入心包络及肝经血分。其功长于凉血活血,利大小肠。故痘疹欲出未出,血热毒盛,大便闭涩者,宜用之。已出而紫黑便闭者,亦可用。若已出而红活,及白陷大便利者,切宜忌之。故杨士瀛直指方云:紫草治痘,能导大便,使发出亦轻。得木香、白术佐之,尤为有益。又曾世荣活幼心书云:紫草性寒,小儿脾气实者犹可用,脾气虚者反能作泻。古方惟用茸,取其初得阳气,以类触类,所以用发痘疮。今人不达此理,一概用之,非矣。

【附方】 旧三,新六。**消解痘毒**紫草一钱,陈皮五分,葱白三寸,新汲水煎服。直指方。**婴童疹痘**三、四日,隐隐将出未出,色赤便闭者。紫草二两剉,以百沸汤一盏泡,封勿泄气,待温时服半合,则疮虽出亦轻。大便利者勿用。煎服亦可。经验后方。**痘毒黑疔**紫草三钱,雄黄一钱,为末,以胭脂汁调,银簪挑破,点之极妙。集简方。**痈疽便闭**紫草、栝楼实等分,新水煎服。直指方。**小儿白秃**紫草煎汁涂之。圣惠方。**小便卒淋**紫草一两,为散,每食前用井华水服二钱。千金翼。**产后淋沥**方同上。产宝。**恶虫咬人**紫草煎油涂之。圣惠方。**火黄身热**午后却凉,身有赤点。或黑点者,不可治。宜烙手足心、背心、百会、下廉。内服紫草汤:紫草、吴蓝一两,木香、黄连各一两,水煎服。三十六黄方。

白头翁《本经》下品

【释名】 **野丈人**本经**胡王使者**本经**奈何草**别录。〔弘景曰〕处处有之。近根处有白茸,状似白头老翁,故以为名。〔时珍曰〕丈人、胡使、奈何,皆状老翁之意。

【集解】〔别录曰〕白头翁生高山山谷及田野,四月采。〔恭曰〕其叶似芍药而大,抽一茎。茎头一花,紫色,似木槿花。实大者如鸡子,白毛寸余,皆披下,似纛头,正似白头老翁,故名焉。陶言近根有白茸,似不识也。太常所贮蔓生者,乃是女萎。其白头翁根,似续断而扁。〔保升曰〕所在有之,有细毛,不滑泽,花蕊黄。二月采花,四月采实,八月采根,皆日干。〔颂曰〕处处有之。正月生苗,作丛生,状似白薇而柔细稍长,叶生茎头,如杏叶,上有细白毛而不滑泽。近根有白茸。根紫色,深如蔓菁。其苗有风则静,无风而摇,与赤箭、独活同也。陶注未述茎叶,苏注言叶似芍药,实如鸡子,白毛寸余者,皆误矣。〔宗奭曰〕白头翁生河南洛阳界,其新安山野中屡尝见之,正如苏恭所说。至今本处山中及人卖白头翁丸,言服之寿考,又失古人命名之义。陶氏所说,失于不审,宜其排呰也。〔机曰〕寇宗奭以苏恭为是，苏颂以陶说为是。大抵此物用根，命名取象，当准苏颂图经，而恭说恐别是一物也。

根

【气味】 **苦，温，无毒**。〔别录曰〕有毒。〔吴绥曰〕苦、辛，寒。〔权曰〕甘、苦，有小毒。豚实为之使。〔大明曰〕得酒良。花、子、茎、叶同。

【主治】 **温疟，狂易寒热，癥瘕积聚瘿气，逐血止腹痛，疗金疮**。本经。**鼻衄**。别录。**止毒痢**。弘景。**赤痢腹痛，齿痛，百节骨痛，项下瘤疬**。甄权。**一切风气，暖腰膝，明目消赘**。大明。

【发明】 〔颂曰〕俗医合补下药甚验，亦冲人。〔杲曰〕气厚味薄，可升可降，阴中阳也。张仲景治热痢下重，用白头翁汤主之。盖肾欲坚，急食苦以坚之。痢则下焦虚，故以纯苦之剂坚之。男子阴疝偏坠，小儿头秃膻腥，鼻衄无此不效，毒痢有此获功。〔吴绥曰〕热毒下痢紫血鲜血者宜之。

【附方】 旧二，新三。**白头翁汤**治热痢下重。用白头翁二两。黄连、黄檗、秦皮各三两，水七升，煮二升，每服一升，不愈更服。妇人产后痢虚极者，加甘草、阿胶各二两。仲景金匮玉函方。**下痢咽肿**春夏病此，宜用白头翁、黄连各一两，木香二两，水五升，煎一升半，分三服。圣惠方。**阴癥偏肿**白头翁根生者，不限多少，捣傅肿处。一宿当作疮，二十日愈。外台秘要。**外痔肿痛**白头翁草，一名野丈人，以根捣涂之，逐血止痛。卫生易简方。**小儿秃疮**白头翁根捣傅，一宿作疮，半月愈。肘后方。

花

【主治】 **疟疾寒热，白秃头疮**。时珍。

白及《本经》下品

校正：并入别录白给。

【释名】 **连及草**本经**甘根**本经**白给**。〔时珍曰〕其根白色，连及而生，故曰白及。其味苦，而曰甘根，反言也。吴普作白根，其根有白，亦通。金光明经谓之罔达罗喝悉多。又别录有名未用白给，即白及也，性味功用皆同，系重出，今并为一。

【集解】 〔别录曰〕白及生北山川谷及冤句及越山。又曰：白给生山谷，叶如藜芦，根白相连，九月采。〔普曰〕茎叶如生姜、藜芦，十月花，直上，紫赤色，根白连，二月、八月、九月采。〔弘景曰〕近道处处有之。叶似杜若，根形似菱米，节间有毛。方用亦稀,可以作糊。〔保升曰〕今出申州。叶似初生棕苗叶及藜芦。三四月抽出一苔,开紫花。七月实熟,黄黑色。冬凋。根似菱,有三角,白色,角头生芽。八月采根用。〔颂曰〕今江淮、河、陕、汉、黔诸州皆有之,生石山上。春生苗,长一尺许。叶似栟榈,两指大,青色。夏开紫花。二月七月采根。〔时珍曰〕韩保升所说形状正是,但一科止抽一茎。开花长寸许,红紫色,中心如舌。其根如菱米,有脐,如凫茈之脐,又如扁扁螺旋纹。性难干。

根

【气味】 苦,平,无毒。〔别录曰〕辛,微寒。白给:辛,平,无毒。〔普曰〕神农:苦。黄帝:辛。李当之:大寒。雷公:辛,无毒。〔大明曰〕甘、辛。〔杲曰〕苦、甘,微寒,性涩,阳中之阴也。〔之才曰〕紫石英为之使,恶理石,畏李核、杏仁,反乌头。

【主治】 痈肿恶疮败疽,伤阴死肌,胃中邪气,贼风鬼击,痱缓不收。本经。除白癣疥虫。结热不消,阴下痿,面上皯疱,令人肌滑。甄权。止惊邪血邪血痢,痈疾风痹,赤眼癥结,温热疟疾,发背瘰疬,肠风痔瘘,扑损,刀箭疮,汤火疮,生肌止痛。大明。止肺血。李杲。

白给:主伏虫白癣肿痛。别录。

【发明】〔恭曰〕山野人患手足皲拆者,嚼以涂之有效。为其性粘也。〔颂曰〕今医家治金疮不瘥及痈疽方多用之。〔震亨曰〕凡吐血不止,宜加白及。〔时珍曰〕白及性涩而收,得秋金之令,故能入肺止血,生肌治疮也。按洪迈夷坚志云:台州狱吏悯一大囚。因感之,因言:吾七次犯死罪,遭讯拷,肺皆损伤,至于呕血。人传一方,只用白及为末,米饮日服,其效如神。后其囚凌迟,刽者剖其胸,见肺间窍穴数十处,皆白及填补,色犹不变也。洪贯之闻其说,赴任洋州,一卒忽苦咯血甚危,用此救之,一日即止也。摘玄云:试血法:吐在水碗内,浮者肺血也,沉者肝血也,半浮半沉者心血也。各随所见,以羊肺、羊肝、羊心煮熟,蘸白及末,日日食之。

【附方】旧一,新八。**鼻衄不止**津调白及末,涂山根上,仍以水服一钱,立止。经验方。**心气疼痛**白及、石榴皮各二钱,为末,炼蜜丸黄豆大。每服三丸,艾醋汤下。生生编。**重舌鹅口**白及末,乳汁调涂足心。圣惠方。**妇人阴脱**白及、川乌头等分,为末,绢裹一钱纳阴中,入三寸,腹内热即止,日用一次。广济方。**疔疮肿毒**白及末半钱,以水澄之,去水,摊于厚纸上贴之。袖珍方。**打跌骨折**酒调白及末二钱服,其功不减自然铜、古铢钱也。永类方。**刀斧伤损**白及、石膏煅等分,为末。掺之,亦可收口。济急方。**手足皲裂**白及末水调塞之。勿犯水。济急方。**汤火伤灼**白及末油调傅之。赵真人方。

三七《纲目》

【释名】 山漆纲目**金不换**。〔时珍曰〕彼人言其叶左三右四，故名三七，盖恐不然。或云本名山漆，谓其能合金疮，如漆粘物也，此说近之。金不换，贵重之称也。

【集解】〔时珍曰〕生广西南丹诸州番峒深山中，采根暴干，黄黑色。团结者，状略似白及；长者如老干地黄，有节。味微甘而苦，颇似人参之味。或云：试法，以末掺猪血中，血化为水者乃真。近传一种草，春生苗，夏高三四尺。叶似菊艾而劲厚，有岐尖。茎有赤棱。夏秋开黄花，蕊如金丝，盘纽可爱，而气不香，花干则絮如苦荬絮。根叶味甘，治金疮折伤出血，及上下血病甚效。云是三七，而根大如牛蒡根，与南中来者不类，恐是刘寄奴之属，甚易繁衍。

根

【气味】 甘，微苦，温，无毒。

【主治】 **止血散血定痛，金刃箭伤跌扑杖疮血出不止者，嚼烂涂，或为末掺之，其血即止。亦主吐血衄血，下血血痢，崩中经水不止，产后恶血不下，血运血痛，赤目痈肿，虎咬蛇伤诸病。**时珍。

【发明】〔时珍曰〕此药近时始出，南人军中用为金疮要药，云有奇功。又云：凡杖扑伤损，瘀血淋漓者，随即嚼烂，罨之即止，青肿者即消散。若受杖时，先服一二钱，则血不冲心，杖后尤宜服之，产后服亦良。大抵此药气温、味甘微苦，乃阳明、厥阴血分之药，故能治一切血病，与骐麟竭、紫钟相同。

【附方】 新八。**吐血衄血**山漆一钱，自嚼米汤送下。或以五分，加入八核汤。濒湖集简方。**赤痢血痢**三七三钱，研末，米泔水调服，即愈。同上。**大肠下血**三七研末，同淡白酒调一二钱服，三服可愈。加五分入四物汤，亦可。同上。**妇人血崩**方同上。**产后血多**山漆研末，米汤服一钱。同上。**男妇赤眼**十分重者，以山漆根磨汁涂四围甚妙。同上。**无名痈肿**疼痛不止，山漆磨米醋调涂即散。已破者，研末干涂。**虎咬蛇伤**山漆研末，米饮服三钱，仍嚼涂之。并同上。

叶

【主治】 **折伤跌扑出血，傅之即止，青肿经夜即散，余功同根。**时珍。

本草纲目草部目录第十三卷

草之二山草类下三十九种

黄连本经　胡黄连开宝　黄芩本经　秦艽本经　柴胡本经
前胡本经　防风本经　独活　羌活本经　土当归纲目　都管草
图经　升麻本经　苦参本经　白鲜本经　延胡索开宝　贝母本
经　山慈姑嘉祐　石蒜图经　水仙会编　白茅本经　地筋别录
即菅茅　芒拾遗　龙胆本经　细辛本经　杜衡本经　木细辛附
及己别录　鬼督邮唐本　徐长卿本经　白微本经　白前别录
草犀拾遗　钗子股海药　吉利草纲目　朱砂根纲目　辟虺雷拾
遗　锦地罗纲目　紫金牛图经　拳参图经　铁线草图经　金丝
草纲目

上附方旧七十三，新二百二十七

本草纲目草部第十三卷

草之二 ｜ 山草类下三十九种

黄连《本经》上品

【释名】 **王连**本经 **支连**药性。〔时珍曰〕其根连珠而色黄，故名。

【集解】〔别录曰〕黄连生巫阳川谷及蜀郡太山之阳，二月、八月采根。〔弘景曰〕巫阳在建平。今西间者色浅而虚，不及东阳、新安诸县最胜。临海诸县者不佳。用之当布裹挼去毛，令如连珠。〔保升曰〕苗似茶，丛生，一茎生三叶，高尺许，凌冬不凋，花黄色。江左者，节高若连珠。蜀都者，节下不连珠。今秦地及杭州、柳州者佳。〔颂曰〕今江、湖、荆、夔州郡亦有，而以宣城九节坚重相击有声者为胜，施、黔者次之，东阳、歙州、处州者又次之。苗高一尺以来，叶似甘菊，四月开花黄色，六月结果实似芹子，色亦黄。江左者根若连珠，其苗经冬不凋，叶如小雉尾草，正月开花作细穗，淡白微黄色。六七月根紧，始堪采。〔恭曰〕蜀道者粗大，味极浓苦，疗渴为最。江东者节如连珠，疗痢大善。澧州者更胜。〔时珍曰〕黄连，汉末李当之本草，惟取蜀郡黄肥而坚者为善。唐时以澧州者为胜。今虽吴、蜀皆有，惟以雅州、眉州者为良。药物之兴废不同如此。大抵有二种：一种根粗无毛有珠，如鹰鸡爪形而坚实，色深黄；一种无珠多毛而中虚，黄色稍淡。各有所宜。

根

【修治】〔敩曰〕凡使以布拭去肉毛，用浆水浸二伏时，漉出，于柳木火上焙干用。〔时珍曰〕五脏六腑皆有火，平则治，动则病，故有君火相火之说，其实一气而已，黄连入手少阴心经，为治火之主药：治本脏之火，则生用之；治肝胆之实火，则以猪胆汁浸炒；治肝胆之虚火，则以醋浸炒；治上焦之火，则以酒炒；治中焦之火，则以姜汁炒；治下焦之火，则以盐水或朴消炒；治气分湿热之火，则以茱萸汤浸炒；治血分块中伏火，则以干漆水炒；治食积之火，则以黄土炒。诸法不独为之引导，盖辛热能制其苦寒，咸寒能制其燥性，在用者详酌之。

【气味】 **苦，寒，无毒。**〔别录曰〕微寒。〔普曰〕神农、岐伯、黄帝、雷公：苦，无毒。李当之：小寒。〔之才曰〕黄芩、龙骨、理石为之使，恶菊花、玄参、白鲜皮、芫花、白僵蚕，畏款冬、牛膝，胜乌头，解巴豆毒。〔权曰〕忌猪肉，恶冷水。

〔斅曰〕服此药至十两，不得食猪肉；若服至三年，一生不得食也。〔时珍曰〕道书言服黄连犯猪肉令人泄泻，而方家有猪肚黄连丸、猪脏黄连丸，岂只忌肉而不忌脏腑乎？

【主治】 热气，目痛眦伤泪出，明目，肠澼腹痛下痢，妇人阴中肿痛。久服令人不忘。本经。主五脏冷热，久下泄澼脓血，止消渴大惊，除水利骨，调胃厚肠益胆，疗口疮。别录。治五劳七伤，益气，止心腹痛，惊悸烦躁，润心肺，长肉止血，天行热疾，止盗汗并疮疥。猪肚蒸为丸，治小儿疳气，杀虫。大明。羸瘦气急。藏器。治郁热在中，烦躁恶心，兀兀欲吐，心下痞满。元素。主心病逆而盛，心积伏梁。好古。去心窍恶血，解服药过剂烦闷及巴豆、轻粉毒。时珍。

【发明】〔元素曰〕黄连性寒味苦，气味俱厚，可升可降，阴中阳也，入手少阴经。其用有六：泻心脏火一也，去中焦湿热二也，诸疮必用三也，去风湿四也，赤眼暴发五也，止中部见血六也。张仲景治九种心下痞，五等泻心汤，皆用之。〔成无己曰〕苦入心，寒胜热，黄连、大黄之苦寒，以导心下之虚热。蛔得甘则动，得苦则安，黄连、黄檗之苦，以安蛔也。〔好古曰〕黄连苦燥，苦入心，火就燥。泻心者其实泻脾也，实则泻其子也。〔震亨曰〕黄连去中焦湿热而泻心火，若脾胃气虚，不能转运者，则以茯苓、黄芩代之。以猪胆汁拌炒，佐以龙胆草，则大泻肝胆之火。下痢胃口热禁口者，用黄连、人参煎汤，终日呷之。如吐再强饮，但得一呷下咽便好。〔刘完素曰〕古方以黄连为治痢之最。盖治痢惟宜辛苦寒药，辛能发散开通郁结，苦能燥湿，寒能胜热，使气宣平而已。诸苦寒药多泄，惟黄连、黄檗性冷而燥，能降火去湿而止泻痢，故治痢以之为君。〔宗奭曰〕今人多用黄连治痢，盖执以苦燥之义。下俚但见肠虚渗泄，微似有血，便即用之，又不顾寒热多少，惟欲尽剂，由是多致危困。若气实初病，热多血痢；服之便止，不必尽剂。虚而冷者，慎勿轻用。〔杲曰〕诸痛痒疮疡，皆属心火。凡诸疮宜以黄连、当归为君，甘草、黄芩为佐。凡眼暴发赤肿，痛不可忍者，宜黄连、当归以酒浸煎之。宿食不消，心下痞满者，须用黄连、枳实。〔颂曰〕黄连治目方多，而羊肝丸尤奇异。今医家洗眼，以黄连、当归、芍药等分，用雪水或甜水煎汤热洗之，冷即再温，甚益眼目。但是风毒赤目花翳，用之无不神效。盖眼目之病。皆是血脉凝滞使然，故以行血药合黄连治之。血得热则行，故乘热洗也。〔韩𢘅曰〕火分之病，黄连为主，不但泻心火，而与芩、檗诸苦药列称者比也。目疾人，以人乳浸蒸，或点或服之。生用为君，佐以官桂少许，煎百沸，入蜜空心服之，能使心肾交于顷刻。入五苓、滑石，大治梦遗。以黄土、姜汁、酒、蜜四炒为君，以使君子为臣，白芍药酒煮为佐，广木香为使，治小儿五疳。以茱萸炒者，加木香等分，生大黄倍之，水丸，治五痢。此皆得制方之法也。〔时珍曰〕黄连治目及痢为要药。古方治痢：香连丸，用黄连、木香；姜连散，用干姜、黄连；变通丸，用黄连、茱萸；姜黄散，用黄连、生姜。治消渴，用酒蒸黄连。治伏暑，用酒煮黄连。治下血，用黄连、大蒜。治肝火，用黄连、茱萸。治口疮，用黄连、细辛。皆是一冷一热，一阴一阳，寒因热用，热因寒用，君臣相佐，阴阳相济，最得制方之妙，所以有成功而无偏胜之害也。〔弘景曰〕俗方多用黄连治痢及渴，道方服食长生。〔慎微曰〕刘宋王微黄连赞云：黄连味苦，左右相因。断凉涤暑，阐命轻身。缙云昔御，飞跸上旻。不行而至，吾闻其人。又梁江淹黄连颂云：黄连上草，丹砂之次。御孽辟妖，长灵久视。骖龙行天，驯马匜地。鸿飞以仪，顺道则利。〔时珍曰〕本经、别录并无黄连久服长生之说，惟陶弘景言道方久服长生。神仙传载封君达、黑穴公，并服黄连五十年得仙。窃谓黄连大苦大寒之药，用之降火燥湿，中病即当止。岂可久服，使肃杀之令常行，而伐其生发冲和之气乎？素问载岐伯言：五味入胃，各归所喜攻。久而增气，物化之常也。气增而久，夭之由也。王冰注云：酸入肝为温，苦入心为热，辛入肺为清，咸入肾为寒，甘入脾为至阴而四气兼之，皆增其味而益其气，故各从本脏之气为用。所以久服黄连、苦参反热，从火化也。余味皆然。久则脏气偏胜，即有偏绝，则有暴夭之道。是以绝粒服饵之人不暴亡者，无五味偏助也。又秦观与乔希圣论黄连书云：闻公以眼疾饵黄连，至十数两犹不已，殆不可也。医经有久服黄连、苦参反热之说。此虽大寒，其味至苦，入胃则先归于心，久而不已，心火偏胜则热，乃其理也。况眼疾本于肝热，肝与心为子母。心火也，肝亦火也，肾孤脏也，人患一水不胜二火。岂可久服苦药，使心有所偏胜，是以火救火，其可乎？秦公此书，盖因王公之说而推详之也。我明荆端王素多火病，医令服金花丸，乃芩、连、栀、檗四味，饵至数年，其火愈炽，遂至内障丧明。观此则寒苦之药，不但使人不能长生，久则气增偏胜，速夭之由矣。当以素问之言为法，陶氏道书之说，皆谬谈也。杨士瀛云：黄连能去心窍恶血。

【附方】 旧二十二，新四十。**心经实热**泻心汤：用黄连七钱，水一盏半，煎一盏，食远温服。小儿减之。和剂局方。**卒热心痛**黄连八钱，㕮咀，水煎热服。外台秘要。**肝火为痛**黄连，姜汁炒为末，粥糊梧子大。每服三十丸，白汤下。左金丸：用黄连六两，茱萸一两，同炒为末，神曲糊丸梧子大。每服三四十丸，白汤下。丹溪方。**伏暑发热**作渴呕恶，及赤白痢，消渴，肠风酒毒，泄泻诸病，并宜酒煮黄龙丸主之。川黄连一斤切，以好酒二升半，煮干焙研，糊丸梧子大。每服五十丸，熟水下，日三服。和剂局方。**阳毒发狂**奔走不定。宣黄连、寒水石等分，为末。每服三钱，浓煎甘草汤下。易简方。**骨节积热**渐渐黄瘦。黄连四分切，以童子小便五大合浸经宿，微煎三四沸，去滓，分作二服。广利方。**小儿疳热**流注，遍身疮蚀，或潮热，肚胀作渴。猪肚黄连丸：用猪肚一个洗净，宣黄连五两，切碎水和，纳入肚中缝定，放在五升粳米上蒸烂，石臼捣千杵，或入少饭同杵，丸绿豆大。每服二十丸，米饮下。仍服调血清心之药佐之。盖小儿之病，不出于疳，则出于热，常须识此。直指方。**三消骨蒸**黄连末，以冬瓜自然汁浸一夜，晒干又浸，如此七次，为末，以冬瓜汁和丸梧子大。每服三四十丸，大麦汤下。寻常渴，只一服见效。易简方。**消渴尿多**肘后方用黄连末，蜜丸梧子大。每服三十丸，白汤下。宝鉴用黄连半斤，酒一升浸，重汤内煮一伏时，取晒为末，水丸梧子大。每服五十丸，温水下。崔氏：治消渴，小便滑数如油。黄连五两，栝楼根五两，为末，生地黄汁丸梧子大。每牛乳下五十丸，日二服。忌冷水、猪肉。总录用黄连末，入猪肚内蒸烂，捣丸梧子大，饭饮下。**湿热水病**黄连末，蜜丸梧子大。每服二丸至四五丸，饮下，日三四服。范汪方。**破伤风病**黄连五钱，酒二盏，煎七分，入黄蜡三钱，溶化热服之。高文虎蓼花洲闲录。**小便白浊**因心肾气不足，思想无穷所致。黄连、白茯苓等分，为末，酒糊丸梧子大。每服三十丸，煎补骨脂汤下，日三服。普济方。**热毒血痢**宣黄连一两，水二升，煮取半升，露一宿，空腹热服，少卧将息，一二日即止。千金方。**赤痢久下**累治不瘥。黄连一两，鸡子白和为饼，炙紫为末，以浆水三升，慢火煎成膏。每服半合，温米饮下。一方：只以鸡子白和丸服。胜金方。**热毒赤痢**黄连二两切，瓦焙令焦，当归一两焙，为末，入麝香少许。每服二钱，陈米饮下。佛智和尚在闽，以此济人。本事方。**赤白久痢**并无寒热，只日久不止。用黄连四十九个，盐梅七个，入新瓶内，烧烟尽，热研。每服二钱，盐米汤下。杨子建护命方。**赤白暴痢**如鹅鸭肝者，痛不可忍。用黄连、黄芩各一两，水二升，煎一升，分三次热服。经验方。**冷热诸痢**胡洽九盏汤：治下痢，不问冷热赤白，谷滞休息久下，悉主之。黄连长三寸三十枚，重一两半，龙骨如棋子大四枚，重一两，大附子一枚，干姜一两半，胶一两半，细切。以水五合着铜器中，去火三寸煎沸，便取下，坐土上，沸止，又上水五合，如此九上九下。纳诸药入水内，再煎沸，辄取下，沸止又上，九上九下，度可得一升，顿服即止。图经本草。**下痢腹痛**赤白痢下，令人下部疼重，故名重下，日夜数十行，脐腹绞痛。以黄连一升，酒五升，煮取一升半，分再服，当止绞痛也。肘后方。**治痢香连丸**李绛兵部手集治赤白诸痢，里急后重，腹痛。用宣黄连、青木香等分，捣筛，白蜜丸梧子大。每服二三十丸，空腹饮下，日再服，其效如神。久冷者，以煨蒜捣和丸之。不拘大人婴孺皆效。易简方：黄连茱萸炒过四两，木香面煨一两，粟米饭丸。钱仲阳香连丸：治小儿冷热痢，加煨熟诃子肉。又治小儿泻痢，加煨熟肉豆蔻。又治小儿气虚泻痢腹痛，加白附子尖。刘河间治久痢，加龙骨。朱丹溪治禁口痢，加石莲肉。王氏治痢渴，加乌梅肉，以阿胶化和为丸。**五疳八痢**四治黄连丸：用连珠黄连一斤，分作四分：一分用酒浸炒，一分用自然姜汁炒，一分用吴茱萸汤浸炒，一分用益智仁同炒，去益智，研末。白芍药酒煮切焙四两，使君子仁焙四两，广木香二两，为末。蒸饼和丸绿豆大。每服三十丸，米饮食前下，日三服。忌猪肉冷水。韩氏医通。**伤寒下痢**不能食者。黄连一升，乌梅二十枚去核，炙燥为末，蜡一棋子大，蜜一升、合煎，和丸梧子大。一服二十丸，日三服。又方：黄连二两，熟艾如鸭子大一团，水三升，煮取一升，顿服立止。并肘后方。**气痢后重**里急或下泄。杜壬方：姜连散：用宣连一两，干姜半两，各为末，收。每用连一钱，姜半钱，和匀，空心温酒下，或米饮下，神妙。济生方：秘传香连丸：用黄连四两，木香二两，生姜四两，以姜铺砂锅底，次铺连，上铺香，新汲水三碗，煮焙研，醋调仓米糊为丸，如常，日服五次。**小儿下痢**赤白多时，体弱不堪。以宣连用水浓煎，和蜜，日服五六次。子母秘录。**诸痢脾泄**脏毒下血。雅州黄连半斤，去毛切，装肥猪大肠内，扎定，入砂锅中，以水酒煮烂，取连焙，研末，捣肠和丸梧子大。每服百丸，米汤下，极效。直指。**湿痢肠风**百一选方变通丸：治赤白下痢，日夜无度，及肠风下血。用川黄连去毛，吴茱萸汤泡过，各二两，同炒香，拣出各为末，以粟米饭和九梧子大，各收。每服三十丸，赤痢甘草汤下黄连丸，白痢姜汤下茱萸丸，赤白痢各用十五丸，米汤下。此乃浙西河山纯老方，救人甚效。局方戊己丸：治脾胃受湿，下痢腹痛，米谷不化。用二味加白芍药，同炒研，蒸饼和丸服。**积热下血**聚金丸：治肠胃积热，或因酒毒下血，腹痛作渴，脉弦数。黄连四两，分作四分：一分生用，一分切炒，一分炮切，一分水浸晒研末。条黄芩一两，防风一两，为末，面糊丸如梧子大。每服五十丸，米泔浸枳壳水，食前送下。冬月加酒蒸大黄一两。杨氏家藏方。**脏毒下血**黄连为末，独头蒜煨研，和丸梧子大，每空心陈米饮下四十丸。济生方。**酒痔下血**黄连酒浸，煮熟为末，酒糊丸梧子大。每服三四十丸，白汤下。一方：用自然姜汁浸焙炒。医学集成。**鸡冠痔疾**黄连末傅之。加赤小豆末尤良。斗门方。**痔病秘结**用此宽肠。黄连、枳壳等分，为末，糊丸梧子大。每服五十丸，空心米饮下。医方大成。**痢痔脱肛**冷水调黄连末涂之，良。经验良方。**脾积食泄**川黄连二两，为末，大蒜捣和丸梧子大。每服五十丸，白汤下。活人心统。**水泄脾泄**神圣香黄散：宣连一两，生姜四两，同以文火炒至姜脆，各自拣出为末。水泄用姜末，脾泄用连末，每服二钱，空心白汤下。甚者不过二服。亦治痢疾。博济方。**吐血不止**黄连一两捣散：每服一钱，水七分，入豉二十粒，煎至五分，去滓温服。大人、小儿皆治。简要济众方。**眼目诸病**胜金黄连丸：用宣连不限多少，捶碎，以新汲水一大碗，浸六十日，绵滤取汁，入原碗内，重汤上熬之，不住搅之，候干。即穿地坑子可深一尺，以瓦铺底，将熟艾四两坐在瓦上，以火然之。以药碗覆上，四畔泥封，开孔出烟尽，取刮下，丸小豆大，每甜竹叶汤下十丸。刘禹锡传信方羊肝丸：治男女肝经不足，风热上攻，头目昏暗羞明，及障翳青盲。用黄连末一两，羊子肝一具，去膜，擂烂和丸梧子大。每食后暖浆水吞十四丸，连作五剂瘥。昔崔承元活一死囚，囚后病死。一旦崔病内障逾年，半夜独坐，闻阶除悉窣之声，问之。答曰：是昔蒙活之囚，今故报恩。遂告以此方而没。崔服之，不数月，眼复明。因传于世。**暴赤眼痛**宣黄连剉，以鸡子清浸，置地下一夜，次早滤过，鸡羽蘸滴目内。又方：苦竹两头留节，一头开小孔，入黄连片在内，油纸封，浸井中一夜。次早服竹节内水，加片脑少许，外洗之。海上方用黄连、冬青叶煎汤洗之。选奇方用黄连、干姜、杏仁等分，为末，绵包浸汤，闭目乘热淋洗之。**小儿赤眼**水调黄连末，贴足心，甚妙。全幼心鉴。**烂弦风眼**黄连十文，槐花、轻粉少许，为末，男儿乳汁和之，饭上蒸过，帛裹，熨眼上，三四次即效，屡试有验。仁存方。**目卒痒痛**乳汁浸黄连，频点眦中。抱朴子云：治目中百病。外台秘要。**泪出不止**黄连浸浓汁渍拭之。肘后方。**牙痛恶热**黄连末掺之，立止。李楼奇方。**口舌生疮**肘后用黄连煎酒，时含呷之。赴筵散：用黄连、干姜等分，为末掺之。**小儿口疳**黄连、芦荟等分，为末，每蜜汤服五分。走马疳，入蟾灰等分，青黛减半，麝香少许。简便方。**小儿鼻䘌**鼻下两道赤色，有疮。以米泔洗净，用黄连末傅之，日三、四次。张杰子母秘录。**小儿月蚀**生于耳后。黄连末傅之。同上。**小儿食土**取好黄土煎黄连汁搜之，晒干与食。姚和众童子秘诀。**预解胎毒**小儿初生，以黄连煎汤浴之，不生疮及丹毒。又方：未出声时，以黄连煎汁灌一匙，令终身不出斑。已出声者灌之，斑虽发亦轻。此祖方也。王海藏汤液本草。**腹中鬼哭**黄连煎浓汁，母常呷之。熊氏补遗。**因惊胎动**出血。取黄连末酒服方寸匕，日三服。子母秘录。**妊娠子烦**口干不得卧。黄连末，每服一钱，粥饮下。或酒蒸黄连丸，亦妙。妇人良方。**痈疽肿毒**已溃未溃皆可用。黄连、槟榔等分，为末，以鸡子清调搽之。王氏简易方。**中巴豆毒**下利不止。黄连、干姜等分，为末，水服方寸匕。肘后方。

胡黄连宋《开宝》

【释名】 割孤露泽。〔时珍曰〕其性味功用似黄连。故名。割孤露泽，胡语也。

【集解】〔恭曰〕胡黄连出波斯国，生海畔陆地。苗若夏枯草，根头似鸟嘴，折之内似鹳鹆眼者良。八月上旬采之。〔颂曰〕今南海及秦陇间亦有之。初生似芦，干则似杨柳枯枝，心黑外黄，不拘时月收采。〔承曰〕折之尘出如烟者，乃为真也。

根

【气味】 苦，平，无毒。〔恭曰〕大寒。恶菊花、玄参、白鲜皮，解巴豆毒。忌猪肉，令人漏精。

【主治】 补肝胆，明目，治骨蒸劳热三消，五心烦热，妇人胎蒸虚惊，冷热泄痢，五痔，厚肠胃，益颜色。浸人乳汁，点目甚良。苏恭。治久痢成疳，小儿惊痫寒热不下食，霍乱下痢，伤寒咳嗽温疟，理腰肾，去阴汗。开宝。去果子积。震亨。

【附方】 旧二，新一十三。**伤寒劳复**身热，大小便赤如血色。用胡黄连一两，山栀子二两，去壳，入蜜半两，拌和，炒令微焦为末，用猪胆汁和丸梧子大。每服十丸，用生姜二片，乌梅一个，童子小便三合，浸半日去滓，食后暖小便令温吞之，卧时再服，甚效。苏颂图经本草。**小儿潮热**往来盗汗。用南番胡黄连、柴胡等分，为末。炼蜜丸芡子大。每服一丸至五丸，安器中，以酒少许化开，更入水五分，重汤煮二三十沸，和滓服。孙兆秘宝方。**小儿疳热**肚胀潮热发焦，不可用大黄、黄芩伤胃之药，恐生别证。以胡黄连五钱，灵脂一两，为末，雄猪胆汁和丸绿豆大。米饮服，每服一二十丸。全幼心鉴。**肥热疳疾**胡黄连丸：用胡黄连、黄连各半两，朱砂二钱半，为末，入猪胆内扎定，以杖子钓悬于砂锅内，浆水煮一炊久，取出研烂，入芦荟、麝香各一分，饭和丸麻子大。每服五七丸至一二十丸，米饮下。钱乙小儿方诀。**五心烦热**胡黄连末，米饮服一钱。易简方。**小儿疳泻**冷热不调。胡黄连半两，绵姜一两炮，为末。每服半钱，甘草节汤下。卫生总微论。**小儿自汗**盗汗，潮热往来。胡黄连、柴胡等分，为末，蜜丸芡子大。每用一二丸，水化开，入酒少许，重汤煮一二十沸，温服。保幼大全。**小儿黄疸**胡黄连、川黄连各一两，为末，用黄瓜一个，去瓤留盖，入药在内合定，面裹煨熟，去面，捣丸绿豆大，每量大小温水下。总微论。**吐血衄血**胡黄连、生地黄等分，为末，猪胆汁丸梧子大，卧时茅花汤下五十丸。普济方。**血痢不止**胡黄连、乌梅肉、灶下土等分，为末，腊茶清下。普济方。**热痢腹痛**胡黄连末，饭丸梧子大。每米汤下三十丸。鲜于枢钩玄。**婴儿赤目**茶调胡黄连末，涂手足心，即愈。济急仙方。**痈疽疮肿**已溃未溃皆可用之。胡黄连、穿山甲烧存性，等分为末，以茶或鸡子清调涂。简易方。**痔疮疼肿**不可忍者。胡黄连末,鹅胆汁调搽之。孙氏集效方。**怪病血余**方见木部茯苓下。

黄芩《本经》中品

【释名】 腐肠本经空肠别录内虚别录妒妇吴普经芩别录黄文别录印头吴普苦督邮记事内实者名子芩弘景条芩纲目独尾芩唐本鼠尾芩。〔弘景曰〕圆者名子芩,破者名宿芩,其腹中皆烂,故名腐肠。〔时珍曰〕芩说文作菳,谓其色黄也。或云芩者黔也,黔乃黄黑之色也。宿芩乃旧根,多中空,外黄内黑,即今所谓片芩,故又有腐肠、妒妇诸名。妒妇心黯,故以比之。子芩乃新根,多内实,即今所谓条芩。或云西芩多中空而色黔,北芩多内实而深黄。

【集解】〔别录曰〕黄芩生秭归川谷及冤句,三月三日采根阴干。〔弘景曰〕秭归属建平郡。今第一出彭城,郁州亦有之。惟深色坚实者好。俗方多用,道家不须。〔恭曰〕今出宜州、鄜州、泾州者佳。兖州大实亦好,名独尾芩。〔颂曰〕今川蜀、河东、陕西近郡皆有之。苗长尺余,茎干粗如箸,叶从地四面作丛生,类紫草,高一尺许,亦有独茎者,叶细长青色,两两相对,六月开紫花,根如知母粗细,长四五寸,二月、八月采根暴干。吴普本草云:二月生亦黄叶,两两四四相值。其茎空中,或方圆,高三四尺。四月花紫红赤。五月实黑根黄。二月至九月采。与今所说有小异也。

根

【气味】 苦,平,无毒。〔别录曰〕大寒。〔普曰〕神农、桐君、雷公:苦,无毒。李当之:小温。〔杲曰〕可升可降,阴也。〔好古曰〕气寒,味微苦而甘,阴中微阳,入手太阴血分。〔元素曰〕气凉,味苦、甘,气厚味薄,浮而升,阳中阴也,入手少阳、阳明经。酒炒则上行。〔之才曰〕山茱萸、龙骨为之使,恶葱实,畏丹砂、牡丹、藜芦。得厚朴、黄连,止腹痛。得五味子、牡蛎,令人有子。得黄芪、白敛、赤小豆,疗鼠瘘。〔时珍曰〕得酒,上行。得猪胆汁,除肝胆火。得柴胡,退寒热。得芍药,治下痢。得桑白皮,泻肺火。得白术,安胎。

【主治】 诸热黄疸,肠澼泄痢,逐水,下血闭,恶疮疽蚀火疡。本经。疗痰热胃中热,小腹绞痛,消谷,利小肠,女子血闭淋露下血,小儿腹痛。别录。治热毒骨蒸,寒热往来,肠胃不利,破拥气,治五淋,令人宣畅,去关节烦闷,解热渴。甄权。下气,主天行热疾,丁疮排脓,治乳痈发背。大明。凉心,治肺中湿热,泻肺火上逆,疗上热,目中肿赤,瘀血壅盛,上部积血,补膀胱寒水,安胎,养阴

黄芩

563

退阳。元素。**治风热湿热头疼，奔豚热痛，火咳肺痿喉腥，诸失血。**时珍。

【发明】〔杲曰〕黄芩之中枯而飘者，泻肺火，利气，消痰，除风热，清肌表之热；细实而坚者，泻大肠火，养阴退阳，补膀胱寒水，滋其化源。高下之分与枳实、枳壳同例。〔元素曰〕黄芩之用有九：泻肺热，一也；上焦皮肤风热风湿，二也；去诸热，三也；利胸中气，四也；消痰膈，五也；除脾经诸湿，六也；夏月须用，七也；妇人产后养阴退阳，八也；安胎，九也。酒炒上行，主上部积血，非此不能除。下痢脓血，腹痛后重，身热久不能止者，与芍药、甘草同用之。凡诸疮痛不可忍者，宜芩、连苦寒之药，详上下分身梢及引经药用之。〔震亨曰〕黄芩降痰，假其降火也。凡去上焦湿热，须以酒洗过用。片芩泻肺火，须用桑白皮佐之。若肺虚者，多用则伤肺，必先以天门冬保定肺气而后用之。黄芩、白术乃安胎圣药，俗以黄芩为寒而不敢用，盖不知胎孕宜清热凉血，血不妄行，乃能养胎。黄芩乃上中二焦药，能降火下行，白术能补脾也。〔罗天益曰〕肺主气，热伤气，故身体麻木。又五臭入肺为腥，故黄芩之苦寒，能泻火补气而利肺，治喉中腥臭。〔颂曰〕张仲景治伤寒心下痞满泻心汤，凡四方皆用黄芩，以其主诸热、利小肠故也。又太阳病下之利不止，喘而汗出者，有葛根黄芩黄连汤，及主妊娠安胎散，亦多用之。〔时珍曰〕洁古张氏言黄芩泻肺火，治脾湿；东垣李氏言片芩治肺火，条芩治大肠火；丹溪朱氏言黄芩治上中二焦火；而张仲景治少阳证小柴胡汤，太阳少阳合病下利黄芩汤，少阳证下后心下满而不痛泻心汤，并用之；成无己言黄芩苦而入心，泄痞热。是黄芩能入手少阴阳明、手足太阴少阳六经矣。盖黄芩气寒味苦，色黄带绿，苦入心，寒胜热，泻心火，治脾之湿热，一则金不受刑，一则胃火不流入肺，即所以救肺也。肺虚不宜者，苦寒伤脾胃，损其母也。少阳之证，寒热胸胁痞满，默默不欲饮食，心烦呕，或渴或否，或小便不利。虽曰病在半表半里，而胸胁痞满，实兼心肺上焦之邪。心烦喜呕，默默不欲饮食，又兼脾胃中焦之证。故用黄芩以治手足少阳相火，黄芩亦少阳本经药也。成无己注伤寒论，但云柴胡、黄芩之苦，以发传邪之热，芍药、黄芩之苦，以坚敛肠胃之气，殊昧其治火之妙。杨士瀛直指方云：柴胡退热，不及黄芩。盖亦不知柴胡之退热，乃苦以发之，散火之标也；黄芩之退热，乃寒能胜热，折火之本也。仲景又云：少阳证腹中痛者，去黄芩，加芍药。心下悸，小便不利者，去黄芩，加茯苓。似与别录治少腹绞痛、利小肠之文不合。成氏言黄芩寒中，苦能坚肾，故去之，盖亦不然。至此当以意逆之，辨以脉证可也。若因饮寒受寒，腹中痛，及饮水心下悸，小便不利，而脉不数者，是里无热证，则黄芩不可用也。若热厥腹痛，肺热而小便不利者，黄芩其可不用乎。故善观书者，先求之理，毋徒泥其文。昔有人素多酒欲，病少腹绞痛不可忍，小便如淋，诸药不效。偶用黄芩、木通、甘草三味煎服，遂止。王海藏言有人因虚服附子药多，病小便闭，服芩、连药而愈。此皆热厥之痛也，学者其可拘乎？予年二十时，因感冒咳嗽既久，且犯戒，遂病骨蒸发热，肤如火燎，每日吐痰碗许，暑月烦渴，寝食几废，六脉浮洪。遍服柴胡、麦门冬、荆沥诸药，月余益剧，皆以为必死矣。先君偶思李东垣治肺热如火燎，烦躁引饮而昼盛者，气分热也。宜一味黄芩汤，以泻肺经气分之火。遂按方用片芩一两，水二钟，煎一钟，顿服。次日身热尽退，而痰嗽皆愈。药中肯綮，如鼓应桴，医中之妙，有如此哉。

【附方】旧三，新一十四。**三黄丸**孙思邈千金方云：巴郡太守奏加减三黄丸：疗男子五痨七伤，消渴不生肌肉，妇人带下，手足寒热，泻五脏火。春三月，黄芩四两，大黄三两，黄连四两。夏三月，黄芩六两，大黄一两，黄连七两。秋三月，黄芩六两，大黄三两，黄连三两。冬三月，黄芩三两，大黄五两，黄连二两。三物随时合捣下筛，蜜丸乌豆大。米饮每服五丸，日三。不知，增至七丸。服一月病愈，久服走及奔马，人用有验。禁食猪肉。图经本草。**三补丸**治上焦积热，泻五脏火。黄芩、黄连、黄檗等分，为末，蒸饼丸梧子大，每白汤下二三十丸。丹溪纂要。**肺中有火**清金丸：用片芩炒为末，水丸梧子大。每服二三丸，白汤下。同上。**肤热如燎**方见发明下。**小儿惊啼**黄芩、人参等分，为末。每服一字，水饮下。普济方。**肝热生翳**不拘大人小儿。黄芩一两，淡豉三两，为末。每服三钱，以熟猪肝裹吃，温汤送下，日二服。忌酒面。卫生家宝方。**少阳头痛**亦治太阳头痛，不拘偏正。小清空膏：用片黄芩酒浸透，晒干为末。每服一钱，茶酒任下。东垣兰室秘藏。**眉眶作痛**风热有痰。黄芩酒浸、白芷等分，为末。每服二钱，茶下。洁古家珍。**吐血衄血**或发或止，积热所致。黄芩一两，去中心黑朽者，为末。每服三钱，水一盏，煎六分，和滓温服。圣惠方。**吐衄下血**黄芩三两，水三升，煎一升半，每温服一盏。亦治妇人漏下血。庞安时总病论。**血淋热痛**黄芩一两，水煎热服。千金方。**经水不断**芩心丸：治妇人四十九岁已后，天癸当住，每月却行，或过多不止。用条芩心二两，米醋浸七日，炙干又浸，如此七次，为末，醋糊丸梧子大。每服七十丸，空心温酒下，日二次。瑞竹堂方。**崩中下血**黄芩为细末，每服一钱，霹雳酒下，以秤锤烧赤，淬酒中也。许学士云：崩中多用止血及补血药。此方乃治阳乘于阴，所谓天暑地热，经水沸溢者也。本事方。**安胎清热**条芩、白术等分，炒为末，米饮和丸梧子大。每服五十丸，白汤下。或加神曲。凡妊娠调理，以四物去地黄，加白术、黄芩为末，常服甚良。丹溪纂要。**产后血渴**饮水不止。黄芩、麦门冬等分，水煎温服，无时。杨氏家藏方。**灸疮**

黄芩

565

血出一人灸火至五壮，血出不止如尿，手冷欲绝。以酒炒黄芩二钱为末，酒服即止。李楼怪证奇方。**老小火丹**黄芩末，水调涂之。梅师方。

子

【主治】　肠澼脓血。别录。

秦艽音交《本经》中品

【释名】　**秦纠**唐本**秦爪**萧炳。〔恭曰〕秦艽俗作秦胶，本名秦纠，与纠同。〔时珍曰〕秦艽出秦中，以根作罗纹交纠者佳，故名秦艽、秦纠。

【集解】〔别录曰〕秦艽生飞鸟山谷，二月八月采根暴干。〔弘景曰〕今出甘松、龙洞、蚕陵，以根作罗纹相交长大黄白色者为佳。中多衔土，用宜破去。〔恭曰〕今出泾州、鄜州、岐州者良。〔颂曰〕今河陕州郡多有之。其根土黄色而相交纠，长一尺以来，粗细不等。枝干高五六寸。叶婆娑，连茎梗俱青色，如莴苣叶。六月中开花紫色，似葛花，当月结子。每于春秋采根阴干。

根

【修治】〔斅曰〕秦艽须于脚文处认取：左文列为秦，治疾；右文列为艽，即发脚气。凡用秦，以布拭去黄白毛，乃用还元汤浸一宿，日干用。〔时珍曰〕秦艽但以左文者为良，分秦与艽为二名，谬矣。

【气味】　**苦，平，无毒。**〔别录曰〕辛，微温。〔大明曰〕苦，冷。〔元素曰〕气微温，味苦、辛，阴中微阳，可升可降，入手阳明经。〔之才曰〕菖蒲为之使，畏牛乳。

【主治】　**寒热邪气，寒湿风痹，肢节痛，下水利小便。**本经。**疗风无问久新，通身挛急。**别录。**传尸骨蒸，治疳及时气。**大明。**牛乳点服，利大小便，疗酒黄、黄疸，解酒毒，去头风。**甄权。**除阳明风湿，及手足不遂，口噤牙痛口疮，肠风泻血，养血荣筋。**元素。**泄热益胆气。**好古。**治胃热虚劳发热。**时珍。

【发明】〔时珍曰〕秦艽，手足阳明经药也，兼入肝胆，故手足不遂，黄疸烦渴之病须之，取其去阳明之湿热也。阳明有湿，则身体酸疼烦热；有热，则日晡潮热骨蒸，所以圣惠方治急劳烦热，身体酸疼，用秦艽、柴胡各一两，甘草五钱，为末，每服三钱，白汤调下。治小儿骨蒸潮热，减食瘦弱，用秦艽、炙甘草各一两，每用一二钱，水煎服之。钱乙加薄荷叶五钱。

【附方】旧五，新六。**五种黄疸**崔元亮海上方云：凡黄有数种：伤酒发黄，误食鼠粪亦作黄，因劳发黄，多痰涕，目有赤脉，益憔悴，或面赤恶心者是也。用秦艽一大两，剉作两帖。每帖用酒半升，浸绞取汁，空腹服，或利便止。就中饮酒人易治，屡用得力。贞元广利方治黄病内外皆黄，小便赤，心烦口干者。以秦艽三两，牛乳一大升，煮取七合，分温再服。此方出于许仁则。又孙真人方：加芒消六钱。**暴泻引饮**秦艽二两，甘草炙半两。每服三钱，水煎服。圣惠方。**伤寒烦渴**心神躁热。用秦艽一两，牛乳一大盏，煎六分，分作二服。太平圣惠方。**急劳烦热**方见发明下。**小儿骨蒸**同上。**小便艰难**或转胞，腹满闷，不急疗，杀人。用秦艽一两，水一盏，煎六分，分作二服。又方：加冬葵子等分，为末，酒服一匕。圣惠方。**胎动不安**秦艽、甘草炙、鹿角胶炒，各半两，为末。每服三钱，水一大盏，糯米五十粒，煎服。又方：秦艽、阿胶炒、艾叶等分，如上煎服。圣惠方。**发背初起**疑似者。便以秦艽、牛乳煎服，得快利三五行，即愈。崔元亮海上集验方。**疮口不合**一切皆治。秦艽为末掺之。直指方。

茈胡《本经》上品

【释名】 **地熏**本经**芸蒿**别录**山菜**吴普**茹草**吴普。〔恭曰〕茈是古柴字。上林赋云茈姜，及尔雅云茈草，并作此茈字。此草根紫色，今太常用柴胡是也。又以木代系，相承呼为柴胡。且检诸本草无名此者。〔时珍曰〕茈字有柴、紫二音。茈姜、茈草之茈皆音紫，茈胡之茈音柴。茈胡生山中，嫩则可茹，老则采而为柴，故苗有芸蒿、山菜、茹草之名，而根名柴胡也。苏恭之说殊欠明。古本张仲景伤寒论，尚作茈字也。

【集解】〔别录曰〕柴胡叶名芸蒿，辛香可食，生弘农川谷及冤句，二月、八月采根暴干。〔弘景曰〕今出近道，状如前胡而强。博物志云：芸蒿叶似邪蒿，春秋有白蒻，长四五寸，香美可食，长安及河内并有之。〔恭曰〕伤寒大小柴胡汤，为痰气之要。若以芸蒿根为之，大谬矣。〔颂曰〕今关陕、江湖间近道皆有之，以银州者为胜。二月生苗甚香。茎青紫坚硬，微有细线。叶似竹叶而稍紧小，亦有似斜蒿者，亦有似麦门冬叶而短者。七月开黄花。根淡赤色，似前胡而强。生丹州者结青子，与他处者不类。其根似芦头，有赤毛如鼠尾，独窠长者好。〔敩曰〕柴胡出在平州平县，即今银州银县也。西畔生处，多有白鹤、绿鹤于此飞翔，是柴胡香直上云间，若有过往闻者，皆气爽也。〔承曰〕柴胡以银、夏者最良，根如鼠尾，长一二尺，香味甚佳。今图经所载，俗不识其真，市人以同、华者代之。然亦胜于他处者，盖银、夏地方多沙，同、华亦沙苑所出也。〔机曰〕解散用北柴胡，虚热用海阳软柴胡为良。〔时珍曰〕银州即今延安府神木县，五原城是其废迹。

所产柴胡长尺余而微白且软,不易得也。北地所产者,亦如前胡而软,今人谓之北柴胡是也,入药亦良。南土所产者,不似前胡,正如蒿根,强硬不堪使用。其苗有如韭叶者,竹叶者,以竹叶者为胜。其如邪蒿者最下也。按夏小正月令云:仲春芸始生。仓颉解诂云:芸,蒿也。似邪蒿,可食。亦柴胡之类,入药不甚良,故苏恭以为非柴胡云。近时有一种,根似桔梗、沙参,白色而大,市人以伪充银柴胡,殊无气味,不可不辨。

根

【修治】〔敩曰〕凡采得银州柴胡,去须及头,用银刀削去赤薄皮少许,以粗布拭净,剉用。勿令犯火,立便无效也。

【气味】 **苦,平,无毒。**〔别录曰〕微寒。〔普曰〕神农、岐伯、雷公:苦,无毒。〔大明曰〕甘。〔元素曰〕气味俱轻,阳也,升也,少阳经药,引胃气上升。苦寒以发散表热。〔杲曰〕升也,阴中之阳,手足少阳厥阴四经引经药也。在脏主血,在经主气。欲上升,则用根,以酒浸;欲中及下降,则用梢。〔之才曰〕半夏为之使,恶皂荚,畏女菀、藜芦。〔时珍曰〕行手足少阳,以黄芩为佐;行手足厥阴,以黄连为佐。

【主治】 **心腹肠胃中结气,饮食积聚,寒热邪气,推陈致新。久服轻身明目益精。本经。除伤寒心下烦热,诸痰热结实,胸中邪气,五脏间游气,大肠停积水胀,及湿痹拘挛,亦可作浴汤。别录。治热劳骨节烦疼,热气肩背疼痛,劳乏羸瘦,下气消食,宣畅气血,主时疾内外热不解,单煮服之良。甄权。五劳七伤,除烦止惊,益气力,消痰止嗽,润心肺,添精髓,健忘。大明。除虚劳,散肌热,去早晨潮热,寒热往来,胆痹,妇人产前产后诸热,心下痞,胸胁痛。元素。治阳气下陷,平肝胆三焦包络相火,及头痛眩运,目昏赤痛障翳,耳聋鸣,诸疟,及肥气寒热,妇人热入血室,经水不调,小儿痘疹余热,五疳羸热。时珍。**

【发明】〔之才曰〕柴胡得桔梗、大黄、石膏、麻子仁、甘草、桂,以水一斗,煮取四升,入消石三方寸匕,疗伤寒寒热头痛,心下烦满。〔颂曰〕张仲景治伤寒,有大小柴胡、及柴胡加龙骨、柴胡加芒消等汤,故后人治寒热,此为最要之药。〔杲曰〕能引清气而行阳道,伤寒外,诸有热则加之,无热则不加也。又能引胃气上行,升腾而行春令者,宜加之。又凡诸疟以柴胡为君,随所发时所在经分,佐以引经之药。十二经疮疽中,须用柴胡以散诸经血结气聚,功与连翘同也。〔好古曰〕柴胡能去脏腑内外俱乏,既能引清气上行而顺阳道,又入足少阳。在经主气,在脏主血。前行则恶热,却退则恶寒。惟气之微寒,味之薄者,故能行经。若佐以三棱、广茂、巴豆之类,则能消坚积,是主血也。妇人经水适来适断，伤寒杂病，易老俱用小柴胡汤，加以四物之类，并秦艽、牡丹皮辈，为调经之剂。又言妇人产后血热必用之药也。〔宗奭曰〕柴胡本经并无一字治劳，今人治劳方中鲜有不用者。呜呼！凡此误世甚多。尝原病劳，有一种其脏虚损，复受邪热，因虚而致劳，故曰劳者牢也，当须斟酌用之，如经验方中治劳热青蒿煎之用柴胡，正合宜尔，服之无不效，热去即须急止。若或无热，得此愈甚，虽至死，人亦不怨，目击甚多。日华子又谓补五劳七伤，药性论亦谓治劳乏羸瘦。若此等病，苟无实热，医者执而用之，不死何待？注释本草，一字亦不可忽。盖万世之后，所误无穷，可不谨哉？如张仲景治寒热往来如疟状，用柴胡汤，正合其宜也。〔时珍曰〕劳有五劳，病在五脏。若劳在肝、胆、心、及包络有热，或少阳经寒热者，则柴胡乃手足厥阴少阳必用之药。劳在脾胃有热，或阳气下陷，则柴胡乃引清气、退热必用之药。惟劳在肺、肾者，不用可尔。然东垣李氏言诸有热者宜加之，无热则不加。又言诸经之疟，皆以柴胡为君。十二经疮疽，须用柴胡以散结聚。则是肺疟、肾疟，十二经之疮，有热者皆可用之矣。但要用者精思病原，加减佐使可也。寇氏不分脏腑经络有热无热，乃谓柴胡不治劳乏，一概摈斥，殊非通论。如和剂局方治上下诸血，龙脑鸡苏丸，用银柴胡浸汁熬膏之法，则世人知此意者鲜矣。按庞元英谈薮云：张知阁久病疟，热时如火，年余骨立。医用茸、附诸药，热益甚。召医官孙琳诊之。琳投小柴胡汤一帖，热减十之九，三服脱然。琳曰：此名劳疟，热从髓出，加以刚剂，气血愈亏，安得不瘦？盖热有在皮肤、在脏腑、在骨髓，非柴胡不可。若得银柴胡，只须一服；南方者力减，故三服乃效也。观此则得用药之妙的矣。寇氏之说，可尽凭乎？

【附方】　旧一，新五。**伤寒余热**伤寒之后，邪入经络，体瘦肌热，推陈致新，解利伤寒时气伏暑，仓卒并治，不论长幼。柴胡四两，甘草一两，每用三钱，水一盏煎服。许学士本事方。**小儿骨热**十五岁以下，遍身如火，日渐黄瘦，盗汗咳嗽烦渴。柴胡四两，丹砂三两，为末，獖猪胆汁拌和，饭上蒸熟，丸绿豆大。每服一丸，桃仁、乌梅汤下，日三服。圣济总录。**虚劳发热**柴胡、人参等分，每服三钱，姜、枣同水煎服。澹寮方。**湿热黄疸**柴胡一两，甘草二钱半，作一剂，以水一碗，白茅根一握，煎至七分，任意时时服，一日尽。孙尚药秘宝方。**眼目昏暗**柴胡六铢，决明子十八铢，治筛，人乳汁和傅目上，久久夜见五色。千金方。**积热下痢**柴胡、黄芩等分，半酒半水煎七分，浸冷，空心服之。济急方。

苗

【主治】　**卒聋**，捣汁频滴之。千金。

芘
胡

前胡 《别录》中品

【释名】〔时珍曰〕按孙愐唐韵作湔胡,名义未解。

【集解】〔别录曰〕前胡二月、八月采根暴干。〔弘景曰〕近道皆有,生下湿地,出吴兴者为胜。根似柴胡而柔软,为疗殆欲同之,本经上品有茈胡而无此,晚来医乃用之。〔大明曰〕越、衢、婺、睦等处者皆好,七八月采之,外黑里白。〔颂曰〕今陕西、梁汉、江淮、荆襄州郡及相州、孟州皆有之。春生苗,青白色,似斜蒿。初出时有白茅,长三四寸,味甚香美,又似芸蒿。七月内开白花,与葱花相类。八月结实。根青紫色。今郦延将来者,大与柴胡相似。但柴胡赤色而脆,前胡黄而柔软,为不同尔。一说:今诸方所用前胡皆不同。汴京北地者,色黄白,枯脆绝无气味。江东乃有三四种:一种类当归,皮斑黑,肌黄而脂润,气味浓烈。一种色理黄白,似人参而细短,香味都微。一种如草乌头,肤赤而坚,有两三歧为一本,食之亦戟人咽喉,中破以姜汁渍捣服之,甚下膈解痰实。然皆非真前胡也。今最上者出吴中。又寿春生者,皆类柴胡而大,气芳烈,味亦浓苦,疗痰下气,最胜诸道者。〔敩曰〕凡使勿用野蒿根,缘真似前胡,只是味粗酸。若误用之,令人反胃不受食。若是前胡,味甘微苦也。〔时珍曰〕前胡有数种,惟以苗高一二尺,色似斜蒿,叶如野菊而细瘦,嫩时可食,秋月开黪白花,类蛇床子花,其根皮黑肉白,有香气为真。大抵北者为胜,故方书称北前胡云。

根

【修治】〔敩曰〕修事先用刀刮去苍黑皮并髭土了,细剉,以甜竹沥浸令润,日中晒干用。

【气味】苦,微寒,无毒。〔权曰〕甘、辛、平。〔之才曰〕半夏为之使,恶皂荚,畏藜芦。

【主治】痰满,胸胁中痞,心腹结气,风头痛,去痰下气,治伤寒寒热,推陈致新,明目益精。别录。能去热实,及时气内外俱热,单煮服之。甄权。治一切气,破癥结,开胃下食,通五脏,主霍乱转筋,骨节烦闷,反胃呕逆,气喘咳嗽,安胎,小儿一切疳气。大明。清肺热,化痰热,散风邪。时珍。

【发明】〔时珍曰〕前胡味甘、辛,气微平,阳中之阴,降也。乃手足太阴阳明之药,与柴胡纯阳上升入少阳厥阴者不同也。其功长于下气,故能治痰热喘嗽痞膈呕逆诸疾,气下则火降,痰亦降矣。所以有推陈致新之绩,为痰气要药。陶弘景言其与柴胡同功,非矣。治证虽同,而所入所主则异。

【附方】旧一**小儿夜啼**前胡捣筛,蜜丸小豆大。日服一丸,熟水下,至五六丸,以瘥为度。普济方。

防风《本经》上品

【释名】**铜芸**本经**茴芸**吴普**茴草**别录**屏风**别录**茴根**别录**百枝**别录**百蜚**吴普。〔时珍曰〕防者,御也。其功疗风最要,故名。屏风者,防风隐语也。曰芸、曰茴、曰茴者,其花如茴香,其气如芸蒿、茴兰也。

【集解】〔别录曰〕防风生沙苑川泽及邯郸、琅琊、上蔡,二月、十月采根暴干。〔普曰〕正月生叶细圆,青黑黄白。五月黄花。六月结实黑色。〔弘景曰〕郡县无名沙苑。今第一出彭城兰陵,即近琅琊者。郁州百市亦有之。次出襄州、义阳县界,亦可用。惟以实而脂润,头节坚如蚯蚓头者为好。〔恭曰〕今出齐州龙山最善,淄州、兖州、青州者亦佳。叶似牡蒿、附子苗等。沙苑在同州南,亦出防风,轻虚不如东道者,陶云无沙苑误矣。〔颂曰〕今汴东、淮浙州郡皆有之。茎叶俱青绿色,茎深而叶淡,似青蒿而短小。春初时嫩紫红色,江东宋亳人采作菜茹,极爽口。五月开细白花,中心攒聚作大房,似莳萝花。实似胡荽子而大。根土黄色,与蜀葵根相类,二月、十月采之。关中生者,三月、六月采之,然轻虚不及齐州者良。又有石防风,出河中府,根如蒿根而黄,叶青花白,五月开花,六月采根暴干,亦疗头风胀痛。〔时珍曰〕江淮所产多是石防风,生于山石之间。二月采嫩苗作菜,辛甘而香,呼为珊瑚菜。其根粗丑,其子亦可种。吴绶云:凡使以黄色而润者为佳,白者多沙条,不堪。

【气味】**甘,温,无毒**。〔别录曰〕辛,无毒。又头者令人发狂,又尾者发人痼疾。〔普曰〕神农、黄帝、岐伯、桐君、雷公、扁鹊:甘,无毒。〔李当之〕小寒。〔元素曰〕味辛而甘,气温,气味俱薄,浮而升,阳也。手足太阳经之本药。〔好古曰〕又行足阳明、太阴二经,为肝经气分药。〔杲曰〕防风能制黄芪,黄芪得防风其功愈大,乃相畏而相使者也。〔之才曰〕得葱白能行周身,得泽泻、藁本疗风,得当归、芍药、阳起石、禹余粮疗妇人子脏风。畏萆薢,杀附子毒,恶藜芦、白敛、干姜、芫花。

【主治】**大风,头眩痛恶风,风邪目盲无所见,风行周身,骨节疼痛,久服轻身**。本经。**烦满胁痛,风头面去来,四肢挛急,字乳金疮内痉**。别录。**治三十六般风,男子一切劳劣,补中益神,风赤眼,止冷泪及瘫痪,通利五脏关脉,五劳七伤,羸损盗汗,心烦体重,能安神定志,匀气脉**。大明。**治上焦风邪,泻肺实,散**

头目中滞气，经络中留湿，主上部见血。元素。**搜肝气。**好古。

叶

【主治】 中风热汗出。别录。〔颂曰〕江东一种防风，茹其嫩苗，云动风，与此文相反，岂别是一物耶？

花

【主治】 四肢拘急，行履不得，经脉虚羸，骨节间痛，心腹痛。甄权。

子

【主治】 疗风更优，调食之。苏恭。

【发明】〔元素曰〕防风，治风通用，身半已上风邪用身，身半已下风邪用梢，治风去湿之仙药也，风能胜湿故尔。能泻肺实，误服泻人上焦元气。〔杲曰〕防风治一身尽痛，乃卒伍卑贱之职，随所引而至，乃风药中润剂也。若补脾胃，非此引用不能行。凡脊痛项强，不可回顾，腰似折，项似拔者，乃手足太阳证，正当用防风。凡疮在胸膈已上，虽无手足太阳证，亦当用之，为能散结，去上部风。病人身体拘倦者，风也，诸疮见此证亦须用之。钱仲阳泻黄散中倍用防风者，乃于土中泻木也。

【附方】 旧二，新九。**自汗不止**防风去芦为末，每服二钱，浮麦煎汤服。朱氏集验方：防风用麸炒，猪皮煎汤下。**睡中盗汗**防风二两，芎䓖一两，人参半两，为末。每服三钱，临卧饮下。易简方。**消风顺气**老人大肠秘涩。防风、枳壳麸炒一两，甘草半两，为末，每食前白汤服二钱。简便方。**偏正头风**防风、白芷等分，为末，炼蜜丸弹子大。每嚼一丸，茶清下。普济方。**破伤中风**牙关紧急。天南星、防风等分，为末。每服二三匙，童子小便五升，煎至四升，分二服，即止也。经验后方。**小儿解颅**防风、白及、柏子仁等分，为末。以乳汁调涂，一日一换。养生主论。**妇人崩中**独圣散：用防风去芦头，炙赤为末。每服一钱，以面糊酒调下，更以面糊酒投之，此药累经效验。一方：加炒黑蒲黄等分。经验方。**解乌头毒**附子、天雄毒。并用防风煎汁饮之。千金方。**解芫花毒**同上。**解野菌毒**同上。**解诸药毒**已死，只要心间温暖者，乃是热物犯之，只用防风一味，擂冷水灌之。万氏积善堂。

独活《本经》上品

【释名】 羌活本经羌青本经独摇草别录护羌使者本经胡王使者吴普长生草。〔弘景曰〕一茎直上，不为风摇，故曰独活。〔别录曰〕此草得风不摇，无风自动,故名独摇草。〔大明曰〕独活,是羌活母也。〔时珍曰〕独活以羌中来者为良,故有羌活、胡王使者诸名,乃一物二种也。正如川芎、抚芎、白术、苍术之义,入用微有不同,后人以为二物者非矣。

【集解】〔别录曰〕独活生雍州川谷,或陇西南安,二月、八月采根暴干。〔弘景曰〕此州郡县并是羌地。羌活形细而多节软润,气息极猛烈。出益州北都西川者为独活,色微白,形虚大,为用亦相似而小不如。至易蛀,宜密器藏之。〔颂曰〕独活、羌活今出蜀汉者佳。春生苗叶如青麻。六月开花作丛,或黄或紫。结实时叶黄者,是夹石上所生;叶青者,是土脉中所生。本经云二物同一类。今人以紫色而节密者为羌活,黄色而作块者为独活。而陶隐居言独活色微白,形虚大,用与羌活相似。今蜀中乃有大独活,类桔梗而大,气味亦不与羌活相类,用之微寒而少效。今又有独活,亦自蜀中来,类羌活,微黄而极大,收时寸解干之,气味亦芳烈,小类羌活,又有槐叶气者,今京下多用之,极效验,意此为真者。而市人或择羌活之大者为独活,殊未为当。大抵此物有两种,西蜀者,黄色,香如蜜;陇西者,紫色,秦陇人呼为山前独活。古方但用独活,今方既用独活而又用羌活,兹为谬矣。〔机曰〕本经独活一名羌活,本非二物。后人见其形色气味不同,故为异论。然物多不齐,一种之中自有不同。仲景治少阴所用独活,必紧实者;东垣治太阳所用羌活,必轻虚者。正如黄芩取枯飘者名片芩治太阴,条实者名子芩治阳明之义同也。况古方但用独活无羌活,今方俱用,不知病宜两用耶?抑未之考耶?〔时珍曰〕独活、羌活乃一类二种,以中国者为独活,西羌者为羌活,苏颂所说颇明。按王贶易简方云:羌活须用紫色有蚕头鞭节者。独活是极大羌活有臼如鬼眼者,寻常皆以老宿前胡为独活者,非矣。近时江淮山中出一种土当归,长近尺许,白肉黑皮,气亦芬香,如白芷气,人亦谓之水白芷,用充独活,解散亦或用之,不可不辨。

根

【修治】〔敩曰〕采得细剉,以淫羊藿拌挹,二日,暴干去藿,用,免烦人心。〔时珍曰〕此乃服食家治法,寻常去皮或焙用尔。

【气味】 苦、甘,平,无毒。〔别录曰〕微温。〔权曰〕苦、辛。〔元素曰〕独活微温,甘、苦、辛,气味俱薄,浮而升,阳也,足少阴行经气分之药。羌活性温,辛苦,气味俱薄,浮而升,阳也,手足太阳行经风药,并入足厥阴少阴经气分。〔之才曰〕豚实为之使。〔弘景曰〕药无豚实。恐是蠡实也。

【主治】 **风寒所击,金疮止痛,奔豚痫痓,女子疝瘕。久服轻身耐老。**本经。**疗诸贼风,百节痛风,无问久新。**别录。**独活:治诸中风湿冷,奔喘逆气,**

皮肤苦痒，手足挛痛劳损，风毒齿痛。羌活：治贼风失音不语，多痒，手足不遂，口面㖞斜，遍身瘑痹、血癞。甄权。羌、独活：治一切风并气，筋骨挛拳，骨节酸疼，头旋目赤疼痛，五劳七伤，利五脏及伏梁水气。大明。治风寒湿痹，酸痛不仁，诸风掉眩，颈项难伸。李杲。去肾间风邪，搜肝风，泻肝气，治项强、腰脊痛。好古。散痈疽败血。元素。

【发明】〔恭曰〕疗风宜用独活，兼水宜用羌活。〔刘完素曰〕独活不摇风而治风，浮萍不沉水而利水，因其所胜而为制也。〔张元素曰〕风能胜湿，故羌活能治水湿。独活与细辛同用，治少阴头痛。头运目眩，非此不能除。羌活与川芎同用，治太阳、少阴头痛，透关利节，治督脉为病，脊强而厥。〔好古曰〕羌活乃足太阳、厥阴、少阴药，与独活不分二种。后人因羌活气雄，独活气细。故雄者治足太阳风湿相搏，头痛、肢节痛、一身尽痛者，非此不能除，乃却乱反正之主君药也。细者治足少阴伏风，头痛、两足湿痹、不能动止者，非此不能治，而不治太阳之证。〔时珍曰〕羌活、独活皆能逐风胜湿，透关利节，但气有刚劣不同尔。素问云：从下上者，引而去之。二味苦辛而温，味之薄者，阴中之阳，故能引气上升，通达周身，而散风胜湿。按文系曰：唐刘师贞之兄病风。梦神人曰：但取胡王使者浸酒服便愈。师贞访问皆不晓。复梦其母曰：胡王使者，即羌活也。求而用之，兄疾遂愈。〔嘉谟曰〕羌活本手足太阳表里引经之药，又入足少阴、厥阴。名列君部之中，非比柔懦之主。小无不入，大无不通。故能散肌表八风之邪，利周身百节之痛。

【附方】旧七，新七。**中风口噤**通身冷，不知人。独活四两，好酒一升，煎半升服。千金方。**中风不语**独活一两，酒二升，煎一升，大豆五合，炒有声，以药酒热投，盖之良久，温服三合，未瘥再服。陈延之小品方。**热风瘫痪**常举发者。羌活二斤，构子一升，为末。每酒服方寸匕，日三服。广济方。**产后中风语涩**，四肢拘急。羌活三两，为末。每服五钱，酒、水各一盏，煎减半服。小品方。**产后风虚**独活、白鲜皮各三两，水三升，煮二升，分三服。耐酒者，入酒同煮。小品方。**产后腹痛**羌活二两，煎酒服。必效方。**产肠脱出**方同上。子母秘录。**妊娠浮肿**羌活、萝卜子同炒香，只取羌活为末。每服二钱，温酒调下，一日一服，二日二服，三日三服。乃嘉兴主簿张昌明所传。许学士本事方。**风水浮肿**方同上。**历节风痛**独活、羌活、松节等分，用酒煮过，每日空心饮一杯。外台秘要。**风牙肿痛**肘后方用独活煮酒热漱之。文潞公药准用独活、地黄各三两，为末。每服三钱，水一盏煎，和滓温服，卧时再服。**喉闭口噤**羌活三两，牛蒡子二两，水煎一钟，入白矾少许，灌之取效。圣济录。**睛垂至鼻**人睛忽垂至鼻，如黑角色，痛不可忍，或时时大便血出痛，名曰肝胀。用羌活煎汁，服数盏自愈。夏子益奇疾方。**太阳头痛**羌活、防风、红豆等分，为末，嗜鼻。玉机微义。

土当归《纲目》

【集解】 原缺。

根

【气味】 辛，温，无毒。

【主治】 除风和血，煎酒服之。闪拗手足，同荆芥、葱白煎汤淋洗之。时珍。出卫生易简方。

都管草宋《图经》

【集解】〔颂曰〕都管草生宜州田野，根似羌活头，岁长一节，苗高一尺许，叶似土当归，有重台，二月、八月采根阴干。施州生者作蔓，又名香毬，蔓长丈余，赤色，秋结红实，四时皆有，采其根枝，淋洗风毒疮肿。〔时珍曰〕按范成大桂海志云：广西出之，一茎六叶。

根

【气味】 苦、辛，寒，无毒。

【主治】 风肿痛毒赤疣，以醋摩涂之。亦治咽喉肿痛，切片含之，立愈。苏颂。**解蜈蚣、蛇毒。**时珍。

升麻《本经》上品

【释名】 周麻。〔时珍曰〕其叶似麻，其性上升，故名。按张揖广雅及吴普本草并云，升麻一名周升麻。则周或指周地，如今人呼川升麻之义。今别录作周麻，非省文，即脱误也。

【集解】〔别录曰〕升麻生益州山谷，二月、八月采根日干。〔弘景曰〕旧出宁州者第一，形细而黑，极坚实。今惟出益州，好者细削，皮青绿色，谓之鸡骨升麻。北部亦有，而形虚大，黄色。建平亦有，而形大味薄，不堪用。人言是落新妇根，不然也。其形相似，气色非也。落新妇亦解毒，取叶挼作小儿浴汤，主惊忤。〔藏器曰〕落新妇今人多呼为小升麻，功用同于升麻，亦大小有殊也。〔志曰〕

升麻，今嵩高出者色青，功用不如蜀者。〔颂曰〕今蜀汉、陕西、淮南州郡皆有之，以蜀川者为胜。春生苗，高三尺以来。叶似麻叶，并青色。四月、五月着花，似粟穗，白色。六月以后结实，黑色。根如嵩根，紫黑色，多须。

根

【修治】〔敩曰〕采得刮去粗皮，用黄精自然汁浸一宿，暴干，剉蒸再暴用。〔时珍曰〕今人惟取里白外黑而紧实者，谓之鬼脸升麻，去须及头芦，剉用。

【气味】 **甘、苦，平、微寒，无毒。**〔元素曰〕性温，味辛微苦，气味俱薄，浮而升，阳也，为足阳明、太阴引经的药。得葱白、白芷，亦入手阳明、太阴。〔杲曰〕引葱白，散手阳明风邪。引石膏，止阳明齿痛。人参、黄芪，非此引之，不能上行。〔时珍曰〕升麻，同柴胡，引生发之气上行；同葛根，能发阳明之汗。

【主治】 **解百毒，杀百精老物殃鬼，辟瘟疫瘴气邪气，蛊毒入口皆吐出，中恶腹痛，时气毒疠，头痛寒热，风肿诸毒，喉痛口疮。久服不夭，轻身长年。本经。安魂定魄，鬼附啼泣，痄腮，游风肿毒。大明。小儿惊痫，热壅不通，疗痈肿豌豆疮，水煎绵沾拭疮上。甄权。治阳明头痛，补脾胃，去皮肤风邪，解肌肉间风热，疗肺痿咳唾脓血，能发浮汗。元素。牙根浮烂恶臭，太阳鼽衄，为疮家圣药。好古。消斑疹，行瘀血，治阳陷眩运，胸胁虚痛，久泄下痢，后重遗浊，带下崩中，血淋下血，阴痿足寒。时珍。**

【发明】〔元素曰〕补脾胃药，非此为引用不能取效。脾痹非此不能除。其用有四：手足阳明引经，一也；升阳气于至阴之下，二也；去至高之上及皮肤风邪，三也；治阳明头痛，四也。〔杲曰〕升麻发散阳明风邪，升胃中清气，又引甘温之药上升，以补卫气之散而实其表。故元气不足者，用此于阴中升阳，又缓带脉之缩急。此胃虚伤冷，郁遏阳气于脾土者，宜升麻、葛根以升散其火郁。〔好古曰〕升麻葛根汤，乃阳明发散药。若初病太阳证便服之，发动其汗，必传阳明，反成其害也。朱肱活人书言瘀血入里，吐血衄血者，犀角地黄汤，乃阳明经圣药。如无犀角，以升麻代之。二物性味相远，何以代之？盖以升麻能引地黄及余药同入阳明也。〔时珍曰〕升麻引阳明清气上行，柴胡引少阳清气上行。此乃禀赋素弱，元气虚馁，及劳役饥饱生冷内伤，脾胃引经最要药也。升麻葛根汤，乃发散阳明风寒药也。时珍用治阳气郁遏，及元气下陷诸病，时行赤眼，每有殊效，神而明之，方可执泥乎？一人素饮酒，因寒月哭母受冷，遂病寒中，食无姜、蒜，不能一啜。至夏酷暑，又多饮水，兼怀怫郁。因病右腰一点胀痛，牵引右胁，上至胸口，则必欲卧。发则大便里急后重，频欲登圊，小便长而数，或吞酸，或吐水，或作泻，或阳痿，或厥逆，或得酒少止，或得热稍止。但受寒食寒，或劳役，或入房，或怒或饥，即时举发。一止则诸证泯然，如无病人，甚则日发数次。服温脾胜湿滋补消导诸药。皆微止随发。时珍思之，此乃饥饱劳逸，内伤元气，清阳陷遏，不能上升所致也。遂用升麻葛根汤合四君子汤，加柴胡、苍术、黄芪煎服，服后仍饮酒一二杯助之。其药入腹，则觉清气上行，胸膈爽快，手足和暖，头目精明，神采迅发，诸证如扫。每发一服即止，神验无比。若减升麻、葛根，或不饮酒，则效便迟。大抵人年五十以后，其气消者多，长者少；降者多，升者少；秋冬之令多，而春夏之令少。若禀受弱而有前诸证者，并宜此药活法治之。素问云：阴精所奉其人寿，阳精所降其人夭。千古之下，窥其奥而阐其微者，张洁古、李东垣二人而已。外此，则著参同契、悟真篇者，旨与此同也。又升麻能解痘毒，惟初发热时，可用解毒；痘已出后，气弱或泄泻者，亦可少用；其升麻葛根汤，则见斑后必不可用，为其解散也。本草以升麻为解毒、吐蛊毒要药，盖以其为阳明本经药。而性又上升故也。按范石湖文集云：李焘为雷州推官，鞠狱得治蛊方：毒在上用升麻吐之，在腹用郁金下之，或合二物服之，不吐则下。此方活人甚多也。

【附方】 旧五，新八。**服食丹砂**石泉公王方庆岭南方云：南方养生治病，无过丹砂。其方用升麻末三两，研炼过，光明砂一两，以蜜丸梧子大，每日食后服三丸。苏颂图经本草。**豌豆斑疮**比岁有病天行发斑疮，头面及身，须臾周匝，状如火烧疮，皆戴白浆，随决随生，不治数日必死，瘥后瘢黯，弥岁方减，此恶毒之气所为。云晋元帝时，此病自西北流起，名虏疮。以蜜煎升麻，时时食之。并以水煮升麻，绵沾拭洗之。葛洪肘后方。**辟瘴明目**七物升麻丸：升麻、犀角、黄芩、朴消、栀子、大黄各二两，豉二升，微熬同捣末，蜜丸梧子大。觉四肢大热，大便难，即服三十丸，取微利为度。若四肢小热，只食后服二十丸。非但辟瘴，甚能明目。王方庆岭南方。**卒肿毒起**升麻磨醋频涂之。肘后方。**喉痹作痛**升麻片含咽。或以半两煎服取吐。直指方。**胃热齿痛**升麻煎汤，热漱咽之，解毒。或加生地黄。直指方。**口舌生疮**升麻一两，黄连三分，为末，绵裹含咽。本事方。**热痱瘙痒**升麻煎汤饮，并洗之。千金方。**小儿尿血**蜀升麻五分，水五合，煎一合，服之。一岁儿，一日一服。姚和众至宝方。**产后恶血**不尽，或经月半年。以升麻三两，清酒五升，煮取二升，分半再服。当吐下恶物，极良。千金翼方。**解莨菪毒**升麻煮汁，多服之。外台秘要。**挑生蛊毒**野葛毒。并以升麻多煎频饮之。直指方。**射工溪毒**升麻、乌翣煎水服，以滓涂之。肘后方。

苦参《本经》中品

【释名】 **苦蘵**本经**苦骨**纲目**地槐**别录**水槐**别录**菟槐**别录**骄槐**别录**野槐**纲

目白茎别录。又名芩茎、禄白、陵郎、虎麻。〔时珍曰〕苦以味名，参以功名，槐以叶形名也。苦蓣与菜部苦蓣同名异物。

【集解】〔别录曰〕苦参生汝南山及田野，三月、八月、十月采根暴干。〔弘景曰〕近道处处有之。叶极似槐叶，花黄色，子作荚，根味至苦恶。〔颂曰〕其根黄色，长五七寸许，两指粗细。三五茎并生，苗高三四尺以来。叶碎青色，极似槐叶，春生冬凋。其花黄白色，七月结实如小豆子。河北生者无花子。五月、六月、十月采根暴干。〔时珍曰〕七八月结角如萝卜子，角内有子二三粒，如小豆而坚。

根

【修治】〔敩曰〕采根，用糯米浓泔汁浸一宿，其腥秽气并浮在水面上，须重重淘过，即蒸之，从巳至申，取晒切用。

【气味】 **苦，寒，无毒。**〔之才曰〕玄参为之使，恶贝母、菟丝、漏卢，反藜芦。〔时珍曰〕伏汞，制雌黄、焰消。

【主治】 **心腹结气，癥瘕积聚，黄疸，溺有余沥，逐水，除痈肿，补中，明目止泪。**本经。**养肝胆气，安五脏，平胃气，令人嗜食轻身，定志益精，利九窍，除伏热肠澼，止渴醒酒，小便黄赤，疗恶疮、下部䘌。**别录。**渍酒饮，治疥杀虫。**弘景。**治恶虫、胫酸。**苏恭。**治热毒风，皮肌烦燥生疮，赤癞眉脱，除大热嗜睡，治腹中冷痛，中恶腹痛。**甄权。**杀疳虫。炒存性，米饮服，治肠风泻血并热痢。**时珍。

【发明】〔元素曰〕苦参味苦气沉纯阴，足少阴肾经君药也。治本经须用，能逐湿。〔颂曰〕古今方用治风热疮疹最多。〔宗奭曰〕沈存中笔谈，载其苦腰重久坐不能行。有一将佐曰：此乃病齿数年，用苦参揩齿，其气味入齿伤肾所致也。后有太常少卿舒昭亮，亦用苦参揩齿，岁久亦病腰。自后悉不用之，腰疾皆愈。此皆方书不载者。〔震亨曰〕苦参能峻补阴气，或得之而致腰重者，因其气降而不升也，非伤肾之谓也。其治大风有功，况风热细疹乎？〔时珍曰〕子午乃少阴君火对化，故苦参、黄檗之苦寒，皆能补肾，盖取其苦燥湿、寒除热也。热生风，湿生虫，故又能治风杀虫。惟肾水弱而相火胜者，用之相宜。若火衰精冷，真元不足，及年高之人，不可用也。素问云：五味入胃，各归其所喜攻，久而增气，物化之常也。气增而久，夭之由也。王冰注云：入肝为温，入心为热，入肺为清，入肾为寒，入脾为至阴而兼四气，皆为增其味而益其气，各从本脏之气。故久服黄连、苦参而反热者，此其类也。气增不已，则脏气有偏胜，偏胜则脏有偏绝，故有暴夭。是以药不具五味，不备四气，而久服之，虽且获胜，久必暴夭。但人疏忽,不能精候尔。张从正亦云:凡药皆毒也。虽甘草、苦参,不可不谓之毒。久服则五味各归其脏,必有偏胜气增之患。诸药皆然,学者当触类而长之可也。至于饮食亦然。又按史记云:太仓公淳于意医齐大夫病龋齿,灸左手阳明脉,以苦参汤日漱三升,出入其风,五六日愈。此亦取其去风气湿热、杀虫之义。

【附方】 旧九,新一十九。**热病狂邪**不避水火,欲杀人。苦参末,蜜丸梧子大。每服十丸,薄荷汤下。亦可为末,二钱,水煎服。千金方。**伤寒结胸**天行病四五日,结胸满痛壮热。苦参一两,以醋三升,煮取一升二合,饮之取吐即愈。天行毒病,非苦参、醋药不解,及温覆取汗良。外台秘要。**谷疸食劳**头旋,心怫郁不安而发黄。由失饥大食,胃气冲熏所致。苦参三两,龙胆一合,为末,牛胆丸梧子大。生大麦苗汁服五丸,日三服。肘后方。**小儿身热**苦参煎汤浴之良。外台秘要。**毒热足肿**作痛欲脱者。苦参煮酒渍之。姚僧坦集验方。**梦遗食减**白色苦参三两,白术五两,牡蛎粉四两,为末。用雄猪肚一个,洗净,砂罐煮烂,石臼捣和药,干则入汁,丸小豆大。每服四十丸,米汤下,日三服。久服身肥食进,而梦遗立止。刘松石保寿堂方。**小腹热痛**青黑或赤色,不能喘者。苦参一两,醋一升半,煎八合,分二服。张杰子母秘录。**中恶心痛**苦参三两,苦酒一升半,煮取八合,分二服。肘后方。**饮食中毒**鱼肉菜等毒。上方煎服,取吐即愈。梅师方。**血痢不止**苦参炒焦为末,水丸梧子大。每服十五丸,米饮下。孙氏仁存堂方。**大肠脱肛**苦参、五倍子、陈壁土等分,煎汤洗之,以木贼末傅之。医方摘要。**妊娠尿难**方见贝母下。**产后露风**四肢苦烦热:头痛者,与小柴胡;头不痛者,用苦参二两,黄芩一两,生地黄四两,水八升,煎二升,分数服。**齿缝出血**苦参一两,枯矾一钱,为末,日三揩之,立验。普济方。**龋齿风痛**方见发明下。**鼻疮脓臭**有虫也。苦参、枯矾一两,生地黄汁三合,水二盏,煎三合,少少滴之。普济方。**肺热生疮**遍身皆是。用苦参末,粟米饮,丸梧子大。每服五十丸。空心米饮下。御药院方。**遍身风疹**痹痛不可忍,胸颈脐腹及近隐皆然者,亦多涎痰,夜不得睡。用苦参末一两,皂角二两,水一升,揉滤取汁。石器熬成膏,和末丸梧子大。每服三十丸,食后温水服,次日便愈。寇宗奭衍义。**大风癞疾**〔颂曰〕用苦参五两切,以好酒三斗渍三十日。每次饮一合,日三服,常服不绝。若觉痹,即瘥。张子和儒门事亲用苦参末二两,以猪肚盛之,缝合煮熟,取出去药。先饿一日,次早先饮新水一盏,将猪肚食之,如吐再食。待一二时,以肉汤调无忧散五七钱服,取出大小虫一二万为效。后以不蛀皂角一斤,去皮子,煮汁,入苦参末调糊。下何首乌末二两,防风末一两半,当归末一两,芍药末五钱,人参末三钱,丸梧子大。每服三五十丸,温酒或茶下,日三服。仍用麻黄、苦参、荆芥煎水洗之。圣济总录:苦参丸:治大风癞及热毒风疮疥癣。苦参九月末掘取,去皮暴干,取粉一斤,枳壳麸炒六两,为末,蜜丸。每温酒下三十丸,日二夜一服。一方:去枳壳。**肾脏风毒**及心肺积热,皮肤生疥癞,痛痒时出黄水,及大风手足坏烂,一切风疾。苦参三十一两,荆芥穗一十六两,为末,水糊丸梧子大。每服三十丸,茶下。和剂局方。**上下诸瘘**或在项,或在下部。用苦参五升,苦酒一斗,渍三四日服之,以知为度。肘后方。**鼠瘘恶疮**苦参二斤,露蜂房二两,曲二斤,水二斗,渍二宿,去滓,入黍米二升,酿熟,稍饮,日三次。肘后方。**下部漏疮**苦参煎汤,日日洗之。直指方。**瘰疬结核**苦参四两,牛膝汁丸绿豆大。每暖水下二十丸。张文仲备急方。**汤火伤灼**苦参末,油调傅之。卫生宝鉴。**赤白带下**苦参二两,牡蛎粉一两五钱,为末。以雄猪肚一个,水三碗煮烂,捣泥和丸梧子大。每服百丸,温酒下。陆氏积德堂方。

实十月收采。

【气味】 同根。

【主治】 久服轻身不老,明目。饵如槐子法,有验。苏恭。

白鲜音仙《本经》中品

【释名】 **白膻**弘景**白羊鲜**弘景**地羊鲜**图经**金雀儿椒**日华。〔弘景曰〕俗呼为白羊鲜。气息正似羊膻,故又名白膻。〔时珍曰〕鲜者,羊之气也。此草根白色,作羊膻气,其子累累如椒,故有诸名。

【集解】〔别录曰〕白鲜皮生上谷川谷及冤句,四月、五月采根阴干。〔弘景曰〕近道处处有,以蜀中者为良。〔恭曰〕其叶似茱萸,高尺余,根皮白而心实,花紫白色。根宜二月采,若四月、五月采,便虚恶矣。〔颂曰〕今河中、江宁府、滁州、润州皆有之。苗高尺余,茎青,叶稍白,如槐亦似茱萸。四月开花淡紫色,似小蜀葵花。根似小蔓菁,皮黄白而心实。山人采嫩苗为菜茹。

根皮

【气味】 苦,寒,无毒。〔别录曰〕咸。〔之才曰〕恶螵蛸、桔梗、茯苓、萆薢。

【主治】 头风黄疸,咳逆淋沥,女子阴中肿痛,湿痹死肌,不可屈伸起止行步。本经。疗四肢不安,时行腹中大热饮水,欲走大呼,小儿惊痫,妇人产后余痛。别录。治一切热毒风、恶风,风疮疥癣赤烂,眉发脱脆,皮肌急,壮热恶寒,解热黄、酒黄、急黄、谷黄、劳黄。甄权。通关节,利九窍及血脉,通小肠水气,

天行时疾，头痛眼疼。其花同功。大明。**治肺嗽。**苏颂。

【发明】〔时珍曰〕白鲜皮气寒善行，味苦性燥，足太阴、阳明经去湿热药也，兼入手太阴、阳明，为诸黄风痹要药。世医止施之疮科，浅矣。

【附方】旧一，新一。**鼠瘘已破出脓血者。**白鲜皮煮汁，服一升，当吐若鼠子也。肘后方。**产后中风人虚不可服他药者。**一物白鲜皮汤，用新汲水三升，煮取一升，温服。陈延之小品方。

延胡索宋《开宝》

【释名】玄胡索。〔好古曰〕本名玄胡索，避宋真宗讳，改玄为延也。

【集解】〔藏器曰〕延胡索生于奚，从安东来，根如半夏，色黄。〔时珍曰〕奚乃东北夷也。今二茅山西上龙洞种之。每年寒露后栽，立春后生苗，叶如竹叶样，三月长三寸高，根丛生如芋卵样，立夏掘起。

根

【气味】**辛，温，无毒。**〔珣曰〕苦、甘。〔杲曰〕甘、辛，温，可升可降，阴中阳也。〔好古曰〕苦、辛，温，纯阳，浮也。入手、足太阴经。

【主治】**破血，妇人月经不调，腹中结块，崩中淋露，产后诸血病，血运，暴血冲上，因损下血。煮酒或酒磨服。**开宝。**除风治气，暖腰膝，止暴腰痛，破癥癖，扑损瘀血，落胎。**大明。**治心气小腹痛，有神。**好古。**散气，治肾气，通经络。**李珣。**活血利气，止痛，通小便。**时珍。

【发明】〔珣曰〕主肾气，及破产后恶露或儿枕。与三棱、鳖甲、大黄为散甚良，虫蛀成末者尤良。〔时珍曰〕玄胡索味苦微辛，气温，入手足太阴厥阴四经，能行血中气滞，气中血滞，故专治一身上下诸痛，用之中的，妙不可言。荆穆王妃胡氏，因食荞麦面着怒，遂病胃脘当心痛，不可忍。医用吐下行气化滞诸药，皆入口即吐，不能奏功。大便三日不通。因思雷公炮炙论云：心痛欲死，速觅延胡。乃以玄胡索末三钱，温酒调下，即纳入，少顷大便行而痛遂止。又华老年五十余，病下痢腹痛垂死，已备棺木。予用此药三钱，米饮服之，痛即减十之五，调理而安。按方勺泊宅编云：一人病遍体作痛，殆不可忍。都下医或云中风，或云中湿，或云脚气，药悉不效。周离亨言：是气血凝滞所致。用玄胡索、当归、桂心等分，为末，温酒服三四钱，随量频进，以止为度，遂痛止。盖玄胡索能活血化气，第一品药也。其后赵待制霆因导引失节，肢体拘挛，亦用此数服而愈。

【附方】旧三，新一十二。**老小咳嗽**玄胡索一两，枯矾二钱半，为末。每服二钱，软饧一块和，含之。仁存堂方。**鼻出衄血**玄胡索末，绵裹塞耳内，左衄塞右，右衄塞左。普济方。**小便尿血**玄胡索一两，朴消七钱半，为末。每服四钱，水煎服。活人书。**小便不通捻头散**：治小儿小便不通。用玄胡索、川苦楝子等分，为末。每服半钱或一钱，白汤滴油数点调下。钱仲阳小儿直诀。**膜外气疼**及气块。玄胡索不限多少，为末，猪胰一具，切作块子，炙熟蘸末，频食之。胜金方。**热厥心痛**或发或止，久不愈，身热足寒者。用玄胡索去皮，金铃子肉等分，为末，每温酒或白汤下二钱。圣惠方。**下痢腹痛**方见发明下。**妇女血气腹中刺痛**，经候不调。用玄胡索去皮醋炒，当归酒浸炒各一两。橘红二两，为末，酒煮，米糊丸梧子大，每服一百丸，空心艾醋汤下。济生方。**产后诸病**凡产后，秽污不尽，腹满，及产后血运，心头硬，或寒热不禁，或心闷、手足烦热、气力欲绝诸病。并用玄胡索炒研，酒服二钱，甚效。圣惠方。**小儿盘肠**气痛。玄胡索、茴香等分，炒研，空心米饮量儿大小与服。卫生易简方。**疝气危急**玄胡索盐炒，全蝎去毒生用，等分为末。每服半钱，空心盐酒下。直指方。**冷气腰痛**玄胡索、当归、桂心三味，方见发明下。**肢体拘痛**方同上。**偏正头痛**不可忍者。玄胡索七枚，青黛二钱，牙皂二个去皮子，为末，水和丸如杏仁大。每以水化一丸，灌入病人鼻内，随左右，口咬铜钱一个，当有涎出成盆而愈。永类方。**坠落车马筋骨痛不止**。玄胡索末，豆淋酒服二钱，日二服。圣惠方。

贝母《本经》中品

【释名】 **莔**尔雅。音萌。**勤母**别录**苦菜**别录**苦花**别录**空草**别录**药实**。〔弘景曰〕形似聚贝子，故名贝母。〔时珍曰〕诗云言采其莔，即此。一作虻，谓根状如虻也。苦菜、药实，与野苦荬、黄药子同名。

【集解】〔别录曰〕贝母生晋地，十月采根暴干。〔恭曰〕其叶似大蒜。四月蒜熟时，采之良。若十月，苗枯根亦不佳也。出润州、荆州、襄州者最佳，江南诸州亦有。〔颂曰〕今河中、江陵府、郓、寿、随、郑、蔡、润、滁州皆有之。二月生苗，茎细，青色。叶亦青，似荞麦叶，随苗出。七月开花，碧绿色，形如鼓子花。八月采根，根有瓣子，黄白色，如聚贝子。此有数种。陆玑诗疏云：莔，贝母也。叶如栝楼而细小。其子在根下，如芋子，正白，四方连累相着，有分解。今近道出者正类此。郭璞尔雅言白花叶似韭，此种罕复见之。〔敩曰〕贝母中有独颗团不作两片无皱者，号曰丹龙精，不入药用。误服令人筋脉永不收，惟以黄精、小蓝汁服之，立解。

根

【修治】〔敩曰〕凡使，先于柳木灰中炮黄，擘，去内口鼻中有米许大者心一颗，后拌糯米于馈上同炒。待米黄，去米用。

【气味】 辛，平，无毒。〔别录曰〕苦，微寒。〔恭曰〕味甘、苦，不辛。〔之才曰〕厚朴、白微为之使，恶桃花、畏秦艽、莽草、礜石，反乌头。

【主治】 伤寒烦热，淋沥邪气疝瘕，喉痹乳难，金疮风痉。本经。疗腹中结实，心下满，洗洗恶风寒，目眩项直，咳嗽上气，止烦热渴，出汗，安五脏，利骨髓。别录。服之不饥断谷。弘景。消痰，润心肺。末和沙糖丸含，止嗽。烧灰油调，傅人畜恶疮，敛疮口。大明。主胸胁逆气，时疾黄疸。研末点目，去肤翳。以七枚作末酒服，治产难及胞衣不出。与连翘同服，主项下瘤瘿疾。甄权。

【发明】〔承曰〕贝母能散心胸郁结之气，故诗云，言采其蝱，是也。作诗者，本以不得志而言。今用治心中气不快、多愁郁者，殊有功，信矣。〔好古曰〕贝母乃肺经气分药也。仲景治寒实结胸外无热证者，三物小陷胸汤主之，白散亦可，以其内有贝母也。成无己云：辛散而苦泄，桔梗、贝母之苦辛，用以下气。〔机曰〕俗以半夏有毒，用贝母代之。夫贝母乃太阴肺经之药，半夏乃太阴脾经、阳明胃经之药，何可以代？若虚劳咳嗽、吐血咯血、肺痿肺痈、妇人乳痈痈疽及诸郁之证，半夏乃禁忌，皆贝母为向导，犹可代也；至于脾胃湿热，涎化为痰，久则生火，痰火上攻，昏愦僵仆蹇涩诸证，生死旦夕，亦岂贝母可代乎？〔颂曰〕贝母治恶疮。唐人记其事云：江左尝有商人，左膊上有疮如人面，亦无他苦。商人戏以酒滴口中，其面赤色。以物食之，亦能食，多则膊内肉胀起。或不食，则一臂痹焉。有名医教其历试诸药，金石草木之类，悉无所苦，至贝母，其疮乃聚眉闭口。商人喜，因以苇筒毁其口灌之，数日成痂遂愈，然不知何疾也。本经言主金疮，此岂金疮之类欤。

【附方】 新一十七。忧郁不伸胸膈不宽。贝母去心，姜汁炒研，姜汁面糊丸。每服七十丸，征士锁甲煎汤下。集效方。化痰降气止咳解郁，消食除胀，有奇效。用贝母去心一两，姜制厚朴半两，蜜丸梧子大，每白汤下五十丸。笔峰方。小儿晬嗽百日内咳嗽痰壅。贝母五钱，甘草半生半炙二钱，为末，沙糖丸芡子大，每米饮化下一丸。全幼心鉴。孕妇咳嗽贝母去心，麸炒黄为末，沙糖拌丸芡子大。每含咽一丸，神效。救急易方。妊娠尿难饮食如故。用贝母、苦参、当归各四两，为末，蜜丸小豆大，每饮服三丸至十丸。金匮要略。乳汁不下二母散：贝母、知母、牡蛎粉等分，为细末，每猪蹄汤调服二钱，此祖传方也。王海藏汤液本草。冷泪目昏贝母一枚，胡椒七粒，为末点之。儒门事亲方。目生弩肉肘后用贝母、真丹等分为末，日点。摘玄方用贝母、丁香等分为末，乳汁调点。**吐血不止**贝母炮研，温浆水服二钱。圣惠方。**衄血不止**贝母炮研末，浆水服二钱，良久再服。普济方。**小儿鹅口**满口白烂。贝母去心为末，半钱，水五分，蜜少许，煎三沸，缴净抹之，日四五度。圣惠方。**吹奶作痛**贝母末吹鼻中，大效。危氏得效方。**乳痈初肿**贝母末，酒服二钱，仍令人吮之，即通。仁斋直指方。**便痈肿痛**贝母、白芷等分为末，酒调服或酒煎服，以滓贴之。永类钤方。**紫白癜斑**贝母、南星等分为末，生姜带汁擦之。德生堂方用贝母、干姜等分为末，如澡豆，入密室中浴擦，得汗为妙。谈野翁方以生姜擦动，醋磨贝母涂之。圣惠方用贝母、百部等分为末，自然姜汁调搽。**蜘蛛咬毒**缚定咬处，勿使毒行。以贝母末酒服半两，至醉。良久酒化为水，自疮口出，水尽，仍塞疮口，甚妙。仁斋直指方。**蛇蝎咬伤**方同上。

山慈姑 宋《嘉祐》

【释名】 金灯 拾遗 鬼灯檠 纲目 朱姑 纲目 鹿蹄草 纲目 无义草。〔时珍曰〕根状如水慈姑，花状如灯笼而朱色，故有诸名。段成式酉阳杂俎云：金灯之花与叶不相见，人恶种之，谓之无义草。又有试剑草，亦名鹿蹄草，与此同名，见后草之五。

【集解】〔藏器曰〕山慈姑生山中湿地，叶似车前，根如慈姑。〔大明曰〕零陵间有一种团慈姑，根如小蒜，所主略同。〔时珍曰〕山慈姑处处有之。冬月生叶，如水仙花之叶而狭。二月中抽一茎如箭杆，高尺许。茎端开花白色，亦有红色、黄色者，上有黑点，其花乃众花簇成一朵，如丝纽成可爱。三月结子，有三棱，四月初苗枯，即掘取其根，状如慈姑及小蒜，迟则苗腐难寻矣。根苗与老鸦蒜极相类，但老鸦根无毛，慈姑有毛壳包裹为异尔。用之，去毛壳。

根

【气味】 甘、微辛，有小毒。

【主治】 痈肿疮瘘瘰疬结核等，醋磨傅之。亦剥人面皮，除皯䵟。藏器。主疔肿，攻毒破皮，解诸毒蛊毒，蛇虫狂犬伤。时珍。

【附方】 新五。**粉滓面黵**山慈姑根，夜涂旦洗。普济方。**牙龈肿痛**红灯笼枝根，煎汤漱吐。孙天仁集效方。**痈疽疔肿**恶疮及黄疸。慈姑连根同苍耳草等分，捣烂，以好酒一钟，滤汁温服。或干之为末，每酒服三钱。乾坤生意。**风痰痫疾**金灯花根似蒜者一个，以茶清研如泥，日中时以茶调下，即卧日中，良久，吐出鸡子大物，永不发。如不吐，以热茶投之。奇效良方。**万病解毒丸**一名太乙紫金丹，一名玉枢丹。解诸毒，疗诸疮，利关节，治百病，起死回生，不可尽述。凡居家远出，行兵动众，不可无此。山慈姑去皮洗极净焙，二两，川五倍子洗刮焙，二两，千金子仁白者研，纸压去油，一两，红芽大戟去芦洗焙，一两半，麝香三钱，以端午七夕重阳或天德月德黄道上吉日，预先斋戒盛服，精心治药，为末，陈设拜祷，乃重罗令匀，用糯米浓饮和之，木臼杵千下，作一钱一锭。病甚者连服，取利一二行，用温粥补之。凡一切饮食药毒，蛊毒瘴气，河豚、土菌、死牛马等毒，并用凉水磨服一锭，或吐或利即愈。痈疽发背，疗肿杨梅等，一切恶疮，风疹赤游，痔疮，并用凉水或酒磨涂，日数次，立消。阴阳二毒伤寒，狂乱瘟疫，喉痹喉风，并用冷水入薄荷汁数匙化下。心气痛并诸气，用淡酒化下。泄泻痢下，霍乱绞肠沙，用薄荷汤下。中风中气，口紧眼歪，五癫五痫，鬼邪鬼胎，筋挛骨痛，并暖酒下。自缢、溺水、鬼迷，心头温者，冷水磨灌之。传尸痨瘵，凉水化服，取下恶物虫积为妙。久近疟疾，将发时，东流水煎桃枝汤化服。女人经闭，红花酒化服。小儿惊风，五疳五痢，薄荷汤下。头风头痛，酒研贴两太阳上。诸腹鼓胀，麦芽汤化下。风虫牙痛，酒磨涂之。亦吞少许。打扑伤损，松节煎酒下。汤火伤。毒蛇恶犬，一切虫伤，并冷水磨涂，仍服之。王璆百一选方。

　　叶

　　【主治】　疮肿，入蜜捣涂疮口，候清血出，效。慎微。**涂乳痈、便毒尤妙**。时珍。

　　【附方】　新一。**中溪毒生疮**朱姑叶捣烂涂之。生东间，叶如蒜叶。外台秘要。

　　花

　　【主治】　小便血淋涩痛，同地檗花阴干，每用三钱，水煎服。圣惠。

石蒜宋《图经》

　　【释名】　**乌蒜**纲目**老鸦蒜**救荒**蒜头草**纲目**婆婆酸**纲目**一枝箭**纲目**水麻**图经。〔时珍曰〕蒜以根状名，箭以茎状名。

　　【集解】〔颂曰〕水麻生鼎州、黔州，其根名石蒜，九月采之。或云金灯花根，亦名石蒜，即此类也。〔时珍曰〕石蒜处处下湿地有之，古谓之乌蒜，俗谓之老鸦蒜、一枝箭是也。春初生叶，如蒜秧及山慈姑叶，背有剑脊，四散布地。七月苗枯，乃于平地抽出一茎如箭杆，长尺许。茎端开花四五朵，六出红色，如山丹花状而瓣长，黄蕊长须。其根状如蒜，皮色紫赤，肉白色。此有小毒，而救荒本草言其可炸熟水浸过食，盖为救荒尔。一种叶如大韭，四五月抽茎，开花如小萱花黄白色者，谓之铁色箭，功与此同。二物并抽茎开花，后乃生叶，叶花不相见，与金灯同。

根

【气味】 辛，甘，温，有小毒。

【主治】 傅贴肿毒。苏颂。**疗疮恶核，可水煎服取汗，及捣傅之。又中溪毒者，酒煎半升服。取吐良。**时珍。

【附方】 新三。**便毒诸疮**一枝箭，捣烂涂之即消。若毒太甚者，洗净，以生白酒煎服，得微汗即愈。王永辅济世方。**产肠脱下**老鸦蒜即酸头草一把，以水三碗，煎一碗半，去滓熏洗，神效。危氏得效方。**小儿惊风**大叫一声就死者，名老鸦惊。以散麻缠住胁下及手心足心，以灯火爆之。用老鸦蒜晒干、车前子等分，为末，水调贴手足心。仍以灯心焠手足心，及肩膊眉心鼻心，即醒也。王日新小儿方。

水仙《会编》

【释名】 **金盏银台。**〔时珍曰〕此物宜卑湿处，不可缺水，故名水仙。金盏银台，花之状也。

【集解】〔机曰〕水仙花叶似蒜，其花香甚清。九月初栽于肥壤，则花茂盛，瘦地则无花。五月初收根，以童尿浸一宿，晒干，悬火暖处。若不移宿根更旺。〔时珍曰〕水仙丛生下湿处。其根似蒜及薤而长，外有赤皮裹之。冬月生叶，似薤及蒜。春初抽茎，如葱头。茎头开花数朵，大如簪头，状如酒杯，五尖上承，黄心，宛然盏样，其花莹韵，其香清幽，一种千叶者，花皱，下轻黄而上淡白，不作杯状，人重之，指为真水仙，盖不然，乃一物二种尔。亦有红花者。按段成式酉阳杂俎云：捺祇出拂林国，根大如鸡卵，叶长三四尺，似蒜中心抽条，茎端开花六出，红白色，花心黄赤，不结子，冬生夏死，取花压油，涂身去风气，据此形状，与水仙仿佛，岂外国名谓不同耶。

根

【气味】 苦、微辛，滑，寒，无毒。〔土宿真君曰〕取汁伏汞，煮雄黄，拒火。

【主治】 **痈肿及鱼骨硬。**时珍。

花

【气味】 缺。

【主治】 作香泽，涂身理发，去风气。又疗妇人五心发热，同干荷叶、赤芍药等分，为末，白汤每服二钱，热自退也。时珍。出卫生易简方。

白茅《本经》中品

【释名】 根名茹根本经兰根本经地筋别录。〔时珍曰〕茅叶如矛，故谓之茅。其根牵连，故谓之茹。易曰：拔茅连茹，是也。有数种：夏花者为茅，秋花者为菅。二物功用相近，而名谓不同。诗云，白华菅兮，白茅束兮，是也。别录不分茅菅乃二种，谓茅根一名地菅，一名地筋，而有名未用又出地筋，一名菅根。盖二物之根状皆如筋，可通名地筋，不可并名菅也，正之。

【集解】 〔别录曰〕茅根生楚地山谷田野，六月采根。〔弘景曰〕此即今白茅菅。诗云，露彼菅茅，是也。其根如渣芹甜美。〔颂曰〕处处有之。春生芽，布地如针，俗谓之茅针，亦可啖，甚益小儿。夏生白花茸茸然，至秋而枯。其根至洁白，六月采之。又有菅，亦茅类也。陆玑草木疏云：菅似茅而滑无毛，根下五寸中有白粉者，柔韧宜为索，沤之尤善。其未沤者名野菅，入药与茅功等。〔时珍曰〕茅有白茅、菅茅、黄茅、香茅、芭茅数种，叶皆相似。白茅短小，三四月开白花成穗，结细实。其根甚长，白软如筋而有节，味甘，俗呼丝茅，可以苫盖及供祭祀苞苴之用，本经所用茅根是也。其根干之，夜视有光，故腐则变为萤火。菅茅只生山上，似白茅而长，入秋抽茎，开花成穗如荻花，结实尖黑，长分许，粘衣刺人。其根短硬如细竹根，无节而微甘，亦可入药，功不及白茅，尔雅所谓白华野菅是也。黄茅似菅茅，而茎上开叶，茎下有白粉，根头有黄毛，根亦短而细硬无节，秋深开花重穗如菅，可为索绹，古名黄菅，别录所用菅根是也。香茅一名菁茅，一名琼茅，生湖南及江淮间，叶有三脊，其气香芬，可以包藉及缩酒，禹贡所谓荆州苞匦菁茅是也。芭茅丛生，叶大如蒲，长六七尺，有二种，即芒也。见后芒下。

**茅根
【气味】 甘，寒，无毒。
【主治】 劳伤虚羸，补中益气，除瘀血血闭寒热，利小便。本经。下五淋，除客热在肠胃，止渴坚筋，妇人崩中。久服利人。别录。主妇人月经不匀，通血脉淋沥。大明。止吐衄诸血，伤寒哕逆，肺热喘急，水肿黄疸，解酒毒。时珍。
【发明】 〔弘景曰〕茅根服食断谷甚良。俗方稀用，惟煎汁疗淋及崩中尔。〔时珍曰〕白茅根甘，能除伏热，利小便，故能止诸血哕逆喘急消渴，治黄疸水肿，乃良物也。世人因微而忽之，惟事苦寒之剂，致伤冲和之气，乌足知此哉。

【附方】 旧二，新一十三。**山中辟谷**凡辟难无人之境，取白茅根洗净，咀嚼，或石上晒焦捣末，水服方寸匕，可辟谷不饥。肘后方。**温病冷哕**因热甚饮水，成暴冷哕者。茅根切，枇杷叶拭去毛炙香，各半斤，水四升，煎二升，去滓，稍稍饮之。庞安常伤寒总病论。**温病热哕**乃伏热在胃，令人胸满则气逆，逆则哕，或大下，胃中虚冷，亦致哕也。茅根切，葛根切，各半斤，水三升，煎一升半。每温饮一盏，哕止即停。同上。**反胃上气食入即吐**茅根、芦根二两，水四升，煮二升，顿服得下，良。圣济总录。**肺热气喘**生茅根一握，咬咀，水二盏，煎一盏，食后温服。甚者三服止，名如神汤。圣惠方。**虚后水肿**因饮水多，小便不利。用白茅根一大把，小豆三升，水三升，煮干，去茅食豆，水随小便下也。肘后方。**五种黄病**黄疸、谷疸、酒疸、女疸、劳疸也。黄汗者，乃大汗出入水所致，身体微肿，汗出如黄檗汁。用生茅根一把，细切，以猪肉一斤，合作羹食。肘后。**解中酒毒**恐烂五脏。茅根汁，饮一升。千金方。**小便热淋**白茅根四升，水一斗五升，煮取五升，适冷暖饮之。日三服。肘后方。**小便出血**茅根煎汤，频饮为佳。谈野翁方。**劳伤溺血**茅根、干姜等分，入蜜一匙，水二钟，煎一钟，日一服。**鼻衄不止**茅根为末，米泔水服二钱。圣惠方。**吐血不止**千金翼用白茅根一握，水煎服之。妇人良方用根洗捣汁，日饮一合。**竹木入肉**白茅根烧末，猪脂和涂之。风入成肿者，亦良。肘后方。

茅针即初生苗也。拾遗。

【气味】 甘，平，无毒。〔大明曰〕凉。

【主治】 下水。别录。治消渴，能破血。甄权。通小肠，治鼻衄及暴下血，水煮服之。恶疮痛肿、软疖未溃者，以酒煮服，一针一孔，二针二孔。生授，傅金疮止血。藏器。

花

【气味】 甘，温，无毒。

【主治】 煎饮，止吐血衄血，并塞鼻。又傅灸疮不合。署刀箭金疮，止血并痛。大明。

屋上败茅

【气味】 苦，平，无毒。

【主治】 卒吐血，剉三升，酒浸煮一升服。和酱汁研，傅斑疮及蚕啮疮。藏器。**屋四角茅**，主鼻洪。大明。

【发明】 〔时珍曰〕按陈文中小儿方治痘疮溃烂，难靥不干。多年墙屋上烂茅，择洗焙干，为末掺之。此盖取其性寒而解毒，又多受雨露霜雪之气，兼能燥湿也。

【附方】 新三。**妇人阴痒**墙头烂茅、荆芥、牙皂等分，煎水频熏洗之。摘玄方。**大便闭塞**服药不通者。沧盐三钱，屋檐烂草节七个，为末。每用一钱，竹筒吹入肛内一寸即通，名提金散。圣济录。**卒中五尸**其状腹痛胀急，不得气息，上冲心胸，旁攻两胁，或魄礧涌起，或牵引腰脊，此乃身中尸鬼接引为害。取屋上四角茅，入铜器中，以三赤帛覆腹，着器布上，烧茅令热，随痛追逐，跖下痒即瘥也。肘后方。

地筋《别录》有名未用

【释名】 **菅根**别录**土筋**同。

【集解】〔别录曰〕地筋生泽中，根有毛，三月生，四月实白，三月三日采根。〔弘景曰〕疑此即是白茅而小异也。〔藏器曰〕地筋如地黄，根叶并相似，而细多毛，生平泽，功用亦同地黄，李邕方中用之。〔时珍曰〕此乃黄菅茅之根也，功与白茅根相同，详见白茅下。陈藏器所说，别是一物，非菅根也。

【气味】 **甘，平，无毒。**

【主治】 **益气止渴，除热在腹脐，利筋。**别录。**根、苗、花，功与白茅同。**时珍。

芒《拾遗》

校正：并入拾遗石芒、败芒箔。

【释名】 **杜荣**尔雅**芭芒**寰宇志**芭茅**。〔时珍曰〕芒，尔雅作莣。今俗谓之芭茅，可以为篱笆故也。

【集解】〔藏器曰〕尔雅：莣，杜荣。郭璞注云：草似茅，皮可为绳索履屩也。今东人多以为箔。又曰：石芒生高山，如芒而节短，江西呼为折草，六七月生穗如荻。〔时珍曰〕芒有二种，皆丛生，叶皆如茅而大，长四五尺，甚快利，伤人如锋刃。七月抽长茎，开白花成穗，如芦苇花者，芒也；五月抽短茎，开花如芒者，石芒也。并于花将产时剥其篛皮，可为绳箔草履诸物，其茎穗可为扫帚也。

茎

【气味】 **甘，平，无毒。**

【主治】 人畜为虎狼等伤，恐毒入内，取茎杂葛根浓煮汁服，亦生取汁服。藏器。煮汁服，散血。时珍。

败芒箔

【主治】 产妇血满腹胀血渴，恶露不尽，月闭，止好血，下恶血，去鬼气疰痛癥结，酒煮服之。亦烧末，酒下。弥久着烟者佳。藏器。

龙胆《本经》上品

【释名】 陵游。〔志曰〕叶如龙葵，味苦如胆，因以为名。

【集解】〔别录曰〕龙胆生齐朐山谷及冤句，二月、八月、十一月、十二月采根阴干。〔弘景曰〕今出近道，以吴兴者为胜。根状似牛膝，其味甚苦。〔颂曰〕宿根黄白色，下抽根十余条，类牛膝而短。直上生苗，高尺余。四月生叶如嫩蒜，细茎如小竹枝。七月开花，如牵牛花，作铃铎状，青碧色。冬后结子，苗便枯。俗呼草龙胆。又有山龙胆，味苦涩，其叶经霜雪不凋。山人用治四肢疼痛，与此同类而别种也。采无时候。

根

【修治】〔敩曰〕采得阴干。用时，铜刀切去须、土、头、子，剉细，甘草汤浸一宿，漉出，暴干用。

【气味】 苦、涩，大寒，无毒。〔敩曰〕空腹饵之，令人溺不禁。〔之才曰〕贯众、小豆为之使，恶地黄、防葵。

【主治】 骨间寒热，惊痫邪气，续绝伤，定五脏，杀蛊毒。本经。除胃中伏热，时气温热，热泄下痢，去肠中小虫，益肝胆气，止惊惕。久服益智不忘，轻身耐老。别录。治小儿壮热骨热，惊痫入心，时疾热黄，痈肿口干。甄权。客忤疳气，热狂，明目止烦，治疮疥。大明。去目中黄及睛赤肿胀，瘀肉高起，痛不可忍。元素。退肝经邪热，除下焦湿热之肿，泻膀胱火。李杲。疗咽喉痛，风热盗汗。时珍。

【发明】〔元素曰〕龙胆味苦性寒，气味俱厚，沉而降，阴也，足厥阴、少阳经气分药也。其用有四：除下部风湿，一也；及湿热，二也；脐下至足肿痛，三也；寒湿脚气，四也。下行之功与防己同，酒浸则能上行，外行以柴胡为主，龙胆为使，治眼中疾必用之药。〔好古曰〕益肝胆之气而泄火。〔时珍曰〕相火寄在肝胆，有泻无补，故龙胆之益肝胆之气，正以其能泻肝胆之邪热也。但大苦大寒，过服恐伤胃中生发之气，反助火邪，亦久服黄连反从火化之义。别录久服轻身之说，恐不足信。

【附方】 旧四，新六。**伤寒发狂**草龙胆为末，入鸡子清、白蜜，化凉水服二钱。伤寒蕴要。**四肢疼痛**山龙胆根细切，用生姜自然汁浸一宿，去其性，焙干捣末，水煎一钱匕，温服之。此与龙胆同类别种，经霜不凋。苏颂图经本草。**谷疸劳疸**谷疸因食而得，劳疸因劳而得。用龙胆一两，苦参三两，为末，牛胆汁和丸梧子大。先食以麦饮服五丸，日三服，不知稍增。劳疸加龙胆一两，栀子仁三七枚，以猪胆和丸。删繁方。**一切盗汗**妇人、小儿一切盗汗，又治伤寒后盗汗不止。龙肝草研末，每服一钱，猪胆汁三两点，入温酒少许调服。杨氏家藏方。**小儿盗汗**身热。龙胆草、防风各等分，为末。每服一钱，米饮调下。亦可丸服，及水煎服。婴童百问。**咽喉热痛**龙胆擂水服之。集简方。**暑行目涩**生龙胆捣汁一合，黄连浸汁一匙，和点之。危氏得效方。**眼中漏脓**龙胆草、当归等分，为末。每服二钱，温水下。鸿飞集。**蛔虫攻心**刺痛，吐清水。龙胆一两，去头剉，水二盏，煮一盏，隔宿勿食，平旦顿服之。圣惠方。**卒然尿血**不止。龙胆一虎口，水五升，煮取二升半，分为五服。姚僧坦集验方。

细辛《本经》上品

【释名】 **小辛**本经**少辛**。〔颂曰〕华州真细辛，根细而味极辛，故名之曰细辛。〔时珍曰〕小辛、少辛、皆此义也。按山海经云，浮戏之山多少辛。管子云，五沃之土，群药生少辛，是矣。

【集解】〔别录曰〕细辛生华阴山谷，二月、八月采根阴干。〔弘景曰〕今用东阳临海者，形段乃好，而辛烈不及华阴、高丽者。用之去其头节。〔当之曰〕细辛如葵赤黑，一根一叶相连。〔颂曰〕今处处有之，皆不及华阴者为真，其根细而极辛。今人多以杜衡为之。杜衡根似饭帚密闹，细长四五寸，微黄白色，江淮呼为马蹄香，不可误用。〔宗奭曰〕细辛叶如葵，赤黑色，非此则杜衡也。杜衡叶如马蹄之下，故俗名马蹄香。盖根似白前，又似细辛。按沈括梦溪笔谈云：细辛出华山，极细而直，柔韧，深紫色，味极辛，嚼之习习如椒而更甚于椒。本草云，细辛水渍令直，是以杜衡伪为之也。东南所用细辛，皆杜衡也。杜衡黄白色，拳曲而脆，干则作团，又谓之马蹄。襄汉间又有一种细辛，极细而直，色黄白，乃是鬼督邮，亦非细辛也。〔时珍曰〕博物志言杜衡乱细辛，自古已然矣。沈氏所说甚详。大抵能乱细辛者，不止杜衡，皆当以根苗色味细辨之。叶似小葵，柔茎细根，直而色紫，味极辛者，细辛也。叶似马蹄，茎微粗，根曲而黄白色，味亦辛者，杜衡也。一茎直上，茎端生叶如伞，根似细辛，微粗直而黄白色，味辛微苦者，鬼督邮也。似鬼督邮而色黑者，及己也。叶似小桑，根似细辛，微粗长而黄色，味辛而有臊气者，徐长卿也。叶似柳而根似细辛，粗长黄白色而味苦者，白薇也。似白薇而白直味甘者，白前也。

根

【修治】〔敩曰〕凡使细辛，切去头、子，以瓜水浸一宿，暴干用。须拣去双叶者，服之害人。

【气味】 辛，温，无毒。〔普曰〕神农、黄帝、雷公、桐君：小温。岐伯：无毒。李当之：小寒。〔权曰〕苦、辛。〔之才曰〕曾青、枣根为之使。得当归、芎䓖、白芷、芍药、牡丹、藁本、甘草，共疗妇人。得决明、鲤鱼胆、青羊肝，共疗目痛。恶黄芪、狼毒、山茱萸。忌生菜、狸肉。畏消石、滑石。反藜芦。

【主治】 咳逆上气，头痛脑动，百节拘挛，风湿痹痛死肌。久服明目利九窍，轻身长年。本经。温中下气，破痰利水道，开胸中滞结，除喉痹齆鼻不闻香臭，风痫癫疾，下乳结，汗不出，血不行，安五脏，益肝胆，通精气。别录。添胆气，治嗽，去皮风湿痒，风眼泪下，除齿痛，血闭，妇人血沥腰痛。甄权。含之，去口臭。弘景。润肝燥，治督脉为病，脊强而厥。好古。治口舌生疮，大便燥结，起目中倒睫。时珍。

【发明】〔宗奭曰〕治头面风痛，不可缺此。〔元素曰〕细辛气温，味大辛，气厚于味，阳也，升也，入足厥阴、少阴血分，为手少阴引经之药。香味俱细，故入少阴，与独活相类。以独活为使，治少阴头痛如神。亦止诸阳头痛，诸风通用之。味辛而热，温少阴之经，散水气以去内寒。〔成无己曰〕水停心下不行，则肾气燥，宜辛以润之。细辛之辛，以行水气而润燥。〔杲曰〕胆气不足，细辛补之。又治邪气自里之表，故仲景少阴证，用麻黄附子细辛汤。〔时珍曰〕气之厚者能发热，阳中之阳也。辛温能散，故诸风寒风湿头痛痰饮胸中滞气惊痫者，宜用之。口疮喉痹䘌齿诸病用之者，取其能散浮热，亦火郁则发之之义也。辛能泄肺，故风寒咳嗽上气者，宜用之。辛能补肝，故胆气不足，惊痫眼目诸病，宜用之。辛能润燥，故通少阴及耳窍，便涩者宜用之。〔承曰〕细辛非华阴者不得为真。若单用末，不可过一钱。多则气闷塞不通者死，虽死无伤。近年开平狱中尝治此，不可不记。非本有毒，但有识多寡耳。

【附方】旧二，新六。暗风卒倒不省人事。细辛末，吹入鼻中。危氏得效方。虚寒呕哕饮食不下。细辛去叶半两，丁香二钱半，为末。每服一钱，柿蒂汤下。小儿客忤口不能言。细辛、桂心末等分，以少许内口中。外台秘要。小儿

口疮细辛末，醋调，贴脐上。卫生家宝方。**口舌生疮**细辛、黄连等分，为末掺之，漱涎甚效，名兼金散。一方用细辛、黄檗。三因方。**口疮蟨齿**肿痛。细辛煮浓汁，热含冷吐，取瘥。圣惠方。**鼻中息肉**细辛末，时时吹之。圣惠方。**诸般耳聋**细辛末，溶黄蜡丸鼠屎大，绵裹一丸塞之，一二次即愈。须戒怒气，名聪耳丸。龚氏经验方。

杜衡《别录》中品

【释名】 **杜葵**纲目**马蹄香**唐本**土卤**尔雅**土细辛**纲目。〔恭曰〕杜衡叶似葵，形似马蹄，故俗名马蹄香。〔颂曰〕尔雅杜又名土卤，然杜若亦名杜衡，或疑是杜若，而郭璞注云，似葵，当是杜衡也。

【集解】〔别录曰〕杜衡生山谷，三月三日采根，熟洗暴干。〔弘景曰〕根叶都似细辛，惟气小异尔。处处有之。方药少用，惟道家服之。令人身衣香。〔恭曰〕生山之阴，水泽下湿地。叶似葵，形如马蹄。根似细辛、白前等。今俗以及己代之，谬矣。及己独茎，茎端四叶，叶间白花，殊无芳气。有毒，服之令人吐，惟疗疮疥，不可乱杜衡也。〔颂曰〕今江淮间皆有之。春初于宿根上生苗，叶似马蹄下状，高二三寸，茎如麦蒿粗细，每窠上有五七叶，或八九叶，别无枝蔓。又于茎叶间罅内芦头上贴地生紫花，其花似见不见，暗结实如豆大，窠内有碎子，似天仙子。苗叶俱青，经霜即枯，其根成空，有似饭帚密闹，细长四五寸，粗于细辛，微黄白色，味辛，江淮俗呼为马蹄香。谨按山海经云：天帝之山有草焉。状如葵，其臭如蘼芜，名曰杜衡。可以走马，食之已瘿。郭璞注云：带之可以走马。或曰：马得之而健走也。〔宗奭曰〕杜衡用根似细辛，但根色白，叶如马蹄之下。市人往往以乱细辛，将二物相对，便见真伪。况细辛惟出华州者良。杜衡色黄，拳局而脆，干则作团。详细辛下。〔时珍曰〕按土宿本草云：杜细辛，叶圆如马蹄，紫背者良，江南、荆、湖、川、陕、闽、广俱有之。取自然汁，可伏硫、砒，制汞。

根

【气味】 辛，温，无毒。

【主治】 **风寒咳逆**。作浴汤，香人衣体。别录。**止气奔喘促，消痰饮，破留血，项间瘿瘤之疾**。甄权。**下气杀虫**。时珍。

【发明】〔时珍曰〕古方吐药往往用杜衡者，非杜衡也，乃及己也。及己似细辛而有毒，吐人。昔人多以及己当杜衡，杜衡当细辛，故尔错误也。杜衡则无毒,不吐人,功虽不及细辛,而亦能散风寒,下气消痰,行水破血也。

【附方】 新六。**风寒头痛**伤风伤寒,头痛发热,初觉者。马蹄香为末,每服一钱,热酒调下,少顷饮热茶一碗,催之出汗即愈,名香汗散。王英杏林摘要。**饮水停滞**大热行极,及食热饼后,饮冷水过多不消,停滞在胸不利,呼吸喘息者。杜衡三分,瓜蒂二分,人参一分,为末。汤服一钱,日二服,取吐为度。肘后方。**痰气哮喘**马蹄香焙研,每服二三钱,正发时淡醋调下,少顷吐出痰涎为验。普济方。**噎食膈气**马蹄香四两,为末,好酒三升,熬膏。每服二匙,好酒调下,日三服。孙氏集效方。**吐血瘀聚**凡吐血后,心中不闷者必止;若烦躁闷乱刺胀者,尚有瘀血在胃,宜吐之。方同饮水停滞。**喉闭肿痛**草药金锁匙,即马蹄草,以根捣,井华水调下即效。救急方。

【附录】 **木细辛** 〔藏器曰〕味苦,温,有毒。主腹内结聚癥瘕,大便不利,推陈去恶,破冷气。未可轻服,令人利下至困。生终南山,冬月不凋,苗如大戟,根似细辛。

及己《别录》下品

【释名】 **獐耳细辛**。〔时珍曰〕及己名义未详。二月生苗,先开白花,后方生叶三片,状如獐耳,根如细辛,故名獐耳细辛。

【集解】 〔恭曰〕及己生山谷阴虚软地。其草一茎,茎头四叶,隙着白花。根似细辛而黑,有毒。今人以当杜衡,非也。二月采根,日干。

根

【气味】 **苦,平,有毒。**〔恭曰〕入口使人吐血。

【主治】 **诸恶疮疥痂瘘蚀,及牛马诸疮。**唐本。**头疮白秃风瘙,皮肤虫痒,可煎汁浸并傅之。**大明。**杀虫。**时珍。

【发明】 〔弘景曰〕今人以合疮疥膏,其验。〔时珍曰〕今人不知及己,往往以当杜衡,却以杜衡当细辛,故杜衡诸方多是及己也。辩见细辛、杜衡二条。

【附方】 新一。**头疮白秃**獐耳细辛,其味香辣,为末,以槿木煎油调搽。活幼全书。

鬼督邮《唐本草》

【释名】 **独摇草**唐本。〔时珍曰〕此草独茎而叶攒其端,无风自动,故曰鬼独摇草,后人讹为鬼督邮尔。因其专主鬼病,犹司鬼之督邮也。古者传舍有督邮之官主之。徐长卿、赤箭皆治鬼病,故并有鬼督邮之名,名同而物异。

【集解】〔恭曰〕鬼督邮所在有之。有必丛生,苗惟一茎,茎端生叶若伞状,根如牛膝而细黑。今人以徐长卿代之,非也。〔保升曰〕茎似细箭杆,高二尺以下。叶生茎端,状如伞。花生叶心,黄白色。根横生而无须,二月、八月采根。徐长卿、赤箭并有鬼督邮之名,而主治不同,宜审用之。〔时珍曰〕鬼督邮与及己同类,根苗皆相似。但以根如细辛而色黑者,为及己;根如细辛而色黄白者,为鬼督邮。

根

【修治】〔敩曰〕凡采得细剉,用生甘草水煮一伏时,日干用。

【气味】 **辛、苦,无毒。**〔时珍曰〕有小毒。

【主治】 **鬼疰卒忤中恶,心腹邪气,百精毒,温疟疫疾,强腰脚,益膂力。**唐本。

【发明】〔时珍曰〕按东晋深师方,治上气咳嗽,邪嗽、燥嗽、冷嗽,四满丸,用鬼督邮同蜈蚣、芫花、踯躅诸毒药为丸,则其有毒可知矣。非毒药不能治鬼疰邪恶之病,唐本云无毒,盖不然。

徐长卿《本经》上品

校正:今据吴氏本草,并入石下长卿。

【释名】 **鬼督邮**本经**别仙踪**苏颂。〔时珍曰〕徐长卿,人名也,常以此药治邪病,人遂以名之。名医别录于有名未用复出石下长卿条,云一名徐长卿。陶弘景注云:此是误尔。方家无用,亦不复识。今考二条功疗相似。按吴普本草云:徐长卿一名石下长卿。其为一物甚明,但石间生者为良。前人欠审,故尔差舛。〔弘景曰〕鬼督邮之名甚多。今俗用徐长卿者,其根正如细辛,小短扁扁尔,气亦相似。今狗脊散用鬼督邮者,取其强悍宜腰脚,故知是徐长卿,而非鬼箭、赤箭。

【集解】〔别录曰〕徐长卿生泰山山谷及陇西,三月采。又曰:石下长卿生陇西山谷池泽,三月采。〔恭曰〕所在川泽有之。叶似柳,两叶相当,有光泽。根如细辛,微粗长,黄色而有臊气。今俗以代鬼督邮,非也。鬼督邮自有本条。〔保升曰〕生下湿川泽之间。苗似小桑,两叶相对。三月苗青,七月、八月着子,似萝摩子而小。九月苗黄,十月凋,八月采根,日干。〔颂曰〕今淄齐淮泗间皆有之，三月、四月采，谓之别仙踪。〔时珍曰〕鬼督邮、及己之乱杜衡，其功不同，苗亦不同也。徐长卿之乱鬼督邮，其苗不同，其功同也。杜衡之乱细辛，则根苗功用皆仿佛，乃弥近而大乱也。不可不审。

根

【修治】〔敩曰〕凡采得粗杵，拌少蜜令遍，以瓷器盛，蒸三伏时，日干用。

【气味】 辛，温，无毒。〔别录曰〕石下长卿：咸、平，有毒。〔普曰〕徐长卿一名石下长卿。神农，雷公：辛。〔时珍曰〕治鬼之药多有毒，当从别录。

【主治】 鬼物百精蛊毒，疫疾邪恶气，温疟。久服强悍轻身。本经。益气延年。又曰：石下长卿：主鬼疰精物邪恶气，杀百精蛊毒，老魅注易，亡走啼哭，悲伤恍惚。别录。

【发明】〔时珍曰〕抱朴子言上古辟瘟疫有徐长卿散，良效。今人不知用此。

【附方】 新二。小便关格徐长卿汤：治气壅关格不通，小便淋结，脐下妨闷。徐长卿炙半两，茅根三分，木通、冬葵子一两，滑石二两，槟榔一分，瞿麦穗半两，每服五钱，水煎，入朴消一钱，温服，日二服。圣惠方。注车注船凡人登车船烦闷，头痛欲吐者。宜用徐长卿、石长生、车前子、车下李根皮各等分，捣碎，以方囊系半合于衣带及头上，则免此患。肘后方。

白微《本经》中品

【释名】 薇草别录白幕别录春草本经葞音尾。骨美。〔时珍曰〕微，细也。其根细而白也。按尔雅：葞，春草也。微、葞音相近，则白微又葞音之转也。别录以葞为莽草之名，误矣。

【集解】〔别录曰〕白微生平原川谷，三月三日采根阴干。〔弘景曰〕近道处处有之。〔颂曰〕今陕西诸郡及舒、滁、润、辽州亦有之。茎叶俱青，颇类柳叶。六七月开红花，八月结实。其根黄白色，类牛膝而短小，今人八月采之。

根

【修治】〔敩曰〕凡采得，以糯米泔汁浸一宿，取出去髭，于槐砧上细剉，蒸之从申至巳，晒干用。〔时珍曰〕后人惟以酒洗用。

【气味】 苦，咸，平，无毒。〔别录曰〕大寒。〔之才曰〕恶黄芪、大黄、大戟、干姜、大枣、干漆、山茱萸。

【主治】 暴中风身热肢满，忽忽不知人，狂惑邪气，寒热酸疼，温疟洗洗，发作有时。本经。**疗伤中淋露，下水气，利阴气，益精。久服利人。**别录。**治惊邪风狂痉病，百邪鬼魅。**弘景。**风温灼热多眠，及热淋遗尿，金疮出血。**时珍。

【发明】〔好古曰〕古方多用治妇人，以本草有疗伤中淋露之故也。〔时珍曰〕白微古人多用，后世罕能知之。按张仲景治妇人产中虚烦呕逆，安中益气，竹皮丸方中，用白微同桂枝一分，竹皮、石膏三分，甘草七分，枣肉为大丸，每以饮化一丸服。云有热者倍白微，则白微性寒，乃阳明经药也。徐之才药对言白微恶大枣，而此方又以枣为丸，盖恐诸药寒凉伤脾胃尔。朱肱活人书治风温发汗后，身犹灼热，自汗身重多眠，鼻息必鼾，语言难出者，萎蕤汤中亦用之。孙真人千金方，有诏书发汗白微散焉。

【附方】 新五。**肺实鼻塞**不知香臭。白微、贝母、款冬花一两，百部二两，为末。每服一钱，米饮下。普济方。**妇人遗尿**不拘胎前产后。白微、芍药各一两，为末。酒服方寸匕，日三服。千金方。**血淋热淋**方同上。**妇人血厥**人平居无疾苦，忽如死人，身不动摇，目闭口噤，或微知人，眩冒，移时方寤，此名血厥，亦名郁冒。出汗过多，血少，阳气独上，气塞不行，故身如死。气过血还，阴阳复通，故移时方寤。妇人尤多此证。宜服白微汤：用白微、当归各一两，人参半两，甘草一钱半。每服五钱，水二盏，煎一盏，温服。本事方。**金疮血出**白微为末，贴之。儒门事亲。

白前《别录》中品

【释名】 **石蓝**唐本**嗽药**同上。〔时珍曰〕名义未详。

【集解】〔弘景曰〕白前出近道，根似细辛而大，色白不柔易折，气嗽方多用之。〔恭曰〕苗高尺许，其叶似柳，或似芫花，根长于细辛，白色，生州渚沙碛之上，不生近道。俗名石蓝，又名嗽药。今用蔓生者味苦，非真也。〔志曰〕根似白微、牛膝辈，二月、八月采，阴干用。〔嘉谟曰〕似牛膝，粗长坚直易断者，白前也。似牛膝，短小柔软能弯者，白微也，近道俱有，形色颇同，以此别之，不致差误。

根

【修治】〔敩曰〕凡用，以生甘草水浸一伏时，漉出，去头须了，焙干收用。

【气味】 **甘，微温，无毒。**〔权曰〕辛。〔恭曰〕微寒。

【主治】 **胸胁逆气，咳嗽上气，呼吸欲绝。**别录。**主一切气，肺气烦闷，贲豚肾气。**大明。**降气下痰。**时珍。

【发明】〔宗奭曰〕白前能保定肺气，治嗽多用，以温药相佐使尤佳。〔时珍曰〕白前色白而味微辛甘，手太阴药也。长于降气，肺气壅实而有痰者宜之。若虚而长哽气者，不可用也。张仲景治嗽而脉浮，泽漆汤中亦用之。其方见金匮要略，药多不录。

【附方】旧二，新一。**久嗽唾血**白前、桔梗、桑白皮三两，炒，甘草一两炙，水六升，煮一升，分三服。忌猪肉、菘菜。外台。**久咳上气**体肿，短气胀满，昼夜倚壁不得卧，常作水鸡声者，白前汤主之：白前二两，紫菀、半夏各三两，大戟七合，以水一斗，渍一宿，煮取三升，分作数服。禁食羊肉、饧糖大佳。深师方。**久患呷呷咳嗽**，喉中作声，不得眠。取白前焙捣为末，每温酒服二钱。深师方。

草犀《拾遗》

【释名】〔时珍曰〕其解毒之功如犀角，故曰草犀。

【集解】〔藏器曰〕草犀生衢、婺、洪、饶间。苗高二三尺，独茎，根如细辛。生水中者名水犀。〔珣曰〕广州记云：生岭南及海中，独茎对叶而生，如灯台草，根若细辛。

根

【气味】辛，平，无毒。

【主治】解一切毒气，虎狼虫虺所伤，溪毒野蛊恶刺等毒，并宜烧研服之，临死者亦得活。李珣。天行疟瘴寒热，咳嗽痰壅，飞尸喉痹疮肿，小儿寒热丹毒，中恶注忤，痢血等病，煮汁服之。岭南及睦、婺间中毒者，以此及千金藤并解之。藏器。

钗子股《海药》

校正：并入拾遗金钗股。

【释名】金钗股。〔时珍曰〕石斛名金钗花，此草状似之，故名。

【集解】〔藏器曰〕金钗股生岭南及南海山谷，根如细辛，每茎三四十根。〔珣曰〕忠州、万州者亦佳，草茎功力相似。缘岭南多毒，家家贮之。〔时珍曰〕按岭表录云：广中多蛊毒，彼人以草药金钗股治之，十救八九，其状如石斛也。又忍冬藤解毒，亦号金钗股，与此同名云。

根

【气味】 苦,平,无毒。

【主治】 解毒痈疽神验,以水煎服。李珣。解诸药毒,煮汁服。亦生研,更烈,必大吐下。如无毒,亦吐去热痰。疟瘴天行,蛊毒喉痹。藏器。

吉利草《纲目》

【集解】〔时珍曰〕按嵇含南方草木状云:此草生交广,茎如金钗股,形类石斛,根类芍药。吴黄武中,江夏李俣徒合浦遇毒,其奴吉利偶得此草与服,遂解,而吉利即遁去。俣以此济人,不知其数也。又高凉郡产良耀草,叶如麻黄,花白似牛李,秋结子如小粟,煨食解毒,功亚于吉利草。始因梁耀得之,因以为名,转梁为良耳。

根

【气味】 苦,平,无毒。

【主治】 解蛊毒,极验。时珍。

朱砂根《纲目》

【集解】〔时珍曰〕朱砂根生深山中,今惟太和山人采之。苗高尺许,叶似冬青叶,背甚赤,夏月长茂。根大如箸,赤色,此与百两金仿佛。

根

【气味】 苦,凉,无毒。

【主治】 咽喉肿痹,磨水或醋咽之,甚良。时珍。

辟虺雷《唐本草》

【释名】 辟蛇雷纲目。〔时珍曰〕此物辟蛇虺有威,故以雷名之。

【集解】〔恭曰〕辟虺雷状如粗块苍术,节中有眼。〔时珍曰〕今川中峨眉、鹤鸣诸山皆有之。根状如苍术,大者若拳。彼人以充方物,苗状当俟访问。

根

【气味】 苦,大寒,无毒。

【主治】 解百毒,消痰,祛大热、头痛,辟瘟疫。唐本。治咽喉痛痹,解蛇虺毒。时珍。

锦地罗《纲目》

【集解】〔时珍曰〕锦地罗出广西庆远山岩间，镇安、归顺、柳州皆有之。根似草薢及栝楼根状。彼人颇重之，以充方物。

根

【气味】微苦，平，无毒。

【主治】山岚瘴毒疮毒，并中诸毒，以根研生酒服一钱匕，即解。时珍。

紫金牛宋《图经》

【集解】〔颂曰〕生福州。叶如茶叶，上绿下紫。结实圆，红色如丹朱。根微紫色，八月采根，去心暴干，颇似巴戟。

【气味】辛，平，无毒。

【主治】时疾膈气，去风痰。苏颂。解毒破血。时珍。

拳参宋《图经》

【集解】〔颂曰〕生淄州田野，叶如羊蹄，根似海虾，黑色，土人五月采之。

【气味】缺。

【主治】为末，淋渫肿气。苏颂。

铁线草宋《图经》

【集解】〔颂曰〕生饶州，三月采根阴干。〔时珍曰〕今俗呼萹蓄为铁线草，盖同名耳。

【气味】微苦，平，无毒。

【主治】疗风消肿毒，有效。苏颂。

【附方】新一。**男女诸风产后风尤妙。**铁线草根五钱，五加皮一两，防风二钱，为末。以乌骨鸡一斤重者，水内淹死，去毛肠，砍作肉生，入药剁匀，下麻油些少，炒黄色，随人量入酒煮熟。先以排风藤煎浓汤，沐浴头身，乃饮酒食鸡，发出粘汗即愈。如不沐浴，必发出风丹，乃愈。滑伯仁撄宁心要。

金丝草《纲目》

【集解】〔时珍曰〕金丝草出庆阳山谷，苗状当俟访问。

【气味】 苦，寒，无毒。

【主治】 吐血咳血，衄血下血，血崩瘴气，解诸药毒，疗痈疽丁肿恶疮，凉血散热。时珍。

【附方】 新四。**妇人血崩**金丝草、海柏枝、砂仁、花椒、蚕退纸、旧锦灰，等分，为末，煮酒空心服。陈光述传。谈野翁方。**痈疽丁肿**一切恶疮。金丝草、忍冬藤、五叶藤、天荞麦，等分，煎汤温洗。黑色者，加醋。又铁箍散：用金丝草灰二两，醋拌晒干，贝母五两，去心，白芷二两，为末，以凉水调贴疮上，香油亦可。或加龙骨少许。**天蛇头毒**落苏即金丝草、金银花藤、五叶紫葛、天荞麦，等分，切碎，用绝好醋浓煎，先熏后洗。救急方。

本草纲目草部目录第十四卷

草之三

当归本经　芎䓖本经　蘪芜本经　蛇床本经　藁本本经
徐黄附　蜘蛛香纲目　白芷本经　芍药本经　牡丹本经　鼠姑
附　木香本经　甘松香开宝　山柰纲目　廉姜拾遗　杜若本经
山姜药性　高良姜别录　即红豆蔻　豆蔻别录　即草果　白豆
蔻开宝　缩砂蔤开宝　益智子开宝　荜茇开宝　蒟酱唐本　肉
豆蔻唐本　补骨脂开宝　即破故纸　姜黄唐本　郁金唐本　蓬
莪茂开宝　荆三棱开宝　莎草　香附子别录　瑞香纲目　茉莉
纲目　素馨　指甲花附　郁金香开宝　茅香开宝　白茅香拾遗
排草香纲目　瓶香　耕香附　迷迭香拾遗　蘬车香拾遗　艾纳
香开宝　兜纳香海药　线香纲目　藿香嘉祐　薰草　零陵香
别录　兰草本经　泽兰本经　马兰日华　麻伯　相乌　天雄草
益奶草附　香薷别录　石香薷开宝　爵床本经　赤车使者唐本
假苏本经　即荆芥　薄荷唐本　积雪草本经　苏别录　荏别录
即白苏　水苏本经　即鸡苏　荠苎拾遗　石荠苎附

上附方旧八十一，新三百七十一

602

本草纲目草部第十四卷

草之三 ｜ 芳草类五十六种

当归《本经》中品

【释名】 **乾归**本经**山蕲**尔雅**白蕲**尔雅**文无**纲目。〔颂曰〕按尔雅：薜，山蕲。又云：薜，白蕲。薜音百。蕲即古芹字。郭璞注云：当归也，似芹而粗大。许慎说文云：生山中者名薜，一名山蕲。然则当归，芹类也。在平地者名芹，生山中粗大者名当归也。〔宗奭曰〕今川蜀皆以畦种，尤肥好多脂，不以平地、山中为等差也。〔时珍曰〕当归本非芹类，特以花叶似芹，故得芹名。古人娶妻为嗣续也，当归调血为女人要药，有思夫之意，故有当归之名，正与唐诗胡麻好种无人种，正是归时又不归之旨相同。崔豹古今注云：古人相赠以芍药，相招以文无。文无一名当归，芍药一名将离故也。〔承曰〕当归治妊妇产后恶血上冲，仓卒取效。气血昏乱者，服之即定。能使气血各有所归，恐当归之名必因此出也。

【集解】〔别录曰〕当归生陇西川谷，二月、八月采根阴干。〔弘景曰〕今陇西四阳黑水当归，多肉少枝气香，名马尾当归。西川北部当归，多根枝而细。历阳所出者，色白而气味薄，不相似，呼为草当归，缺少时亦用之。〔恭曰〕今出当州、宕州、翼州、松州，以宕州者最胜。有二种：一种似大叶芎藭者，名马尾当归，今人多用；一种似细叶芎藭者，名蚕头当归，即陶称历阳者，不堪用，茎叶并卑下于芎藭。〔颂曰〕今川蜀、陕西诸郡及江宁府、滁州皆有之，以蜀中者为胜。春生苗，绿叶有三瓣。七八月开花似莳萝，浅紫色，根黑黄色，以肉厚而不枯者为胜。〔时珍曰〕今陕、蜀、秦州、汶州诸处人多栽莳为货。以秦归头圆尾多色紫气香肥润者，名马尾归，最胜他处；头大尾粗色白坚枯者，为镵头归，止宜入发散药尔。韩悉言：川产者力刚而善攻，秦产者力柔而善补，是矣。

根

【修治】〔敩曰〕凡用去芦头，以酒浸一宿入药。止血破血，头、尾效各不同。若要破血，即使头一节硬实处。若要止痛止血，即用尾。若一并用，服食无效，不如不使，惟单使妙也。〔元素曰〕头止血，尾破血，身和血，全用即一破一止也。先以水洗净土。治上酒浸，治外酒洗过，或火干、日干入药。〔杲曰〕

头止血而上行，身养血而中守，梢破血而下流，全活血而不走。〔时珍曰〕雷、张二氏所说头尾功效各异。凡物之根，身半已上，气脉上行，法乎天；身半已下，气脉下行，法乎地。人身法象天地，则治上当用头，治中当用身，治下当用尾，通治则全用，乃一定之理也。当以张氏之说为优。凡晒干乘热纸封瓮收之，不蛀。

【气味】 苦，温，无毒。〔别录曰〕辛，大温。〔普曰〕神农、黄帝、桐君、扁鹊：甘，无毒。岐伯、雷公：辛，无毒。李当之：小温。〔杲曰〕甘、辛、温，无毒。气厚味薄，可升可降，阳中微阴，入手少阴、足太阴、厥阴经血分。〔之才曰〕恶茴茹、湿面，畏菖蒲、海藻、牡蒙、生姜，制雄黄。

【主治】 咳逆上气，温疟寒热，洗洗在皮肤中，妇人漏下绝子，诸恶疮疡金疮，煮汁饮之。本经。温中止痛，除客血内塞，中风痉汗不出，湿痹中恶，客气虚冷，补五脏，生肌肉。别录。止呕逆，虚劳寒热，下痢腹痛齿痛，女人沥血腰痛，崩中，补诸不足。甄权。治一切风、一切气，补一切劳，破恶血，养新血，及癥癖，肠胃冷。大明。治头痛，心腹诸痛，润肠胃筋骨皮肤，治痈疽，排脓止痛，和血补血。时珍。主痿癖嗜卧，足下热而痛。冲脉为病，气逆里急。带脉为病，腹痛，腰溶溶如坐水中。好古。

【发明】 〔权曰〕患人虚冷者，加而用之。〔承曰〕世俗多谓惟能治血，而金匮、外台、千金诸方皆为大补不足、决取立效之药。古方用治妇人产后恶血上冲，取效无急于此。凡气血昏乱者，服之即定。可以补虚，备产后要药也。〔宗奭曰〕药性论补女子诸不足一说，尽当归之用矣。〔成无己曰〕脉者，血之府，诸血皆属心。凡通脉者，必先补心益血。故张仲景治手足厥寒、脉细欲绝者，用当归之苦温以助心血。〔元素曰〕其用有三：一心经本药，二和血，三治诸病夜甚。凡血受病，必须用之。血壅而不流则痛，当归之甘温能和血，辛温能散内寒，苦温能助心散寒，使气血各有所归。〔好古曰〕入手少阴，以其心生血也；入足太阴，以其脾裹血也；入足厥阴，以其肝藏血也。头能破血，身能养血，尾能行血。全用，同人参、黄芪，则补气而生血；同牵牛、大黄则行气而破血。从桂、附、茱萸则热，从大黄、芒消则寒。佐使分定，用者当知。酒蒸治头痛，诸痛皆属木，故以血药主之。〔机曰〕治头痛，酒煮服清，取其浮而上也。治心痛，酒调末服，取其浊而半沉半浮也。治小便出血，用酒煎服。取其沉入下极也。自有高低之分如此。王海藏言当归血药，如何治胸中咳逆上气？按当归其味辛散，乃血中气药也，况咳逆上气，有阴虚阳无所附者，故用血药补阴，则血和而气降矣。〔韩悉曰〕当归主血分之病。川产力刚可攻，秦产力柔宜补。凡用，本病宜酒制，有痰以姜制,导血归源之理。血虚以人参、石脂为佐,血热以生地黄、条芩为佐,不绝生化之源。血积配以大黄。要之,血药不容舍当归。故古方四物汤以为君,芍药为臣,地黄为佐,芎劳为使也。

【附方】旧八,新一十九。**血虚发热**当归补血汤:治肌热躁热,困渴引饮,目赤面红,昼夜不息,其脉洪大而虚,重按全无力,此血虚之候也。得于饥困劳役,证象白虎,但脉不长实为异耳。若误服白虎汤即死,宜此主之。当归身酒洗二钱,绵黄芪蜜炙一两,作一服。水二钟,煎一钟,空心温服,日再服。东垣兰室秘藏。**失血眩运**凡伤胎去血,产后去血,崩中去血,金疮去血,拔牙去血,一切去血过多,心烦眩运,闷绝不省人事。当归二两,芎劳一两,每用五钱,水七分,酒三分,煎七分,热服,日再。妇人良方。**衄血不止**当归焙,研末,每服一钱,米饮调下。圣济总录。**小便出血**当归四两,剉,酒三升,煮取一升,顿服。肘后。**头痛欲裂**当归二两,酒一升,煮取六合,饮之,日再服。外台秘要方。**内虚目暗**补气养血。用当归生晒六两,附子火炮一两,为末,炼蜜丸梧子大。每服三十丸,温酒下,名六一丸。圣济总录。**心下痛刺**当归为末,酒服方寸匕。必效方。**手臂疼痛**当归三两切,酒浸三日,温饮之。饮尽,别以三两再浸,以瘥为度。事林广记。**温疟不止**当归一两,水煎饮,日一服。圣济总录。**久痢不止**当归二两,吴茱萸一两,同炒香,去萸不用,为末,蜜丸梧子大。每服三十丸,米饮下,名胜金丸。普济方。**大便不通**当归、白芷等分,为末。每服二钱,米汤下。圣济总录。**妇人百病**诸虚不足者。当归四两,地黄二两,为末,蜜丸梧子大。每食前,米饮下十五丸。太医支法存方。**月经逆行**从口鼻出。先以京墨磨汁服,止之。次用当归尾、红花各三钱,水一钟半,煎八分,温服,其经即通。简便方。**室女经闭**当归尾、没药各一钱,为末,红花浸酒,面北饮之,一日一服。普济方。**妇人血气**脐下气胀,月经不利,血气上攻欲呕,不得睡。当归四钱,干漆烧存性二钱,为末,炼蜜丸梧子大。每服十五丸,温酒下。永类方。**堕胎下血**不止。当归焙一两,葱白一握,每服五钱,酒一盏半,煎八分,温服。圣济总录。**妊娠胎动**神妙佛手散:治妇人妊娠伤动,或子死腹中,血下疼痛,口噤欲死,服此探之,不损则痛止,已损便立下,此乃徐王神验方也。当归二两,芎劳一两,为粗末,每服三钱,水一盏,煎令泣泣欲干,投酒一盏,再煎一沸,温服,或灌之,如人行五里,再服,不过三五服便效。张文仲备急方。**产难胎死**横生倒生。用当归三两,芎劳一两,为末,先以大黑豆炒焦,入流水一盏,童便一盏,煎至一盏,分为二服,未效再服。妇人良方。**倒产子死**不出。当归末,酒服方寸匕。子母秘录。**产后血胀**腹痛引胁。当归二钱,干姜炮五分,为末,每服三钱,水一盏,煎八分,入盐、酢少许，热服。妇人良方。**产后腹痛**如绞。当归末五钱，白蜜一合，水一盏，煎一盏，分为二服，未效再服。妇人良方。**产后自汗**壮热气短，腰脚痛不可转。当归三钱，黄芪合芍药酒炒各二钱，生姜五片，水一盏半，煎七分，温服。和剂局方。**产后中风**不省人事，口吐涎沫，手足瘛疭。当归、荆芥穗等分，为末，每服二钱，水一盏，酒少许，童尿少许，煎七分，灌之。下咽即有生意，神效。圣惠方。**小儿胎寒**好啼，昼夜不止，因此成痫。当归末一小豆大，以乳汁灌之，日夜三四度。肘后方。**小儿脐湿**不早治，成脐风。或肿赤，或出水。用当归末傅之。一方入麝香少许，一方用胡粉等分，试之最验。若愈后因尿入复作，再傅即愈。圣惠方。**汤火伤疮**焮赤溃烂，用此生肌，拔热止痛。当归、黄蜡各一两，麻油四两，以油煎当归焦黄，去滓，纳蜡搅成膏，出火毒，摊贴之。和剂局方。**白黄色枯**舌缩，恍惚若语乱者死。当归、白术二两，水煎，入生苄汁、蜜和服。三十六黄方。

芎䓖音穹芎《本经》上品

【释名】 **胡䓖**别录**川芎**纲目**香果**别录**山鞠穷**纲目。〔时珍曰〕芎本作营，名义未详。或云：人头穹窿穷高，天之象也。此药上行，专治头脑诸疾，故有芎䓖之名。以胡戎者为佳，故曰胡䓖。古人因其根节状如马衔，谓之马衔芎䓖；后世因其状如雀脑，谓之雀脑芎；其出关中者，呼为京芎，亦曰西芎；出蜀中者，为川芎；出天台者，为台芎；出江南者，为抚芎，皆因地而名也。左传：楚人谓萧人曰：有麦曲乎？有山鞠穷乎？河鱼腹疾奈何？二物皆御湿，故以谕之。丹溪朱氏治六郁越鞠丸中用越桃、鞠穷，故以命名，金光明经谓之阇莫迦。

【集解】〔别录曰〕芎䓖叶名蘼芜，生武功川谷、斜谷西岭，三月、四月采根暴干。〔普曰〕芎䓖或生胡无桃山阴，或泰山。叶细香，青黑文，赤如藁本，冬夏丛生，五月花赤，七月实黑，附端两叶。三月采根，有节如马衔。〔弘景曰〕武功、斜谷西岭，俱近长安。今出历阳，处处亦有，人家多种之。叶似蛇床而香，节大茎细，状如马衔，谓之马衔芎䓖。蜀中亦有而细。〔恭曰〕今出秦州，其历阳出者不复用。其人间种者，形块大，重实多脂。山中采者，瘦细。味苦、辛。以九月、十月采之为佳，若三月、四月虚恶非时也。〔颂曰〕关陕、川蜀、江东山中多有之，而以蜀川者为胜。四五月生叶，似水芹、胡荽、蛇床辈，作丛而茎细。其叶倍香，江东、蜀人采叶作饮。七八月开碎白花，如蛇床子花。根坚瘦，黄黑色。关中出者形块重实，作雀脑状者为雀脑芎，最有力。

〔时珍曰〕蜀地少寒，人多栽莳，深秋茎叶亦不萎也。清明后宿根生苗，分其枝横埋之，则节节生根。八月根下始结芎䓖，乃可掘取，蒸暴货之。救荒本草云：叶似芹而微细窄，有丫叉，又似白芷，叶亦细，又似胡荽叶而微壮，一种似蛇床叶而亦粗。嫩叶可煠食。〔宗奭曰〕凡用，以川中大块，里色白，不油，嚼之微辛甘者佳。他种不入药，止可为末。煎汤沐浴而已。

根

【气味】 辛，温，无毒。〔普曰〕神农、黄帝、岐伯、雷公：辛，无毒。扁鹊：酸，无毒。李当之：生温，熟寒。〔元素曰〕性温，味辛、苦，气厚味薄，浮而升，阳也。少阳本经引经药，入手、足厥阴气分。〔之才曰〕白芷为之使，畏黄连，伏雌黄。得细辛，疗金疮止痛。得牡蛎，疗头风吐逆。

【主治】 **中风入脑头痛，寒痹筋挛缓急，金疮，妇人血闭无子。**本经。**除脑中冷动，面上游风去来，目泪出，多涕唾，忽忽如醉，诸寒冷气，心腹坚痛，中恶卒急肿痛，胁风痛，温中内寒。**别录。**腰脚软弱，半身不遂。胞衣不下。**甄权。**一切风，一切气，一切劳损，一切血。补五劳，壮筋骨，调众脉，破癥结宿血，养新血，吐血鼻血溺血，脑痈发背，瘰疬瘿赘，痔瘘疮疥，长肉排脓，消瘀血。**大明。**搜肝气，补肝血，润肝燥，补风虚。**好古。**燥湿，止泻痢，行气开郁。**时珍。**蜜和大丸，夜服，治风痰殊效。**苏颂。**齿根出血，含之多瘥。**弘景。

【发明】〔宗奭曰〕今人用此最多，头面风不可缺也。然须以他药佐之。〔元素曰〕川芎上行头目，下行血海，故清神及四物汤皆用之。能散肝经之风，治少阳厥阴经头痛，及血虚头痛之圣药也。其用有四：为少阳引经，一也；诸经头痛，二也；助清阳之气，三也；去湿气在头，四也。〔杲曰〕头痛必用川芎。如不愈，加各引经药：太阳羌活，阳明白芷，少阳柴胡，太阴苍术，厥阴吴茱萸，少阴细辛，是也。〔震亨曰〕郁在中焦，须抚芎开提其气以升之，气升则郁自降。故抚芎总解诸郁，直达三焦，为通阴阳气血之使。〔时珍曰〕芎䓖，血中气药也。肝苦急，以辛补之，故血虚者宜之。辛以散之，故气郁者宜之。左传言麦曲、鞠穷御湿，治河鱼腹疾。予治湿泻每加二味，其应如响也。血痢已通而痛不止者，乃阴亏气郁，药中加芎为佐。气行血调，其病立止。此皆医学妙旨，圆机之士，始可语之。〔宗奭曰〕沈括笔谈云：一族子旧服芎䓖，医郑叔熊见之云：芎䓖不可久服，多令人暴死。后族子果无疾而卒。又朝士张子通之妻，病脑风，服芎䓖甚久，一旦暴亡。皆目见者。此皆单服既久，则走散真气。若使他药佐使，又不久服，中病便已，则焉能至此哉？〔虞抟曰〕骨蒸多汗，及气弱之人，不可久服。其性辛散，令真气走泄，而阴愈虚也。〔时珍曰〕五味入胃，各归其本脏。久服则增气偏胜，必有偏绝，故有暴夭之患。若药具五味，备四气，君臣佐使配合得宜，岂有此害哉？如芎䓖，肝经药也，若单服既久，则辛喜归肺，肺气偏胜，金来贼木，肝必受邪，久则偏绝，岂不夭亡，故医者贵在格物也。

【附方】旧七，新一十七。**生犀丸**宋真宗赐高相国，去痰清目，进饮食，生犀丸：用川芎十两，紧小者，粟米泔浸二日换，切片子，日干为末，分作两料。每料入麝、脑各一分，生犀半两，重汤煮，蜜和丸小弹子大。茶、酒嚼下一丸。痰，加朱砂半两。膈痰，加牛黄一分，水飞铁粉一分。头目昏，加细辛一分。口眼㖞斜，加炮天南星一分。御药院方。**气虚头痛**真川芎䓖为末。腊茶调服二钱，甚捷。曾有妇人产后头痛，一服即愈。集简方。**气厥头痛**妇人气盛头痛，及产后头痛。川芎䓖、天台乌药等分，为末。每服二钱，葱茶调下。御药院方加白术，水煎服。**风热头痛**川芎䓖一钱，茶叶二钱，水一钟，煎五分，食前热服。简便方。**头风化痰**川芎洗切，晒干为末，炼蜜丸如小弹子大。不拘时嚼一丸，茶清下。经验后方。**偏头风痛**京芎细剉，浸酒日饮之。斗门方。**风热上冲**头目运眩，或胸中不利。川芎、槐子各一两，为末。每服三钱，用茶清调下。胸中不利，以水煎服。张洁古保命集。**首风旋运**及偏正头疼，多汗恶风，胸膈痰饮。川芎䓖一斤，天麻四两，为末，炼蜜丸如弹子大。每嚼一丸，茶清下。刘河间宣明方。**失血眩运**方见当归下。**一切心痛**大芎一个，为末。烧酒服之。一个住一年，两个住二年。孙氏集效方。**经闭验胎**经水三个月不行，验胎法：川芎生为末，空心煎艾汤服一匙。腹内微动者是有胎，不动者非也。灵苑方。**损动胎气**因跌扑举重，损胎不安，或子死腹中者，芎䓖为末。酒服方寸匕，须臾一二服，立出。十全方。**崩中下血**昼夜不止。千金方用芎䓖一两，清酒一大盏，煎取五分，徐徐进之。圣惠：加生地黄汁二合，同煎。**酒癖胁胀**时复呕吐，腹有水声。川芎䓖、三棱炮各一两，为末。每服二钱，葱白汤下。圣济总录。**小儿脑热**好闭目，或太阳痛，或目赤肿。川芎䓖、薄荷、朴消各二钱，为末。以少许吹鼻中。全幼心鉴。**齿败口臭**水煎芎䓖含之。广济方。**牙齿疼痛**大川芎䓖一个，入旧糟内藏一月，取焙，入细辛同研末，揩牙。本事方。**诸疮肿痛**抚芎煅研，入轻粉，麻油调涂。普济方。**产后乳悬**妇人产后，两乳忽长，细小如肠，垂过小肚，痛不可忍，危亡须臾，名曰乳悬。将芎䓖、当归各一斤：以半斤剉散，于瓦石器内，用水浓煎，不拘多少频服；仍以一斤半剉块，于病人桌下烧烟，令将口鼻吸烟。用尽未愈，再作一料。仍以萆麻子一粒，贴其顶心。夏子益奇疾方。

<h1 style="text-align:center">蘼芜《本经》上品</h1>

【释名】 薇芜_{别录}蕲茞_{尔雅}江蓠_{别录}。〔颂曰〕蕲茞，古芹茞字也。〔时珍曰〕蘼芜，一作麋芜，其茎叶靡弱而繁芜，故以名之。当归名蕲，白芷名蓠。其叶似当归，其香似白芷，故有蕲茞、江蓠之名。王逸云，蓠草生江中，故曰江蓠，是也。余见下。

【集解】〔别录曰〕芎䓖叶名蘼芜。又曰：蘼芜，一名江蓠，芎䓖苗也。生雍州川泽及冤句，四月、五月采叶暴干。〔弘景曰〕今出历阳，处处人家多种之。叶似蛇床而香，骚人借以为譬，方药稀用。〔恭曰〕此有二种：一种似芹叶，一种似蛇床，香气相似，用亦不殊。〔时珍曰〕别录言，蘼芜一名江蓠，芎䓖苗也，而司马相如子虚赋，称芎䓖、菖蒲，江蓠、蘼芜；上林赋云：被以江蓠，揉以蘼芜。似非一物，何耶？盖嫩苗未结根时，则为蘼芜；既结根后，乃为芎䓖。大叶似芹者为江蓠，细叶似蛇床者为蘼芜。如此分别，自明白矣。淮南子云：乱人者，若芎䓖之与藁本，蛇床之与蘼芜。亦指细叶者言也。广志云：蘼芜香草，可藏衣中。管子云：五沃之土生蘼芜。郭璞赞云：蘼芜香草，乱之蛇床。不损其真，自烈以芳。又海中苔发，亦名江蓠，与此同名耳。

【气味】 辛，温，无毒。

【主治】 咳逆，定惊气，辟邪恶，除蛊毒鬼疰，去三虫。久服通神。_{本经}。**主身中老风，头中久风、风眩。**_{别录}。**作饮，止泄泻。**_{苏颂}。

花

【主治】 入面脂用。_{时珍}。

<h1 style="text-align:center">蛇床《本经》上品</h1>

【释名】 蛇粟_{本经}蛇米_{本经}虺床_{尔雅}马床_{广雅}墙蘼_{别录}。又名思益、绳毒、枣棘。〔时珍曰〕蛇虺喜卧于下食其子，故有蛇床、蛇粟诸名。其叶似蘼芜，故曰墙蘼。尔雅云：盱，虺床也。

【集解】〔别录曰〕蛇床生临淄川谷及田野，五月采实阴干。〔弘景曰〕田野墟落甚多，花叶正似蘼芜。〔保升曰〕叶似小叶芎䓖，花白，子如黍粒，黄白色，生下湿地，所在皆有。以扬州、襄州者为良。〔颂曰〕三月生苗，高三二尺，叶青碎，作丛似蒿枝。每枝上有花头百余，结同一窠，似马芹类。四五月乃开白花，又似伞状。子黄褐色，如黍米，至轻虚。〔时珍曰〕其花如碎米攒簇，其子两片合成，似莳萝子而细。亦有细棱，凡花实似蛇床者，当归、芎䓖、水芹、藁本、胡萝卜是也。

子

【修治】〔敩曰〕凡使，须用浓蓝汁并百部草根自然汁，同浸一伏时，漉出日干。却用生地黄汁相拌蒸之，从巳至亥，取出日干用。〔大明曰〕凡服食，即捼去皮壳，取仁微炒杀毒，即不辣也。作汤洗浴，则生用之。

【气味】 **苦，平，无毒。**〔别录曰〕辛、甘，无毒。〔权曰〕有小毒。〔之才曰〕恶牡丹、贝母、巴豆。伏硫黄。

【主治】 **男子阴痿湿痒，妇人阴中肿痛，除痹气，利关节，癫痫恶疮。久服轻身，好颜色。**本经。**温中下气，令妇人子脏热，男子阴强。久服令人有子。**别录。**治男子女人虚湿痹，毒风痼痛，去男子腰痛，浴男子阴，去风冷，大益阳事。**甄权。**暖丈夫阳气、女人阴气，治腰胯酸疼，四肢顽痹，缩小便，去阴汗湿癣齿痛，赤白带下，小儿惊痫，扑损瘀血，煎汤浴大风身痒。**大明。

【发明】〔敩曰〕此药令人阳气盛数，号曰鬼考也。〔时珍曰〕蛇床乃右肾命门、少阳三焦气分之药，神农列之上品，不独辅助男子，而又有益妇人。世人舍此而求补药于远域，岂非贱目贵耳乎？

【附方】 旧三，新十一。**阳事不起**蛇床子、五味子、菟丝子等分，为末，蜜丸梧子大。每服三十丸，温酒下，日三服。千金方。**赤白带下**月水不来。用蛇床子、枯白矾等分，为末。醋面糊丸弹子大，胭脂为衣，绵裹纳入阴户。如热极，再换，日一次。儒门事亲方。**子宫寒冷**温中坐药，蛇床子散：取蛇床子仁为末，入粉少许。和匀如枣大，绵裹纳之，自然温也。金匮玉函方。**妇人阴痒**蛇床子一两，白矾二钱，煎汤频洗。集简方。**产后阴脱**绢盛蛇床子，蒸热熨之。又法：蛇床子五两，乌梅十四个，煎水，日洗五六次。千金方。**妇人阴痛**方同上。**男子阴肿胀痛。**蛇床子末，鸡子黄调傅之。永类方。**大肠脱肛**蛇床子、甘草各一两，为末。每服一钱，白汤下，日三服。并以蛇床末傅之。经验方。**痔疮肿痛**不可忍。蛇床子煎汤熏洗。简便方。**小儿癣疮**蛇床子杵末，和猪脂涂之。千金方。**小儿甜疮**头面耳边连引，流水极痒，久久不愈者。蛇床子一两，轻粉三钱，为细末，油调搽之。普济方。**耳内湿疮**蛇床子、黄连各一钱，轻粉一字，为末吹之。全幼心鉴。**风虫牙痛**千金用蛇床子、烛烬，同研，涂之。集简方用蛇床子煎汤，乘热漱数次，立止。**冬月喉痹**肿痛，不可下药者。蛇床子烧烟于瓶中，口含瓶嘴吸烟，其痰自出。圣惠方。

藁本《本经》中品

【释名】 藁茇纲目鬼卿本经鬼新本经微茎别录。〔恭曰〕根上苗下似禾藁，故名藁本。本，根也。〔时珍曰〕古人香料用之，呼为藁本香。山海经名藁茇。

【集解】〔别录曰〕藁本生崇山山谷，正月、二月采根暴干，三十日成。〔弘景曰〕俗中皆用芎劳根须，其形气乃相类。而桐君药录说芎劳苗似藁本，论说花实皆不同，所生处又异。今东山别有藁本，形气甚相似，惟长大耳。〔恭曰〕藁本茎叶根味与芎劳小别。今出宕州者佳。〔颂曰〕今西川、河东州郡及兖州、杭州皆有之。叶似白芷香，又似芎劳，但芎劳似水芹而大，藁本叶细尔。五月有白花，七八月结子。根紫色。〔时珍曰〕江南深山中皆有之。根似芎劳而轻虚，味麻，不堪作饮也。

根
【气味】 辛，温，无毒。〔别录曰〕微寒。〔权曰〕微温。〔元素曰〕气温，味苦、大辛，无毒。气厚味薄，升也，阳也。足太阳本经药。〔之才曰〕恶蕳茹，畏青葙子。

【主治】 妇人疝瘕，阴中寒肿痛，腹中急，除风头痛，长肌肤，悦颜色。本经。辟雾露润泽，疗风邪軃曳金疮。可作沐药面脂。别录。治一百六十种恶风鬼疰，流入腰痛冷，能化小便，通血，去头风䰷疱。甄权。治皮肤疵皯，酒齇粉刺，痏疾。大明。治太阳头痛巅顶痛，大寒犯脑，痛连齿颊。元素。头面身体皮肤风湿。李杲。督脉为病，脊强而厥。好古。治痈疽，排脓内塞。时珍。

【发明】〔元素曰〕藁本乃太阳经风药，其气雄壮，寒气郁于本经，头痛必用之药。颠顶痛非此不能除。与木香同用，治雾露之清邪中于上焦。与白芷同作面脂。既治风，又治湿，亦各从其类也。〔时珍曰〕邵氏闻见录云：夏英公病泄，太医以虚治不效。霍翁曰：风客于胃也。饮以藁本汤而止。盖藁本能去风湿故耳。

【附方】 新三。大实心痛已用利药，用此彻其毒。藁本半两，苍术一两，作二服。水二钟，煎一钟，温服。活法机要。干洗头屑藁本、白芷等分，为末。夜擦旦梳，垢自去也。便民图纂。小儿疥癣藁本煎汤浴之，并以浣衣。保幼大全。

实
【主治】 风邪流入四肢。别录。

【附录】 **徐黄** 〔别录有名未用曰〕味辛,平,无毒。主心腹积瘕。茎,主恶疮。生泽中,大茎细叶,香如藁本。

蜘蛛香《纲目》

【集解】〔时珍曰〕蜘蛛香,出蜀西茂州松潘山中,草根也。黑色有粗须,状如蜘蛛及藁本、芎䓖,气味芳香,彼人亦重之。或云猫喜食之。

根

【气味】 辛,温,无毒。

【主治】 辟瘟疫,中恶邪精,鬼气尸疰。时珍。

白芷《本经》中品

【释名】 **白茝**音止,又昌海切。**芳香**本经**泽芬**别录**苻蓠**别录**䖀**许骄切。莞音官**叶名蒚麻**音力。**药**音约。〔时珍曰〕徐锴云,初生根干为芷,则白芷之义取乎此也。王安石字说云:茝香可以养鼻,又可养体,故茝字从臣。茝音怡,养也。许慎说文云:晋谓之䕮,齐谓之茝,楚谓之蓠,又谓之药。生于下泽,芬芳与兰同德,故骚人以兰茝为咏,而本草有芳香、泽芬之名,古人谓之香白芷云。

【集解】〔别录曰〕白芷生河东川谷下泽,二月、八月采根暴干。〔弘景曰〕今处处有之,东间甚多。叶可合香。〔颂曰〕所在有之,吴地尤多。根长尺余,粗细不等,白色。枝干去地五寸以上。春生叶,相对婆娑,紫色,阔三指许。花白微黄。入伏后结子,立秋后苗枯。二月、八月采根暴干。以黄泽者为佳。〔敩曰〕凡采勿用四条一处生者,名丧公藤。又勿用马兰根。

根

【修治】〔敩曰〕采得刮去土皮。细剉,以黄精片等分,同蒸一伏时,晒干去黄精用。〔时珍曰〕今人采根洗刮寸截,以石灰拌匀,晒收,为其易蛀,并欲色白也。入药微焙。

【气味】 辛,温,无毒。〔元素曰〕气温,味苦、大辛,气味俱轻,阳也。手阳明引经本药,同升麻则通行手、足阳明经,亦入手太阴经。〔之才曰〕当归为之使,恶旋覆花,制雄黄、硫黄。

【主治】 女人漏下赤白,血闭阴肿,寒热,头风侵目泪出,长肌肤,润泽颜色,可作面脂。本经。疗风邪,久渴吐呕,两胁满,头眩目痒。可作膏药。别录。

治目赤弩肉,去面皯疵瘢,补胎漏滑落,破宿血,补新血,乳痈发背瘰疬,肠风痔瘘,疮痍疥癣,止痛排脓。大明。能蚀脓,止心腹血刺痛,女人沥血腰痛,血崩。甄权。解利手阳明头痛,中风寒热,及肺经风热,头面皮肤风痹燥痒。元素。治鼻渊鼻衄,齿痛,眉棱骨痛,大肠风秘,小便去血,妇人血风眩运,翻胃吐食,解砒毒蛇伤,刀箭金疮。时珍。

【发明】〔杲曰〕白芷疗风通用,其气芳香,能通九窍,表汗不可缺也。〔刘完素曰〕治正阳明头痛,热厥头痛,加而用之。〔好古曰〕同辛夷、细辛用治鼻病,入内托散用长肌肉,则入阳明可知矣。〔时珍曰〕白芷色白味辛,行手阳明庚金;性温气厚,行足阳明戊土;芳香上达,入手太阳肺经。肺者,庚之弟,戊之子也。故所主之病不离三经。如头目眉齿诸病,三经之风热也;如漏带痈疽诸病,三经之湿热也。风热者辛以散之,湿热者温以除之。为阳明主药,故又能治血病胎病,而排脓生肌止痛。按王璆百一选方云:王定国病风头痛,至都梁求明医杨介治之。连进三丸,即时病失。恳求其方,则用香白芷一味,洗晒为末,炼蜜丸弹子大。每嚼一丸,以茶清或荆芥汤化下。遂命名都梁丸。其药治头风眩运,女人胎前产后,伤风头痛,血风头痛,皆效。戴原礼要诀亦云:头痛挟热,项生磊块者,服之甚宜。又臞仙神隐书,言种白芷能辟蛇,则夷坚志所载治蝮蛇伤之方,亦制以所畏也,而本草不曾言及。〔宗奭曰〕药性论言白芷能蚀脓,今人用治带下,肠有败脓,淋露不已,腥秽殊甚,遂致脐腹冷痛,皆由败脓血所致,须此排脓。白芷一两,单叶红蜀葵根二两,白芍药、白枯矾各半两,为末。以蜡化丸梧子大。每空心及饭前,米饮下十丸或十五丸。俟脓尽,乃以他药补之。

【附方】旧一。新三十三。**一切伤寒神白散,**又名圣僧散:治时行一切伤寒,不问阴阳轻重、老少男女孕妇,皆可服之。用白芷一两,生甘草半两,姜三片,葱白三寸,枣一枚,豉五十粒,水二碗,煎服取汗。不汗再服。病至十余日未得汗者,皆可服之。此药可卜人之好恶也。如煎得黑色,或误打翻,即难愈;如煎得黄色,无不愈者。煎时要至诚,忌妇人鸡犬见。卫生家宝方。**一切风邪方同**上。**风寒流涕**香白芷一两,荆芥穗一钱,为末。蜡茶点服二钱。百一选方。**小儿流涕**是风寒也。白芷末、葱白,捣丸小豆大,每茶下二十丸。仍以白芷末,姜汁调,涂太阳穴,乃食热葱粥取汗。圣惠方。**小儿身热**白芷煮汤浴之。取汗避风。子母秘录。**头面诸风**香白芷切,以萝卜汁浸透,日干为末,每服二钱,白汤下。或以㗜鼻。直指方。**偏正头风**百药不治,一服便可,天下第一方也。香白芷炒二两五钱,川芎炒、甘草炒、川乌头半生半熟各一两,为末。每服一钱,细茶、薄荷汤调下。谈野翁试验方。**头风眩运**都梁丸,见发明下。**眉棱骨痛**属风热与痰。白芷、片芩酒炒等分，为末。每服二钱，茶清调下。丹溪纂要。**风热牙痛**香白芷一钱，朱砂五分，为末。蜜丸芡子大，频用擦牙。此乃濠州一村妇以医人者，庐州郭医云，绝胜他药也。或以白芷、吴茱萸等分，浸水漱涎。医林集要。**一切眼疾**白芷、雄黄为末，炼蜜丸龙眼大，朱砂为衣。每服一丸，食后茶下，日二服。名还睛丸。普济方。**口齿气臭**百一选方用香白芷七钱，为末。食后井水服一钱。济生方用白芷、川芎等分，为末，蜜丸芡子大，日噙之。**盗汗不止**太平白芷一两，辰砂半两，为末。每服二钱，温酒下。屡验。朱氏集验方。**血风反胃**香白芷一两，切片，瓦炒黄为末。用猪血七片，沸汤泡七次，蘸末食之。日一次。妇人良方。**脚气肿痛**白芷、芥子等分，为末，姜汁和，涂之效。医方摘要。**妇人白带**白芷四两，以石灰半斤，淹三宿，去灰切片，炒研末。酒服二钱，日二服。医学集成。**妇人难产**白芷五钱，水煎服之。唐瑶经验。**胎前产后**乌金散：治胎前产后虚损，月经不调，崩漏及横生逆产。用白芷、百草霜等分，为末。以沸汤入童子小便同醋调服二钱。丹溪加滑石，以芎归汤调之。普济方。**大便风秘**香白芷炒，为末。每服二钱，米饮入蜜少许，连进二服。十便良方。**小便气淋**结涩不通，白芷醋浸焙干，二两，为末。煎木通、甘草酒调下一钱，连进二服。普济方。**鼻衄不止**就以所出血调白芷末，涂山根，立止。简便方。**小便出血**白芷、当归等分，为末。米饮每服二钱。经验方。**肠风下血**香白芷为末。每服二钱，米饮下，神效。余居士选奇方。**痔漏出血**方同上，并煎汤熏洗。直指方。**痔疮肿痛**先以皂角烟熏之。后以鹅胆汁调白芷末涂之，即消。医方摘要。**肿毒热痛**醋调白芷末傅之。卫生易简方。**乳痈初起**白芷、贝母各二钱，为末。温酒服之。秘传外科方。**疔疮初起**白芷一钱，生姜一两，擂酒一盏，温服取汗，即散。此陈指挥方也。袖珍方。**痈疽赤肿**白芷、大黄等分，为末，米饮服二钱。经验方。**小儿丹瘤**游走入腹必死。初发，急以截风散截之。白芷、寒水石为末。生葱汁调涂。全幼心鉴。**刀箭伤疮**香白芷嚼烂涂之。集简方。**解砒石毒**白芷末，井水服二钱。事林广记。**诸骨哽咽**白芷、半夏等分，为末。水服一钱，即呕出。普济方。**毒蛇伤螫**临川有人被蝮伤，即昏死，一臂如股，少顷遍身皮胀，黄黑色。一道人以新汲水调香白芷末一斤，灌之。觉脐中撺撺然，黄水自口出，腥秽逆人，良久消缩如故云。以麦门冬汤调尤妙，仍以末搽之。又经山寺僧为蛇伤，一脚溃烂，百药不愈。一游僧以新水数洗净腐败，见白筋，挹干，以白芷末，入胆矾、麝香少许掺之，恶水涌出。日日如此，一月平复。洪迈夷坚志。

叶

【主治】作浴汤，去尸虫。别录。浴丹毒瘾疹风瘙。时珍。

【附方】 新一。**小儿身热**白芷苗、苦参等分，煎浆水，入盐少许洗之。卫生总微论。

芍药芍音杓，又音勺《本经》中品

【释名】 **将离**纲目**犁食**别录**白术**别录**余容**别录**铤**别录**白者名金芍药**图经**赤者名木芍药**〔时珍曰〕芍药，犹婥约也。婥约，美好貌。此草花容婥约，故以为名。罗愿尔雅翼言，制食之毒，莫良于勺，故得药名。亦通。郑风诗云：伊其相谑，赠之以芍药。韩诗外传云：芍药，离草也。董子云：勺药一名将离，故将别赠之。俗呼其花之千叶者为小牡丹，赤者为木芍药，与牡丹同名也。

【集解】 〔别录曰〕芍药生中岳川谷及丘陵，二月、八月采根暴干。〔弘景曰〕今出白山、蒋山、茅山最好，白而长尺许。余处亦有而多赤，赤者小利。〔志曰〕此有赤白两种，其花亦有赤白二色。〔颂曰〕今处处有之，淮南者胜。春生红芽作丛，茎上三枝五叶，似牡丹而狭长，高一二尺。夏初开花，有红白紫数种，结子似牡丹子而小。秋时采根。崔豹古今注云：芍药有二种：有草芍药，木芍药。木者花大而色深，俗呼为牡丹，非矣。安期生服炼法：芍药有金芍药，色白多脂；木芍药，色紫瘦多脉。〔承曰〕本经芍药生丘陵。今世多用人家种植者，乃欲其花叶肥大，必加粪壤。每岁八九月取根分削，因利以为药。今淮南真阳尤多，根虽肥大而香味不佳，入药少效。〔时珍曰〕昔人言洛阳牡丹、扬州芍药甲天下。今药中所用，亦多取扬州者。十月生芽，至春乃长，三月开花。其品凡三十余种，有千叶、单叶、楼子之异。入药宜单叶之根，气味全厚。根之赤白，随花之色也。

根

【修治】 〔敩曰〕凡采得，竹刀刮去皮并头土，剉细。以蜜水拌蒸。从巳至未，晒干用。〔时珍曰〕今人多生用。惟避中寒者以酒炒，入女人血药以醋炒耳。

【气味】 **苦，平，无毒**。〔别录曰〕酸，微寒，有小毒。〔普曰〕神农：苦。桐君：甘，无毒。岐伯：咸。雷公：酸。李当之：小寒。〔元素曰〕性寒，味酸，气厚味薄，升而微降，阳中阴也。〔杲曰〕白芍药酸，平，有小毒，可升可降，阴也。〔好古曰〕味酸而苦，气薄味厚，阴也，降也，为手足太阴行经药，入肝脾血分。〔之才曰〕须丸为之使，恶石斛、芒消，畏消石、鳖甲、小蓟，反藜芦。〔禹锡曰〕别本须丸作雷丸。〔时珍〕同白术补脾，同芎藭泻肝，同人参补气，同当归补血，以酒炒补阴，同甘草止腹痛，同黄连止泻痢，同防风发痘疹，同姜、枣温经散湿。

【主治】 **邪气腹痛，除血痹，破坚积，寒热疝瘕，止痛，利小便，益气**。本经。通顺血脉，缓中，散恶血，逐贼血，去水气，利膀胱大小肠，消痈肿，时行寒热，中恶腹痛腰痛。别录。治脏腑拥气，强五脏，补肾气，治时疾骨热，妇人血闭不通，能蚀脓。甄权。女人一切病，胎前产后诸疾，治风补劳，退热除烦益气，惊狂头痛，目赤明目，肠风泻血痔瘘，发背疮疥。大明。泻肝，安脾肺，收胃气，止泻利，固腠理，和血脉，收阴气，敛逆气。元素。理中气，治脾虚中满，心下痞，胁下痛，善噫，肺急胀逆喘咳，太阳鼽衄目涩，肝血不足，阳维病苦寒热，带脉病苦腹痛满，腰溶溶如坐水中。好古。止下痢腹痛后重。时珍。

【发明】〔恭曰〕赤者利小便下气，白者止痛散血。〔大明曰〕赤者补气，白者补血。〔弘景曰〕赤者小利，俗方以止痛不减当归。白者，道家亦服食之，及煮石用。〔成无己曰〕白补而赤泻，白收而赤散。酸以收之，甘以缓之，故酸甘相合，用补阴血。逆气而除肺燥。又云：芍药之酸，敛津液而益营血，收阴气而泄邪热。〔元素曰〕白补赤散，泻肝补脾胃。酒浸行经，止中部腹痛。与姜同用，温经散湿通塞，利腹中痛，胃气不通。白芍入脾经补中焦，乃下利必用之药。盖泻利皆太阴病，故不可缺此。得炙甘草为佐，治腹中痛，夏月少加黄芩，恶寒加桂，此仲景神方也。其用凡六：安脾经，一也；治腹痛，二也；收胃气，三也；止泻痢，四也；和血脉，五也；固腠理，六也。〔宗奭曰〕芍药须用单叶红花者为佳，然气虚寒人禁之。古人云：减芍药以避中寒。诚不可忽。〔震亨曰〕芍药泻脾火，性味酸寒，冬月必以酒炒。凡腹痛多是血脉凝涩，亦必酒炒用。然止能治血虚腹痛，余并不治。为其酸寒收敛，无温散之功也。下痢腹痛必炒用，后重者不炒。产后不可用者，以其酸寒伐生发之气也。必不得已，亦酒炒用之。〔时珍曰〕白芍药益脾，能于土中泻木。赤芍药散邪，能行血中之滞。日华子言赤补气，白治血，欠审矣。产后肝血已虚，不可更泻，故禁之。酸寒之药多矣，何独避芍药耶？以此颂曰张仲景治伤寒多用芍药，以其主寒热、利小便故也。杲曰：或言古人以酸涩为收，本经何以言利小便。曰：芍药能益阴滋湿而停津液，故小便自行，非因通利也。曰：又言缓中何也。曰：损其肝者缓其中，即调血也，故四物汤用芍药。大抵酸涩者为收敛停湿之剂，故主手足太阴经收敛之体，又能治血海而入于九地之下，后至厥阴经。白者色在西方，故补；赤者色在南方，故泻。

【附方】旧六，新一十。服食法〔颂曰〕安期生服炼芍药法云：芍药有二种：救病用金芍药，色白多脂肉；其木芍药，色紫瘦多脉。若取审看，勿令差错。凡采得，净洗去皮，以东流水煮百沸，阴干，停三日，又于木甑内蒸之，上覆以净黄土，一日夜熟，出阴干，捣末。以麦饮或酒服三钱匕，日三。服满三百日，可以登岭，绝谷不饥。图经本草。腹中虚痛白芍药三钱，炙甘草一钱，夏月加黄芩五分，恶寒加肉桂一钱,冬月大寒再加桂一钱。水二盏,煎一半,温服。洁古用药法象。**风毒骨痛**在髓中。芍药二分,虎骨一两,炙为末,夹绢袋盛,酒三升,渍五日。每服三合,日三服。经验方。**脚气肿痛**白芍药六两,甘草一两,为末。白汤点服。事林广记。**消渴引饮**白芍药、甘草等分,为末。每用一钱,水煎服,日三服。鄂渚辛祐之患此九年,服药止而复作。苏朴授此方,服之七日顿愈。古人处方,殆不可晓,不可以平易而忽之也。陈日华经验方。**小便五淋**赤芍药一两,槟榔一个,面裹煨,为末。每服一钱,水一盏,煎七分,空心服。博济方。**衄血不止**赤芍药为末,水服二钱匕。事林广记。**衄血咯血**白芍药一两,犀角末二钱半,为末。新水服一钱匕,血止为限。古今录验。**崩中下血**小腹痛甚者。芍药一两,炒黄色,柏叶六两,微炒。每服二两,水一升,煎六合,入酒五合,再煎七合,空心分为两服。亦可为末,酒服二钱。圣惠方。**经水不止**白芍药、香附子、熟艾叶各一钱半,水煎服之。熊氏补遗。**血崩带下**赤芍药、香附子等分,为末。每服二钱,盐一捻,水一盏,煎七分,温服。日二服,十服见效。名如神散。良方。**赤白带下**年深月久不瘥者。取白芍药三两,并干姜半两,剉熬令黄,捣末,空心水饮服二钱匕,日再服。广济方:只用芍药炒黑,研末,酒服之。贞元广利方。**金疮出血**白芍药一两,熬黄为末,酒或米饮服二钱,渐加之,仍以末傅疮上即止,良验。广利方。**痘疮胀痛**白芍药为末,酒服半钱匕。痘疹方。**木舌肿满**塞口杀人。红芍药、甘草煎水热漱。圣济总录。**鱼骨哽咽**白芍药嚼细咽汁。事林广记。

牡丹 《本经》中品

【释名】 鼠姑本经鹿韭本经百两金唐本木芍药纲目花王。〔时珍曰〕牡丹以色丹者为上,虽结子而根上生苗,故谓之牡丹。唐人谓之木芍药,以其花似芍药,而宿干似木也。群花品中,以牡丹第一,芍药第二,故世谓牡丹为花王,芍药为花相。欧阳修花谱所载,凡三十余种。其名或以地,或以人,或以色,或以异,详见本书。

【集解】〔别录曰〕牡丹生巴郡山谷及汉中,二月、八月采根阴干。〔弘景曰〕今东间亦有,色赤者为好。〔恭曰〕生汉中、剑南。苗似羊桃,夏生白花,秋实圆绿,冬实赤色,凌冬不凋。根似芍药,肉白皮丹。土人谓之百两金,长安谓之吴牡丹者,是真也。今俗用者异于此,别有臊气也。〔颂曰〕今出合州者佳,和州、宣州者并良。白者补,赤者利。〔大明曰〕此便是牡丹花根也。巴、蜀、渝、合州者上,海盐者次之。〔颂曰〕今丹、延、青、越、滁、和州山中皆有,但花有黄紫红白数色。此当是山牡丹，其茎梗枯燥，黑白色。二月于梗上生苗叶，三月开花。其花叶与人家所种者相似，但花瓣止五六叶尔。五月结子黑色，如鸡头子大。根黄白色，可长五七寸，大如笔管。近世人多贵重，欲其花之诡异，皆秋冬移接，培以壤土，至春盛开，其状百变，故其根性殊失本真，药中不可用此，绝无力也。〔宗奭曰〕牡丹花亦有绯者，深碧色者。惟山中单叶花红者，根皮入药为佳，市人或以枝梗皮充之，尤谬。〔时珍曰〕牡丹惟取红白单瓣者入药。其千叶异品，皆人巧所致，气味不纯，不可用。花谱载丹州、延州以西及褒斜道中最多，与荆棘无异，土人取以为薪，其根入药尤妙。凡栽花者，根下着白敛末辟虫，穴中点硫黄杀蠹，以乌贼骨针其树必枯，此物性，亦不可不知也。

根皮

【修治】〔敩曰〕凡采得根日干，以铜刀劈破去骨，剉如大豆许，用酒拌蒸，从巳至未，日干用。

【气味】 辛，寒，无毒。〔别录曰〕苦，微寒。〔普曰〕神农、岐伯：辛。雷公、桐君：苦，无毒。〔好古曰〕气寒，味苦、辛，阴中微阳，入手厥阴、足少阴经。〔之才曰〕畏贝母、大黄、菟丝子。〔大明曰〕忌蒜、胡荽、伏砒。

【主治】 寒热，中风瘛疭，惊痫邪气，除癥坚瘀血留舍肠胃，安五脏，疗痈疮。本经。除时气头痛，客热五劳，劳气头腰痛，风噤癫疾。别录。久服轻身益寿。吴普。治冷气，散诸痛，女子经脉不通，血沥腰痛。甄权。通关腠血脉，排脓，消扑损瘀血，续筋骨，除风痹，落胎下胞，产后一切冷热血气。大明。治神志不足，无汗之骨蒸，衄血吐血。元素。和血生血凉血，治血中伏火，除烦热。时珍。

【发明】〔元素曰〕牡丹乃天地之精，为群花之首。叶为阳，发生也。花为阴，成实也。丹者赤色，火也。故能泻阴胞中之火。四物汤加之，治妇人骨蒸。又曰：牡丹皮入手厥阴、足少阴，故治无汗之骨蒸；地骨皮入足少阴、手少阳，故治有汗之骨蒸。神不足者手少阴，志不足者足少阴，故仲景肾气丸用之，治神志不足也。又能治肠胃积血，及吐血、衄血必用之药，故犀角地黄汤用之。〔杲曰〕心虚，肠胃积热，心火炽甚，心气不足者，以牡丹皮为君。〔时珍曰〕牡丹皮治手、足少阴、厥阴四经血分伏火。盖伏火即阴火也，阴火即相火也。古方惟以此治相火，故仲景肾气丸用之。后人乃专以黄檗治相火，不知牡丹之功更胜也。此乃千载秘奥，人所不知，今为拈出。赤花者利，白花者补，人亦罕悟，宜分别之。

【附方】 旧三，新三。癫疝偏坠气胀不能动者，牡丹皮、防风等分，为末，酒服二钱，甚效。千金方。妇人恶血攻聚上面多怒。牡丹皮半两，干漆烧烟尽半两，水二钟，煎一钟服。诸证辨疑。伤损瘀血牡丹皮二两，虻虫二十一枚，熬过同捣末。每旦温酒服方寸匕。血当化为水下。贞元广利方。金疮内漏牡丹皮为末，水服三指撮，立尿出血也。千金方。**下部生疮**已决洞者，牡丹末，汤服方寸匕，日三服。肘后方。**解中蛊毒**牡丹根捣末，服一钱匕，日三服。外台秘要。

【附录】 **鼠姑** 〔别录曰〕味苦，平，无毒。主咳逆上气，寒热鼠瘘，恶疮邪气。一名𧉾，生丹水。〔弘景曰〕今人不识，而牡丹一名鼠姑，鼠妇亦名鼠姑，未知孰是？

木香《本经》上品

【释名】 **蜜香**别录**青木香**弘景**五木香**图经**南木香**纲目。〔时珍曰〕木香，草类也。本名蜜香，因其香气如蜜也。缘沉香中有蜜香，遂讹此为木香尔。昔人谓之青木香。后人因呼马兜铃根为青木香，乃呼此为南木香、广木香以别之。今人又呼一种蔷薇为木香，愈乱真矣。三洞珠囊云：五香者，即青木香也。一株五根，一茎五枝，一枝五叶，叶间五节，故名五香，烧之能上彻九天也。古方治痈疽有五香连翘汤，内用青木香。古乐府云，氍毹㲪毲五木香，皆指此也。〔颂曰〕修养书云：正月一日取五木煮汤以浴，令人至老须发黑。徐锴注云：道家谓青木香为五香，亦云五木，多以为浴是矣。金光明经谓之矩琵佗香。

【集解】〔别录曰〕木香生永昌山谷。〔弘景曰〕此即青木香也。永昌不复贡，今多从外国舶上来，乃云出大秦国。今皆以合香，不入药用。〔恭曰〕此有二种，当以昆仑来者为佳，西胡来者不善。叶似羊蹄而长大，花如菊花，结实黄黑，所在亦有之。功用极多。陶云不入药用，非也。〔权曰〕南州异物志云：青木香出天竺，是草根，状如甘草也。〔颂曰〕今惟广州舶上来，他无所出。根窠大类茄子，叶似羊蹄而长大。亦有如山药而根大开紫花者。不拘时月，采根芽为药。以其形如枯骨，味苦粘牙者为良。江淮间亦有此种，名土青木香，不堪药用。蜀本草言孟昶苑中亦尝种之，云苗高三四尺，叶长八九寸，皱软而有毛，开黄花，恐亦是土木香种也。〔敩曰〕其香是芦蔓根条，左盘旋。采得二十九日，方硬如朽骨。其有芦头丁盖子色青者，是木香神也。〔宗奭曰〕常自岷州出塞，得青木香，持归西洛。叶如牛蒡，但狭长，茎高二三尺，花黄一如金钱，其根即香也。生嚼即辛香，尤行气。〔承曰〕木香今多从外国来，陶说为是。苏颂图经所载广州者，乃是木类。又载滁州、海州者，乃是马兜铃根。治疗冷热，殊不相似，皆误图耳。〔时珍曰〕木香，南方诸地皆有。一统志云：叶类丝瓜，冬月取根，晒干。

根

【修治】〔时珍曰〕凡入理气药，只生用，不见火。若实大肠，宜面煨熟用。

【气味】 辛，温，无毒。〔元素曰〕气热，味辛、苦，气味俱厚，沉而降，阴也。〔杲曰〕苦、甘、辛，微温，降也，阴也。〔好古曰〕辛、苦，热，味厚于气，阴中阳也。

【主治】 邪气，辟毒疫温鬼，强志，主淋露。久服不梦寤魇寐。**本经**。消毒，杀鬼精物，温疟蛊毒，气劣气不足，肌中偏寒，引药之精。**别录**。治心腹一切气，膀胱冷痛，呕逆反胃，霍乱泄泻痢疾，健脾消食，安胎。**大明**。九种心痛，积年冷气，痃癖癥块胀痛，壅气上冲，烦闷羸劣，女人血气刺心，痛不可忍，末酒服之。**甄权**。散滞气，调诸气，和胃气，泄肺气。**元素**。行肝经气。煨熟，实大肠。**震亨**。治冲脉为病，逆气里急，主腪渗小便秘。**好古**。

【发明】 〔弘景曰〕青木香，大秦国人以疗毒肿、消恶气有验。今惟制蛀虫丸用之。常以煮汁沐浴大佳。〔宗奭曰〕木香专泄决胸腹间滞塞冷气，他则次之。得橘皮、肉豆蔻、生姜相佐使绝佳，效尤速。〔元素曰〕木香除肺中滞气。若治中下二焦气结滞，及不转运，须用槟榔为使。〔震亨曰〕调气用木香，其味辛，气能上升，如气郁不达者宜之。若阴火冲上者，则反助火邪，当用黄檗、知母，而少以木香佐之。〔好古曰〕本草云：主气劣，气不足，补也；通壅气，导一切气，破也。安胎，健脾胃，补也；除痃癖癥块，破也。其不同如此。洁古张氏但言调气，不言补也。〔机曰〕与补药为佐则补，与泄药为君则泄也。〔时珍曰〕木香乃三焦气分之药，能升降诸气，诸气膹郁，皆属于肺，故上焦气滞用之者，乃金郁则泄之也。中气不运，皆属于脾，故中焦气滞宜之者，脾胃喜芳香也。大肠气滞则后重，膀胱气不化则癃淋，肝气郁则为痛，故下焦气滞者宜之，乃塞者通之也。〔权曰〕隋书言樊子盖为武威太守，车驾入吐谷浑，子盖以彼多瘴气，献青木香以御雾露之邪。〔颂曰〕续传信方著张仲景青木香丸，主阳衰诸不足。用昆仑青木香、六路诃子皮各二十两，捣筛，糖和丸梧子大。每空腹酒下三十丸，日再，其效尤速。郑驸马去沙糖用白蜜，加羚羊角十二两。用药不类古方，而云仲景，不知何从而得也？

【附方】 旧二，新一十九。**中气不省**闭目不语，如中风状。南木香为末，冬瓜子煎汤灌下三钱。痰盛者，加竹沥、姜汁。济生方。**气胀懒食**即青木香丸，见发明下。热者牛乳下，冷者酒下，圣惠方。**心气刺痛**青木香一两，皂角炙一两，为末，糊丸梧桐子大，每汤服五十丸，甚效。摄生方。**一切走注气痛**不和。广木香，温水磨浓汁，入热酒调服。简便方。**内钓腹痛**木香、乳香、没药各五分，水煎服之。阮氏小儿方。**小肠疝气**青木香四两，酒三斤，煮过，每日饮三次。孙天仁集效方。**气滞腰痛**青木香、乳香各二钱，酒浸，饭上蒸，均以酒调服。圣惠方。**耳卒聋闭**昆仑真青木香一两切，以苦酒浸一夜，入胡麻油一合，微火煎，三上三下，以绵滤去滓，日滴三四次，以愈为度。外台秘要。**耳内作痛**木香末，以葱黄染鹅脂，蘸末深纳入耳中。圣济录。**霍乱转筋腹痛**。木香末一钱，木瓜汁一盏，入热酒调服。圣济总录。**一切下痢**不拘丈夫妇人小儿。木香一块，方圆一寸，黄连半两，二味用水半升同煎干，去黄连，薄切木香，焙干为末。分作三服：第一服橘皮汤下，二服陈米饮下，三服甘草汤下。此乃李景纯所传。有一妇人久痢将死，梦中观音授此方，服之而愈也。孙兆秘宝方。**香连丸方**方见黄连下。**肠风下血**木香、黄连等分，为末，入肥猪大肠内，两头扎定，煮极烂，去药食肠。或连药捣为丸服。刘松石保寿堂方。**小便浑浊**如精状。木香、没药、当归等分，为末，以刺棘心自然汁和丸梧子大，每食前盐汤下三十丸。普济方。**小儿阴肿**小儿阳明经风热湿气相搏，阴茎无故肿，或痛缩，宜宽此一经自愈。广木香、枳壳麸炒二钱半，炙甘草二钱，水煎服。曾氏小儿方。**小儿天行**壮热头痛。木香六分，白檀香三分，为末。清水和服。仍温水调涂囟顶上取瘥。圣惠方。**天行发斑**赤黑色。青木香一两，水二升，煮一升服。外台秘要。**一切痈疽**疮疖、痔瘘恶疮、下疰臁疮溃后，外伤风寒，恶汁臭败不敛，并主之。木香、黄连、槟榔等分，为末，油调频涂之，取效。和剂局方。**恶蛇虺伤**青木香不拘多少，煎水服，效不可述。袖珍方。**腋臭阴湿**凡腋下、阴下湿臭，或作疮。青木香以好醋浸，夹于腋下、阴下。为末傅之。外台秘要。**牙齿疼痛**青木香末，入麝香少许，揩牙，盐汤漱之。圣济录。

甘松香宋《开宝》

【释名】 **苦弥哆**音扯。〔时珍曰〕产于川西松州，其味甘，故名。金光明经谓之苦弥哆。

【集解】〔志曰〕广志云：甘松出姑臧、凉州诸山，细叶，引蔓丛生，可合诸香及裹衣。〔颂曰〕今黔、蜀州郡及辽州亦有之。丛生山野，叶细如茅草，根极繁密，八月采之，作汤浴令人身香。

根

【气味】 甘，温，无毒。〔好古曰〕平。

【主治】 恶气，卒心腹痛满，下气。开宝。黑皮䵟䵑，风疳齿䘌，野鸡痔。得白芷、附子良。藏器。理元气，去气郁。好古。脚气膝浮，煎汤淋洗。时珍。

【发明】〔时珍曰〕甘松芳香能开脾郁，少加入脾胃药中，甚醒脾气。杜宝拾遗录云：寿禅师妙医术，作五香饮，更加别药，止渴兼补最妙。一沈香饮，二丁香饮,三檀香饮,四泽兰饮,五甘松饮也。

【附方】 新四。**劳瘵熏法**甘松六两,玄参一斤,为末。每日焚之。奇效方。
风疳虫牙蚀肉至尽。甘松、腻粉各二钱半,卢会半两,猪肾一对,切炙为末,夜
漱口后贴之,有涎吐出。圣济总录。**肾虚齿痛**甘松、硫黄等分,为末,泡汤漱之,
神效。经效济世方。**面黚风疮**香附子、甘松各四两,黑牵牛半斤,为末。日用洗
面。妇人良方。

山柰《纲目》

【释名】 **山辣**纲目**三柰**。〔时珍曰〕山柰俗讹为三柰,又讹为三赖,皆土音
也。或云:本名山辣,南人舌音呼山为三,呼辣如赖,故致谬误,其说甚通。

【集解】〔时珍曰〕山柰生广中,人家栽之。根叶皆如生姜,作樟木香气。
土人食其根如食姜,切断暴干,则皮赤黄色,肉白色。古之所谓廉姜,恐其类也。
段成式酉阳杂俎云:柰只出拂林国。长三四尺,根大如鸭卵,叶似蒜,中心抽条
甚长,茎端有花六出,红白色,花心黄赤,不结子,其草冬生夏死。取花压油,涂
身去风气。按此说颇似山柰,故附之。

根

【气味】 **辛,温,无毒。**

【主治】 **暖中,辟瘴疠恶气,治心腹冷气痛,寒湿霍乱,风虫牙痛。入合诸
香用。**时珍。

【附方】 新六。**一切牙痛**三柰子一钱,面包煨熟,入麝香二字,为末。随左
右嗜一字入鼻内,口含温水漱去,神效。名海上一字散。普济方。**风虫牙痛**仁存
方用山柰为末,铺纸上卷作筒,烧灯吹灭,乘热和药吹入鼻内,痛即止。摄生方
用肥皂一个去穰,入山柰、甘松各三分,花椒、食盐不拘多少,填满,面包煅红,
取研,日用擦牙漱去。**面上雀斑**三柰子、鹰粪、蜜陀僧、莨麻子等分,研匀,以乳
汁调之。夜涂旦洗去。**醒头去屑**三柰、甘松香、零陵香一钱,樟脑二分,滑石半
两,为末。夜擦旦篦去。水云录。**心腹冷痛**三柰、丁香、当归、甘草等分,为末,
醋糊丸梧子大。每服三十丸,酒下。集简方。

廉姜《拾遗》

【释名】 **姜汇**纲目**蔟葰**音族绥。

【集解】〔弘景曰〕杜若苗似廉姜。〔藏器曰〕廉姜似姜，生岭南、剑南，人多食之。〔时珍曰〕按异物志云：生沙石中，似姜，大如螺，气猛近于臭。南人以为菹，其法陈皮，以黑梅及盐汁渍之，乃成也。又郑樵云：廉姜似山姜而根大。

【气味】 辛，热，无毒。

【主治】 胃中冷，吐水，不下食。藏器。温中下气，消食益智。时珍。

杜若 《本经》上品

校正：并入图经·外类山姜。

【释名】 杜衡本经杜莲别录若芝别录楚衡广雅獏子姜獏音爪药性论山姜别录云：一名白莲，一名白芩。〔颂曰〕此草一名杜衡，而草部中品自有杜衡条，即尔雅所为土卤者也。杜若，即广雅所谓楚衡者也。其类自别，古人多相杂引用。故九歌云：采芳洲兮杜若。离骚云：杂杜衡与芳芷。王逸辈皆不分别，但云香草，故二名相混。古方或用，今人罕使，故少有识者。

【集解】〔别录曰〕杜若生武陵川泽及冤句，二月、八月采根曝干。〔弘景曰〕今处处有之。叶似姜而有文理。根似高良姜而细，味辛香。又绝似旋覆根，殆欲相乱，叶小异尔。楚辞云：山中人兮芳杜若，是矣。〔恭曰〕今江湖多有之，生阴地，苗似廉姜，根似高良姜，全少辛味。陶云：似旋覆根者，即真杜若也。〔保升曰〕苗似山姜，花黄，子赤，大如棘子，中似豆蔻。今出岭南、硖州者甚好。范子计然云：杜衡、杜若出南郡、汉中，大者大善。〔颂曰〕卫州一种山姜，茎叶如姜。开紫花，不结子，八月采根入药。〔时珍曰〕杜若人无识者，今楚地山中时有之。山人亦呼为良姜，根似姜，味亦辛。甄权注豆蔻所谓獏子姜，苏颂图经·外类所谓山姜，皆此物也。或又以大者为高良姜，细者为杜若。唐时峡州贡之。

【修治】〔敩曰〕凡使勿用鸭喋草根，真相似，只是味效不同。凡采得根，以刀刮去黄赤皮，细剉，用三重绢袋阴干。临使以蜜浸一夜，漉出用。

根

【气味】 辛，微温，无毒。〔之才曰〕得辛夷、细辛良，恶柴胡、前胡。〔苏颂曰〕山姜：辛，平，有小毒。

【主治】 胸胁下逆气，温中，风入脑户，头肿痛，涕泪，久服益精明目轻身，令人不忘。本经。治眩倒目䀮䀮，止痛，除口臭气。别录。山姜：去皮间风热，可作煠汤，又主暴冷，及胃中逆冷，霍乱腹痛。苏颂。

【发明】〔时珍曰〕杜若乃神农上品，治足少阴、太阳诸证要药，而世不知用,惜哉。

山姜 《药性》

【释名】 美草。〔弘景曰〕东人呼为山姜,南人呼为美草。〔时珍曰〕与杜若之山姜,名同物异也。

【集解】〔权曰〕山姜根及苗,并如姜而大,作樟木臭,南人食之。又有獦子姜,黄色而紧,辛辣,破血气殊强于此姜。〔颂曰〕山姜出九真交趾,今闽广皆有之。刘恂岭表录异云:茎叶皆姜也,但根不堪食。亦与豆蔻花相似,而微小尔。花生叶间,作穗如麦粒,嫩红色。南人取其未大开者,谓之含胎花,以盐水淹藏入甜糟中,经冬如琥珀色,辛香可爱,用为鲙,无以加矣。又以盐杀治暴干者,煎汤服之,极除冷气,甚佳。山姜生南方。叶似姜,花赤色甚辛,子似草豆蔻,根如杜若及高良姜。今人以其子伪充草豆蔻,然其气甚猛烈。

根

【气味】 辛,热,无毒。

【主治】 腹中冷痛,煮服甚效。作丸散服,辟谷止饥。弘景。去恶气,温中,中恶霍乱,心腹冷痛,功用如姜。甄权。

花及子

【气味】 辛,温,无毒。

【主治】 调中下气,破冷气作痛,止霍乱,消食。杀酒毒。大明。

高良姜 《别录》中品

校正:并入开宝本草红豆蔻。

【释名】 蛮姜纲目子名红豆蔻。〔时珍曰〕陶隐居言此姜始出高良郡,故得此名。按高良,即今高州也。汉为高凉县,吴改为郡。其山高而稍凉,因以为名,则高良当作高凉也。

【集解】〔时珍曰〕出高良郡,二月、三月采根。形气与杜若相似,而叶如山姜。〔恭曰〕出岭南者,形大虚软,生江左者细紧,亦不甚辛,其实一也。今人呼细者为杜若,大者为高良姜,亦非也。〔颂曰〕今岭南诸州及黔、蜀皆有之,内郡虽有而不堪入药。春生茎叶如姜苗而大,高一二尺许,花红紫色,如山姜花。〔珣曰〕红豆蔻生南海诸谷,高良姜子也。其苗如芦,其叶如姜,花作穗,嫩叶卷之而生，微带红色。嫩者入盐，累累作朵不散落，须以朱槿花染令色深。善醒醉，解酒毒，无他要使也。〔时珍曰〕按范成大桂海志云：红豆蔻花丛生，叶瘦如碧芦，春末始发。初开花抽一干，有大箨包之。箨拆花见。一穗数十蕊，淡红鲜妍，如桃杏花色。蕊重则下垂如葡萄，又如火齐璎珞及剪彩鸾枝之状。每蕊有心两瓣，人比之连理也。其子亦似草豆蔻。

【修治】〔时珍曰〕高良姜、红豆蔻，并宜炒过入药。亦有以姜同吴茱萸、东壁土炒过入药用者。

根

【气味】 辛，大温，无毒。〔志曰〕辛、苦，大热，无毒。〔张元素曰〕辛，热，纯阳，浮也。入足太阴、阳明经。

【主治】 **暴冷，胃中冷逆，霍乱腹痛。** 别录。**下气益声，好颜色。煮饮服之，止痢。** 藏器。**治风破气，腹内久冷气痛，去风冷痹弱。** 甄权。**转筋泻痢，反胃，解酒毒，消宿食。** 大明。**含块咽津，治忽然恶心，呕清水，逡巡即瘥。若口臭者，同草豆蔻为末。煎饮。** 苏颂。**健脾胃，宽噎膈，破冷癖，除瘴疟。** 时珍。

【发明】〔杨士瀛曰〕噎逆胃寒者，高良姜为要药，人参、茯苓佐之，为其温胃，解散胃中风邪也。〔时珍曰〕孙思邈千金方言：心脾冷痛，用高良姜，细到炒为末，米饮服一钱，立止。太祖高皇帝御制周颠仙碑文，亦载其有验云。又秽迹佛有治心口痛方云：凡男女心口一点痛者，乃胃脘有滞或有虫也。多因怒及受寒而起，遂致终身。俗言心气痛者，非也。用高良姜以酒洗七次焙研，香附子以醋洗七次焙研，各记收之。病因寒得，用姜末二钱，附末一钱；因怒得，用附末二钱，姜末一钱；寒怒兼有，各一钱半，以米饮加入生姜汁一匙，盐一捻，服之立止。韩飞霞医通书亦称其功云。

【附方】旧三，新八。**霍乱吐利**火炙高良姜令焦香。每用五两，以酒一升，煮三四沸，顿服。亦治腹痛中恶。外台。**霍乱腹痛**高良姜一两到，以水三大盏，煎二盏半，去滓，入粳米一合，煮粥食之，便止。圣惠方。**霍乱呕甚**不止。用高良姜生到二钱，大枣一枚，水煎冷服，立定。名冰壶汤。普济方。**脚气欲吐**〔苏恭曰〕凡患脚气人，每旦饱食，午后少食，日晚不食。若饥，可食豉粥。若觉不消，欲致霍乱者。即以高良姜一两，水三升，煮一升，顿服尽，即消。若卒无者，以母姜一两代之，清酒煎服。虽不及高良姜，亦甚效也。**心脾冷痛**高良姜丸：用高良姜四两，切片，分作四分：一两用陈廪米半合，炒黄去米；一两用陈壁土半两，炒黄去土；一两用巴豆三十四个，炒黄去豆；一两用斑蝥三十四个，炒黄去蝥。吴茱萸一两，酒浸一夜，同姜再炒。为末。以浸茱酒打糊丸梧子大，每空心姜汤下五十丸。永类钤方用高良姜三钱，五灵脂六钱，为末。每服三钱，醋汤调下。**养脾温胃**去冷消痰，宽胸下气，大治心脾疼及一切冷物所伤。用高良姜、干姜等分，炮研末，面糊丸梧子大，每食后橘皮汤下十五丸。妊妇勿服。和剂局方。**脾虚寒疟**寒多热少，饮食不思。用高良姜麻油炒、干姜炮各一两，为末。每服五钱，用猪胆汁调成膏子，临发时热酒调服。以胆汁和丸，每服四十丸，酒下亦佳。吴开内翰，政和丁酉居全椒县，岁疟大作，用此救人以百计。张大亨病此，甚欲致仕，亦服之愈。大抵寒发于胆，用猪胆引二姜入胆，去寒而燥脾胃，一寒一热，阴阳相制，所以作效也。一方只用二姜半生半炮各半两，穿山甲炮三钱，为末。每服二钱，猪肾煮酒下。朱氏集验方。**妊妇疟疾**先因伤寒变成者，用高良姜三钱剉，以獖猪胆汁浸一夜，东壁土炒黑，去土，以肥枣肉十五枚，同焙为末。每用三钱，水一盏，煎热，将发时服，神妙。永类钤方。**暴赤眼痛**以管吹良姜末入鼻取嚏，或弹出鼻血。即散。谈野翁试验方。**风牙痛肿**高良姜二寸，全蝎焙一枚，为末掺之，吐涎，以盐汤漱口，此乃乐清丐者所传。鲍季明病此，用之果效。王璆百一选方。**头痛嗝鼻**高良姜生研频嗝。普济方。

红豆蔻开宝

【气味】 辛，温，无毒。〔权曰〕苦、辛，多食令人舌粗，不思饮食。〔时珍曰〕辛热，阳也，浮也。入手、足太阴经。生生编云：最能动火伤目致衄，食料不宜用之。

【主治】 肠虚水泻，心腹绞痛，霍乱呕吐酸水，解酒毒。藏器。冷气腹痛，消瘴雾毒气，去宿食，温腹肠，吐泻痢疾。甄权。治噎膈反胃，虚疟寒胀，燥湿散寒。时珍。

【发明】 〔时珍曰〕红豆蔻李东垣脾胃药中常用之，亦取其辛热芳香，能醒脾温肺、散寒燥湿、消食之功尔。若脾肺素有伏火者，切不宜用。

【附方】 新一。**风寒牙痛**红豆蔻为末，随左右以少许嗝鼻中，并掺牙取涎。或加麝香。卫生家宝方。

豆蔻《别录》上品

校正：自果部移入此。

【释名】 草豆蔻开宝漏蔻异物志草果郑樵通志。〔宗奭曰〕豆蔻，草豆蔻也。此是对肉豆蔻而名。若作果，则味不和。前人编入果部，不知有何义意？花性热，淹至京师，味微苦不甚美，干则色淡紫。为能消酒毒，故为果尔。

〔时珍曰〕按杨雄方言云：凡物盛多曰蔻。豆蔻之名，或取此义。豆象形也。南方异物志作漏蔻，盖南人字无正音也。今虽不专为果，犹入茶食料用，尚有草果之称焉。金光明经三十二品香药，谓之苏乞迷罗细。

【集解】〔别录曰〕豆蔻生南海。〔恭曰〕苗似山姜，花黄白色，苗根及子亦似杜若。〔颂曰〕草豆蔻今岭南皆有之。苗似芦，其叶似山姜、杜若辈，根似高良姜。二月开花作穗房，生于茎下，嫩叶卷之而生，初如芙蓉花，微红，穗头深色。其叶渐广，花渐出，而色渐淡。亦有黄白色者。南人多采花以当果，尤贵其嫩者。并穗入盐同淹治，叠叠作朵不散。又以木槿花同浸，欲其色红尔。其结实若龙眼子而锐，皮无鳞甲，皮中子如石榴瓣，夏月熟时采之暴干，根苗微作樟木香，根茎子并辛香。〔珣曰〕豆蔻生交趾。其根似益智，皮壳小厚。核如石榴而辛香，叶如芄兰而小。三月采其叶，细破阴干用，味近苦而有甘。〔时珍曰〕草豆蔻、草果虽是一物，然微有不同。今建宁所产豆蔻，大如龙眼而形微长，其皮黄白薄而棱峭，其仁大如缩砂仁而辛香气和。滇广所产草果，长大如诃子，其皮黑厚而棱密，其子粗而辛臭，正如斑蝥之气。彼人皆用笔茶及作食料，恒用之物。广人取生草蔻入梅汁，盐渍令红，暴干荐酒，名红盐草果。其初结小者，名鹦哥舌。元朝饮膳，皆以草果为上供。南人复用一种火杨梅伪充草豆蔻，其形圆而粗，气味辛猛而不和，人亦多用之，或云即山姜实也。不可不辨。

【修治】〔敩曰〕凡使须去（用）蒂，取向里子及皮，用茱萸同于鏊上缓炒。待茱萸微黄黑，即去茱萸，取草豆蔻皮及子杵用之。〔时珍曰〕今人惟以面裹煻火煨熟，去皮用之。

仁

【气味】 辛，温，涩，无毒。〔好古曰〕大辛热，阳也，浮也。入足太阴、阳明经。

【主治】 温中，心腹痛，呕吐，去口臭气。别录。下气，止霍乱，一切冷气，消酒毒。开宝。调中补胃，健脾消食，去客寒，心与胃痛。李杲。治瘴疠寒疟，伤暑吐下泄痢，噎膈反胃，痞满吐酸，痰饮积聚，妇人恶阻带下，除寒燥湿，开郁破气，杀鱼肉毒。制丹砂。时珍。

【发明】〔弘景曰〕豆蔻辛烈甚香，可常食之。其五和糁中物，皆宜人。豆蔻、廉姜、枸橼、甘蕉、麂目是也。〔宗奭曰〕草豆蔻气味极辛微香，性温而调散冷气甚速。虚弱不能饮食者，宜此与木瓜、乌梅、缩砂、益智、曲蘖、甘草、生姜同用也。〔杲曰〕风寒客邪在胃口之上，当心作疼者，宜煨熟用之。〔震亨曰〕草豆蔻性温，能散滞气，消膈上痰。若明知身受寒邪，口食寒物，胃脘作疼，方可

豆
蔻

温散,用之如鼓应桴。或湿痰郁结成病者,亦效。若热郁者不可用,恐积温成热也。必用栀子之剂。〔时珍曰〕豆蔻治病,取其辛热浮散,能主太阴阳明,除寒燥湿,开郁化食之力而已。南地卑下,山岚烟瘴,饮啖酸咸,脾胃常多寒湿郁滞之病。故食料必用,与之相宜。然过多亦能助脾热伤肺损目。或云与知母同用,治瘴疟寒热,取其一阴一阳无偏胜之害。盖草果治太阴独胜之寒,知母治阳明独胜之火也。

【附方】旧一,新九。**心腹胀满**短气。用草豆蔻一两,去皮为末。以木瓜生姜汤,调服半钱。千金方。**胃弱呕逆**不食。用草豆蔻仁二枚,高良姜半两,水一盏,煮取汁,入生姜汁半合,和白面作拨刀,以羊肉臛汁煮熟,空心食之。普济。**霍乱烦渴**草豆蔻、黄连各一钱半,乌豆五十粒,生姜三片,水煎服之。圣济总录。**虚疟自汗**不止。用草果一枚,面裹煨熟,连面研,入平胃散二钱,水煎服。经效济世方。**气虚瘴疟**热少寒多,或单寒不热,或虚热不寒。用草果仁、熟附子等分,水一盏,姜七片,枣一枚,煎半盏服。名果附汤。济生方。**脾寒疟疾**寒多热少,或单寒不热,或大便泄而小便多,不能食。用草果仁、熟附子各二钱半,生姜七片,枣肉二枚,水三盏,煎一盏,温服。医方大成。**脾肾不足**草果仁一两,以舶茴香一两炒香,去茴不用;吴茱萸汤泡七次,以破故纸一两炒香,去故纸不用;胡卢巴一两,以山茱萸一两炒香,去茱萸不用。上三味为散。酒糊丸梧子大。每服六十丸,盐汤下。百一选方。**赤白带下**连皮草果一枚,乳香一小块,面裹煨焦黄,同面研细。每米饮服二钱,日二服。卫生易简方。**香口辟臭**豆蔻、细辛为末,含之。肘后方。**脾痛胀满**草果仁二个,酒煎服之。直指方。

花
【气味】辛,热,无毒。

【主治】**下气,止呕逆,除霍乱,调中补胃气,消酒毒**。大明。

白豆蔻 宋《开宝》

【释名】多骨。

【集解】〔藏器曰〕白豆蔻出伽古罗国,呼为多骨。其草形如芭蕉,叶似杜若,长八九尺而光滑,冬夏不凋,花浅黄色,子作朵如葡萄,初出微青,熟则变白,七月采之。〔颂曰〕今广州、宜州亦有之,不及番舶来者佳。〔时珍曰〕白豆蔻子圆大如白牵牛子,其壳白厚,其仁如缩砂仁,入药去皮炒用。

仁

【气味】辛,大温,无毒。〔好古〕大辛热,味薄气厚,轻清而升,阳也,浮也。入手太阴经。

【主治】**积冷气,止吐逆反胃,消谷下气。**开宝。**散肺中滞气,宽膈进食,去白睛翳膜。**李杲。**补肺气,益脾胃,理元气,收脱气。**好古。**治噎膈,除疟疾寒热,解酒毒。**时珍。

【发明】〔颂曰〕古方治胃冷,吃食即欲吐,及呕吐六物汤,皆用白豆蔻,大抵主胃冷,即相宜也。〔恭曰〕白豆蔻气味俱薄,其用有五:专入肺经本药,一也;散胸中滞气,二也;去感寒腹痛,三也;温暖脾胃,四也;治赤眼暴发,去太阳经目内大眦红筋,用少许,五也。〔时珍曰〕按杨士瀛云:白豆蔻治脾虚疟疾,呕吐寒热,能消能磨,流行三焦,营卫一转,诸证自平。

【附方】旧一,新四。**胃冷恶心**凡食即欲吐。用白豆蔻子三枚,捣细,好酒一盏,温服,并饮数服佳。张文仲备急方。**人忽恶心**多嚼白豆蔻子最佳。肘后方。**小儿吐乳**胃寒者。白豆蔻仁十四个,缩砂仁十四个,生甘草二钱,炙甘草二钱,为末,常掺入儿口中。危氏得效方。**脾虚反胃**白豆蔻、缩砂仁各二两,丁香一两,陈廪米一升,黄土炒焦,去土研细,姜汁和丸梧子大。每服百丸,姜汤下。名太仓丸。济生方。**产后呃逆**白豆蔻、丁香各半两,研细,桃仁汤服一钱,少顷再服。乾坤生意。

缩砂蔤 宋《开宝》

【释名】〔时珍曰〕名义未详。藕下白蔤多蔤,取其密藏之意。此物实在根下,仁藏壳内,亦或此意欤。

【集解】〔珣曰〕缩砂蔤生西海及西戎等地,波斯诸国。多从安东道来。〔志曰〕生南地。苗似廉姜,子形如白豆蔻,其皮紧厚而皱,黄赤色,八月采之。〔颂曰〕今惟岭南山泽间有之。苗茎似高良姜,高三四尺,叶长八九寸,阔半寸已来。三月、四月开花在根下,五六月成实,五七十枚作一穗,状似益智而圆,皮紧厚而皱,有粟纹,外有细刺,黄赤色。皮间细子一团,八隔,可四十余粒,如大黍米,外微黑色,内白而香,似白豆蔻仁。七月、八月采之。辛香可调食味,及蜜煎糖缠用。

仁

【气味】辛,温,涩,无毒。〔权曰〕辛、苦。〔藏器曰〕酸。〔珣曰〕辛、咸,平。

得诃子、豆蔻、白芜荑、鳖甲良。〔好古曰〕辛,温,阳也。浮也。入手足太阴、阳明、太阳、足少阴七经。得白檀香、豆蔻为使,入肺;得人参、益智为使,入脾;得黄檗、茯苓为使,入肾;得赤白石脂为使,入大小肠也。

【主治】 虚劳冷泻,宿食不消,赤白泄痢,腹中虚痛下气。开宝。主冷气腹痛,止休息气痢劳损,消化水谷,温暖脾胃。甄权。上气咳嗽,奔豚鬼疰,惊痫邪气。藏器。一切气,霍乱转筋,能起酒香味。大明。和中行气,止痛安胎。杨士瀛。治脾胃气结滞不散。元素。补肺醒脾,养胃益肾,理元气,通滞气,散寒饮胀痞,噎膈呕吐,止女子崩中,除咽喉口齿浮热。化铜铁骨哽。时珍。

【发明】〔时珍曰〕按韩悆医通云:肾恶燥。以辛润之。缩砂仁之辛,以润肾燥。又云:缩砂属土,主醒脾调胃,引诸药归宿丹田。香而能窜,和合五脏冲和之气,如天地以土为冲和之气,故补肾药用同地黄丸蒸,取其达下之旨也。又化骨食草木药及方士炼三黄皆用之,不知其性何以能制此物也。

【附方】 旧二,新一十四。冷滑下痢不禁虚羸。用缩砂仁熬为末,以羊子肝薄切掺之,瓦上焙干为末,入干姜末等分,饭丸梧子大,每服四十丸,白汤下,日二服。又方:缩砂仁、炮附子、干姜、厚朴、陈橘皮等分,为末,饭丸梧子大,每服四十丸,米饮下,日二服。并药性论。大便泻血三代相传者。缩砂仁为末,米饮热服二钱,以愈为度。十便良方。小儿脱肛缩砂去皮为末,以猪腰子一片,批开擦末在内,缚定,煮熟与儿食,次服白矾丸。如气逆肿喘者,不治。保幼大全。遍身肿满阴亦肿者。用缩砂仁、土狗一个,等分,研,和老酒服之。直指方。痰气膈胀砂仁捣碎,以萝卜汁浸透,焙干为末。每服一二钱,食远沸汤服。简便方。上气咳逆砂仁洗净炒研、生姜连皮等分,捣烂,热酒食远泡服。简便方。子痫昏冒缩砂和皮炒黑,热酒调下二钱。不饮者,米饮下。此方安胎止痛皆效,不可尽述。温隐居方。妊娠胎动偶因所触,或跌坠伤损,致胎不安,痛不可忍者。缩砂熨斗内炒热,去皮用仁,捣碎。每服二钱,热酒调下。须臾觉腹中胎动处极热,即胎已安矣。神效。孙尚药方。妇人血崩新缩砂仁,新瓦焙研末,米饮服三钱。妇人良方。热拥咽痛缩砂壳为末,水服一钱。戴原礼方。牙齿疼痛缩砂常嚼之良。直指方。口吻生疮缩砂壳煅研,擦之即愈。此蔡医博秘方也。黎居士简易方。鱼骨入咽缩砂、甘草等分,为末。绵裹含之咽汁,当随痰出矣。王璆百一选方。误吞诸物金银铜钱等物不化者,浓煎缩砂汤饮之。即下。危氏得效方。一切食毒缩砂仁末,水服一二钱。

事林广记。

益智子宋《开宝》

【释名】〔时珍曰〕脾主智,此物能益脾胃故也,与龙眼名益智义同。按苏轼记云:海南产益智,花实皆长穗,而分为三节。观其上中下节,以候早中晚禾之丰凶。大丰则皆实,大凶皆不实,罕有三节并熟者。其为药只治水,而无益于智,其得此名,岂以其知岁耶?此亦一说也,终近穿凿。

【集解】〔藏器曰〕益智出昆仑及交趾国,今岭南州郡往往有之。顾微广州记云:其叶似蘘荷,长丈余。其根上有小枝,高八九寸,无华萼。茎如竹箭,子从心出。一枝有十子丛生,大如小枣。其中核黑而皮白,核小者佳,含之摄涎秽。或四破去核,取外皮蜜煮为粽食,味辛。晋·卢循遗刘裕益智粽,是此也。〔恭曰〕益智子似连翘子头未开者,苗叶花根与豆无别,惟子小尔。〔时珍曰〕按嵇含南方草木状云:益智二月花,连着实,五六月熟。其子如笔头而两头尖,长七八分,杂五味中,饮酒芬芳,亦可盐曝及作粽食。观此则顾微言其无华者,误矣。今之益智子形如枣核,而皮及仁,皆似草豆蔻云。

仁

【气味】辛,温,无毒。

【主治】遗精虚漏,小便余沥,益气安神,补不足,利三焦,调诸气。夜多小便者,取二十四枚碎,入盐同煎服,有奇验。藏器。治客寒犯胃,和中益气,及人多唾。李杲。益脾胃,理元气,补肾虚滑沥。好古。冷气腹痛,及心气不足,梦泄赤浊,热伤心系,吐血血崩诸证。时珍。

【发明】〔刘完素曰〕益智辛热,能开发郁结,使气宣通。〔王好古曰〕益智本脾药,主君相二火。在集香丸则入肺,在四君子汤则入脾,在大凤髓丹则入肾,三藏互有子母相关之义。当于补药中兼用之,勿多服。〔时珍曰〕益智大辛,行阳退阴之药也,三焦、命门气弱者宜之。按杨士瀛直指方云:心者脾之母,进食不止于和脾,火能生土,当使心药入脾胃药中,庶几相得。故古人进食药中,多用益智,土中益火也。又按洪迈夷坚志云:秀川进士陆迎,忽得吐血不止,气蹶惊颤,狂躁直视,至深夜欲投户而出。如是两夕,遍用方药弗瘳。夜梦观音授一方,命但服一料,永除病根。梦觉记之,如方治药,其病果愈。其方:用益智子仁一两,生朱砂二钱,青橘皮五钱,麝香一钱,碾为细末。每服一钱,空心灯心汤下。

【附方】 新八。**小便频数**脬气不足也。雷州益智子盐炒，去盐，天台乌药等分，为末，酒煮山药粉为糊，丸如梧子大。每服七十丸，空心盐汤下。名缩泉丸。朱氏集验方。**心虚尿滑**及赤白二浊。益智子仁、白茯苓、白术等分，为末，每服三钱，白汤调下。**白浊腹满**不拘男妇。用益智仁盐水浸炒，厚朴姜汁炒等分，姜三片，枣一枚，水煎服。永类钤方。**小便赤浊**益智子仁、茯神各二两，远志、甘草水煮各半斤，为末，酒糊丸梧子大，空心姜汤下五十丸。**腹胀忽泻**日夜不止，诸药不效，此气脱也。用益智子仁二两，浓煎饮之，立愈。危氏得效方。**妇人崩中**益智子炒碾细，米饮入盐，服一钱。产宝。**香口辟臭**益智子仁一两，甘草二钱，碾粉舐之。经验良方。**漏胎下血**益智仁半两，缩砂仁一两，为末。每服三钱，空心白汤下，日二服。胡氏济阴方。

荜茇宋《开宝》

【释名】 **荜拨**。〔时珍曰〕荜拨当作荜茇，出南方草木状，番语也。陈藏器本草作毕勃，扶南传作逼拨，大明会典作毕茇。又段成式西阳杂俎云：摩伽陀国呼为荜拨梨，拂林国呼为阿梨诃陀。

【集解】 〔恭曰〕荜拨生波斯国。丛生，茎叶似蒟酱，其子紧细，味辛烈于蒟酱。胡人将来，入食味用也。〔藏器曰〕其根名毕勃没，似柴胡而黑硬。〔颂曰〕今岭南特有之，多生竹林内。正月发苗作丛，高三四尺，其茎如箸。叶青圆如蕺菜，阔二三寸如桑，面光而厚。三月开花白色在表。七月结子如小指大，长二寸已来，青黑色，类椹子而长。九月收采，杀曝干。南人爱其辛香，或取叶生茹之。复有舶上来者，更辛香。〔时珍曰〕段成式言青州防风子可乱荜茇，盖亦不然。荜茇气味正如胡椒，其形长一二寸，防风子圆如胡荽子，大不相侔也。

【修治】 〔敩曰〕凡使，去挺用头，以醋浸一宿，焙干，以刀刮去皮粟子令净乃用，免伤人肺，令人上气。

【气味】 辛，大温，无毒。〔时珍曰〕气热味辛，阳也，浮也。入手足阳明经。然辛热耗散，能动脾肺之火，多用令人目昏，食料尤不宜之。

【主治】 **温中下气，补腰脚，杀腥气，消食，除胃冷，阴疝痃癖。**藏器。**霍乱冷气，心痛血气。**大明。**水泻虚痢，呕逆醋心，产后泄痢，与阿魏和合良。得诃子、人参、桂心、干姜，治脏腑虚冷肠鸣泄痢，神效。**李珣。**治头痛鼻渊牙痛。**时珍。

【发明】 〔宗奭曰〕荜茇走肠胃，冷气呕吐心腹满痛者宜之。多服走泄真气，令人肠虚下重。〔颂曰〕按唐太宗实录云：贞观中，上以气痢久未痊，服名医药不应,因诏访求其方。有卫士进黄牛乳煎荜茇方,御用有效。刘禹锡亦记其事云,后累试于虚冷者必效。〔时珍曰〕牛乳煎详见兽部牛乳下。荜茇为头痛鼻渊牙痛要药,取其辛热,能入阳明经散浮热也。

【附方】旧二,新八。**冷痰恶心**荜茇一两,为末,食前用米汤服半钱。圣惠方。**暴泄身冷**自汗,甚则欲呕,小便清,脉微弱,宜已寒丸治之。荜茇、肉桂各二钱半,高良姜、干姜各三钱半,为末,糊丸梧子大。每服三十丸,姜汤下。和剂局方。**胃冷口酸**流清水,心下连脐痛。用荜茇半两,厚朴姜汁浸炙一两,为末,入热鲫鱼肉,研和丸绿豆大。每米饮下二十丸,立效。余居士选奇方。**癥气成块**在腹不散。用荜茇一两,大黄一两,并生为末,入麝香少许,炼蜜丸梧子大,每冷酒服三十丸。永类钤方。**妇人血气作痛**,及下血无时,月水不调。用荜茇盐炒,蒲黄炒,等分为末,炼蜜丸梧子大。每空心温酒服三十丸,两服即止。名二神丸。陈氏方。**偏头风痛**荜茇为末,令患者口含温水,随左右痛,以左右鼻吸一字,有效。经验良方。**鼻流清涕**荜茇末吹之,有效。卫生易简方。**风虫牙痛**荜茇末揩之,煎苍耳汤漱去涎。本草权度:用荜茇末、木鳖子肉,研膏化开,嗜鼻。圣济总录:用荜茇、胡椒等分,为末,化蜡丸麻子大,每以一丸塞孔中。

荜勃没

【气味】 辛,温,无毒。

【主治】 五劳七伤,冷气呕逆,心腹胀满,食不消化,阴汗寒疝核肿,妇人内冷无子,治腰肾冷,除血气。藏器。

蒟酱蒟音矩《唐本草》

【释名】 蒟子_{广志}土荜茇_{食疗}苗名扶恶士,蒌藤。〔时珍曰〕按嵇含云:蒟子可以调食,故谓之酱,乃荜茇之类也。故孟诜食疗谓之土荜茇。其蔓叶名扶留藤,一作扶楷,一作浮留,莫解其义。蒌则留字之讹也。

【集解】〔恭曰〕蒟酱生巴蜀中,蜀都赋所谓流味于番禺者。蔓生,叶似王瓜而厚大光泽,味辛香,实似桑椹,而皮黑肉白。西戎亦时将来,细而辛烈。交州、爱州人家多种之,蔓生,其子长大,苗名浮留藤。取叶合槟榔食之,辛而香也。〔颂曰〕今夔川、岭南皆有之。昔汉武帝使唐蒙晓谕南越。越王食蒙以蒟酱,曰:此出番禺城下。武帝感之,遂开牂牁、越巂也。刘渊林注蜀都赋云:蒟酱缘木而生,其子如桑椹,熟时正青,长二三寸。以蜜及盐藏而食之,辛香。与苏恭所说大同小异。盖渊林所云乃蜀产,苏恭所云乃海南者尔。今惟贵荜茇而不尚蒟酱,故鲜有用者。〔李珣曰〕广州记云:出波斯国,实状若桑根,紫褐色者为上,黑者是老根不堪。然近多黑色,少见褐者,黔中亦有,形状滋味一般。〔时珍曰〕蒟酱,今两广、滇南及川南、渝、泸、威、茂、施诸州皆有之。其苗谓之蒌叶,蔓生依树,根大如箸。彼人食槟榔者,以此叶及蚌灰少许同嚼食之,云辟瘴疠,去胸中恶气。故谚曰:槟榔浮留,可以忘忧。其花实即蒟子也。按嵇含草木状云:蒟酱即荜茇也。生于番国者大而紫,谓之荜茇。生于番禺者小而青,谓之蒟子。本草以蒟易蒌子,非矣。蒌子一名扶留,其草形全不相同。时珍窃谓蒟子蔓生,荜茇草生,虽同类而非一物,然其花实气味功用则一也。嵇氏以二物为一物,谓蒟子非扶留,盖不知扶留非一种也。刘欣期交州记云:扶留有三种:一名获扶留,其根香美;一名扶留藤,其味亦辛;一名南扶留,其叶青味辛是矣。今蜀人惟取蒌叶作酒曲,云香美。

【修治】〔敩曰〕凡采得后,以刀刮上粗皮,捣细。每五钱,用生姜自然汁五两拌之,蒸一日,曝干用。

根、叶、子

【气味】 辛,温,无毒。〔时珍曰〕气热味辛,阳也,浮也。

【主治】 下气温中,破痰。唐本。咳逆上气,心腹虫痛,胃弱虚泻,霍乱吐逆,解酒食味。李珣。散结气,心腹冷痛,消谷。孟诜。解瘴疠,去胸中恶邪气,温脾燥热。时珍。

【附方】 新一。**牙疼**蒟酱、细辛各半两,大皂荚五铤,去子,每孔入青盐烧存性,同研末,频掺吐涎。御药院方。

肉豆蔻宋《开宝》

【释名】 **肉果**纲目**迦拘勒**。〔宗奭曰〕肉豆蔻对草豆蔻为名,去壳只用肉。肉油色者佳,枯白瘦虚者劣。〔时珍曰〕花实皆似豆蔻而无核,故名。

【集解】〔藏器曰〕肉豆蔻生胡国,胡名迦拘勒。大舶来即有,中国无之。其形圆小,皮紫紧薄,中肉辛辣。〔珣曰〕生昆仑,及大秦国。〔颂曰〕今岭南人家亦种之。春生苗,夏抽茎开花,结实似豆蔻,六月、七月采。〔时珍曰〕肉豆蔻花及实状虽似草豆蔻,而皮肉之颗则不同。颗外有皱纹,而内有斑缬纹,如槟榔纹。最易生蛀,惟烘干密封,则稍可留。

实

【修治】〔敩曰〕凡使,须以糯米粉熟汤搜裹豆蔻,于熶灰火中煨熟,去粉用。

勿令犯铁。

【气味】 辛，温，无毒。〔权曰〕苦、辛。〔好古曰〕入手足阳明经。

【主治】 温中，消食止泄，治积冷心腹胀痛，霍乱中恶，鬼气冷疰，呕沫冷气，小儿乳霍。开宝。调中下气，开胃，解酒毒。消皮外络下气。大明。治宿食痰饮，止小儿吐逆，不下乳，腹痛。甄权。主心腹虫痛，脾胃虚冷，气并冷热，虚泄赤白痢，研末粥饮服之。李珣。暖脾胃，固大肠。时珍。

【发明】 〔大明曰〕肉豆蔻调中下气，消皮外络下气，味珍，力更殊。〔宗奭曰〕亦善下气，多服则泄气，得中则和平其气。〔震亨曰〕属金与土，为丸温中补脾。日华子称其下气，以脾得补而善运化，气自下也。非若陈皮、香附之快泄。寇氏不详其实，遂以为不可服也。〔机曰〕痢疾用此涩肠，为伤乳泄泻之要药。〔时珍曰〕土爱暖而喜芳香，故肉豆蔻之辛温，理脾胃而治吐利。

【附方】 旧一，新六。暖胃除痰进食消食。肉豆蔻二个，半夏姜汁炒五钱，木香二钱半，为末。蒸饼丸芥子大，每食后津液下五丸、十丸。普济。霍乱吐利肉豆蔻为末，姜汤服一钱。普济方。久泻不止肉豆蔻煨一两，木香二钱半，为末。枣肉和丸，米饮服四五十丸。又方：肉豆蔻煨一两，熟附子七钱，为末糊丸，米饮服四五十丸。又方：肉豆蔻煨，粟壳炙，等分为末，醋糊丸，米饮服四五十丸。并百一选方。老人虚泻肉豆蔻三钱，面裹煨熟，去面研，乳香一两，为末。陈米粉糊丸梧子大。每服五七十丸，米饮下。此乃常州侯教授所传方。瑞竹堂方。小儿泄泻肉豆蔻五钱，乳香二钱半，生姜五片，同炒黑色，去姜，研为膏收，旋丸绿豆大。每量大小，米饮下。全幼心鉴。脾泄气痢豆蔻一颗，米醋调面裹，煨令焦黄，和面研末。更以楝子炒研末一两，相和。又以陈廪米炒焦，为末和匀。每以二钱煎作饮，调前二味三钱，旦暮各一服，便瘥。续传信方。冷痢腹痛不能食者。肉豆蔻一两去皮，醋和面裹煨，捣末。每服一钱，粥饮调下。圣惠方。

补骨脂宋《开宝》

【释名】 破故纸开宝婆固脂药性论胡韭子日华。〔时珍曰〕补骨脂言其功也。胡人呼为婆固脂，而俗讹为破故纸也。胡韭子，因其子之状相似，非胡地之韭子也。

【集解】 〔志曰〕补骨脂生岭南诸州及波斯国。〔颂曰〕今岭外山坂间多有之。四川合州亦有，皆不及番舶者佳。茎高三四尺，叶小似薄荷，花微紫色，实如麻子，圆扁而黑，九月采。〔大明曰〕徐表南州记云：是胡韭子也。南番者色赤,广南者色绿,入药微炒用。

子

【修治】〔斅曰〕此性燥毒,须用酒浸一宿,漉出,以东流水浸三日夜,蒸之,从巳至申,日干用。一法:以盐同炒过。曝干用。

【气味】 辛,大温,无毒。〔权曰〕苦、辛。〔珣曰〕恶甘草。〔时珍曰〕忌芸薹及诸血,得胡桃、胡麻良。

【主治】 **五劳七伤,风虚冷,骨髓伤败,肾冷精流,及妇人血气堕胎。**开宝。**男子腰疼,膝冷囊湿,逐诸冷痹顽,止小便,腹中冷。**甄权。**兴阳事,明耳目。**大明。**治肾泄,通命门,暖丹田,敛精神。**时珍。

【发明】〔颂曰〕破故纸今人多以胡桃合服,此法出于唐郑相国。自叙云:予为南海节度,年七十有五。越地卑湿,伤于内外,众疾俱作,阳气衰绝,服乳石补药,百端不应。元和七年,有诃陵国舶主李摩诃,知予病状,遂传此方并药。予初疑而未服,摩诃稽首固请,遂服之。经七八日而觉应验,自尔常服,其功神效。十年二月。罢郡归京,录方传之。用破故纸十两,净择去皮,洗过曝,捣筛令细。胡桃瓤二十两,汤浸去皮,细研如泥,更以好蜜和,令如饴糖,瓷器盛之。旦日以暖酒二合,调药一匙服之,便以饭压。如不饮酒人,以暖热水调之,弥久则延年益气,悦心明目,补添筋骨。但禁芸薹、羊血,余无所忌。此物本自外番随海舶而来,非中华所有。番人呼为补骨脂,语讹为破故纸也。王绍颜续传信方,载其事颇详,故录之。〔时珍曰〕此方亦可作丸,温酒服之。按白飞霞方外奇方云:破故纸属火,收敛神明,能使心包之火与命门之火相通。故元阳坚固,骨髓充实,涩以治脱也。胡桃属木,润燥养血。血属阴,恶燥。故油以润之。佐破故纸,有木火相生之妙。故语云:破故纸无胡桃,犹水母之无虾也。又破故纸恶甘草,而瑞竹堂方青娥丸内加之。何也?岂甘草能调和百药,恶而不恶耶? 又许叔微学士本事方云:孙真人言补肾不若补脾,予曰补脾不若补肾。肾气虚弱。则阳气衰劣,不能熏蒸脾胃。脾胃气寒,令人胸膈痞塞,不进饮食,迟于运化,或腹胁虚胀,或呕吐痰涎,或肠鸣泄泻。譬如鼎釜中之物,无火力,虽终日不熟,何能消化? 济生二神丸,治脾胃虚寒泄泻,用破故纸补肾,肉豆蔻补脾。二药虽兼补,但无斡旋。往往常加木香以顺其气,使之斡旋,空虚仓廪。仓廪空虚,则受物矣。屡用见效,不可不知。

【附方】旧二,新一十三。**补骨脂丸**治下元虚败,脚手沉重,夜多盗汗,纵欲所致。此药壮筋骨,益元气。补骨脂四两炒香,菟丝子四两酒蒸,胡桃肉一两去皮,乳香、没药、沉香各研二钱半,炼蜜丸如梧子大。每服二三十丸,空心盐汤、温酒任下。自夏至起冬至止，日一服。此乃唐宣宗时，张寿太尉知广州，得方于南番人。有诗云：三年时节向边隅，人信方知药力殊，夺得春光来在手，青娥休笑白髭须。和剂方。**男女虚劳**男子女人五劳七伤，下元久冷，一切风病，四肢疼痛，驻颜壮气，乌髭须。补骨脂一斤，酒浸一宿，晒干，却用乌油麻一升和炒，令麻子声绝，簸去，只取补骨脂为末，醋煮面糊丸如梧子大，每服二三十丸，空心温酒、盐汤任下。经验方。**肾虚腰痛**经验方用破故纸一两，炒为末，温酒服三钱，神妙。或加木香一钱。和剂局方青娥丸：治肾气虚弱，风冷乘之。或血气相搏，腰痛如折，俯仰不利，或因劳役伤肾，或卑湿伤腰，或损坠堕伤，或风寒客搏，或气滞不散，皆令腰痛，或腰间如物重坠。用破故纸酒浸炒一斤，杜仲去皮，姜汁浸炒一斤，胡桃肉去皮二十个，为末，以蒜捣膏一两，和丸梧子大。每空心温酒服二十丸，妇人淡醋汤下。常服壮筋骨，活血脉，乌髭须，益颜色。**妊娠腰痛**通气散：用破故纸二两，炒香为末，先嚼胡桃肉半个，空心温酒调下二钱。此药神妙。妇人良方。**定心补肾**养血返精丸：破故纸炒二两，白茯苓一两，为末。没药五钱，以无灰酒浸高一指，煮化和末。丸梧子大。每服三十丸，白汤下。昔有人服此，至老不衰。盖故纸补肾，茯苓补心，没药养血，三者既壮，自然身安。朱氏集验方。**精气不固**破故纸、青盐等分，同炒为末。每服二钱，米饮下。三因方。**小便无度**肾气虚寒，破故纸十两酒蒸，茴香十两盐炒，为末。酒糊丸梧子大。每服百丸，盐酒下，或以末糁猪肾煨食之。普济方。**小儿遗尿**膀胱冷也。夜属阴，故小便不禁。破故纸炒为末，每夜热汤服五分。婴童百问。**玉茎不痿**精滑无歇，时时如针刺，捏之则脆，此名肾漏。用破故纸、韭子各一两，为末。每用三钱，水二盏，煎六分服，日三次，愈则止。夏子益奇方。**脾肾虚泻**二神丸：用破故纸炒半斤，肉豆蔻生用四两，为末，肥枣丸，研膏，和丸梧子大。每空心米饮服五七十丸。本事方加木香二两，名三神丸。**水泻久痢**破故纸炒一两，粟壳炙四两，为末，炼蜜丸弹子大。每服一丸，姜、枣同水煎服。百一选方。**牙痛日久**肾虚也。补骨脂二两，青盐半两，炒研擦之。御药院方。**风虫牙痛**上连头脑。补骨脂炒半两，乳香二钱半，为末擦之。或为丸塞孔内。自用有效。传信适用方。**打坠腰痛**瘀血凝滞。破故纸炒、茴香炒、辣桂等分，为末。每热酒服二钱。故纸主腰痛行血。直指方。

姜黄《唐本草》

【释名】 蒁音述。宝鼎香纲目。

【集解】〔恭曰〕姜黄根叶都似郁金。其花春生于根，与苗并出，入夏花烂无子。根有黄、青、白三色。其作之方法，与郁金同。西戎人谓之蒁。其味辛少苦多，亦与郁金同，惟花生异耳。〔藏器曰〕姜黄真者，是经种三年以上老姜，能生花。花在根际，一如襄荷。根节坚硬，气味辛辣，种姜处有之，终是难得。西番亦有来者。与郁金、蒁药相似。如苏恭所说，即是蒁药而非姜黄。又言姜黄是蒁，郁金是胡蒁。如此则三物无别，递相连名，总称为蒁，则功状当不殊，而今郁金味苦寒，色赤，主马热病；姜黄味辛温，色黄；蒁味苦色青。三物不同，所用各别。〔大明曰〕海南生者，即蓬莪蒁；江南生者，即为姜黄。〔颂曰〕姜黄今江、广、蜀川多有之。叶青绿，长一二尺许，阔三四寸，有斜文如红蕉叶而小。花红白色，至中秋渐凋。春末方生，其花先生，次方生叶，不结实。根盘屈黄色，类生姜而圆，有节。八月采根，片切暴干。蜀人以治气胀，及产后败血攻心，甚验。蛮人生啖，云可以祛邪辟恶。按郁金、姜黄、蒁药三物相近，苏恭不能分别，乃为一物。陈藏器以色味分别三物，又言姜黄是三年老姜所生。近年汴都多种姜，往往有姜黄生卖，乃是老姜。市人买啖，云治气为最。大方亦时用之。又有廉姜，亦是其类，而自是一物。〔时珍曰〕近时以扁如干姜形者，为片子姜黄；圆如蝉腹形者，为蝉肚郁金，并可浸水染色。蒁形虽似郁金，而色不黄也。

根

【气味】 辛、苦、大寒，无毒。〔藏器曰〕辛少苦多，性热不冷，云大寒，误矣。

【主治】 心腹结积痃癖，下气破血，除风热，消痈肿，功力烈于郁金。唐本。治癥瘕血块，通月经，治扑损瘀血，止暴风痛冷气，下食。大明。祛邪辟恶，治气胀，产后败血攻心。苏颂。治风痹臂痛。时珍。

【发明】〔时珍曰〕姜黄、郁金、蒁药三物，形状功用皆相近。但郁金入心治血；而姜黄兼入脾，兼治气；蒁药则入肝，兼治气中之血，为不同尔。古方五痹汤用片子姜黄，治风寒湿气手臂痛。戴原礼要诀云：片子姜黄能入手臂治痛。其兼理血中之气可知。

【附方】旧二，新二。**心痛难忍**姜黄一两，桂三两，为末。醋汤服一钱。经验方。**胎寒腹痛**啼哭吐乳，大便泻青，状若惊搐，出冷汗。姜黄一钱，没药、木香、乳香二钱，为末，蜜丸芡子大。每服一丸，钓藤煎汤化下。和剂方。**产后血痛**有块。用姜黄、桂心等分，为末，酒服方寸匕。血下尽即愈。昝殷产宝。**疮癣初生**姜黄末掺之妙。千金翼。

郁金《唐本草》

【释名】 马荙。〔震亨曰〕郁金无香而性轻扬,能致达酒气于高远。古人用治郁遏不能升者,恐命名因此也。〔时珍曰〕酒和郁鬯,昔人言是大秦国所产郁金花香,惟郑樵通志言即是此郁金。其大秦三代时未通中国,安得有此草? 罗愿尔雅翼亦云是此根,和酒令黄如金,故谓之黄流。其说并通。此根形状皆似荙,而医马病,故名马荙。

【集解】〔恭曰〕郁金生蜀地及西戎。苗似姜黄,花白质红,末秋出茎心而无实。其根黄赤,取四畔子根去皮火干,马药用之,破血而补,胡人谓之马荙。岭南者有实似小豆蔻,不堪啖。〔颂曰〕今广南、江西州郡亦有之,然不及蜀中者佳。四月初生苗似姜黄,如苏恭所说。〔宗奭曰〕郁金不香。今人将染妇人衣最鲜明,而不耐日炙,微有郁金之气。〔时珍曰〕郁金有二:郁金香是用花,见本条;此是用根者。其苗如姜,其根大小如指头,长者寸许,体圆有横纹如蝉腹状,外黄内赤。人以浸水染色,亦微有香气。

根

【气味】 辛、苦,寒,无毒。〔元素曰〕气味俱厚,纯阴。〔独孤滔曰〕灰可结砂子。

【主治】 **血积下气,生肌止血,破恶血,血淋尿血,金疮。**唐本。**单用,治女人宿血气心痛,冷气结聚,温醋摩服之。亦治马胀。**甄权。**凉心。**元素。**治阳毒入胃,下血频痛。**李杲。**治血气心腹痛,产后败血冲心欲死,失心颠狂蛊毒。**时珍。

【发明】〔震亨曰〕郁金属火、属土与水,其性轻扬上行,治吐血衄血,唾血血腥,及经脉逆行,并宜郁金末加韭汁、姜汁、童尿同服,其血自清。痰中带血者,加竹沥。又鼻血上行者,郁金、韭汁加四物汤服之。〔时珍曰〕郁金入心及包络,治血病。经验方治失心颠狂,用真郁金七两,明矾三两,为末,薄糊丸梧子大。每服五十丸,白汤下。有妇人颠狂十年,至人授此。初服心胸间有物脱去,神气洒然,再服而苏,此惊忧痰血络聚心窍所致。郁金入心去恶血,明矾化顽痰故也。庞安常伤寒论云:斑豆始有白泡,忽搐入腹,渐作紫黑色,无脓,日夜叫乱者。郁金一枚,甘草二钱半,水半碗煮干,去甘草,切片焙研为末,入真脑子炒半钱。每用一钱,以生猪血五七滴,新汲水调下。不过二服。甚者毒气从手足心出,如痛状乃瘥,此乃五死一生之候也。又范石湖文集云:岭南有挑生之害,于饮食中行厌胜法,鱼肉能反生于人腹中,而人以死,则阴役其家。初得觉胸腹痛,次日刺人,十日则生在腹中也。凡胸膈痛,即用升麻或胆矾吐之。若膈下痛,急以米汤调郁金末二钱服,即泻出恶物。或合升麻、郁金服之,不吐则下。李巽岩侍郎为雷州推官,鞫狱得此方,活人甚多也。

【附方】 旧三,新十。**失心颠狂**方见发明下。**痘毒入心**方见发明下。**厥心气痛**不可忍。郁金、附子、干姜等分,为末。醋糊丸梧子大,朱砂为衣。每服三十丸,男酒女醋下。奇效方。**产后心痛**血气上冲欲死。郁金烧存性,为末二钱,米醋一呷,调灌即苏。袖珍方。**自汗不止**郁金末,卧时调涂于乳上。集简方。**衄血吐血**川郁金为末,井水服二钱。甚者再服。黎居士易简方。**阳毒下血**热气入胃,痛不可忍。郁金五大个,牛黄一皂荚子,为散。每服用醋浆水一盏,同煎三沸,温服。孙用和秘宝方。**尿血不定**郁金末一两,葱白一握,水一盏,煎至三合,温服,日三服。经验方。**风痰壅滞**郁金一分,藜芦十分,为末。每服一字,温浆水调下。仍以浆水一盏漱口,以食压之。经验方。**挑生蛊毒**方见发明下。**中砒霜毒**郁金末二钱,入蜜少许,冷水调服。事林广记。**痔疮肿痛**郁金末,水调涂之,即消。医方摘要。**耳内作痛**郁金末一钱,水调,倾入耳内,急倾出之。圣济总录。

蓬莪茂音述。宋《开宝》

【释名】 蒁药。

【集解】〔志曰〕蓬莪茂生西戎及广南诸州。叶似襄荷,子似干椹,茂在根下并生,一好一恶,恶者有毒。西人取之,先放羊食,羊不食者弃之。〔藏器曰〕一名蓬莪,黑色;二名蒁,黄色;三名波杀,味甘有大毒。〔大明曰〕即南中姜黄根也。海南生者名蓬莪蒁。〔颂曰〕今江浙或有之。三月生苗。在田野中。其茎如钱大,高二三尺。叶青白色,长一二尺,大五寸以来,颇类襄荷。五月有花作穗,黄色,头微紫。根如生姜,而茂在根下,似鸡鸭卵,大小不常。九月采,削去粗皮,蒸熟暴干用。

根

【修治】〔敩曰〕凡使,于砂盆中以醋磨令尽,然后于火畔熁干,重筛过用。〔颂曰〕此物极坚硬,难捣治,用时热灰火中煨令透,乘热捣之,即碎如粉。〔时珍曰〕今人多以醋炒或煮熟入药,取其引入血分也。

【气味】 **苦、辛,温,无毒。**〔大明曰〕得酒醋良。

【主治】 心腹痛,中恶疰忤鬼气,霍乱冷气,吐酸水,解毒,食饮不消,酒研服之。又疗妇人血气结积,丈夫奔豚。开宝。破痃癖冷气,以酒醋磨服。甄权。治一切气,开胃消食,通月经,消瘀血,止扑损痛下血,及内损恶血。大明。通肝经聚血。好古。

【发明】〔颂曰〕蓬莪茂,古方不见用者。今医家治积聚诸气,为最要之药。与荆三棱同用之良,妇人药中亦多使。〔好古曰〕蓬莪色黑,破气中之血,入气药发诸香。虽为泄剂,亦能益气,故孙尚药用治气短不能接续,及大小七香丸、集香丸、诸汤散多用此也。又为肝经血分药。〔时珍曰〕郁金入心,专治血分之病;姜黄入脾,兼治血中之气;莸入肝,治气中之血,稍为不同。按王执中资生经云:执中久患心脾疼,服醒脾药反胀。用耆域所载蓬莪莸面裹炮熟研末,以水与酒醋煎服,立愈。盖此药能破气中之血也。

【附方】 旧一,新七。**一切冷气**抢心切痛,发即欲死。久患心腹痛时发者,此可绝根。蓬莪茂二两醋煮,木香一两煨,为末。每服半钱,淡醋汤下。卫生家宝方。**小肠脏气**非时痛不可忍。蓬莪茂研末,空心葱酒服一钱。杨子建护命方。**妇人血气**游走作痛,及腰痛。蓬莪茂、干漆二两,为末,酒服二钱。腰痛核桃酒下。普济方。**小儿盘肠**内钓痛。以莪茂半两。用阿魏一钱化水浸一日夜,焙研。每服一字,紫苏汤下。保幼大全。**小儿气痛**蓬莪茂炮熟为末。热酒服一大钱。十全博救方。**上气喘急**蓬莪茂五钱,酒一盏半,煎八分服。保生方。**气短不接**正元散:治气不接续,兼治滑泄,及小便热,王丞相服之有验。用蓬莪茂一两,金铃子去核一两,为末。入蓬砂一钱,炼过研细。每服二钱。温酒或盐汤空心服。孙用和秘宝方。**初生吐乳**不止。蓬莪茂少许,盐一绿豆,以乳一合,煎三五沸,去滓,入牛黄两粟大,服之甚效也。保幼大全。**浑身燎泡**方见荆三棱。

荆三棱宋《开宝》

校正:并入开宝草三棱。

【释名】 京三棱开宝草三棱开宝鸡爪三棱开宝黑三棱图经石三棱。〔颂曰〕三棱,叶有三棱也。生荆楚地,故名荆三棱以著其地,开宝本草作京者误矣。又出草三棱条,云即鸡爪三棱,生蜀地,二月、八月采之。其实一类,随形命名尔,故并见之。

【集解】〔藏器曰〕三棱总有三四种。京三棱,黄色体重,状若鲫鱼而小,又有黑三棱,状如乌梅而稍大,体轻有须,相连蔓延,作漆色,蜀人以织为器,一名蔜者是也。疗体并同。〔颂曰〕京三棱旧不著所出地土,今荆襄、江淮、济南、河陕间皆有之,多生浅水旁及陂泽中。春生苗,叶似莎草极长,高三四尺,又似菱蒲叶而有三棱。五六月抽茎,高四五尺,大如人指,有三棱如削成。茎端开花,大体皆如莎草而大,黄紫色。苗下即魁,初生成块如附子大,或有扁者,其旁有根横贯,一根则连数魁,魁上亦出苗。其魁皆扁长,如小鲫鱼,体重者,三棱也。其根末将尽一魁,未发苗,小圆如乌梅者,黑三棱也。又根之端钩曲如爪者,鸡爪三棱也。皆皮黑肌白而至轻。或云:不出苗只生细根者,谓之鸡爪三棱。又不生细根者,谓之黑三棱,大小不常,其色黑,去皮即白。三者本一种,但力有刚柔,各适其用。因其形为名,如乌头、乌喙、云母、云华之类,本非两物也。今人乃妄以凫茈、香附子为之。又河中府有石三棱,根黄白色,形如钗股,叶绿如蒲,苗高及尺,叶上亦有三棱,四月开花,白色如蓼蕺花,五月采根,亦消积气。今举世所用三棱,皆淮南红蒲根也。泰州尤多。其体至坚重,刻削鱼形,叶扁茎圆,不复有三棱,不知何缘命名为三棱也?虽太医亦不以为谬。流习既久,用根者不识其苗,采药者莫究其用,因缘差失,不复辨别。今三棱皆独旁引二根,无直下根,其形大体多如鲫鱼。〔时珍曰〕三棱多生荒废陂池湿地。春时丛生,夏秋抽高茎,茎端复生数叶,开花六七枝,花皆细碎成穗,黄紫色,中有细子。其叶茎花实俱有三棱,并与香附苗叶花实一样,但长大尔。其茎光滑三棱,如棕之叶茎。茎中有白穰,剖之织物,柔韧如藤。吕忱字林云:蔜草生水中,根可缘器。即此草茎,非根也。抱朴子言蔜根花鲜,亦是此草。其根多黄黑须,削去须皮,乃如鲫状,非本根似鲫也。

根

【修治】〔元素曰〕入用须炮熟。〔时珍曰〕消积须用醋浸一日,炒或煮熟焙干,入药乃良。

【气味】 **苦,平,无毒。**〔藏器曰〕甘,平,温。〔大明曰〕甘、涩,凉。〔元素曰〕苦、甘,无毒,阴中之阳。能泻真气,真气虚者勿用。

【主治】 **老癖癥瘕,积聚结块,产后恶血血结,通月水,堕胎,止痛利气。**开宝。**治气胀,破积气,消扑损瘀血,妇人血脉不调,心腹痛,产后腹痛血运。**大明。**心膈痛,饮食不消。**元素。**通肝经积血,治疮肿坚硬。**好古。**下乳汁。**时珍。

【发明】〔好古曰〕三棱色白属金,破血中之气,肝经血分药也。三棱、莪茂治积块疮硬者,乃坚者削之也。〔志曰〕俗传昔人患癥癖死,遗言令开腹取之。得病块,干硬如石,文理有五色。以为异物,削成刀柄。后因以刀刈三棱,柄消成水,乃知此药可疗癥癖也。〔时珍曰〕三棱能破气散结,故能治诸病。其功可近于香附而力峻，故难久服。按戴原礼证治要诀云：有人病癥癖腹胀，用三棱、莪茂，以酒煨煎服之，下一黑物如鱼而愈也。

【附方】 旧三，新五。**癥瘕鼓胀**三棱煎：用三棱根切一石，水五石，煮三石，去滓更煎，取三斗汁入锅中，重汤煎如稠糖，密器收之。每旦酒服一匕，日二服。千金翼方。**疬癖气块**草三棱、荆三棱、石三棱、青橘皮、陈橘皮、木香各半两，肉豆蔻、槟榔各一两，硇砂二钱，为末。糊丸梧子大，每姜汤服三十丸。奇效方。**疬癖不瘥**胁下硬如石。京三棱一两炮，川大黄一两，为末，醋熬成膏。每日空心生姜橘皮汤下一匙，以利下为度。圣惠方。**小儿气癖**三棱煮汁作羹粥，与奶母食，日亦以枣许与儿食，小儿新生百日及十岁以下，无问痫热疬癖等皆理之。秘妙不可具言，大效。子母秘录。**痃气胸满**口干，肌瘦食减，或时壮热。石三棱、京三棱、鸡爪三棱并炮，蓬莪茂三枚，槟榔一枚，青橘皮五十片醋浸去白，陈仓米一合醋浸淘过，巴豆五十个去皮，同青皮、仓米炒干，去豆为末，糊丸绿豆大。每米饮下三丸，日一服。圣济总录。**反胃恶心**药食不下。京三棱炮一两半，丁香三分，为末。每服一钱，沸汤点服。圣济总录。**乳汁不下**京三棱三个，水二碗，煎汁一碗洗奶，取汁出为度，极妙。外台秘要。**浑身燎泡**如棠梨状，每个出水，有石一片，如指甲大，其泡复生，抽尽肌肤肉，即不可治。用荆三棱、蓬莪茂各五两，为末。分三服，酒调连进愈。危氏得效方。

莎草　香附子《别录》中品

【释名】 雀头香唐本草附子图经水香棱图经水巴戟图经水莎图经侯莎尔雅莎结图经夫须别录续根草图经地藾根图经地毛广雅。〔时珍曰〕别录止云莎草，不言用苗用根。后世皆用其根，名香附子，而不知莎草之名也。其草可为笠及雨衣，疏而不沾，故字从草从沙。亦作蓑字，因其为衣垂缕，如孝子衰衣之状，故又从衰也。尔雅云：薃（音浩）侯，莎，其实缇是也。又云：薹，夫须也。薹乃笠名，贱夫所须也。其根相附连续而生，可以合香，故谓之香附子。上古谓之雀头香。按江表传云，魏文帝遣使于吴求雀头香，即此。其叶似三棱及巴戟，而生下湿地，故有水三棱，水巴戟之名。俗人呼为雷公头。金光明经谓之月萃哆。记事珠谓之抱灵居士。

【集解】〔别录曰〕莎草生田野，二月、八月采。〔弘景曰〕方药不复用，古人为诗多用之，而无识者。乃有鼠蓑，疗体异此。〔恭曰〕此草根名香附子，一名雀头香，所在有之，茎叶都似三棱，合和香用之。〔颂曰〕今处处有之。苗叶如薤而瘦，根如箸头大。谨按唐玄宗天宝单方图，载水香棱功状与此相类。云水香棱原生博平郡池泽中，苗名香棱，根名莎结，亦名草附子。河南及淮南下湿地即有，名水莎。陇西谓之地藙根。蜀郡名续根草，亦名水巴戟。今涪都最饶，名三棱草。用茎作鞋履，所在皆有。采苗及花与根疗病。〔宗奭曰〕香附子今人多用。虽生于莎草根，然根上或有或无。有薄皱皮，紫黑色，非多毛也。刮去皮则色白。若便以根为之，则误矣。〔时珍曰〕莎叶如老韭叶而硬，光泽有剑脊棱。五六月中抽一茎，三棱中空，茎端复出数叶。开青花成穗如黍，中有细子。其根有须，须下结子一二枚，转相延生，子上有细黑毛，大者如羊枣而两头尖。采得燎去毛，暴干货之。此乃近时日用要药。而陶氏不识，诸注亦略，乃知古今药物兴废不同。如此则本草诸药，亦不可以今之不识，便废弃不收，安知异时不为要药如香附者乎？

根

【修治】〔斅曰〕凡采得阴干，于石臼中捣之，切忌铁器。〔时珍曰〕凡采得连苗暴干，以火燎去苗及毛。用时以水洗净，石上磨去皮。用童子小便浸透，洗晒捣用。或生或炒，或以酒醋盐水浸，诸法各从本方。详见于下。又稻草煮之，味不苦。

【气味】 甘，微寒，无毒。〔宗奭曰〕苦。〔颂曰〕天宝单方云：辛，微寒，无毒，性涩。〔元素曰〕甘、苦，微寒，气厚于味，阳中之阴，血中之气药也。〔时珍曰〕辛、微苦、甘，平。足厥阴、手少阳药也。能兼行十二经，入脉气分。得童子小便、醋、芎䓖、苍术良。

【主治】 除胸中热，充皮毛，久服令人益气，长须眉。别录。治心腹中客热，膀胱间连胁下气妨，常日忧愁不乐，心忪少气。苏颂。治一切气，霍乱吐泻腹痛，肾气膀胱冷气。李杲。散时气寒疫，利三焦，解六郁，消饮食积聚，痰饮痞满，附肿腹胀，脚气，止心腹肢体头目齿耳诸痛，痈疽疮疡，吐血下血尿血，妇人崩漏带下，月候不调，胎前产后百病。时珍。

苗及花

【主治】 丈夫心肺中虚风及客热，膀胱连胁下时有气妨，皮肤瘙痒瘾疹，饮食不多，日渐瘦损，常有忧愁心忪少气等证。并收苗花二十余斤剉细，以水二石五斗，煮一石五斗，斛中浸浴，令汗出五六度，其瘙痒即止。四时常用，瘾疹风永除。天宝单方图。煎饮散气郁，利胸膈，降痰热，时珍。

【发明】〔好古曰〕香附治膀胱两胁气妨，心忪少气，是能益气，乃血中之气药也。本草不言治崩漏，而方中用治崩漏，是能益气而止血也。又能逐去瘀血，是推陈也。正如巴豆治大便不通而又止泄泻同意。又云：香附阳中之阴，血中之气药，凡气郁血气必用之。炒黑能止血治崩漏，此妇人之仙药也。多服亦能走气。〔震亨曰〕香附须用童子小便浸过，能总解诸郁，凡血气必用之药，引至气分而生血，此正阴生阳长之义。本草不言补，而方家言于老人有益，意有存焉。盖于行中有补理。天之所以为天者，健而有常也。健运不息，所以生生无穷，即此理尔。今即香中亦用之。〔时珍曰〕香附之气平而不寒，香而能窜，其味多辛能散，微苦能降，微甘能和。乃足厥阴肝、手少阳三焦气分主药，而兼通十二经气分。生则上行胸膈，外达皮肤；熟则下走肝肾，外彻腰足；炒黑则止血，得童溲浸炒则入血分而补虚，盐水浸炒则入血分而润燥，青盐炒则肾补气，酒浸炒则行经络，醋浸炒则消积聚，姜汁炒则化痰饮。得参、术则补气，得归、芐则补血，得木香则疏滞和中，得檀香则理气醒脾，得沉香则升降诸气，得芎劳、苍术则总解诸郁，得栀子、黄连则能降火热，得茯神则交济心肾，得茴香、破故纸则引气归元，得厚朴、半夏则决壅消胀，得紫苏、葱白则解散邪气，得三棱、莪茂则消磨积块，得艾叶则治血气暖子宫，乃气病之总司，女科之主帅也。飞霞子韩悉云：香附能推陈致新，故诸书皆云益气。而俗有耗气之说，宜于女人不宜于男子者，非矣。盖妇人以血用事，气行则无疾。老人精枯血闭，惟气是资。小儿气日充，则形乃日固。大凡病则气滞而馁，故香附于气分为君药，世所罕知，臣以参、芪，佐以甘草，治虚怯甚速也。悉游方外时，悬壶轻赍，治百病黄鹤丹，治妇人青囊丸，随宜用引，辄有小效。人索不已，用者当思法外意可也。黄鹤丹乃铢衣翁在黄鹤楼所授之方，故名。其方用香附一斤，黄连半斤，洗晒为末，水糊丸梧子大。假如外感，葱姜汤下；内伤，米饮下；气病，木香汤下；血病，酒下；痰病，姜汤下；火病，白汤下。余可类推。青囊丸乃邵应节真人祷母病，感方士所授者，方用香附略炒一斤，乌药略炮五两三钱，为末，水醋煮面糊为丸。随证用引，如头痛，茶下；痰气，姜汤下；多用酒下为妙。

【附方】旧一，新四十七。服食法〔颂曰〕唐玄宗天宝单方图云：水香棱根名莎结，亦名草附子，说已见前。其味辛，微寒，无毒。凡丈夫心中客热，膀胱间连胁下气妨，常日忧愁不乐，心忪少气者。取根二大升，捣熬令香，以生绢袋盛，贮于三大斗无灰清酒中浸之。三月后，浸一日即堪服；十月后，即七日，近暖处乃佳。每空腹温饮一盏，日夜三四次，常令酒气相续，以知为度。若不饮酒，即取根十两，加桂心五两，芜荑三两，和捣为散，以蜜和为丸，捣一千杵，丸如梧子大。每空腹酒及姜蜜汤饮汁等下二十丸，日再服，渐加至三十丸，以瘥为度。交感丹凡人中年精耗神衰，盖由心血少，火不下降；肾气惫，水不上升，致心肾隔绝，营卫不和。上则多惊；中则塞痞；饮食不下；下则虚冷遗精。愚医徒知峻补下田，非惟不能生水滋阴，而反见衰悴。但服此方半年，屏去一切暖药，绝嗜欲，然后习秘固溯流之术，其效不可弹述。俞通奉年五十一，遇铁瓮城申先生授此，服之老犹如少，年至八十五乃终也。因普示群生，同登寿域。香附子一斤，新水浸一宿，石上擦去毛，炒黄，茯神去皮木，四两，为末。炼蜜丸弹子大。每服一丸，侵早细嚼，以降气汤下。降气汤用香附子如上法半两，茯神二两，炙甘草一两半，为末。点沸汤服前药。萨谦斋瑞竹堂经验方。**一品丸**治气热上攻，头目昏眩，及治偏正头痛。大香附子去皮，水煮一时，捣晒焙研为末，炼蜜丸弹子大。每服一丸，水一盏，煎八分服。女人，醋汤煎之。奇效良方。**升降诸气**治一切气病，痞胀喘哕，噫酸烦闷，虚痛走注，常服开胃消痰，散壅思食。早行山行，尤宜服之，去邪辟瘴。香附子炒四百两，沉香十八两，缩砂仁四十八两。炙甘草一百二十两，为末。每服一钱，入盐少许，白汤点服。和剂局方。**一切气疾**心腹胀满，噎塞，噫气吞酸，痰逆呕恶，及宿酒不解。香附子一斤，缩砂仁八两，甘草炙四两，为末。每白汤入盐点服。为粗末煎服亦可。名快气汤。和剂局方。**调中快气**心腹刺痛。小乌沉汤：香附子擦去毛焙二十两，乌药十两，甘草炒一两，为末。每服二钱，盐汤随时点服。和剂局方。**心脾气痛**白飞霞方外奇方云：凡人胸膛软处一点痛者，多因气及寒起，或致终身，或子母相传，俗名心气痛，非也，乃胃脘有滞尔。惟此独步散，治之甚妙。香附米醋浸，略炒为末，高良姜酒洗七次，略炒为末。俱各封收。因寒者，姜二钱，附一钱；因气者，附二钱，姜一钱；因气与寒者，各等分，和匀。以热米汤入姜汁一匙，盐一捻，调下立止。不过七八次除根。王璆百一方云：内翰吴开夫人，心痛欲死，服此即愈。类编云：梁混心脾痛数年不愈，供事秽迹佛，梦传此方，一服而愈，因名神授一匕散。**心腹诸痛**艾附丸：治男女心气痛、腹痛、少腹痛、血气痛，不可忍者。香附子二两，蕲艾叶半两，以醋汤同煮熟，去艾炒为末，米醋糊丸梧子大，每白汤服五十丸。集简方。**停痰宿饮**风气上攻，胸膈不利。香附皂荚水浸、半夏各一两，白矾末半两，姜汁面糊丸梧子大。每服三四十丸，姜汤随时下。仁存方。**元脏腹冷**及开胃。香附子炒为末。每用二钱，姜、盐同煎服。普济方。**酒肿虚肿**香附去皮，米醋煮干，焙研为末，米醋糊丸服。久之败水从小便出。神效。经验方。**气虚浮肿**香附子一斤，童子小便浸三日，焙为末。糊丸。每米饮下四五十丸，日二。丹溪心法。**老小疝癖**往来疼痛。香附、南星等分，为末。姜汁糊丸梧子大，每姜汤下二三十丸。圣惠。**癫疝胀痛**及小肠气。香附末二钱，以海藻一钱煎酒，空心调下，并食海藻。濒湖集简方。**腰痛揩牙**香附子五两，生姜二两，取自然汁浸一宿，炒黄为末，入青盐二钱，擦牙数次，其痛即止。乾坤生意。**血气刺痛**香附子炒一两，荔枝核烧存性五钱。为末。每服二钱。米饮调下。妇人良方。**女人诸病**瑞竹堂方：四制香附丸：治妇人女子经候不调，兼诸病，大香附子擦去毛一斤，分作四分：四两醇酒浸，四两醇醋浸，四两盐水浸，四两童子小便浸。春三、秋五、夏一、冬七日。淘洗净，晒干捣烂，微焙为末，醋煮面糊丸梧子大，每酒下七十丸。瘦人加泽兰、赤茯苓末二两，气虚加四君子料，血虚加四物料。法生堂方：煮附济阴丸：治妇人月经不调，久成癥积。一切风气。用香附子一斤，分作四分，以童溲、盐水、酒、醋各浸三日，艾叶一斤，浆水浸过。醋糊和作饼，晒干，晚蚕砂半斤炒，莪茂四两酒浸，当归四两酒浸，各焙为末。醋糊丸梧子大，每服七十丸，米饮下，日二。醋附丸：治妇人室女一切经候不调，血气刺痛，腹胁膨胀，心怔乏力，面色痿黄，头运恶心，崩漏带下，便血，癥瘕积聚，及妇人数堕胎，由气不升降，服此尤妙，香附子米醋浸半日，砂锅煮干，捣焙，石臼为末，醋糊为丸，醋汤下。澹寮方：艾附丸：治同上。香附子一斤，熟艾四两，醋煮，当归酒浸二两，为末。如上丸服。**妇人气盛**血衰，变生诸癥，头运腹满，皆宜抑气散主之。香附子四两，炒茯苓、甘草炙各一两，橘红二两，为末。每服二钱，沸汤下。济生方。**下血血崩**血如山崩，或五色漏带，并宜常服，滋血调气，乃妇人之仙药也。香附子去毛炒焦为末，极热酒服二钱立愈。昏迷甚者三钱，米饮下。亦可加棕灰。许学士本事方。**赤白带下**及血崩不止。香附子、赤芍药等分，为末。盐一捻，水二盏，煎一盏，食前温服。圣惠方。**安胎顺气铁罩散**：香附子炒为末，浓煎紫苏汤服一二钱。一加砂仁。中藏经。**妊娠恶阻**胎气不安，气不升降，呕吐酸水，起坐不便，饮食不进。二香散：用香附子一两，藿香叶、甘草各二钱，为末。每服二钱，沸汤入盐调下。圣惠方。**临产顺胎**九月、十月服此，永无惊恐。福胎饮：用香附子四两，缩砂仁炒三两，甘草炙一两，为末。每服二钱。米饮下。朱氏集验方。**产后狂言**血运，烦渴不止。生香附子去毛为末。每服二钱，姜、枣水煎服，同上。**气郁吐血**丹溪用童子小便调香附末二钱服。澹寮方：治吐血不止。莎草根一两，白茯苓半两，为末。每服二钱，陈粟米饮下。**肺破咯血**香附末一钱，米饮下，日二服。百一选方。**小便尿血**香附子、新地榆等分，各煎汤。先服香附汤三五呷，后服地榆汤至尽。未效再服。指迷方。**小便血淋**痛不可忍。香附子、陈皮、赤茯苓等分，水煎服。十便良方。**诸般下血**香附，童子小便浸一日，捣碎，米醋拌焙为末。每服二钱，米饮下。直指方：用香附以醋、酒各半煮熟，焙研为末。黄秫米糊丸梧子大。每服四十丸，米饮下，日二服。戴原礼云：只以香附子末二钱，入百草霜、麝香各少许，同服，效尤速也。**老小脱肛**香附子、荆芥穗等分为末，每服一匙，水一大碗，煎十数沸淋洗。三因方。**偏正头风**香附子炒一斤，乌头炒一两，甘草二两，为末，炼蜜丸弹子大。每服一丸，葱茶嚼下。本事方。**气郁头痛**澹寮方：用香附子炒四两，川芎䓖二两，为末。每服二钱，腊茶清调下。常服除根明目。华佗中藏经加甘草一两，石膏二钱半。**头风晴痛**方同妊娠恶阻。**女人头痛**香附子末，茶服三钱，日三五服。经验良方。**肝虚晴痛**冷泪羞明。补肝散用香附子一两，夏枯草半两，为末。每服一钱，茶清下。简易方。**耳卒聋闭**香附子瓦炒研末，萝卜子煎汤，早夜各服二钱。忌铁器。卫生易简方。**聤耳出汁**香附末，以绵杖送入。蔡邦度知府常用，有效。经验良方。**诸般牙痛**香附、艾叶煎汤漱之。仍以香附末擦之，去涎。普济方。**牢牙去风**益气乌髭，治牙疼牙宣，乃铁瓮先生妙方也。香附子炒存性三两，青盐、生姜各半两，为末。日擦。济生方。**消渴累年**不愈。莎草根一两，白茯苓半两，为末。每陈粟米饮服三钱，日二。**痛疽疮疡**曾孚先云：凡痛疽疮疡，皆因气滞血凝而致，宜服诸香药，引气通血。常器之云：凡气血闻香即行，闻臭即逆。疮疡皆由气涩而血聚，最忌臭秽不洁，触之毒必引蔓。陈正节公云：大凡疽疾，多因怒气而得，但服香附子药，进食宽气，大有效也。独胜散：用香附子去毛，以生姜汁淹一宿，焙干碾为细末，无时以白汤服二钱。如疮初作，以此代茶。疮溃后，亦宜服之。或只以局方小乌沉汤，少用甘草，愈后服至半年，尤妙。陈自明外科精要。**蜈蚣咬伤**嚼香附涂之，立效。袖珍方。

瑞香《纲目》

【集解】〔时珍曰〕南土处处山中有之。枝干婆娑，柔条厚叶。四时不凋。冬春之交。开花成簇，长三四分，如丁香状，有黄、白、紫三色。格古论云：瑞香高者三四尺，有数种：有枇杷叶者，杨梅叶者，柯叶者，毬子者，挛枝者。惟挛枝者花紫香烈，枇杷叶者结子。其始出于庐山，宋时人家栽之，始著名，挛枝者其节挛曲，如断折之状也。其根绵软而香。

根
【气味】 甘、咸，无毒。
【主治】 急喉风，用白花者研水灌之。时珍。出医学集成。

茉莉《纲目》

【释名】 **奈花**。〔时珍曰〕嵇含草木状作末利，洛阳名园记作抹厉，佛经作抹利,王龟龄集作没利,洪迈集作末丽。盖末利本胡语,无正字,随人会意而已。韦君呼为狎客,张敏叔呼为远客。杨慎丹铅录云:晋书都人簪柰花,即今末利花也。

【集解】〔时珍曰〕末利原出波斯,移植南海,今滇、广人栽莳之。其性畏寒,不宜中土。弱茎繁枝,绿叶团尖。初夏开小白花,重瓣无蕊,秋尽乃止,不结实。有千叶者,红色者,蔓生者。其花皆夜开,芬香可爱。女人穿为首饰,或合面脂。亦可熏茶,或蒸取液以代蔷薇水。又有似末利而瓣大,其香清绝者,谓之狗牙,亦名雪瓣,海南有之。素馨、指甲,皆其类也,并附于下。

花

【气味】 辛,热,无毒。

【主治】 蒸油取液,作面脂头泽,长发润燥香肌,亦入茗汤。时珍。

根

【气味】 热,有毒。

【主治】 以酒磨一寸服,则昏迷一日乃醒,二寸二日,三寸三日。凡跌损骨节脱臼接骨者用此,则不知痛也。汪机。

【附录】 素馨 〔时珍曰〕素馨亦自西域移来,谓之耶悉茗花,即酉阳杂俎所载野悉蜜花也。枝干袅娜,叶似末利而小。其花细瘦四瓣,有黄、白二色。采花压油泽头,甚香滑也。

指甲花 有黄、白二色,夏月开,香似木犀,可染指甲,过于凤仙花。

郁金香 宋《开宝》

校正:〔禹锡曰〕陈氏言郁是草英,不当附于木部。今移入此。

【释名】 **郁香**御览**红蓝花**纲目**紫述香**纲目**草麝香 茶矩摩**佛书。〔颂曰〕许慎说文解字云:郁。芳草也。十叶为贯,百二十贯筑以煮之。郁鬯乃百草之英,合而酿酒以降神,乃远方郁人所贡,故谓之郁。郁,今郁林郡也。〔时珍曰〕汉郁林郡,即今广西、贵州、浔、柳、邕、宾诸州之地。一统志惟载柳州罗城县出郁金香,即此也。金光明经谓之茶矩摩香。此乃郁金花香,与今时所用郁金根,名同物异。唐慎微本草收此入彼下,误矣。按赵古则六书本义:鬯字象米在器中,以匕扱之之意。郁字从臼,奉缶置于几上,鬯有彡饰,五体之意。俗作郁。则郁乃取花筑酒之意,非指地言。地乃因此草得名耳。

【集解】〔藏器曰〕郁金香生大秦国,二月、三月有花,状如红蓝,四月、五月采花,即香也。〔时珍曰〕按郑玄云:郁草似兰。杨孚南州异物志云:郁金出罽宾。

国人种之，先以供佛，数日萎，然后取之。色正黄，与芙蓉花裹嫩莲者相似，可以香酒。又唐书云：太宗时，伽毗国献郁金香，叶似麦门冬，九月花开，状似芙蓉，其色紫碧，香闻数十步，花而不实，欲种者取根。二说皆同，但花色不同，种或不一也。古乐府云，中有郁金苏合香者，是此郁金也。晋左贵嫔有郁金颂云：伊有奇草，名曰郁金。越自殊域，厥珍来寻。芳香酷烈，悦目怡心，明德惟馨，淑人是钦。

【气味】　苦，温无毒。〔藏器曰〕平。

【主治】　蛊野诸毒，心腹间恶气鬼疰，鸦鹊等一切臭。入诸香药用。藏器。

茅香宋《开宝》

校正：并入宋图经香麻。

【释名】　喟尸罗金光明经香麻。〔时珍曰〕苏颂图经复出香麻一条，云出福州，煎汤浴风甚良，此即香茅也。闽人呼茅如麻故尔。今并为一。

【集解】　〔志曰〕茅香生剑南道诸州，其茎叶黑褐色，花白色，即非白茅香也。〔颂曰〕今陕西、河东、汴东州郡亦有之，辽、泽州充贡。三月生苗，似大麦。五月开白花，亦有黄花者。有结实者，有无实者。并正月、二月采根，五月采花，八月采苗。〔宗奭曰〕茅香根如茅，但明洁而长。可作浴汤，同藁本尤佳。仍入印香中，合香附子用。〔时珍曰〕茅香凡有二：此是一种香茅也；其白茅香，别是南番一种香草，唐慎微本草不知此义，乃以白茅花及白茅香诸注引入茅香之下。今并提归各条。

花

【气味】　苦，温，无毒。

【主治】　中恶，温胃止呕吐，疗心腹冷痛。开宝。

【附方】　新一。冷劳久病茅香花、艾叶四两，烧存性，研末，粟米饭丸梧子大。初以蛇床子汤下二十九至三十丸，微吐不妨，后用枣汤下，立效。圣济总录。

苗、叶

【主治】　作浴汤，辟邪气，令人身香。开宝。

白茅香《拾遗》

【集解】　〔藏器曰〕白茅香生安南，如茅根，道家用作浴汤。〔珣曰〕广志云：生广南山谷，合诸名香甚奇妙，尤胜舶上来者。〔时珍曰〕此乃南海白茅香，亦今排香之类,非近道之白茅及北土茅香花也。

根

【气味】 **甘,平,无毒。**

【主治】 **恶气,令人身香。煮汤服,治腹内冷。**藏器。**小儿遍身疮疱,合桃叶煎汤浴之。**李珣。

排草香《纲目》

【集解】〔时珍曰〕排草香出交趾,今岭南亦或莳之,草根也,白色,状如细柳根,人多伪杂之。案范成大桂海志云:排草香状如白茅香,芬烈如麝香,人亦用以合香,诸香无及之者。又有麝香木,出占城,乃老朽树心节,气颇类麝。

根

【气味】 **辛,温,无毒。**

【主治】 **辟臭,去邪恶气。**时珍。

【附录】 **瓶香** 〔珣曰〕案陈藏器云:生南海山谷,草之状也。其味寒无毒,主鬼魅邪精,天行时气,并宜烧之。水煮,洗水肿浮气。与生姜、芥子煎汤,浴风疟甚效。

耕香 〔藏器曰〕生乌许国,茎生细叶,味辛温无毒,主鬼气,调中去臭。〔时珍曰〕二香皆草状,恐亦排草之类也,故附之。

迷迭香《拾遗》

【集解】〔藏器曰〕广志云:出西海。魏略云:出大秦国。〔时珍曰〕魏文帝时,自西域移植庭中,同曹植等各有赋。大意其草修干柔茎,细枝弱根。繁花结实,严霜弗凋。收采幽杀,摘去枝叶。入袋佩之,芳香甚烈。与今之排香同气。

【气味】 **辛,温,无毒。**

【主治】 **恶气,令人衣香,烧之去鬼。**藏器。〔珣曰〕性平不温。合羌活为丸,烧之。辟蚊蚋。

藒车香《拾遗》

【集解】〔藏器曰〕广志云:藒车香生徐州,高数尺,黄叶白花。尔雅:藒车,乞舆。郭璞云：香草也。〔珣曰〕生海南山谷，齐民要术云：凡诸树木虫蛀者，煎此香冷淋之，即辟也。〔时珍曰〕楚词：畦留夷与揭车。则昔人常栽莳之，与今兰香、零陵相类也。

【气味】 辛，温，无毒。〔珣曰〕微寒。

【主治】 **鬼气，去臭，及虫鱼蛀蠹。**藏器。**治霍乱，辟恶气，熏衣佳。**珣。

艾纳香宋《开宝》

【集解】〔志曰〕广志云：艾纳出西国，似细艾。又有松树皮上绿衣，亦名艾纳，可以和合诸香，烧之能聚其烟，青白不散，而与此不同。〔禹锡曰〕案古乐府云：行胡从何方，列国持何来，氍毹毭㲪五木香，迷迭艾纳及都梁。是也。

【气味】 甘，温、平，无毒。

【主治】 **恶气杀虫，主腹冷泄痢。**志。**伤寒五泄，心腹注气，止肠鸣，下寸白，烧之辟瘟疫，合蜂窠浴脚气良。**珣。**治癣辟蛇。**藏器。

兜纳香《海药》

【集解】〔珣曰〕案广志云：出西海剽国诸山。魏略云：出大秦国。草类也。

【气味】 辛，平，无毒。〔藏器曰〕甘，温。

【主治】 **温中，除暴冷。**藏器。**恶疮肿瘘，止痛生肌，并入膏用。烧之，辟远近恶气。带之夜行，壮胆安神。与茅香、柳枝煎汤浴小儿，易长。**李珣。

线香《纲目》

【集解】〔时珍曰〕今人合香之法甚多，惟线香可入疮科用。其料加减不等。大抵多用白芷、芎藭、独活、甘松、三柰、丁香、藿香、藁本、高良姜、角茴香、连乔、大黄、黄芩、柏木、兜娄香末之类，为末，以榆皮面作糊和剂，以唧筒笮成线香，成条如线也。亦或盘成物象字形，用铁铜丝悬爇者，名龙挂香。

【气味】 辛，温，无毒。

【主治】 **熏诸疮癣。**时珍。

【附方】 新一。**杨梅毒疮**龙挂香、孩儿茶、皂角子各一钱，银朱二钱，为末，纸卷作捻，点灯置桶中，以鼻吸咽。一日三次，三日止。内服解毒药，疮即干。

集简方。

藿香宋《嘉祐》

校正:〔承曰〕宜入草部。

【释名】 **兜娄婆香。**〔时珍曰〕豆叶曰藿,其叶似之,故名。楞严经云:坛前以兜娄婆香煎水洗浴。即此。法华经谓之多摩罗跋香,金光明经谓之钵怛罗香,皆兜娄二字梵言也。涅槃又谓之迦算香。

【集解】〔禹锡曰〕按广志云:藿香出海边国。茎如都梁,叶似水苏,可着衣服中。嵇含南方草木状云:出交趾、九真、武平、兴古诸地,吏民自种之。榛生,五六月采,日干乃芬香。〔颂曰〕藿香岭南多有之。人家亦多种。二月生苗,茎梗甚密,作丛,叶似桑而小薄,六月七月采之。须黄色乃可收。金楼子及俞益期笺皆云:扶南国人言:五香共是一木。其根是旃檀,节是沉香,花是鸡舌,叶是藿香,胶是熏陆。故本草以五香共条,义亦出此。今南中藿香乃是草类,与嵇含所说正相符合。范晔合香方云:零藿虚燥,古人乃以合香。即此扶南之说,似涉欺罔也。〔时珍曰〕藿香方茎有节中虚,叶微似茄叶,洁古、东垣惟用其叶,不用枝梗。今人并枝梗用之,因叶多伪故耳。唐史云:顿逊国出藿香,插枝便生,叶如都梁者,是也。刘欣期交州记言藿香似苏合香者,谓其气相似,非谓形状也。

枝叶

【气味】 **辛,微温,无毒。**〔元素曰〕辛、甘。又曰:甘、苦,气厚味薄,浮而升,阳也。〔杲曰〕可升可降,阳也。入手、足太阴经。

【主治】 **风水毒肿,去恶气,止霍乱心腹痛。**别录。**脾胃吐逆为要药。**苏颂。**助胃气,开胃口,进饮食。**元素。**温中快气,肺虚有寒,上焦壅热,饮酒口臭,煎汤漱之。**好古。

【发明】〔杲曰〕芳香之气助脾胃,故藿香能止呕逆,进饮食。〔好古曰〕手、足太阴之药。故入顺气乌药散,则补肺;入黄芪四君子汤,则补脾也。

【附方】 新六。**升降诸气**藿香一两,香附炒五两,为末,每以白汤点服一钱。经效济世方。**霍乱吐泻**垂死者,服之回生。用藿香叶、陈皮各半两,水二盏,煎一盏,温服。百一选方。**暑月吐泻**滑石炒二两,藿香二钱半,丁香五分,为末。每服一二钱,渐米泔调服。禹讲师经验方。**胎气不安**气不升降,呕吐酸水。香附、藿香、甘草二钱,为末。每服二钱,入盐少许,沸汤服之。圣惠。**香口去臭**藿香洗净,煎汤,时时噙漱。摘玄方。**冷露疮烂**藿香叶、细茶等分,烧灰,油调涂叶上贴之。应验方。

薰草《别录》中品　零陵香宋《开宝》

【释名】　蕙草别录香草开宝燕草纲目黄零草玉册。〔时珍曰〕古者烧香草以降神，故曰薰，曰蕙。薰者熏也，蕙者和也。汉书云，薰以香自烧，是矣。或云，古人被除，以此草熏之。故谓之薰。亦通。范成大虞衡志言，零陵即今永州，不出此香，惟融、宜等州甚多，土人以编席荐，性暖宜人。谨按：零陵旧治在今全州。全乃湘水之源，多生此香，今人呼为广零陵香者，乃真薰草也。若永州、道州、武冈州，皆零陵属地也。今镇江、丹阳皆莳而刈之，以酒洒制货之，芬香更烈，谓之香草，与兰草同称。楚辞云：既滋兰之九畹，又树蕙之百亩。则古人皆栽之矣。张揖广雅云：卤，薰也，其叶谓之蕙。而黄山谷言一干数花者为蕙。盖因不识兰草、蕙草，强以兰花为分别也。郑樵修本草，言兰即蕙，蕙即零陵香，亦是臆见，殊欠分明。但兰草、蕙草，乃一类二种耳。

【集解】〔别录曰〕薰草一名蕙草，生下湿地，三月采阴干，脱节者良。又曰：蕙实，生鲁山平泽。〔弘景曰〕桐君药录：薰草叶如麻，两两相对，山海经云：浮山有草，麻叶而方茎，赤华而黑实，气如蘼芜，名曰薰草，可以已疠。今俗人皆呼燕草状如茅而香者为薰草，人家颇种之者，非也。诗书家多用蕙，而竟不知是何草，尚其名而迷其实，皆此类也。〔藏器曰〕薰草即是零陵香，薰乃蕙草根也。〔志曰〕零陵香生零陵山谷，叶如罗勒。南越志云：土人名燕草，又名薰草，即香草也。山海经薰草即是此。〔颂曰〕零陵香今湖广诸州皆有之。多生下湿地，叶如麻，两两相对，茎方，常以七月中旬开花至香，古云薰草是也。岭南人皆作窑灶，以火炭焙干，令黄色乃佳。江淮亦有土生者，亦可作香，但不及湖岭者，至枯槁香尤芬熏耳。古方但用薰草，不用零陵香。今合香家及面脂、澡豆诸法皆用之。都下市肆货之甚便。〔时珍曰〕今惟吴人栽造，货之亦广。

薰草

【气味】　甘，平，无毒。〔权曰〕苦，无毒。〔珣曰〕辛，温，无毒。不宜多服，令人气喘。〔玉册云〕伏三黄、朱砂。

【主治】　明目止泪，疗泄精，去臭恶气，伤寒头痛，上气腰痛。别录。单用，治鼻中息肉，鼻齆。甄权。零陵香：主恶气心腹痛满，下气，令体香，和诸香作汤丸用，得酒良。开宝。主风邪冲心，虚劳疳蟨。得升麻、细辛煎饮，治牙齿肿痛善。李珣。治血气腹胀，茎叶煎酒服。大明。妇人浸油饰头，香无以加。宗奭。

【发明】〔时珍曰〕薰草芳馨，其气辛散上达，故心腹恶气齿痛鼻塞皆用之。脾胃喜芳香，芳香可以养鼻是也。多服作喘，为能耗散真气也。

【附方】 新十。**伤寒下痢蕙草汤**：用蕙草、当归各二两，黄连四两，水六升，煮二升服，日三服。范汪方。**伤寒狐惑**食肛者。蕙草、黄连各四两，㕮咀，以白酸浆一斗，渍一宿，煮取二升，分三服。小品方。**头风旋运**痰逆恶心懒食。真零陵香、藿香叶、莎草根炒等分，为末。每服二钱，茶下，日三服。本事方。**小儿鼻塞**头热。用薰草一两，羊髓三两，铫内慢火熬成膏，去滓，日摩背上三四次。圣惠方。**头风白屑**零陵香、白芷等分，水煎汁，入鸡子白搅匀，傅数十次，终身不生。圣惠方。**牙齿疼痛**零陵香梗叶煎水，含漱之。普济方。**风牙疳牙**零陵香洗炙，荜茇炒，等分，为末掺之。普济方。**梦遗失精**薰草汤：用薰草、人参、白术、白芍药、生地黄各二两，茯神、桂心、甘草炙各二两，大枣十二枚，水八升，煮三升，分二服。外台秘要。**妇人断产**零陵香为末，酒服二钱。每服至一两，即一年绝孕。盖血闻香即散也。医林集要。**五色诸痢**返魂丹：用零陵香草去根。以盐酒浸半月，炒干，每两入广木香一钱半，为末。里急腹痛者，用冷水服一钱半，通了三四次，用热米汤服一钱半，止痢。只忌生梨一味。集简方。

蕙实

别录有名未用部。〔藏器曰〕即兰蕙之蕙也。五月采之，辛香。

【气味】 辛，平，无毒。

【主治】 明目补中。别录。

根茎中涕

【主治】 伤寒寒热出汗，中风面肿，消渴热中，逐水。别录。主五痔脱肛有虫。时珍。出千金。

兰草《本经》上品

【释名】 蕳音闲**水香**本经**水香兰**开宝**女兰**纲目**香草**纲目**燕尾香**开宝**大泽兰**炮炙论**兰泽草**弘景**煎泽草**唐本**省头草**纲目**都梁香**李当之**孩儿菊**纲目**千金草**。〔志曰〕叶似马兰，故名兰草。其叶有歧，俗呼燕尾香。时人煮水以浴，疗风，故又名香水兰。〔藏器曰〕兰草生泽畔，妇人和油泽头，故云兰泽。盛弘之荆州记云：都梁有山，下有水清浅，其中生兰草，因名都梁香。〔时珍曰〕都梁即今之武冈州也，又临淮盱眙县亦有都梁山，产此香。兰乃香草，能辟不祥。陆玑诗疏言：郑俗，三月男女秉蕳于水际，以自祓除。盖兰以阑之，蕳以闲之。其义一也。

淮南子云：男子种兰，美而不芳。则兰须女子种之，女兰之名，或因乎此。其叶似菊，女子、小儿喜佩之，则女兰、孩菊之名，又或以此也。唐瑶经验方言：江南人家种之，夏月采置发中，令头不腻，故名省头草。其说正合煎泽之义。古人兰蕙皆称香草，如零陵香草、都梁香草。后人省之，通呼为香草尔。近世但知兰花，不知兰草。惟虚谷方回考订，极言古之兰草即今之千金草，俗名孩儿菊者，其说可据。详下正误。

【集解】〔别录曰〕兰草生太吴池泽，四月、五月采。〔弘景曰〕方药俗人并不识用。太吴应是吴国太伯所居，故呼太吴。今东间有煎泽草，名兰香，或是此也。李当之云：是今人所种都梁香草也。泽兰亦名都梁香。〔恭曰〕兰即兰泽香草也。圆茎紫萼，八月花白。俗名兰香，煮以洗浴。生溪涧水旁，人间亦多种之，以饰庭池。陶所引煎泽草，都梁香者是也，而不能的识。〔保升曰〕生下湿地，叶似泽兰，尖长有歧，花红白色而香。〔藏器曰〕兰草、泽兰二物同名，陶不能知，苏亦浪别。兰草生泽畔，叶光润，根小紫，五月、六月采，阴干，即都梁香也。泽兰叶尖微有毛，不光润，茎方节紫，初采微辛，干之亦辛。苏云八月花白者，即泽兰也。以注兰草，殊误矣。〔时珍曰〕兰草、泽兰一类二种也。俱生水旁下湿处。二月宿根生苗成丛，紫茎素枝，赤节绿叶，叶对节生，有细齿。但以茎圆节长，而叶光有歧者，为兰草；茎微方，节短而叶有毛者，为泽兰。嫩时并可挼而佩之，八九月后渐老，高者三四尺，开花成穗，如鸡苏花，红白色，中有细子。雷敩炮炙论所谓大泽兰，即兰草也；小泽兰，即泽兰也。礼记佩帨兰茝，楚辞纫秋兰以为佩，西京杂记载汉时池苑种兰以降神，或杂粉藏衣书中辟蠹者，皆此二兰也。今吴人莳之，呼为香草，夏月刈取，以酒油洒制，缠作把子，货为头泽佩带，与别录所出太吴之文正相符合。诸家不知二兰乃一物二种，但功用有气血之分，故无定指，惟寇氏、朱氏之误尤甚，故考正于下。或云家莳者为兰草，野生者为兰泽，亦通。

【正误】〔寇宗奭曰〕兰草诸家之说异同，乃未的识，故无定论。今江陵、鼎、澧州山谷之间颇有之，山外平田即无，多生阴地幽谷，叶如麦门冬而阔，且韧，长及一二尺，四时常青，花黄绿色，中间瓣上有细紫点。春芳者为春兰，色深；秋芳者为秋兰，色淡。开时满室尽香，与他花香又别。〔朱震亨曰〕兰叶禀金水之气而似有火，人知其花香之贵，而不知其叶有药方。盖其叶能散久积陈郁之气甚有力，即今之栽置座右者。〔时珍曰〕二氏所说，乃近世所谓兰花，非古之兰草也。兰有数种，兰草、泽兰生水旁，山兰即兰草之生山中者。兰花亦生山中，与三兰迥别。兰花生近处者，叶如麦门冬而春花；生福建者，叶如营茅而秋花。黄山谷所谓一干一花为兰，一干数花为蕙者，盖因不识兰草、蕙草，遂以兰花强生分别也。兰草与泽兰同类。故陆玑言兰似泽兰，但广而长节。离骚言其绿叶紫茎素枝，可纫可佩可藉可膏可浴。郑诗言士女秉简。应劭风俗通言尚书奏事，怀香握兰。礼记言诸侯赘薰。汉书言兰以自香烧也。若夫兰花，有叶无枝，可玩而不可纫佩藉浴秉握膏焚。故朱子离骚辨证，言古之香草必花叶俱香，而燥湿不变，故可刈佩。今之兰蕙，但花香而叶乃无气，质弱易萎，不可刈佩，必非古人所指甚明。古之兰似泽兰，而蕙即今之零陵香。今之似茅而花有两种者，不知何时误也？熊太古冀越集，言世俗之兰，生于深山穷谷，决非古时水泽之兰也。陈遁斋闲览，言楚骚之兰，或以为都梁香，或以为泽兰，或以为猗兰，当以泽兰为正。今人所种如麦门冬者，名幽兰，非真兰也。故陈止斋著盗兰说以讥之。方虚谷订兰说，言古之兰草，即今之千金草，俗名孩儿菊者。今之所谓兰，其叶如茅而嫩者，根名土续断，因花馥郁，故得兰名也。杨升庵云：世以如蒲萱者为兰，九畹之受诬久矣。又吴草庐有兰说甚详，云兰为医经上品之药，有枝有茎，草之植者也。今所谓兰，无枝无茎。因黄山谷称之，世遂谬指为离骚之兰。寇氏本草亦溺于俗，反疑旧说为非。夫医经为实用，岂可误哉？今之兰，果可利水杀蛊而除痰癖乎？其种盛于闽，朱子乃闽人，岂不识其土产而反辨析如此？世俗至今犹以非兰为兰，何其惑之难解也？呜呼！观诸儒之明析如此，则寇、朱二氏之误可知，而医家用兰草者当不复疑矣。

叶

【修治】 见泽兰下。

【气味】 辛，平，无毒。〔杲曰〕甘、寒。

【主治】 **利水道，杀蛊毒，辟不祥。久服益气轻身不老，通神明。**本经。**除胸中痰癖。**别录。**生血，调气，养营。**雷敩。**其气清香，生津止渴，润肌肉，治消渴胆瘅。**李杲。**煮水，浴风病。**马志。**消痈肿，调月经。煎水，解中牛马毒。**时珍。**主恶气，香泽可作膏涂发。**藏器。

【发明】〔时珍曰〕按素问云：五味入口，藏于脾胃，以行其精气。津液在脾，令人口甘，此肥美所发也。其气上溢，转为消渴。治之以兰，除陈气也。王冰注云：辛能发散故也。李东垣治消渴生津饮，用兰叶，盖本于此，详见泽兰下。又此草浸油涂发，去风垢，令香润。史记所谓罗襦襟解，微闻香泽者是也。崔寔四时月令作香泽法：用清油浸兰香、藿香、鸡舌香、苜蓿叶四种，以新绵裹，浸胡麻油，和猪脂纳铜铛中，沸定，下少许青蒿，以绵幂瓶，铛嘴泻出，瓶收用之。

【附方】 新一。**食牛马毒杀人者。**省头草连根叶煎水服，即消。唐瑶经验方。

泽兰《本经》中品

【校正】并入嘉祐地笋。

【释名】 水香吴普都梁香弘景虎兰本经虎蒲别录龙枣本经孩儿菊纲目风药纲目根名地笋嘉祐。〔弘景曰〕生于泽旁，故名泽兰，亦名都梁香。〔时珍曰〕此草亦可为香泽，不独指其生泽旁也。齐安人呼为风药，吴普本草一名水香，陶氏云亦名都梁，今俗通呼为孩儿菊，则其与兰草为一物二种，尤可证矣。其根可食，故曰地笋。

【集解】〔别录曰〕泽兰生汝南诸大泽旁，三月三日采，阴干。〔普曰〕下地水旁，叶如兰，二月生苗，赤节，四叶相值枝节间。〔弘景曰〕今处处有之，多生下湿地，叶微香，可煎油及作浴汤，人家多种之，而叶小异。今山中又有一种甚相似，茎方，叶小强，不甚香。既云泽兰，则山中者为非，而药家乃采用之。〔恭曰〕泽兰茎方节紫，叶似兰草而不甚香，今京下用者是也。陶说乃是兰草，茎圆紫萼白花，殊非泽兰也。〔颂曰〕今荆、徐、随、寿、蜀、梧州、河中府皆有之。根紫黑色，如粟根。二月生苗，高二三尺。茎干青紫色，作四棱。叶生相对，如薄荷，微香。七月开花，带紫白色，萼通紫色，亦似薄荷花。三月采苗阴干。荆湖岭南人家多种之。寿州出者无花子。此与兰草大抵相类。但兰草生水旁，叶光润，根小紫，五六月盛；而泽兰生水泽中及下湿地，叶尖，微有毛，不光润，方茎紫节，七月八月初采微辛，此为异尔。〔敩曰〕凡使须别雌雄。大泽兰茎叶皆圆，根青黄，能生血调气；与荣合小泽兰迥别，叶上斑，根头尖，能破血，通久积。〔宗奭曰〕泽兰出土，便分枝梗，叶皆如菊，但尖长尔。吴普言叶似兰，误矣。今兰叶如麦门冬，殊不相似。〔时珍曰〕吴普所说，乃真泽兰也。雷敩所说，大泽兰即兰草也，小泽兰即此泽兰也。寇宗奭所说泽兰则是，而破吴普之说则非，盖由误认兰花为兰草也。详见兰草正误下。

叶

【修治】〔敩曰〕凡用大小泽兰，细锉，以绢袋盛，悬于屋南畔角上，令干用。

【气味】 苦，微温，无毒。〔别录曰〕甘。〔普曰〕神农、黄帝、岐伯、桐君：酸，无毒。〔李当之〕小温。〔权曰〕苦、辛。〔之才曰〕防己为之使。

【主治】 金疮，痈肿疮脓。本经。产后金疮内塞。别录。产后腹痛，频产血气衰冷，成劳瘦羸，妇人血沥腰痛。甄权。产前产后百病。通九窍，利关节，养血气，破宿血，消癥瘕，通小肠，长肌肉，消扑损瘀血，治鼻血吐血，头风目痛，妇人劳瘦，丈夫面黄。大明。

【发明】〔颂曰〕泽兰，妇人方中最为急用。古人治妇人泽兰丸甚多。〔时珍曰〕兰草、泽兰气香而温，味辛而散，阴中之阳，足太阴、厥阴经药也。脾喜芳香，肝宜辛散。脾气舒，则三焦通利而正气和；肝郁散，则营卫流行而病邪解。兰草走气道，故能利水道，除痰癖，杀蛊辟恶，而为消渴良药；泽兰走血分，故能治水肿，涂痈毒，破瘀血，消癥瘕，而为妇人要药。虽是一类而功用稍殊，正如赤、白茯苓、芍药，补泻皆不同也。雷敩言，雌者调气生血，雄者破血通积，正合二兰主治。大泽兰之为兰草，尤可凭据。血生于气，故曰调气生血也。又荀子云，泽芷以养鼻，谓泽兰、白芷之气，芳香通乎肺也。

【附方】旧一，新四。**产后水肿**血虚浮肿。泽兰、防己等分，为末。每服二钱。醋汤下。张文仲备急方。**小儿蓐疮**嚼泽兰心封之良。子母秘录。**疮肿初起**泽兰捣封之良。集简方。**损伤瘀肿**方同上。**产后阴翻**产后阴户燥热，遂成翻花。泽兰四两，煎汤熏洗二三次，再入枯矾煎洗之，即安。集简方。

地笋宋嘉祐

【气味】甘、辛，温，无毒。

【主治】利九窍，通血脉，排脓治血。藏器。止鼻洪吐血，产后心腹痛。产妇可作蔬菜食，佳。大明。

子

【主治】妇人三十六疾。千金方承泽丸中用之。

马兰《日华》

【释名】紫菊。〔时珍曰〕其叶似兰而大，其花似菊而紫，故名。俗称物之大者为马也。

【集解】〔藏器曰〕马兰生泽旁，如泽兰而气臭，楚辞以恶草喻恶人，北人见其花呼为紫菊，以其似单瓣菊花而紫也。又有山兰，生山侧，似刘寄奴，叶无桠，不对生，花心微黄赤，亦大破血，皆可用。〔时珍曰〕马兰，湖泽卑湿处甚多，二月生苗，赤茎白根，长叶有刻齿，状似泽兰，但不香尔。南人多采汋晒干为蔬及馒馅。入夏高二三尺，开紫花，花罢有细子。楚辞无马兰之名，陈氏指为恶草，何据？

马兰

659

根叶

【气味】 辛,平,无毒。

【主治】 破宿血,养新血,止鼻衄吐血。合金疮,断血痢,解酒疸及诸菌毒、蛊毒。生捣,涂蛇咬。大明。主诸疟及腹中急痛,痔疮。时珍。

【发明】〔时珍曰〕马兰辛平,能入阳明血分,故治血与泽兰同功。近人用治痔漏云有效,春夏取生,秋冬取干者,不用盐醋,白水煮食,并饮其汁。或以酒煮焙研,糊丸,米饮日日服之。仍用煎水入盐少许,日日熏洗之。医学集成云:治痔用马兰根,捣傅片时,看肉平即去之。稍迟,恐肉反出也。

【附方】 新六。**诸疟寒热**赤脚马兰捣汁,入水少许,发日早服。或入少糖亦可。圣济总录。**绞肠沙痛**马兰根叶,细嚼咽汁,立安。寿域神方。**打伤出血**竹节草即马兰,同旱莲草、松香、皂子叶即柜子叶,冬用皮,为末,搽入刀口。摘玄方。**喉痹口紧**用地白根即马兰根,或叶捣汁,入米醋少许,滴鼻孔中,或灌喉中,取痰自开。孙一松试效方。**水肿尿涩**马兰菜一虎口,黑豆、小麦各一撮,酒、水各一钟,煎一钟,食前温服以利小水,四五日愈。杨起简便方。**缠蛇丹毒**马兰、甘草擂醋搽之。济急方。

【附录】 **麻伯**〔别录有名未用曰〕味酸、无毒。主益气出汗。一名君莒,一名衍草,一名道止,一名自死。生平陵,如兰,叶黑厚白裹茎,实赤黑,九月采根。

相乌〔又曰〕味苦。主阴痿。一名乌葵。如兰香,赤茎,生山阳,五月十五日采,阴干。

天雄草〔又曰〕味甘,温,无毒。主益气阴痿。生山泽中,状如兰,实如大豆,赤色。

益奶草拾遗 〔藏器曰〕味苦,平,无毒。主五痔脱肛,止血,炙令香,浸酒服。生永嘉山谷,叶如泽兰,茎赤,高二三尺也。

香薷音柔《别录》中品

校正:自菜部移入此。

【释名】 **香菜**食疗**香茸**同上**香菜**千金**蜜蜂草**纲目。〔时珍曰〕薷,本作菜。玉篇云,菜莱苏之类,是也。其气香,其叶柔,故以名之。草初生曰茸,孟诜食疗作香戎者,非是。俗呼蜜蜂草,象其花房也。

【集解】〔弘景曰〕家家有此,作菜生食,十月中取干之。〔颂曰〕所在皆种,但北土差少，似白苏而叶更细，寿春及新安皆有之。彼间又有一种石香菜，生石上，茎叶更细，色黄而辛香弥甚，用之尤佳。吴人以为茵陈用之。〔宗奭曰〕香薷生山野间，荆湖南北、二川皆有之。汴洛作圃种之，暑月亦作蔬菜。叶如茵陈，花茸紫，连边成穗，凡四五十房为一穗，如荆芥穗，别是一种香气。〔时珍曰〕香薷有野生，有家莳。中州人三月种之，呼为香菜，以充蔬品。丹溪朱氏惟取大叶者为良，而细叶者香烈更甚，今人多用之，方茎，尖叶有刻缺，颇似黄荆叶而小，九月开紫花成穗。有细子细叶者，仅高数寸，叶如落帚叶，即石香薷也。

【修治】〔敩曰〕凡采得去根留叶，剉暴干，勿令犯火。服至十两，一生不得食白山桃也。〔时珍曰〕八九月开花着穗时，采之阴干，入用。

【气味】 **辛，微温，无毒。**

【主治】 **霍乱腹痛吐下，散水肿。** 别录。**去热风。卒转筋者，煮汁顿服半升，即止。为末水服，止鼻衄。** 孟诜。**下气，除烦热，疗呕逆冷气。** 大明。**春月煮饮代茶，可无热病，调中温胃。含汁漱口，去臭气。** 汪颖。**主脚气寒热。** 时珍。

【发明】〔弘景曰〕霍乱煮饮无不瘥者，作煎除水肿尤良。〔颂曰〕霍乱转筋者，单煮服之。若四肢烦冷，汗出而渴者，加蓼子同煮服。〔震亨曰〕香薷属金与水，有彻上彻下之功，解暑利小便，又治水甚捷，以大叶者浓煎丸服。肺得之，清化行而热自降也。〔时珍曰〕世医治暑病，以香薷饮为首药。然暑有乘凉饮冷，致阳气为阴邪所遏，遂病头痛，发热恶寒，烦躁口渴，或吐或泻，或霍乱者。宜用此药，以发越阳气，散水和脾。若饮食不节，劳役作丧之人，伤暑大热大渴，汗泄如雨，烦躁喘促，或泻或吐者，乃劳倦内伤之证，必用东垣清暑益气汤、人参白虎汤之类，以泻火益元可也。若用香薷之药，是重虚其表，而又济之以热矣。盖香薷乃夏月解表之药，如冬月之用麻黄，气虚者尤不可多服。而今人不知暑伤元气，不拘有病无病，概用代茶，谓能辟暑，真痴前说梦也。且其性温，不可热饮，反致吐逆。饮者惟宜冷服，则无拒格之患。其治水之功果有奇效。一士妻自腰以下胕肿，面目亦肿，喘急欲死，不能伏枕，大便溏泄，小便短少，服药罔效。时珍诊其脉沉而大，沉主水，大主虚，乃病后冒风所致，是名风水也。用千金神秘汤加麻黄，一服喘定十之五。再以胃苓汤吞深师薷术丸，二日小便长，肿消十之七，调理数日全安。益见古人方皆有至理，但神而明之，存乎其人而已。

【附方】 旧四，新六。**一切伤暑**和剂局方：香薷饮：治暑月卧湿当风，或生冷不节，真邪相干，便致吐利，或发热头痛体痛，或心腹痛，或转筋，或干呕，或四肢逆冷，或烦闷欲死，并主之。用香薷一斤，厚朴姜汁炙，白扁豆微炒，各半斤,剉散,每服五钱,水二盏,酒半盏,煎一盏,水中沉冷,连进二服立效。活人书:去扁豆,入黄连四两,姜汁同炒黄色用。**水病洪肿**胡洽居士香薷煎:用干香薷五十斤,剉,入釜中,以水淹过三寸,煮使气力都尽,去滓澄之。微火煎至可丸,丸如梧子大。一服五丸,日三服,日渐增之,以小便利则愈。苏颂图经本草。**通身水肿**深师薷术丸:治暴水风水气水,通身皆肿,服至小便利为效。用香薷叶一斤,水一斗,熬极烂去滓,再熬成膏,加白术末七两,和丸梧子大。每服十丸,米饮下,日五、夜一服。外台秘要。**四时伤寒**不正之气。用水香薷为末。热酒调服一二钱,取汗。卫生易简方。**心烦胁痛**连胸欲死者。香薷捣汁一二升服。肘后。**鼻衄不止**香薷研末,水服一钱。圣济总录。**舌上出血**如钻孔者。香薷煎汁服一升,日三服。肘后方。**口中臭气**香薷一把,煎汁含之。千金方。**小儿发迟**陈香薷二两,水一盏,煎汁三分,入猪脂半两,和匀,日日涂之。永类钤方。**白秃惨痛**即上方入胡粉,和涂之。子母秘录。

石香薷宋《开宝》附

【释名】 石苏。

【集解】〔志曰〕石香薷生蜀郡陵、荣、资、简州,及南中诸处,生山岩石缝中,二月、八月采。苗茎花实俱可用。〔宗奭曰〕处处有之。但山中临水附崖处或有之,不必山岩石缝也。九月、十月尚有花。〔时珍曰〕香薷、石香薷,一物也,但随所生而名尔。生平地者叶大,崖石者叶细,可通用之。

【气味】 辛香,温,无毒。

【主治】 调中温胃,止霍乱吐泻,心腹胀满,腹痛肠鸣。开宝。功比香薷更胜。萧炳。制硫黄。时珍。

爵床《本经》中品

【释名】 爵麻吴普香苏别录赤眼老母草唐本。〔时珍曰〕爵床不可解。按吴氏本草作爵麻,甚通。

【集解】〔别录曰〕爵床生汉中川谷及田野。〔恭曰〕此草生平泽熟田近道旁,似香菜,叶长而大,或如荏且细,俗名赤眼老母草。〔时珍曰〕原野甚多。方茎对节,与大叶香薷一样。但香薷搓之气香,而爵床搓之不香微臭,以此为别。

茎叶

【气味】 **咸,寒,无毒。**〔时珍曰〕微辛。

【主治】 **腰脊痛,不得着床,俯仰艰难,除热,可作浴汤。** 本经。**疗血胀下气。治杖疮,捣汁涂之立瘥。** 苏恭。

赤车使者《唐本草》

【释名】 **小锦枝** 炮炙论。

【集解】〔恭曰〕赤车使者,苗似香菜、兰香,叶茎赤,根紫赤色,八月、九月采根,日干。〔保升曰〕生荆州、襄州,根紫如茜根,二月、八月采。〔时珍曰〕此与爵床相类,但以根色紫赤为别尔。

根

【修治】〔敩曰〕此草原名小锦枝,凡用并粗捣,以七岁童子小便拌蒸,晒干入药。

【气味】 **辛、苦,温,有毒。**〔权曰〕有小毒。

【主治】 **风冷邪疰,蛊毒癥瘕,五脏积气。** 苏恭。**治恶风冷气。服之悦泽肌皮,好颜色。** 甄权。

【发明】〔颂曰〕古方治大风风痹,有赤车使者酒。今人稀用,鲜有识者。〔时珍曰〕上古辟瘟疫邪气,有赤车使者丸,此药不怪,苟加询采,必能得之,但古今名称或不同耳。

假苏《本经》中品

校正: 自菜部移入此。

【释名】 **姜芥** 别录 **荆芥** 吴普 **鼠蓂** 本经。〔弘景曰〕假苏方药不复用。〔恭曰〕此即菜中荆芥也,姜芥声讹尔。先居草部,今录入菜部。〔士良曰〕荆芥本草呼为假苏。假苏又别是一物,叶锐,多野生,以香气似苏,故呼为苏。〔颂曰〕医官陈巽言,江左人,谓假苏、荆芥实两物,苏恭以本草一名姜芥,荆姜声讹,谓为荆芥,非矣。〔时珍曰〕按吴普本草云:假苏一名荆芥,叶似落藜而细,蜀中生啖之。普乃东汉末人。去别录时未远,其言当不谬,故唐人苏恭祖其说,而陈士良、苏颂复启为两物之疑,亦臆说尔。曰苏、曰姜、曰芥,皆因气味辛香,如苏、如姜、如芥也。

【集解】〔别录曰〕假苏生汉中川泽。〔颂曰〕今处处有之。叶似落藜而细，初生香辛可啖，人取作生菜。古方稀用，近世医家为要药，并取花实成穗者，曝干入药。又有胡荆芥，俗呼新罗荆芥。又有石荆芥，生山石间。体性相近，入药亦同。〔时珍曰〕荆芥原是野生，今为世用，遂多栽莳。二月布子生苗，炒食辛香。方茎细叶，似独帚叶而狭小，淡黄绿色。八月开小花，作穗成房，房如紫苏房，内有细子如葶苈子状，黄赤色，连穗收采用之。

【正误】〔藏器曰〕张鼎食疗本草，荆芥一名析蓂，误矣。析蓂自有本条，见草部。〔时珍曰〕汪机本草会编，言假苏是白苏，亦误矣，白苏乃荏也。见后。

茎穗

【气味】 **辛，温，无毒**。〔诜曰〕作菜食久，动渴疾，熏人五脏神。反驴肉、无鳞鱼，详后发明下。

【主治】 **寒热鼠瘘，瘰疬生疮，破结聚气，下瘀血，除湿疸**。本经。**去邪，除劳渴冷风，出汗，煮汁服之**。**捣烂醋和，傅丁肿肿毒**。藏器。**单用治恶风贼风，口面㖞斜，遍身瘄痹，心虚忘事，益力添精，辟邪毒气，通利血脉，传送五脏不足气，助脾胃**。甄权。**主血劳，风气壅满，背脊疼痛，虚汗，理丈夫脚气，筋骨烦疼，及阴阳毒伤寒头痛，头旋目眩，手足筋急**。士良。**利五脏，消食下气，醒酒。作菜生熟皆可食，并煎茶饮。以豉汁煎服。治暴伤寒，能发汗**。日华。**治妇人血风及疮疥，为要药**。苏颂。**产后中风身强直，研末酒服**。孟诜。**散风热，清头目，利咽喉，消疮肿，治项强，目中黑花，及生疮阴癞，吐血衄血，下血血痢，崩中痔漏**。时珍。

【发明】〔元素曰〕荆芥辛苦，气味俱薄，浮而升，阳也。〔好古曰〕肝经气分药也，能搜肝气。〔时珍曰〕荆芥入足厥阴经气分，其功长于祛风邪，散瘀血，破结气，消疮毒。盖厥阴乃风木也，主血，而相火寄之，故风病血病疮病为要药。其治风也，贾丞相称为再生丹，许学士谓有神圣功，戴院使许为产后要药，萧存敬呼为一捻金，陈无择隐为举卿古拜散。夫岂无故而得此隆誉哉？按唐韵：荆字举卿切，芥字古拜切。盖二字之反切，隐语以秘其方也。〔又曰〕荆芥反鱼蟹河豚之说，本草医方并未言及，而稗官小说往往载之。按李鹏飞延寿书云，凡食一切无鳞鱼，忌荆芥。食黄鳝鱼后食之。令人吐血，惟地浆可解。与蟹同食，动风。又蔡绦铁围山丛话云：予居岭峤，见食黄颡鱼犯姜芥者立死，甚于钩吻。洪迈夷坚志云：吴人魏几道，啖黄颡鱼羹，后采荆芥和茶饮。少顷足痒，上彻心肺，狂走，足皮欲裂。急服药，两日乃解。陶九成辍耕录云：凡食河豚，不可服荆芥药，大相反。予在江阴见一儒者，因此丧命。韦航纪谈云：

凡服荆芥风药，忌食鱼。杨诚斋曾见一人，立致于死也。时珍按：荆芥乃日用之药，其相反如此，故详录之。以为警戒。又按物类相感志言：河豚用荆芥同煮，三五次换水，则无毒。其说与诸书不同，何哉？大抵养生者，宁守前说为戒可也。

【附方】旧四，新二十七。**头项风强**八月后，取荆芥穗作枕，及铺床下，立春日去之。千金方。**风热头痛**荆芥穗、石膏等分，为末。每服二钱。茶调下。永类钤方。**风热牙痛**荆芥根、乌桕根、葱根等分，煎汤频含漱之。**小儿惊痫**一百二十种。用荆芥穗二两，白矾半生半枯一两，为末，糊丸黍米大，朱砂为衣。每姜汤下二十丸，日二服。医学集成。**一切偏风口眼㖞斜**。用青荆芥一斤，青薄荷一斤，同入砂盆内研烂，生绢绞汁，于瓷器中煎成膏，漉去滓三分之一，将二分日干，为末，以膏和丸梧子大。每服三十丸，白汤下，早暮各一服。忌动风物。经验方。**中风口噤**荆芥穗为末，酒服二钱，立愈，名荆芥散。贾似道云：此方出曾公谈录，前后用之甚验。其子名顺者，病此已革，服之立定，真再生丹也。**产后中风**华佗愈风散：治妇人产后中风口噤，手足瘈疭如角弓，或产后血运，不省人事，四肢强直，或筑心眼倒，吐泻欲死。用荆芥穗子，微焙为末。每服三钱，豆淋酒调服，或童子小便服之。口噤则挑齿灌之，䐃噤则灌入鼻中，其效如神。大抵产后太暖，则汗出而腠理疏，则易于中风也。〔时珍曰〕此方诸书盛称其妙。姚僧坦集验方：以酒服，名如圣散，云药下可立待应效。陈氏方名举卿古拜散。萧存敬方用古老钱煎汤服，名一捻金。王贶指迷方：加当归等分，水煎服。许叔微本事方云：此药委有奇效神圣之功。一妇人产后睡久，及醒则昏昏如醉，不省人事。医用此药及交加散，云服后当睡，睡中必以左手搔头，用之果然。昝殷产宝方云：此病多因怒气伤肝，或忧气内郁，或坐草受风而成，急宜服此药也。戴原礼证治要诀名独行散。贾似道悦生随抄呼为再生丹。**产后迷闷**因怒气发热迷闷者。独行散：用荆芥穗，以新瓦半炒半生为末，童子小便服一二钱。若角弓反张，以豆淋酒下。或剉散，童尿煎服极妙。盖荆芥乃产后要药，而角弓反张，乃妇人急候，得此证者，十存一二而已。戴原礼要诀。**产后血运**筑心眼倒，风缩欲死者。取干荆芥穗捣筛末，每用二钱匕，童子小便一酒盏，调匀，热服立效。口噤者挑齿，口闭者灌鼻中，皆效。近世名医用之，无不如神也。图经本草。**产后血眩**风虚，精神昏冒。荆芥穗一两三钱，桃仁五钱去皮尖，炒为末，水服三钱。若喘加杏仁去皮尖炒，甘草炒，各三钱。保命集。**产后下痢**大荆芥四五穗，于盏内烧存性，不得犯油火，入麝香少许，以沸汤些须调下。此药虽微，能愈大病，不可忽之。深师方。**产后鼻衄**荆芥

假苏

665

焙研末，童子小便服二钱，海上方也。妇人良方。**九窍出血**荆芥煎酒，通口服之。直指方。**口鼻出血**如涌泉，因酒色太过者。荆芥烧研，陈皮汤服二钱，不过二服也。**吐血不止**经验方：用荆芥连根洗，捣汁半盏服。干穗为末亦可。圣惠方：用荆芥穗为末，生地黄汁调服二钱。**小便尿血**荆芥、缩砂等分，为末。糯米饮下三钱，日三服。集简。**崩中不止**荆芥穗于麻油灯上烧焦，为末。每服二钱，童子小便服。此夏太君娘娘方也。妇人良方。**痔漏肿痛**荆芥煮汤，日日洗之。简易方。**大便下血**经验方：用荆芥炒为末。每米饮服二钱，妇人用酒下，亦可拌面作馄饨食之。简便方：用荆芥二两，槐花一两，同炒紫为末。每服三钱，清茶送下。**小儿脱肛**荆芥、皂角等分，煎汤洗之，以铁浆涂上。亦治子宫脱出。经验方。**阴㿗肿痛**荆芥穗瓦焙为散，酒服二钱，即消。寿域神方。**小儿脐肿**荆芥煎汤洗净，以煨葱刮薄出火毒，贴之即消。海上方。**瘰疬溃烂**疬疮牵至胸前两腋，块如茄子大，或牵至两肩上，四五年不能疗者，皆治之，其效如神。武进县朱守仁传，云其项不能回头，用此数日减可。如疮烂破者，用荆芥根下一段剪碎，煎沸汤温洗，良久，看烂破处紫黑，以针一刺去血，再洗三四次愈。用樟脑、雄黄等分，为末，麻油调，扫上出水。次日再洗再扫，以愈为度。活法机要。**丁肿诸毒**荆芥一握切，以水五升，煮取二升，分二服冷饮。药性论。**一切疮疥**荆芥末，以地黄自然汁熬膏，和丸梧子大。每服三五十丸，茶酒任下。普济方。**脚桠湿烂**荆芥叶捣傅之。简便方。**缠脚生疮**荆芥烧灰，葱汁调傅，先以甘草汤洗之。摘玄方。**小儿风寒**烦热有痰，不省人事。荆芥穗半两焙，麝香、片脑各一字，为末，每茶服半钱。大人亦治。普济方。**头目诸疾**一切眼疾，血劳，风气头痛，头旋目眩。荆芥穗为末，每酒服三钱。龙树论。**癃闭不通**小腹急痛，无问久新。荆芥、大黄为末，等分，每温水服三钱。小便不通，大黄减半；大便不通，荆芥减半。名倒换散。普济方。

薄荷《唐本草》

校正：自菜部移入此。

【释名】**菝𦽃**音跋活。**蕃荷菜**蕃音鄱。**吴菝𦽃**食性**南薄荷**衍义**金钱薄荷**〔时珍曰〕薄荷，俗称也。陈士良食性本草作菝𦽃，杨雄甘泉赋作茇葀，吕忱字林作茇苦，则薄荷之为讹称可知矣。孙思邈千金方作蕃荷，又方音之讹也。今人药用，多以苏州者为胜，故陈士良谓之吴菝𦽃，以别胡菝𦽃也。〔宗奭曰〕世称此为南薄荷，为有一种龙脑薄荷，所以别之。〔机曰〕小儿方多用金钱薄荷，谓其叶小颇圆如钱也，书作金银误矣。

【集解】〔颂曰〕薄荷处处有之。茎叶似荏而尖长，经冬根不死，夏秋采茎叶曝干，古方稀用，或与薤作齑食，近世治风寒为要药，故人家多莳之。又有胡薄荷，与此相类，但味少甘为别。生江浙间，彼人多以作茶饮之，俗呼新罗薄荷。近汴洛僧寺或植一二本者，天宝单方所谓连钱草者是也。又有石薄荷，生江南山石间，叶微小，至冬紫色，不闻有别功用。〔恭曰〕薄荷，人家种之。亦堪生食。一种蔓生者，功用相似。〔时珍曰〕薄荷，人多栽莳。二月宿根生苗，清明前后分之。方茎赤色，其叶对生，初时形长而头圆，及长则尖。吴、越、川、湖人多以代茶。苏州所莳者，茎小而气芳，江西者稍粗，川蜀者更粗，入药以苏产为胜。物类相感志云：凡收薄荷，须隔夜以粪水浇之。雨后乃刈收，则性凉，不尔不凉也。野生者，茎叶气味都相似。

茎叶

【气味】 **辛，温，无毒。**〔思邈曰〕苦、辛，平。〔元素曰〕辛、凉。〔敩曰〕茎性燥。〔甄权曰〕同薤作齑食相宜。新病瘥人勿食之，令人虚汗不止。瘦弱人久食之，动消渴病。

【主治】 **贼风伤寒发汗，恶气心腹胀满，霍乱，宿食不消，下气，煮汁服之，发汗，大解劳乏，亦堪生食。**唐本。**作菜久食，却肾气，辟邪毒，除劳气，令人口气香洁。煎汤洗漆疮。**思邈。**通利关节，发毒汗，去愤气，破血止痢。**甄权。**疗阴阳毒，伤寒头痛，四季宜食。**士良。**治中风失音吐痰。**日华。**主伤风头脑风，通关格，及小儿风涎，为要药。**苏颂。**杵汁服，去心脏风热。**孟诜。**清头目，除风热。**李杲。**利咽喉口齿诸病，治瘰疬疮疥，风瘙瘾疹。捣汁含漱，去舌胎语涩。挼叶塞鼻，止衄血。涂蜂螫蛇伤。**时珍。

【发明】〔元素曰〕薄荷辛凉，气味俱薄，浮而升，阳也。故能去高巅及皮肤风热。〔士良曰〕薄荷能引诸药入营卫，故能发散风寒。〔宗奭曰〕小儿惊狂壮热，须此引药。又治骨蒸热劳，用其汁与众药熬为膏。猫食薄荷则醉，物相感尔。〔好古曰〕薄荷，手、足厥阴气分药也。能搜肝气，又主肺盛有余肩背痛，及风寒汗出。〔时珍曰〕薄荷入手太阴、足厥阴，辛能发散，凉能清利，专于消风散热，故头痛头风眼目咽喉口齿诸病，小儿惊热及瘰疬疮疥，为要药。戴原礼氏治猫咬，取其汁涂之有效，盖取其相制也。〔陆农师曰〕薄荷，猫之酒也。犬，虎之酒也。桑椹，鸠之酒也。茵草，鱼之酒也。昝殷食医心镜云：薄荷煎豉汤暖酒和饮，煎茶生食，并宜。盖菜之有益者也。

【附方】 旧二，新八。**清上化痰利咽膈，治风热。**以薄荷末，炼蜜丸芡子大，每噙一丸。白沙糖和之亦可。简便单方。**风气瘙痒**用大薄荷、蝉蜕等分，为末。每温酒调服一钱。永类钤方。**舌胎语蹇**薄荷自然汁，和白蜜、姜汁擦之。医学集成。**眼弦赤烂**薄荷，以生姜汁浸一宿，晒干为末。每用一钱，沸汤泡洗。明目经验方。**瘰疬结核**或破未破。以新薄荷二斤，取汁，皂荚一挺，水浸去皮，捣取汁，同于银石器内熬膏，入连翘末半两，连白青皮、陈皮，黑牵牛半生半炒，各一两，皂荚仁一两半，同捣和丸梧子大。每服三十丸，煎连翘汤下。济生方。**衄血不止**薄荷汁滴之。或以干者水煮，绵裹塞鼻。许学士本事方。**血痢不止**薄荷叶煎汤常服。普济。**水入耳中**薄荷汁滴入立效。外台秘要。**蜂虿螫伤**薄荷叶挼贴之。同上。**火毒生疮**灸火久，火气入内，两股生疮，汁水淋漓者。用薄荷煎汁频涂，立愈。张杲医说。

积雪草 《本经》中品

【释名】 胡薄荷天宝方地钱草唐本连钱草药图海苏。〔弘景曰〕积雪草方药不用，想此草以寒凉得名耳。〔恭曰〕此草叶圆如钱，荆楚人谓为地钱草，徐仪药草图名连钱草，余见下。

【集解】〔别录曰〕积雪草生荆州川谷。〔恭曰〕此草叶圆大如钱，茎细而劲，蔓生溪涧侧，生处亦稀。〔颂曰〕今处处有之，八九月采苗叶，阴干用。段成式西阳杂俎云：地钱叶圆茎细，有蔓延地，一曰积雪草，一曰连钱草。谨按天宝单行方云：连钱草生咸阳下湿地，亦生临淄郡、济阳郡池泽中，甚香。俗间或云圆叶似薄荷，江东吴越丹阳郡极多，彼人常充生菜食之。河北柳城郡尽呼为海苏，好近水生，经冬不死，咸阳、洛阳亦有之。或名胡薄荷，所在皆有。单服疗女子小腹疼。〔宗奭曰〕积雪草南方多有，生阴湿地，不必荆楚。形如水荇而小，面亦光洁，微尖为异，叶叶各生，今人谓之连钱草，盖取象也。〔时珍曰〕按苏恭注薄荷云：一种蔓生，功用相似。苏颂图经云：胡薄荷与薄荷相类，但味少甘，生江浙间，彼人多以作茶饮，俗呼为新罗薄荷，天宝方所用连钱草是也。据二说，则积雪草即胡薄荷，乃薄荷之蔓生者尔。又臞仙庚辛玉册云：地钱，阴草也。生荆、楚、江、淮、闽、浙间，多在宫院寺庙砖砌间，叶圆似钱，引蔓铺地，香如细辛，不见开花也。

茎叶

【气味】 苦，寒，无毒。〔大明曰〕苦、辛。〔颂曰〕甘，平，无毒。〔时珍曰〕取汁结草砂，伏硫黄。

【主治】 大热,恶疮痂疽,浸淫赤煿,皮肤赤,身热。本经。捣傅热肿丹毒。苏恭。主暴热,小儿寒热,腹内热结,捣汁服之。藏器。单用治瘰疬鼠漏,寒热时节来往。甄权。以盐挼贴肿毒,并风疹疥癣。日华。胡菝葜:主风气壅并攻胸膈,作汤饮之立效。士良。研汁点暴赤眼,良。时珍。

【附方】 旧二,新二。热毒痈肿秋后收连钱草阴干为末,水调傅之,生捣亦可。寇氏衍义。**女子少腹痛**〔颂曰〕天宝单行方云:女子忽得小腹中痛,月经初来,便觉腰中切痛连脊间,如刀锥所刺,不可忍者。众医不别,谓是鬼疰,妄服诸药,终无所益。其疾转增。审察前状相当,即用此药。其药夏五月正放花时,即采暴干,捣筛为糁。每服二方寸匕,和好醋二小合,搅匀,平旦空腹顿服之。每旦一服,以知为度。如女子先冷者,即取前药五两,加桃仁二百枚。去皮尖,熬捣为散,以蜜为丸如梧子大。每旦空腹以饮及酒下三十丸,日再服,以愈为度。忌麻子、荞麦。图经本草方。**男女血病**九仙驱红散:治呕吐诸血及便血、妇人崩中神效。用积雪草五钱,当归酒洗、栀子仁酒炒、蒲黄炒、黄连炒、条黄芩酒炒、生地黄酒洗、陈槐花炒各一钱,上部加藕节一钱五分,下部加地榆一钱五分,水二钟,煎一钟服,神效。此方得之甚秘,此草与本草主治不同,不可晓也。董炳集验方。**牙痛塞耳**用连钱草即积雪草,和水沟污泥同捣烂,随左右塞耳内。摘玄方。

苏《别录》中品

校正:自菜部移入此。

【释名】 紫苏食疗赤苏肘后方桂荏。〔时珍曰〕苏从稣,音酥,舒畅也。苏性舒畅,行气和血,故谓之苏。曰紫苏者,以别白苏也。苏乃荏类,而味更辛如桂,故尔雅谓之桂荏。

【集解】〔弘景曰〕苏叶下紫色而气甚香,其无紫色不香似荏者,名野苏,不堪用。〔颂曰〕苏,紫苏也。处处有之,以背面皆紫者佳。夏采茎叶,秋采子。有数种,水苏、鱼苏、山鱼苏皆是荏类,各有别条。〔时珍曰〕紫苏、白苏皆以二三月下种,或宿子在地自生。其茎方,其叶团而有尖,四围有巨齿,肥地者面背皆紫,瘠地者面青背紫,其面背皆白者即白苏,乃荏也。紫苏嫩时采叶,和蔬茹之。或盐及梅卤作菹食甚香,夏月作熟汤饮之。五六月连根采收,以火煨其根,阴干则经久叶不落。八月开细紫花,成穗作房,如荆芥穗。九月半枯时收子,子细如芥子而色黄赤,亦可取油如荏油,务本新书云:凡地畔近道可种苏,以遮六畜,收子

苏

打油燃灯甚明，或熬之以油器物。丹房镜源云：苏子油，能柔五金八石。沙州记云：乞弗虏之地，不种五谷，惟食苏子。故王祯云，苏有遮护之功。又有灯油之用，不可阙也。今有一种花紫苏，其叶细齿密纽，如剪成之状，香色茎子并无异者，人称回回苏云。〔敩曰〕薄荷根茎真似紫苏，但叶不同尔。薄荷茎燥，紫苏茎和。入药须以刀刮去青薄皮剉之。

＊＊茎叶

【气味】 辛，温，无毒。〔李廷飞曰〕不可同鲤鱼食，生毒疮。

【主治】 **下气，除寒中，其子尤良。**别录。**除寒热，治一切冷气。**孟诜。**补中益气，治心腹胀满，止霍乱转筋，开胃下食，止脚气，通大小肠。**日华。**通心经，益脾胃，煮饮尤胜，与橘皮相宜。**苏颂。**解肌发表，散风寒，行气宽中，消痰利肺，和血温中止痛。定喘安胎，解鱼蟹毒。治蛇犬伤。**时珍。**以叶生食作羹，杀一切鱼肉毒。**甄权。

【发明】〔颂曰〕若宣通风毒，则单用茎，去节尤良。〔时珍曰〕紫苏，近世要药也。其味辛，入气分；其色紫，入血分。故同橘皮、砂仁则行气安胎；同藿香、乌药，则温中止痛；同香附、麻黄，则发汗解肌；同芎藭、当归则和血散血；同木瓜、厚朴，则散湿解暑，治霍乱、脚气；同桔梗、枳壳，则利膈宽肠；同杏仁、莱菔子，则消痰定喘也。〔机曰〕宋仁宗命翰林院定汤饮。奏曰：紫苏熟水第一。以其能下胸膈浮气也。盖不知其久则泄人真气焉。〔宗奭曰〕紫苏其气香，其味微辛甘能散。今人朝暮饮紫苏汤，甚无益。医家谓芳草致豪贵之疾者，此有一焉。若脾胃寒人，多致滑泄，往往不觉。

【正误】〔颂曰〕苏主鸡瘕，本经不著，南齐褚澄治李道念食白瀹鸡子成瘕，以苏煮服，吐出鸡雏而愈也。〔时珍曰〕按南齐书，褚澄所用者蒜也，非苏也。盖二字相似，誊录误耳，苏氏欠考矣。详见蒜下。

【附方】 旧二，新一十三。**感寒上气**苏叶三两，橘皮四两，酒四升，煮一升半，分再服。肘后方。**伤寒气喘不止。**用赤苏一把，水三升，煮一升，稍稍饮之。肘后。**劳复食复欲死者。**苏叶煮汁二升，饮之。亦可入生姜、豆豉同煮饮。肘后。**卒啘不止**香苏浓煮，顿服三升，良。千金。**霍乱胀满**未得吐下。用生苏捣汁饮之，佳。干苏煮汁亦可。肘后方。**诸失血病**紫苏不限多少，入大锅内，水煎令干，去滓熬膏，以炒熟赤豆为末，和丸梧子大。每酒下三五十丸，常服之。斗门方。**金疮出血**不止，以嫩紫苏叶、桑叶同捣贴之。永类钤方。**颠扑伤损**紫苏捣傅之，疮口自合。谈野翁试验方。**伤损血出**不止。以陈紫苏叶蘸所出血挼烂傅之，血不作脓，且愈后无瘢，甚妙也。永类钤方。**风狗咬伤**紫苏叶嚼傅之。千金方。

蛇虺伤人紫苏叶捣饮之。千金方。食蟹中毒紫苏煮汁饮二升。金匮要略。飞丝入目令人舌上生泡。用紫苏叶嚼烂,白汤咽之。危氏得效方。乳痈肿痛紫苏煎汤频服,并捣封之。海上仙方。咳逆短气紫苏茎叶二钱,人参一钱,水一钱,煎服。普济。

**子

【气味】 辛,温,无毒。

【主治】 下气,除寒温中。别录。治上气咳逆,冷气及腰脚中湿气,风结气。研汁煮粥长食,令人肥白身香。甄权。调中,益五脏,止霍乱呕吐反胃,补虚劳,肥健人,利大小便,破癥结,消五膈,消痰止嗽,润心肺。日华。治肺气喘急。宗奭。治风顺气,利膈宽肠,解鱼蟹毒。时珍。

【发明】〔弘景曰〕苏子下气,与橘皮相宜。〔时珍曰〕苏子与叶同功。发散风气宜用叶,清利上下则宜用子也。

【附方】 旧三,新六。顺气利肠紫苏子、麻子仁等分,研烂,水滤取汁,同米煮粥食之。济生方。治风顺气利肠宽中。用紫苏子一升,微炒杵,以生绢袋盛,于三斗清酒中浸三宿,少少饮之。圣惠。一切冷气紫苏子、高良姜、橘皮等分,蜜丸梧子大。每服十丸,空心酒下。药性论。风湿脚气方同上。风寒湿痹四肢挛急,脚肿不可践地。用紫苏子二两,杵碎,以水三升,研取汁,煮粳米二合,作粥,和葱、椒、姜、豉食之。圣惠方。消渴变水服此令水从小便出。用紫苏子炒三两,萝卜子炒三两,为末。每服二钱,桑根白皮煎汤服,日三次。圣济总录。梦中失精苏子一升,熬杵研末,酒服方寸匕,日再服。外台秘要。食蟹中毒紫苏子煮汁饮之。金匮要略。上气咳逆紫苏子入水研滤汁,同粳米煮粥食。简便方。

水苏《本经》中品

校正:自菜部移入此。

【释名】 鸡苏吴普香苏肘后龙脑薄荷日用芥蒩音祖芥苴并别录。〔时珍曰〕此草似苏而好生水旁,故名水苏,其叶辛香,可以煮鸡,故有龙脑、香苏、鸡苏诸名。芥蒩、芥苴当作芥苏,乃是一名而误录尔。亦因味辛如芥,故名。宋惠民和剂局方,有龙脑薄荷丸,专治血病。元·吴瑞日用本草,谓即水苏,必有所据也。周定王救荒本草,言薄荷即鸡苏,以生东平龙脑冈者为良,故名;陈嘉谟本草蒙筌,以薄荷种于苏州府学地名龙脑者,得名俱不同,何哉。

【集解】〔别录曰〕水苏生九真池泽。七月采。〔弘景曰〕方药不用，莫能识；九真辽远，亦无能访之。〔恭曰〕此苏生下泽水侧，苗似旋覆，两叶相当，大香馥。青、齐、河间人名为水苏，江左右为荠苧，吴会谓之鸡苏，而陶氏更于菜部出鸡苏，误矣。〔保升曰〕叶似白薇，两叶相当，花生节间，紫白色，味辛而香，六月采茎叶日干。〔颂曰〕水苏处处有之，多生水岸旁。南人多以作菜。江北甚多，而人不取食。又江左人谓鸡苏、水苏是两种。陈藏器谓荠苧自是一物，非水苏。水苏叶有雁齿，气香而辛；荠苧叶上有毛，稍长，气臭也。又茵陈注云：江南所用茵陈，茎叶都似家茵陈而大，高三四尺，气极芬香，味甘辛，俗名龙脑薄荷。〔宗奭曰〕水苏气味与紫苏不同，辛而不和，然状一如苏。但面不紫，及周围槎牙如雁齿耳。〔瑞曰〕水苏即鸡苏，俗呼为龙脑薄荷。〔时珍曰〕水苏、荠苧一类二种尔。水苏气香，荠苧气臭为异。水苏三月生苗，方茎中虚，叶似苏叶而微长，密齿，面皱色青，对节生，气甚辛烈。六七月开花成穗，如苏穗，水红色。穗中有细子，状如荆芥子，可种易生，宿根亦自生。沃地者苗高四五尺。

茎叶

【气味】 辛，微温，无毒。

【主治】 下气杀谷，除饮食，辟口臭，去邪毒，辟恶气。久服通神明，轻身耐老。本经。主吐血衄血血崩。别录。治肺痿血痢，崩中带下。日华。主诸气疾及脚肿。苏颂。酿酒渍酒及酒煮汁常服，治头风目眩，及产后中风。恶血不止，服之弥妙。孟诜。作生菜食，除胃间酸水。时珍。

【发明】〔时珍曰〕鸡苏之功，专于理血下气，清肺辟恶消谷，故太平和剂局方治吐血衄血、唾血咳血、下血血淋、口臭口苦、口甜喉腥、邪热诸病，有龙脑薄荷丸方，药多不录。用治血病，果有殊效也。

【附方】 旧六，新九。漏血欲死鸡苏煮汁一升服之。梅师方。吐血下血鸡苏茎叶煎汁饮之。梅师方。吐血咳嗽龙脑薄荷焙研末，米饮服一钱，取效。衄血不止梅师方：用鸡苏五合，香豉二合，同捣，搓如枣核大，纳鼻孔中，即止。圣惠方：用鸡苏二两，防风一两，为末。每服二钱，温水下，仍以叶塞鼻。普济方：用龙脑薄荷、生地黄等分，为末，冷水服。脑热鼻渊肺壅多涕。鸡苏叶、麦门冬、川芎䓖、桑白皮炒、黄芪炙、甘草炙、生地黄焙，等分为末，炼蜜丸梧子大。每服四十丸，人参汤下。圣济总录。风热头痛热结上焦，致生风气，痰厥头痛。用水苏叶五两，皂荚炙去皮子三两，芫花醋炒焦一两，为末，炼蜜丸梧子大，每服二十丸，食后荆芥汤下。圣惠方。耳卒聋闭鸡苏叶生捣，绵裹塞之。孟诜食疗。沐发令香鸡苏煮汁，或烧灰淋汁，沐之。普济。头生白屑方同上。暑月目昏多眵泪生。龙脑薄荷叶捣烂,生绢绞汁,点之。圣济总录。**霍乱困笃**鸡苏三两,水二升,煎一升,分三服。圣惠。**中诸鱼毒**香苏浓煮汁饮之,良。肘后方。**蛇虺螫伤**龙脑薄荷叶研末,酒服,并涂之。易简方。

荠苧《拾遗》

【释名】 **臭苏**日华**青白苏**。〔时珍曰〕日华子释水苏云,一名臭苏,一名青白苏,正此草也,误作水苏尔。其形似水苏而臭,似白苏而青,故有二名。

【集解】〔藏器曰〕按苏恭言,江左名水苏为荠苧。按水苏叶有雁齿,气香而辛。荠苧叶稍长,其上有毛,气臭,亦可为生菜。〔时珍曰〕荠苧处处平地有之。叶似野苏而稍长,有毛气臭。山人茹之,味不甚佳。

茎叶

【气味】 辛,温,无毒。

【主治】 冷气泄痢。**生食,除胸间酸水。捣碎,傅蚁瘘**。藏器。

【附录】 **石荠苧** 〔藏器曰〕味辛,温,无毒。主风冷气,疮疥瘙痒,痔瘘下血,煮汁服之。生山石间,细叶紫花,高一二尺,山人用之。

本草纲目草部目录第十五卷

草之四隰草类五十三种。

菊本经 野菊拾遗 庵䕡本经 对庐附 蓍本经 艾别录 夏台附 千年艾纲目 茵陈蒿本经 青蒿本经 黄花蒿纲目 白蒿本经 角蒿唐本 䕏蒿拾遗 马先蒿本经 阴地厥图经 牡蒿别录 九牛草图经 茺蔚本经 即益母草 錾菜拾遗 薇衔本经 无心草附 夏枯草本经 刘寄奴草唐本 曲节草图经 即六月霜 丽春草图经 旋覆花本经 青葙本经 陶朱术 雁来红 天灵草 思蒛子附 鸡冠花嘉祐 红蓝花开宝 番红花纲目 燕脂纲目 大蓟 小蓟别录 续断本经 苦芺别录 漏卢本经 飞廉本经 苎麻别录 苘麻唐本 即白麻 大青别录 小青图经 胡芦巴嘉祐 蠡实本经 即马蔺子 必似勒附 恶实别录 即牛蒡 枲耳本经 即苍耳 天名精本经 即地菘 鹤虱 豨莶唐本 类鼻 羊屎柴附 篊纲目 芦别录 甘蕉别录 蘘荷别录 麻黄本经 云花草附 木贼嘉祐 问荆附 石龙刍本经 即龙须草 龙常草别录 即粽心草 灯心草开宝

上附方旧一百四十四，新二百八十六

草之四 ｜ 隰草类上五十三种

菊《本经》上品

【释名】 节华本经女节别录女华别录女茎别录日精别录更生别录傅延年别录治蔷尔雅金蕊纲目阴成别录周盈别录。〔时珍曰〕按陆佃埤雅云：菊本作蘜，从鞠。鞠，穷也。月令：九月，菊有黄华。华事至此而穷尽，故谓之蘜。节华之名，亦取其应节候也。崔寔月令云：女节、女华，菊华之名也。治蔷、日精，菊根之名也。抱朴子云：仙方所谓日精、更生、周盈，皆一菊而根茎花实之名异也。〔颂曰〕唐天宝单方图载白菊云：原生南阳山谷及田野中。颍川人呼为回峰菊，汝南名茶苦蒿，上党及建安郡、顺政郡并名羊欢草，河内名地薇蒿。

【集解】〔别录曰〕菊花生雍州川泽及田野。正月采根，三月采叶，五月采茎，九月采花，十一月采实，皆阴干。〔弘景曰〕菊有两种：一种茎紫气香而味甘，叶可作羹食者，为真菊，一种青茎而大，作蒿艾气，味苦不堪食者，名苦薏，非真菊也。叶正相似，惟以甘苦别之。南阳郦县最多，今近道处处有之，取种便得。又有白菊，茎叶都相似，惟花白，五月取之。仙经以菊为妙用，但难多得，宜常服之。〔藏器曰〕白菊生平泽，五月花，紫白色。〔颂曰〕处处有之，以南阳菊潭者为佳。初春布地生细苗，夏茂，秋花，冬实。然种类颇多。惟紫茎气香，叶厚至柔者，嫩时可食，花微大，味甚甘者，为真；其茎青而大，叶细气烈似蒿艾，花小味苦者，名苦薏，非真也。南阳菊亦有两种：白菊叶大如艾叶，茎青根细，花白蕊黄；其黄菊叶似茼蒿，花蕊都黄。今服饵家多用白者。又有一种开小花，瓣下如小珠子，谓之珠子菊，云入药亦佳。〔宗奭曰〕菊花近世有二十余种。惟单叶花小而黄，绿叶色深小而薄，九月应候而开者是也。邓州白菊单叶者，亦入药。余皆医经不用。〔瑞曰〕花大而香者，为甘菊；花小而黄者，为黄菊；花小而气恶者，为野菊。〔时珍曰〕菊之品凡百种，宿根自生，茎叶花色，品品不同。宋人刘蒙泉、范至能、史正志皆有菊谱，亦不能尽收也。其茎有株蔓紫赤青绿之殊，其叶有大小厚薄尖秃之异，其花有千叶单叶、有心无心、有子无子、黄白红紫、间色深浅、大小之别，其味有甘苦之辨，又有夏菊秋菊冬菊之分。大抵惟以单叶味甘者入药,菊谱所载甘菊、邓州黄、邓州白者是矣。甘菊始生于山野,今则人皆栽植之。其花细碎,品不甚高。蕊如蜂窠,中有细子,亦可撒种。嫩叶及花皆可煤食。白菊花稍大,味不甚甘,亦秋月采之。菊之无子者,谓之牡菊。烧灰撒地中,能死蛙黾。说出周礼。

**花叶、根、茎、实并同

【气味】 苦,平,无毒。〔别录曰〕甘。〔损之曰〕甘者入药,苦者不入药。〔杲曰〕苦、甘,寒,可升可降,阴中微阳也。〔时珍曰〕本经言菊花味苦,别录言菊花味甘。诸家以甘者为菊,苦者为苦薏,惟取甘者入药。谨按张华博物志言菊有两种,苗花如一,惟味小异,苦者不中食。范至能谱序,言惟甘菊一种可食,仍入药饵。其余黄白二花,皆味苦,虽不可饵,皆可入药。其治头风,则白者尤良。据此二说,则是菊类自有甘苦二种,食品须用甘菊,入药则诸菊皆可,但不得用野菊名苦薏者尔。故景焕牧竖闲谈云:真菊延龄,野菊泄人。正如黄精益寿、钩吻杀人之意。〔之才曰〕术及枸杞根、桑根白皮、青葙叶为之使。

【主治】 **诸风头眩肿痛,目欲脱,泪出,皮肤死肌,恶风湿痹。久服利血气,轻身耐老延年。**本经。**疗腰痛去来陶陶,除胸中烦热,安肠胃,利五脉,调四肢。**别录。陶陶,纵缓貌。**治头目风热,风旋倒地,脑骨疼痛,身上一切游风令消散,利血脉,并无所忌。**甄权。**作枕明目,叶亦明目,生熟并可食。**大明。**养目血,去翳膜。**元素。**主肝气不足。**好古。

**白菊

【气味】 苦、辛,平,无毒。

【主治】 **风眩,能令头不白。**弘景。**染髭发令黑。和巨胜、茯苓蜜丸服之,去风眩,变白不老,益颜色。**藏器。

【发明】〔震亨曰〕黄菊花属土与金,有水与火,能补阴血,故养目。〔时珍曰〕菊春生夏茂,秋花冬实,备受四气,饱经露霜,叶枯不落,花槁不零,味兼甘苦,性禀平和。昔人谓其能除风热,益肝补阴,盖不知其得金水之精英尤多,能益金水二脏也。补水所以制火,益金所以平木,木平则风息,火降则热除,用治诸风头目,其旨深微。黄者入金水阴分,白者入金水阳分,红者行妇人血分,皆可入药,神而明之,存乎其人。其苗可蔬,叶可啜,花可饵,根实可药,囊之可枕,酿之可饮,自本至末,罔不有功。宜乎前贤比之君子,酒神农列之上品,隐士采入酒斝,骚人餐其落英。费长房言九日饮菊,可以辟不祥。神仙传言康风子、朱孺子皆以服菊花成仙。荆州记言胡广久病风羸,饮菊潭水多寿。菊之贵重如此,是岂群芳可伍哉?钟会菊有五美赞云:圆花高悬,准天极也。纯黄不杂,后土色也。早植晚发,君子德也。冒霜吐颖,象贞质也。杯中体轻,神仙食也。西京杂记言:采菊花茎叶,杂秫米酿酒,至次年九月始熟,用之。

【附方】 旧六,新十六。**服食甘菊**玉函方云:王子乔变白增年方,用甘菊,三月上寅日采苗,名曰玉英;六月上寅日采叶,名曰容成;九月上寅日采花,名曰金精;十二月上寅日采根茎,名曰长生。四味并阴干,百日取等分,以成日合捣千杵为末,每酒服一钱匕。或以蜜丸梧子大,酒服七丸,一日三服。百日,身轻润泽;一年,发白变黑;服之二年,齿落再生;五年,八十岁老翁,变为儿童也。孟诜云:正月采叶,五月五日采茎,九月九日采花。**服食白菊**太清灵宝方引:九月九日白菊花二斤,茯苓一斤,并捣罗为末。每服二钱,温酒调下,日三服。或以炼过松脂和丸鸡子大,每服一丸。主头眩,久服令人好颜色不老。〔藏器曰〕抱朴子言刘生丹法,用白菊汁、莲花汁、地血汁、樗汁,和丹蒸服也。**白菊花酒**天宝单方:治丈夫妇人久患头风眩闷,头发干落,胸中痰壅,每发即头旋眼昏,不觉欲倒者,是其候也。先灸两风池各二七壮,并服此酒及散,永瘥。其法:春末夏初,收白菊软苗,阴干捣末,空腹取一方寸匕,和无灰酒服之,日再服,渐加三方寸匕。若不饮酒者,但羹粥汁服,亦得。秋八月合花收暴干,切取三大斤,以生绢袋盛,贮三大斗酒中,经七日服之,日三次,常令酒气相续为佳。苏颂图经。**风热头痛**菊花、石膏、川芎各三钱,为末。每服一钱半,茶调下。简便方。**膝风疼痛**菊花、陈艾叶作护膝,久则自除也。吴旻扶寿方。**痘疮入目**生翳障。用白菊花、谷精草、绿豆皮等分,为末。每用一钱,以干柿饼一枚,粟米泔一盏,同煮候泔尽,食柿,日食三枚。浅者五七日,远者半月,见效。仁斋直指方。**病后生翳**白菊花、蝉蜕等分,为散。每用二三钱,入蜜少许,水煎服。大人小儿皆宜,屡验。救急方。**疔肿垂死**菊花一握,捣汁一升,入口即活,此神验方也。冬月采根。肘后方。**女人阴肿**甘菊苗捣烂煎汤,先熏后洗。危氏得效方。**酒醉不醒**九月九日真菊花为末,饮服方寸匕。外台秘要。**眼目昏花**双美丸:用甘菊花一斤,红椒去目六两,为末,用新地黄汁和丸梧子大。每服五十丸,临卧茶清下。瑞竹堂方。

花上水

【主治】 益色壮阳,治一切风。大明。

野菊《拾遗》

【释名】 苦薏。〔时珍曰〕薏乃莲子之心,此物味苦似之,故与之同名。

【集解】 〔藏器曰〕苦薏生泽畔,茎如马兰,花如菊。菊甘而薏苦,语曰苦如薏是也。〔时珍曰〕苦薏处处原野极多，与菊无异，但叶薄小而多尖，花小而蕊多，如蜂窠状，气味苦辛惨烈。

根、叶、茎、花

【气味】 苦、辛，温，有小毒。〔震亨曰〕野菊花，服之大伤胃气。

【主治】 调中止泄，破血，妇人腹内宿血宜之。藏器。治痈肿疔毒，瘰疬眼瘜。时珍。

【附方】 新四。**痈疽疔肿**一切无名肿毒。孙氏集效方：用野菊花连茎捣烂，酒煎热服取汗，以渣傅之即愈。卫生易简方：用野菊花茎叶、苍耳草各一握，共捣，入酒一碗，绞汁服，以渣傅之，取汗即愈。或六月六日采苍耳叶，九月九日采野菊花，为末，每酒服三钱，亦可。**天泡湿疮**野菊花根、枣木，煎汤洗之。医学集成。**瘰疬未破**野菊花根捣烂，煎酒服，以渣傅之自消，不消亦自破也。瑞竹堂经验方。

庵䕡音淹间《本经》上品

【释名】 覆间。〔时珍曰〕庵，草屋也。间，里门也。此草乃蒿属，老茎可以盖覆庵间，故以名之。贞元广利方谓之庵䕡蒿云，又史注云：庵庐，军行宿室也。则间似当作庐。

【集解】 〔别录曰〕庵䕡子生雍州川谷，亦生上党及道边，十月采实阴干。〔弘景曰〕状如蒿艾之类，近道处处有之，仙经亦时用之，人家种此辟蛇也。〔颂曰〕今江淮亦有之。春生苗，叶如艾蒿，高二三尺。七月开花，八月结实，九月采实。〔时珍曰〕庵䕡叶不似艾，似菊叶而薄，多细丫，面背皆青。高者四五尺，其茎白色，如艾茎而粗。八九月开细花，淡黄色。结细实如艾实，中有细子，极易繁衍。艺花者以之接菊。

子

【气味】 苦、微寒，无毒。〔别录曰〕微温。〔普曰〕神农、雷公、桐君、岐伯：苦，小温，无毒。〔李当之〕温。〔权曰〕辛，苦。〔时珍曰〕降也，阴中微阳，入足厥阴经血分。〔之才曰〕荆实、薏苡为之使。

【主治】 五脏瘀血，腹中水气，胪胀留热，风寒湿痹，身体诸痛。久服轻身延年不老。本经。疗心下坚，膈中寒热，周痹，妇人月水不通，消食明目。驱驱食之神仙。别录。益气，主男子阴痿不起，治心腹胀满。甄权。腰脚重痛，膀胱痛，及骨节烦痛，不下食。大明。擂酒饮，治闪挫腰痛，及妇人产后血气痛。

时珍。

【发明】〔颂曰〕本经言久服轻身不老,而古方少有服食者,惟入诸杂治药中,如胡洽治治惊邪狸骨丸之类,大方中用之。孙思邈千金翼、韦宙独行方,主踠折瘀血,并单用庵䕡煮汁服,亦可末服。今人治打扑多用此法,或饮或散,其效最速。〔时珍曰〕吴普本草及名医别录,并言驱𩦸食庵䕡神仙,此亦谓其多寿尔。驱𩦸乃兽名,似骡而小,前足长,后足短,不能自食,每负蟨鼠为之啮食。

【附方】旧一,新二。**瘀血不散**变成痈肿。生庵䕡蒿捣汁一升,服之。广利方。**月水不通**妇人宿有风冷,留血积聚,月水不通。庵䕡子一升,桃仁二升,酒浸去皮尖,研匀入瓶内,以酒二斗浸,封五日后,每饮三合,日三服。圣惠方。**产后血痛**庵䕡子一两,水一升,童子小便二杯,煎饮。频湖集简方。

【附录】 **对庐** 〔别录有名未用曰〕味苦,寒,无毒。主疥疮久不瘳,生死肌,除大热,煮汁洗之。似庵䕡。八月采。

蓍音尸《本经》上品

【释名】〔时珍曰〕按班固白虎通载孔子云:蓍之为言耆也。老人历年多,更事久,事能尽知也。陆佃埤雅云:草之多寿者,故字从耆。博物志言:蓍千岁而三百茎,其本已老,故知吉凶。

【集解】〔别录曰〕蓍实生少室山谷,八月、九月采实,日干。〔恭曰〕此草所在有之,其茎可为筮。陶氏误以楮实为之。楮实味甘,此味苦,今正之。〔颂曰〕今蔡州上蔡县白龟祠旁,其生如蒿作丛,高五六尺,一本一二十茎,至多者五十茎,生便条直,所以异于众蒿也。秋后有花,出于枝端,红紫色,形如菊花,结实如艾实。史记·龟策传云:龟千岁乃游于莲叶之上。蓍百茎共一根。所生之处,兽无虎狼,虫无毒螫。徐广注云:刘向言龟千岁而灵,蓍百年而一本生百茎也。褚先生云:蓍满百茎,其下必有神龟守之,其上常有青云覆之。传云:天下和平,王道得而蓍茎长丈,其丛生满百茎。方今取蓍者,八十茎已上,长八尺者,即已难得。但得满六十茎以上,长六尺者,即可用矣。今蔡州所上,皆不言如此。则此类亦神物,故不常有也。〔时珍曰〕蓍乃蒿属,神草也。故易曰:蓍之德,圆而神。天子蓍长九尺,诸侯七尺,大夫五尺,士三尺。张华博物志言:以末大于本者为主,次蒿,次荆,皆以月望浴之。然则无蓍揲卦,亦可以荆、蒿代之矣。

实

【气味】 苦、酸,平,无毒。

【主治】 益气充肌肤，明目聪慧先知。久服不饥不老轻身。本经。

叶

【主治】 痞疾。时珍。

【附方】 新一。**腹中痞块**。蓍叶、独蒜、穿山甲末、食盐，同以好醋捣成饼，量痞大小贴之，两炷香为度。其痞化为脓血，从大便出。刘松石保寿堂方。

艾《别录》中品

【释名】 **冰台**尔雅**医草**别录**黄草**埤雅**艾蒿**。〔时珍曰〕王安石字说云：艾可乂疾，久而弥善，故字从乂。陆佃埤雅云：博物志言削冰令圆，举而向日，以艾承其影则得火。则艾名冰台，其以此乎？医家用灸百病，故曰灸草。一灼谓之一壮，以壮人为法也。

【集解】〔别录曰〕艾叶生田野，三月三日采，暴干。〔颂曰〕处处有之，以复道及四明者为佳，云此种灸百病尤胜。初春布地生苗，茎类高，叶背白，以苗短者为良。三月三日，五月五日，采叶暴干，陈久方可用。〔时珍曰〕艾叶，本草不著土产，但云生田野。宋时以汤阴复道者为佳，四明者图形。近代惟汤阴者谓之北艾，四明者谓之海艾。自成化以来，则以蕲州者为胜，用充方物，天下重之，谓之蕲艾。相传他处艾灸酒坛不能透，蕲艾一灸则直透彻，为异也。此草多生山原。二月宿根生苗成丛，其茎直生，白色，高四五尺。其叶四布，状如蒿，分为五尖，桠上复有小尖，面青背白，有茸而柔厚。七八月叶间出穗如车前穗，细花，结实累累盈枝，中有细子，霜后始枯。皆以五月五日连茎刈取，暴干收叶。先君月池子讳言闻，尝著蕲艾传一卷。有赞云：产于山阳，采以端午。治病灸疾，功非小补。又宗懔荆楚岁时记云：五月五日鸡未鸣时，采艾似人形者揽而取之，收以灸病甚验。是日采艾为人，悬于户上，可禳毒气。其茎干之，染麻油引火点灸炷，滋润灸疮，至愈不疼。亦可代蓍策，及作烛心。

叶

【修治】〔宗奭曰〕艾叶干捣，去青滓，取白，入石硫黄末少许，谓之硫黄艾，灸家用之。得米粉少许，可捣为末，入服食药用。〔时珍曰〕凡用艾叶，须用陈久者，治令细软，谓之熟艾。若生艾灸火，则伤人肌脉。故孟子云：七年之病，求三年之艾。拣取净叶，扬去尘屑，入石臼内木杵捣熟，罗去渣滓，取白者再捣，至柔烂如绵为度。用时焙燥，则灸火得力。入妇人丸散，须以熟艾，用醋煮干，捣成饼子，烘干再捣为末用。或以糯糊和作饼，及酒炒者，皆不佳。洪氏容斋随笔云：艾难著力，若入白茯苓三五片同硋，即时可作细末，亦一异也。

【气味】 苦，微温，无毒。〔恭曰〕生寒，熟热。〔元素曰〕苦温，阴中之阳。〔时珍曰〕苦而辛，生温熟热，可升可降，阳也。入足太阴、厥阴、少阴之经。苦酒、香附为之使。

【主治】 灸百病。可作煎，止吐血下痢，下部蟨疮，妇人漏血，利阴气，生肌肉，辟风寒，使人有子。作煎勿令见风。别录。捣汁服，止伤血，杀蛔虫。弘景。主衄血下血，脓血痢，水煮及丸散任用。苏恭。止崩血、肠痔血，搨金疮，止腹痛，安胎。苦酒作煎，治癣甚良。捣汁饮，治心腹一切冷气鬼气。甄权。治带下，止霍乱转筋，痢后寒热。大明。治带脉为病，腹胀满，腰溶溶如坐水中。好古。温中逐冷除湿。时珍。

【发明】〔诜曰〕春月采嫩艾作菜食，或和面作馄饨如弹子，吞三五枚，以饭压之，治一切鬼恶气，长服止冷痢。又以嫩艾作干饼子，用生姜煎服，止泻痢及产后泻血，甚妙。〔颂曰〕近世有单服艾者，或用蒸木瓜和丸，或作汤空腹饮，甚补虚羸；然亦有毒发则热气冲上，狂躁不能禁，至攻眼有疮出血者，诚不可妄服也。〔震亨曰〕妇人无子，多由血少不能摄精。俗医谓子宫虚冷，投以辛热，或服艾叶。不知艾性至热，入火灸则气下行，入药服则气上行。本草止言其温，不言其热。世人喜温，率多服之，久久毒发，何尝归咎于艾哉！予考苏颂图经而因默有感焉。〔时珍曰〕艾叶生则微苦太辛，熟则微辛太苦，生温熟热，纯阳也。可以取太阳真火，可以回垂绝元阳。服之则走三阴，而逐一切寒湿，转肃杀之气为融和。灸之则透诸经，而治百种病邪，起沉疴之人为康泰，其功亦大矣。苏恭言其生寒，苏颂言其有毒。一则见其能止诸血，一则见其热气上冲，遂谓其性寒有毒，误矣。盖不知血随气而行，气行则血散，热因久服致火上冲之故尔。夫药以治病，中病则止。若素有虚寒痼冷，妇人湿郁带漏之人，以艾和归、附诸药治其病，夫何不可？而乃妄意求嗣，服艾不辍，助以辛热，药性久偏，致使火躁，是谁之咎欤，于艾何尤？艾附丸治心腹少腹诸痛，调女人诸病，颇有深功。胶艾汤治虚痢，乃妊娠产后下血，尤著奇效。老人丹田气弱，脐腹畏冷者，以熟艾入布袋兜其脐腹，妙不可言。寒湿脚气，亦宜以此夹入袜内。

【附方】 旧二十四，新二十七。**伤寒时气温疫头痛**，壮热脉盛，以干艾叶三升，水一斗，煮一升，顿服取汗。肘后方。**妊娠伤寒**壮热，赤斑变为黑斑，溺血。用艾叶如鸡子大，酒三升，煮二升半，分为二服。伤寒类要。**妊娠风寒**卒中，不省人事，状如中风。用熟艾三两，米醋炒极热，以绢包熨脐下，良久即苏。妇人良方。**中风口㖞**以苇筒长五寸，一头刺入耳内，四面以面密封，不透风，一头以艾灸之七壮。患右灸左，患左灸右。胜金方。**中风口噤**熟艾灸承浆一穴，颊车二穴，各五壮。千金方。**中风掣痛**不仁不随。并以干艾斛许，揉团纳瓦甑中，并下塞诸孔，独留一目，以痛处著甑目，而烧艾熏之，一时即知矣。肘后方。**舌缩口噤**以生艾捣傅之。干艾浸湿亦可。圣济录。**咽喉肿痛**医方大成：同嫩艾捣汁，细咽之。经验方：用青艾和茎叶一握，同醋捣烂，傅于喉上。冬月取干艾亦得。李臣所传方也。**癫痫诸风**熟艾于阴囊下谷道正门当中间，随年岁灸之。斗门方。**鬼击中恶**卒然着人，如刀刺状，胸胁腹内疗刺切痛不可按，或即吐血、鼻中出血、下血，一名鬼排。以熟艾如鸡子大三枚，水五升，煎二升，顿服。肘后方。**小儿脐风撮口**艾叶烧灰填脐中，以帛缚定效。或隔蒜灸之，候口中有艾气立愈。简便方。**狐惑虫蛊**病人齿无色，舌上白，或喜睡不知痛痒处，或下痢，宜急治下部。不晓此者，但攻其上，而下部生虫，食其肛，烂见五脏，便死也。烧艾于管中，熏下部令烟入，或少加雄黄更妙。罂中烧烟亦可。肘后方。**头风久痛**蕲艾揉为丸，时时嗅之，以黄水出为度。青囊杂纂。**头风面疮**痒出黄水。艾二两，醋一升，砂锅煎取汁，每薄纸上贴之，一日一两上。御药院方。**心腹恶气**艾叶捣汁饮之。药性论。**脾胃冷痛**白艾末，沸汤服二钱。卫生易简方。**蛔虫心痛**如刺，口吐清水。白熟艾一升，水三升，煮一升服，吐虫出。或取生艾捣汁，五更食香脯一片，乃饮一升，当下虫出。肘后方。**口吐清水**干蕲艾煎汤啜之。怪证奇方。**霍乱吐下不止**。以艾一把，水三升，煮一升，顿服。外台秘要。**老小白痢**艾姜丸：用陈北艾四两，干姜炮三两，为末，醋煮仓米糊丸梧子大。每服七十丸，空心米饮下，甚有奇效。永类方。**诸痢久下**艾叶、陈皮等分，煎汤服之，亦可为末，酒煮烂饭和丸，每盐汤下二三十丸。圣济总录。**暴泄不止**陈艾一把，生姜一块，水煎热服。生生编。**粪后下血**艾叶、生姜煎浓汁，服三合。千金方。**野鸡痔病**先以槐柳汤洗过，以艾灸上七壮，取效。郎中王及乘骡入西川，数日病痔大作，如胡瓜贯于肠头，其热如火，忽至僵仆，无计。有主邮者云：须灸即瘥。乃用上法灸三五壮，忽觉一道热气入肠中，因大转泻，血秽并出，泻后遂失胡瓜所在矣。经验良方。**妊娠下血**张仲景曰：妇人有漏下者，有半产后下血不绝者，有妊娠下血者，并宜胶艾汤主之。阿胶二两，艾叶三两，芎䓖、甘草各二两，当归、地黄各三两，芍药四两，水五升，清酒三升，煮取三升，乃纳胶令消尽，每温服一升，日三服。金匮要略。**妊娠胎动**或腰痛，或抢心，或下血不止，或倒产子死腹中。艾叶一鸡子大，酒四升，煮二升，分二服。肘后方。**胎动迫心作痛**。艾叶鸡子大，以头醋四升，煎二升，分温服。子母秘录。**妇人崩中**连日不止，熟艾鸡子大，阿胶炒为末半两，干姜一钱，水五盏，先煮艾姜至二盏半，倾出，入胶烊化,分三服,一日服尽。初虞世古今录验。**产后泻血不止**。干艾叶半两,炙熟老生姜半两,浓煎汤,一服止,妙。孟诜食疗本草。**产后腹痛**欲死,因感寒起者。陈蕲艾二斤,焙干,捣铺脐上,以绢覆住,熨斗熨之,待口中艾气出,则痛自止矣。杨诚经验方。**忽然吐血**一二口,或心衄,或内崩。熟艾三团,水五升,煮二升服。一方:烧灰水服二钱。千金方。**鼻血不止**艾灰吹之,亦可以艾叶煎服。圣惠方。**盗汗不止**熟艾二钱,白茯神三钱,乌梅三个,水一钟,煎八分,临卧温服。通妙真人方。**火眼肿痛**以艾烧烟起,用碗覆之,候烟尽,碗上刮煤下,以温水调化洗眼,即瘥。更入黄连尤佳。斗门方。**面上皯黵**艾灰、桑灰各三升,以水淋汁,再淋至三遍,以五色布纳于中,同煎,令可丸时,每以少许傅之,自烂脱,甚妙。外台秘要。**妇人面疮**名粉花疮。以定粉五钱,菜子油调泥碗内,用艾一二团,烧烟熏之,候烟尽,覆地上一夜,取出调搽,永无瘢痕,亦易生肉。谈野翁试验方。**身面疣目**艾火灸三壮即除。圣惠方。**鹅掌风病**蕲艾真者四五两,水四五碗,煮五六滚,入大口瓶内盛之,用麻布二层缚之,将手心放瓶上熏之,如冷再热,如神。陆氏积德堂方。**疥疮熏法**熟蕲艾一两,木鳖子三钱,雄黄二钱,硫黄一钱,为末,揉入艾中,分作四条。每以一条安阴阳瓦中,置被里烘熏,后服通圣散。医方摘要。**小儿疳疮**艾叶一两,水一升,煮取四合服。备急方。**小儿烂疮**艾叶烧灰傅之,良。子母秘录。**臁疮口冷**不合。熟艾烧烟熏之。经验方。**白癞风疮**干艾随多少,以浸曲酿酒如常法,日饮之,觉痹即瘥。肘后方。**疔疮肿毒**艾蒿一担烧灰,于竹筒中淋取汁,以一二合,和石灰如糊。先以针刺疮至痛,乃点药三遍,其根自拔。玉山韩光以此治人神验。贞观初,衢州徐使君访得此方。予用治三十余人,得效。孙真人千金方。**发背初起**未成,及诸热肿。以湿纸搨上,先干处是头,著艾灸之。不论壮数,痛者灸至不痛,不痛者灸至痛乃止。其毒即散,不散亦免内攻,神方也。李绛兵部手集。**痈疽不合**疮口冷滞。以北艾煎汤洗后,白胶熏之。直指方。**咽喉骨哽**用生艾蒿数升,水、酒共一斗,煮四升,细细饮之,当下。外台秘要。**误吞铜钱**艾蒿一把,水五升,煎一升,顿服便下。钱相公箧中方。**诸虫蛇伤**艾灸数壮甚良。集简方。**风虫牙痛**化蜡少许,摊纸上,铺艾,以箸卷成筒,烧烟,随左右熏鼻,吸烟令满口,呵气,即疼止肿消。蕲季谦病此月余,一试即愈。普济方。

实

【气味】 苦、辛,暖,无毒。

【主治】 明目,疗一切鬼气。甄权。壮阳,助水脏腰膝,及暖子宫。大明。

【发明】〔诜曰〕艾子和干姜等分,为末,蜜丸梧子大。空心每服三十丸,以

艾

饭三五匙压之，日再服。治百恶气，其鬼神速走出。田野之人，与此甚相宜也。

【附录】　夏台　〔别录〕有名未用曰味甘，主百疾，济绝气。〔弘景曰〕此药神奇乃尔，不复识用，可恨也。〔时珍曰〕艾名冰台，此名夏台，艾灸百病能回绝气，此主百病济绝气，恐是一物重出也，故附于艾后。

千年艾《纲目》

【集解】〔时珍曰〕千年艾出武当太和山中。小茎高尺许，其根如蓬蒿，其叶长寸余，无尖桠，面青背白。秋开黄花，如野菊而小，结实如青珠丹颗之状。三伏日采叶暴干。叶不似艾，而作艾香，搓之即碎，不似艾叶成茸也。羽流以充方物。

叶

【气味】　辛、微苦，温，无毒。

【主治】　男子虚寒，妇人血气诸痛，水煎服之。时珍。

茵陈蒿《本经》上品

【释名】〔藏器曰〕此虽蒿类，经冬不死，更因旧苗而生，故名因陈，后加蒿字耳。〔时珍曰〕按张揖广雅及吴普本草并作因尘，不知何义。

【集解】〔别录曰〕茵陈生太山及丘陵坡岸上，五月及立秋采，阴干。〔弘景曰〕今处处有之，似蓬蒿而叶紧细。秋后茎枯，经冬不死，至春又生。〔韩保升曰〕叶似青蒿而背白。〔大明曰〕茵陈出和州及南山岭上，一名石茵陈。〔颂曰〕近道皆有之，不及太山者佳。春初生苗，高三五寸，似蓬蒿而叶紧细，无花实，五月、七月采茎叶阴干，今谓之山茵陈。江宁府一种茵陈，叶大根粗，黄白色，至夏有花实。阶州一种白蒿，亦似青蒿而背白，本土皆以为茵陈入药。今南方医人用山茵陈，乃有数种。或著其说云：山茵陈，汴京及北地用者，如艾蒿，叶细而背白，其气亦如艾，味苦，干则色黑。江南所用者，茎叶都似家茵陈而大，高三四尺，气极芬香，味甘辛，俗又名龙脑薄荷。吴中所用，乃石香菜也，叶至细，色黄味辛，甚香烈，性温。若误作解脾药服，大令人烦。以本草论之，但有茵陈蒿，无山茵陈。注云：叶似蓬蒿而紧细。今汴京北地所用山茵陈是也。大体世方用山茵陈疗体痛，解伤寒发汗，行肢节滞气，化痰利膈，治劳倦最要。详本草正经，惟疗黄疸，利小便，与世方都不应。今试取汴京所用山茵陈为解肌发汗药，灼然少效；

江南山茵陈疗伤寒脑痛绝胜。比见诸医议论,谓家茵陈亦能解肌下隔,去胸中烦。方家少用,但可研作饮服之。本草所无,自出俗方。茵陈蒿当别是一物,主疗自异,不得为山茵陈也。此说亦未可据。但以功较之,则江南者为胜;以经言之,则非本草所出。医方所用,更当考论尔。〔敩曰〕凡使须用叶有八角者,阴干,去根细剉,勿令犯火。〔时珍曰〕茵陈昔人多莳为蔬,故入药用山茵陈,所以别家茵陈也。洪舜俞老圃赋云,酺糟紫姜之掌,沐醯青陈之丝,是也。今淮扬人,二月二日犹采野茵陈苗,和粉面作茵陈饼食之。后人各据方土所传,遂致淆乱。今山茵陈二月生苗,其茎如艾。其叶如淡色青蒿而背白,叶歧紧细而扁整。九月开细花黄色,结实大如艾子,花实并与庵闾花实相似,亦有无花实者。

茎叶

【气味】 苦,平、微寒,无毒。〔普曰〕神农、岐伯、雷公:苦,无毒。黄帝:辛,无毒。〔权曰〕苦、辛,有小毒。〔大明曰〕石茵陈苦,凉,无毒。伏硇砂。〔张元素曰〕苦、甘,阴中微阳。入足太阳经。

【主治】 **风湿寒热邪气,热结黄疸。久服轻身益气耐老。面白悦长年。白兔食之仙。** 本经。**治通身发黄,小便不利,除头热,去伏瘕。** 别录。**通关节,去滞热,伤寒用之。** 藏器。**石茵陈:治天行时疾热狂,头痛头旋,风眼疼,瘴疟。女人癥瘕,并闪损乏绝。** 大明。

【发明】 〔弘景曰〕仙经云:白蒿,白兔食之仙。而今茵陈乃云此,恐是误耳。〔宗奭曰〕张仲景治伤寒热甚发黄,身面悉黄者,用之极效。一僧因伤寒后发汗不彻,有留热,面身皆黄,多热,期年不愈。医作食黄治不对,而食不减。予与此药,服五日病减三分之一,十日减三分之二,二十日病悉去。方用山茵陈、山栀子各三分,秦艽、升麻各四钱,为散。每用三钱,水四合,煎二合,去滓,食后温服,以知为度。此药以山茵陈为本,故书之。〔王好古曰〕张仲景茵陈栀子大黄汤,治湿热也。栀子柏皮汤,治燥热也。如苗涝则湿黄,苗旱则燥黄。湿则泻之,燥则润之可也。此二药治阳黄也。韩祗和、李思训治阴黄,用茵陈附子汤。大抵以茵陈为君主,而佐以大黄、附子,各随其寒热也。

【附方】 旧二,新六。**茵陈羹**除大热黄疸,伤寒头痛,风热瘴疟,利小便。以茵陈细切,煮羹食之。生食亦宜。食医心镜。**遍身风痒**生疮疥。用茵陈煮浓汁洗之,立瘥。千金方。**疬疡风病**茵陈蒿两握,水一斗五升,煮取七升。先以皂荚汤洗,次以此汤洗之,冷更作。隔日一洗,不然恐痛也。崔行功纂要。**风疾挛急**茵陈蒿一斤,秫米一石,曲三斤,和匀,如常法酿酒服之。圣济总录。**痫黄如金**好眠吐涎。茵陈蒿、白鲜皮等分,水二钟煎服,日二服。三十六黄方。**遍身黄**

疸茵陈蒿一把，同生姜一块，捣烂，于胸前四肢，日日擦之。**男子酒疸**用茵陈蒿四根，栀子七个，大田螺一个，连壳捣烂，以百沸白酒一大盏，冲汁饮之，秘方也。**眼热赤肿**山茵陈、车前子等分。煎汤调茶调散，服数服。直指方。

青蒿《本经》下品

【释名】 草蒿本经方溃本经菣音牵，去声。犳蒿蜀本香蒿衍义。〔保升曰〕草蒿，江东人呼为犳蒿，为其气息似犳也。北人呼为青蒿。尔雅云：蒿，菣也。孙炎注云：荆楚之间，谓蒿为菣。郭璞注云：今人呼青蒿香中炙啖者为菣是也。〔时珍曰〕晏子云：蒿，草之高者也。按尔雅诸蒿，独菣得单称为蒿，岂以诸蒿叶背皆白，而此蒿独青，异于诸蒿故耶。

【集解】〔别录曰〕青蒿生华阴川泽。〔弘景曰〕处处有之，即今青蒿，人亦取杂香菜食之。〔保升曰〕嫩时醋淹为菹，自然香。叶似茵陈蒿而背不白，高四尺许。四月、五月采，日干入药。诗云：呦呦鹿鸣，食野之蒿。即此蒿也。〔颂曰〕青蒿春生苗，叶极细，可食。至夏高四五尺。秋后开细淡黄花，花下便结子，如粟米大，八九月采子阴干。根茎子叶并入药用，干炙作饮香尤佳。〔宗奭曰〕青蒿得春最早，人剔以为蔬，根赤叶香。沈括梦溪笔谈云：青蒿一类，自有二种：一种黄色，一种青色。本草谓之青蒿，亦有所别也。陕西银绥之间，蒿丛中时有一两窠，迥然青色者，土人谓之香蒿。茎叶与常蒿一同，但常蒿色淡青，此蒿深青，如松桧之色。至深秋余蒿并黄，此蒿犹青，其气芬芳。恐古人所用，以深青者为胜。不然，诸蒿何尝不青？〔时珍曰〕青蒿二月生苗，茎粗如指而肥软，茎叶色并深青。其叶微似茵陈，而面背俱青。其根白硬。七八月开细黄花颇香。结实大如麻子，中有细子。

【修治】〔敩曰〕凡使，惟中为妙，到膝即仰，到腰即俯。使子勿使叶，使根勿使茎，四件若同使，翻然成痼疾。采得叶，用七岁儿七个溺，浸七日七夜，漉出晒干。

叶、茎、根、子

【气味】 苦，寒，无毒。〔时珍曰〕伏硫黄。

【主治】 疥瘙痂痒恶疮，杀虱，治留热在骨节间，明目。本经。鬼气尸疰伏留，妇人血气，腹内满，及冷热久痢。秋冬用子，春夏用苗，并捣汁服。亦暴干为末，小便入酒和服。藏器。补中益气，轻身补劳，驻颜色，长毛发，令黑不老，兼去蒜发，杀风毒。心痛热黄，生捣汁服，并贴之。大明。治疟疾寒热。时珍。

生捣傅金疮,止血止疼良。苏恭。烧灰隔纸淋汁,和石灰煎,治恶疮息肉黡瘢。孟诜。

【发明】〔颂曰〕青蒿治骨蒸热劳为最,古方单用之。〔时珍曰〕青蒿得春木少阳之气最早,故所主之证,皆少阳、厥阴血分之病也。按月令通纂言伏内庚日,采青蒿悬于门庭内,可辟邪气。阴干为末,冬至、元旦各服二钱亦良。观此,则青蒿之治鬼疰伏尸,盖亦有所伏也。

【附方】 旧四,新十三。**男妇劳瘦**青蒿细剉,水三升,童子小便五升,同煎取一升半。去滓入器中煎成膏,丸如梧子大。每空心及卧时,温酒吞下二十丸。斗门方。**虚劳寒热**肢体倦疼,不拘男妇。八九月青蒿成实时采之,去枝梗,以童子小便浸三日,晒干为末。每服二钱,乌梅一个,煎汤服。灵苑方。**骨蒸鬼气**童子小便五大斗澄清,青蒿五斗,八九月拣带子者最好,细剉相和,纳大釜中,以猛火煎取三大斗,去滓,溉釜令净,再以微火煎可二大斗,入猪胆一枚,同煎一大斗半,去火待冷,以瓷器盛之。每欲服时,取甘草二三两,炙熟为末,以煎和捣千杵为丸。空腹粥饮下二十丸,渐增至三十丸止。崔元亮海上方。**骨蒸烦热**青蒿一握,猪胆汁一枚,杏仁四十个,去皮尖炒,以童子小便一大盏,煎五分,空心温服。十便良方。**虚劳盗汗**烦热口干。用青蒿一斤,取汁熬膏,入人参末、麦门冬末各一两,熬至可丸,丸如梧子大,每食后米饮服二十丸,名青蒿煎。圣济总录。**疟疾寒热**肘后方用青蒿一握,水二升,捣汁服之。仁存方:用五月五日天未明时采青蒿阴干四两,桂心一两,为末。未发前,酒服二钱。经验方:用端午日采青蒿叶阴干,桂心等分,为末。每服一钱,先寒用热酒,先热用冷酒,发日五更服之。切忌发物。**温疟痰甚**但热不寒。用青蒿二两,童子小便浸焙,黄丹半两,为末。每服二钱,白汤调下。仁存方。**赤白痢下**五月五日采青蒿、艾叶等分,同豆豉捣作饼,日干,名蒿豉丹。每用一饼,以水一盏半煎服。圣济总录。**鼻中衄血**青蒿捣汁服之,并塞鼻中,极验。卫生易简方。**酒痔便血**青蒿用叶不用茎,用茎不用叶,为末。粪前冷水,粪后水酒调服。永类钤方。**金疮扑损**肘后方:用青蒿捣封之,血止则愈。一方:用青蒿、麻叶、石灰等分,五月五日捣和晒干。临时为末,搽之。圣惠方。**牙齿肿痛**青蒿一握,煎水漱之。济急方。**毒蜂螫人**嚼青蒿封之即安。肘后方。**耳出浓汁**青蒿末,绵裹纳耳中。圣惠方。**鼻中息肉**青蒿灰、石灰等分,淋汁熬膏点之。圣济总录。

子

【气味】 甘,冷,无毒。

【主治】 明目开胃,炒用。治劳瘦,壮健人小便浸用之。治恶疮疥癣风疹,煎水洗之。大明。**治鬼气，为末酒服方寸匕**。孟诜。**功同叶**。时珍。

【附方】 新一。**积热眼涩**三月三日或五月五日，采青蒿花或子，阴干为末，每井华水空心服二钱。久服明目，可夜看书，名青金散。十便良方。

黄花蒿《纲目》

【释名】 臭蒿。

【集解】〔大明曰〕臭蒿一名草蒿。〔时珍曰〕香蒿、臭蒿，通可名草蒿。此蒿与青蒿相似，但此蒿色绿带淡黄，气辛臭不可食，人家采以罨酱黄酒曲者是也。

叶

【气味】 辛、苦，凉，无毒。

【主治】 小儿风寒惊热。时珍。

子

【气味】 辛，凉，无毒。

【主治】 治劳，下气开胃，止盗汗及邪气鬼毒。大明。

白蒿《本经》上品

【释名】 蘩尔雅**由胡**尔雅**蒌蒿**食疗**蔚**音商。〔时珍曰〕白蒿有水陆二种，尔雅通谓之蘩，以其易蘩衍也。曰：蘩，皤蒿。即今陆生艾蒿也，辛熏不美。曰：蘩，由胡。即今水生蒌蒿也，辛香而美。曰：蘩之丑，秋为蒿。则通指水陆二种而言，谓其春时各有种名，至秋老则皆呼为蒿矣。曰蘱，曰萧，曰荻，皆老蒿之通名，象秋气肃赖之气。

【集解】〔别录曰〕白蒿生中山川泽，二月采。〔弘景曰〕蒿类甚多，而俗中不闻呼白蒿者。方药家既不用，皆无复识之。〔恭曰〕尔雅：皤蒿。即白蒿也，所在有之。叶颇似细艾，上有白毛错涩，粗于青蒿。从初生至秋，白于众蒿。〔禹锡曰〕蓬蒿可以为茹。故诗笺云，以豆荐蘩菹也。陆玑诗疏云：凡艾白色为皤。今白蒿先诸草发生，香美可食，生蒸皆宜。〔颂曰〕此草古人以为菹。今人但食蒌蒿，不复食此。或疑白蒿即蒌蒿，而孟诜食疗又别著蒌蒿条，所说不同，明是二物，乃知古今食品之异也。又今阶州以白蒿为茵陈，其苗叶亦相似，然以入药，恐不可用也。〔时珍曰〕白蒿处处有之，有水陆二种。本草所用，盖取水生者，故曰生中山川泽,不曰山谷平地也。二种形状相似,但陆生辛熏,不及水生者香美尔。诗云:呦呦鹿鸣,食野之苹。苹即陆生蘩蒿,俗呼艾蒿是矣。鹿食九种解毒之草,白蒿其一也。诗云:于以采蘩,于沼于沚。左传云:蘋蘩蕴藻之菜,可以荐于鬼神,羞于王公。并指水生白蒿而言,则本草白蒿之为蒌蒿无疑矣。郑樵通志谓苹为蒌蒿,非矣。鹿乃山兽,蒌乃水蒿。陆玑诗疏谓苹为牛尾蒿,亦非矣。牛尾蒿色青不白,细叶直上,状如牛尾也。蒌蒿生陂泽中,二月发苗,叶似嫩艾而歧细,面青背白。其茎或赤或白,其根白脆。采其根茎,生熟菹曝皆可食,盖嘉蔬也。景差大招云:吴酸蒿蒌不沾薄。谓吴人善调酸,瀹蒌蒿为齑,不沾不薄而甘美,此正指水生者也。

苗根

【气味】 甘,平,无毒。〔思邈曰〕辛,平。〔时珍曰〕发疮疥。

【主治】 五脏邪气,风寒湿痹,补中益气,长毛发令黑,疗心悬,少食常饥。久服轻身,耳目聪明不老。本经。生捣,醋淹为菹食,甚益人。捣汁服,去热黄及心痛。曝为末,米饮空心服一匙,治夏月暴水痢。烧灰淋汁煎,治淋沥疾。孟诜。利膈开胃,杀河豚鱼毒。时珍。

【发明】 〔弘景曰〕服食家七禽散云,白兔食白蒿仙,与庵䕡同法耳。〔时珍曰〕本经列白蒿于上品,有功无毒,而古今方家不知用,岂不得服之之诀欤?

【附方】 旧一。**恶疮癞疾**但是恶疾遍体,面目有疮者,皆可服之。用白艾蒿十束如升大,煮取汁,以曲及米一如酿酒法,候熟稍服之。梅师方。

子

【气味】 缺。

【主治】 鬼气。为末,酒服之,良。孟诜。

角蒿 《唐本草》

【集解】 〔恭曰〕角蒿似白蒿,花如瞿麦,红赤可爱,子似王不留行,黑色作角,七月、八月采。〔保升曰〕叶似蛇床、青蒿,子角似蔓菁,青黑而细,秋熟,所在皆有之。〔宗奭曰〕茎叶如青蒿,开淡红紫花,大约径三四分。花罢结角,长二寸许,微弯。〔敩曰〕凡使,勿用红蒿并邪蒿,二味真似角蒿,只是此香而角短尔。采得,于槐砧上细剉用之。

【气味】 辛、苦,有小毒。

【主治】　干湿䘌诸恶疮有虫者。唐本。治口齿疮绝胜。宗奭。

【附方】　旧二，新一。齿龈宣露多是疳也。角蒿烧灰，夜涂上。切忌油腻、沙糖、干枣。外台秘要。口疮不瘥入胸中并生者。不拘大人小儿，以角蒿灰涂之，有汁吐去，一宿效。千金方。月蚀耳疮用蒿灰掺之良。集简方。

蘪蒿《拾遗》

【释名】　莪蒿尔雅萝蒿同上抱娘蒿。〔时珍曰〕陆农师云：蘪之为言高也。莪，亦峨也。莪科高也。可以覆蚕，故谓之萝。抱根丛生，故曰抱娘。

【集解】　〔时珍曰〕蘪蒿生高岗，似小蓟，宿根先于百草。尔雅云：莪，萝。是也。诗·小雅云：菁菁者莪。陆玑注云：即莪蒿也。生泽国渐洳处。叶似斜蒿而细科，二月生。茎、叶可食，又可蒸，香美颇似蒌蒿。但味带麻，不似蒌蒿甘香。

【气味】　辛，温，无毒。

【主治】　破血下气，煮食之。藏器。

马先蒿《本经》中品

【释名】　马新蒿唐本马矢蒿本经练石草别录烂石草同上虎麻。〔时珍曰〕蒿气如马矢，故名。马先，乃马矢字讹也。马新，又马先之讹也。〔弘景曰〕练石草，一名烂石草，即马矢蒿。今方药不复用之。

【集解】　〔别录曰〕马先蒿、练石草，并生南阳川泽。〔恭曰〕叶大如茺蔚，花红白色。二月、八月采茎叶，阴干用。八月、九月实熟，俗谓之虎麻是也。一名马新蒿，所在有之。茺蔚苗短小，其子夏中熟。二物初生，极相似也。〔禹锡曰〕按尔雅云：蔚，牡菣。注云，即蒿之无子者。诗云：匪莪伊蔚。陆玑云：牡蒿也。二月始生，七月开花，似胡麻花而紫，亦八月生角，似小豆角，锐而长。一名马新蒿。是也。〔颂曰〕郭璞以牡菣为无子，而陆玑云有子，二说小异。今当用有子者为正。〔时珍曰〕别录牡蒿、马先蒿，原是二条。陆玑所谓有子者，乃马先蒿，而复引无子之牡蒿释之，误矣。牡蒿详见本条。

【气味】　苦，平，无毒。别录曰：练石草，寒。

【主治】　寒热鬼疰，中风湿痹，女子带下病，无子。本经。练石草：治五癃、破石淋、膀胱中结气，利水道小便。别录。恶疮。弘景。

【附方】 旧一。**大疯癞疾**骨肉疽败,眉须堕落,身体痒痛。以马先蒿,一名马矢蒿,一名烂石草,炒捣末。每服方寸匕,食前温酒下,一日三服,一年都瘥。肘后方。

阴地厥宋《图经》

【集解】〔颂曰〕生邓州顺阳县内乡山谷。叶似青蒿,茎青紫色,花作小穗,微黄,根似细辛。七月采根用。〔时珍曰〕江浙亦有之。外家采制丹砂、硫黄。

根苗
【气味】 甘、苦,微寒,无毒。
【主治】 肿毒风热。苏颂。
【附方】 新一。**男妇吐血**后,胸膈虚热。阴地厥、紫河车、贯众、甘草各半两。每服三钱,水煎服。圣济总录。

牡蒿《别录》下品

【释名】 **齐头蒿。**〔时珍曰〕尔雅:蔚,牡菣。蒿之无子者。则牡之名以此也。诸蒿叶皆尖,此蒿叶独夌而秃,故有齐头之名。
【集解】〔别录曰〕牡蒿生田野,五月、八月采。〔弘景曰〕方药不复用。〔恭曰〕齐头蒿也,所在有之。叶似防风,细薄而无光泽。〔时珍曰〕齐头蒿三四月生苗,其叶扁而本狭,末夌有秃歧。嫩时可茹。鹿食九草,此其一也。秋开细黄花,结实大如车前实,而内子微细不可见,故人以为无子也。

苗
【气味】 苦,微甘,温,无毒。
【主治】 **充肌肤,益气,令人暴肥。不可久服,血脉满盛。**别录。**擂汁服,治阴肿。**时珍。
【附方】 新一。**疟疾寒热**齐头蒿根、滴滴金根各一把,擂生酒一钟,未发前服。以滓傅寸口,男左女右。二日便止。海上名方。

九牛草宋《图经》

【集解】〔颂曰〕生筠州山冈上。二月生苗,独茎,高一尺。叶似艾叶,圆而长，背有白毛，面青。五月采苗用。〔时珍曰〕陈嘉谟本草蒙筌以此为蕲艾，谬矣。

苗

【气味】 微苦，有小毒。

【主治】 解风劳，治身体痛。与甘草同煎服，不入众药用。时珍。

茺蔚《本经》上品

【释名】 益母本经益明本经贞蔚别录蓷尔雅。音推。野天麻会编猪麻纲目火枕本经郁臭草图经苦低草图经夏枯草外台土质汗纲目。〔时珍曰〕此草及子皆充盛密蔚，故名茺蔚。其功宜于妇人及明目益精，故有益母之称。其茎方类麻，故谓之野天麻。俗呼为猪麻，猪喜食之也。夏至后即枯，故亦有夏枯之名。近效方谓之土质汗。林亿云：质汗出西番，乃热血合诸药煎成，治金疮折伤。益母亦可作煎，治折伤，故名为土质汗也。〔禹锡曰〕尔雅：萑，蓷。注云：今茺蔚也。又名益母。刘歆云：蓷，臭秽也。臭秽，即茺蔚也。陆玑云：蓷，益母也。故曾子见之感思。

【集解】〔别录曰〕茺蔚生海滨池泽，五月采。〔弘景曰〕今处处有之。叶如荏，方茎，子形细长，有三棱。方用亦稀。〔颂曰〕今园圃及田野极多。郭璞注尔雅云：叶似荏，方茎白华，华生节间。节节生花，实似鸡冠子，黑色，茎作四方棱，五月采。又云九月采实，医方稀有用实者。〔宗奭曰〕茺蔚初春生时，亦可浸洗，淘去苦水，煮作菜食。凌冬不凋悴也。〔时珍曰〕茺蔚近水湿处甚繁。春初生苗如嫩蒿，入夏长三四尺，茎方如黄麻茎。其叶如艾叶而背青，一梗三叶，叶有尖歧。寸许一节，节节生穗，丛簇抱茎。四五月间，穗内开小花，红紫色，亦有微白色者。每萼内有细子四粒，粒大如茼蒿子，有三棱，褐色，药肆往往以作巨胜子货之。其草生时有臭气，夏至后即枯，其根白色。苏颂图经谓其叶似荏，其子黑色，似鸡冠子，九月采实，寇宗奭衍义谓其凌冬不凋者，皆误传也。此草有白花、紫花二种，茎叶子穗皆一样。但白者能入气分，红者能入血分，别而用之可也。按闺阁事宜云：白花者为益母，紫花者为野天麻。返魂丹注云：紫花者为益母，白花者不是。陈藏器本草云：茺蔚生田野间，人呼为郁臭草。天麻生平泽，似马鞭草，节节生紫花，花中有子，如青葙子。孙思邈千金方云：天麻草、茎如火麻，冬生苗，夏着赤花，如鼠尾花。此皆似以茺蔚、天麻为二物，盖不知其是一物二种。凡物花皆有赤白，如牡丹、芍药、菊花之类是矣。又按郭璞尔雅注云：蓷音推，即茺蔚，又名益母。叶似荏，白华，华生节间。又云：蓷音推，方茎，叶长而锐，有穗，穗间有花紫缥色，可以为饮，江东呼为牛蘈。据此则是蓷、蘈名本相同，但以花色分别之，其为一物无疑矣。宋人重修本草，以天麻草误注天麻，尤为谬失。陈藏器本草又有錾菜，云生江南阴地，似益母，方茎对节白花，主产后血病。此即茺蔚之白花者，故其功主血病亦相同。

子

【修治】〔时珍曰〕凡用，微炒香，亦或蒸熟，烈日曝燥，舂簸去壳，取仁用。

【气味】 **辛、甘，微温，无毒。**〔别录曰〕甘，微寒。〔时珍曰〕甘、辛，温。灰制硫黄。

【主治】 **明目益精，除水气，久服轻身。**本经。**疗血逆大热，头痛心烦。**别录。**产后血胀。**大明。**春仁生食，补中益气，通血脉，填精髓，止渴润肺。**吴瑞。**治风解热，顺气活血，养肝益心，安魂定魄，调女人经脉，崩中带下，产后胎前诸病。久服令人有子。**时珍。

【发明】〔震亨曰〕茺蔚子活血行气，有补阴之功，故名益母。凡胎前产后所恃者，血气也。胎前无滞，产后无虚，以其行中有补也。〔时珍曰〕茺蔚子味甘微辛，气温，阴中之阳，手、足厥阴经药也。白花者入气分，紫花者入血分。治妇女经脉不调，胎产一切血气诸病，妙品也，而医方鲜知用。时珍常以之同四物、香附诸药治人，获效甚多。盖包络生血，肝藏血。此物能活血补阴，故能明目益精，调经，治女人诸病也。东垣李氏言瞳子散大者，禁用茺蔚子，为其辛温主散，能助火也。当归虽辛温，而兼苦甘，能和血，故不禁之。愚谓目得血而能视，茺蔚行血甚捷，瞳子散大，血不足也，故禁之，非助火也。血滞病目则宜之，故曰明目。

茎〔大明曰〕苗、叶、根同功。

【气味】〔藏器曰〕寒。〔时珍曰〕茎、叶：味辛、微苦。花：味微苦、甘。根：味甘。并无毒。〔镜源曰〕制硫黄、雌黄、砒石。

【主治】 **瘾疹痒，可作浴汤。**本经。**捣汁服，主浮肿，下水，消恶毒疔肿、乳痈丹游等毒，并傅之。又服汁，主子死腹中，及产后血胀闷。滴汁入耳中，主聤耳。捣傅蛇虺毒。**苏恭。**入面药，令人光泽，治粉刺。**藏器。**活血破血，调经解毒，治胎漏产难，胎衣不下，血运血风血痛，崩中漏下，尿血泻血，疳痢痔疾，打扑内损瘀血，大便小便不通。**时珍。

【发明】〔时珍曰〕益母草之根、茎、花、叶、实，并皆入药，可同用。若治手、足厥阴血分风热，明目益精，调女人经脉，则单用茺蔚子为良。若治肿毒疮疡，消水行血，妇人胎产诸病，则宜并用为良。盖其根茎花叶专于行，而子则行中有补故也。

【附方】旧十四，新七。**济阴返魂丹**〔昝殷产宝曰〕此方，乃吉安文江高师禹，备礼求于名医所得者，其效神妙，活人甚多，能治妇人胎前产后诸疾危证。用野天麻，又名益母，又名火枚，又名负担，即茺蔚子也。叶似艾叶，茎类火麻，方梗凹面，四五六月节节开花，红紫色如蓼花，南北随处皆有，白花者不中。于端午、小暑，或六月六日，花正开时，连根收采阴干，用叶及花子。忌铁器，以石器碾为细末，炼蜜丸如弹子大，随证嚼服用汤使。其根烧存性为末，酒服，功与黑神散不相上下。其药不限丸数，以病愈为度。或丸如梧子大，每服五七十丸。又可捣汁滤净，熬膏服之。胎前脐腹痛，或作声者，米饮下。胎前产后，脐腹刺痛，胎动不安，下血不止，当归汤下。产后，以童子小便化下一丸，能安魂定魄，血气自然调顺，诸病不生。又能破血痛，养脉息，调经络，并温酒下。胎衣不下，及横生不顺，死胎不下，经日胀满，心闷心痛，并用炒盐汤下。产后血运，眼黑血热，口渴烦闷，如见鬼神，狂言不省人事，以童子小便和酒化下。产后结成血块，脐腹奔痛，时发寒热，有冷汗，或面垢颜赤，五心烦热，并用童子小便、酒下，或薄荷自然汁下。产后恶露不尽，结滞刺痛，上冲心胸满闷，童子小便、酒下。产后泻血水，以枣汤下。产后痢疾，米汤下。产后血崩漏下，糯米汤下。产后赤白带下，煎胶艾汤下。月水不调，温酒下。产后中风，牙关紧急，半身不遂，失音不语，童便、酒下。产后气喘咳嗽，胸膈不利，恶心吐酸水，面目浮肿，两胁疼痛，举动失力，温酒下。产后月内咳嗽，自汗发热，久则变为骨蒸，童便、酒下。产后鼻衄，舌黑口干，童便酒下。产后两太阳穴痛，呵欠心忪，气短羸瘦，不思饮食，血风身热，手足顽麻，百节疼痛，并米饮化下。产后大小便不通，烦躁口苦者，薄荷汤下。妇人久无子息，温酒下。**益母膏**近效方：治产妇诸疾，及折伤内损有瘀血，每天阴则痛，神方也。三月采益母草一名负担，一名夏枯草，连根叶茎花洗择令净，于箔上摊暴水干，以竹刀切长五寸，勿用铁刀，置于大锅中，以水浸过二三寸，煎煮，候草烂水减三之二，漉去草，取汁约五六斗，入盆中澄半日，以绵滤去浊滓，以清汁入釜中，慢火煎取一斗，如稀饧状，瓷瓶封收。每取梨大，暖酒和服，日再服。或和羹粥亦可。如远行，即更炼至可丸收之。服至七日，则疼渐平复也。产妇恶露不尽及血运，一二服便瘥。其药无忌。又能治风，益心力。外台秘要。**女人难产**益母草捣汁七大合，煎减半，顿服立止。无新者，以干者一大握，水七合，煎服。韦宙独行方。**胎死腹中**益母草捣熟，以暖水少许，和绞取汁，顿服之。韦宙独行方。**产后血运心气欲绝**。益母草研汁，服一盏，绝妙。子母秘录。**产后血闭**不下者。益母草汁一小盏，入酒一合，温服。圣惠方。**带下赤白**益母草花开时采，捣为末。每服二钱，食前温汤下。集验方。**小便尿血**益母草捣汁，服一升立差。此苏澄方也。外台秘要。**赤白杂痢**困重者。益母草日干，陈盐梅烧存性，等分为末。每服三钱，白痢干姜汤、赤痢甘草汤下。名二灵散。卫生家宝方。**小儿疳痢**垂死者。益母草嫩叶，同米煮粥食之，取足，以瘥为度，甚佳。饮汁亦可。广利方。**痔疾下血**益母草叶，捣汁饮之。食医心镜。**一切痈疮**妇人妒乳乳痈，小儿头疮，及浸淫黄烂热疮，疥疽阴蚀。并用天麻草切五升，以水一斗半，煮一斗，分数次洗之以杀痒。千金。**急慢疔疮**圣惠方：用益母草捣封之，仍绞五合服，即消。医方大成：用益母草四月连花采之，烧存性。先以小尖刀十字划开疔根，令血出。次绕根开破，捻出血，拭干。以稻草心蘸药捻入疮口，令到底。良久当有紫血出，捻令血净，再捻药入，见红血乃止。一日夜捻药三五度。重者二日根烂出，轻者一日出。有疮根胀起，即是根出，以针挑之。出后仍傅药生肌易愈。忌风寒房室酒肉一切毒物。**疔毒已破**益母草捣敷甚妙。斗门方。**勒乳成痈**益母为末，水调涂乳上，一宿自瘥。生捣亦得。圣惠方。**喉闭肿痛**益母草捣烂，新汲水一碗，绞浓汁顿饮，随吐愈。冬月用根。卫生易简方。**聤耳出汁**茺蔚茎叶汁滴之。圣惠方。**粉刺黑斑**闺阁事宜云：五月五日收带根天麻紫花者，晒干烧灰。以商陆根捣自然汁，加酸醋和搜灰作饼，炭火煅过收之。半年方用，入面药，甚能润肌。〔苏颂曰〕唐天后炼益母草泽面法：五月五日采根苗具者，勿令着土，暴干捣罗，以面水和成团，如鸡子大，再暴干。仍作一炉，四旁开窍，上下置火，安药中央。大火烧一炊久，即去大火，留小火养之，勿令火绝。经一伏时出之，瓷器中研治，筛再研，三日收用，如澡豆法，日用。一方：每十两，加滑石一两，胭脂一钱。**马咬成疮**苦低草，切细，和醋炒涂之。孙真人方。**新生小儿**益母草五两，煎水浴之，不生疮疥。简要济众。

鏨菜音惭《拾遗》

【集解】〔藏器曰〕鏨菜生江南阴地，似益母，方茎对节，白花。〔时珍曰〕此即益母之白花者，乃尔雅所谓萑是也。其紫花者，尔雅所谓蓷是也。萑、蓷皆同一音，乃一物二种。故此条亦主血病，与益母功同。郭璞独指白花者为益母，咎殷谓白花者非益母，皆欠详审。嫩苗可食，故谓之菜。寇宗奭言茺蔚嫩苗可煮食，正合此也。

苗

【气味】 辛,平,无毒。

【主治】 破血,产后腹痛,煮汁服。藏器。

薇衔薇音眉《本经》上品

【释名】 糜衔本经鹿衔唐本吴风草唐本无心吴普无颠吴普承膏别录承肌吴普。〔恭曰〕南人谓之吴风草。一名鹿衔草,言鹿有疾,衔此草即瘥也。〔时珍曰〕据苏说,则薇衔、糜衔当作麋衔也。鹿、麋一类也。按郦道元水经注云:魏兴锡山多生薇衔草,有风不偃,无风独摇。则吴风亦当作无风,乃通。〔藏器曰〕一名无心草,非草之无心者,方药少用。

【集解】〔别录曰〕薇衔生汉中川泽及冤句、邯郸。七月采茎叶,阴干。〔恭曰〕此草丛生,似茺蔚及白头翁,其叶有毛,赤茎。又有大小二种:楚人谓大者为大吴风草,小者为小吴风草。〔保升曰〕叶似茺蔚,丛生有毛,其花黄色,其根赤黑色。

茎叶

【气味】 苦,平,无毒。〔别录曰〕微寒。〔之才曰〕得秦皮良。

【主治】 风湿痹节痛,惊痫吐舌,悸气贼风,鼠瘘痈肿。本经。暴癥,逐水,疗痿躄。久服轻身明目。别录。妇人服之,绝产无子。藏器。煎水,洗瘭疽甲疽恶疮。时珍。出外科精义。

【发明】〔时珍曰〕麋衔乃素问所用治风病自汗药,而后世不知用之,诚缺略也。素问黄帝曰:有病身热懈惰,汗出如浴,恶风少气,此为何病?岐伯曰:病名酒风。治之以泽泻、术各三五分,麋衔五分,合以三指撮为后饭。后饭者,先服药也。

【附方】 新二。**年深恶疮**无心草根、钓苓根、狼毒、白丁香各五钱,麝香一字,为末掺之。又方:无心草根、干姜各二钱,钓苓根三钱,为末掺之。并外科精义。**小儿破伤**风病,拘急口噤。没心草半两,白附子炮二钱半,为末。每服一字,薄荷酒灌下。圣济录。

【附录】 **无心草**宋图经 〔颂曰〕生秦州及商州,凤翔各县皆出之。三月开花,五月结实,六七月采根苗,阴干用。性温,无毒。主积血,逐气块,益筋节,补虚损,润颜色,疗痨泄腹痛。〔时珍曰〕麋衔一名无心草,此草功用与之相近,其图形亦相近,恐即一物也,故附之俟访考焉。鼠耳草亦名无心,与此不同。

夏枯草《本经》下品

【释名】夕句本经乃东本经燕面别录铁色草。〔震亨曰〕此草夏至后即枯。盖禀纯阳之气,得阴气则枯,故有是名。

【集解】〔别录曰〕夏枯草生蜀郡川谷,四月采。〔恭曰〕处处有之,生平泽。冬至后生,叶似旋覆。三月、四月开花,作穗紫白色,似丹参花,结子亦作穗。五月便枯,四月采之。〔时珍曰〕原野间甚多,苗高一二尺许,其茎微方。叶对节生,似旋覆叶而长大,有细齿,背白多纹。茎端作穗,长一二寸,穗中开淡紫小花,一穗有细子四粒。丹溪云无子,亦欠察矣。嫩苗瀹过,浸去苦味,油盐拌之可食。

【正误】〔宗奭曰〕今谓之郁臭。自秋便生,经冬不悴,春开白花,夏结子。〔震亨曰〕郁臭草有臭味,即茺蔚是也;夏枯草无臭味,明是两物。俱生于春。夏枯先枯而无子,郁臭后枯而结子。

茎叶

【气味】苦、辛,寒,无毒。〔之才曰〕土瓜为之使。伏汞砂。

【主治】寒热瘰疬鼠瘘头疮,破癥,散瘿结气,脚结湿痹,轻身。本经。

【发明】〔震亨曰〕本草言夏枯草大治瘰疬,散结气。有补养厥阴血脉之功,而不言及。观其退寒热,虚者可使;若实者以行散之药佐之,外以艾灸,亦渐取效。〔时珍曰〕黎居士易简方,夏枯草治目疼,用沙糖水浸一夜用,取其能解内热、缓肝火也。楼全善云:夏枯草治目珠疼至夜则甚者,神效。或用苦寒药点之反甚者,亦神效。盖目珠连目本,即系也,属厥阴之经。夜甚及点苦寒药反甚者,夜与寒亦阴故也。夏枯禀纯阳之气,补厥阴血脉,故治此如神,以阳治阴也。一男子至夜目珠疼,连眉棱骨,及头半边肿痛。用黄连膏点之反甚,诸药不效。灸厥阴、少阳,疼随止,半日又作。月余,以夏枯草二两,香附二两,甘草四钱,为末。每服一钱半,清茶调服。下咽则疼减半,至四五服良愈矣。

【附方】旧一,新六。**明目补肝**肝虚目睛痛,冷泪不止,筋脉痛,羞明怕日。夏枯草半两,香附子一两,为末。每服一钱,腊茶汤调下。简要济众。**赤白带下**夏枯草,花开时采,阴干为末。每服二钱,米饮下,食前。徐氏家传方。**血崩不止**夏枯草为末,每服方寸匕,米饮调下。圣惠方。**产后血运心气欲绝者。**夏枯草捣绞汁服一盏,大妙。徐氏家传方。**扑伤金疮**夏枯草口嚼烂,罯上即愈。卫生易简。**汗斑白点**夏枯草煎浓汁,日日洗之。乾坤生意。**瘰疬马刀**不问已溃未溃,或日久成漏。用夏枯草六两,水二钟,煎七分,食远温服。虚甚者,则煎汁熬膏服。并涂患处，兼以十全大补汤加香附、贝母、远志尤善。此物生血，乃治瘰疬之圣药也。其草易得，其功甚多。薛己外科经验方。

刘寄奴草《唐本草》

【释名】 **金寄奴**大明**乌藤菜**纲目。〔时珍曰〕按李延寿南史云：宋高祖刘裕，小字寄奴。微时伐荻新州，遇一大蛇，射之。明日往，闻杵臼声。寻之，见童子数人皆青衣，于榛林中捣药。问其故。答曰：我主为刘寄奴所射，今合药傅之。裕曰：神何不杀之？曰：寄奴王者，不可杀也。裕叱之，童子皆散，乃收药而反。每遇金疮傅之即愈。人因称此草为刘寄奴草。郑樵通志云：江南人因汉时谓刘为卯金刀，乃呼刘为金。是以又有金寄奴之名。江东人谓之乌藤菜云。

【集解】〔恭曰〕刘寄奴草生江南。茎似艾蒿，长三四尺，叶似山兰草而尖长，一茎直上有穗，叶互生，其子似稗而细。〔保升曰〕今出越州，蒿之类也。高四五尺，叶似菊，其花白色，其实黄白色作穗，夏月收苗干之。〔颂曰〕今河中府、孟州、汉中、滁州亦有之。春生苗，茎似艾蒿，上有四棱，高二三尺以来。叶青似柳，四月开碎小黄白花，形如瓦松，七月结实似黍而细，根淡紫色似萵苣。六月、七月采苗及花子通用。〔时珍曰〕刘寄奴一茎直上。叶似苍术，尖长糙涩，面深背淡。九月茎端分开数枝，一枝攒簇十朵小花，白瓣黄蕊，如小菊花状。花罢有白絮，如苦荬花之絮。其子细长，亦如苦荬子。所云实如黍稗者，似与此不同，其叶亦非蒿类。

子苗同

【修治】〔敩曰〕凡采得，去茎叶，只用实。以布拭去薄壳令净，拌酒蒸，从巳至申，暴干用。〔时珍曰〕茎、叶、花、子皆可用。

【气味】 **苦，温，无毒。**

【主治】 **破血下胀。多服令人下痢。**苏恭。**下血止痛，治产后余疾，止金疮血，极效。**别录。**心腹痛，下气，水胀血气，通妇人经脉癥结，止霍乱水泻。**大明。**小儿尿血，新者研末服。**时珍。

【附方】旧一，新七。**大小便血**刘寄奴为末，茶调空心服二钱，即止。集简方。**折伤瘀血**在腹内者。刘寄奴、骨碎补、延胡索各一两，水二升，煎七合，入酒及童子小便各一合，顿温服之。千金方。**血气胀满**刘寄奴穗实为末，每服三钱，酒煎服。不可过多，令人吐利。此破血之仙药也。卫生易简方。**霍乱成痢**刘寄奴草煎汁饮。圣济总录。**汤火伤灼**刘寄奴捣末,先以糯米浆鸡翎扫上,后乃掺末。并不痛,亦无痕,大验之方。凡汤火伤,先以盐末掺之,护肉不坏,后乃掺药为妙。本事方。**风入疮口肿痛**。刘寄奴为末,掺之即止。圣惠方。**小儿夜啼**刘寄奴半两,地龙妙一分,甘草一寸,水煎,灌少许。圣济总录。**赤白下痢**阴阳交带,不问赤白。刘寄奴、乌梅、白姜等分,水煎服。赤加梅,白加姜。艾元英如宜方。

<h2 style="text-align:center">曲节草宋《图经》</h2>

【释名】 六月凌音令。图经**六月霜**纲目**绿豆青**图经**蛇蓝**。〔时珍曰〕此草性寒,故有凌、霜、绿豆之名。

【集解】〔颂曰〕曲节草生均州。四月生苗,茎方色青有节,叶似刘寄奴而青软,七八月着花似薄荷,结子无用。五月、六月采茎叶,阴干。

茎叶

【气味】 甘,平,无毒。

【主治】 **发背疮,消痈肿,拔毒。同甘草作末,米汁调服。**苏颂。

<h2 style="text-align:center">丽春草宋《图经》</h2>

【释名】 仙女蒿图经**定参草**。〔颂曰〕丽春草生檀嵎山川谷,檀嵎山在高密界。河南淮阳郡、颍川及谯郡、汝南郡等,并呼为龙羊草。河北近山、邺郡、汲郡,并名丛兰艾。上党紫团山亦有,名定参草,又名仙女蒿。今所在有之。甚疗癞黄,人莫能知。〔时珍曰〕此草有殊功,而不著其形状。今罂粟亦名丽春草,九仙子亦名仙女娇,与此同名,恐非一物也。当俟博访。

花及根

【气味】 缺。

【主治】 **癞黄黄疸。**苏颂。

【发明】〔颂曰〕唐天宝中,颍川郡杨正进方,名医皆用有效。其方云:丽春草疗因时患伤热,变成阴黄,遍身壮热,小便黄赤,眼如金色,面又青黑,心头气痛,绕心如刺,头旋欲倒,兼胁下有痃气,及黄疸等,经用有验。其药春三月采花,阴干一升,捣散。每平明空腹取三方寸匕,和生麻油一盏顿服,日一服,隔五日再进,以知为度。其根疗黄疸,捣汁一盏,空腹顿服,须臾即利三两行,其疾立已。一剂不能全愈，隔七日更一剂，永瘥。忌酒面猪鱼蒜粉酪等。

旋覆花《本经》下品

【释名】 **金沸草**本经**金钱花**纲目**滴滴金**纲目**盗庚**尔雅**夏菊**纲目**戴椹**别录。〔宗奭曰〕花缘繁茂，圆而覆下，故曰旋覆。〔时珍曰〕诸名皆因花状而命也。尔雅云：覆，盗庚也。盖庚者金也，谓其夏开黄花，盗窃金气也。酉阳杂俎云：金钱花一名毗尸沙，自梁武帝时始进入中国。

【集解】〔别录曰〕旋覆生平泽川谷。五月采花，日干，二十日成。〔弘景曰〕出近道下湿地，似菊花而大。别有旋葍根，出河南，北国亦有，形似芎䓖，惟合旋葍膏用之，余无所用，非此。旋覆花根也。〔保升曰〕叶似水苏，花黄如菊，六月至九月采花。〔颂曰〕今所在皆有。二月以后生苗，多近水旁，大似红蓝而无刺，长一二尺以来，叶如柳，茎细。六月开花如菊花，小铜钱大，深黄色。上党田野人呼为金钱花，七八月采花。今近道人家园圃所莳金钱花，花叶并同，极易繁盛，恐即旋覆也。〔宗奭曰〕旋覆叶如大菊，又如艾蒿。秋开花大如梧桐子，花淡黄色，其香过于菊。别有旋花，乃鼓子花，非此花也。见本条。〔时珍曰〕花状如金钱菊。水泽边生者，花小瓣单；人家栽者，花大蕊簇，盖壤瘠使然。其根细白。俗传露水滴下即生，故易繁，盖亦不然。

花

【修治】〔敩曰〕采得花，去蕊并壳皮及蒂子，蒸之，从巳至午，晒干用。

【气味】 **咸，温，有小毒。**〔别录曰〕甘，微温，冷利。〔权曰〕甘，无毒。〔大明曰〕无毒。〔宗奭曰〕苦、甘、辛。

【主治】 **结气胁下满，惊悸，除水，去五脏间寒热，补中下气。**本经。**消胸上痰结，唾如胶漆，心胸痰水，膀胱留饮，风气湿痹，皮间死肉，目中眵䁾，利大肠，通血脉，益色泽。**别录。**主水肿，逐大腹，开胃，止呕逆不下食。**甄权。**行痰水，去头目风。**宗奭。**消坚软痞，治噫气。**好古。

【发明】〔颂曰〕张仲景治伤寒汗下后，心下痞坚，噫气不除，有七物旋覆代赭汤；杂治妇人，有三物旋覆汤。胡洽居士治痰饮在两胁胀满，有旋覆花丸，用之尤多。成无己曰：硬则气坚，旋覆之咸，以软痞坚也。〔震亨曰〕寇宗奭言其行痰水去头目风，亦走散之药。病人涉虚者，不宜多服，冷利大肠，宜戒之。〔时珍曰〕旋覆乃手太阴肺、手阳明大肠药也。所治诸病，其功只在行水下气通血脉尔。李卫公言嗅其花能损目。唐慎微本草误以为旋花根方收附此下，今改正之。

【附方】 旧一，新三。**中风壅滞**旋覆花，洗净焙研，炼蜜丸梧子大。夜卧以茶汤下五丸至七丸、十丸。经验方。**半产漏下**虚寒相抟，其脉弦芤。旋覆花汤：用旋覆花三两，葱十四茎，新绛少许，水三升，煮一升，顿服。金匮要略。**月蚀耳疮**旋覆花烧研，羊脂和涂之。集简方。**小儿眉癣**小儿眉毛眼睫，因癣退不生。用野油花即旋覆花、赤箭即天麻苗、防风等分，为末。洗净，以油调涂之。总微论。

叶

【主治】 **傅金疮，止血。**大明。**治疔疮肿毒。**时珍。

根

【主治】 **风湿。**别录。

青葙 《本经》下品

【释名】 草蒿本经蒌蒿本经昆仑草唐本野鸡冠纲目子名草决明本经。〔时珍曰〕青葙名义未详。胡麻叶亦名青蘘，此草又多生于胡麻地中，与之同名，岂以其相似而然耶？青葙亦名草蒿，其功相似，而名亦相同，何哉？其子明目，与决明子同功，故有草决明之名。其花叶似鸡冠，嫩苗似苋，故谓之鸡冠苋。郑樵通志言俗名牛尾蒿者，误矣。

【集解】 〔别录曰〕青葙生平谷道旁。三月采茎叶，阴干。五月六月采子。〔弘景曰〕处处有之。似麦栅花，其子甚细。别有草蒿，或作草藁，主疗殊相类，形名又相似可疑，而实两种也。〔恭曰〕此草苗高尺余，叶细软，花紫白色，实作角，子黑而扁光，似苋实而大，生下湿地，四月、五月采，荆襄人名为昆仑草。〔颂曰〕今江淮州郡近道亦有之。二月生青苗，长三四尺。叶阔似柳而软。茎似蒿，青红色。六月、七月内生花，上红下白。子黑光而扁，似莨菪。根亦似蒿根而白，直下独茎生根。六月、八月采子。〔时珍曰〕青葙生田野间，嫩苗似苋可食，长则高三四尺。苗叶花实与鸡冠花一样无别。但鸡冠花穗或有大而扁或团者，此则梢间出花穗，尖长四五寸，状如兔尾，水红色，亦有黄白色者。子在穗中，与鸡冠子及苋子一样难辨。苏恭言其结角，误矣。萧炳言黄花者名陶朱术，与陈藏器所说不同。又有天灵草，亦此类也，并附于下。

茎叶

【修治】 〔敩曰〕凡用先烧铁杵臼，乃捣用之。

【气味】 苦，微寒，无毒。

【主治】 邪气，皮肤中热，风瘙身痒，杀三虫。本经。恶疮疥虮痔蚀，下部䘌疮。别录。捣汁服，大疗温疠。苏恭。止金疮血。大明。

子

【气味】 苦，微寒，无毒。〔权曰〕苦，平。

【主治】 唇口青。本经。治五脏邪气，益脑髓，镇肝，明耳目，坚筋骨，去风寒湿痹。大明。治肝脏热毒冲眼，赤障青盲翳肿，恶疮疥疮。甄权。

【发明】〔炳曰〕理眼，有青葙子丸。〔宗奭曰〕青葙子，经中不言治眼，惟药性论、日华子始言治肝明目。今人多用治眼，殊与经意不相当。〔时珍曰〕青葙子治眼，与决明子、苋实同功。本经虽不言治眼，而云一名草决明，主唇口青，则其明目之功可知矣。目者肝之窍，唇口青者足厥阴经之证，古方除热亦多用之，青葙子之为厥阴药，又可知矣。况用之治目，往往有验，尤可征。据魏略云：初平中有青牛先生，常服青葙子丸，年百余岁，如五六十者。

【附方】 旧一。鼻衄不止眩冒欲死。青葙子汁三合，灌入鼻中。贞元广利方。

【附录】 桃朱术 〔炳曰〕青葙一种花黄者，名陶朱术，苗相似。〔藏器曰〕桃朱术生园中，细如芹，花紫，子作角。以镜向旁敲之，则子自发。五月五日乃收子，带之令妇人为夫所爱。

雁来红 〔时珍曰〕茎叶穗子并与鸡冠同。其叶九月鲜红，望之如花，故名。吴人呼为老少年。一种六月叶红者，名十样锦。

天灵草 〔时珍曰〕按土宿真君本草云：状如鸡冠花，叶亦如之，折之有液如乳，生江湖荆南陂池间。五月取汁，可制雄、硫，煮雌炼砂。

思蓂子 〔敩曰〕思蓂子、鼠细子，二件真似青葙子，只是味不同。思蓂子味跙，煎之有涩。

鸡冠宋《嘉祐》

【释名】〔时珍曰〕以花状命名。

【集解】〔时珍曰〕鸡冠处处有之。三月生苗，入夏高者五六尺，矬者才数寸。其叶青柔，颇似白苋菜而窄，梢有赤脉。其茎赤色，或圆或扁，有筋起。六七月梢间开花，有红、白、黄三色。其穗圆长而尖者，俨如青葙之穗；扁卷而平者，俨如雄鸡之冠。花大有围一二尺者，层层卷出可爱。子在穗中，黑细光滑，与苋实一样。其穗如秕麦状。花最耐久，霜后始焉。

苗

【气味】 甘,凉,无毒。

【主治】 疮痔及血病。时珍。

子

【气味】 甘,凉,无毒。

【主治】 止肠风泻血,赤白痢。藏器。崩中带下,入药炒用。大明。

花

【气味】 同上。

【主治】 痔漏下血,赤白下痢,崩中赤白带下,分赤白用。时珍。

【附方】 新十。吐血不止白鸡冠花,醋浸煮七次,为末。每服二钱,热酒下。经验方。结阴便血鸡冠花、椿根白皮等分,为末,炼蜜丸梧子大。每服三十丸,黄芪汤下,日二服。圣济总录。粪后下血白鸡冠花并子炒,煎服。圣惠方。五痔肛肿久不愈,变成瘘疮。用鸡冠花、凤眼草各一两,水二碗,煎汤频洗。卫生宝鉴。下血脱肛白鸡冠花、防风等分,为末,糊丸梧子大,空心米饮每服七十丸。一方:白鸡冠花炒、棕榈灰、羌活一两,为末。每服二钱,米饮下。永类钤方。经水不止红鸡冠花一味,晒干为末。每服二钱,空心酒调下。忌鱼腥猪肉。孙氏集效方。产后血痛白鸡冠花,酒煎服之。李楼奇方。妇人白带白鸡冠花晒干为末,每旦空心酒服三钱。赤带用红者。孙氏集效方。白带沙淋白鸡冠花、苦壶卢等分,烧存性,空心火酒服之。摘玄。赤白下痢鸡冠花煎酒服。赤用红,白用白。集简方。

红蓝花宋《开宝》

【释名】 红花开宝黄蓝。〔颂曰〕其花红色,叶颇似蓝,故有蓝名。

【集解】 〔志曰〕红蓝花即红花也,生梁汉及西域。博物志云:张骞得种于西域。今魏地亦种之。〔颂曰〕今处处有之。人家场圃所种,冬月布子于熟地,至春生苗,夏乃有花。花下作梂猬多刺,花出梂上。圃人乘露采之,采已复出,至尽而罢。梂中结实,白颗如小豆大。其花暴干,以染真红,又作胭脂。〔时珍曰〕红花二月、八月、十二月皆可以下种,雨后布子,如种麻法。初生嫩叶、苗亦可食。其叶如小蓟叶。至五月开花,如大蓟花而红色。侵晨采花捣熟,以水淘,布袋绞去黄汁又捣,以酸粟米泔清又淘,又绞袋去汁,以青蒿覆一宿,晒干,或捏成薄饼,阴干收之。入药搓碎用。其子五月收采,淘净捣碎煎汁,入醋拌蔬食,极肥美。又可为车脂及烛。

花

【气味】 辛,温,无毒。〔元素曰〕入心养血,谓其苦温,阴中之阳,故入心。佐当归,生新血。〔好古曰〕辛而甘苦温,肝经血分药也。入酒良。

【主治】 **产后血运口噤,腹内恶血不尽绞痛,胎死腹中,并酒煮服。亦主蛊毒。**开宝。**多用破留血,少用养血。**震亨。**活血润燥,止痛散肿,通经。**时珍。

【发明】〔时珍曰〕血生于心包,藏于肝,属于冲任。红花汁与之同类,故能行男子血脉,通女子经水。多则行血,少则养血。按养疴漫笔云:新昌徐氏妇,病产运已死,但胸膈微热。有名医陆氏曰:血闷也。得红花数十斤,乃可活。遂亟购得,以大锅煮汤,盛三桶于窗格之下,昇妇寝其上熏之,汤冷再加。有顷指动,半日乃苏。按此亦得唐许胤宗以黄芪汤熏柳太后风病之法也。

【附方】 旧五,新三。**六十二种风**张仲景治六十二种风。兼腹内血气刺痛。用红花一大两,分为四分,以酒一大升,煎钟半,顿服之。不止再服。图经本草。**一切肿疾**红花熟捣取汁服,不过三服便瘥。外台秘要。**喉痹壅塞**不通者。红蓝花捣,绞取汁一小升服之,以瘥为度。如冬月无生花,以干者浸湿绞汁煎服,极验。广利方。**热病胎死**红花酒煮汁,饮二三盏。熊氏补遗。**胎衣不下**方同上。杨氏产乳。**产后血运**心闷气绝。红花一两,为末,分作二服,酒二盏,煎一盏,连服。如口噤,斡开灌之。或入小便尤妙。子母秘录。**聤耳出水**红蓝花三钱半,枯矾五钱,为末,以绵杖缴净吹之。无花则用枝叶。一方去矾。圣惠方。**噎膈拒食**端午采头次红花,无灰酒拌,焙干,血竭瓜子样者,等分为末,无灰酒一盏,隔汤顿热,徐咽。初服二分,次日四分,三日五分。杨起简便方。

子

【主治】 **天行疮痘,水吞数颗。**开宝。**功与花同。**苏颂。

【附方】 旧二,新一。**血气刺痛**红蓝子一升,捣碎,以无灰酒一大升拌子,暴干,重捣筛,蜜丸梧子大,空心酒下四十丸。张仲景方。**疮痘不出**红花子、紫草茸各半两,蝉蜕二钱半,水酒钟半,煎减半,量大小加减服。庞安常伤寒论。**女子中风**血热烦渴。以红蓝子五合,熬捣,旦日取半大匙,以水一升,煎取七合,去渣细细咽之。贞元广利方。

苗

【主治】 生捣，涂游肿。开宝。

番红花《纲目》

【释名】 洎夫蓝纲目撒法郎。

【集解】〔时珍曰〕番红花出西番回回地面及天方国，即彼地红蓝花也。元时以入食馔用。按张华博物志言，张骞得红蓝花种于西域，则此即一种，或方域地气稍有异耳。

【气味】 甘，平，无毒。

【主治】 心忧郁积，气闷不散，活血。久服令人心喜。又治惊悸。时珍。

【附方】 新一。伤寒发狂惊怖恍惚。用撒法郎二分，水一盏，浸一夕服之。天方国人所传。王玺医林集要。

燕脂《纲目》

【释名】 䏓赥。〔时珍曰〕按伏侯中华古今注云：燕脂起自纣，以红蓝花汁凝作之。调脂饰女面，产于燕地，故曰燕脂。或作䏓赥。匈奴人名妻为阏氏，音同燕脂，谓其颜色可爱如燕脂也。俗作臙肢、胭支者，并谬也。

【集解】〔时珍曰〕燕脂有四种：一种以红蓝花汁染胡粉而成，乃苏鹗演义所谓燕脂叶似蓟，花似蒲，出西方，中国谓之红蓝，以染粉为妇人面色者也。一种以山燕脂花汁染粉而成，乃段公路北户录所谓端州山间有花丛生，叶类蓝，正月开花似蓼，土人采含苞者为燕脂粉，亦可染帛，如红蓝者也。一种以山榴花汁作成者，郑虔胡本草载之。一种以紫铆染绵而成者，谓之胡燕脂，李珣南海药谱载之，今南人多用紫铆燕脂，俗呼紫梗是也。大抵皆可入血病药用。又落葵子亦可取汁和粉饰面，亦谓之胡燕脂，见菜部。

【气味】 甘，平，无毒。

【主治】 小儿聤耳，浸汁滴之。开宝。活血，解痘毒。时珍。

【附方】 新五。乳头裂破燕脂、蛤粉为末，傅之。危氏得效方。婴孩鹅口白厚如纸，用坯子燕脂，以乳汁调涂之，一宿效。男用女乳，女用男乳。集简方。漏疮肿痛猪胆七个，绵燕脂十个洗水，和匀，搽七次即可。救急方。防痘入目燕脂嚼汁点之。集简方。痘疮倒陷干燕脂三钱，胡桃烧存性一个，研末，用胡荽煎酒服一钱,再服取效。救急方。

大蓟　小蓟《别录》中品

【释名】　**虎蓟**弘景**马蓟**范汪**猫蓟**弘景**刺蓟**日华**山牛蒡**日华**鸡项草**图经**千针草**图经**野红花**纲目。〔弘景曰〕大蓟是虎蓟,小蓟是猫蓟,叶并多刺,相似。田野甚多,方药少用。〔时珍曰〕蓟犹髻也,其花如髻也。曰虎、曰猫,因其苗状狰狞也。曰马者,大也。牛蒡,因其根似牛蒡根也。鸡项,因其茎似鸡之项也。千针、红花,皆其花状也。郑樵通志谓尔雅之繁曰狗毒者即此,未知是否?〔藏器曰〕蓟门以多蓟得名,当以北方者为胜也。

【集解】　〔别录曰〕大小蓟,五月采。〔恭曰〕大小蓟叶虽相似,功力有殊。大蓟生山谷,根疗痈肿;小蓟生平泽,不能消肿,而俱能破血。〔颂曰〕小蓟处处有之,俗名青刺蓟。二月生苗,二三寸时,并根作菜,茹食甚美。四月高尺余,多刺,心中出花,头如红蓝花而青紫色,北人呼为千针草。四月采苗,九月采根,并阴干用。大蓟苗根与此相似,但肥大尔。〔宗奭曰〕大小蓟皆相似,花如髻。但大蓟高三四尺,叶皱;小蓟高一尺许,叶不皱,以此为异。作菜虽有微芒,不害人。

大蓟根叶同

【气味】　甘,温,无毒。〔弘景曰〕有毒。〔权曰〕苦,平。〔大明曰〕叶凉。

【主治】　女子赤白沃,安胎,止吐血鼻衄,令人肥健。别录。捣根绞汁服半升,主崩中血下立瘥。甄权。叶:治肠痈,腹脏瘀血,作运扑损,生研,酒并小便任服。又恶疮疥癣,同盐研罯之。大明。

小蓟根苗同

【气味】　甘,温,无毒。〔大明曰〕凉。

【主治】　养精保血。别录。破宿血,生新血,暴下血血崩,金疮出血,呕血等,绞取汁温服。作煎和糖,合金疮,及蜘蛛蛇蝎毒,服之亦佳。藏器。治热毒风,并胸膈烦闷,开胃下食,退热,补虚损。苗:去烦热,生研汁服。并大明。作菜食,除风热。夏月热烦不止,捣汁半升服,立瘥。孟诜。

【发明】　〔大明曰〕小蓟力微,只可退热,不似大蓟能健养下气也。〔恭曰〕大小蓟皆能破血。但大蓟兼疗痈肿,而小蓟专主血,不能消肿也。

【附方】　旧五,新九。**心热吐血口干**。用刺蓟叶及根,捣绞取汁,每顿服二小盏。圣惠方。**舌硬出血**不止。刺蓟捣汁,和酒服。干者为末,冷水服。普济方。**九窍出血**方同上。简要济众。**卒泻鲜血**小蓟叶捣汁,温服一升。梅师方。

崩中下血大小蓟根一升，酒一斗，渍五宿，任饮。亦可酒煎服，或生捣汁温服。又方：小蓟茎叶洗切，研汁一盏，入生地黄汁一盏，白术半两，煎减半，温服。千金方。**堕胎下血**小蓟根叶、益母草五两，水二大碗，煮汁一碗，再煎至一盏，分二分，一日服尽。圣济总录。**金疮出血**不止。小蓟苗捣烂涂之。孟诜食疗本草。**小便热淋**马蓟根捣汁服。圣惠方。**鼻塞不通**小蓟一把，水二升，煮取一升，分服。外台秘要方。**小儿浸淫疮痛不可忍**，发寒热者。刺蓟叶新水调傅疮上，干即易之。简要济众方。**癣疮作痒**刺蓟叶捣汁服之。千金方。**妇人阴痒**小蓟煮汤，日洗三次。广济方。**诸瘘不合**虎蓟根、猫蓟根、酸刺根、枳根、杜衡各一把，斑蝥三分，炒为末，蜜丸枣大。日一服，并以小丸纳疮中。肘后方。**丁疮恶肿**千针草四两，乳香一两，明矾五钱，为末。酒服二钱，出汗为度。普济方。

续断《本经》上品

【释名】属折本经接骨别录龙豆本经南草别录。〔时珍曰〕续断、属折、接骨，皆以功命名也。

【集解】〔别录曰〕续断生常山山谷，七月、八月采，阴干。〔普曰〕出梁州，七月七日采。〔弘景曰〕按桐君药录云：续断生蔓延，叶细茎如荏，大根本，黄白有汁，七月八月采根。今皆用茎叶节节断，皮黄皱，状如鸡脚者，又呼为桑上寄生。时人又有接骨树，高丈余许，叶似蒴藋，皮主金疮。广州又有续断藤，一名诺藤，断其茎，以器承取汁饮，疗虚损绝伤，用沐头，长发，折枝插地即生。恐皆非真。李当之云是虎蓟，与此大乖，但虎蓟亦疗血。〔恭曰〕所在山谷皆有。今俗用者，叶似苎而茎方，根如大蓟，黄白色。陶说非也。〔颂曰〕今陕西、河中、兴元、舒、越、晋、绛诸州亦有之。三月以后生苗，干四棱，似苎麻，叶两两相对而生。四月开花，红白色，似益母花。根如大蓟，赤黄色。谨按范汪方云：续断即是马蓟，与小蓟叶相似，但大于小蓟尔。叶似旁翁菜而小厚，两边有刺，刺人，其花紫色，与今越州所图者相类。而市之货者，亦有数种，少能辨其粗良。医人但以节节断、皮黄皱者为真。〔敩曰〕凡使，勿用草茅根，缘真相似，若误服令人筋软。〔时珍曰〕续断之说不一。桐君言是蔓生，叶似荏。李当之、范汪并言是虎蓟。日华子言是大蓟，一名山牛蒡。苏恭、苏颂皆言叶似苎麻，根似大蓟，而名医别录复出大小蓟条，颇难依据。但自汉以来，皆以大蓟为续断，相承久矣。究其实，则二苏所云，似与桐君相符，当以为正。今人所用，以川中来，色赤而瘦，折之有烟尘起者为良焉。郑樵通志谓范汪所说者乃南续断，不知何据？盖以别川续断耳。

根

【修治】〔敩曰〕凡采得根，横切剉之，又去向里硬筋，以酒浸一伏时，焙干，入药用。

【气味】 苦，微温，无毒。〔别录曰〕辛。〔普曰〕神农、雷公、黄帝、李当之：苦，无毒。扁鹊：辛，无毒。〔之才曰〕地黄为之使，恶雷丸。

【主治】 伤寒，补不足，金疮痈疡折跌，续筋骨，妇人乳难。久服益气力。本经。妇人崩中漏血，金疮血内漏，止痛生肌肉，及踠伤恶血腰痛，关节缓急。别录。去诸温毒，通宣血脉。甄权。助气，补五劳七伤，破癥结瘀血，消肿毒，肠风痔瘘，乳痈瘰疬，妇人产前后一切病，胎漏，子宫冷，面黄虚肿，缩小便，止泄精尿血。大明。

【发明】〔时珍曰〕宋张叔潜秘书，知剑州时，其阁下病血痢。一医用平胃散一两，入川续断末二钱半，每服二钱，水煎服即愈。绍兴壬子，会稽时行痢疾。叔潜之子以方传人，往往有验。小儿痢服之皆效。

【附方】 旧二，新二。**小便淋沥**生续断捣绞汁服，即马蓟根也。初虞世古今录验。**妊娠胎动**两三月堕，预宜服此。川续断酒浸，杜仲姜汁炒去丝，各二两，为末，枣肉煮烂杵和丸梧子大。每服三十丸，米饮下。**产后诸疾**血运，心闷烦热，厌厌气欲绝，心头硬，乍寒乍热。续断皮一握，水三升，煎二升，分三服。如人行一里，再服。无所忌。此药救产后垂死。子母秘录。**打扑伤损**闪肭骨节，用接骨草叶捣烂罨之，立效。卫生易简方。

苦芺音袄《别录》下品

【释名】 钩 芺尔雅苦板。〔时珍曰〕凡物稚曰芺，此物嫩时可食，故以名之。

【集解】〔弘景曰〕苦芺处处有之，伧人取茎生食之。〔保升曰〕所在下湿地有之，茎圆无刺，可生啖，子若猫蓟。五月五日采苗，暴干。〔恭曰〕今人以为漏卢，非也。〔时珍曰〕尔雅：钩，芺。即此苦芺也。芺大如拇指，中空，茎头有苔似蓟，初生可食。许慎说文言江南人食之下气。今浙东人清明节采其嫩苗食之，云一年不生疮疖。亦捣汁和米为食，其色清，久留不败。造化指南云：苦板大者名苦藉，叶如地黄，味苦，初生有白毛，入夏抽茎有毛，开白花甚繁，结细实。其无花实者，名地胆草，汁苦如胆也。处处湿地有之。入炉火家用。

苗

【气味】 苦,微寒,无毒。

【主治】 面目通身漆疮。烧灰傅之,亦可生食。别录。烧灰疗金疮,甚验。弘景。治丹毒。大明。煎汤洗痔,甚验。汪颖。下气解热。时珍。

漏卢《本经》上品

【释名】 野兰本经荚蒿苏恭鬼油麻日华。〔时珍曰〕屋之西北黑处谓之漏。凡物黑色谓之卢。此草秋后即黑,异于众草,故有漏卢之称。唐韵作蓾。其荚如麻,故俗呼为鬼油麻云。

【集解】〔别录曰〕漏卢生乔山山谷,八月采根,阴干。〔弘景曰〕乔山应是黄帝所葬处,乃在上郡。今出近道。市人取苗用之。俗中取根名鹿骊根,苦酒摩以疗疮疥。〔恭曰〕此药俗名荚蒿,茎叶似白蒿,花黄,生荚,长似细麻之荚,大如箸许,有四五瓣,七八月后皆黑,异于众草,蒿之类也。常用其茎叶及子,未见用根。其鹿骊,山南谓之木黎芦,有毒,非漏卢也。今人以马蓟似苦芙者为漏卢,亦非也。〔志曰〕别本言漏卢茎大如箸,高四五尺,子房似油麻房而小。江东人取其苗用,胜于根。江宁及上党者佳。陶云鹿骊,苏云木黎芦,皆非也。漏卢自别。〔藏器曰〕南人用苗,北土用根,乃树生,如茱萸树,高二三尺,有毒杀蛊,山人以洗疮疥。〔保升曰〕叶似角蒿,今曹、兖州下湿处最多。六月、七月采茎,日干,黑于众草。〔大明曰〕花苗并可用。形并气味似干牛蒡,头上有白花子。〔颂曰〕今汴东州郡及秦、海州皆有之。旧说茎叶似白蒿,花黄有荚,茎若箸大,房类油麻而小。今诸郡所图上,惟单州者差相类。沂州者花叶颇似牡丹。秦州者花似单叶寒菊,紫色,五七枝同一干。海州者花紫碧,如单叶莲花,花萼下及根旁有白茸裹之,根如蔓菁而细,又类葱本,黑色,淮甸人呼为老翁花。三州所生花虽别,而叶颇相类,但秦、海州者叶更作锯齿状。一物而殊类如此,医家何所适从?当依旧说,以单州出者为胜。又本草飞廉一名漏卢,云与苦芙相类,其根生则肉白皮黑,干则黑如玄参,七八月采花阴干用。所说与秦州、海州所图漏卢花叶及根颇相近,然彼人但名漏卢,不曰飞廉也。〔敩曰〕一种真似漏卢,只是味苦酸,误服令人吐不止。〔时珍曰〕按沈存中笔谈云:今方家所用漏卢乃飞廉也。飞廉一名漏卢,苗似苦芙,根如牛蒡绵头者是也。采时用根。今闽中所谓漏卢,茎如油麻,高六七尺,秋深枯黑如漆,采时用苗,乃真漏卢也。余见飞

漏
卢

廉下。

根苗

【修治】〔敩曰〕凡采得漏卢，细剉，以生甘草相对拌蒸之，从巳至申，拣出晒干用。

【气味】 咸，寒，无毒。〔别录曰〕大寒。〔藏器曰〕有毒。〔杲曰〕无毒。足阳明本经药也。〔之才曰〕连翘为之使。

【主治】 皮肤热毒，恶疮疽痔，湿痹，下乳汁。久服轻身益气，耳目聪明，不老延年。本经。止遗溺，热气疮痒如麻豆，可作浴汤。别录。通小肠，泄精尿血，肠风，风赤眼，小儿壮热，扑损，续筋骨，乳痈瘰疬金疮，止血排脓，补血长肉，通经脉。大明。

【发明】〔弘景曰〕此药久服甚益人，而服食方罕见用之。近道出者，惟疗瘘疥耳，市人皆取苗用。〔时珍曰〕漏卢下乳汁，消热毒，排脓止血，生肌杀虫。故东垣以为手足阳明药，而古方治痈疽发背，以漏卢汤为首称也。庞安常伤寒论治痈疽及预解时行痘疹热，用漏卢叶，云无则以山栀子代之。亦取其寒能解热，盖不知其能入阳明之故也。

【附方】旧二，新六。**腹中蛔虫**漏卢为末，以饼臛和方寸匕，服之。外台秘要。**小儿无辜**疳病肚胀，或时泄痢，冷热不调。以漏卢一两，杵为散。每服一钱，以猪肝一两，入盐少许，同煮熟，空心顿食之。圣惠方。**冷劳泄痢**漏卢一两，艾叶炒四两，为末。米醋三升，入药末一半，同熬成膏，入后末和丸梧子大，每温水下三十丸。圣济总录。**产后带下**方同上。**乳汁不下**乃气脉壅塞也。又治经络凝滞，乳内胀痛，邪畜成痈，服之自然内消。漏卢二两半，蛇退十条炙焦，瓜蒌十个烧存性，为末。每服二钱，温酒调下，良久以热羹汤投之，以通为度。和剂方。**历节风痛**筋脉拘挛。古圣散：用漏卢麸炒半两，地龙去土炒半两，为末，生姜二两取汁，入蜜三两，同煎三五沸，入好酒五合，盛之。每以三杯，调末一钱，温服。圣济总录。**一切痈疽**发背，初发二日，但有热证，便宜服漏卢汤，退毒下脓，乃是宣热拔毒之剂，热退即住服。漏卢用有白茸者、连翘、生黄芪、沉香各一两，生粉草半两，大黄微炒一两，为细末。每服二钱，姜枣汤调下。李迅痈疽集验方。**白秃头疮**五月收漏卢草，烧灰，猪膏和涂之。圣济总录。

飞廉《本经》上品

【释名】漏卢别录木禾别录飞雉同上飞轻同伏兔同伏猪同天荠同。〔时珍曰〕飞廉,神禽之名也。其状鹿身豹文,雀头蛇尾,有角,能致风气。此草附茎有皮如箭羽,复疗风邪,故有飞廉、飞雉、飞轻诸名。

【集解】〔别录曰〕飞廉生河内川泽,正月采根,七月、八月采花,阴干。〔弘景曰〕处处有之。极似苦芙,惟叶多刻缺,叶下附茎,轻有皮起似箭羽,其花紫色。俗方殆无用,而道家服其枝茎,可得长生,又入神枕方。今既别有漏卢,则此漏卢乃别名尔。〔恭曰〕此有两种:一种生平泽中,是陶氏所说者。一种生山冈上者,叶颇相似,而无刻缺,且多毛,其茎亦无羽,其根直下,更无旁枝,生则肉白皮黑,中有黑脉,日干则黑如玄参。用茎叶及根,疗疳蚀杀虫,与平泽者俱有验。今俗以马蓟似苦芙者为漏卢,并非是也。〔保升曰〕叶似苦芙,茎似软羽,花紫色,子毛白。所在平泽皆有,五月、六月采,日干。〔敩曰〕凡使勿用赤脂蔓,与飞廉形状相似,只赤脂蔓见酒则色便如血,以此可表识之。〔颂曰〕今秦州所图漏卢,花似单叶寒菊,紫色,五七枝同一干。海州所图漏卢,花紫碧色,如单叶莲花,花萼下及根旁有白茸裹之,根黑色,如蔓菁而细,又类葱本,与陶苏所说飞廉相近,然彼但谓之漏卢。今医家罕有用飞廉者,不能的识。〔时珍曰〕飞廉亦蒿类也。苏颂图经疑海州所图之漏卢是飞廉。沈存中笔谈亦言飞廉根如牛蒡而绵头。古方漏卢散下云,用有白茸者。则是有白茸者乃飞廉无疑矣。今考二物气味功用俱不相远,似可通用,岂或一类有数种,而古今名称各处不同乎。

根及花

【修治】〔敩曰〕凡用根,先刮去粗皮,杵细,以苦酒拌一夜,漉出,日干细杵用。

【气味】 苦,平,无毒。〔权曰〕苦、咸,有毒。〔之才曰〕得乌头良,恶麻黄。

【主治】 **骨节热,胫重酸疼。久服令人身轻。**本经。**头眩顶重,皮间邪风,如蜂螫针刺,鱼子细起,热疮痈疽痔,湿痹,止风邪咳嗽,下乳汁。久服益气明目不老,可煮可干用。**别录。**主留血,疗疳蚀,杀虫。**苏恭。**小儿疳痢,为散,水浆服,大效。**萧炳。**治头风旋运。**时珍。

【发明】〔时珍曰〕葛洪抱朴子书,言飞廉单服可轻身延寿。又言服飞廉煎,可远涉疾行,力数倍于常。本经别录所列亦是良药,而后人不知用,何哉。

【附方】 旧一。**疳䘌蚀口**及下部。用飞廉蒿烧灰捣筛,以两钱匕著痛处。甚痛,则忍之;若不痛,非疳也。下部虫如马尾大,相缠出无数。十日瘥,二十日平复。千金翼方。

苎麻《别录》下品

【释名】〔时珍曰〕苎麻作纻，可以绩纻，故谓之纻。凡麻丝之细者为绖，粗者为纻。陶弘景云：苎即今绩苎麻是也。麻字从广，从林，音派，象屋下林麻之形。广音掩。

【集解】〔颂曰〕苎麻旧不著所出州土，今闽、蜀、江、浙多有之。剥其皮可以绩布。苗高七八尺。叶如楮叶而无叉，面青背白，有短毛。夏秋间着细穗青花。其根黄白而轻虚，二月、八月采。按陆玑草木疏云：苎一科数十茎，宿根在土中，至春自生，不须栽种。荆扬间岁三刈，诸园种之岁再刈，便剥取其皮，以竹刮其表，厚处自脱，得里如筋者煮之，用缉布。今江、浙、闽中尚复如此。〔宗奭曰〕苎如荨麻，花如白杨而长成穗，每一朵凡数十穗，青白色。〔时珍曰〕苎，家苎也。又有山苎，野苎也。有紫苎，叶面紫；白苎，叶面青，其背皆白。可刮洗煮食救荒，味甘美。其子茶褐色，九月收之，二月可种。宿根亦自生。

根

【气味】 **甘，寒，无毒。**〔权曰〕甘，平。〔大明曰〕甘、滑，冷，无毒。

【主治】 **安胎，贴热丹毒。**别录。**治心膈热，漏胎下血，产前后心烦，天行热疾，大渴大狂，服金石药人心热，罯毒箭蛇虫咬。**大明。**沤苎汁，止消渴。**别录。

【发明】〔震亨曰〕苎根大能补阴而行滞血，方药或恶其贱，似未曾用也。〔藏器曰〕苎性破血，将苎麻与产妇枕之，止血运。产后腹痛，以苎安腹上即止也。又蚕咬人毒入肉，取苎汁饮之。今人以苎近蚕种，则蚕不生是矣。

【附方】 旧四，新七。**痰哮咳嗽**苎根煅存性，为末，生豆腐蘸三五钱，食即效。未全可以肥猪肉二三片蘸食，甚妙。医学正传。**小便不通**圣惠方：用麻根、蛤粉半两，为末。每服二钱，空心新汲水下。摘玄方：用苎根洗研，摊绢上，贴少腹连阴际，须臾即通。**小便血淋**苎根煎汤频服，大妙。亦治诸淋。圣惠方。**五种淋疾**苎麻根两茎，打碎，以水一碗半，煎半碗，顿服即通，大妙。斗门方。**妊娠胎动**忽下黄汁如胶，或如小豆汁，腹痛不可忍者，苎根去黑皮切二升，银一斤，水九升，煎四升。每服以水一升，入酒半升，煎一升，分作二服。一方不用银。梅师方。**肛门肿痛**生苎根捣烂，坐之良。濒湖集简方。**脱肛不收**苎根捣烂，煎汤熏洗之。圣惠方。**痈疽发背**初起未成者。苎根熟捣傅上，日夜数易，肿消则瘥。图经本草。**五色丹毒**苎根煮浓汁，日三浴之。外台秘要。**鸡鱼骨哽**谈野翁试验方：用苎麻根捣汁，以匙挑灌之，立效。医方大成：用野苎麻根捣碎，丸如龙眼大，鱼骨鱼汤下，鸡骨鸡汤下。

叶

【气味】 同根。

【主治】 **金疮伤折血出，瘀血。**时珍。

【发明】 〔时珍曰〕苎麻叶甚散血，五月五日收取，和石灰捣作团，晒干收贮。遇有金疮折损者，研末傅之，即时血止，且易痂也。按李仲南永类方云：凡诸伤瘀血不散者，五六月收野苎叶、苏叶，擂烂，傅金疮上。如瘀血在腹内，顺流水绞汁服即通，血皆化水。以生猪血试之，可验也。秋冬用干叶亦可。

【附方】 新三。**骤然水泻**日夜不止，欲死，不拘男妇。用五月五日采麻叶，阴干为末。每服二钱，冷水调下。勿吃热物，令人闷倒。只吃冷物。小儿半钱。杨子建护命方。**冷痢白冻**方同上。**蛇虺咬伤**青麻嫩头捣汁，和酒等分，服三盏。以渣傅之，毒从窍中出，以渣弃水中即不发。看伤处有窍是雄蛇，无窍是雌蛇，以针挑破伤处成窍，傅药。摘玄方。

苘麻苘音顷《唐本草》

【释名】 白麻。〔时珍曰〕苘一作蔏，又作檾。种必连顷，故谓之蔏也。

【集解】 〔恭曰〕苘即蔏麻也。今人取皮作布及索者。实似大麻子，九月、十月采，阴干。〔颂曰〕处处有之。北人种以绩布，及打绳索。苗高四五尺或六七尺，叶似苎而薄，花黄，实壳如蜀葵，其中子黑色。〔时珍曰〕苘麻今之白麻也。多生卑湿处，人亦种之。叶大似桐叶，团而有尖。六七月开黄花。结实如半磨形，有齿，嫩青老黑。中子扁黑，状如黄葵子。其茎轻虚洁白。北人取皮作麻。以茎蘸硫黄作焠灯，引火甚速。其嫩子，小儿亦食之。

实

【气味】 苦，平，无毒。

【主治】 **赤白冷热痢，炒研为末，每蜜汤服一钱。痈肿无头者，吞一枚。**苏恭。**生眼翳瘀肉，起倒睫拳毛。**时珍。

根

【主治】 **亦治痢。古方用之。**苏颂。

【附方】 新三。**一切眼疾**苘麻子一升，为末。以獖猪肝批片，蘸末炙熟，再蘸再炙，末尽乃为末。每服一字，陈米饮下，日三服。圣济总录。**目生翳膜久不愈者。**用檾实，以柳木作碾，磨去壳，马尾筛取黄肉去焦壳，每十两可得四两，非此法不能去壳也。用猪肝薄切，滚药慢炙熟，为末，醋和丸梧子大。每服三十丸，白汤下。一方：以稡实内袋中蒸熟，暴为末，蜜丸，温水下。圣济总录。

大青《别录》中品

【释名】〔时珍曰〕其茎叶皆深青，故名。

【集解】〔别录曰〕大青三四月采茎，阴干。〔弘景曰〕今出东境及边道，紫茎长尺许，茎叶皆用。〔颂曰〕今江东州郡及荆南、眉、蜀、濠、诸州皆有之。春生青紫茎，似石竹苗叶，花红紫色，似马蓼，亦似芫花，根黄，三月、四月采茎叶，阴干用。〔时珍曰〕处处有之。高二三尺，茎圆。叶长三四寸，面青背淡，对节而生。八月开小花，红色成簇。结青实大如椒颗，九月色赤。

茎叶

【气味】苦，大寒，无毒。〔权曰〕甘。〔时珍曰〕甘、微咸，不苦。

【主治】**时气头痛，大热口疮。**别录。**除时行热毒，甚良。**弘景。**治温疫寒热。**甄权。**治热毒风，心烦闷，渴疾口干，小儿身热疾风疹，及金石药毒。涂署肿毒。**大明。**主热毒痢，黄疸、喉痹、丹毒。**时珍。

【发明】〔颂曰〕古方治伤寒黄汗、黄疸等，有大青汤。又治伤寒头身强、腰脊痛，葛根汤内亦用大青。大抵时疾多用之。〔时珍曰〕大青气寒，味微苦咸，能解心胃热毒，不特治伤寒也。朱肱活人书治伤寒发赤斑烦痛，有犀角大青汤、大青四物汤。故李象先指掌赋云：阳毒则狂斑烦乱，以大青、升麻，可回困笃。

【附方】新五。**喉风喉痹**大青叶捣汁灌之，取效止。卫生易简方。**小儿口疮**大青十八铢，黄连十二铢，水三升，煮一升服。一日二服，以瘥为度。千金方。**热病下痢**困笃者。大青汤：用大青四两，甘草、赤石脂三两，胶二两，豉八合，水一斗，煮三升，分三服，不过二剂瘥。肘后方。**热病发斑**赤色烦痛。大青四物汤：用大青一两，阿胶、甘草各二钱半，豉二合，分三服。每用水一盏半，煎一盏，入胶烊化服。又犀角大青汤：用大青七钱半，犀角二钱半，栀子十枚，豉二撮，分二服。每服水一盏半，煎八分，温服。南阳活人书。**肚皮青黑**小儿卒然肚皮青黑，乃血气失养，风寒乘之，危恶之候也。大青为末，纳口中，以酒送下。保幼大全方。

小青宋《图经》

【集解】〔颂曰〕小青生福州，三月生花，彼土人当月采叶用之。

叶

【气味】 缺。

【主治】 **生捣,傅痈肿疮疖甚效。**苏颂。**治血痢腹痛,研汁服,解蛇毒。**
时珍。

【附方】 新二。**蛇虺螫伤**卫生易简方:用小青一握,细研,入香白芷半两,
酒调服。手授患处,候黄水出为效。摘玄方用小青、大青、牛膝叶同捣汁,和酒
服,以渣傅之。**中暑发昏**小青叶井水浸去泥,控干,入沙糖擂汁,急灌之。寿
域方。

胡芦巴 宋《嘉祐》

【释名】 苦豆。

【集解】 〔禹锡曰〕胡芦巴出广州并黔州。春生苗,夏结子,子作细荚,至秋
采。今人多用岭南者。或云是番萝卜子,未审的否。〔颂曰〕今出广州。或云种
出海南诸番,盖其国芦菔子也。舶客将种莳于岭外亦生,然不及番中来者真好。
今医家治元脏虚冷为要药,而唐已前方不见用,本草不著,盖是近出也。

【修治】 〔时珍曰〕凡入药,淘净,以酒浸一宿,晒干,蒸熟或炒过用。

【气味】 **苦,大温,无毒。**〔杲曰〕纯阳。

【主治】 **元脏虚冷气。得附子、硫黄,治肾虚冷,腹胁胀满,面色青黑。得**
茴香子、桃仁,治膀胱气甚效。嘉祐。**治冷气疝瘕,寒湿脚气,益右肾,暖丹田。**
时珍。

【发明】 〔宗奭曰〕膀胱气,用此合桃仁麸炒等分,为末。半为散,半以酒
糊和丸梧子大。每服五七十丸,空心盐酒下。其散以热米饮下,与丸子相间,空
心服。日各一二服。〔时珍曰〕胡芦巴,右肾命门药也。元阳不足,冷气潜伏,不
能归元者,宜之。宋惠民和剂局方有胡芦巴丸,治大人小儿,小肠奔豚偏坠,及
小腹有形如卵,上下走痛,不可忍者。用胡芦巴八钱,茴香六钱,巴戟去心、川乌
头炮去皮各二钱,楝实去核四钱,吴茱萸五钱,并炒为末,酒糊丸梧子大。每服
十五丸,小儿五丸,盐酒下。太医薛己云:一人病寒疝,阴囊肿痛,服五苓诸药不
效,与此而平也。又张子和儒门事亲云:有人病目不睹,思食苦豆,即胡芦巴,频
频不缺。不周岁而目中微痛,如虫行入眦,渐明而愈。按此亦因其益命门之功,
所谓益火之原,以消阴翳是也。

【附方】 新六。**小肠气痛**胡芦巴炒研末,每服二钱,茴香酒下。直指方。

肾脏虚冷腹胁胀满。胡芦巴炒二两,熟附子、硫黄各七钱五分,为末,酒煮曲糊丸梧桐子大,每盐汤下三四十丸。圣济总录。**冷气疝瘕**胡芦巴酒浸晒干,荞麦炒研面,各四两,小茴香一两,为末,酒糊丸梧子大。每服五十丸,空心盐汤或盐酒下。服至两月,大便出白脓,则除根。方广心法附余。**阴癞肿痛**偏坠,或小肠疝气,下元虚冷,久不愈者,沉香内消丸主之。沉香、木香各半两,胡芦巴酒浸炒,小茴香炒,各二两,为末,酒糊丸梧子大。每服五、七十丸,盐酒下。**气攻头痛**胡芦巴炒,三棱酒浸焙,各半两,干姜炮二钱半,为末,姜汤或温酒每服二钱。济生方。**寒湿脚气**腿膝疼痛,行步无力。胡芦巴酒浸一宿焙,破故纸炒香,各四两,为末。以木瓜切顶去瓤,安药在内令满,用顶合住签定,烂蒸,捣丸梧子大。每服七十丸,空心温酒下。杨氏家藏方。

蠡实《本经》中品

【释名】 荔实别录马蔺子唐本马楝子图经马薤礼记注马帚尔雅铁扫帚救荒剧草本经旱蒲礼记豕首本经三坚。〔弘景曰〕方药不用,俗无识者。惟天名精亦名豕首。〔恭曰〕此即马蔺子也。月令:仲冬荔挺出。郑玄注云:荔,马薤也。通俗文云:一名马蔺。本草谓之荔实。〔颂曰〕马蔺子,北人讹为马楝子。广雅云:马薤,荔也。高诱云:荔挺出,荔草挺出也。讲礼者不识,呼为荔挺,又作马苋,并误矣。马苋亦名豚耳,即马齿也。〔时珍曰〕尔雅云:荓音瓶,马帚也。此即荔草,谓其可为马刷,故名。今河南北人呼为铁扫帚,是矣。

【集解】〔别录曰〕蠡实生河东川谷,五月采实,阴干。〔颂曰〕今陕西诸郡及鼎、澧州亦有之,近汴尤多。叶似薤而长厚,三月开紫碧花,五月结实作角子,如麻大而赤色有棱,根细长,通黄色,人取以为刷。三月开花,五月采实,并阴干用。许慎说文云:荔似蒲而小,根可为刷。高诱云:河北平泽率生之。江东颇多,种于阶庭,但呼为旱蒲,不知即马薤也。〔时珍曰〕蠡草生荒野中,就地丛生,一本二三十茎,苗高三四尺,叶中抽茎,开花结实。

【正误】〔宗奭曰〕蠡实,陶隐居言方药不用,俗无识者。本草诸家所注不相应。若果是马蔺,则日华子本草不当更言可为蔬菜。盖马蔺叶出土已硬,又无味,马牛皆不食,岂堪人食。今不敢以蠡实为马蔺,更俟博识。〔时珍曰〕别录蠡实亦名荔实,则蠡乃荔字之讹也。张揖广雅云,荔又名马蔺,其说已明。又按周定王救荒本草言其嫩苗味苦,煠熟换水浸去苦味,油盐调食,则马蔺亦可作菜矣。寇氏但据陶说疑之,欠考矣。陶氏不识之药多矣。今正其误。

实

【修治】〔时珍曰〕凡入药炒过用，治疝则以醋拌炒之。

【气味】甘，平，无毒。〔保升曰〕寒。〔颂曰〕山人服之，云大温，甚有奇效。

【主治】皮肤寒热，胃中热气，风寒湿痹，坚筋骨，令人嗜食。久服轻身。本经。止心烦满，利大小便，长肌肤肥大。别录。疗金疮血内流，痈肿，有效。苏恭。妇人血气烦闷，产后血运，并经脉不止，崩中带下，消一切疮疖，止鼻衄吐血，通小肠，消酒毒，治黄病，杀蕈毒，傅蛇虫咬。大明。治小腹疝痛，腹内冷积，水痢诸病。时珍。

【附方】旧二，新六。**诸冷极病**医所不治者。马蔺子九升洗净，空腹服一合，酒下，日三服。千金方。**寒疝诸疾**寒疝不能食，及腹内一切诸疾，消食肥肌。马蔺子一升，每日取一把，以面拌煮吞之，服尽愈。姚僧坦集验方。**喉痹肿痛**卫生易简方用蘡实一合，升麻五分，水一升，煎三合，入少蜜搅匀，细呷，大验。圣惠方用马蔺子二升，升麻一两，为末，蜜丸，水服一钱。又方：马蔺子八钱，牛蒡子六钱，为末，空心温水服方寸匕。**水痢百病**张文仲备急方用马蔺子，以六月六日面熬，各等分，为末，空心米饮服方寸匕。如无六月六日面，常面亦可，牛骨灰亦可。又方：马蔺子、干姜、黄连各等分，为散，熟汤服二方寸匕，入腹即断也。冷热皆治，常用神效，不得轻之。忌猪肉、冷水。**肠风下血**有疙瘩疮，破者不治。马蔺子一斤，研破酒浸，夏三、冬七日，晒干，何首乌半斤，雄黄、雌黄各四两，为末，以浸药酒打糊丸梧子大。每服三十丸，温酒下，日三服，见效。普济方。

花、茎及根、叶

【主治】去白虫。本经。疗喉痹，多服令人溏泄。别录。主痈疽恶疮。时珍。

【发明】〔颂曰〕蘡草花实皆入药。列仙传云，寇先生宋人，好种荔，食其葩实，是矣。〔时珍曰〕按叶水东日记云：北方田野人患胸腹饱胀者，取马楝花擂凉水服，即泄数行而愈。据此则多服令人泄之说有验，而蘡实之为马蔺更无疑矣。

【附方】旧三，新六。**睡死不寤**蘡实根一握，杵烂，以水绞汁，稍稍灌之。外台秘要。**喉痹口噤**马蔺花二两，蔓荆子一两，为末，温水服一钱。**喉痹肿痛**喘息欲死者。外台秘要用马蔺根叶二两，水一升半，煮一盏，细饮之，立瘥。圣惠方用根捣汁三合，蜜一合，慢火熬成，徐徐咽之，日五七度。一方：单汁饮之，口噤者灌下。无生者，以刷煎汁。**沙石热淋**马蔺花七枚烧，故笔头二七枚烧，粟米一合炒，为末。每服三钱，酒下，日二服。名通神散。**小便不通**马蔺花炒，茴香炒，葶苈炒，为末，每酒服二钱。十便良方。**一切痈疽**发背恶疮。用铁扫帚，同松毛、牛膝，以水煎服。乾坤生意。**面上瘢贅**取铁扫帚，地上自落叶并子，煎汤频洗，数次自消。寿域神方。**面疱鼻齄**马蔺子花，杵傅之佳。肘后方。

【附录】 **必似勒拾遗** 〔藏器曰〕辛，温，无毒。主冷气，胃闭不消食，心腹胀满。生昆仑，状似马蔺子也。

恶实《别录》中品

【释名】 **鼠粘**别录**牛蒡**别录**大力子**纲目**蒡翁菜**纲目**便牵牛**纲目**蝙蝠刺**。〔时珍曰〕其实状恶而多刺钩，故名。其根叶皆可食，人呼为牛菜，术人隐之，呼为大力也。俚人谓之便牵牛。河南人呼为夜叉头。〔颂曰〕实壳多刺，鼠过之则缀惹不可脱，故谓之鼠粘子，亦如羊负来之比。

【集解】〔别录曰〕恶实生鲁山平泽。〔恭曰〕鲁山在邓州东北。此草叶大如芋，子壳似栗状，实细长如茺蔚子。〔颂曰〕恶实即牛蒡子也，处处有之。叶大如芋叶而长。实似葡萄核而褐色，外壳似栗林，而小如指头，多刺。根有极大者，作菜茹益人。秋后采子入药。〔时珍曰〕牛蒡古人种子，以肥壤栽之。剪苗汋淘为蔬，取根煮曝为脯，云甚益人，今人亦罕食之。三月生苗，起茎高者三四尺。四月开花成丛，淡紫色。结实如枫梂而小，萼上细刺百十攒簇之，一梂有子数十颗。其根大者如臂，长者近尺，其色灰黪。七月采子，十月采根。

△子

【修治】〔敩曰〕凡用拣净，以酒拌蒸，待有白霜重出，以布拭去，焙干捣粉用。

【气味】 **辛，平，无毒**。〔藏器曰〕苦。〔元素曰〕辛温，阳中之阴，升也。〔杲曰〕辛平，阳也，降也。

【主治】 **明目补中，除风伤**。别录。**风毒肿，诸瘘**。藏器。**研末浸酒，每日服三二盏，除诸风，去丹石毒，利腰脚。又食前熟挼三枚吞之，散诸结节筋骨烦热毒**。甄权。**吞一枚，出痈疽头**。苏恭。**炒研煎饮，通利小便**。孟诜。**润肺散气，利咽膈，去皮肤风，通十二经**。元素。**消斑疹毒**。时珍。

【发明】〔杲曰〕鼠粘子其用有四：治风湿瘾疹，咽喉风热，散诸肿疮疡之毒，利凝滞腰膝之气，是也。

【附方】旧五，新十一。**风水身肿欲裂**。鼠粘子二两，炒研为末。每温水服二钱，日三服。圣惠方。**风热浮肿**咽喉闭塞。牛蒡子一合，半生半熟，为末，热酒服一寸匕。经验方。**痰厥头痛**牛蒡子炒、旋覆花等分，为末。腊茶清服一钱，日二服。圣惠方。**头痛连睛**鼠粘子、石膏等分，为末，茶清调服。医方摘要。**咽膈不利**疏风壅涎唾。牛蒡子微炒、荆芥穗一两，炙甘草半两，为末。食后汤服二钱，当缓缓取效。寇氏本草衍义。**悬痈喉痛**风热上抟也。恶实炒、甘草生等分，水煎含咽，名启关散。普济方。**喉痹肿痛**牛蒡子六分，马蔺子六分，为散。每空心温水服方寸匕，日再服。仍以牛蒡子三两，盐二两，研匀，炒热包熨喉外。广济方。**咽喉痘疹**牛蒡子二钱，桔梗一钱半，粉甘草节七分，水煎服。痘疹要诀。**风热瘾疹**牛蒡子炒、浮萍等分，以薄荷汤服二钱，日二服。初虞世古今录验。**风龋牙痛**鼠粘子炒，煎水含，嗽吐之。延年方。**小儿痘疮**时出不快，壮热狂躁，咽膈壅塞，大便秘涩，小儿咽喉肿不利。若大便利者，勿服。牛蒡子炒一钱二分，荆芥穗二分，甘草节四分，水一盏，同煎至七分，温服。已出亦可服。名必胜散。和剂局方。**妇人吹乳**鼠粘二钱，麝香少许，温酒细吞下。袖珍方。**便痈肿痛**鼠粘子二钱，炒研末，入蜜一匙，朴消一匙，空心温酒服。袖珍方。**蛇蝎蛊毒**大力子，煮汁服。卫生易简方。**水蛊腹大**恶实微炒一两，为末，面糊丸梧子大，每米饮下十丸。张文仲。**历节肿痛**风热攻手指，赤肿麻木，甚则攻肩背两膝，遇暑热则大便秘。牛蒡子三两，新豆豉炒、羌活各一两，为末。每服二钱，白汤下。本事方。

△根、茎

【气味】 苦，寒，无毒。〔权曰〕甘，平。〔藏器曰〕根须蒸熟暴干用。不尔，令人欲吐。

【主治】 伤寒寒热汗出，中风面肿，消渴热中，逐水。久服轻身耐老。别录。根：主牙齿痛，劳疟诸风，脚缓弱风毒，痈疽，咳嗽伤肺，肺壅疝瘕，冷气积血。苏恭。根：浸酒服，去风及恶疮。和叶捣碎，傅杖疮金疮，永不畏风。藏器。主面目烦闷，四肢不健，通十二经脉，洗五脏恶气。可常作菜食，令人身轻。甄权。切根拌豆、面作饭食，消胀壅。茎叶煮汁作浴汤，去皮间习习如虫行。又入盐花生捣，揾一切肿毒。孟诜。

【发明】 〔颂曰〕根作脯食甚良。茎叶宜煮汁酿酒服。冬月采根，蒸暴入药。刘禹锡传信方：疗暴中风，用紧细牛蒡根，取时避风，以竹刀或荆刀刮去土，生布拭了，捣绞取汁一大升，和好蜜四大合，温分两服，得汗出便瘥。此方得之岳鄂郑中丞。郑因食热肉一顿，便中暴风。外甥卢氏为颍阳令，有此方。服，当时便瘥。

【附方】 旧五，新一十六。**时气余热**不退，烦躁发渴，四肢无力，不能饮食。用牛蒡根捣汁，服一小盏，效。圣惠方。**天行时疾**生牛蒡根捣汁五合，空腹分为二服。服讫，取桑叶一把，炙黄，以水一升，煮取五合，顿服取汗，无叶用枝。孙真人食忌。**热攻心烦恍惚。**以牛蒡根捣汁一升，食后分为二服。食医心镜。**伤寒揩搦**汗后覆盖不密，致腰背手足揩搦者，牛蒡根散主之。牛蒡根十条，麻黄、牛膝、天南星各六钱剉，于盆内研细，好酒一升同研，以新布绞取汁。以炭火半秤烧一地坑令赤，扫净，倾药汁入坑内，再烧令黑色，取出于乳钵内细研。每服一钱，温酒下，日三服。朱肱活人书。**一切风疾**十年、二十年者，牛蒡根一升，生地黄、枸杞子、牛膝各三升，用袋盛药，浸无灰酒三升内，每任意饮之。外台秘要。**老人中风**口目瞤动，烦闷不安。牛蒡根切一升，去皮晒干，杵为面，白米四合淘净，和作馎饦，豉汁中煮，加葱椒五味，空心食之。恒服极效。寿亲养老书。**老人风湿久痹，**筋挛骨痛。服此壮肾，润皮毛，益气力。牛蒡根一升切，生地黄一升切，大豆二升炒，以绢袋盛，浸一斗酒中，五六日，任性空心温服二三盏，日二服。集验方。**头面忽肿**热毒风气内攻，或连手足赤肿，触着痛者。牛蒡子根，一名蝙蝠刺，洗净研烂，酒煎成膏，绢摊贴肿处。仍以热酒服一二匙，肿消痛减。斗门方。**头风掣痛**不可禁者，摩膏主之。取牛蒡茎叶，捣取浓汁二升，无灰酒一升，盐花一匙头，煻火煎稠成膏，以摩痛处，风毒自散。摩时须极力令热，乃效。冬月用根。篋中方。**头风白屑**牛蒡叶捣汁，熬稠涂之。至明，皂荚水洗去。圣惠方。**喉中热肿**鼠粘根一升，水五升，煎一升，分三服。延年。**小儿咽肿**牛蒡根捣汁，细咽之。普济方。**热毒牙痛**热毒风攻头面，齿龈肿痛不可忍。牛蒡根一斤捣汁，入盐花一钱，银器中熬成膏。每用涂齿龈下，重者不过三度瘥。圣惠方。**项下瘰疾**鼠粘子根一升，水三升，煮取一升半，分三服。或为末，蜜丸常服之。救急方。**耳卒肿痛**牛蒡根切，绞汁二升，银锅内熬膏涂之。圣济总录。**小便不通**脐腹急痛。牛蒡叶汁、生地黄汁二合，和匀，入蜜二合。每服一合，入水半盏，煎三五沸，调滑石末一钱服。圣济总录。**疖子肿毒**鼠粘子叶贴之。千金方。**石痈出脓**坚实寒热。鼠粘子叶为末，和鸡子白封之。外台秘要。**诸疮肿毒**牛蒡根三茎洗，煮烂捣汁，入米煮粥，食一碗，甚良。普济方。**积年恶疮**反花疮、漏疮不瘥者。牛蒡根捣，和腊月猪脂，日日封之。千金方。**月水不通**结成癥块，腹肋胀大，欲死。牛蒡根二斤剉，蒸三遍，以生绢袋盛之，以酒二斗浸五日，每食前温服一盏。普济方。

菜耳《本经》中品

【释名】 胡菜本经常思弘景苍耳尔雅卷耳诗经爵耳诗疏猪耳纲目耳珰诗

疏**地葵**本经**葹**音施**羊负来**弘景**道人头**图经**进贤菜**记事珠**喝起草**纲目**野茄**纲目**缣丝草。**〔颂曰〕诗人谓之卷耳，尔雅谓之苍耳，广雅谓之枲耳，皆以实得名也。陆玑诗疏云：其实正如妇人耳珰，今或谓之耳珰草。郑康成谓是白胡荽，幽州人呼为爵耳。博物志云：洛中有人驱羊入蜀，胡枲子多刺，粘缀羊毛，遂至中土，故名羊负来。俗呼为道人头。〔弘景曰〕伧人皆食之，谓之常思菜。以叶覆麦作黄衣者，方用甚稀。〔时珍曰〕其叶形如枲麻，又如茄，故有枲耳及野茄诸名。其味滑如葵，故名地葵，与地肤同名。诗人思夫赋卷耳之章，故名常思菜。张揖广雅作常枲，亦通。

【集解】〔别录曰〕枲耳生安陆川谷及六安田野，实熟时采。〔颂曰〕今处处有之。陆氏诗疏云：其叶青白似胡荽，白华细茎，蔓生，可煮为茹，滑而少味。四月中生子，正如妇人耳珰。郭璞云：形如鼠耳，丛生如盘。今之所有皆类此，但不作蔓生。〔时珍曰〕按周定王救荒本草云：苍耳叶青白，类粘糊菜叶。秋间结实，比桑椹短小而多刺。嫩苗炸熟，水浸淘拌食，可救饥。其子炒去皮，研为面，可作烧饼食，亦可熬油点灯。

实

【修治】〔大明曰〕入药炒熟，捣去刺用，或酒拌蒸过用。

【气味】**甘，温，有小毒。**〔别录曰〕苦。〔权曰〕甘，无毒。〔恭曰〕忌猪肉、马肉、米泔，害人。

【主治】**风头寒痛，风湿周痹，四肢拘挛痛，恶肉死肌，膝痛。久服益气。**藏器。**治肝热，明目。**甄权。**治一切风气，填髓暖腰脚，治瘰疬疥疮及瘙痒。**大明。**炒香浸酒服，去风补益。**时珍。

【附方】旧三，新四。**久疟不瘥**苍耳子，或根茎亦可，焙研末，酒糊丸梧子大。每酒服三十丸，日二服。生者捣汁服亦可。朱氏集验方。**大腹水肿**小便不利。苍耳子灰、葶苈末等分。每服二钱，水下，日二服。千金方。**风湿挛痹**一切风气。苍耳子三两，炒为末，以水一升半，煎取七合，去滓呷之。食医心镜。**牙齿痛肿**苍耳子五升，水一斗，煮取五升，热含之。冷即吐去，吐后复含，不过一剂瘥。茎叶亦可，或入盐少许。孙真人千金翼。**鼻渊流涕**苍耳子即缣丝草子，炒研为末，每白汤点服一二钱。证治要诀。**眼目昏暗**枲耳实一升，为末，白米半升作粥，日食之。普济方。**嗜酒不已**毡中苍耳子七枚，烧灰投酒中饮之，即不嗜。陈藏器本草。

茎、叶

【修治】〔敩曰〕凡采得去心，取黄精，以竹刀细切拌之，蒸从巳至亥时出，

枲耳

去黄精，阴干用。

【气味】 苦，辛，微寒，有小毒。〔恭曰〕忌猪肉、马肉、米泔。伏硇砂。

【主治】 溪毒。别录。中风伤寒头痛。孟诜。大风癫痫，头风湿痹，毒在骨髓，腰膝风毒。夏月采曝为末，水服一二匕，冬月酒服。或为丸，每服二三十丸，日三服，满百日，病出如疬疥，或痒，汁出，或斑驳甲错皮起，皮落则肌如凝脂。令人省睡，除诸毒螫，杀虫疳湿䘌。久服益气耳目聪明，轻身强志。苏恭。捣叶安舌下，出涎，去目黄好睡。烧灰和腊猪脂，封丁肿出根。煮酒服，主狂犬咬毒。藏器。

【发明】〔时珍曰〕苍耳叶久服去风热有效，最忌猪肉及风邪，犯之则遍身发出赤丹也。按苏沈良方云：葈耳根、苗、叶、实，皆洗濯阴干，烧灰汤淋，取浓汁，泥连两灶炼之。灰汁耗，即旋取傍釜中热灰汤益之。一日夜不绝火，乃旋得霜，干瓷瓶收之。每日早晚酒服二钱，补暖去风驻颜，尤治皮肤风，令人肤革清净。每澡沐入少许尤佳。宜州文学昌从谏，服此十余年，至七八十，红润轻健，皆此药力也。斗门方云：妇人血风攻脑，头旋闷绝，忽死倒地，不知人事者，用喝起草嫩心阴干为末，以酒服一大钱，其功甚效。此物善通顶门连脑，盖即苍耳也。

【附方】 旧十二，新十七。万应膏治一切痈疽发背，无头恶疮，肿毒疔疖，一切风痒，臁疮杖疮，牙疼喉痹。五月五日采苍耳根叶数担，洗净晒萎细剉，以大锅五口，入水煮烂，以筛滤去粗滓，布绢再滤。复入净锅，武火煎滚，文火熬稠，搅成膏，以新罐贮封。每以敷贴，即愈。牙疼即敷牙上，喉痹敷舌上或噙化，二三次即效。每日用酒服一匙，极有效。集简方。一切风毒并杀三虫肠痔，能进食。若病胃胀满，心闷发热，即宜服之。五月五日午时附地刈取葈耳叶，洗暴燥，捣下筛。每服方寸匕，酒或浆水下，日二、夜三。若觉吐逆，则以蜜丸服，准计方寸匕数也。风轻者，日二服。若身体作粟或麻豆出，此为风毒出也。可以针刺溃去黄汁，乃止。七月七、九月九，亦可采用。千金方。一切风气苍耳嫩叶一石切，和麦蘗五升作块，于蒿艾中罨二十日成曲。取米一斗，炊作饭，看冷暖，入曲三升酿之，封二七日成熟。每空心暖服，神验。封此酒可两重布，不得令密，密则溢出。忌马肉、猪肉。孟诜食疗本草。诸风头运苍耳叶晒干为末，每服一钱，酒调下，日三服。若吐，则以蜜丸梧子大，每服二十丸。十日全好矣。杨氏经验方。血风脑运方见发明下。毒攻手足肿痛欲断。苍耳捣汁渍之，并以滓傅之，立效。春用心，冬用子。千金翼。卒中水毒初觉头目微痛，恶寒，骨节强急，旦醒暮剧，手足逆冷，三日则虫蚀下部，六七日脓溃，食至五脏，杀人也。捣常思草，绞汁服一二升，并以绵染，导其下部。肘后方。**毒蛇溪毒**沙虱、射工等所伤，口噤眼黑，手足强直，毒攻腹内成块，逡巡不救。苍耳嫩苗一握，取汁，和酒温灌之，以滓厚傅伤处。胜金方。**疫病不染**五月五日午时多采苍耳嫩叶，阴干收之。临时为末，冷水服二钱，或水煎举家皆服，能辟邪恶。千金方。**风瘙瘾疹**身痒不止。用苍耳茎、叶、子等分，为末。每服二钱，豆淋酒调下。圣惠方。**面上黑斑**苍耳叶焙为末，食后米饮调服一钱，一月愈。摘玄方。**赤白汗斑**苍耳嫩叶尖，和青盐擂烂，五六月间擦之，五七次效。摘玄方。**大风疠疾**袖珍方：用嫩苍耳、荷叶等分，为末。每服二钱，温酒下，日二服。乾坤生意：用苍耳叶为末，以大枫子油和丸梧子大。每服三四十丸，以茶汤下，日二服。又方：五月五日或六月六日，五更带露采苍耳草，捣取汁，熬作锭子。取半斤鳢鱼一尾，剖开不去肚肠，入药一锭，线缝，以酒二碗，慢火煮熟令吃，不过三五个鱼即愈也。忌盐一百日。**卒得恶疮**苍耳、桃皮作屑，纳疮中。百一方。**反花恶疮**有肉如饭粒，破之血出，随生反出。用苍耳叶捣汁，服三合，并涂之，日二上。圣济总录。**一切疔肿**诜曰：危困者，用苍耳根叶捣，和小儿尿绞汁，冷服一升，日三服，拔根甚验。养生方：用苍耳根苗烧灰，和醋淀涂之，干再上。不十次，即拔根出。邵真人方：苍耳根三两半，乌梅肉五个，连须葱三根，酒二钟，煎一钟，热服取汗。**齿风动痛**苍耳一握，以浆水煮，入盐含漱。外台秘要。**缠喉风病**苍耳根一把，老姜一块，研汁，入酒服。圣济总录。**赤目生疮**作痛。道人头末二两，乳香一钱，每用一钱，烧烟嗜鼻。圣济总录。**鼻衄不止**苍耳茎叶捣汁一小盏服。圣惠方。**五痔下血**五月五日采苍耳茎叶为末，水服方寸匕甚效。千金翼。**赤白下痢**苍耳草不拘多少洗净，用水煮烂去滓，入蜜用武火熬成膏。每服一二匙，白汤下。医方摘玄。**产后诸痢**苍耳叶捣绞汁，温服半中盏，日三四服。圣惠方。**误吞铜钱**苍耳头一把，以水一升，浸水中十余度，饮水愈。肘后方。**花蜘蛛毒**咬人，与毒蛇无异。用野缣丝，即道人头，捣汁一盏服，仍以渣傅之。摘玄方。

花

【主治】 **白癞顽痒**。时珍。

天名精《本经》上品

校正：〔时珍曰〕据苏、沈二说，并入唐本鹤虱，开宝地菘，别录有名未用垽松。

【释名】 **天蔓菁**别录**天门精**别录**地菘**别录**垽松**别录。垽与地同。**玉门精**

别录**麦句姜**本经**蟾蜍兰**别录**蛤蟆蓝**本经**蚵蚾草**纲目**豕首**本经**彘颅**别录**活鹿草**异苑**刘愐草**愐音胡革反。**皱面草**纲目**母猪芥**纲目**实名鹤虱，根名杜牛膝。**〔恭曰〕天名精，即活鹿草也。别录一名天蔓菁，南人名为地菘，叶与蔓菁、菘菜相类，故有此名。其味甘辛，故有姜称。状如蓝，而蛤蟆好居其下，故名蛤蟆蓝。香气似兰，故又名蟾蜍兰。〔时珍曰〕天名精乃天蔓菁之讹也。其气如豕彘，故有豕首、彘颅之名。昔人谓之活鹿草，俗人因其气臊，讹为狐狸臊者，是也。尔雅云：茢甄，豕首也。郭璞注云：江东呼为豨首，可以炒蚕蛹食。〔藏器曰〕郭璞注尔雅蘧麦，云即麦句姜者，非也。陶公注钓樟条云：有一草似狼牙，气辛臭，名为地菘，人呼为刘愐草，主金疮。按异苑云：宋元嘉中，青州刘愐射一獐，剖五脏以此草塞之，蹶然而起。愐怪而拔草，便倒，如此三度。愐因密录此草种之，主折伤，愈多人，因以名之。既有活鹿之名，雅与獐事相合。陶、苏俱说是地菘，定非二物。

【正误】〔弘景曰〕天名精即今之豨莶，亦名豨首。夏月杵汁服之，除热病。味至苦而云甘，或非是也。〔恭曰〕豨首苦而臭，名精辛而香，全不相类也。〔禹锡曰〕苏恭云：天名精南人名地菘。陈藏器本草解纷，亦言天名精为地菘。开宝本草不当重出地菘条，例宜刊削。〔时珍曰〕按沈括笔谈云：世人既不识天名精，又妄认地菘为火杴，本草又出鹤虱一条，都成纷乱。不知地菘即天名精，其叶似菘，又似蔓菁，故有二名，鹤虱即其实也。又别录有名未用埊松，即此地菘，亦系误出，今并正之，合而为一。

【集解】〔别录曰〕天名精生平原川泽，五月采。〔保升曰〕地菘也。小品方名天蔓菁，又名天芜菁。叶似山南菘菜，夏秋抽条，颇似薄荷，花紫白色，味辛而香。〔志曰〕地菘所在皆有，生人家及路旁阴处，高二三寸，叶似菘叶而小。又曰：鹤虱，出波斯者为胜。今上党亦有，力势薄于波斯者。〔恭曰〕鹤虱生西戎，子似蓬蒿子而细，合茎叶用之。〔颂曰〕天名精，江湖间皆有之，状如韩保升所说。又曰：鹤虱，江淮衡湘皆有之。春生苗，叶皱紫苏，大而尖长，不光。茎高二尺许。七月生黄白花，似菊。八月结实，子极尖细，干即黄黑色。南人呼其叶为火杴。按火杴即豨莶，虽花实相类，而别是一物，不可杂用。〔时珍曰〕天名精嫩苗绿色，似皱叶菘芥，微有狐气。淘净炸之，亦可食。长则起茎，开小黄花，如小野菊花。结实如同蒿，子亦相似，最粘人衣，狐气尤甚。炒熟则香，故诸家皆云辛而香，亦巴人食负蠜，南人食山柰之意尔。其根白色，如短牛膝。此物最贱，而唐本草言鹤虱出西戎，宋本草言出波斯者，何哉？盖当时人不知用之，惟西戎、波斯始知入药，且土产所宜故尔。亦苜蓿云出西域，而不知中国饲马者即是也。详见豨莶下。

叶根同

【气味】 甘，寒，无毒。〔别录曰〕坐拏：辛，无毒。〔时珍曰〕微辛，甘，有小毒。生汁吐人。〔之才曰〕垣衣、地黄为之使。

【主治】 瘀血血瘕欲死，下血止血，利小便，久服轻身耐老。本经。除小虫，去痹，除胸中结热，止烦渴，逐水，大吐下。别录。破血生肌，止鼻衄，杀三虫，除诸毒肿，丁疮瘘痔，金疮内射，身痒瘾疹不止者，揩之立已。唐本。地菘：主金疮，止血，解恶虫蛇螫毒，捼以傅之。开宝。吐痰止疟，治牙痛口紧喉痹。时珍。坐拏：主眩痹。别录有名未用。

【发明】〔时珍曰〕天名精，并根苗而言也。地菘、坐拏，皆言其苗叶也。鹤虱，言其子也。其功大抵只是吐痰止血杀虫解毒，故擂汁服之能止痰疟，漱之止牙疼，捼之傅蛇咬，亦治猪瘟病也。按孙天仁集效方云：凡男妇乳蛾喉咙肿痛，及小儿急慢惊风，牙关紧急，不省人事者。以鹤虱草，一名皱面草，一名母猪芥，一名杜牛膝，取根洗净捣烂，入好酒绞汁灌之，良久即苏。仍以渣傅项下，或醋调搽亦妙。朱端章集验方云：余被檄任淮西幕府时，牙疼大作。一刀镊人以草药一捻，汤泡少时，以手蘸汤挹痛处即定。因求其方，用之治人多效，乃皱面地菘草也，俗人讹为地葱。沈存中笔谈专辩地菘，其子名鹤虱，正此物也。钱季诚方：用鹤虱一枚，擢置齿中。高监方：以鹤虱煎米醋漱口，或用防风、鹤虱煎水噙漱，仍研草塞痛处，皆有效也。

【附方】 旧二，新九。男女吐血皱面草即地菘，晒干为末。每服一二钱，以茅花泡汤调服，日二次。卫生易简。咽喉肿塞伤寒蕴要：治痰涎壅滞，喉肿水不下可者，地菘一名鹤虱草，连根叶捣汁，鹅翎扫入，去痰最妙。圣济总录：用杜牛膝、鼓锤草，同捣汁灌之。不得下者，灌鼻得吐为妙。又方：杜牛膝春夏用茎，秋冬用根，一把，青矾半两，同研，点患处，令吐脓血痰沫，即愈。缠喉风肿蚵蚾草即皱面草，细研，以生蜜和丸弹子大，每噙一二丸即愈。干者为末，蜜丸亦可。名救生丸。经效济世方。诸骨哽咽地菘、马鞭草各一握，去根，白梅肉一个，白矾一钱，捣作弹丸，绵裹含咽，其骨自软而下也。普济方。风毒瘰疬赤肿。地菘捣傅，干即易之。圣惠方。丁疮肿毒鹤虱草叶，浮酒糟，同捣傅之，立效。孙氏集效方。发背初起地菘杵汁一升，日再服，瘥乃止。伤寒类要。恶疮肿毒地菘捣汁，日服三四次。外台秘要。恶蛇咬伤地菘捣傅之。易简方。

鹤虱唐本草

【气味】 苦，辛，有小毒。〔大明曰〕凉，无毒。

【主治】 蛔蛲虫。为散，以肥肉臛汁服方寸匕，亦入丸散用。唐本。虫心痛。以淡醋和半匕服，立瘥。开宝。杀五脏虫，止疟，傅恶疮。大明。

【发明】〔颂曰〕鹤虱，杀虫方中为最要药。初虞世古今录验方：疗蛔咬心痛，取鹤虱十两，捣筛蜜丸梧子大，以蜜汤空腹吞四五十丸。忌酒肉。韦云患心痛十年不瘥，于杂方内见，合服之便愈。李绛兵部手集方，治小儿蛔虫啮心腹痛，亦单用鹤虱研末，以肥猪肉汁下之。五岁一服二分，虫出即止也。

【附方】 新一。大肠虫出不断，断之复生，行坐不得。鹤虱末，水调半两服，自愈。怪疾奇方。

豨莶 音喜杴《唐本》

校正：并入唐本猪膏莓。

【释名】 希仙纲目火杴草唐本猪膏莓唐本虎膏唐本狗膏唐本粘糊菜救荒。〔时珍曰〕韵书楚人呼猪为豨，呼草之气味辛毒为莶。此草气臭如猪而味莶螫，故谓之豨莶。猪膏、虎膏、狗膏，皆因其气，以及治虎狗伤也。火杴当作虎莶，俗音讹尔，近人复讹豨莶为希仙矣。救荒本草言其嫩苗煠熟，浸去苦味，油盐调食，故俗谓之粘糊菜。

【集解】〔恭曰〕豨莶，田野皆识之，一名火杴。叶似酸浆而狭长，花黄白色。三月、四月采苗叶暴干。又曰：猪膏莓，生平泽下湿地，所在皆有。一名虎膏，一名狗膏。叶似苍耳，茎圆有毛。〔颂曰〕豨莶处处有之。春生苗，叶似芥叶而狭长，文粗。茎高二三尺。秋初有花如菊。秋末结实，颇似鹤虱。夏采叶，暴干用。〔藏器曰〕猪膏草，叶似荏有毛。〔保升曰〕猪膏叶似苍耳，两枝相对，茎叶俱有毛，黄白色，五月、六月采苗，日干。〔时珍曰〕按苏恭唐本草谓豨莶似酸浆，猪膏莓似苍耳，列为二种。而成纳进豨莶丸表，言此药与本草所述相异，多生沃壤，高三尺许，节叶相对。张咏豨莶丸表言此草金棱银钱，素茎紫荄，对节而生，蜀号火杴，茎叶颇同苍耳。又按沈括笔谈云：世人妄认地菘为火杴。有单服火杴法者，乃是地菘，不当用火杴。火杴乃本草名猪膏莓者，后人不识，重复出条也。按此数说各异，而今人风痹多用豨莶丸，将何适从耶？时珍尝聚诸草订视，则猪膏草素茎有直棱，兼有斑点，叶似苍耳而微长，似地菘而稍薄，对节而生，茎叶皆有细毛。肥壤一株分枝数十。八九月开小花，深黄色，中有长子如同蒿子，外萼有细刺粘人。地菘则青茎，圆而无棱，无斑无毛，叶皱似菘芥，亦不对节。观此则似与成张二氏所说相合。今河南陈州采豨莶充方物,其状亦是猪膏草,则沈氏谓豨莶即猪膏莓者,其说无疑矣。苏恭所谓似酸浆者,乃龙葵,非豨莶,盖误认尔。但沈氏言世间单服火杴,乃是地菘,不当用猪膏莓,似与成张之说相反。今按豨莶、猪膏莓条,并无治风之说。惟本经地菘条,有去痹除热,久服轻身耐老之语,则治风似当用地菘。然成张进御之方,必无虚谬之理。或者二草皆有治风之功乎?而今服猪膏莓之豨莶者,复往往有效。其地菘不见有服之者。则豨莶之为猪膏,尤不必疑矣。

豨莶

【气味】 苦,寒,有小毒。又曰:猪膏莓,辛、苦、平,无毒。〔藏器曰〕有小毒。苏恭曰猪膏无毒,误矣。

【主治】 豨莶:治热䘌烦满不能食。生捣汁三合服,多则令人吐。又曰:猪膏莓主金疮止痛,断血生肉,除诸恶疮,消浮肿。捣封之,汤渍散傅并良。苏恭。主久疟痰阴,捣汁服取吐。捣傅虎伤、狗咬、蜘蛛咬、蚕咬、蠼螋溺疮。藏器。治肝肾风气,四肢麻痹,骨痛膝弱,风湿诸疮。时珍。

【发明】〔颂曰〕蜀人单服豨莶法:五月五日、六月六日、九月九日,采叶,去根茎花实,净洗暴干。入甑中,层层洒酒与蜜蒸之,又暴。如此九过,则气味极香美。熬捣筛末,蜜丸服之。云甚益元气,治肝肾风气,四肢麻痹,骨间冷,腰膝无力者,亦能行大肠气。诸州所说,皆云性寒有小毒,与唐本同。惟文州及高邮州云:性热无毒。服之补益,安五脏,生毛发,兼主风湿疮,肌肉顽痹,妇人久冷尤宜用。须去粗茎,留枝叶花实蒸暴。两说不同。岂单用叶则寒而有毒,并枝花实则热而无毒乎?抑土地所产不同而然欤?〔时珍曰〕生捣汁服则令人吐,故云有小毒。九蒸九暴则补人去痹,故云无毒。生则性寒,熟则性温,云热者非也。〔慎微曰〕按江陵府节度使成讷进豨莶丸方表略云:臣有弟䜣,年二十一中风,伏枕五年,百医不瘥。有道人钟针因睹此患,曰:可饵豨莶丸必愈。其草多生沃壤,高三尺许,节叶相对。当夏五月以来收之,每去地五寸剪刈,以温水洗去泥土,摘叶及枝头。凡九蒸九暴,不必太燥,但以取足为度。仍熬捣为末,炼蜜丸如梧子大,空心温酒或米饮下二三十丸。服至二千丸,所患愈加,不得忧虑,是药攻之力。服至四千丸,必得复故。至五千丸,当复丁壮。臣依法修合,令䜣服之,果如其言。服后须吃饭三五匙压之。五月五日采者佳。奉敕宣付医院详录。又知益州张咏进豨莶丸表略云:切以餐石饮水,可作充肠之馔;饵松含柏,亦成救病之功。是以疗饥者不在于羞珍,愈病者何烦于异术?倘获济时之药,辄陈鄙物之形。不耻管窥,辄干天听。臣因换龙兴观,掘得一碑,内说修养气术，并药方二件。依方差人访问采觅，其草颇有异，金棱银钱，素茎紫荄，对节而生。蜀号火杴，茎叶颇同苍耳。不费登高历险，每常求少获多。急采非难，广收甚易。倘勤久服，旋见神功。谁知至贱之中，乃有殊常之效。臣自吃至百服，眼目清明。即至千服，髭须乌黑，筋力轻健，效验多端。臣本州有都押衙罗守一，曾因中风坠马，失音不语。臣与十服，其病立瘥。又和尚智严，年七十，忽患偏风，口眼㖞斜，时时吐涎。臣与十服，亦便得痊。今合一百剂，差职员史元奏进。

【附方】 新五。**风寒泄泻火杴丸**：治风气行于肠胃，泄泻。火杴草为末，醋糊丸梧子大。每三十丸，白汤下。圣济总录。**痈疽肿毒**一切恶疮。豨莶草端午采者一两，乳香一两，白矾烧半两，为末。每服二钱，热酒调下。毒重者连进三服，得汗妙。乾坤秘韫。**发背丁疮**豨莶草、五叶草即五爪龙、野红花即小蓟、大蒜等分，擂烂，入热酒一碗，绞汁服，得汗立效。乾坤秘韫。**丁疮肿毒**端午采豨莶草，日干为末。每服半两，热酒调下。汗出即愈，极有效验。集简方。**反胃吐食**火杴草焙为末，蜜丸梧子大，每沸汤下五十丸。百一选方。

【附录】 **类鼻** 〔别录有名未用曰〕味酸，温，无毒。主痿痹。生田中高地。叶如天名精，美根，五月采。〔时珍曰〕此似猪膏草也。古今名谓或不同，故附于此。

羊屎柴 〔时珍曰〕按乾坤生意云：一名牛屎柴，生山野中。叶类鹤虱，四月开白花。其叶主痈疽发背，捣傅之。冬月用根。可以毒鱼。

箬《纲目》

【释名】 **篛**与箬同。**蓼叶**。〔时珍曰〕箬若竹而弱，故名。其生疏辽，故又谓之辽。

【集解】 〔时珍曰〕箬生南方平泽。其根与茎皆似小竹，其节箨与叶皆似芦荻，而叶之面青背淡，柔而韧，新旧相代，四时常青。南人取叶作笠，及裹茶盐，包米粽，女人以衬鞋底。

叶
【气味】 **甘，寒，无毒。**
【主治】 **男女吐血、衄血、呕血、咯血、下血。并烧存性，温汤服一钱匕。又通小便，利肺气喉痹，消痈肿。**时珍。

【附方】 新一十二。**一切眼疾**笼篛烧灰,淋汁洗之,久之自效。经验方。**咽喉闭痛**篛叶、灯心草烧灰等分,吹之,甚妙。集简方。**耳忽作痛**或红肿内胀。将经霜青篛露在外,将朽者烧存性,为末,傅入耳中,其疼即止。杨起简便方。**肺壅鼻衄**篛叶烧灰、白面三钱,研匀,井花水服二钱。圣济总录。**经血不止**篛叶灰、蚕纸灰等分,为末。每服二钱,米饮下。圣济总录。**肠风便血**茶篓内篛叶,烧存性。每服三匙,空心糯米汤下。或入麝香少许。王璆百一选方。**男妇血淋**亦治五淋。多年煮酒瓶头篛叶,三五年至十年者尤佳。每用七个,烧存性,入麝香少许,陈米饮下,日三服。有人患此,二服愈。福建煮过夏月酒多有之。百一选方。**尿白如注**小腹气痛。茶笼内篛叶烧存性,入麝香少许,米饮下。经验方。**小便涩滞**不通。干篛叶一两烧灰,滑石半两,为末,每米饮服三钱。普济方。**男妇转脬**方同上。**吹奶乳痈**五月五日粽篛烧灰,酒服二钱,即散,累效。济急仙方。**痘疮倒靥**篛叶灰一钱,麝香少许,酒服。张德恭痘疹便览方。

芦《别录》下品

校正:并入拾遗江中采出芦。

【释名】 苇音伟。葭音加。**花名蓬茏**唐本**笋名蘿**音拳。〔时珍曰〕按毛苌诗疏云:苇之初生曰葭,未秀曰芦,长成曰苇。苇者,伟大也。芦者,色卢黑也。葭者,嘉美也。

【集解】〔恭曰〕芦根生下湿地。茎叶似竹,花若荻花,名蓬茏。二月八月采根,日干用。〔颂曰〕今在处有之,生下湿陂泽中。其状都似竹,而叶抱茎生,无枝。花白作穗若茅花。根亦若竹根而节疏。其根取水底味甘辛者。其露出及浮水中者,并不堪用。按郭璞注尔雅云:葭即芦也。苇即芦之成者。葭,菼。似苇而小,中实,江东呼为乌蓲,音丘。或谓之菎,即荻也。至秋坚成,即谓之萑,音桓。蒹似萑而细长,高数尺,江东谓之蒹。其花皆名芀,音调。其萌皆名蘿,堪食如竹笋。若然,则芦苇通为一物也。所谓蒹,乃今作帘者是也。所谓菼者,今以当薪者是也。而人罕能别蒹菼与芦苇也。又北人以苇与芦为二物。水旁下湿所生者皆名苇。其细不及指大,人家池圃所植者,皆名芦。其干差大,深碧色者,谓之碧芦,亦难得。然则芦苇皆可通用矣。〔时珍曰〕芦有数种:其长丈许中空皮薄色白者,葭也,芦也,苇也。短小于苇而中空皮厚色青苍者,菼也,乱也,荻也,萑也。其最短小而中实者蒹也,薕也。皆以初生、已成得名。其身皆如竹,其叶皆长如篛叶,其根入药,性味皆同。其未解叶者,古谓之紫蓍。〔敩曰〕 芦芦根须要逆水生，并黄泡肥厚者，去须节并赤黄皮用。

**根

【气味】 甘，寒，无毒。

【主治】 消渴客热，止小便利。别录。疗反胃呕逆不下食，胃中热，伤寒内热，弥良。苏恭。解大热，开胃，治噎哕不止。甄权。寒热时疾烦闷，泻痢人渴，孕妇心热。大明。

*笋

【气味】 小苦，冷，无毒。〔宁原曰〕忌巴豆。

【主治】 膈间客热，止渴，利小便，解河豚及诸鱼蟹毒。宁原。解诸肉毒。时珍。

【发明】〔时珍曰〕按雷公炮炙论·序云：益食加筋，须煎芦、朴。注云：用逆水芦根并厚朴二味等分，煎汤服。盖芦根甘能益胃，寒能降火故也。

【附方】 旧六，新六。**骨蒸肺痿**不能食者，苏游芦根饮主之。芦根、麦门冬、地骨皮、生姜各十两，橘皮、茯苓各五两，水二斗，煮八升，去滓，分五服，取汗乃瘥。外台秘要。**劳复食复**欲死。并以芦根煮浓汁饮。肘后方。**呕哕不止**厥逆者。芦根三斤切，水煮浓汁，频饮二升。必效：若以童子小便煮服，不过三服愈。肘后方。**五噎吐逆**心膈气滞，烦闷不下食。芦根五两剉，以水三大盏，煮取二盏，去滓温服。金匮玉函方。**反胃上气**芦根、茅根各二两，水四升，煮二升，分服。千金方。**霍乱烦闷**芦根三钱，麦门冬一钱，水煎服。千金方。**霍乱胀痛**芦根一升，生姜一升，橘皮五两，水八升，煎三升，分服。太平圣惠方。**食狗肉毒**心下坚，或腹胀口干，忽发热妄语。芦根煮汁服。梅师方。**中马肉毒**方同上。圣惠。**鲩鳈鱼毒**方同上。千金。**食蟹中毒**方同上。千金。**中药箭毒**方同上。千金。

茎、叶

【气味】 甘，寒，无毒。

【主治】 霍乱呕逆，肺痈烦热，痈疽。烧灰淋汁，煎膏，蚀恶肉，去黑子。时珍。蓬：治金疮，生肉灭瘢。徐之才。江中采出芦：令夫妇和同，用之有法。藏器。

【发明】〔时珍曰〕古方煎药多用劳水及陈芦火，取其水不强，火不盛也。芦中空虚，故能入心肺，治上焦虚热。

【附方】 新六。**霍乱烦渴**腹胀。芦叶一握，水煎服。又方：芦叶五钱，糯米二钱半，竹茹一钱，水煎，入姜汁、蜜各半合，煎两沸，时时呷之。圣惠方。**吐血**

不止芦荻外皮烧灰,勿令白,为末,入蚌粉少许,研匀,麦门冬汤服一二钱。三服可救一人。圣惠方。**肺痈咳嗽烦满微热,**心胸甲错。苇茎汤:用苇茎切二升,水二斗,煮汁五升。入桃仁五十枚,薏苡仁、瓜瓣各半升,煮取二升,服。当吐出脓血而愈。张仲景金匮玉函方。**发背溃烂**陈芦叶为末,以葱椒汤洗净,傅之神效。乾坤秘韫。**痈疽恶肉**白炭灰、白荻灰等分,煎膏涂之,蚀尽恶肉,以生肉膏贴之。亦去黑子。此药只可留十日,久则不效。葛洪肘后方。**小儿秃疮**以盐汤洗净,蒲苇灰傅之。圣济总录。

蓬茸

【气味】 甘,寒,无毒。

【主治】 霍乱。水煮浓汁服,大验。苏恭。**煮汁服,解中鱼蟹毒。**苏颂。**烧灰吹鼻,止衄血。**亦入崩中药。时珍。

【附方】 新二。**干霍乱病**心腹胀痛。芦蓬茸一把,水煮浓汁,顿服二升。小品方。**诸般血病**水芦花、红花、槐花、白鸡冠花、茅花等分,水二钟,煎一钟服。万表积善堂方。

甘蕉《别录》下品

【释名】 芭蕉衍义天苴史记注芭苴。〔时珍曰〕按陆佃埤雅云:蕉不落叶,一叶舒则一叶焦,故谓之蕉。俗谓干物为巴,巴亦蕉意也。稽圣赋云:竹布实而根苦,蕉舒花而株槁。芭苴乃蕉之音转也。蜀人谓之天苴。曹叔雅异物志云:芭蕉结实,其皮赤如火,其肉甜如蜜,四五枚可饱人,而滋味常在牙齿间,故名甘蕉。

【集解】〔弘景曰〕甘蕉本出广州。今江东并有,根叶无异,惟子不堪食耳。〔恭曰〕甘蕉出岭南者,子大味甘;北间者,但有花无实。〔颂曰〕今二广、闽中、川蜀皆有,而闽广者实极甘美可啖,他处虽多,而作花者亦少,近时中州种之甚盛,皆芭蕉也。其类亦多。有子者名甘蕉,卷心中抽干作花。初生大菩,似倒垂菡萏,有十数层,层皆作瓣,渐大则花出瓣中,极繁盛。红者如火炬,谓之红蕉。白者如蜡色,谓之水蕉。其花大类象牙,故谓之牙蕉。其实亦有青黄之别,品类亦多,最甘美,曝干可寄远,北土得之以为珍果。其茎解散如丝,闽人以灰汤练治,纺绩为布,谓之蕉葛。〔宗奭曰〕芭蕉三年以上即有花,自心中抽出,一茎止一花,全如莲花,瓣亦相似,但色微黄绿,中心无蕊,悉是花叶也。花头常下垂,每一朵自中夏开,直至中秋后方尽,凡三叶开则三叶脱落也。〔时珍曰〕按万震南州异物志云：甘蔗即芭蕉，乃草类也。望之如树株，大者一围余。叶长丈许，广尺余至二尺。其茎虚软如芋，皆重皮相裹。根如芋魁，青色，大者如车毂。花着茎末，大如酒杯，形色如莲花。子各为房，实随花长，每花一阖，各有六子，先后相次，子不俱生，花不俱落也。蕉子凡三种，未熟时皆苦涩。熟时皆甜而脆，味如葡萄，可以疗饥。一种子大如拇指，长六七寸，锐似羊角，两两相抱者，名羊角蕉，剥其皮黄白色，味最甘美。一种子大如鸡卵，有类牛乳者，名牛乳蕉，味微减。一种子大如莲子，长四五寸，形正方者，味最弱也。并可蜜藏为果。又顾玠海槎录云：海南芭蕉常年开花结实，有二种：板蕉大而味淡，佛手蕉小而味甜。通呼为蕉子。不似江南者，花而不实。又范成大虞衡志云：南中芭蕉有数种：极大者凌冬不凋，中抽一条，长数尺，节节有花，花褪叶根有实，去皮取肉，软烂如绿柿，味极甘冷，四季恒实。土人以饲小儿，云性凉，去客热，谓之蕉子，又名牛蕉子。以梅汁渍，曝干压扁，味甘酸有微霜，名芭蕉干。一种鸡蕉子，小于牛蕉，亦四季实。一种芽蕉子，小于鸡蕉，尤香嫩甘美，惟秋初结子。一种红蕉，叶瘦，类芦箬，花色正红，如榴花，日拆一两叶，其端各有一点鲜绿可爱，春开至秋尽犹芳，俗名美人蕉。一种胆瓶蕉，根出土时肥饱，状如胆瓶也。又费信星槎胜览云：南番阿鲁诸国，无米谷，惟种芭蕉、椰子，取实代粮也。

【气味】 甘，大寒，无毒。〔恭曰〕性冷，不益人。多食动冷气。

【主治】 生食，止渴润肺。蒸熟晒裂，舂取仁食，通血脉，填骨髓。孟诜。生食，破血，合金疮，解酒毒。干者，解肌热烦渴。吴瑞。除小儿客热，压丹石毒。时珍。

根

【气味】 甘，大寒，无毒。〔恭曰〕寒。〔颂曰〕甘蔗、芭蕉，性相同也。

【主治】 痈肿结热。别录。捣烂傅肿，去热毒。捣汁服，治产后血胀闷。苏恭。主黄疸。孟诜。治天行热狂，烦闷消渴，患痈毒并金石发动，躁热口干，并绞汁服之。又治头风游风。大明。

【附方】 旧四，新六。**发背欲死**芭蕉根捣烂涂之。肘后方。**一切肿毒**方同上。**赤游风疹**方同上。**风热头痛**方同上。**风虫牙痛**芭蕉自然汁一碗，煎热含漱。普济。**天行热狂**芭蕉根捣汁饮之。日华子本草。**消渴饮水**骨节烦热。用生芭蕉根捣汁，时饮一二合。圣惠方。**血淋涩痛**芭蕉根、旱莲草各等分，水煎服，日二。圣惠方。**产后血胀**捣芭蕉根绞汁，温服二三合。**疮口不合**芭蕉根取汁，抹之良。直指方。

蕉油以竹筒插入皮中，取出，瓶盛之。

【气味】 甘,冷,无毒。

【主治】 头风热,止烦渴,及汤火伤。梳头,止女人发落,令长而黑。大明。暗风痫病,涎作运闷欲倒者,饮之取吐,极有奇效。苏颂。

【附方】 新一。小儿截惊以芭蕉汁、薄荷汁煎匀,涂头顶,留囟门,涂四肢,留手足心勿涂,甚效。邓笔峰杂兴。

叶

【主治】 肿毒初发,研末,和生姜汁涂之。时珍。圣惠方。

【附方】 新一。岐毒初起芭蕉叶,熨斗内烧存性,入轻粉,麻油调涂,一日三上,或消或破,皆无痕也。仁斋直指方。

花

【主治】 心痹痛。烧存性研,盐汤点服二钱。日华。

蘘荷《别录》中品

校正:自菜部移入此,并入有名未用蘘草为一。

【释名】 覆菹别录蘘草别录猼苴音博蒚苴说文嘉草。〔弘景曰〕本草白蘘荷,而今人呼赤者为蘘荷,白者为覆苴。盖食以赤者为胜,入药以白者为良,叶同一种尔。〔时珍曰〕覆苴,许氏说文作蒚苴,司马相如上林赋作猼苴,与芭蕉音相近。离骚·大招云:醢豚若狗脍苴莼。王逸注云:苴莼,音博,蘘荷也。见本草。而今之本草无之,则脱漏亦多矣。

【集解】 〔别录曰〕蘘草生淮南山谷。〔颂曰〕蘘荷,荆襄江湖间多种之,北地亦有。春初生,叶似甘蕉,根似姜芽而肥,其叶冬枯,根堪为菹。其性好阴,在木下生者尤美。潘岳闲居赋云:蘘荷依阴,时藿向阳,是也。宗懔荆楚岁时记云:仲冬以盐藏蘘荷,用备冬储,又以防虫。史游急就篇云:蘘荷冬日藏,其来远矣。然有赤白二种:白者入药,赤者堪啖,及作梅果多用之。〔宗奭曰〕蘘荷,八九月间腌贮,以备冬月作蔬果。治病止用白者。〔时珍曰〕苏颂图经言荆襄江湖多种,今访之无复识者。惟杨慎丹铅录云:急就章注:蘘荷即今甘露。考之本草形性相同。甘露即芭蕉也。崔豹古今注云:蘘荷似芭蕉而白色,其子花生根中,花未败时可食,久则消烂矣。根似姜。宜阴翳地,依荫而生。又按王旻山居录云:蘘荷宜树阴下,二月种之。一种永生,不须锄耘,但加粪耳。八月初踏其苗令死,则根滋茂。九月初取其傍生根为菹,亦可酱藏。十月中以糠覆其根下,则过冬不冻死也。

【修治】〔敩曰〕凡使勿用革牛草，真相似，其革牛草腥涩。凡使白蘘荷，以铜刀刮去粗皮一重，细切，入砂盆中研如膏，取自然汁炼作煎，新器摊冷，如干胶状，刮取用之。

根

【气味】 辛，温，有小毒。〔思邈曰〕辛，微温，涩，无毒。

【主治】 **中蛊及疟，捣汁服。** 别录。**溪毒，沙虱，蛇毒。** 弘景。**诸恶疮。根心：主稻麦芒入目中不出，以汁注目即出。** 苏恭。**赤眼涩痛，捣汁点之。** 时珍。

蘘草

【气味】 苦、甘，寒，无毒。〔大明曰〕平。

【主治】 **温疟寒热，酸嘶邪气，辟不祥。** 别录。

【发明】〔弘景曰〕中蛊者服蘘荷汁，并卧其叶，即呼蛊主姓名。多食损药力，又不利脚。人家种之，亦云辟蛇。〔颂曰〕按干宝搜神记云：外姊夫蒋士先，得疾下血，言中蛊。其家密以蘘荷置于席下，忽大笑曰：蛊我者，张小小也。乃收小小，小小亡走。自此解蛊药多用之，往往验也。周礼庶氏以嘉草除蛊毒，宗懔谓嘉草即蘘荷是也。陈藏器云，蘘荷、茜根为主蛊之最，谓此。〔时珍曰〕别录菜部蘘荷，谓根也；草部蘘草，谓叶也。其主治亦颇相近，今并为一云。

【附方】旧八，新一。**卒中蛊毒**下血如鸡肝，昼夜不绝，脏腑败坏待死者。以蘘荷叶密置病人席下，勿令知之，必自呼蛊主姓名也。梅师方。**喉中似物**吞吐不出，腹胀羸瘦。取白蘘荷根捣汁服，蛊立出也。梅师方。**喉舌疮烂**酒渍蘘荷根半日，含漱其汁，瘥乃止。外台秘要。**吐血痔血**向东蘘荷根一把，捣汁三升服之。肘后方。**妇人腰痛**方同上。**月信涩滞**蘘荷根细切，水煎取二升，空心入酒和服。经验方。**风冷失声**咽喉不利。蘘荷根二两，捣绞汁，入酒一大盏，和匀，细细服，取瘥。肘后方。**伤寒时气温病**初得，头痛壮热，脉盛者。用生蘘荷根叶合捣，绞汁服三四升。肘后。**杂物入目**白蘘荷根取心捣，绞取汁，滴入目中，立出。普济方。

麻黄《本经》中品

【释名】 **龙沙**本经**卑相**别录**卑盐**别录。〔时珍曰〕诸名殊不可解。或云其味麻，其色黄，未审然否？张揖广雅云：龙沙，麻黄也。狗骨，麻黄根也。不知何以分别如此？

【集解】〔别录曰〕麻黄生晋地及河东，立秋采茎，阴干令青。〔弘景曰〕今出青州、彭城、荥阳、中牟者为胜，色青而多沫。蜀中亦有，不好。〔恭曰〕郑州鹿台及关中沙苑河旁沙州上最多。同州沙苑既多，其青、徐者亦不复用。〔禹锡曰〕按段成式酉阳杂俎云：麻黄茎头开花，花小而黄，丛生。子如覆盆子，可食。〔颂曰〕今近汴京多有之，以荥阳、中牟者为胜。春生苗，至夏五月则长及一尺以来。梢上有黄花，结实如百合瓣而小，又似皂荚子，味甜，微有麻黄气，外皮红，里仁子黑。根紫赤色。俗说有雌雄二种：雌者于三月、四月内开花，六月结子。雄者无花，不结子。至立秋后收茎阴干。〔时珍曰〕其根皮色黄赤，长者近尺。

茎

【修治】〔弘景曰〕用之折去节根，水煮十余沸，以竹片掠去上沫。沫令人烦，根节能止汗故也。

【气味】 **苦，温，无毒。**〔别录曰〕微温。〔普曰〕神农、雷公：苦，无毒。扁鹊：酸。李当之：平。〔权曰〕甘，平。〔元素曰〕性温，味苦而甘辛，气味俱薄，轻清而浮，阳也，升也。手太阴之药，入足太阳经，兼走手少阴、阳明。〔时珍曰〕麻黄微苦而辛，性热而轻扬。僧继洪云：中牟有麻黄之地，冬不积雪，为泄内阳也。故过用则泄真气。观此则性热可知矣。服麻黄自汗不止者，以冷水浸头发，仍用扑法即止。凡服麻黄药，须避风一日，不尔病复作也。凡用须佐以黄芩，则无赤眼之患。〔之才曰〕厚朴、白微为之使。恶辛夷、石韦。

【主治】 **中风伤寒头痛，温疟，发表出汗，去邪热气，止咳逆上气，除寒热，破癥坚积聚。**本经。**五脏邪气缓急，风胁痛，字乳余疾，止好睡，通腠理，解肌，泄邪恶气，消赤黑斑毒。不可多服，令人虚。**别录。**治身上毒风疹痹，皮肉不仁，主壮热温疫，山岚瘴气。**甄权。**通九窍，调血脉，开毛孔皮肤。**大明。**去营中寒邪，泄卫中风热。**元素。**散赤目肿痛，水肿风肿，产后血滞。**时珍。

【发明】〔弘景曰〕麻黄疗伤寒，解肌第一药。〔颂曰〕张仲景治伤寒，有麻黄汤及葛根汤、大小青龙汤，皆用麻黄。治肺痿上气，有射干麻黄汤、厚朴麻黄汤，皆大方也。〔杲曰〕轻可去实，麻黄、葛根之属是也。六淫有余之邪，客于阳分皮毛之间，腠理闭拒，营卫气血不行，故谓之实。二药轻清成象，故可去之。麻黄微苦，其形中空，阴中之阳，入足太阳寒水之经。其经循背下行，本寒而又受外寒，故宜发汗，去皮毛气分寒邪，以泄表实。若过发则汗多亡阳，或饮食劳倦及杂病自汗表虚之证用之，则脱人元气，不可不禁。〔好古曰〕麻黄治卫实之药，桂枝治卫虚之药，二物虽为太阳证药，其实营卫药也。心主营为血，肺主卫为气。故麻黄为手太阴肺之剂，桂枝为手少阴心之剂。伤寒伤风而咳嗽，用麻黄、桂枝，即汤液之源也。〔时珍曰〕麻黄乃肺经专药，故治肺病多用之。张仲景

麻黄

治伤寒无汗用麻黄，有汗用桂枝。历代明医解释，皆随文傅会，未有究其精微者。时珍常绎思之，似有一得，与昔人所解不同云。津液为汗，汗即血也。在营则为血，在卫则为汗。夫寒伤营，营血内涩，不能外通于卫，卫气闭固，津液不行，故无汗发热而憎寒。夫风伤卫，卫气外泄，不能内护于营，营气虚弱，津液不固，故有汗发热而恶风。然风寒之邪，皆由皮毛而入。皮毛者，肺之合也。肺主卫气，包罗一身，天之象也。是证虽属乎太阳，而肺实受邪气。其证时兼面赤怫郁，咳嗽有痰，喘而胸满诸证者，非肺病乎？盖皮毛外闭，则邪热内攻，而肺气膹郁。故用麻黄、甘草同桂枝，引出营分之邪，达之肌表，佐以杏仁泄肺而利气。汗后无大热而喘者，加以石膏。朱肱活人书，夏至后加石膏、知母，皆是泄肺火之药。是则麻黄汤虽太阳发汗重剂，实为发散肺经火郁之药也。腠理不密，则津液外泄，而肺气自虚。虚则补其母。故用桂枝同甘草，外散风邪以救表，内伐肝木以防脾。佐以芍药，泄木而固脾，泄东所以补西也。使以姜枣，行脾之津液而和营卫也。下后微喘者加厚朴、杏仁，以利肺气也。汗后脉沉迟者加人参，以益肺气也。朱肱加黄芩为阳旦汤，以泻肺热也。皆是脾肺之药。是则桂枝虽太阳解肌轻剂，实为理脾救肺之药也。此千古未发之秘旨，愚因表而出之。又少阴病发热脉沉，有麻黄附子细辛汤、麻黄附子甘草汤。少阴与太阳为表里，乃赵嗣真所谓熟附配麻黄，补中有发也。一锦衣夏月饮酒达旦，病水泄，数日不止，水谷直出。服分利消导升提诸药则反剧。时珍诊之，脉浮而缓，大肠下弩，复发痔血。此因肉食生冷茶水过杂，抑遏阳气在下，木盛土衰，素问所谓久风成飧泄也。法当升之扬之。遂以小续命汤投之，一服而愈。昔仲景治伤寒六七日，大下后，脉沉迟，手足厥逆，咽喉不利，唾脓血，泄利不止者，用麻黄汤平其肝肺，兼升发之，即斯理也。神而明之，此类是矣。

【附方】旧五，新七。**天行热病**初起一二日者。麻黄一大两去节，以水四升煮，去沫，取二升，去滓，着米一匙及豉，为稀粥。先以汤浴后，乃食粥，厚覆取汗，即愈。孟诜必效方。**伤寒雪煎**麻黄十斤去节，杏仁四升去皮熬，大黄一斤十二两。先以雪水五石四斗，渍麻黄于东向灶釜中。三宿后，纳大黄搅匀，桑薪煮至二石，去滓。纳杏仁同煮至六七斗，绞去滓，置铜器中。更以雪水三斗，合煎令得二斗四升，药成，丸如弹子大。有病者以沸白汤五合，研一丸服之，立汗出。不愈，再服一丸。封药勿令泄气。千金方。**伤寒黄疸**表热者，麻黄醇酒汤主之。麻黄一把，去节绵裹，美酒五升，煮取半升，顿服取小汗。春月用水煮。千金方。**里水黄肿**张仲景云：一身面目黄肿，其脉沉，小便不利，甘草麻黄汤主之。麻黄四两，水五升，煮去沫，入甘草二两，煮取三升。每服一升，重覆汗出。不汗再服。慎风寒。千金云：有患气急久不瘥，变成水病，从腰以上肿者，宜此发其汗。**水肿脉沉**属少阴。其脉浮者为风，虚胀者为气，皆非水也。麻黄附子汤汗之。麻黄三两，水七升，煮去沫，入甘草二两，附子炮一枚，煮取二升半。每服八分，日三服，取汗。张仲景金匮要略。**风痹冷痛**麻黄去根五两，桂心二两，为末，酒二升，慢火熬如饧。每服一匙，热酒调下，至汗出为度。避风。圣惠方。**小儿慢脾**风，因吐泄后而成。麻黄长五寸十个去节，白术指面大二块，全蝎二个，生薄荷叶包煨，为末。二岁以下一字，三岁以上半钱，薄荷汤下。圣惠方。**尸咽痛痹**语声不出。麻黄以青布裹，烧烟筒中熏之。圣惠方。**产后腹痛及血下不尽。**麻黄去节，为末，酒服方寸匕，一日二三服，血下尽即止。子母秘录。**心下悸病**半夏麻黄丸：用半夏、麻黄等分，末之，炼蜜丸小豆大。每饮服三丸，日三服。金匮要略。**痘疮倒黡**〔寇宗奭曰〕郑州麻黄去节半两，以蜜一匙同炒良久，以水半升煎数沸，去沫再煎去三分之一，去滓乘热服之，避风，其疮复出也。一法：用无灰酒煎，其效更速。仙源县笔工李用之子，病斑疮风寒倒黡已困，用此一服便出，如神。**中风诸病**麻黄一秤去根，以王相日乙卯日，取东流水三石三斗，以净锅盛五七斗，先煮五沸，掠去沫，逐旋添水，尽至三五斗，漉去麻黄，澄定，滤去滓，取清再熬至一斗，再澄再滤，取汁再熬，至升半为度，密封收之，一二年不妨。每服一二匙，热汤化下取汗。熬时要勤搅，勿令着底，恐焦了。仍忌鸡犬阴人见之。此刘守真秘方也。宣明方。

根节

【气味】 **甘，平，无毒。**

【主治】 **止汗，夏月杂粉扑之。**弘景。

【发明】〔权曰〕麻黄根节止汗，以故竹扇杵末同扑之。又牡蛎粉、粟粉并麻黄根等分，为末，生绢袋盛贮。盗汗出，即扑，手摩之。〔时珍曰〕麻黄发汗之气快不能御，而根节止汗效如影响，物理之妙，不可测度如此。自汗有风湿、伤风、风温、气虚、血虚、脾虚、阴虚、胃热、痰饮、中暑、亡阳、柔痓诸证，皆可随证加而用之。当归六黄汤加麻黄根，治盗汗尤捷。盖其性能行周身肌表，故能引诸药外至卫分而固腠理也。本草但知扑之之法，而不知服饵之功尤良也。

【附方】 新八。**盗汗阴汗**麻黄根、牡蛎粉为末，扑之。**盗汗不止**麻黄根、椒目等分，为末。每服一钱，无灰酒下。外以麻黄根、故蒲扇为末，扑之。奇效良方。**小儿盗汗**麻黄根三分，故蒲扇灰一分，为末，以乳汁服三分，日三服。仍以干姜三分同为末，三分扑之。古今录验。**诸虚自汗**夜卧即甚，久则枯瘦。黄芪、麻黄根各一两,牡蛎米泔浸洗煅过,为散。每服五钱,水二盏,小麦百粒,煎服。和剂局方。**虚汗无度**麻黄根、黄芪等分,为末,飞面糊作丸梧子大。每用浮麦汤下百丸,以止为度。谈野翁试验方。**产后虚汗**黄芪、当归各一两,麻黄根二两。每服一两,煎汤下。**阴囊湿疮**肾有劳热。麻黄根、石硫黄各一两,米粉一合,为末,傅之。千金方。**内外障翳**麻黄根一两,当归身一钱,同炒黑色,入麝香少许,为末。嗜鼻,频用。此南京相国寺东黑孩儿方也。普济。

【附录】 **云花草** 〔时珍曰〕按葛洪肘后方治马疥,有云花草,云状如麻黄,而中坚实也。(附录一节原在集解下,今移于此。)

木贼宋《嘉祐》

【释名】〔时珍曰〕此草有节,面糙涩。治木骨者,用之磋擦则光净,犹云木之贼也。

【集解】〔禹锡曰〕木贼出秦、陇、华、成诸郡近水地。苗长尺许,丛生。每根一干,无花叶,寸寸有节,色青,凌冬不雕。四月采之。〔颂曰〕所在近水地有之,采无时,今用甚多。〔时珍曰〕丛丛直上,长者二三尺,状似凫茈苗及粽心草,而中空有节,又似麻黄茎而稍粗,无枝叶。

茎

【气味】 甘,微苦,无毒。〔时珍曰〕温。

【主治】 **目疾,退翳膜,消积块,益肝胆,疗肠风,止痢,及妇人月水不断,崩中赤白。**嘉祐。**解肌,止泪止血,去风湿,疝痛,大肠脱肛。**时珍。

【发明】〔禹锡曰〕木贼得牛角䚡、麝香,治休息久痢。得禹余粮、当归、芎䓖,治崩中赤白。得槐蛾、桑耳,治肠风下血。得槐子、枳实,治痔疾出血。〔震亨曰〕木贼去节烘过,发汗至易,本草不曾言及。〔时珍曰〕木贼气温,味微甘苦,中空而轻,阳中之阴,升也,浮也。与麻黄同形同性,故亦能发汗解肌,升散火郁风湿,治眼目诸血疾也。

【附方】 旧三,新九。**目昏多泪**木贼去节,苍术泔浸,各一两,为末。每服二钱,茶调下。或蜜丸亦可。**急喉痹塞**木贼以牛粪火烧存性,每冷水服一钱,血出即安也。圣惠方。**舌硬出血**木贼煎水漱之,即止。圣惠方。**血痢不止**木贼五钱,水煎温服,一日一服。圣惠方。**泻血不止**方同上,日二服。广利方。**肠痔下血**多年不止。用木贼、枳壳各二两,干姜一两,大黄二钱半,并于铫内炒黑存性,为末。每粟米饮服二钱,甚效也。苏颂图经本草。**大肠脱肛**木贼烧存性,为末掺之，按入即止。一加龙骨。三因方。**妇人血崩**血气痛不可忍，远年近日不瘥者，雷氏木贼散主之。木贼一两，香附子一两，朴消半两，为末。每服三钱，色黑者，酒一盏煎，红赤者，水一盏煎，和滓服，日二服。脐下痛者，加乳香、没药、当归各一钱，同煎。忌生冷硬物猪鱼油腻酒面。医垒元戎。**月水不断**木贼炒三钱，水一盏，煎七分，温服，日一服。圣惠方。**胎动不安**木贼去节、川芎等分，为末。每服三钱，水一盏，入金银一钱，煎服。圣济总录。**小肠疝气**木贼细剉，微炒为末，沸汤点服二钱，缓服取效。一方：用热酒下。寇氏本草衍义。**误吞铜钱**木贼为末，鸡子白调服一钱。圣惠方。

【附录】 **问荆** 〔藏器曰〕味苦，平，无毒。主结气瘤痛，上气气急，煮汁服之。生伊洛洲渚间，苗如木贼，节节相接，一名接续草。

石龙刍《本经》上品

【释名】 **龙须**本经**龙修**山海经**龙华**别录**龙珠**本经**悬莞**别录**草续断**本经**缙云草**纲目**方宾**别录**西王母簪**。〔时珍曰〕刈草包束曰刍。此草生水石之处，可以刈束养马，故谓之龙刍。述异记周穆王东海岛中养八骏处，有草名龙刍，是矣。故古语云：一束龙刍，化为龙驹，亦孟子刍豢之义。龙须、王母簪，因形也。缙云，县名，属今处州，仙都山产此草，因以名之。崔豹古今注云，世言黄帝乘龙上天，群臣攀龙须坠地生草，名曰龙须者，谬也。江东以草织席，名西王母席，亦岂西王母骑虎而堕其须乎。

【集解】〔别录曰〕石龙刍生梁州山谷湿地，五月、七月采茎暴干，以九节多珠者良。〔弘景曰〕茎青细相连，实赤，今出近道水石处，似东阳龙须以作席者，但多节尔。〔藏器曰〕今出汾州、沁州、石州，亦处处有之。〔保升曰〕丛生，茎如筵，所在有之，俗名龙须草，可为席，八月、九月采根暴干。〔时珍曰〕龙须丛生，状如粽心草及凫茈，苗直上，夏月茎端开小穗花，结细实，并无枝叶。今吴人多栽莳织席，他处自生者不多也。本经明言龙刍一名龙须，而陶弘景言龙刍似龙须但多节，似以为二物者，非矣。

茎

【气味】 苦，微寒，无毒。〔别录曰〕微温。

【主治】 心腹邪气，小便不利淋闭，风湿鬼疰恶毒。久服补虚羸，轻身，耳目聪明，延年。本经。补内虚不足，痞满，身无润泽，出汗，除茎中热痛，疗蛔虫及不消食。别录。

石
龙
刍

739

败席

【主治】 淋及小便卒不通，弥败有垢者方尺，煮汁服之。藏器。

龙常草《别录》有名未用

【释名】 粽心草 〔时珍曰〕俚俗五月采，系角黍之心，呼为粽心草是也。

【集解】〔别录曰〕生河水旁，状如龙刍，冬夏生。〔时珍曰〕按尔雅云：藗，鼠莞也。郑樵解为龙刍。郭璞云：纤细似龙须，可为席，蜀中出者好。恐即此龙常也。盖是龙须之小者尔。故其功用亦相近云。

茎

【气味】 咸，温，无毒。

【主治】 轻身，益阴气，疗痹寒湿。别录。

灯心草宋《开宝》

【释名】 虎须草纲目碧玉草纲目。

【集解】〔志曰〕灯心草生江南泽地，丛生，茎圆细而长直，人将为席。〔宗奭曰〕陕西亦有之。蒸熟待干，折取中心白穰燃灯者，是谓熟草。又有不蒸者，但生干剥取为生草。入药宜用生草。〔时珍曰〕此即龙须之类，但龙须紧小而瓤实，此草稍粗而瓤虚白。吴人栽莳之，取瓤为灯炷，以草织席及蓑。他处野生者不多。外丹家以之伏硫、砂。雷公炮炙论·序云：硇遇赤须，永留金鼎。注云：赤须亦呼虎须草，煮硇能住火。不知即此虎须否也。

茎及根

【修治】〔时珍曰〕灯心难研，以粳米粉浆染过，晒干研末，入水澄之，浮者是灯心也，晒干用。

【气味】 甘，寒，无毒。〔元素曰〕辛，甘，阳也。〔吴绶曰〕淡，平。

【主治】 五淋，生煮服之。败席煮服，更良。开宝。泻肺，治阴窍涩不利，行水，除水肿癃闭。元素。治急喉痹，烧灰吹之甚捷。烧灰涂乳上，饲小儿，止夜啼。震亨。降心火，止血通气，散肿止渴。烧灰入轻粉、麝香，治阴疳。时珍。

【附方】 旧一，新九。破伤出血灯心草嚼烂傅之，立止。胜金方。衄血不止灯心一两，为末，入丹砂一钱。米饮每服二钱。圣济总录。喉风痹塞瑞竹堂方用灯心一握，阴阳瓦烧存性，又炒盐一匙，每吹一捻，数次立愈。一方：用灯心灰二钱，蓬砂末一钱，吹之。一方：灯心、箬叶烧灰，等分，吹之。惠济方用灯心草、红花烧灰，酒服一钱，即消。**痘疮烦喘**小便不利者。灯心一把，鳖甲二两，水一升半，煎六合，分二服。庞安常伤寒论。**夜不合眼**难睡。灯草煎汤代茶饮，即得睡。集简方。**通利水道**白飞霞自制天一丸：用灯心十斤，米粉浆染，晒干研末，入水澄去粉，取浮者晒干，二两五钱，赤白茯苓去皮共五两，滑石水飞五两，猪苓二两，泽泻三两，人参一两切片熬膏，合药丸如龙眼大，朱砂为衣。每用一丸，任病换引。大段小儿生理向上，本天一生水之妙，诸病以水道通利为捷径也。韩氏医通。**湿热黄疸**灯草根四两，酒、水各半，入瓶内煮半日，露一夜，温服。集玄方。

灯花烬见火部

本草纲目草部目录第十六卷

草之五隰草类下七十三种

地黄本经　胡面莽附　牛膝本经　紫菀本经　女菀本经
麦门冬本经　萱草嘉祐　槌胡根拾遗　淡竹叶纲目　鸭跖草嘉
祐　即竹叶菜　冬葵本经　蜀葵嘉祐　菟葵唐本　黄蜀葵嘉祐
龙葵唐本　龙珠拾遗　酸浆本经　即灯笼草　蜀羊泉本经　鹿
蹄草纲目　败酱本经　即苦菜　迎春花纲目　款冬花本经　鼠
曲草日华　即米曲　佛耳草　决明本经　茳芒　合明草附　地
肤本经　即落帚　瞿麦本经　王不留行别录　剪春罗纲目　金
盏草纲目　葶苈本经　车前本经　狗舌草唐本　马鞭草别录
即龙牙　蛇含本经　女青别录　鼠尾草别录　狼把草开宝　狗
尾草纲目　鳢肠唐本　即旱莲草　连翘本经　陆英本经　蒴藋
别录　水英图经　蓝本经　蓝淀纲目　青黛开宝　雀翘附　甘
蓝拾遗　蓼本经　水蓼唐本　马蓼纲目　荭草别录　毛蓼拾遗
海根拾遗　火炭母草图经　三白草唐本　蚕网草拾遗　蛇网草
拾遗　虎杖别录　荭草拾遗　萹蓄本经　荩草本经　蒺藜本经
谷精草开宝　海金沙嘉祐　地杨梅拾遗　水杨梅纲目　地蜈蚣
草纲目　半边莲纲目　紫花地丁纲目　鬼针草拾遗　独用将军
唐本　留军待附　见肿消图经　攀倒甑图经　水甘草图经

上附方旧一百七十一，新二百九十一

742

本草纲目草部第十六卷

草之五 ｜ 隰草类下七十三种

地黄《本经》上品

【释名】苄音户。芑音起。**地髓**本经。〔大明曰〕生者以水浸验之。浮者名天黄，半浮半沉者名人黄，沉者名地黄。入药沉者为佳，半沉者次之，浮者不堪。〔时珍曰〕尔雅云：苄，地黄。郭璞云，江东呼为苄。罗愿云：苄以沉下者珍为贵，故字从下。

【集解】〔别录曰〕地黄生咸阳川泽黄土者佳，二月、八月采根阴干。〔弘景曰〕咸阳即长安也。生渭城者乃有子实如小麦。今以彭城干地黄最好，次历阳，近用江宁板桥者为胜。作干者有法，捣汁和蒸，殊用工意；而此云阴干，恐以蒸作为失乎？人亦以牛膝、萎蕤作之，人不能别。〔颂曰〕今处处有之，以同州者为上。二月生叶，布地便出似车前，叶上有皱文而不光。高者及尺余，低者三四寸，其花似油麻花而红紫色，亦有黄花者。其实作房如连翘，中子甚细而沙褐色。根如人手指，通黄色，粗细长短不常。种之甚易，根入土即生。一说：古称种地黄宜黄土。今不然，大宜肥壤虚地，则根大而多汁。其法以苇席围编如车轮，径丈余，以壤土实苇席中为坛。坛上又以苇席实土为一级，比下坛径减一尺。如此数极，如浮屠。乃以地黄根节多者寸断之，莳坛上，层层令满，逐日水灌，令茂盛。至春秋分时，自上层取之，根皆长大而不断折，不被斫伤故也。得根暴干。出同州者光润甘美。〔宗奭曰〕地黄叶如甘露子，花如脂麻花，但有细斑点。北人谓之牛奶子花，茎有微细短白毛。〔时珍曰〕今人惟以怀庆地黄为上，亦各处随时兴废不同尔。其苗初生塌地，叶如山白菜而毛涩，叶面深青色，又似小芥叶而颇厚，不叉丫。叶中撺茎，上有细毛。茎梢开小筒子花，红黄色。结实如小麦粒。根长四五寸，细如手指，皮赤黄色，如羊蹄根及胡萝卜根，曝干乃黑，生食作土气。俗呼其苗为婆婆奶。古人种子，今惟种根。王旻山居录云：地黄嫩苗，摘其旁叶作菜，甚益人。本草以二月、八月采根，殊未穷物性。八月残叶犹在，叶中精气，未尽归根。二月新苗已生，根中精气已滋于叶。不如正月、九月采者殊好，又与蒸曝相宜。礼记云：羊苄豕薇，则自古已食之矣。〔嘉谟曰〕江浙

地黄

743

壤地种者,受南方阳气,质虽光润而力微;怀庆山产者,禀北方纯阴,皮有疙瘩而力大。

干地黄

【修治】〔藏器曰〕干地黄,本经不言生干及蒸干。方家所用二物各别,蒸干即温补,生干即平宣,当依此法用。〔时珍曰〕本经所谓干地黄者,即生地黄之干者也。其法取地黄一百斤,择肥者六十斤洗净,晒令微皱。以拣下者洗净,木臼中捣绞汁尽,投酒更捣,取汁拌前地黄,日中晒干,或火焙干用。

【气味】 **甘,寒,无毒。**〔别录曰〕苦。〔权曰〕甘,平。〔好古曰〕甘、苦,寒,气薄味厚,沉而降,阴也。入手足少阴厥阴及手太阳之经。酒浸,上行外行。日干者平,火干者温,功用相同。〔元素曰〕生地黄大寒,胃弱者斟酌用之。恐损胃气。〔之才曰〕得清酒、麦门冬良。恶贝母,畏芜荑。〔权曰〕忌葱、蒜、萝卜、诸血,令人营卫涩,须发白。〔敩曰〕忌铜铁器,令人肾消并发白,男损营,女损卫。〔时珍曰〕姜汁浸则不泥膈,酒制则不妨胃。鲜用则寒,干用则凉。

【主治】 **伤中,逐血痹,填骨髓,长肌肉。作汤除寒热积聚,除痹,疗折跌绝筋。久服轻身不老,生者尤良。**本经。**主男子五劳七伤,女子伤中胞漏下血,破恶血,溺血,利大小肠,去胃中宿食,饱力断绝,补五脏内伤不足,通血脉,益气力,利耳目。**别录。**助心胆气,强筋骨长志,安魂定魄,治惊悸劳劣,心肺损,吐血鼻衄,妇人崩中血运。**大明。**产后腹痛。久服变白延年。**甄权。**凉血生血,补肾水真阴,除皮肤燥,去诸湿热。**元素。**主心病掌中热痛,脾气痿蹶嗜卧,足下热而痛。**好古。**治齿痛唾血。

△生地黄

【主治】 **大寒。妇人崩中血不止,及产后血上薄心闷绝。伤身胎动下血,胎不落,堕坠踠折,瘀血留血,鼻衄吐血。皆捣饮之。**别录。**解诸热,通月水,利水道。捣贴心腹,能消瘀血。**甄权。

【发明】〔好古曰〕生地黄入手少阴,又为手太阳之剂,故钱仲阳泻丙火与木通同用以导赤也。诸经之血热,与他药相随,亦能治之。溺血、便血皆同。〔权曰〕病人虚而多热者,宜加用之。〔戴原礼曰〕阴微阳盛,相火炽强,来乘阴位,日渐煎熬,为虚火之证者,宜地黄之属,以滋阴退阳,〔宗奭曰〕本经只言干、生二种,不言熟者。如血虚劳热,产后虚热,老人中虚燥热者,若与生干,当虑太寒,故后世改用蒸曝熟者。生熟之功殊别,不可不详。〔时珍曰〕本经所谓干地黄者,乃阴干、日干、火干者,故又云生者尤良。别录复云生地黄者,乃新掘鲜者,故其性大寒。其熟地黄乃后人复蒸晒者。诸家本草皆指干地黄为熟地黄,虽主治证同,而凉血补血之功稍异,故今别出熟地黄一条于下。

　　△**熟地黄**

　　【修治】〔颂曰〕作熟地黄法:取肥地黄三二十斤净洗,别以拣下瘦短者三二十斤捣绞取汁,投石器中,浸漉令浃,甑上浸三四过。时时浸漉转蒸讫,又暴使汁尽,其地黄当光黑如漆,味甘如饴。须瓷器收之,以其脂柔喜润也。〔敩曰〕采生地黄去皮,瓷锅上柳木甑蒸之,摊令气歇,拌酒再蒸,又出令干。勿犯铜铁器,令人肾消并发白,男损营,女损卫也。〔时珍曰〕近时造法:拣取沉水肥大者,以好酒入缩砂仁末在内,拌匀,柳木甑于瓦锅内蒸令气透,晾干。再以砂仁酒拌蒸晾。如此九蒸九晾乃止。盖地黄性泥,得砂仁之香而窜,合和五脏冲和之气,归宿丹田故也。今市中惟以酒煮熟售者,不可用。

　　【气味】 **甘、微苦,微温,无毒。**〔元素曰〕甘、微苦,寒。假酒力洒蒸,则微温而大补。味厚气薄,阴中之阳,沉也。入手足少阴厥阴之经。治外治上,须酒制。忌萝卜、葱、蒜、诸血。得牡丹皮、当归,和血生血凉血,滋阴补髓。

　　【主治】 **填骨髓,长肌肉,生精血,补五脏内伤不足,通血脉,利耳目,黑须发,男子五劳七伤,女子伤中胞漏,经候不调,胎产百病。**时珍。**补血气,滋肾水,益真阴,去脐腹急痛,病后胫股酸痛。**元素。**坐而欲起,目䀮䀮无所见。**好古。

　　【发明】〔元素曰〕地黄生则大寒而凉血,血热者须用之;熟则微温而补肾,血衰者须用之。又脐下痛属肾经,非熟地黄不能除,乃通肾之药也。〔好古曰〕生地黄治心热、手足心热,入手足少阴厥阴,能益肾水,凉心血,其脉洪实者宜之。若脉虚者,则宜熟地黄,假火力蒸九数,故能补肾中元气。仲景六味丸以之为诸药之首,天一所生之源也。汤液四物汤治藏血之脏,以之为君者,癸乙同归一治也。〔时珍曰〕按王硕易简方云:男子多阴虚,宜用熟地黄;女子多血热,宜用生地黄。又云:生地黄能生精血,天门冬引入所生之处;熟地黄能补精血,用麦门冬引入所补之处。虞抟医学正传云:生地黄生血,而胃气弱者服之,恐妨食;熟地黄补血,而痰饮多者服之,恐泥膈。或云:生地黄酒炒则不妨胃,熟地黄姜汁炒则不泥膈。此皆得用地黄之精微者也。〔颂曰〕崔元亮海上方:治一切心痛,无问新久。以生地黄一味,随人所食多少,捣绞取汁,搜面作馎饦或冷淘食,良久当利出虫,长一尺许,头似壁宫,后不复患矣。昔有人患此病二年,深以为恨。临终戒其家人,吾死后当剖去病本。从其言果得虫,置于竹节中,每所食皆饲之。因食地黄馎饦亦与之,随即坏烂。由此得方。刘禹锡传信方亦纪其事云:贞元十年,通事舍人崔抗女,患心痛垂绝,遂作地黄冷淘食,便吐一物,可方寸匕,状如蛤蟆，无足目，似有口，遂愈。冷淘勿着盐。

【附方】旧十三，新五十一。**服食法**地黄根净洗，捣绞汁，煎令稠，入白蜜更煎，令可丸，丸如梧子大。每晨温酒送下三十丸，日三服。亦可以青州枣和丸。或别以干地黄末入膏，丸服亦可。百日面如桃花，三年身轻不老。抱朴子云：楚文子服地黄八年，夜视有光。神仙方。**地黄煎**补虚除热，治吐血唾血，取乳石，去痈疖等疾。生地黄不拘多少，三捣三压，取汁令尽，以瓦器盛之，密盖勿泄气。汤上煮减半，绞去滓，再煎如饧，丸弹子大。每温酒服一丸，日二服。千金。**地髓煎**生地黄十斤，洗净，捣压取汁，鹿角胶一斤半，生姜半斤，绞取汁，蜜二升，酒四升。文武火煮地黄汁数沸，即以酒研紫苏子四两，取汁入煎一二十沸，下胶，胶化，下姜汁、蜜再煎，候稠，瓦器盛之。每空心酒化一匕服，大补益。同上。**地黄粥**大能利血生精。地黄切二合，与米同入罐中煮之。候熟，以酥二合，蜜一合，同炒香入内，再煮熟食。臞仙神隐。**地黄酒**见谷部酒下。**琼玉膏**常服开心益智，发白返黑，齿落更生，辟谷延年。治痈疽劳瘵，咳嗽唾血等病，乃铁瓮城申先生方也。生地黄汁十六斤取汁，人参末一斤半，白茯苓末三斤，白沙蜜十斤，滤净拌匀，入瓶内，箬封，安砂锅中，桑柴火煮三日夜。再换蜡纸重封，浸井底一夜，取起，再煮一伏时。每以白汤或酒点服一匙。丹溪云：好色虚人，咳嗽唾血者，服之甚捷。国朝太医院进御服食，议加天门冬、麦门冬、枸杞子末各一斤，赐名益寿永真。臞仙方：加琥珀、沉香半两。**明目补肾**生芐、熟芐各二两，川椒红一两，为末，蜜丸梧桐子大，每空心盐汤下三十丸。普济方。**固齿乌须**一治齿痛，二行津液，三变白须，其功极纱。地黄五斤，柳木甑内，以土盖上，蒸熟晒干。如此三次，捣为小饼。每噙咽一枚。御药院方。**男女虚损**或大病后，或积劳后，四体沉滞，骨肉酸痛，吸吸少气，或小腹拘急，腰背强痛，咽干唇燥。或饮食无味，多卧少起，久者积年，轻者百日，渐至瘦削。用生地黄二斤，面一斤，捣烂，炒干为末。每空心酒服方寸匕，日三服。忌如法。肘后方。**虚劳困乏**地黄一石，取汁，酒三斗，搅匀煎收。日服。必效方。**病后虚汗**口干心躁。熟地黄五两，水三盏，煎一盏半，分三服，一日尽。圣惠方。**骨蒸劳热**张文仲方：用生地黄一升，捣三度，绞取汁尽，分再服。若利即减之，以凉为度。外台秘要。**妇人发热**欲成劳病，肌瘦食减，经候不调。地髓煎：用干地黄一斤，为末，炼蜜丸梧子大。每酒服五十丸。保庆集。**妇人劳热**心忪。地黄煎：用生干地黄、熟干地黄等分，为末。生姜自然汁，入水相和，打糊丸梧子大。每服三十丸，用地黄汤下，或酒醋茶汤下亦可，日二服。觉脏腑虚冷，则晨服八味丸，地黄性冷坏脾。阴虚则发热，地黄补阴血故也。妇人良方。**咳嗽唾血**劳瘦骨蒸，日晚寒热。生地黄汁三合，煮白粥临熟入地黄汁搅匀，空心食之。食医心镜。**吐血咳嗽**熟地黄末，酒服一钱，日三。圣惠方。**吐血不止**生地黄汁一升二合，白胶香二两，以瓷器盛，入甑蒸，令胶消，服之。梅师。**肺损吐血**或舌上有孔出血。生地黄八两取汁，童便五合同煎热，入鹿角胶炒研一两，分三服。**心热吐衄**脉洪数者。生苄汁半升，熬至一合，入大黄末一两，待成膏，丸梧子大，每熟水下五丸至十丸。并圣惠方。**鼻出衄血**干地黄、地龙、薄荷等分，为末。冷水调下。孙兆秘宝方。**吐血便血**地黄汁六合，铜器煎沸，入牛皮胶一两，待化入姜汁半杯，分三服。便止。或微转一行，不妨。圣惠方。**肠风下血**生地黄、熟地黄并酒浸，五味子等分，为末，以炼蜜丸梧子大，每酒下七十丸。百一选方。**初生便血**小儿初生七八日，大小便血出，乃热传心肺。不可服凉药，只以生地黄汁五七匙，酒半匙，蜜半匙，和服之。全幼心鉴。**小便尿血**吐血，及耳鼻出血。生地黄汁半升，生姜汁半合，蜜一合，和服。圣惠方。**小便血淋**生地黄汁、车前叶汁各三合，和煎服。圣惠方。**小儿蛊痢**生苄汁一升二合，分三四服，立效。子母秘录。**月水不止**生地黄汁，每服一盏，酒一盏，煎服，日二次。千金方。**月经不调**久而无子，乃冲任伏热也。熟地黄半斤，当归二两，黄连一两，并酒浸一夜，焙研为末，炼蜜丸梧子大。每服七十丸，米饮温酒任下。禹讲师方。**妊娠漏胎**下血不止。百一方用生地黄汁一升，渍酒四合，煮三五沸服之。不止又服。崔氏方用生地黄为末，酒服方寸匕，日一夜一。经心录：加干姜为末。保命集二黄丸：用生地黄、熟地黄等分，为末。每服半两，白术、枳壳煎汤，空心调下，日二服。**妊娠胎痛**妊妇冲任脉虚，惟宜抑阳助阴。内补丸：用熟地黄二两，当归一两，微炒为末。蜜丸梧子大，每温酒下三十丸。许学士本事方。**妊娠胎动**生地黄捣汁，煎沸，入鸡子白一枚，搅服。圣惠方。**产后血痛**有块，并经脉行后，腹痛不调。黑神散：用熟地黄一斤，陈生姜半斤，同炒干为末。每服二钱，温酒调下。妇人良方。**产后恶血**不止。干地黄捣末，每食前热酒服一钱。连进三服。瑞竹堂方。**产后中风**胁不得转。交加散：用生地黄五两研汁，生姜五两取汁，交互相浸一夕，次日各炒黄，浸汁干，乃焙为末。每酒服一方寸匕。济生方。**产后烦闷**乃血气上冲。生地黄汁、清酒各一升，相和煎沸，分二服。集验方。**产后百病**地黄酒：用地黄汁渍曲二升，净秫米二斗，令发，如常酿之。至熟，封七日，取清，常服令相接。忌生冷酢滑、蒜鸡猪鱼肉一切毒物。未产先一月酿成。夏月不可造。千金翼方。**胞衣不出**生地黄汁一升，苦酒三合，相和暖服。必效方。**寒疝绞痛**来去。用乌鸡一只，治如常法。生地黄七斤，剉细。甑中同蒸，下以铜器承取汁。清旦服，至日晡令尽。其间当下诸寒澼讫，作白粥食之。久疝者作三剂。肘后方。**小儿阴**

肿以葱椒汤暖处洗之。唾调地黄末傅之。外肾热者，鸡子清调，或加牡蛎少许。危氏方。**小儿热病**壮热烦渴，头痛。生地黄汁三合，蜜半合，和匀，时时与服。普济方。**热暍昏沉**地黄汁一盏服之。**热瘴昏迷**烦闷，饮水不止，至危者，一服见效。生地黄根、生薄荷叶等分，擂烂，取自然汁，入麝香少许，井华水调下，觉心下顿凉，勿再服。普济方。**温毒发斑**黑膏：治温毒发斑呕逆。生地黄二两六钱二字半，好豆豉一两六钱二字半，以猪膏十两合之，露一夜，煎减三分之一，绞去滓，入雄黄、麝香如豆大，搅匀，分作三服，毒从皮中出则愈。忌芜荑。千金方。**血热生癣**地黄汁频服之。千金方。**丁肿乳痈**地黄捣敷之，热即易。性凉消肿，无不效。梅师方。**痈疖恶肉**地黄三斤，水一斗，煮取三升，去滓煎稠，涂纸上贴之，日三易。鬼遗方。**一切痈疽**及打扑伤损，未破疼痛者。以生地黄杵如泥，摊在上，掺木香末于中，又摊地黄泥一重贴之，不过三五度即内消也。王衮博济方。**打扑损伤**骨碎及筋伤烂，用生地黄熬膏裹之。以竹简编夹急缚，勿令转动。一日一夕，可十易之，则瘥。类说云：许元公过桥堕马，右臂臼脱，左右急捩入臼中，昏迷不知痛苦。急召田录事视之，曰：尚可救。乃以药封肿处，中夜方苏，达旦痛止，痛处已白。日日换贴，其瘀肿移至肩背，乃以药下去黑血三升而愈。即上方也。出肘后方中。损伤打扑瘀血在腹者，用生地黄汁三升，酒一升半，煮二升半，分三服。出千金。**物伤睛突**轻者睑胞肿痛，重者目睛突出，但目系未断者，即纳入。急捣生地黄，绵裹傅之。仍以避风膏药，护其四边。圣济总录。**睡起目赤**肿起，良久如常者，血热也。卧则归于肝，故热则目赤肿。良久血散，故如常也。用生地黄汁，浸粳米半升，晒干，三浸三晒。每夜以米煮粥食一盏，数日即愈。有人病此，用之得效。医余。**眼暴赤痛**水洗生地黄、黑豆各二两，捣膏。卧时以盐汤洗目，闭目以药厚罨目上，至晓，水润取下。圣济总录。**蓐内赤目**生地黄薄切，温水浸贴。小品方。**牙疳宣露**脓血口气。生地黄一斤，盐二合，末，自捣和团，以面包煨令烟断，去面入麝一分，研匀，日夜贴之。圣济录。**牙齿挺长**出一分者，常咋生地黄，甚妙。张文仲备急方。**牙动欲脱**生地黄绵裹咂之。令汁渍根，并咽之，日五六次。千金方。**食蟹龈肿**肉弩出者。生地黄汁一碗，牙皂角数条火炙，蘸尽地黄汁，为末傅之。永类方。**耳中常鸣**生地黄截，塞耳中，日数易之。或煨熟，尤妙。肘后方。**须发黄赤**生地黄一斤，生姜半斤，各洗，研自然汁，留滓。用不蛀皂角十条，去皮弦，蘸汁，炙至汁尽为度。同滓入罐内泥固，煅存性，为末，用铁器盛。末三钱汤调，停二日，临卧刷染须发上，即黑。本事方。**竹木入肉**生地黄嚼烂罨之。救急方。**毒箭入肉**煎生地黄汁作丸服，至百日，箭出。千金方。**猘犬咬伤**地黄捣汁，饭饼涂之，百度愈。百一方。

叶

【主治】 恶疮似癞，十年者，捣烂日涂，盐汤先洗。千金方。〔时珍曰〕按抱朴子云：韩子治用地黄苗喂五十岁老马，生三驹，又一百三十岁乃死也。张鷟朝野金载云：雉被鹰伤，衔地黄叶点之；虎中药箭，食清泥解之。鸟兽犹知解毒，何况人乎？

实

【主治】 四月采，阴干捣末，水服方寸匕，日三服，功与地黄等。苏颂。〔弘景曰〕出渭城者有子，淮南七精丸用之。

花

【主治】 为末服食，功同地黄。苏颂。肾虚腰脊痛，为末，酒服方寸匕，日三。时珍。

【附方】 新一。内障青盲风赤生翳，及坠眼日久，瞳损失明。地黄花晒、黑豆花晒、槐花晒各一两，为末。猪肝一具，同以水二斗，煮至上有凝脂，掠尽瓶收。每点少许，日三四次。圣惠方。

【附录】 胡面莽拾遗 〔藏器〕味甘，温，无毒。主去痃癖及冷气，止腹痛，煮服。生岭南，叶如地黄。

牛膝《本经》上品

【释名】 牛茎广雅百倍本经山苋菜救荒对节菜。〔弘景曰〕其茎有节，似牛膝，故以为名。〔时珍曰〕本经又名百倍，隐语也，言其滋补之功，如牛之多力也。其叶似苋，其节对生，故俗有山苋、对节之称。

【集解】〔别录曰〕牛膝生河内川谷及临朐，二月、八月、十月采根，阴干。〔普曰〕叶如夏蓝，茎本赤。〔弘景曰〕今出近道蔡州者，最长大柔润。其茎有节，茎紫节大者为雄，青细者为雌，以雄为胜。〔大明曰〕怀州者长白，苏州者色紫。〔颂曰〕今江淮、闽粤、关中亦有之，然不及怀庆者为真。春生苗，茎高二三尺，青紫色，有节如鹤膝及牛膝头。叶尖圆如匙，两两相对。于节上生花作穗，秋结实甚细。以根极长大至三尺而柔润者为佳。茎叶亦可单用。〔时珍曰〕牛膝处处有之，谓之土牛膝，不堪服食。惟北土及川中人家栽莳者为良。秋间收子，至春种之。其苗方茎暴节，叶皆对生，颇似苋叶而长且尖艄。秋月开花，作穗结子，状如小鼠负虫，有涩毛，皆贴茎倒生。九月采取根，水中浸两宿，捼去皮，裹扎暴干，虽白直可贵，而捼去白汁入药，不如留皮者力大也。嫩苗可作菜茹。

牛
膝

△根

【修治】〔敩曰〕凡使去头芦，以黄精自然汁浸一宿，漉出，剉，焙干用。〔时珍曰〕今惟以酒浸入药，欲下行则生用，滋补则焙用，或酒拌蒸过用。

【气味】苦、酸，平，无毒。〔普曰〕神农：甘。雷公：酸，无毒。〔李当之〕温。〔之才曰〕恶萤火、龟甲、陆英，畏白前，忌牛肉。

【主治】寒湿痿痹，四肢拘挛，膝痛不可屈伸，逐血气，伤热火烂，堕胎。久服轻身耐老。本经。疗伤中少气，男子阴消，老人失溺，补中续绝，益精利阴气，填骨髓，止发白，除脑中痛及腰脊痛，妇人月水不通，血结。别录。治阴痿，补肾，助十二经脉，逐恶血。甄权。治腰膝软怯冷弱，破癥结，排脓止痛，产后心腹痛并血运，落死胎。大明。强筋，补肝脏风虚。好古。同苁蓉浸酒服，益肾。竹木刺入肉，嚼烂罨之，即出。宗奭。治久疟寒热，五淋尿血，茎中痛，下痢，喉痹口疮齿痛，痈肿恶疮伤折。时珍。

【发明】〔权曰〕病人虚羸者，加而用之。〔震亨曰〕牛膝能引诸药下行，筋骨痛风在下者，宜加用之。凡用土牛膝，春夏用叶，秋冬用根，惟叶汁效尤速。〔时珍曰〕牛膝乃足厥阴、少阴之药。所主之病，大抵得酒则能补肝肾，生用则能去恶血，二者而已。其治腰膝骨痛、足痿阴消、失溺久疟、伤中少气诸病，非取其补肝肾之功欤？其癥瘕心腹诸痛、痈肿恶疮、金疮折伤喉齿、淋痛尿血、经候胎产诸病，非取其去恶血之功欤？按陈日华经验方云：方夷吾所编集要方，予刻之临汀。后在鄂渚，得九江守王南强书云：老人久苦淋疾，百药不效。偶见临汀集要方中用牛膝者，服之而愈。又叶朝议亲人患血淋，流下小便在盆内凝如蒟蒻，久而有变如鼠形，但无足尔，百治不效。一村医用牛膝根煎浓汁，日饮五服，名地髓汤。虽未即愈，而血色渐淡，久乃复旧。后十年病又作，服之又瘥。因检本草，见肘后方治小便不利茎中痛欲死，用牛膝并叶，以酒煮服之。今再拈出，表其神功。又按杨士瀛直指方云：小便淋痛，或尿血，或沙石胀痛。用川牛膝一两，水二盏，煎一盏，温服。一妇患此十年，服之得效。杜牛膝亦可，或入麝香、乳香尤良。

【附方】旧十三，新八。劳疟积久不止者。长牛膝一握，生切，以水六升，煮二升，分三服。清早一服，未发前一服，临发时一服。外台秘要。消渴不止下元虚损。牛膝五两为末，生地黄汁五升浸之，日曝夜浸，汁尽为度，蜜丸梧子大，每空心温酒下三十丸，久服壮筋骨，驻颜色，黑发，津液自生。经验方。卒暴癥疾腹中有如石刺，昼夜啼呼。牛膝二斤，以酒一斗渍之，密封，于灰火中温令味出。每服五合至一升，随量饮。肘后方。痢下肠蛊凡痢下应先白后赤，若先赤后白为肠蛊。牛膝二两捣碎，以酒一升渍经一宿。每服一两杯，日三服。肘后方。**妇人血块**土牛膝根洗切，焙捣为末，酒煎温服，极效。福州人单用之。图经本草。**女人血病**万病丸：治妇人月经淋闭，月信不来，绕脐寒疝痛，及产后血气不调，腹中结瘕癥不散诸病。牛膝酒浸一宿焙，干漆炒令烟尽，各一两，为末，生地黄汁一升，入石器内，慢火熬至可丸，丸如梧子大。每服二丸，空心米饮下。拔萃方。**妇人阴痛**牛膝五两，酒三升，煮取一升半，去滓，分三服。千金方。**生胎欲去**牛膝一握捣，以无灰酒一盏，煎七分，空心服。仍以独根土牛膝涂麝香，插入牝户中。妇人良方。**胞衣不出**牛膝八两，葵子三合，水九升，煎三升，分三服。延年方。**产后尿血**川牛膝水煎频服。熊氏补遗。**喉痹乳蛾**新鲜牛膝根一握，艾叶七片，捣和人乳，取汁灌入鼻内，须臾痰涎从口鼻出，即愈。无艾亦可。一方：牛膝捣汁，和陈酢灌之。**口舌疮烂**牛膝浸酒含漱，亦可煎饮。肘后方。**牙齿疼痛**牛膝研末含漱。亦可烧灰。千金方。**折伤闪肭**杜牛膝捣罨之。卫生易简方。**金疮作痛**生牛膝捣敷，立止。梅师方。**卒得恶疮**人不识者。牛膝根捣傅之。千金方。**痈疖已溃**用牛膝根略刮去皮，插入疮口中，留半寸在外，以嫩橘叶及地锦草各一握，捣其上。牛膝能去恶血，二草温凉止痛，随干随换，有十全之功也。陈日华经验方。**风瘙瘾疹及痞瘟**。牛膝末，酒服方寸匕，日三服。千金方。**骨疽癞病**方同上。

茎叶

【气味】 缺。

【主治】 **寒湿痿痹，老疟淋秘，诸疮。功同根，春夏宜用之。**时珍。

【附方】 旧三，新一。**气湿痹痛**腰膝痛。用牛膝叶一斤切，以米三合，于豉汁中煮粥，和盐酱空腹食之。圣惠方。**老疟不断**牛膝茎叶一把切，以酒三升渍服，令微有酒气。不即断，更作，不过三剂止。肘后方。**溪毒寒热**东间有溪毒中人，似射工，但无物。初病恶寒发热烦懊，骨节强痛。不急治，生虫食脏杀人。用雄牛膝茎紫色节大者一把，以酒、水各一杯同捣，绞汁温饮，日三服。肘后方。**眼生珠管**牛膝并叶捣汁，日点三四次。圣惠方。

紫菀《本经》中品

【释名】 **青菀**别录**紫蒨**别录**返魂草**纲目**夜牵牛**。〔时珍曰〕其根色紫而柔宛，故名。许慎说文作茈菀。斗门方谓之返魂草。

【集解】 〔别录曰〕紫菀生汉中、房陵山谷及真定、邯郸。二月、三月采根，阴干。〔弘景曰〕近道处处有之。其生布地，花紫色，本有白毛，根甚柔细。有白者名白菀，不复用。〔大明曰〕形似重台，根作节，紫色润软者佳。〔颂曰〕今耀、成、泗、寿、台、孟、兴国诸州皆有之。三月内布地生苗，其叶二四相连，五月、六月内开黄白紫花，结黑子。余如陶说。〔恭曰〕白菀，即女菀也。疗体与紫菀相同，无紫菀时亦用之。〔颖曰〕紫菀连根叶采之，醋浸，入少盐收藏，作菜辛香，号名仙菜。盐不宜多，则腐也。〔时珍曰〕按陈自明云：紫菀以牢山所出根如北细辛者为良，沂兖以东皆有之。今人多以车前、旋复根赤土染过伪之。紫菀肺病要药，肺本自亡津液，又服走津液药，为害滋甚，不可不慎。

根

【修治】〔敩曰〕凡使先去须。有白如练色者，号曰羊须草，自然不同。去头及土，用东流水洗净，以蜜浸一宿，至明于火上焙干用。一两用蜜二分。

【气味】 **苦，温，无毒。**〔别录曰〕辛。〔权曰〕苦，平。〔之才曰〕款冬为之使。恶天雄、瞿麦、藁本、雷丸、远志，畏茵陈。

【主治】 **咳逆上气，胸中寒热结气，去蛊毒痿蹶，安五脏。**本经。**疗咳唾脓血，止喘悸，五劳体虚，补不足，小儿惊痫。**别录。**治尸疰，补虚下气，劳气虚热，百邪鬼魅。**甄权。**调中，消痰止渴，润肌肤，添骨髓。**大明。**益肺气，主息贲。**好古。

【附方】 旧三，新四。**肺伤咳嗽**紫菀五钱，水一盏，煎七分，温服。日三次。卫生易简方。**久嗽不瘥**紫菀、款冬花各一两，百部半两，捣罗为末。每服三钱，姜三片，乌梅一个，煎汤调下，日二，甚佳。图经本草。**小儿咳嗽**声不出者。紫菀末、杏仁等分，入蜜同研，丸芡子大。每服一丸，五味子汤化下。全幼心鉴。**吐血咳嗽**吐血后咳者。紫菀、五味炒为末，蜜丸芡子大，每含化一丸。指南方。**产后下血**紫菀末，水服五撮。圣惠方。**缠喉风痹**不通欲死者。用返魂草根一茎，洗净纳入喉中，待取恶涎出即瘥，神效。更以马牙消津咽之，即绝根本。一名紫菀，南人呼为夜牵牛。斗门方。**妇人小便**卒不得出者。紫菀为末，井华水服三撮，即通。小便血者，服五撮立止。千金方。

女菀《本经》中品

【释名】 **白菀**别录**织女菀**别录**女复**广雅**茆**音柳。〔时珍曰〕其根似女体柔婉，故名。

【集解】〔别录曰〕女菀生汉中山谷或山阳。正月、二月采，阴干。〔弘景曰〕

比来医方无复用之。复有白菀似紫菀，恐非此也。〔恭曰〕白菀即女菀，有名未用重出一条，故陶说疑之。功与紫菀相似。〔宗奭曰〕女菀即白菀，非二物也。唐修本草删去白菀，甚合宜。〔时珍曰〕白菀，即紫菀之色白者也。雷斅言，紫菀白如练色者，名羊须草，恐即此物也。

根

【气味】 辛，温，无毒。〔之才曰〕畏卤碱。

【主治】 风寒洗洗，霍乱泄痢，肠鸣上下无常处，惊痫寒热百疾。本经。疗肺伤咳逆出汗，久寒在膀胱支满，饮酒夜食发病。别录。

【发明】〔时珍曰〕按葛洪肘后方载治人面黑令白方：用真女菀三分，铅丹一分，为末。醋浆服一刀圭，日三服。十日大便黑，十八日面如漆，二十一日全白便止，过此太白矣。年三十后不可服。忌五辛。孙思邈千金方用酒服，男十日，女二十日，黑色皆从大便出也。又名医录云：宋兴国时，有女任氏色美，聘进士王公辅，不遂意，郁久面色渐黑。母家求医。一道人用女真散，酒下二钱，一日二服。数日面貌微白，一月如故。恳求其方，则用黄丹、女菀二物等分尔。据此，则葛氏之方，已试有验者矣。然则紫菀治手太阴血分，白菀手太阴气分药也。肺热则面紫黑，肺清则面白。三十岁以后则肺气渐减，不可复泄，故云不可服之也。

麦门冬《本经》上品

【释名】 虋冬音门。秦名乌韭，齐名爱韭，楚名马韭，越名羊韭并别录禹韭吴普禹余粮别录忍冬吴普忍凌吴普不死草吴普阶前草。〔弘景曰〕根似矿麦，故谓之麦门冬。〔时珍曰〕麦须曰虋，此草根似麦而有须，其叶如韭，凌冬不凋，故谓之麦虋冬，及有诸韭、忍冬诸名。俗作门冬，便于字也。可以服食断谷，故又有余粮、不死之称。吴普本草：一名仆垒，一名随脂。

【集解】〔别录曰〕麦门冬叶如韭，冬夏长生。生函谷川谷及堤坂肥土石间久废处。二月、三月、八月、十月采根，阴干。〔普曰〕生山谷肥地，丛生，叶如韭，实青黄，采无时。〔弘景曰〕函谷即秦关，处处有之，冬月作实如青珠，以四月采根，肥大者为好。〔藏器曰〕出江宁者小润，出新安者大白。其苗大者如鹿葱，小者如韭叶，大小有三四种，功用相似，其子圆碧。〔颂曰〕所在有之。叶青似莎草，长及尺余，四季不凋。根黄白色有须在，根如连珠形。四月开淡红花，如红蓼花。实碧而圆如珠。江南出者叶大，或云吴地者尤胜。〔时珍曰〕古人惟用野生者。后世所用多是种蒔而成。其法：四月初采根，于黑壤肥沙地栽之。每年六月、九月、十一月三次上粪及耘灌，夏至前一日取根，洗晒收之。其子亦可种，但成迟尔。浙中来者甚良，其叶似韭而多纵文且坚韧为异。

根

【修治】〔弘景曰〕凡用取肥大者，汤泽，抽去心，不尔令人烦。大抵一斤须减去四五两也。〔时珍曰〕凡入汤液，以滚水润湿，少顷抽去心，或以瓦焙软，乘热去心。若入丸散，须瓦焙热，即于风中吹冷，如此三四次，即易燥，且不损药力。或以汤浸捣膏和药，亦可。滋补药，则以酒浸揉之。

【气味】**甘，平，无毒。**〔别录曰〕微寒。〔普曰〕神农、岐伯：甘，平。黄帝、桐君、雷公：甘，无毒。李当之：甘、小温。〔杲曰〕甘、微苦，微寒，阳中微阴，降也。入手太阴经气分。〔之才曰〕地黄、车前为之使。恶款冬、苦瓠、苦芙。畏苦参、青葙、木耳。伏石钟乳。

【主治】**心腹结气，伤中伤饱，胃络脉绝，羸瘦短气。久服轻身不老不饥。**本经。**疗身重目黄，心下支满，虚劳客热，口干燥渴，止呕吐，愈痿蹶，强阴益精，消谷调中保神，定肺气，安五脏，令人肥健，美颜色，有子。**别录。**去心热，止烦热，寒热体劳，下痰饮。**藏器。**治五劳七伤，安魂定魄，止嗽，定肺痿吐脓，时疾热狂头痛。**大明。**治热毒大水，面目肢节浮肿，下水，主泄精。**甄权。**治肺中伏火，补心气不足，主血妄行，及经水枯，乳汁不下。**元素。**久服轻身明目。和车前、地黄丸服，去湿痹，变白，夜视有光。**藏器。**断谷为要药。**弘景。

【发明】〔宗奭曰〕麦门冬治肺热之功为多，其味苦，但专泄而不专收，寒多人禁服。治心肺虚热及虚劳。与地黄、阿胶、麻仁，同为润经益血、复脉通心之剂；与五味子、枸杞子，同为生脉之剂。〔元素曰〕麦门冬治肺中伏火、脉气欲绝者，加五味子、人参二味为生脉散，补肺中元气不足。〔杲曰〕六七月间湿热方旺，人病骨乏无力，身重气短，头旋眼黑，甚则痿软。故孙真人以生脉散补其天元真气。脉者，人之元气也。人参之甘寒，泻热火而益元气。麦门冬之苦寒，滋燥金而清水源。五味子之酸温，泻丙火而补庚金，兼益五脏之气也。〔时珍曰〕按赵继宗儒医精要云：麦门冬以地黄为使，服之令人头不白，补髓，通肾气，定喘促，令人肌体滑泽，除身上一切恶气不洁之疾，盖有君而有使也。若有君无使，是独行无功矣。此方惟火盛气壮之人服之相宜。若气弱胃寒者，必不可饵也。

【附方】旧三，新九。**麦门冬煎**补中益心，悦颜色，安神益气，令人肥健，其力甚快。取新麦门冬根去心，捣熟绞汁，和白蜜。银器中重汤煮，搅不停手，候如饴乃成。温酒日日化服之。图经本草。**消渴饮水**用上元板桥麦门冬鲜肥者二大两。宣州黄连九节者二大两,去两头尖三五节,小刀子调理去皮毛了,吹去尘,更以生布摩拭秤之,捣末。以肥大苦瓠汁浸麦门冬,经宿然后去心,即于臼中捣烂,纳黄连末和捣,并手丸如梧子大。食后饮下五十丸,日再。但服两日,其渴必定。若重者,即初服一百五十丸,二日服一百二十丸,三日一百丸,四日八十丸,五日五十丸。合药要天气晴明之夜,方浸药。须净处,禁妇人鸡犬见之。如觉可时,只服二十五丸。服讫觉虚,即取白羊头一枚治净,以水三大斗煮烂,取汁一斗以来,细细饮之。勿食肉,勿入盐。不过三剂平复也。崔元亮海上集验方。**劳气欲绝**麦门冬一两,甘草炙二两,粳米半合,枣二枚,竹叶十五片,水二升,煎一升,分三服。南阳活人书。**虚劳客热**麦门冬煎汤频饮。本草衍义。**吐血衄血**诸方不效者。麦门冬去心一斤,捣取自然汁,入蜜二合,分作二服。即止。活人心统。**衄血不止**麦门冬去心、生地黄各五钱,水煎服。立止。保命集。**齿缝出血**麦门冬煎汤漱之。兰室宝鉴。**咽喉生疮**脾肺虚热上攻也。麦门冬一两,黄连半两,为末。炼蜜丸梧子大。每服二十丸,麦门冬汤下。普济方。**乳汁不下**麦门冬去心,焙为末。每用三钱,酒磨犀角约一钱许,温热调下,不过二服便下。熊氏补遗。**下痢口渴**引饮无度。麦门冬去心三两,乌梅肉二十个,细剉,以水一升,煮取七合,细细呷之。必效。**金石药发**麦门冬六两,人参四两,甘草炙二两,为末,蜜丸梧子大。每服五十丸,饮下,日再服。本草图经。**男女血虚**麦门冬三斤,取汁熬成膏,生地黄三斤,取汁熬成膏,等分,一处滤过,入蜜四之一,再熬成,瓶收。每日白汤点服。忌铁器。医方摘要。

萱草宋《嘉祐》

【释名】 忘忧说文疗愁纲目丹棘古今注鹿葱嘉祐鹿剑土宿妓女吴普宜男。〔时珍曰〕萱本作谖。谖,忘也。诗云:焉得谖草,言树之背。谓忧思不能自遣,故欲树此草,玩味以忘忧也。吴人谓之疗愁。董子云:欲忘人之忧,则赠之丹棘,一名忘忧故也。其苗烹食,气味如葱,而鹿食九种解毒之草,萱乃其一,故又名鹿葱。周处风土记云:怀妊妇人佩其花,则生男,故名宜男。李九华延寿书云:嫩苗为蔬,食之动风,令人昏然如醉,因名忘忧。此亦一说也。嵇康养生论:神农经言中药养性,故合欢蠲忿,萱草忘忧。亦谓食之也。郑樵通志乃言萱草一名合欢者,误矣。合欢见木部。

【集解】〔颂曰〕萱草处处田野有之,俗名鹿葱。五月采花,八月采根。今人多采其嫩苗及花跗作菹食。〔时珍曰〕萱宜下湿地,冬月丛生。叶如蒲、蒜辈而柔弱,新旧相代,四时青翠。五月抽茎开花,六出四垂,朝开暮蔫,至秋深乃尽,其花有红黄紫三色。结实三角,内有子大如梧子,黑而光泽。其根与麦门冬相似,最易繁衍。南方草木状言,广中一种水葱,状如鹿葱,其花或紫或黄,盖亦此类也。或言鹿葱花有斑文,与萱花不同时者,谬也。肥土所生,则花厚色深,有斑文,起重台,开有数月;瘠土所生,则花薄而色淡,开亦不久。稽含宜男花序亦云,荆楚之土号为鹿葱,可以荐菹,尤可凭据。今东人采其花跗干而货之,名为黄花菜。

苗花

【气味】 甘,凉,无毒。

【主治】 煮食,治小便赤涩,身体烦热,除酒疸。大明。消食,利湿热。时珍。作菹,利胸膈,安五脏,令人好欢乐,无忧,轻身明目。苏颂。

根

【主治】 沙淋,下水气,酒疸黄色遍身者,捣汁服。藏器。大热衄血,研汁一大盏,和生姜汁半盏,细呷之。宗奭。吹乳、乳痈肿痛,擂酒服,以滓封之。时珍。

【发明】 〔震亨曰〕萱属木,性下走阴分,一名宜男,宁无微意存焉?

【附方】 新四。通身水肿鹿葱根叶,晒干为末。每服二钱,入席下尘半钱,食前米饮服。圣惠方。小便不通萱草根煎水频饮。杏林摘要。大便后血萱草根和生姜,油炒,酒冲服。圣济总录。食丹药毒萱草根研汁服之。事林广记。

槌胡根《拾遗》

【集解】 〔藏器曰〕生江南川谷荫地,苗如萱草,其根似天门冬。凡用抽去心。

【气味】 甘,寒,无毒。

【主治】 润五脏,止消渴,除烦去热,明目,功如麦门冬。藏器。

淡竹叶《纲目》

【释名】 根名碎骨子。〔时珍曰〕竹叶象形,碎骨言其下胎也。

【集解】 〔时珍曰〕处处原野有之。春生苗,高数寸,细茎绿叶,俨如竹米落地所生细竹之茎叶。其根一窠数十须,须上结子,与麦门冬一样,但坚硬尔,随时采之。八九月抽茎,结小长穗。俚人采其根苗,捣汁和米作酒曲,甚芳烈。

【气味】 甘,寒,无毒。

【主治】 叶:去烦热,利小便,清心。根:能堕胎催生。时珍。

鸭跖草 跖音只。宋《嘉祐》补

【释名】 鸡舌草拾遗碧竹子同上竹鸡草纲目竹叶菜同上淡竹叶同上耳环草同上碧蝉花同上蓝姑草。〔藏器曰〕鸭跖生江东、淮南平地。叶如竹,高一二尺,花深碧,好为色,有角如鸟嘴,〔时珍曰〕竹叶菜处处平地有之。三四月生苗,紫茎竹叶,嫩时可食。四五月开花,如蛾形,两叶如翅,碧色可爱。结角尖曲如鸟喙,实在角中,大如小豆。豆中有细子,灰黑而皱,状如蚕屎。巧匠采其花,取汁作画色及彩羊皮灯,青碧如黛也。

苗

【气味】 苦,大寒,无毒。

【主治】 寒热瘴疟,痰饮丁肿,肉癥涩滞,小儿丹毒。发热狂痫,大腹痞满,身面气肿,热痢,蛇犬咬、痈疽等毒。藏器。和赤小豆煮食,下水气湿痹,利小便。大明。消喉痹,时珍。

【附方】 新四。小便不通竹鸡草一两,车前草一两,捣汁入蜜少许,空心服之。集简方。下痢赤白蓝姑草,即淡竹叶菜,煎汤日服之。活幼全书。喉痹肿痛鸭跖草汁点之。袖珍方。五痔肿痛耳环草一名碧蝉儿花。挼软纳患处,即效。危亦林得效方。

葵《本经》上品

校正:自菜部移入此。

【释名】 露葵纲目滑菜。〔时珍曰〕按尔雅翼云:葵者,揆也。葵叶倾日,不使照其根,乃智以揆之也。古人采葵必待露解,故曰露葵。今人呼为滑菜,言其性也。古者葵为五菜之主,今不复食之,故移入此。

【集解】 〔别录曰〕冬葵子生少室山。〔弘景曰〕以秋种葵,覆养经冬,至春作子者,谓之冬葵,入药性至滑利。春葵子亦滑,不堪药用,故是常葵耳,术家取葵子微炒,烨炸,音毕乍。散着湿地,遍踏之。朝种暮生,远不过宿。〔恭曰〕此即常食之葵也。有数种,皆不入药用。〔颂曰〕葵处处有之。苗叶作菜茹,更甘美，冬葵子古方入药最多。葵有蜀葵、锦葵、黄葵、终葵、菟葵，皆有功用。〔时珍曰〕葵菜古人种为常食，今之种者颇鲜。有紫茎、白茎二种，以白茎为胜。大叶小花，花紫黄色，其最小者名鸭脚葵。其实大如指顶，皮薄而扁，实内子轻虚如榆荚仁。四五月种者可留子。六七月种者为秋葵，八九月种者为冬葵，经年收采。正月复种者为春葵。然宿根至春亦生。按王祯农书云：葵，阳草也。其菜易生，郊野甚多，不拘肥瘠地皆有之。为百菜之主，备四时之馔。本丰而耐旱，味甘而无毒。可防荒俭，可以菹腊，其枯秆可为榜簇，根子又能疗疾，咸无遗弃。诚疏茹之要品，民生之资益者也。而今人不复食之，亦无种者。

苗

【气味】 甘，寒，滑，无毒。为百菜主。其心伤人。别录。〔弘景曰〕葵叶尤冷利，不可多食。〔颂曰〕作菜茹甚甘美，但性滑利，不益人。〔诜曰〕其性虽冷，若热食之，令人热闷动风气。四季月食之，发宿疾。天行病后食之，令人失明。霜葵生食，动五种留饮，吐水。凡服百药，忌食其心，心有毒也。黄背紫茎者，勿食之。不可合鲤鱼黍米鲊食，害人。〔时珍曰〕凡被狂犬咬者，永不可食，食之即发。食葵须用蒜，无蒜勿食之。又伏硫黄。

【主治】 脾之菜也。宜脾，利胃气，滑大肠。思邈。宜导积滞，妊妇食之，胎滑易生。苏颂。煮汁服，利小肠，治时行黄病。干叶为末及烧灰服，治金疮出血。甄权。除客热，治恶疮，散脓血，女人带下，小儿热毒下痢丹毒，并宜食之。汪颖。服丹石人宜食。孟诜。润燥利窍，功与子同。同上。

【发明】〔张从正曰〕凡久病大便涩滞者，宜食葵菜，自然通利，乃滑以养窍也。〔时珍曰〕按唐王焘外台秘要云：天行斑疮，须臾遍身，皆戴白浆，此恶毒气也。高宗永徽四年，此疮自西域东流于海内。但煮葵菜叶以蒜齑啖之，则止。又圣惠方亦云：小儿发斑，用生葵菜叶绞汁，少少与服，散恶毒气。按此即今痘疮也。今之治者，惟恐其大小二便频数，泄其元气，痘不起发。葵菜滑窍，能利二便，似不相宜，而昔人赖之。岂古今运气不同，故治法亦随时变易欤。

【附方】 旧四，新三。天行斑疮方见上。肉锥怪疾有人手足甲忽长，倒生肉刺，如锥痛不可忍者，但食葵菜即愈。夏子益奇疾方。诸瘘不合先以泔清温洗，拭净，取葵菜微火烘暖贴之。不过二三百叶，引脓尽，即肉生也。忌诸鱼、蒜、房事。必效方。汤火伤疮葵菜为末傅之。食物本草。蛇蝎螫伤葵菜捣汁服之。千金方。误吞铜钱葵菜捣汁冷饮。普济方。丹石发动口干咳嗽者。每食后饮冬月葵齑汁一盏，便卧少时。食疗本草。

根

【气味】 甘,寒,无毒。

【主治】 **恶疮,疗淋,利小便,解蜀椒毒。**别录。**小儿吞钱不出,煮汁饮之,神妙。**甄权。**治痂疮出黄汁。**孟诜。**利窍滑胎,止消渴,散恶毒气。**时珍。

【附方】 旧五,新七。**二便不通胀急者。**生冬葵根二斤,捣汁三合,生姜四两,取汁一合,和匀,分二服。连用即通也。**消渴引饮小便不利。**葵根五两,水三大盏,煮汁,平旦服,日一服。并圣惠方。**消中尿多**日夜尿七八升。冬葵根五斤,水五斗,煮三斗。每日平旦服二升。外台秘要。**胎漏下血**血尽子死。葵根茎烧灰,酒服方寸匕,日三。千金方。**瘰疽恶毒**肉中忽生一黯子,大如豆粟,或如梅李,或赤或黑,或白或青,其黡有核,核有深根,应心,能烂筋骨,毒入脏腑即杀人。但饮葵根汁,可折其热毒。姚僧坦集验方。**妒乳乳痈**葵茎及子为末,酒服方寸匕,日二。昝殷产宝。**身面疳疮**出黄汁者。葵根烧灰,和猪脂涂之。食疗本草。**小儿蓐疮**葵根烧末傅之。外台。**小儿紧唇**葵根烧灰,酥调涂之。圣惠方。**口吻生疮**用经年葵根烧灰傅之。外台秘要。**蛇虺螫伤**葵根捣涂之。古今录验。**解防葵毒。**葵根捣汁饮之。千金方。

冬葵子

〔别录曰〕十二月采之。〔机曰〕子乃春生,不应十二月可采也。

【气味】 甘,寒,滑,无毒。黄芩为之使。

【主治】 **五脏六腑,寒热羸瘦,五癃,利小便。久服坚骨长肌肉,轻身延年。**本经。**疗妇人乳难内闭,肿痛。**别录。**出痈疽头。**孟诜。**下丹石毒。**弘景。**通大便,消水气,滑胎治痢。**时珍。

【发明】 〔时珍曰〕葵气味俱薄,淡滑为阳,故能利窍通乳,消肿滑胎也。其根叶与子功用相同。按陈自明妇人良方云:乳妇气脉壅塞,乳汁不行,及经络凝滞,奶房胀痛,留蓄作痈毒者。用葵菜子炒香、缩砂仁等分,为末,热酒服二钱。此药滋气脉,通营卫,行津液,极验。乃上蔡张不愚方也。

【附方】 旧八,新一十二。**大便不通**十日至一月者。肘后方:冬葵子三升,水四升,煮取一升服。不瘥更作。圣惠用葵子末、人乳汁等分,和服立通。**关格胀满**大小便不通,欲死者。肘后方用葵子二升,水四升,煮取一升,纳猪脂一丸如鸡子,顿服。千金用葵子为末,猪脂和丸梧子大。每服五十丸,效止。**小便血淋**葵子一升,水三升,煮汁,日三服。千金方。**妊娠患淋**冬葵子一升,水三升,煮二升,分服。千金方。**妊娠下血**方同上。**产后淋沥**不通。用葵子一合,朴消八分,水二升,煎八合,下消服之。集验方。**妊娠水肿**身重,小便不利,洒淅恶

葵

寒，起即头眩。用葵子、茯苓各三两，为散。饮服方寸匕，日三服。小便利则愈。若转胞者，加发灰，神效。金匮要略。**生产困闷**冬葵子一合，捣破，水二升，煮汁半升，顿服，少时便产。昔有人如此服之，登厕，立扑儿于厕中也。**倒生口噤**冬葵子炒黄为末，酒服二钱匕，效。咎殷产宝。**乳汁不通**方见发明。**胎死腹中**葵子为末，酒服方寸匕。若口噤不开者，灌之，药下即苏。千金方。**胞衣不下**冬葵子一合，牛膝一两，水二升，煎一升服。千金方。**血痢产痢**冬葵子为末，每服二钱，入蜡茶一钱，沸汤调服，日三。圣惠方。**疟疾邪热**冬葵子阴干为末，酒服二钱。午日取花挼手，亦去疟。圣惠方。**痈肿无头**孟诜曰：三日后，取葵子一百粒，水吞之，当日即开也。经验方云：只吞一粒即破。如吞两粒，则有两头也。**便毒初起**冬葵子末，酒服二钱。儒门事亲。**面上疱疮**冬葵子、柏子仁、茯苓、瓜瓣各一两，为末。食后酒服方寸匕，日三服。陶隐居方。**解蜀椒毒**冬葵子煮汁饮之。千金方。**伤寒劳复**葵子二升，粱米一升，煮粥食，取汗立安。圣惠。

蜀葵宋《嘉祐》

校正：自菜部移入此。并入有名未用别录吴葵华。

【释名】 **戎葵**尔雅**吴葵**。〔藏器曰〕尔雅云：菺，音坚，戎葵也。郭璞注云：今蜀葵也。叶似葵，花如木槿花。戎蜀其所自来，因以名之。〔时珍曰〕罗愿尔雅翼吴葵作胡葵，云胡，戎也。夏小正云，四月小满后五日，吴葵华，别录吴葵，即此也。而唐人不知，退入有名未用。嘉祐本草重于菜部出蜀葵条。盖未读尔雅注及千金方吴葵一名蜀葵之文故也。今并为一。

【集解】〔颂曰〕蜀葵似葵，花如木槿花，有五色。小花者名锦葵，功用更强。〔时珍曰〕蜀葵处处人家植之。春初种子，冬月宿根亦自生苗，嫩时亦可茹食。叶似葵菜而大，亦似丝瓜叶，有歧叉。过小满后长茎，高五六尺。花似木槿而大，有深红浅红紫黑白色、单叶千叶之异。昔人谓其疏茎密叶、翠萼艳花、金粉檀心者，颇善状之。惟红白二色入药。其实大如指头，皮薄而扁，内仁如马兜铃仁及芜荑仁，轻虚易种。其秸剥皮，可绩布作绳。一种小者名锦葵，即荆葵也。尔雅谓之茙，音乔。其花大如五铢钱，粉红色，有紫缕文。掌禹锡补注本草，谓此即戎葵，非矣。然功用亦相似。

苗

【气味】 **甘，微寒，滑，无毒**。〔思邈曰〕不可久食，钝人志性。若被狗啮者食之，永不瘥也。〔李鹏飞曰〕合猪肉食，人无颜色。

【主治】 除客热，利肠胃。思邈。煮食，治丹石发热，大人小儿热毒下痢。藏器。作蔬食，滑窍治淋，润燥易产。时珍。捣烂涂火疮，烧研傅金疮。大明。

根茎

【主治】 客热，利小便，散脓血恶汁。藏器。

【发明】〔宗奭曰〕蜀葵，四时取红色、单叶者根，阴干，治带下，排脓血恶物，极验也。

【附方】 新七。小便淋痛葵花根洗剉，水煎五七沸，服之如神。卫生宝鉴。小便血淋葵花根二钱，车前子一钱，水煮，日服之。简便单方。小便尿血葵茎，无灰酒服方寸匕，日三。千金。肠胃生痈怀忠丹：治内痈有败血，腥秽殊甚，脐腹冷痛，用此排脓下血。单叶红蜀葵根、白芷各一两，白枯矾、白芍药各五钱，为末，黄蜡溶化，和丸梧子大，每空心米饮下二十丸。待脓血出尽，服十宣散补之。坦仙皆效方。诸疮肿痛不可忍者。葵花根去黑皮，捣烂，入井华水调稠贴之。普济方。小儿吻疮经年欲腐。葵根烧研傅之。圣惠方。小儿口疮赤葵茎炙干为末，蜜和含之。圣惠方。

吴葵华别录

【气味】 咸，寒，无毒。〔禹锡曰〕蜀葵华：甘，冷，无毒。

【主治】 理心气不足。别录。小儿风疹痃疟。嘉祐。治带下，目中溜火，和血润燥，通窍，利大小肠。时珍。

【发明】〔张元素曰〕蜀葵花，阴中之阳也。赤者治赤带，白者治白带，赤者治血燥，白者治气燥，皆取其寒滑润利之功也。又紫葵花，入染髭发方中用。

【附方】 旧二，新五。二便关格胀闷欲死，二三日则杀人。蜀葵花一两捣烂，麝香半钱，水一大盏，煎服。根亦可用。痃疟邪热蜀葵花白者，阴干为末。服之。午日取花按手，亦能去疟。苏颂图经本草。妇人带下脐腹冷痛，面色痿黄，日渐虚困。用葵花一两，阴干为末，每空心温酒服二钱匕。赤带用赤葵，白带用白葵。圣惠方。横生倒产葵花为末，酒服方寸匕。千金方。酒皶赤鼻蜀葵花研末，腊猪脂和匀，夜傅旦洗。仁存方。误吞针钱葵花煮汁服之。普济方。蜂蝎螫毒五月五日午时，收蜀葵花、石榴花、艾心等分，阴干为末，水调涂之。肘后方。

子

【气味】 甘，冷，无毒。

【主治】 淋涩，通小肠，催生落胎，疗水肿，治一切疮疥并瘢疵赤靥。大明。

【发明】〔时珍曰〕按杨士瀛直指方云：蜀葵子炒，入宣毒药中最验。又催生方：用子二钱，滑石三钱，为末。顺流水服五钱，即下。

【附方】 旧一，新二。**大小便闭**不通者。用白花胡葵子为末，煮浓汁服之。千金方。**石淋破血**五月五日，收葵子炒研，食前温酒下一钱，当下石出。圣惠方。**痈肿无头**蜀葵子为末，水调傅之。经验后方。

菟葵《唐本草》

【释名】 **天葵**图经**蓂**音希。**雷丸草**外丹本草。

【集解】〔恭曰〕菟葵苗如石龙芮，而叶光泽，花白似梅，其茎紫黑，煮啖极滑。所在下泽田间皆有，人多识之。六月、七月采茎叶，曝干入药。〔禹锡曰〕郭璞注尔雅云：菟葵似葵而小，叶状如藜，有毛，灼之可食而滑。〔宗奭曰〕菟葵，绿叶如黄蜀葵，其花似拒霜，甚雅，其形至小，如初开单叶蜀葵，有檀心，色如牡丹姚黄，其叶则蜀葵也。唐·刘梦得所谓菟葵燕麦动摇春风者，是也。〔时珍曰〕按郑樵通志云：菟葵，天葵也。状如葵菜。叶大如钱而厚，面青背微紫，生于崖石。凡丹石之类，得此而后能神。所以雷公炮炙论云，如要形坚，岂忘紫背，谓其能坚铅也。此说得于天台一僧。又按南宫从峓嵝神书云：紫背天葵出蜀中，灵草也。生于水际。取自然汁煮汞则坚，亦能煮八石拒火也。又按初虞世古今录验云：五月五前斋戒，看桑下有菟葵者，至五日午时，至桑下咒曰：系黎乎俱当苏婆诃。咒毕，乃以手摩桑阴一遍，口啮菟葵及五叶草嚼熟，以唾涂手，熟捋令遍。再斋七日，不得洗手。后有蛇虫蝎虿咬伤者，以此手摩之，即愈也。时珍窃谓古有咒由一科，此亦其类，但不知必用菟葵，取何义也。若谓其相制，则治毒虫之草亦多矣。

苗
【气味】 **甘，寒，无毒。**

【主治】 **下诸石五淋，止虎蛇毒。诸疮捣汁饮之。涂疮能解毒止痛。**唐本。

黄蜀葵宋《嘉祐》

校正：自菜部移入此。

【释名】〔时珍曰〕黄蜀葵别是一种，宜入草部，而嘉祐本草定入菜部，为其与蜀葵同名，而气味主治亦同故也。今移于此。

【集解】〔禹锡曰〕黄蜀葵花，近道处处有之。春生苗叶，颇似蜀葵，而叶尖狭多刻缺，夏末开花浅黄色，六七月采，阴干之。〔宗奭曰〕黄蜀葵与蜀葵别种，非是蜀葵中黄者也。叶心下有紫檀色，摘下剔散，日干之。不尔，即浥烂也。〔时珍曰〕黄葵二月下种，或宿子在土自生，至夏始长，叶大如蓖麻叶，深绿色，开歧丫，有五尖如人爪形，旁有小尖。六月开花，大如碗，鹅黄色，紫心六瓣而侧，旦开午收暮落，人亦呼为侧金盏花。随即结角，大如拇指，长二寸许，本大末尖，六棱有毛，老则黑色。其棱自绽，内有六房，如脂麻房。其子累累在房内，状如苘麻子，色黑。其茎长者六七尺，剥皮可作绳索。

花

【气味】甘，寒，滑，无毒。

【主治】小便淋及催生。治诸恶疮脓水久不瘥者，作末傅之即愈，为疮家要药。嘉祐。消痈肿。浸油，涂汤火伤。时珍。

【附方】新八。沙石淋痛黄蜀葵花一两，炒为末。每米饮服一钱，名独圣散。普济方。难产催生如圣散：治胎脏干涩难产，剧者并进三服，良久腹中气宽，胎滑即下也。用黄葵花焙研末，熟汤调服二钱。无花，用子半合研末，酒淘去滓，服之。产宝鉴。胎死不下即上方，用红花酒下。痈疽肿毒黄蜀葵花，用盐掺，收瓷器中，密封，经年不坏，每用傅之，自平自溃。无花，用根叶亦可。直指方。小儿口疮黄葵花，烧末傅之。肘后方。小儿木舌黄蜀葵花为末一钱，黄丹五分，傅之。直指方。汤火灼伤用瓶盛麻油，以箸就树夹取黄葵花，收入瓶内，勿犯人手，密封收之。遇有伤者，以油涂之甚妙。经验方。小儿秃疮黄蜀葵花、大黄、黄芩等分，为末。米泔净洗，香油调搽。普济方。

子及根

【气味】甘，寒，滑，无毒。

【主治】痈肿，利小便，五淋水肿，产难，通乳汁。时珍。

【发明】〔颂曰〕冬葵、黄葵、蜀葵，形状虽各不同，而性俱寒滑，故所主疗不甚相远。〔时珍曰〕黄葵子古方少用，今为催生及利小便要药。或单用，或入汤散皆宜，盖其性滑，与冬葵子同功故也。花、子与根性功相同，可以互用。无花用子，无子用根。

【附方】旧二。新二。临产催生〔宗奭曰〕临产时以四十九粒研烂，温水服之，良久即产。经验方。用子焙研三钱，井华水服。无子用根，煎汁服。便痈初起淮人用黄蜀葵子十七粒，皂角半挺，为末，以石灰同醋调涂之。永类钤方。痈肿不破黄葵子研，酒服，一粒则一头，神效。卫生易简方。打扑伤损黄葵子研，酒服二钱。海上方。

龙葵《唐本草》

校正: 并入图经老鸦眼睛草。

【释名】 **苦葵**图经**苦菜**唐本**天茄子**图经**水茄**纲目**天泡草**纲目**老鸦酸浆草**纲目**老鸦眼睛草**图经。〔时珍曰〕龙葵,言其性滑如葵也。苦以菜味名,茄以叶形名,天泡、老鸦眼睛皆以子形名也。与酸浆相类,故加老鸦以别之。五爪龙亦名老鸦眼睛草,败酱、苦苣并名苦菜,名同物异也。

【集解】〔弘景曰〕益州有苦菜,乃是苦蕺。〔恭曰〕苦蕺,即龙葵也。俗亦名苦菜,非茶也。龙葵所在有之,关河间谓之苦菜,叶圆花白,子若牛李子,生青熟黑。但堪煮食,不任生啖。〔颂曰〕龙葵近处亦稀,惟北方有之。人谓之苦葵。叶圆似排风而无毛,花白色,子亦似排风子,生青熟黑,其赤者名赤珠,亦可入药。又曰:老鸦眼睛草,生江湖间。叶如茄子叶,故名天茄子。或云,即漆姑草也。漆姑即蜀羊泉,已见本经草部。人亦不能决识之。〔时珍曰〕龙葵、龙珠,一类二种也,皆处处有之。四月生苗,嫩时可食,柔滑。渐高二三尺,茎大如箸,似灯笼草而无毛,叶似茄叶而小。五月以后,开小白花,五出黄蕊。结子正圆,大如五味子,上有小蒂,数颗同缀,其味酸。中有细子,亦如茄子之子。但生青熟黑者为龙葵,生青熟赤者为龙珠,功用亦相仿佛,不甚辽远。苏颂图经菜部既注龙葵,复于外类重出老鸦眼睛草,盖不知其即一物也。又谓老鸦眼睛是蜀羊泉,误矣。蜀羊泉叶似菊,开紫花,子类枸杞,详见草部本条。杨慎丹铅录谓龙葵即吴葵,反指本草为误,引素问、千金四月吴葵华为证,盖不知千金方言吴葵即蜀葵,已自明白矣。今并正之。

苗

【气味】 苦、微甘,滑,寒,无毒。

【主治】 食之解劳少睡,去虚热肿。唐本。治风,补益男子元气,妇人败血。苏颂。消热散血,压丹石毒宜食之。时珍。

【附方】 旧一。**去热少睡**龙葵菜同米,煮作羹粥食之。食医心镜。

茎、叶、根

【气味】 同苗。

【主治】 捣烂和土,傅丁肿火丹疮,良。孟诜。疗痈疽肿毒,跌扑伤损,消肿散血。时珍。根与木通、胡荽煎汤服,通利小便。苏颂。

【附方】 旧四，新八。**通利小便方见上。从高坠下欲死者。**取老鸦眼睛草茎叶捣汁服，以渣傅患处。唐瑶经验方。**火焰丹肿**老鸦眼睛草叶，入醋细研傅之，能消赤肿。苏颂图经本草。**痈肿无头**龙葵茎叶捣傅。经验方。**发背痈疽**成疮者。苏颂图经云：用龙葵一两为末，麝香一分，研匀，涂之甚善。袖珍方云：一切发背痈疽恶疮。用蛤蟆一个，同老鸦眼睛草茎叶捣烂，傅之即散。神效。**诸疮恶肿**老鸦眼睛草擂酒服，以渣傅之。普济方。**丁肿毒疮**黑色焮肿者，乃服丹石毒也；赤色者，肉面毒也。用龙葵根一握洗切，乳香末、黄连三两，杏仁六十枚。和捣作饼，厚如三钱，依疮大小傅之，觉痒即换去。痒不可忍，切勿搔动。候炊久，疮中似石榴子戢戢然，乃去药。时时以甘草汤温洗，洗后以蜡贴之。终身不得食羊血。如无龙葵，以蔓菁根代之。圣济总录。**天泡湿疮**龙葵苗叶捣傅之。**吐血不止**天茄子苗半两，人参二钱半，为末。每服二钱，新汲水下。圣济总录。**辟除蚤虱**天茄叶铺于席下，次日尽死。**多年恶疮**天茄叶贴之，或为末贴。救急良方。**产后肠出**不收。老鸦酸浆草一把，水煎，先熏后洗，收乃止。救急方。

子七月采之。

【主治】 丁肿。唐本。**明目轻身甚良。**甄权。**治风，益男子元气，妇人败血。**苏颂。

龙珠《拾遗》

【释名】 赤珠。〔颂曰〕龙葵子赤者名赤珠，象形也。

【集解】 〔甄权曰〕龙葵，赤珠者名龙珠，挼去汁可食，能变白令黑。〔藏器曰〕龙珠生道旁，子圆似龙葵，但熟时正赤耳。〔时珍曰〕龙珠、龙葵，虽以子之黑赤分别，其实一物二色，强分为二也。

苗

【气味】 苦，寒，无毒。

【主治】 **能变白发，令人不睡。主诸热毒，石气发动，调中解烦。**藏器。

【发明】 〔权曰〕龙珠，服之变白令黑，耐老。若能生食得苦者，不食他菜，十日后即有灵异也。不与葱、薤同啖，根亦入药用。

子

【气味】 同菜。

【主治】 丁肿。藏器。

酸浆《本经》中品

校正：菜部苦耽，草部酸浆、灯笼草，俱并为一。

【释名】 醋浆本经苦葴音针苦耽嘉祐灯笼草唐本皮弁草食疗天泡草纲目王母珠嘉祐洛神珠同上小者名苦蘵。〔藏器曰〕尔雅苦葴，寒浆也。郭璞注云：即今酸浆，江东人呼为苦葴。小者为苦蘵，亦呼为小苦耽。崔豹古今注云：蘵，一名蘵子，实形如皮弁，其子圆如珠。〔时珍曰〕酸浆，以子之味名也。苦葴、苦耽，以苗之味名也。灯笼、皮弁，以角之形名也。王母、洛神珠，以子之形名也。按杨慎卮言云：本草灯笼草、苦耽、酸浆，皆一物也。修本草者非一时一人，故重复耳。燕京野果名红姑娘，外垂绛囊，中含赤子如珠，酸甘可食，盈盈绕砌，与翠草同芳，亦自可爱。盖姑娘乃瓜囊之讹，古者瓜姑同音，娘囊之音亦相近耳。此说得之，故今以本经酸浆，唐本草灯笼草，宋嘉祐本草苦耽，俱并为一焉。

【集解】 〔别录曰〕酸浆生荆楚川泽及人家田园中，五月采，阴干。〔弘景曰〕酸浆处处多有，苗似水茄而小，叶亦可食。子作房，房中有子如梅李大，皆黄赤色，小儿食之。〔保升曰〕酸浆即苦葴也，根如菹芹，白色绝苦。〔禹锡曰〕苦耽生故墟垣堑间，高二三尺，子作角，如撮口袋，中有子如珠，熟则赤色。关中人谓之洛神珠，一名王母珠，一名皮弁草。一种小者名苦蘵。尔雅谓之黄蒢。〔恭曰〕灯笼草所在有之。枝干高三四尺，有红花状若灯笼，内有红子可爱，根、茎、花、实并入药用。〔宗奭曰〕酸浆即苦耽也。嘉祐重出苦耽条。天下有之，苗如天茄子，开小白花，结青壳，熟则深红，壳中子大如樱，亦红色，樱中复有细子，如落苏之子，食之有青草气也。〔时珍曰〕龙葵、酸浆，一类二种也。酸浆、苦蘵，一种二物也。但大者为酸浆，小者为苦蘵，以此为别。败酱亦名苦蘵，与此不同。其龙葵、酸浆苗叶一样，但龙葵茎光无毛，五月入秋开小白花，五出黄蕊，结子无壳，累累数颗同枝，子有蒂盖，生青熟紫黑。其酸浆同时开小花黄白色，紫心白蕊，其花如杯状，无瓣，但有五尖，结一铃壳，凡五棱，一枝一颗，下悬如灯笼之状，壳中一子，状如龙葵子，生青熟赤。以此分别，便自明白。按庚辛玉册云：灯笼草四方皆有，惟川陕者最大。叶似龙葵，嫩时可食。四五月开花结实，有四叶盛之如灯笼，河北呼为酸浆。据此及杨慎之说，则灯笼、酸浆之为一物，尤可证矣。唐慎微以三叶酸草附于酸浆之后，盖不知其名同物异也。其草见草之八酢浆下。

苗、叶、茎、根

【气味】 苦，寒，无毒。〔禹锡曰〕有小毒。〔恭曰〕苦，大寒，无毒。〔时珍曰〕

方士取汁煮丹砂,伏白矾,煮三黄,炼消、硫。

【主治】 酸浆:治热烦满,定志益气,利水道。本经。捣汁服,治黄病,多效。弘景。灯笼草:治上气咳嗽风热,明目,根茎花实并宜。唐本。苦耽苗子:治传尸伏连,鬼气痋杵邪气,腹内热结,目黄不下食,大小便涩,骨热咳嗽,多睡劳乏,呕逆痰壅,痃癖痞满,小儿无辜疬子,寒热大腹,杀虫落胎,去蛊毒,并煮汁饮,亦生捣汁服。研膏,傅小儿闪癖。嘉祐。

【发明】〔震亨曰〕灯笼草,苦能除湿热,轻能治上焦,故主热咳咽痛。此草治热痰咳嗽,佛耳草治寒痰咳嗽也。与片芩清金丸同用,更效。〔时珍曰〕酸浆利湿除热。除热故清肺治咳,利湿故能化痰治疸。一人病虚乏咳嗽有痰,愚以此加入汤中用之,有效。

【附方】 新三。热咳咽痛灯笼草为末,白汤服,名清心丸。仍以醋调傅喉外。丹溪纂要。喉疮作痛灯笼草,炒焦研末,酒调呷之。医学正传。灸疮不发酸浆叶贴之。

子

【气味】 酸,平,无毒。〔别录曰〕寒。

【主治】 热烦,定志益气,利水道,产难吞之立产。别录。食之除热,治黄病,尤益小儿。苏颂。治骨蒸劳热,尸疰疳瘦,痰癖热结,与苗茎同功。嘉祐。

【附方】 新二。酸浆实丸治三焦肠胃伏热,妇人胎热难产。用酸浆实五两,芡实三两,马蔺子炒、大盐榆白皮炒二两,柴胡、黄芩、栝楼根、茵茹各一两,为末。炼蜜丸梧子大。每服三十丸,木香汤下。圣济总录。天泡湿疮天泡草铃儿生捣敷之。亦可为末,油调敷。邓才杂兴方。

蜀羊泉《本经》中品

【释名】 羊泉别录羊饴别录漆姑草。〔时珍曰〕诸名莫解。能治漆疮,故曰漆姑。

【集解】〔别录曰〕蜀羊泉生蜀郡山谷。〔弘景曰〕方不复用,人无识者。〔恭曰〕此草俗名漆姑,叶似菊,花紫色,子类枸杞子,根如远志,无心有糁。所在平泽有之,生阴湿地,三月、四月采苗叶阴干。〔藏器曰〕陶注杉材云:漆姑叶细细,多生石边,能疗漆疮。苏云漆姑是羊泉。按羊泉乃大草。漆姑草如鼠迹大,生阶墀间阴处,气辛烈,挼傅漆疮,亦主溪毒,乃同名也。〔颂曰〕或言老鸦眼睛草即漆姑草,漆姑乃蜀羊泉,人不能决识。〔时珍曰〕漆姑有二种:苏恭所说是羊泉，陶、陈所说是小草。苏颂所说老鸦眼睛草，乃龙葵也。又黄蜂作窠，衔漆姑草汁为蒂，即此草也。

【气味】 苦，微寒，无毒。

【主治】 秃疮，恶疮热气，疥瘙痂癣虫。本经。疗䘌齿，女子阴中内伤，皮间实积。别录。主小儿惊，生毛发，捣涂漆疮。苏恭。蚯蚓气呵者，捣烂入黄丹敷之。时珍。出摘玄方。

【附方】 新一。黄疸疾漆草一把，捣汁和酒服。不过三五次，即愈。摘玄方。

鹿蹄草《纲目》

【释名】 小秦王草纲目秦王试剑草。〔时珍曰〕鹿蹄象叶形。能合金疮，故名试剑草。又山慈姑亦名鹿蹄，与此不同。

【集解】〔时珍曰〕按轩辕述宝藏论云：鹿蹄多生江广平陆及寺院荒处，淮北绝少，川陕亦有。苗似堇菜，而叶颇大，背紫色。春生紫花。结青实，如天茄子。可制雌黄、丹砂。

【气味】 缺。

【主治】 金疮出血，捣涂即止。又涂一切蛇虫犬咬毒。时珍。

败酱《本经》中品

【释名】 苦菜纲目苦蘵纲目泽败别录鹿肠本经鹿首别录马草别录。〔弘景曰〕根作陈败豆酱气，故以为名。〔时珍曰〕南人采嫩者，暴蒸作菜食，味微苦而有陈酱气，故又名苦菜，与苦荬、龙葵同名，亦名苦蘵，与酸浆同名，苗形则不同也。

【集解】〔别录曰〕败酱生江夏川谷，八月采根，暴干。〔弘景曰〕出近道。叶似豨莶，根形如柴胡。〔恭曰〕此药不出近道，多生冈岭间。叶似水莨及薇衔，丛生，花黄根紫，作陈酱色，其叶殊不似豨莶也。〔颂曰〕江东亦有之，状如苏恭所说。〔时珍曰〕处处原野有之，俗名苦菜，野人食之。江东人每采收储焉。春初生苗，深冬始凋。初时叶布地生，似菘菜叶而狭长，有锯齿，绿色，面深背浅。夏秋茎高二三尺而柔弱，数寸一节，节间生叶，四散如伞。颠顶开白花成簇，如芹花、蛇床子花状。结小实成簇。其根白紫，颇似柴胡。吴普言其根似桔梗，陈自明言其根似蛇莓根者，皆不然。

根苗同。

【修治】〔斅曰〕凡收得便粗杵，入甘草叶相拌对蒸。从巳至未，去甘草叶，焙干用。

【气味】 苦，平，无毒。〔别录曰〕咸，微寒。〔权曰〕辛，苦，微寒。〔大明曰〕酸。〔时珍曰〕微苦带甘。

【主治】 暴热火疮赤气，疥瘙疽痔，马鞍热气。本经。除痈肿浮肿结热，风痹不足，产后腹痛。别录。治毒风痿痹，破多年凝血，能化脓为水，产后诸病，止腹痛，余疹烦渴。甄权。治血气心腹痛，破癥结，催生落胞，血运鼻衄吐血，赤白带下。赤眼障膜努肉，聤耳，疮疖疥癣丹毒，排脓补瘘。大明。

【发明】〔时珍曰〕败酱乃手足阳明厥阴药也。善排脓破血，故仲景治痈及古方妇人科皆用之。乃易得之物，而后人不知用，盖未遇识者耳。

【附方】 旧二，新三。**腹痛有脓**薏苡仁附子败酱汤：用薏苡仁十分，附子二分，败酱五分，捣为末。每以方寸匕，水二升，煎一升，顿服。小便当下。即愈。张仲景金匮玉函。**产后恶露**七八日不止。败酱、当归各六分，续断、芍药各八分，芎䓖、竹茹各四分，生地黄炒十二分，水二升，煮取八合，空心服。外台秘要。**产后腰痛**乃血气流入腰腿，痛不可转者。败酱、当归各八分，芎䓖、芍药、桂心各六分，水二升，煮八合，分二服。忌葱。广济方。**产后腹痛**如锥刺者。败酱草五两，水四升，煮二升，每服二合，日三服，良。卫生易简方。**蠼螋尿疮**绕腰者，败酱煎汁涂之。良。杨氏产乳。

迎春花《纲目》

【集解】〔时珍曰〕处处人家栽插之。丛生，高者二三尺，方茎厚叶。叶如初生小椒叶而无齿，面青背淡。对节生小枝，一枝三叶。正月初开小花，状如瑞香，花黄色，不结实。

叶

【气味】 苦，涩，平，无毒。

【主治】 肿毒恶疮，阴干研末，酒服二三钱，出汗便瘥。卫生易简方。

款冬花《本经》中品

【释名】 款冻郭璞颗冻尔雅氐冬别录钻冻衍义菟奚尔雅橐吾本经虎须本

经。〔时珍曰〕按述征记云：洛水至岁末凝厉时，款冬生于草冰之中，则颗冻之名以此而得。后人讹为款冬，乃款冻尔。款者至也，至冬而花也。〔宗奭曰〕百草中，惟此不顾冰雪，最先春也，故世谓之钻冻。虽在冰雪之下，至时亦生芽，春时人采以代蔬。入药须微见花者良。如已芬芳，则都无气力。今人多使如箸头者，恐未有花也。

【集解】〔别录曰〕款冬生常山山谷及上党水旁，十一月采花阴干。〔弘景曰〕第一出河北，其形如宿莼未舒者佳，其腹里有丝。次出高丽百济，其花乃似大菊花。次亦出蜀北部宕昌，而并不如。其冬月在冰下生，十二月、正月旦取之。〔恭曰〕今出雍州南山溪水，及华州山谷涧间。叶似葵而大，丛生，花出根下。〔颂曰〕今关中亦有之。根紫色，叶似草薢，十二月开黄花，青紫萼，去土一二寸，初出如菊花萼，通直而肥实无子。则陶氏所谓出高丽百济者，近此类也。又有红花者，叶如荷而斗直，大者容一升，小者容数合，俗呼为蜂斗叶，又名水斗叶。则苏氏所谓大如葵而丛生者，是也。傅咸款冬赋序云：予曾逐禽，登于北山，于时仲冬之月，冰凌盈谷，积雪被崖，顾见款冬炜然，始敷华艳，是也。

【修治】〔敩曰〕凡采得，须去向里裹花蕊壳，并向里实如粟零壳者。并枝叶，以甘草水浸一宿，却取款冬叶相拌裹一夜，晒干去叶用。

【气味】 辛，温，无毒。〔别录曰〕甘。〔好古曰〕纯阳，入手太阴经。〔之才曰〕杏仁为之使，得紫菀良，恶皂荚、消石、玄参，畏贝母、辛夷、麻黄、黄芪、黄芩、黄连、青葙。

【主治】 咳逆上气善喘，喉痹，诸惊痫寒热邪气。本经。消渴，喘息呼吸。别录。疗肺气心促急热劳咳，连连不绝，涕唾稠粘，肺痿肺痈，吐脓血。甄权。润心肺，益五脏，除烦消痰，洗肝明目，及中风等疾。大明。

【发明】〔颂曰〕本经主咳逆，古方用为温肺治嗽之最。崔知悌疗久咳熏法：每旦取款冬花如鸡子许，少蜜拌花使润，纳一升铁铛中。又用一瓦碗钻一孔，孔内安一小笔管，以面泥缝，勿令漏气。铛下着炭火，少时烟从筒出，以口含吸，咽之。如胸中少闷，须举头，即将指头按住筒口，勿使漏，至烟尽乃止。如是五日一为之。待至六日，饱食羊肉馎饦一顿，永瘥。〔宗奭曰〕有人病嗽多日，或教然款冬花三两，于无风处以笔管吸其烟，满口则咽之，数日果效。

【附方】 新二。痰嗽带血款冬花、百合蒸焙，等分为末。蜜丸龙眼大，每卧时嚼一丸，姜汤下。济生方。口中疳疮款冬花、黄连等分，为细末，用唾津调成饼子。先以蛇床子煎汤漱口，乃以饼子傅之，少顷确住，其疮立消也。杨诚经验方。

鼠 曲 草

校正：并入有名未用鼠耳，及东垣药类法象佛耳草。

【释名】 **米曲**纲目**鼠耳**别录**佛耳草**法象**无心草**别录**香茅**拾遗**黄蒿**会编**茸母**。〔时珍曰〕曲言其花黄如曲色。又可和米粉食也。鼠耳言其叶形如鼠耳，又有白毛蒙茸似之，故北人呼为茸母。佛耳，则鼠耳之讹也。今淮人呼为毛耳朵，则香茅之茅，似当作毛。按段成式杂俎云：蚍蜉酒草，鼠耳也，一名无心草。岂蚍蜉食此，故有是名耶。

【集解】〔别录曰〕鼠耳一名无心，生田中下地，厚叶肥茎。〔藏器曰〕鼠曲草，生平岗熟地，高尺余，叶有白毛，黄花。荆楚岁时记云：三月三日，取鼠曲汁，蜜和为粉，谓之龙舌䉽，以压时气。䉽音板，米饼也。山南人呼为香茅。取花杂榉皮染褐，至破犹鲜。江西人呼为鼠耳草也。〔汪机曰〕佛耳草，徽人谓之黄蒿。二三月苗长尺许，叶似马齿苋而细，有微白毛，花黄。土人采茎叶和米粉，捣作粑果食。〔时珍曰〕日华本草鼠曲，即别录鼠耳也。唐宋诸家不知，乃退鼠耳入有名未用中。李杲药类法象用佛耳草，亦不知其即鼠耳也。原野间甚多。二月生苗，茎叶柔软，叶长寸许，白茸如鼠耳之毛。开小黄花成穗，结细子。楚人呼为米曲，北人呼为茸母。故邵桂子瓮天语云：北方寒食，采茸母草和粉食。宋徽宗诗茸母初生认禁烟者，是也。

【气味】 **甘，平，无毒**。〔别录曰〕鼠耳：酸，无毒。〔杲曰〕佛耳草：酸，性热，款冬花为之使。宜少食之，过则损目。

【主治】 **鼠耳：主痹寒寒热，止咳**。别录。**鼠曲：调中益气，止泄除痰，压时气，去热嗽。杂米粉作糗食，甜美**。日华。**佛耳：治寒嗽及痰，除肺中寒，大升肺气**。李杲。

【发明】〔震亨曰〕治寒痰嗽，宜用佛耳草；热痰嗽，宜用灯笼草。〔时珍曰〕别录云治寒热止咳，东垣云治寒嗽，言其标也；日华云治热嗽，言其本也。大抵寒嗽，多是火郁于内而寒覆于外也。按陈氏经验方云：三奇散：治一切咳嗽，不问久近，昼夜无时。用佛耳草五十文，款冬花二百文，熟地黄二两，焙研末。每用二钱，于炉中烧之，以筒吸烟咽下，有涎吐去。予家一仆久病此，医治不效。偶在沅州得一婢，用此法，两服而愈也。

决明《本经》上品

【释名】〔时珍曰〕此马蹄决明也，以明目之功而名。又有草决明、石决明，皆同功者。草决明即青葙子，陶氏所谓萋蒿是也。

【集解】〔别录曰〕决明子生龙门川泽，十月十日采，阴干百日。〔弘景曰〕龙门在长安北。今处处有之。叶如茳芒。子形似马蹄，呼为马蹄决明，用之当捣碎。又别有草决明，是萋蒿子，在下品中。〔颂曰〕今处处人家园圃所莳，夏初生苗，高三四尺许。根带紫色。叶似苜蓿而大。七月开黄花，结角。其子如青绿豆而锐，十月采之。按尔雅：薢茩，决光。郭璞释云：药草决明也。叶黄锐，赤华，实如山茱萸。或曰薐也。关西谓之薢茩，音皆苟。其说与此种颇不类。又有一种马蹄决明，叶如江豆，子形似马蹄。〔宗奭曰〕决明，苗高四五尺，春亦为蔬。秋深结角，其子生角中如羊肾。今湖南北人家所种甚多。或在村野成段。蜀本图经言叶似苜蓿而阔大者，甚为允当。〔时珍曰〕决明有二种：一种马蹄决明，茎高三四尺，叶大于苜蓿，而本小末侈，昼开夜合，两两相贴。秋开淡黄花五出，结角如初生细豇豆，长五六寸。角中子数十粒，参差相连，状如马蹄，青绿色，入眼目药最良。一种茳芒决明，救荒本草所谓山扁豆是也。苗茎似马蹄决明，但叶之本小末尖，正似槐叶，夜亦不合。秋开深黄花五出，结角大如小指，长二寸许。角中子成数列，状如黄葵子而扁，其色褐，味甘滑。二种苗叶皆可作酒曲，俗呼为独占缸。但茳芒嫩苗及花与角子，皆可瀹茹及点茶食；而马蹄决明苗角皆韧苦，不可食也。苏颂言薢茩即决明，殊不类，恐别一物也。

子

【气味】**咸，平，无毒。**〔别录曰〕苦、甘、微寒。〔之才曰〕蓍实为之使，恶大麻子。

【主治】**青盲，目淫肤，赤白膜，眼赤泪出。久服益精光，轻身。**本经。疗唇口青。别录。**助肝气，益精，以水调末涂，消肿毒。熁太阳穴，治头痛。又贴脑心，止鼻洪。作枕，治头风明目，甚于黑豆。**日华。**治肝热风眼赤泪，每旦取一匙挼净，空心吞之。百日后夜见物光。**甄权。**益肾，解蛇毒。**震亨。**叶作菜食，利五脏明目，甚良。**甄权。

【发明】〔时珍曰〕相感志言：圃中种决明，蛇不敢入。丹溪朱氏言决明解蛇毒，本于此也。王旻山居录言：春月种决明，叶生采食，其花阴干亦可食。切忌泡茶，多食无不患风。按马蹄决明苗角皆韧而苦，不宜于食。纵食之，有利五脏明目之功，何遽至于患风耶。又刘绩霏雪录言：人家不可种决明，生子多跛。

此迂儒误听之说也，不可信。

【附方】 旧一，新七。**积年失明**决明子二升为末。每食后粥饮服方寸匕。外台秘要。**青盲雀目**决明一升，地肤子五两，为末。米饮丸梧子大，每米饮下二三十丸。普济方。**补肝明目**决明子一升，蔓菁子二升，以酒五升煮，暴干为末。每饮服二钱，温水下。日二服。圣惠方。**目赤肿痛**决明子炒研，茶调傅两太阳穴，干则易之，一夜即愈。医方摘玄。**头风热痛**方同上。**鼻衄不止**方见主治。**癣疮延蔓**决明子一两为末，入水银、轻粉少许，研不见星，擦破上药，立瘥，此东坡家藏方也。奇效良方。**发背初起**草决明生用一升捣，生甘草一两，水三升，煮一升，分二服。大抵血滞则生疮，肝主藏血，决明和肝气，不损元气也。许学士本事方。

【附录】

茳芒拾遗 〔藏器曰〕陶云：决明叶如茳芒。按茳芒生道旁，叶小于决明，性平无毒。火炙作饮极香，除痰止渴，令人不睡，调中，隋稠禅师采作五色饮以进炀帝者，是也。又有茳芏，字从土，音吐，一名江蓠子，乃草似莞，生海边，可为席者，与决明叶不相类。〔时珍曰〕茳芒亦决明之一种，故俗犹称独占缸。说见前集解下。

合明草拾遗 〔藏器曰〕味甘，寒，无毒。主暴热淋，小便赤涩，小儿瘈病，明目下水，止血痢，捣绞汁服。生下湿地，叶如四出花，向夜叶即合。

地肤《本经》上品

【释名】 **地葵**本经**地麦**别录**落帚**日华**独帚**图经**王蕢**尔雅**王帚**郭璞**扫帚**弘景**益明**药性**涎衣草**唐本**白地草**纲目**鸭舌草**图经**千心妓女**土宿本草。〔时珍曰〕地肤、地麦，因其子形似也。地葵，因其苗味似也。鸭舌，因其形似也。妓女，因其枝繁而头多也。益明，因其子功能明目也。子落则老，茎可为帚，故有帚、蕢诸名。

【集解】 〔别录曰〕地肤子生荆州平泽及田野，八月、十月采实，阴干。〔弘景曰〕今田野间亦多，皆取茎苗为扫帚。其子微细，入补药丸散用，仙经不甚用。〔恭曰〕田野人名为地麦草，北人名涎衣草。叶细茎赤，出熟田中。苗极弱，不能胜举。今云堪为扫帚，恐未之识也。〔大明曰〕地肤即落帚子也。子色青，似一眠起蚕沙之状。〔颂曰〕今蜀川、关中近地皆有之。初生薄地，五六寸，根形如蒿，茎赤叶青，大似荆芥。三月开黄白花，结子青白色，八月、九月采实。神仙七精散云：地肤子，星之精也。或曰其苗即独帚也，一名鸭舌草。陶弘景所谓茎苗可为扫帚者，苏恭言其苗弱不胜举，二说不同，而今医家皆以为独帚。密州图上者，云根作丛生，每窠有二三十茎，茎有赤有黄，七月开黄花，其实地肤也。至八月而藜干成。可采。此正与独帚相合。恐西北出者短弱，故苏说云耳。〔时珍曰〕地肤嫩苗，可作蔬茹，一科数十枝，攒簇团团直上，性最柔弱，故将老时可为帚，耐用。苏恭云不可帚，止言其嫩苗而已。其子最繁。尔雅云：葥，王蔧。郭璞注云：王帚也，似藜，可以为扫帚，江东呼为落帚。此说得之。

子

【气味】 苦，寒，无毒。〔时珍曰〕甘，寒。

【主治】 **膀胱热，利小便，补中益精气，久服耳目聪明，轻身耐老。**本经。**去皮肤中热气，使人润泽，散恶疮疝瘕，强阴。**别录。**治阴卵癞疾，去热风，可作汤沐浴。与阳起石同服，主丈夫阴痿不起，补气益力。**甄权。**治客热丹肿。**日华。

【发明】 〔藏器曰〕众病皆起于虚。虚而多热者，加地肤子、甘草。

【附方】 旧三，新七。**风热赤目**地肤子焙一升，生地黄半斤，取汁和作饼，晒干研末。每服三钱，空心酒服。圣惠方。**目痛眯目**凡目痛及眯目中伤有热瞙者。取地肤子白汁，频注目中。王焘外台秘要。**雷头风肿**不省人事。落帚子同生姜研烂，热冲酒服，取汗即愈。圣济总录。**胁下疼痛**地肤子为末，酒服方寸匕。寿域神方。**疝气危急**地肤子即落帚子，炒香研末。每服一钱，酒下。简便方。**狐疝阴癞**超越举重，卒得阴癞，及小儿狐疝，伤损生癞。并用地肤子五钱，白术二钱半，桂心五分，为末，饮或酒服三钱，忌生葱、桃、李。必效方。**久疹腰痛**积年，有时发动。六月、七月取地肤子，干末。酒服方寸匕。日五六服。肘后。**血痢不止**地肤子五两，地榆、黄芩各一两，为末。每服方寸匕，温水调下。圣惠方。**妊娠患淋**热痛酸楚，手足烦疼。地肤子十二两，水四升，煎二升半，分服。子母秘录。**肢体疣目**地肤子、白矾等分，煎汤频洗。寿域神方。

苗叶

【气味】 苦。寒，无毒。〔时珍曰〕甘、苦。烧灰煎霜，制砒石、粉霜、水银、硫黄、雄黄、碙砂。

【主治】 **捣汁服，主赤白痢，烧灰亦善。煎水洗目，去热暗雀盲涩痛。**别录。**主大肠泄泻，和气，涩肠胃，解恶疮毒。**苏颂。**煎水日服，治手足烦疼，利小便诸淋。**时珍。

【发明】 〔时珍曰〕按虞抟医学正传云：抟兄年七十，秋间患淋，二十余日，百方不效。后得一方,取地肤草捣自然汁,服之遂通。至贱之物,有回生之功如此。时珍按:圣惠方治小便不通,用地麦草一大把,水煎服。古方亦常用之。此物能益阴气,通小肠。无阴则阳无以化,亦东垣治小便不通,用黄檗、知母滋肾之意。

【附方】 新一。**物伤睛陷**弩肉突出。地肤洗去土二两,捣绞汁,每点少许,冬月以干者煮浓汁。圣惠方。

瞿麦瞿音劬《本经》中品

【释名】 **蘧麦**尔雅**巨句麦**本经**大菊**尔雅**大兰**别录**石竹**日华**南天竺草**纲目。〔弘景曰〕子颇似麦,故名瞿麦。〔时珍曰〕按陆佃解韩诗外传云:生于两旁谓之瞿。此麦之穗旁生故也。尔雅作蘧,有渠、衢二音。日华本草云,一名燕麦,一名杜姥草者,误矣。燕麦即雀麦,雀瞿二字相近,传写之讹尔。

【集解】〔别录曰〕瞿麦生太山山谷,立秋采,阴干。〔弘景曰〕今出近道。一茎生细叶,花红紫赤色可爱,合子叶刈取之。子颇似麦子。有两种,一种微大,花边有叉枒,未知何者是也。今市人皆用小者。复一种,叶广相似而有毛,花晚而甚赤。按经云采实,其中子细。燥熟便脱尽矣。〔颂曰〕今处处有之。苗高一尺以来,叶尖小青色,根紫黑色,形如细蔓菁。花红紫赤色,亦似映山红,二月至五月开。七月结实作穗,子颇似麦。河阳河中府出者,苗可用。淮甸出者根细,村民取作刷帚。尔雅谓之大菊,广雅谓之茈萎是也。〔时珍曰〕石竹叶似地肤叶而尖小,又似初生小竹叶而细窄,其茎纤细有节,高尺余,梢间开花。田野生者,花大如钱,红紫色。人家栽者,花稍小而妩媚,有红白粉红紫赤斑烂数色,俗呼为洛阳花。结实如燕麦,内有小黑子。其嫩苗炸熟水淘过。可食。

穗
【修治】〔敩曰〕凡使只用蕊壳,不用茎叶。若一时同使,即空心令人气噎,小便不禁也。用时以堇竹沥浸一伏时,漉晒。

【气味】 **苦,寒,无毒**。〔别录曰〕苦。〔权曰〕甘。〔之才曰〕蘘草、牡丹为之使,恶螵蛸,伏丹砂。

【主治】 **关格诸癃结,小便不通,出刺,决痈肿,明目去翳,破胎堕子,下闭血**。本经。**养肾气,逐膀胱邪逆,止霍乱,长毛发**。别录。**主五淋**。甄权。**月经不通,破血块排脓**。大明。

叶

【主治】 痔瘘并泻血，作汤粥食。又治小儿蛔虫，及丹石药发。并眼目肿痛及肿毒，捣傅。治浸淫疮并妇人阴疮。大明。

【发明】〔杲曰〕瞿麦利小便为君主之用。〔颂曰〕古今方通心经、利小肠为最要。〔宗奭曰〕八正散用瞿麦，今人为至要药。若心经虽有热，而小肠虚者服之，则心热未退，而小肠别作病矣。盖小肠与心为传送，故用此入小肠。本草并不治心热。若心无大热，止治其心，或制之不尽，当求其属以衰之可也。〔时珍曰〕近古方家治产难，有石竹花汤，治九孔出血，有南天竺饮，皆取其破血利窍也。

【附方】 旧六，新五。**小便石淋**宜破血。瞿麦子捣为末，酒服方寸匕，日三服，三日当下石。外台秘要。**小便不利**有水气，栝楼瞿麦丸主之。瞿麦二钱半，栝楼根二两，大附子一个，茯苓、山芋各三两，为末。蜜和丸梧子大。一服三丸，日三。未知，益至七八丸，以小便利、腹中温为知也。张仲景金匮方。**下焦结热**小便淋闷，或有血出，或大小便出血。瞿麦穗一两，甘草炙七钱五分，山栀子仁炒半两，为末。每服七钱，连须葱头七个，灯心五十茎，生姜五片，水二碗，煎至七分，时时温服，名立效散。千金方。**子死腹中**或产经数日不下。以瞿麦煮浓汁服之。千金方。**九窍出血**服药不止者，南天竺草，即瞿麦，拇指大一把，山栀子仁三十个，生姜一块，甘草炙半两，灯草一小把，大枣五枚，水煎服。圣济总录。**目赤肿痛**浸淫等疮。瞿麦炒黄为末，以鹅涎调涂眦头即开。或捣汁涂之。圣惠方。**眯目生翳**其物不出者，生肤翳者。瞿麦、干姜炮为末，井华水调服二钱，日二服。圣惠方。**鱼脐疔疮**瞿麦烧灰，和油傅之，甚佳。崔氏方。**咽喉骨哽**瞿麦为末。水服方寸匕。日二。外台秘要。**竹木入肉**瞿麦为末，水服方寸匕。或煮汁，日饮三次。梅师方。**箭刀在肉**及咽喉胸膈诸隐处不出。酒服瞿麦末方寸匕，日三服。千金方。

王不留行《别录》上品

【释名】 **禁宫花**日华**剪金花**日华**金盏银台**。〔时珍曰〕此物性走而不住，虽有王命不能留其行，故名。吴普本草作一名不流行，盖误也。

【集解】〔别录曰〕王不留行生太山山谷，二月、八月采。〔弘景曰〕今处处有之。叶似酸浆，子似菘子，人言是蓼子，不尔。多入痈瘘方用。〔保升曰〕所在有之。叶似菘蓝。其花红白色，子壳似酸浆，其中实圆黑似菘子，大如黍栗。三月收苗，五月收子。根苗花子并通用。〔颂曰〕今江浙及并河近处皆有之。苗茎俱青，高七八寸已来。根黄色如荠根。叶尖如小匙头，亦有似槐叶者，四月开花，黄紫色，随茎而生，如葜子状，又似猪蓝花。五月采苗茎，晒干用。俗谓之剪金草。河北生者，叶圆花红，与此小别。〔时珍曰〕多生麦地中。苗高者一二尺，三四月开小花，如铎铃状，红白色。结实如灯笼草子，壳有五棱，壳内包一实，大如豆。实内细子，大如葜子，生白熟黑，正圆如细珠可爱。陶氏言叶似酸浆，苏氏言花如葜子状者，皆欠详审，以子为花叶状也。灯笼草即酸浆也。苗、子皆入药。

苗、子

【修治】〔敩曰〕凡采得拌湿蒸之，从巳至未。以浆水浸一宿，焙干用。

【气味】 苦，平，无毒。〔普曰〕神农：苦，平。岐伯、雷公：甘。〔元素曰〕甘、苦，平。阳中之阴。

【主治】 **金疮止血，逐痛出刺，除风痹内塞，止心烦鼻衄，痈疽恶疮瘘乳，妇人难产。久服轻身耐老增寿。**别录。**治风毒。通血脉。**甄权。**游风风疹，妇人血经不匀，发背。**日华。**下乳汁。**元素。**利小便，出竹木刺。**时珍。

【发明】〔元素曰〕王不留行，下乳引导用之，取其利血脉也。〔时珍曰〕王不留行能走血分，乃阳明冲任之药。俗有穿山甲、王不留，妇人服了乳长流之语，可见其性行而不住也。按王执中资生经云，一妇人患淋卧久，诸药不效。其夫夜告予。予按既效方治诸淋，用剪金花十余叶煎汤，遂令服之。明早来云：病减八分矣。再服而愈。剪金花一名禁宫花，一名金盏银台，一名王不留行是也。〔颂曰〕张仲景治金疮，有王不留行散。贞元广利方治诸风痉，有王不留行汤，皆最效。

【附方】 旧一，新八。**鼻衄不止**剪金花连茎叶阴干，浓煎汁温服，立效。指南方。**粪后下血**王不留行末，水服一钱。圣济总录。**金疮亡血**王不留行散：治身被刀斧伤，亡血。用王不留行十分，八月八日采之；蒴藋细叶十分，七月七日采之；桑东南根白皮十分，三月三日采之。川椒三分，甘草十分，黄芩、干姜、芍药、厚朴各二分。以前三味烧存性，后六味为散，合之。每大疮饮服方寸匕，小疮但粉之。产后亦可服。张仲景金匮要略。**妇人乳少**因气郁者。涌泉散：王不留行、穿山甲炮、龙骨、瞿麦穗、麦门冬等分，为末。每服一钱，热酒调下，后食猪蹄羹，仍以木梳梳乳，一日三次。卫生宝鉴方。**头风白屑**王不留行、香白芷等分，为末。干掺，一夜篦去。圣惠。**痈疽诸疮**王不留行汤：治痈疽妒乳。月蚀白秃，及面上久疮，去虫止痛。用王不留行、东南桃枝、东引茱根皮各五两，蛇床子、牡荆子、苦竹叶、蒺藜子各三升，大麻子一升。以水二斗半，煮取一斗，频频洗之。千金方。**误吞铁石**骨刺不下，危急者。王不留行、黄檗等分，为末，汤浸蒸饼，丸弹子大，青黛为衣，线穿挂风处。用一丸，冷水化灌之。百一选方。**竹木针刺**在肉中不出，疼痛。以王不留行为末。熟水调服方寸匕，兼以根傅，即出。梅师方。**丁肿初起**王不留行子为末，蟾酥丸黍米大。每服一丸，酒下，汗出即愈。集简方。

剪春罗《纲目》

【释名】 剪红罗。

【集解】〔时珍曰〕剪春罗二月生苗，高尺余。柔茎绿叶，叶对生，抱茎。入夏开花，深红色，花大如钱，凡六出，周回如剪成可爱。结实大如豆，内有细子。人家多种之为玩。又有剪红纱花，茎高三尺，叶旋覆，夏秋开花，状如石竹花而稍大，四围如剪，鲜红可爱。结穗亦如石竹，穗中有细子。方书不见用者。计其功，亦应利小便、主痈肿也。

【气味】 甘，寒，无毒。

【主治】 火带疮绕腰生者，采花或叶捣烂，蜜调涂之。为末亦可。时珍。出证治要诀。

金盏草《救荒》

校正：并入宋图经杏叶草。

【释名】 杏叶草图经长春花。〔时珍曰〕金盏，其花形也。长春，言耐久也。

【集解】〔颂曰〕杏叶草，一名金盏草，生常州。蔓延篱下。叶叶相对。秋后有子如鸡头实，其中变生一小虫，脱而能行。中夏采花。〔周定王曰〕金盏儿花，苗高四五寸。叶似初生莴苣叶，厚而狭，抱茎而生。茎柔脆。茎头开花，大如指头，金黄色，状如盏子，四时不绝。其叶味酸，煠熟水浸过，油盐拌食。〔时珍曰〕夏月结实，在萼内，宛如尺蠖虫数枚蟠屈之状，故苏氏言其化虫，实非虫也。

【气味】 酸，寒，无毒。

【主治】 肠痔下血久不止。苏颂。

葶苈 《本经》下品

【释名】 丁历别录 草蒿 草音典。大室本经 大适本经 狗荠别录。〔时珍曰〕名义不可强解。

【集解】〔别录曰〕葶苈生藁城平泽及田野，立夏后采实，阴干。〔弘景曰〕出彭城者最胜，今近道亦有。母即公荠也，子细黄至苦，用之当熬。〔颂曰〕今汴东、陕西、河北州郡皆有之。曹州者尤佳。初春生苗叶，高六七寸，似荠。根白色，枝茎俱青。三月开花，微黄。结角，子扁小如黍粒微长，黄色。月令：孟夏之月，靡草死。许慎、郑玄注皆云靡草，荠、葶苈之属是也。一说葶苈单茎向上，叶端出角，粗且短，又有一种狗荠草，叶近根下作岐，生角细长。取时必须分别此二种也。〔敩曰〕凡使勿用赤须子，真相似，只是味微甘苦耳，葶苈子之苦，入顶也。〔时珍曰〕按尔雅云：草，葶苈也。郭璞注云：实叶皆似芥，一名狗荠。然则狗芥即是葶苈矣。盖葶苈有甜苦二种。狗芥味微甘，即甜葶苈也。或云甜葶苈是蒳蒉子，考其功用亦似不然。

子

【修治】〔敩曰〕凡使葶苈，以糯米相合，置于熁上，微焙，待米熟，去米，捣用。

【气味】 辛，寒，无毒。〔别录曰〕苦，大寒。得酒良。〔权曰〕酸，有小毒。入药炒用。〔杲曰〕沉也。阴中阳也。〔张仲景曰〕葶苈傅头疮，药气入脑，杀人。〔之才曰〕榆皮为之使，得酒良，恶白僵蚕、石龙芮。〔时珍曰〕宜大枣。

【主治】 癥瘕积聚结气，饮食寒热，破坚逐邪，通利水道。本经。下膀胱水，伏留热气，皮间邪水上出，面目浮肿，身暴中风热痱痒，利小腹。久服令人虚。别录。疗肺壅上气咳嗽，止喘促，除胸中痰饮。甄权。通月经。时珍。

【发明】〔杲曰〕葶苈大降气，与辛酸同用，以导肿气。本草十剂云：泄可去闭，葶苈、大黄之属。此二味皆大苦寒，一泄血闭，一泄气闭。盖葶苈之苦寒，气味俱厚，不减大黄，又性过于诸药，以泄阳分肺中之闭，亦能泄大便，为体轻象阳故也。〔宗奭曰〕葶苈有甜、苦二种，其形则一也。经既言味辛苦，即甜者不复更入药也。大概治体皆以行水走泄为用，故曰久服令人虚，盖取苦泄之义，药性论不当言味酸。〔震亨曰〕葶苈属火性急，善逐水。病人稍涉虚者，宜远之，且杀人甚捷，何必久服而后虚也。〔好古曰〕苦甜二味，主治不同。仲景泻肺汤用苦，余方或有用甜者，或有不言甜苦者，大抵苦则下泄，甜则少缓，量病人虚实用之，不可不审。本草虽云治同，而甜苦之味安得不异？〔时珍曰〕甘苦二种，正如牵牛，黑白二色，急缓不同；又如壶卢，甘苦二味，良毒亦异。大抵甜者下泄之性缓，虽泄肺而不伤胃；苦者下泄之性急，既泄肺而易伤胃，故以大枣辅之。然肺中水气膹满急者，非此不能除。但水去则止，不可过剂尔。既不久服，何至杀人。淮南子云：大戟去水，葶苈愈胀，用之不节，乃反成病。亦在用之有节。

【附方】旧十四，新六。**阳水暴肿**面赤烦渴，喘急，小便涩，其效如神。甜葶苈一两半，炒研末，汉防己末二两，以绿头鸭血及头，合捣万杵，丸梧子大。甚者，空腹白汤下十丸，轻者五丸，日三四服，五日止，小便利为验。一加猪苓末二两。外台秘要。**通身肿满**苦葶苈炒四两，为末，枣肉和丸梧子大。每服十五丸，桑白皮汤下，日三服。此方，人不甚信，试之自验。**水肿尿涩**梅师方用甜葶苈二两，炒为末，以大枣二十枚，水一大升，煎一升，去枣入葶苈末，煎至可丸如梧子大。每饮服六十丸。渐加，以微利为度。崔氏方用葶苈三两，绢包饭上蒸熟，捣万杵，丸梧子大，不须蜜和。每服五丸，渐加至七丸，以微利为佳，不可多服，令人不堪。若气发，服之得利，气下即止。水气无比，萧驸马水肿，服此得瘥。外科精义治男妇大小头面手足肿。用苦葶苈炒研，枣肉和丸小豆大。每服十丸，煎麻子汤下。日三服。五七日小便多，则消肿也。忌咸酸生冷。**大腹水肿**肘后方用苦葶苈二升，炒为末。割鹍雄鸡血及头，合捣丸梧子大。每小豆汤下十丸，日三服。又方：葶苈二升，春酒五升，渍一夜。稍服一合，小便当利。又方：葶苈一两，杏仁二十枚，并熬黄色，捣。分十服，小便去当瘥。**腹胀积聚**葶苈子一升熬。以酒五升浸七日，日服三合。千金方。**肺湿痰喘**甜葶苈炒为末，枣肉丸服。摘玄方。**痰饮咳嗽**含奇丸：用曹州葶苈子一两，纸衬炒令黑，知母一两，贝母一两，为末。枣肉半两，砂糖一两半，和丸弹丸大。每以新绵裹一丸，含之咽津，甚者不过三丸。箧中方。**咳嗽上气**不得卧，或遍体气肿，或单面肿，或足肿，并主之。葶苈子三升，微火熬研，以绢袋盛，浸清酒五升中，冬七日，夏三日。初服如胡桃许大，日三夜一，冬月日二夜二。量其气力，取微利一二为度。如患急者，不待日满，亦可绞服。崔知悌方。**肺壅喘急**不得卧，葶苈大枣泻肺汤主之。葶苈炒黄捣末，蜜丸弹丸大。每用大枣二十枚，水三升，煎取二升，乃入葶苈一丸，更煎取一升，顿服。亦主支饮不得息。仲景金匮玉函方。**月水不通**葶苈一升，为末，蜜丸弹子大。绵裹纳阴中二寸，一宿易之。有汁出，止。千金方。**卒发颠狂**葶苈一升，捣三千杵，取白犬血和丸麻子大。酒服一丸，三服取瘥。肘后。**头风疼痛**葶苈子为末。以汤淋汁沐头，三四度即愈。肘后方。**疳虫蚀齿**葶苈、雄黄等分，为末。腊月猪脂和成，以绵裹槐枝蘸点。金匮要略。**白秃头疮**

葶苈末涂之。圣惠方。**瘰疬已溃**葶苈二合，豉一升，捣作饼子，如钱大，厚二分，安疮孔上，艾作炷灸之，令温热，不可破肉。数易之而灸。但不可灸初起之疮，恐葶苈气入脑伤人也。永类方。**马汗毒气入腹**。葶苈子一两炒研，水一升浸汤服，取下恶血。续十全方。

车前《本经》上品

【释名】 **当道**本经**芣苢**音浮以。**马舄**音昔。**牛遗**并别录**牛舌**诗疏**车轮菜**救荒**地衣**纲目**蛤蟆衣**别录。〔时珍曰〕按尔雅云：芣苢，马舄。马舄，车前。陆玑诗疏云：此草好生道边及牛马迹中，故有车前、当道、马舄、牛遗之名。舄，足履也。幽州人谓之牛舌，蛤蟆喜藏伏于下，故江东称为蛤蟆衣。又韩诗外传言，直曰车前，瞿曰芣苢，恐亦强说也。瞿乃生于两旁者。

【集解】〔别录曰〕车前生真定平泽丘陵阪道中，五月五日采，阴干。〔弘景曰〕人家及路边甚多。韩诗言芣苢是木似李，食其实宜子孙者，谬矣。〔恭曰〕今出开州者胜。〔颂曰〕今江湖、淮甸、近汴、北地处处有之。春初生苗，叶布地如匙面，累年者长及尺余。中抽数茎，作长穗如鼠尾。花甚细密，青色微赤。结实如葶苈，赤黑色。今人五月采苗，七月、八月采实。人家园圃或种之，蜀中尤尚。北人取根日干，作紫菀卖之，甚误所用。陆玑言嫩苗作茹大滑，今人不复啖之。〔时珍曰〕王旻山居录有种车前剪苗食法，则昔人常以为蔬矣。今野人犹采食之。

△子

【修治】〔时珍曰〕凡用须以水淘洗去泥沙，晒干。入汤液，炒过用；入丸散，则以酒浸一夜，蒸熟研烂。作饼晒干，焙研。

【气味】 **甘，寒，无毒**。〔别录曰〕咸。〔权曰〕甘，平。〔大明曰〕常山为之使。

【主治】 **气癃止痛，利水道小便，除湿痹。久服轻身耐老**。本经。**男子伤中，女子淋沥不欲食，养肺强阴益精，令人有子，明目疗赤痛**。别录。**去风毒，肝中风热，毒风冲眼，赤痛障翳，脑痛泪出，压丹石毒，去心胸烦热**。甄权。**养肝**。萧炳。**治妇人难产**。陆玑。**导小肠热，止暑湿泻痢**。时珍。

【发明】〔弘景曰〕车前子性冷利，仙经亦服饵之，云令人身轻，能跳越岸谷，不老长生也。〔颂曰〕车前子入药最多。驻景丸用车前、菟丝二物，蜜丸食下服，古今以为奇方也。〔好古曰〕车前子，能利小便而不走气，与茯苓同功。〔时珍曰〕按神仙服食经车前一名地衣，雷之精也。服之形化，八月采之。今车前五月子已老，而云七、八月者，地气有不同尔。唐·张籍诗云：开州五月车前子，作药人皆道有神。惭愧文君怜病眼。三千里外寄闲人。观此亦以五月采开州者为良，又可见其治目之功。大抵入服食，须佐他药，如六味地黄之用泽泻可也。若单用则泄太过，恐非久服之物。欧阳公常得暴下病，国医不能治。夫人买市人药一贴，进之而愈。力叩其方，则车前子一味为末，米饮服二钱匕。云此药利水道而不动气，水道利则清浊分，而谷藏自止矣。

【附方】旧七，新五。**小便血淋作痛**。车前子晒干为末，每服二钱，车前叶煎汤下。普济方。**石淋作痛**车前子二升，以绢袋盛，水八升，煮取三升，服之，须臾石下。肘后方。**老人淋病**身体热甚。车前子五合，绵裹煮汁，入青粱米四合，煮粥食，常服明目。寿亲养老书。**孕妇热淋**车前子五两，葵根切一升，以水五升，煎取一升半，分三服。以利为度。梅师方。**滑胎易产**车前子为末。酒服方寸匕。不饮酒者，水调服。诗云：采采苤苢，能令妇人乐有子也。陆玑注云：治妇人产难故也。妇人良方。**横产不出**车前子末，酒服二钱。子母秘录。**阴冷闷疼**渐入囊内，肿满杀人。车前子末，饮服方寸匕，日二服。千金方。**隐疹入腹**体肿舌强。车前子末粉之，良。千金方。**阴下痒痛**车前子煮汁频洗。外台秘要。**久患内障**车前子、干地黄、麦门冬等分，为末。蜜丸如梧子大，服之。累试有效。圣惠方。**补虚明目**驻景丸：治肝肾俱虚，眼昏黑花，或生障翳，迎风有泪。久服补肝肾，增目力。车前子、熟地黄酒蒸焙三两，菟丝子酒浸五两，为末，炼蜜丸梧子大。每温酒下三十丸，日二服。和剂局方。**风热目暗涩痛**。车前子、宣州黄连各一两，为末。食后温酒服一钱，日二服。圣惠方。

△**草及根**

【修治】〔斅曰〕凡使须一窠有九叶，内有蕊，茎可长一尺二寸者。和蕊叶根，去土了，称一镒者，力全。使叶勿使蕊茎，剉细，于新瓦上摊干用。

【气味】**甘，寒，无毒**。〔土宿真君曰〕可伏硫黄，结草砂，伏五矾、粉霜。

【主治】**金疮，止血衄鼻，瘀血血瘕，下血，小便赤，止烦下气，除小虫**。别录。**主阴癀**。之才。叶：**主泄精病，治尿血。能补五脏，明目，利小便，通五淋**。甄权。

【发明】〔弘景曰〕其叶捣汁服。疗泄精甚验。〔宗奭曰〕陶说大误矣。此药甘滑，利小便，泄精气，有人作菜频食，小便不禁，几为所误也。

【附方】旧四，新七。**小便不通**车前草一斤，水三升，煎取一升半，分三服。一方，入冬瓜汁。一方，入桑叶汁。百一方。**初生尿涩**不通。车前捣汁，入蜜少许，灌之。全幼心鉴。**小便尿血**车前捣汁五合，空心服。外台秘要。**鼻衄不止**

生车前叶,捣汁饮之甚善。图经本草。**金疮血出**车前叶捣傅之。千金方。**热痢不止**车前叶捣汁,入蜜一合煎,温服,圣惠方。**产后血渗入大小肠**。车前草汁一升,入蜜一合,和煎一沸,分二服。崔氏方。**湿气腰痛**蛤蟆草连根七科,葱白连须七科,枣七枚,煮酒一瓶,常服,终身不发。简便方。**喉痹乳蛾**蛤蟆衣、凤尾草擂烂,入霜梅肉、煮酒各少许,再研绞汁,以鹅翎刷患处,随手吐痰,即消也。赵潘养疴漫笔。**目赤作痛**车前草自然汁,调朴消末,卧时涂眼胞上,次早洗去。小儿目痛,车前草汁,和竹沥点之。圣济总录。**目中微翳**车前叶、枸杞叶等分,手中揉汁出,以桑叶两重裹之。悬阴处一夜,破桑叶取点,不过三五度。十便良方。

狗舌草《唐本草》

【集解】〔恭曰〕狗舌草生渠堑湿地,丛生。叶似车前而无文理,抽茎开花,黄白色。四月、五月采茎,暴干。

【气味】 **苦,寒,有小毒。**

【主治】 **蛊疥瘙疮,杀小虫。为末和涂之,即瘥。** 苏恭。

马鞭草《别录》下品

校正:并入图经龙牙草。

【释名】 **龙牙草**图经**凤颈草**。〔恭曰〕穗类鞭鞘,故名马鞭。〔藏器曰〕此说未近,乃其节生紫花如马鞭节耳。〔时珍曰〕龙牙凤颈,皆因穗取名。苏颂图经外类重出龙牙,今并为一。又今方士谬立诸草为各色龙牙之名,甚为淆乱,不足凭信。

【集解】〔弘景曰〕村墟陌甚多。茎似细辛,花紫色,微似蓬蒿也。〔恭曰〕叶似狼牙及茺蔚,抽三四穗,紫花,似车前,穗类鞭鞘,都不似蓬蒿也。〔保升曰〕花白色,七月、八月采苗叶,日干用。〔颂曰〕今衡山、庐山、江淮州郡皆有之。苗类益母而茎圆,高二三尺。又曰:龙牙草生施州,高二尺以来。春夏有苗叶,至秋冬而枯。采根洗净用。〔时珍曰〕马鞭下地甚多,春月生苗,方茎,叶似益母,对生,夏秋开细紫花,作穗如车前穗,其子如蓬蒿子而细,根白而小。陶言花似蓬蒿,韩言花色白,苏言茎圆,皆误矣。

苗叶

【气味】 **苦,微寒,无毒。**保升。〔大明曰〕辛,凉,无毒。〔权曰〕苦,有毒。

伏丹砂、硫黄。

【主治】 下部䘌疮。别录。癥瘕血瘕，久疟，破血杀虫。捣烂煎取汁，熬如饴，每空心酒服一匕。藏器。治妇人血气肚胀，月候不匀，通月经。大明。治金疮，行血活血。震亨。捣涂痈肿及蠼螋尿疮，男子阴肿。时珍。

【附方】 旧五，新十。疟疾寒热马鞭草捣汁五合，酒二合，分二服。千金方。鼓胀烦渴身干黑瘦。马鞭草细剉，曝干，勿见火。以酒或水同煮，至味出，去滓温服。以六月中旬，雷鸣时采者有效。卫生易简方。大腹水肿马鞭草、鼠尾草各十斤，水一石，煮取五斗，去滓，再煎令稠，以粉和丸大豆大。每服二三丸，加至四五丸，神效。肘后方。男子阴肿大如升，核痛，人所不能治者，马鞭草捣涂之。集验方。妇人疝痛名小肠气。马鞭草一两，酒煎滚服，以汤浴身，取汗甚妙。纂要奇方。妇人经闭结成瘕块，肋胀大欲死者。马鞭草根苗五斤，剉细，水五斗，煎至一斗，去滓，熬成膏。每服半匙，食前温酒化下，日二服。圣惠方。酒积下血马鞭草灰四钱，白芷灰一钱，蒸饼丸梧子大。每米饮下五十丸。摘玄方。鱼肉癥瘕凡食鱼鲙及生肉，在胸膈不化，成癥瘕，马鞭草捣汁，饮一升，即消。千金方。马喉痹风躁肿连颊，吐气数者。马鞭草一握，勿见风，截去两头，捣汁饮之，良。千金方。乳痈肿痛马鞭草一握，酒一碗，生姜一块，擂汁服，渣傅之。卫生易简方。白癞风疮马鞭草为末。每服一钱，食前荆芥、薄荷汤下，日三服。忌铁器。太平圣惠方。人疥马疥马鞭草不犯铁器，捣自然汁半盏，饮尽，十日内愈，神效。董炳集验方。赤白下痢龙牙草五钱，陈茶一撮，水煎服，神效。医方摘要。发背痈毒痛不可忍，龙牙草捣汁饮之。以滓傅患处。集简方。杨梅恶疮马鞭草煎汤，先熏后洗，气到便爽，痛肿随减。陈嘉谟本草蒙筌。

根

【气味】 辛，涩，温，无毒。

【主治】 赤白下痢初起，焙捣罗末，每米饮服一钱匕，无所忌。苏颂。

蛇含《本经》下品

校正：并入图经紫背龙牙。

【释名】 蛇衔本经威蛇大明小龙牙纲目紫背龙牙。〔恭曰〕陶氏本草作蛇合，合乃含字之误也。含、衔义同。见古本草。〔时珍曰〕按刘敬叔异苑云：有田父见一蛇被伤，一蛇衔一草着疮上，经日伤蛇乃去。田父因取草治蛇疮皆验，遂名曰蛇衔草也。其叶似龙牙而小，背紫色，故俗名小龙牙，又名紫背龙牙。苏颂图经重出紫背龙牙，今并为一。

【集解】〔别录曰〕蛇含出益州山谷，八月采，阴干。〔弘景曰〕蛇衔处处有之。有两种，并生石上，亦生黄土地。当用细叶有黄花者。〔颂曰〕出益州，今近处亦有。生土石上，或下湿地，蜀中人家亦种之，辟蛇。一茎五叶或七叶，有两种。八月采根阴干，日华子云，茎叶俱用。五月采之。又曰：紫背龙牙，生蜀中，春夏生叶，采无时。〔时珍曰〕此二种：细叶者名蛇衔，大叶者名龙衔。龙衔亦入疮膏用。〔敩曰〕蛇衔只用叶晒干，勿犯火。根茎不用。勿误用有蘩尖叶者，号竟命草，其味酸涩。误服令人吐血不止，速服知时子解。

【气味】苦，微寒，无毒。〔权曰〕有毒。〔颂曰〕紫背龙牙，辛，寒，无毒。

【主治】惊痫。寒热邪气，除热，金疮疽痔，鼠瘘疮，头疡。本经。疗心腹邪气，腹痛湿痹，养胎，利小儿。别录。治小儿寒热丹疹。甄权。止血协风毒，痈肿赤眼。汁傅蛇虺蜂毒。大明。紫背龙牙：解一切蛇毒。治咽喉中痛，含咽之便效。苏颂。

【发明】〔藏器曰〕蛇含治蛇咬。今以草纳蛇口中，纵伤人亦不能有毒也。种之，亦令无蛇。〔颂曰〕古今治丹毒疮肿方通用之。古今录验治赤疹，用蛇衔草，捣极烂傅之即瘥。赤疹由冷湿搏于肌中，甚即为热，乃成赤疹。天热则剧，冷则减是也。〔时珍曰〕按葛洪抱朴子云：蛇衔膏连已断之指。今考葛洪肘后方载蛇衔膏云：治痈肿瘀血，产后积血，耳目诸病，牛领马鞍疮。用蛇衔、大黄、附子、芍药、大戟、细辛、独活、黄芩、当归、莽草、蜀椒各一两，薤白十四枚。上为末。以苦酒淹一宿，以猪膏二斤，七星火上煎沸，成膏收之。每温酒服一弹丸，日再服。病在外，摩之傅之；在耳，绵裹塞之；在目，点之。若入龙衔藤一两，则名龙衔膏也。所谓连断指者，不知即此膏否。

【附方】旧三，新一。产后泻痢小龙牙根一握，浓煎服之甚效，即蛇含是也。斗门方。金疮出血蛇含草捣傅之。肘后方。身面恶癣紫背草入生矾研，傅二三次断根。直指方。蜈蚣蝎伤蛇衔挼傅之。古今录验。

女青《本经》下品

【释名】雀瓢本经。

【集解】〔别录曰〕女青，蛇衔根也。生朱崖，八月采，阴干。〔弘景曰〕若是蛇衔根，不应独生朱崖。俗用者是草叶，别是一物，未许孰是。术云，带此一两，则疫疠不犯，弥宜识真者。又云：今市人用一种根，形状如续断，茎叶至苦，乃云是女青根，出荆州。〔恭曰〕此草即雀瓢也。生平泽，叶似萝摩，两相对，子似瓢形，大如枣许，故名雀瓢。根似白薇。茎叶并臭。其蛇衔都非其类。又别录云：叶嫩时似萝摩，圆端大茎，实黑，茎叶汁黄白。亦与前说相似。若是蛇衔根，何得苗生益州，根在朱崖，相去万里余也。萝摩叶似女青，故亦名雀瓢。〔藏器曰〕萝摩是白环藤，雀瓢是女青，二物相似，不能分别，终非一物。〔机曰〕萝摩以子言，女青以根言，蛇衔以苗言，三者气味功用大有不同。诸注因其同名雀瓢，而疑为一物，又因其各出州郡，而复疑为二物。本草明言女青是蛇衔根，岂可以根苗异地而致疑？如蘼芜、芎䓖所产不同，亦将分为二物乎。如赤箭、徐长卿同名鬼督邮，亦将合为一物耶。〔时珍曰〕女青有二：一是藤生，乃苏恭所说似萝摩者；一种草生，则蛇衔根也。蛇衔有大、小二种：叶细者蛇衔，用苗茎叶；大者为龙衔，用根。故王焘外台秘要龙衔膏，用龙衔根煎膏治痈肿金疮者，即此女青也。陈藏器言女青、萝摩不能分别，张揖广雅言女青是葛类，皆指藤生女青，非此女青也。别录明说女青是蛇衔根，一言可据。诸家止因其生朱崖致疑，非矣。方土各有相传不同尔，况又不知有两女青乎？又罗浮山记云：山有男青似女青。此则不知是草生藤生者也。

根

【气味】 辛，平，有毒。〔权曰〕苦，无毒。蛇衔为使。

【主治】 蛊毒，逐邪恶气，杀鬼温疟，辟不祥。本经。

【附方】 旧二，新一。**人卒暴死**捣女青屑一钱，安咽中，以水或酒送下，立活也。南岳魏夫人内传。**吐利卒死**及大人小儿，卒腹皮青黑赤，不能喘息。即急用女青末纳口中，酒送下。子母秘录。**辟禳瘟疫**正月上寅日，捣女青末，三角绛囊盛，系帐中，大吉。肘后方。

鼠尾草《别录》下品

【释名】 葝音勍山陵翘吴普乌草拾遗水青拾遗。〔时珍曰〕鼠尾以穗形命名。尔雅云：葝，鼠尾也。可以染皂，故名乌草，又曰水青。苏颂图经谓鼠尾一名陵时者，乃陵翘之误也。

【集解】 〔别录曰〕鼠尾生平泽中，四月采叶，七月采花，阴干。〔弘景曰〕田野甚多，人采作滋染皂。〔保升曰〕所在下湿地有之。惟黔中人采为药。叶如蒿，茎端复生四五穗，穗若车前，花有赤白二种。〔藏器曰〕紫花，茎叶俱可染皂用。

花、叶

【气味】 苦，微寒。无毒。〔藏器曰〕平。

【主治】 **鼠瘘寒热，下痢脓血不止。白花者主白下，赤花者主赤下。**别录。**主疟疾水蛊。**时珍。

【发明】〔弘景曰〕古方疗痢多用之。当浓煮令可丸服之，或煎如饴服。今人亦用作饮，或末服亦得。日三服。

【附方】 旧一，新三。**大腹水蛊**方见马鞭草下。**久痢休息**时止时作。鼠尾草花捣末，饮服一钱。圣惠方。**下血连年**鼠尾草、地榆二两，水二升，煮一升，顿服。二十年者，不过再服。亦可为末，饮服之。千金方。**反花恶疮**内生恶肉，如饭粒，破之血出，随生反出于外。鼠尾草根切，同猪脂捣傅。圣济总录。

狼把草宋《开宝》

校正：并入拾遗郎耶草。

【释名】 **郎耶草。**〔时珍曰〕此即陈藏器本草郎耶草也。闽人呼爷为郎罢，则狼把当作郎罢乃通。又方士言此草即鼠尾草，功用亦近之，但无的据耳。

【集解】〔藏器曰〕狼把草生山道旁，与秋穗子并可染皂。〔又曰〕郎耶草生山泽间，高三四尺，叶作雁齿，如鬼针苗。鬼针，即鬼钗也。其叶有桠，如钗脚状。〔禹锡曰〕狼把草出近道，古方未见用者，惟陈藏器言之而不详。文宗黄帝御书记其主疗血痢，甚为精至。谨用书于本草图经外类篇首。

【气味】 苦，平，无毒。

【主治】 **黑人发，令人不老。**又云：郎耶草：**主赤白久痢，小儿大腹痞满，丹毒寒热。取根茎煮汁服。**藏器。狼把草：**主丈夫血痢，不疗妇人。根：治积年疳痢。取草二斤，捣绞取汁一小升，纳白面半鸡子许，和匀。空腹顿服。极重者，不过三服。或收苗阴干，捣末，蜜水半盏，服一方寸匕。**图经。**可染须发，治积年癣，天阴即痒，搔出黄水者，捣末掺之。**时珍。

狗尾草《纲目》

【释名】 **莠**音酉**光明草**纲目**阿罗汉草。**〔时珍曰〕莠草秀而不实，故字从秀。穗形象狗尾，故俗名狗尾。其茎治目痛，故方士称为光明草、阿罗汉草。

【集解】〔时珍曰〕原野垣墙多生之。苗叶似粟而小，其穗亦似粟，黄白色而无实。采茎筒盛，以治目病。恶莠之乱苗，即此也。

茎

【主治】 疣目，贯发穿之，即干灭也。凡赤眼拳毛倒睫者，翻转目睑，以一二茎蘸水戛去恶血，甚良。时珍。

鳢肠《唐本草》

【释名】 莲子草唐本旱莲草图经金陵草图经墨烟草纲目墨头草纲目墨菜纲目猢孙头必用猪牙草。〔时珍曰〕鳢，乌鱼也，其肠亦乌。此草柔茎，断之有墨汁出，故名，俗呼墨菜是也。细实颇如莲房状，故得莲名。

【集解】〔恭曰〕鳢肠生下湿地，所在坑渠间多有。苗似旋覆。二月、八月采，阴干。〔颂曰〕处处有之，南方尤多。此有二种：一种叶似柳而光泽，茎似马齿苋，高一二尺，开花细而白，其实若小莲房，苏恭谓似旋覆者是也；一种苗梗枯瘦，颇似莲花而黄色，实亦作房而圆，南人谓之连翘者。二种折其苗皆有汁出，须臾而黑，俗谓之旱莲子，亦谓之金陵草。〔时珍曰〕旱莲有二种：一种苗似旋覆而花白细者，是鳢肠；一种花黄紫而结房如莲房者，乃是小莲翘也。炉火家亦用之。见连翘条。

草

【气味】 甘、酸，平，无毒。

【主治】 血痢。针灸疮发，洪血不可止者，傅之立已。汁涂眉发，生速而繁。唐本。乌髭发，益肾阴。时珍。止血排脓，通小肠，傅一切疮并蚕疬。大明。膏点鼻中，添脑。萧炳。

【附方】 旧一，新九。金陵煎益髭发，变白为黑。金陵草一秤，六月以后收采，拣青嫩无泥土者。不用洗，摘去黄叶，烂捣，新布绞取汁，以纱绢滤过，入通油器钵盛之，日中煎五日。又取生姜一斤绞汁，白蜜一斤合和，日中煎。以柳木篦搅勿停手，待如稀饧，药乃成矣。每旦及午后各服一匙，以温酒一盏化下。如欲作丸，日中再煎，令可丸，大如梧子，每服三十丸。及时多合为佳，其效甚速。孙真人千金月令方。乌须固齿摄生妙生方：七月取旱莲草连根一斤，用无灰酒洗净，青盐四两，淹三宿，同汁入油锅中，炒存性，研末。日用擦牙，连津咽之。又法：旱莲取汁，同盐炼干，研末擦牙。奉亲养老书旱莲散：乌髭固牙。温尉云：纳合相公用此方，年七十须发不白，恳求始得，后遇张经，始传分两也。旱莲草一两半，麻枯饼三两，升麻、青盐各三两半，诃子连核二十个，皂角三挺，月蚕沙二两,为末,薄醋面糊丸弹子大。晒干入泥瓶中,火煨令烟出存性,取出研末,日用揩牙。**偏正头痛**鳢肠草汁滴鼻中。圣济总录。**一切眼疾**翳膜遮障,凉脑,治头痛,能生发。五月五日平旦合之。莲子草一握,蓝叶一握,油一斤,同浸,密封四十九日。每卧时,以铁匙点药摩顶上,四十九遍,久久甚佳。圣济总录。**系臂截疟**旱莲草捶烂,男左女右,置寸口上,以古文钱压定,帛系住,良久起小泡,谓之天灸。其疟即止,甚效。王执中资生经。**小便溺血**金陵草一名墨头草、车前草各等分,杵取自然汁。每空心服三杯,愈乃止。医学正传。**肠风脏毒**下血不止。旱莲子草,瓦上焙,研末。每服二钱,米饮下。家藏经验方。**痔漏疮发**旱莲草一把,连根须洗净,用石臼擂如泥,以极热酒一盏冲入,取汁饮之,滓傅患处,重者不过三服即安。太仆少卿王鸣凤患此,策杖方能移步,服之得瘥。累治有验。刘松石保寿堂方。**丁疮恶肿**五月五日收旱莲草阴干,仍露一夜收。遇疾时嚼一叶贴上,外以消毒膏护之,二三日丁脱。圣济总录。**风牙疼痛**猢孙头草,入盐少许,于掌心揉擦即止。集玄方。

连翘《本经》下品

校正:并入有名未用本经翘根。

【释名】连尔雅**异翘**尔雅**旱莲子**药性**兰华**吴普**三廉**别录**根名连轺**仲景**竹根**别录。〔恭曰〕其实似莲作房,翘出众草,故名。〔宗奭曰〕连翘亦不翘出众草。太山山谷间甚多。其子折之,片片相比如翘,应以此得名耳。〔时珍曰〕按尔雅云:连,异翘。则是本名连,又名异翘,人因合称为连翘矣。连轺亦作连苕,即本经下品翘根是也。唐·苏恭修本草退入有名未用中,今并为一。旱莲乃小翘,人以为鳢肠者,故同名。

【集解】〔别录曰〕连翘生太山山谷。八月采。阴干。〔弘景曰〕处处有之。今用茎连花实。〔恭曰〕此物有两种:大翘,小翘。大翘生下湿地,叶狭长如水苏。花黄可爱,着子似椿实之未开者,作房翘出众草。其小翘生冈原之上,叶花实皆似大翘而小细。山南人并用之,今长安惟用大翘子,不用茎花也。〔颂曰〕今近汴京及河中、江宁、润、淄、泽、兖、鼎、岳、利诸州,南康军皆有之。有大小二种:大翘生下湿地或山冈上,青叶狭长,如榆叶、水苏辈,茎赤色,高三四尺,独茎。梢间开花黄色,秋结实似莲,内作房瓣,根黄如蒿根,八月采房。其小翘生冈原之上,花叶实皆似大翘而细。南方生者,叶狭而小,茎短,才高一二尺,花亦黄,实房黄黑,内含黑子如粟粒,亦名旱莲,南人用花叶。今南方医家说,云连翘有二种：一种似椿实之未开者，壳小坚而外完，无跗萼，剖之则中解，气甚芳馥，其实才干，振之皆落，不着茎也；一种乃如菡萏，壳柔，外有跗萼抱之，而无解脉，亦无香气，干之虽久，着茎不脱，此甚相异，此种江南下泽间极多。如椿实者，乃自蜀中来，入用胜似江南者。据本草则亦常蜀中者为胜，然未见其茎叶也。

【气味】 **苦，平，无毒。**〔元素曰〕性凉味苦，气味俱薄，轻清而浮，升也阳也。手搓用之。〔好古曰〕阴中阳也。入手足少阳手阳明经，又入手少阴经。〔时珍曰〕微苦、辛。

【主治】 **寒热鼠瘘瘰疬，痈肿恶疮瘿瘤，结热蛊毒。**本经。**去白虫。**别录。**通利五淋，小便不通，除心家客热。**甄权。**通小肠，排脓，治疮疖，止痛，通月经。**大明。**散诸经血结气聚，消肿。**李杲。**泻心火，除脾胃湿热，治中部血证，以为使。**震亨。**治耳聋浑浑焞焞。**好古。

【发明】 〔元素曰〕连翘之用有三：泻心经客热，一也；去上焦诸热，二也；为疮家圣药，三也。〔杲曰〕十二经疮药中不可无此，乃结者散之之义。〔好古曰〕手足少阳之药，治疮疡瘤瘿核有神，与柴胡同功，但分气血之异尔。与鼠粘子同用治疮疡，别有神功。〔时珍曰〕连翘状似人心，两片合成，其中有仁甚香，乃少阴心经、厥阴包络气分主药也。诸痛痒疮皆属心火，故为十二经疮家圣药，而兼治手足少阳手阳明三经气分之热也。

【附方】 旧一。新二。**瘰疬结核**连翘、脂麻等分，为末，时时食之。简便方。**项边马刀**属少阳经。用连翘二斤，瞿麦一斤，大黄三两，甘草半两。每用一两，以水一碗半，煎七分，食后热服。十余日后，灸临泣穴二七壮，六十日决效。张洁古活法机要。**痔疮肿痛**连翘煎汤熏洗，后以刀上飞过绿矾入麝香贴之。集验方。

茎叶

【主治】 **心肺积热。**时珍。

翘根

【气味】 **甘，寒、平，有小毒。**〔普曰〕神农、雷公：甘，有毒。李当之：苦。〔好古曰〕苦，寒。

【主治】 **下热气，益阴精，令人面悦好，明目。久服轻身耐老。**本经。**以作蒸饮酒病人。**别录。**治伤寒瘀热欲发黄。**时珍。

【发明】 〔本经曰〕翘根生嵩高平泽，二月、八月采。〔弘景曰〕方药不用，人无识者。〔好古曰〕此即连翘根也，能下热气。故张仲景治伤寒瘀热在里，麻黄连轺赤小豆汤用之。注云：即连翘根也。

【附方】 新一。**痈疽肿毒**连翘草及根各一升，水一斗六升，煮汁三升服取汗。外台秘要。

陆英《本经》下品

【释名】 解见下文。

【集解】〔别录曰〕陆英生熊耳川谷及冤句，立秋采。〔恭曰〕此即蒴藋也。古方无蒴藋，惟言陆英。后人不识，浪出蒴藋条。此叶似芹及接骨花，三物亦同一类。故芹名水英，此名陆英，接骨树名木英，此三英也。花叶并相似。〔志曰〕苏恭以陆英、蒴藋为一物。今详陆英味苦寒无毒，蒴藋味酸温有毒。既此不同，难谓一种，盖其类尔。〔宗奭曰〕蒴藋与陆英性味及出产皆不同，治疗又别，自是二物，断无疑矣。〔颂曰〕本草陆英生熊耳川谷及冤句。蒴藋不载所出州土，但云生田野，所在有之。春抽苗，茎有节，节间生枝，叶大似水芹。春夏采叶，秋冬采根茎。陶、苏皆以为一物，马志以性味不同，疑非一种，亦不能细别。但尔雅：木谓之华，草谓之荣，不荣而实谓之秀，荣而不实谓之英。此物既有英名，当是其花。故本经云，立秋采，正是其花时也。〔时珍曰〕陶、苏本草、甄权药性论，皆言陆英即蒴藋，必有所据。马志、寇宗奭虽破其说，而无的据。仍当是一物，分根茎花叶用，如苏颂所云也。

【气味】 苦，寒，无毒。〔权曰〕陆英一名蒴藋，味苦、辛，有小毒。

【主治】 骨间诸痹，四肢拘挛疼酸，膝寒痛，阴痿，短气不足，脚肿。本经。能捋风毒。脚气上冲，心烦闷绝，水气虚肿。风瘙皮肌恶痒，煎汤入少酒浴之，妙。甄权。

蒴藋音朔吊《别录》下品

【释名】 **堇草**别录**茇**别录**接骨草**。

【集解】〔别录曰〕蒴藋生田野。春夏采叶，秋冬采茎根。〔弘景曰〕田野墟村甚多。〔恭曰〕此陆英也，剩出此条。尔雅云：茇，堇草。郭璞注云：乌头苗也。检三堇别名亦无此者。别录言此一名堇草，不知所出处。〔宗奭曰〕蒴藋花白，子初青如绿豆颗，每朵如盏面大，又平生，有一二百子，十月方熟红。〔时珍曰〕每枝五叶。说见陆英下。

【气味】 酸，温，有毒。〔大明曰〕苦，凉，有毒。

【主治】风瘙隐疹，身痒湿痹，可作浴汤。别录。浴病癞风痹。大明。

【附方】旧十二，新七。**手足偏风**蒴藋叶，火燎，厚铺床上。趁热眠于上，冷复易之。冬月取根，舂碎熬热用。外台秘要。**风湿冷痹**方同上。**寒湿腰痛**方同上。**脚气胫肿**骨疼。蒴藋根研碎，和酒醋共三分，根下合蒸熟，封裹肿上，一二日即消。亦治不仁。千金方。**浑身水肿**坐卧不得。取蒴藋根去皮，捣汁一合，和酒一合，暖服，当微吐利。梅师方。**头风作痛**蒴藋根二升，酒二升，煮服，汗出上。千金方。**头风旋运**起倒无定。蒴藋、独活、白石膏各一两，枳实炒七钱半，每服三钱。酒一盏，煎六分服。圣惠方。**产后血运**心闷烦热。用接骨草，即蒴藋，破如算子一握，水一升，煎半升，分二服。或小便出血者，服之亦瘥。卫生易简方。**产后恶露**不除。续骨木二十两剉，水一斗，煮三升，分三服，即下。千金方。**疟疾不止**蒴藋一大握，炙令赤色，以水浓煎一盏，欲发前服。斗门方。**卒暴癥块**坚如石，作痛欲死，取蒴藋根一小束。洗净细擘，以酒二升，渍三宿，温服五合至一升，日三服。若欲速用，于热灰中温出药味服之。此方无毒，已愈十六人矣，神验。药尽再作之。古今录验。**鳖瘕坚硬**肿起如盆，眠卧不得。蒴藋根白皮一握，捣汁和水服。千金方。**下部闭塞**蒴藋根一把，捣汁水和，绞去滓。强人每服一升。外台秘要。**一切风疹**蒴藋煮汤，和少酒涂之，无不瘥。梅师方。**小儿赤游**上下游行，至心即死。蒴藋煎汁洗之。子母秘录。**五色丹毒**蒴藋叶捣傅之。千金方。**痈肿恶肉**不消者，蒴藋灰、石灰各淋取汁，合煎如膏，傅之。能蚀恶肉，亦去痣疵。此药过十日即不中用也。千金方。**手足疣目**蒴藋子，揉烂，涂目上。圣惠方。**熊罴伤人**蒴藋一大把，以水一升渍，须臾，取汁饮，以滓封之。张文仲备急方。

水英宋《图经》

【释名】　鱼津草。〔颂曰〕唐天宝单方图言：此草原生永阳池泽及河海边。临汝人呼为牛荭草，河北信都人名水节，河内连内黄呼为水棘，剑南、遂宁等郡名龙移草，淮南诸郡名海荏。岭南亦有，土地尤宜，茎叶肥大，名海精木，亦名鱼津草。〔时珍曰〕此草不著形状气味，无以考证。芹菜亦名水英，不知是此否也。

【气味】　缺。

【主治】　骨风。苏颂。

【发明】〔颂曰〕蜀人采其花合面药。凡丈夫妇人无故两脚肿满，连膝胫中痛，屈申急强者，名骨风。其疾不宜针灸及服药，惟每日取此草五斤，以水一石，煮三斗，及热浸并淋膝上，日夜三四度。不经五日即瘥，数用神验。其药春取苗，夏采叶及花，冬用根。肿甚者，加生椒目三升、水二斗。用毕，即摩粉避风。忌油腻生菜猪鱼等物。

蓝《本经》上品

【释名】〔时珍曰〕按陆佃埤雅云：月令仲夏令民无刈蓝以染。郑玄言恐伤长养之气也。然则刈蓝先王有禁，制字从监，以此故也。

【集解】〔别录曰〕蓝实生河内平泽，其茎叶可以染青。〔弘景曰〕此即今染襟碧所用者，以尖叶者为胜。〔恭曰〕蓝有三种：一种叶围径二寸许，厚三四分者，堪染青，出岭南，太常名为木蓝子；陶氏所说乃是菘蓝，其汁抨为淀甚青者，本经所用乃是蓼蓝实也，其苗似蓼而味不辛，不堪为淀，惟作碧色尔。〔颂曰〕蓝处处有之，人家蔬圃作畦种。至三月、四月生苗，高三二尺许，叶似水蓼，花红白色，实亦若蓼子而大，黑色，五月、六月采实。但可染碧，不堪作淀，此名蓼蓝，即医方所用者也。别有木蓝，出岭南，不入药。有菘蓝，可为淀，亦名马蓝。尔雅所谓葳，马蓝是也。又扬州一种马蓝，四时俱有，叶类苦荬菜，土人连根采服，治败血。江宁一种吴蓝，二月内生，如蒿，叶青花白，亦解热毒。此二种虽不类，而俱有蓝名，且古方多用吴蓝，或恐是此，故并附之。〔宗奭曰〕蓝实即大蓝实也。谓之蓼蓝者，非是。乃尔雅所谓马蓝者。解诸药毒不可阙也。实与叶两用，注不解实，只解叶，为未尽。〔时珍曰〕蓝凡五种，各有主治，惟蓝实专取蓼蓝者。蓼蓝：叶如蓼，五六月开花，成穗细小，浅红色，子亦如蓼，岁可三刈，故先王禁之。菘蓝：叶如白菘。马蓝：叶如苦荬，即郭璞所谓大叶冬蓝，俗中所谓板蓝者。二蓝花子并如蓼蓝。吴蓝：长茎如蒿而花白，吴人种之。木蓝：长茎如决明，高者三四尺，分枝布叶，叶如槐叶，七月开淡红花，结角长寸许，累累如小豆角，其子亦如马蹄决明子而微小，迥与诸蓝不同，而作淀则一也。别有甘蓝，可食，见本条。苏恭以马蓝为木蓝，苏颂以菘蓝为马蓝，宗奭以蓝实为大叶蓝之实，皆非矣。今并列于下。

蓝实

【气味】 苦，寒，无毒。〔权曰〕甘。

【主治】 解诸毒。杀蛊蚑疰鬼螫毒。久服头不白，轻身。本经。蚑音其，小儿鬼也。填骨髓，明耳目，利五脏，调六腑，通关节，治经络中结气，使人健少睡，益心力。甄权。疗毒肿。苏恭。

蓝叶汁此蓼蓝也。

【气味】 苦、甘，寒，无毒。

【主治】 杀百药毒。解狼毒、射罔毒。别录。〔弘景曰〕解毒不得生蓝汁，以青襦布渍汁亦善。汁涂五心，止烦闷，疗蜂螫毒。弘景。斑蝥、芫青、樗鸡毒。朱砂、砒石毒。时珍。

马蓝

【主治】 妇人败血。连根焙捣下筛，酒服一钱匕。苏颂。

吴蓝

【气味】 苦、甘，冷，无毒。

【主治】 寒热头痛，赤眼，天行热狂，丁疮，游风热毒，肿毒风疹，除烦止渴，杀疳，解毒药毒箭，金疮血闷，毒刺虫蛇伤，鼻衄吐血，排脓，产后血运，小儿壮热。解金石药毒、狼毒、射罔毒。大明。

【发明】〔震亨曰〕蓝属水，能使败血分归经络。〔时珍曰〕诸蓝形虽不同，而性味不远，故能解毒除热。惟木蓝叶力似少劣，蓝子则专用蓼蓝者也。至于用淀与青布，则是刘蓝浸水入石灰澄成者，性味不能不少异，不可与蓝汁一概论也。有人病呕吐，服玉壶诸丸不效，用蓝汁入口即定，盖亦取其杀虫降火尔。如此之类，不可不知。〔颂曰〕蓝汁治虫豸伤。刘禹锡传信方著其法云：取大蓝汁一碗，入雄黄、麝香二物少许，以点咬处，仍细服其汁，神异之极也。张荐员外住剑南，张延赏判官，忽被斑蜘蛛咬头上，一宿，咬处有二道赤色，细如箸，绕项上，从胸前下至心。经两宿，头面肿痛，大如数升碗，肚渐肿，几至不救。张公出钱五百千，并荐家财又数百千，募能疗者。忽一人应召，云可治。张公甚不信之，欲验其方。其人云：不惜方，但疗人性命尔。遂取大蓝汁一碗，以蜘蛛投之，至汁而死。又取蓝汁加麝香、雄黄，更以一蛛投入，随化为水。张公因甚异之，遂令点于咬处。两日悉平，作小疮而愈。

【附方】 旧十一，新六。小儿赤痢捣青蓝汁二升，分四服。子母秘录。小儿中蛊下血欲死。捣青蓝汁，频服之。圣惠方。阴阳易病伤寒初愈，交合阴阳，必病拘急，手足拳，小腹急热，头不能举，名阴阳易，当汗之。满四日难治。蓝一把，雄鼠屎三十枚，水煎服。取汗。圣惠方。惊痫发热干蓝、凝水石等分，为末，水调傅头上。圣惠方。上气咳嗽呷呀息气，喉中作声，唾粘。以蓝叶水浸捣汁一升，空腹频服。须臾以杏仁研汁，煮粥食之。一两日将息，依前法更服，吐痰尽方瘥。梅师方。飞血赤目热痛。干蓝叶切二升，车前草半两，淡竹叶切三握，水四升，煎二升，去滓温洗。冷即再暖，以瘥为度。圣济总录。腹中鳖瘕蓝叶一升,捣,以水三升,绞汁服一升,日二次。千金方。**应声虫病**腹中有物作声,随人语言,名应声虫病。用板蓝汁一盏,分五服,效。夏子益奇疾方。**卒中水毒**捣蓝青汁,傅头身令匝。肘后方。**服药过剂**烦闷,及中毒烦闷欲死,捣蓝汁服数升。肘后方。**卒自缢死**以蓝汁灌之。千金方。**毒箭伤人**蓝青捣饮并傅之。如无蓝,以青布渍汁饮。肘后方。**唇边生疮**连年不瘥。以八月蓝叶一斤,捣汁洗之,不过三度瘥。千金方。**齿䘌肿痛**紫蓝烧灰傅之,日五度。圣惠方。**白头秃疮**粪蓝煎汁频洗。圣济录。**天泡热疮**蓝叶捣傅之,良。集简方。**疮疹不快**板蓝根一两,甘草一分,为末。每服半钱或一钱,取雄鸡冠血三二点,同温酒少许调下。钱氏小儿方。

蓝淀《纲目》

【释名】〔时珍曰〕澱,石殿也,其滓澄殿在下也。亦作淀,俗作靛。南人掘地作坑,以蓝浸水一宿,入石灰搅至千下,澄去水,则青黑色。亦可干收,用染青碧。其搅刈浮沫,掠出阴干,谓之靛花,即青黛,见下。

【气味】 辛、苦,寒,无毒。

【主治】 解诸毒。傅热疮,小儿秃疮热肿。藏器。止血杀虫,治噎膈。时珍。

【发明】〔时珍曰〕淀乃蓝与石灰作成。其气味与蓝稍有不同,而其止血拔毒杀虫之功,似胜于蓝。按广五行记云:唐永徽中,绛州一僧,病噎不下食数年。临终命其徒曰:吾死后,可开吾胸喉,视有何物苦我如此。及死,其徒依命,开视胸中,得一物,形似鱼而有两头,遍体悉似肉鳞,安钵中,跳跃不已。戏投诸味,虽不见食,皆化为水。又投诸毒物,亦皆销化。一僧方作蓝淀,因以少淀投之,即怖惧奔走,须臾化成水。世传淀水能治噎疾,盖本于此。今方士或以染缸水饮人治噎膈,皆取其杀虫也。

【附方】 新四。**时行热毒**心神烦躁。用蓝淀一匙,新汲水一盏服。圣惠方。**小儿热丹**蓝淀傅之。秘录方。**口鼻急疳**数日欲死。以蓝淀傅之令遍,日十度,夜四度。千金翼。**误吞水蛭**青靛调水饮,即泻出。普济方。

青黛宋《开宝》

【释名】 靛花纲目青蛤粉。〔时珍曰〕黛,眉色也。刘熙释名云:灭去眉毛,以此代之，故谓之黛。

【集解】〔志曰〕青黛从波斯国来。今以太原并庐陵、南康等处，染淀瓮上沫紫碧色者用之，与青黛同功。〔时珍曰〕波斯青黛，亦是外国蓝靛花，既不可得，则中国靛花亦可用。或不得已，用青布浸汁代之。货者复以干淀充之，然有石灰，入服饵药中当详之。

【气味】 咸，寒，无毒。〔权曰〕甘，平。

【主治】 解诸药毒，小儿诸热，惊痫发热，天行头痛寒热，并水研服之。亦磨傅热疮恶肿，金疮下血，蛇犬等毒。开宝。解小儿疳热，杀虫。甄权。小儿丹热，和水服之。同鸡子白、大黄末，傅疮痈蛇虺螫毒。藏器。泻肝，散五脏郁火，解热，消食积。震亨。去热烦，吐血咯血，斑疮阴疮，杀恶虫。时珍。

【发明】〔宗奭曰〕青黛乃蓝为之者。有一妇人患脐下腹上，下连二阴，遍生湿疮，状如马爪疮，他处并无，痒而痛，大小便涩，出黄汁，食亦减，身面微肿。医作恶疮治，用鳗鲡鱼、松脂、黄丹之药涂之，热痛甚。问其人嗜酒食，喜鱼蟹发风等物。急令洗其膏药，以马齿苋四两，杵烂，入青黛一两，再研匀涂之。即时热减，痛痒皆去。仍以八正散，日三服之。分败客热。药干即上。如此二日，减三分之一，五日减三分之二，二十日愈。此盖中下焦蓄风热毒气也。若不出，当作肠痈内痔。仍须禁酒色发风物。然不能禁，后果患内痔。

【附方】旧六，新七。**心口热痛**姜汁调青黛一钱服之。医学正传。**内热吐血**青黛二钱，新汲水下。圣惠方。**肺热咯血**青饼子：用青黛一两，杏仁以牡蛎粉炒过一两，研匀，黄蜡化和，作三十饼子。每服一饼，以干柿半个夹定。湿纸裹，煨香嚼食，粥饮送下。日三服。华佗中藏经。**小儿惊痫**青黛量大小，水研服之。生生编。**小儿夜啼**方同上。**小儿疳痢**宫气方歌云：孩儿杂病变成疳，不问强羸女与男。烦热毛焦鼻口燥，皮肤枯槁四肢瘫。腹中时时更下痢，青黄赤白一般般。眼涩面黄鼻孔赤，谷道开张不可看。此方便是青黛散，孩儿百病服之安。**耳疳出汁**青黛、黄檗末，干搽。谈野翁方。**烂弦风眼**青黛、黄连泡汤，日洗。明目方。**产后发狂**四物汤加青黛，水煎服。摘玄。**伤寒赤斑**青黛二钱，水研服。活人书。**豌豆疮毒**未成脓者。波斯青黛一枣许，水研服。梅师方。**瘰疬未穿**靛花、马齿苋同捣，日日涂傅，取效。简便方。**诸毒虫伤**青黛、雄黄等分，研末，新汲水服二钱。古今录验。

【附录】 **雀翘**〔别录有名未用曰〕味咸。益气明目。生蓝中。叶细黄，茎赤有刺。四月实，锐黄中黑。五月采，阴干。一名去母，一名更生。

甘蓝《拾遗》

校正：自菜部移入此。

【释名】 蓝菜千金。

【集解】〔藏器曰〕此是西土蓝也。叶阔可食。〔时珍曰〕此亦大叶冬蓝之类也。按胡洽居士云：河东、陇西羌胡多种食之，汉地少有。其叶长大而厚，煮食甘美。经冬不死，春亦有英。其花黄，生角结子，其功与蓝相近也。

【气味】 甘，平，无毒。

【主治】 久食，大益肾，填髓脑，利五脏六腑，利关节，通经络中结气，心下结伏气，明耳目，健人，少睡。益心力，壮筋骨。作菹经宿色黄，和盐食，治黄毒。藏器。

子

【主治】 人多睡。思邈。

蓼《本经》中品

校正：自菜部移入此。

【释名】〔时珍曰〕蓼类皆高扬，故字从翏，音料，高飞貌。

【集解】〔别录曰〕蓼实生雷泽川泽。〔弘景曰〕此类多人所食。有三种：一是青蓼，人家常用，其叶有圆有尖，以圆者为胜，所用即此也；一是紫蓼，相似而紫色；一是香蓼，相似而香，并不甚辛，好食。〔保升曰〕蓼类甚多。有青蓼、香蓼、水蓼、马蓼、紫蓼、赤蓼、木蓼七种：紫、赤二蓼，叶小狭而厚；青、香二蓼，叶亦相似而俱薄；马、水二蓼，叶俱阔大，上有黑点；木蓼一名天蓼，蔓生，叶似柘叶。六蓼花皆红白，子皆大如胡麻，赤黑而尖扁；惟木蓼花黄白，子皮青滑。诸蓼并冬死，惟香蓼宿根重生，可为生菜。〔颂曰〕木蓼亦有大小二种，皆蔓生。陶氏以青蓼入药，余亦无用。三茅君传有作白蓼酱方，药谱无白蓼，疑即青蓼也。〔宗奭曰〕蓼实即草部下品水蓼之子也。彼言水蓼是用茎，此言蓼实是用子也。春初以壶卢盛水浸湿，高挂火上，日夜使暖，遂生红芽，取为蔬，以备五辛盘。〔时珍曰〕韩保升所说甚明。古人种蓼为蔬，收子入药。故礼记烹鸡豚鱼鳖，皆实蓼于其腹中，而和羹脍亦须切蓼也。后世饮食不用，人亦不复栽，惟造酒曲者用其汁耳。今但以平泽所生香蓼、青蓼、紫蓼为良。

实

【气味】 辛，温，无毒。〔诜曰〕多食吐水，壅气损阳。

【主治】 明目温中，耐风寒，下水气，面浮肿痈疡。本经。归鼻，除肾气，去瘑疡，止霍乱，治小儿头疮。甄权。

【附方】 旧一，新三。**伤寒劳复**因交后卵肿，或缩入腹痛。蓼子一把，水挼汁，饮一升。肘后方。**霍乱烦渴**蓼子一两，香薷二两。每服二钱，水煎服。圣惠。**小儿头疮**蓼子为末，蜜和鸡子白同涂之，虫出不作痕。药性论。**蜗牛咬毒**毒行遍身者。蓼子煎水浸之，立愈。不可近阴，令弱也。陈藏器本草。

苗叶

【气味】 辛，温，无毒。〔思邈曰〕黄帝云：食蓼过多，有毒，发心痛。和生鱼食，令人脱气，阴核痛求死。二月食蓼。伤人胃。扁鹊云：久食令人寒热，损髓减气少精。妇人月事来时食蓼、蒜，喜为淋。与大麦面相宜。

【主治】 归舌，除大小肠邪气，利中益志。别录。干之酿酒，主风冷，大良。弘景。作生菜食，能入腰脚。煮汤捋脚，治霍乱转筋。煮汁日饮，治痃癖。捣烂，傅狐尿疮。藏器。脚暴软，赤蓼烧灰淋汁浸之，以桑叶蒸罨，立愈。大明。杀虫伏砒。时珍。

【附方】 旧四，新三。**蓼汁酒**治胃脘冷，不能饮食，耳目不聪明，四肢有气，冬卧足冷。八月三日取蓼日干，如五升大，六十把，水六石，煮取一石，去滓，拌米饭，如造酒法，待熟，日饮之。十日后，目明气壮也。千金方。**肝虚转筋**吐泻。赤蓼茎叶切三合，水一盏，酒三合，煎至四合，分二服。圣惠方。**霍乱转筋**蓼叶一升，水三升，煮取汁二升，入香豉一升，更煮一升半，分三服。药性论。**夏月暍死**浓煮蓼汁一盏服。外台。**小儿冷痢**蓼叶捣汁服。千金。**血气攻心痛**不可忍。蓼根洗剉，浸酒饮。斗门。**恶犬咬伤**蓼叶捣泥傅。肘后。

水蓼《唐本草》

【释名】 虞蓼尔雅泽蓼。〔志曰〕生于浅水泽中，故名水蓼。〔时珍曰〕按尔雅云：蔷，虞蓼也。山夹水曰虞。

【集解】 〔恭曰〕水蓼生下湿水旁。叶似马蓼，大于家蓼，茎赤色，水挼食之，胜于蓼子。〔宗奭曰〕水蓼大概与水荭相似，但枝低耳。今造酒取叶，以水浸汁，和面作曲，亦取其辛耳。〔时珍曰〕此乃水际所生之蓼，叶长五六寸，比水荭叶稍狭，比家蓼叶稍大，而功用仿佛。故寇氏谓蓼实即水蓼之子者，以此故。

茎叶

【气味】 辛,无毒。〔大明曰〕冷。

【主治】 蛇伤,捣傅之。绞汁服之,止蛇毒入腹心闷。又治脚气肿痛成疮,水煮汁渍捋之。唐本。

马蓼《纲目》

【释名】 大蓼纲目墨记草。〔时珍曰〕凡物大者,皆以马名之,俗呼大蓼是也。高四五尺,有大小二种。但每叶中间有黑迹,如墨点记,故方士呼为墨记草。

【集解】〔弘景曰〕马蓼生下湿地,茎斑,叶大有黑点。亦有两三种,其最大者名茏鼓,即水荭也。

茎叶

【气味】 辛,温,无毒。〔时珍曰〕伏丹砂、雌黄。

【主治】 去肠中蛭虫,轻身。本经。

荭草《别录》中品

校正: 并入有名未用别录天蓼。

【释名】 鸿䔧音缬茏古一作鼓游龙诗经石龙别录天蓼别录大蓼别录。〔时珍曰〕此蓼甚大而花亦繁红,故曰荭,曰鸿。鸿亦大也。别录有名未用草部中有天蓼,云一名石龙,生水中。陈藏器解云:天蓼即水荭,一名游龙,一名大蓼。据此。则二条乃一指其实,一指茎叶而言也。今并为一。

【集解】〔别录曰〕荭生水旁,如马蓼而大,五月采实。〔弘景曰〕今生下湿地甚多,极似马蓼而甚长大。诗称隰有游龙,郭璞云,即茏古也。〔颂曰〕荭即水荭也,似蓼而叶大。赤白色,高丈余,尔雅云:荭,茏古。其大者蒏,音诡。陆玑云:游龙一名马蓼。然马蓼自是一种也。〔时珍曰〕其茎粗如拇指,有毛。其叶大如商陆,花色浅红,成穗,秋深子成,扁如酸枣仁而小,其色赤黑而肉白,不甚辛,炊炒可食。

实

【气味】 咸,微寒,无毒。

【主治】 消渴,去热明目益气。别录。

【附方】 旧一,新一。瘰疬水荭子不以多少,一半微炒,一半生用,同研末。

食后好酒调服二钱，日三服。已破者亦治。久则效，效则止。寇宗奭本草衍义。**癖痞腹胀**及坚硬如杯碗者。用水荭花子一升，另研独颗蒜三十个去皮，新狗脑一个，皮消四两，石臼捣烂，摊在患处上，用油纸以长帛束之。酉时贴之，次日辰时取之。未效，再贴二三次。倘有脓溃，勿怪。仍看虚实，日逐间服钱氏白饼子、紫霜丸、塌气丸、消积丸，利之磨之。服至半月，甚者一月，无不瘥矣。以喘满身者为实，不喘者为虚。蔺氏经验方。

花

【主治】 **散血，消积，止痛。**时珍。

【附方】 新三。**胃脘血气作痛。**水荭花一大撮，水二钟，煎一钟服。百户毛菊庄屡验方也。董炳避水集验方。**心气疗痛**水荭花为末，热酒服二钱。又法：男用酒水各半煎服，女用醋水各半煎服。一妇年三十病此，一服立效。摘玄方。**腹中痞积**水荭花或子一碗，以水三碗，用桑柴文武火煎成膏，量痞大小摊贴，仍以酒调膏服。忌腥荤油腻之物。刘松石保寿堂方。

天蓼别录。〔时珍曰〕此指茎叶也。

【气味】 辛，有毒。

【主治】 **恶疮，去痹气。**别录。**根茎：除恶疮肿，水气脚气，煮浓汁渍之。**苏颂。

【附方】 新一。**生肌肉**水荭花根煎汤淋洗，仍以其叶晒干研末，撒疮上，每日一次。谈野翁试验方。

毛蓼《拾遗》

【集解】〔藏器曰〕毛蓼生山足，似马蓼，叶上有毛，冬根不死。〔时珍曰〕此即蓼之生于山麓者，非泽隰之蓼也。

茎叶

【气味】 辛，温，有毒。

【主治】 **痈肿疽瘘瘰疬，杵碎纳疮中，引脓血，生肌。亦作汤，洗兼濯足，治脚气。**藏器。

海根《拾遗》

【集解】〔藏器曰〕生会稽海畔山谷，茎赤，叶似马蓼，根似菝葜而小，胡人蒸而用之也。

根

【气味】 苦,小温,无毒。

【主治】 霍乱中恶心腹痛,鬼气痊忤飞尸,喉痹蛊毒,痈疽恶肿,赤白游疹,蛇咬大毒。酒及水磨服,并傅之。藏器。

火炭母草 宋《图经》

【集解】〔颂曰〕生恩州原野中。茎赤而柔,似细蓼。叶端尖,近梗形方。夏有白花。秋实如椒,青黑色,味甘可食。

叶

【气味】 酸,平,有毒。

【主治】 去皮肤风热,流注骨节,痈肿疼痛。不拘时采。于坩器中捣烂,以盐酒炒,傅肿痛处。经宿一易之。苏颂。

三白草 《唐本草》

【释名】〔弘景曰〕叶上有三白点,俗因以名。又见下。

【集解】〔恭曰〕三白草生池泽畔,高尺许。叶似水荭,亦似蕺,又似菝葜。叶上有三黑点,非白也。古人秘之,隐黑为白尔。根如芹根,黄白色而粗大。〔藏器曰〕此草初生无白,入夏叶端半白如粉。农人候之莳田,三叶白则草便秀。故谓之三白。若云三黑点,苏未识矣。其叶如薯蓣,亦不似水荭。〔保升曰〕今出襄州,二月、八月采根用。〔时珍曰〕三白草生田泽畔,三月生苗,高二三尺,茎如蓼,叶如章陆及青葙。四月其颠三叶面上,三次变作白色,余叶仍青不变。俗云:一叶白,食小麦;二叶白,食梅杏;三叶白,食黍子。五月开花成穗,如蓼花状,而色白微香,结细实。根长白虚软,有节须,状如泥菖蒲根。造化指南云:五月采花及根,可制雄黄。苏恭言似水荭,有三黑点者,乃马蓼,非三白也。藏器所说虽是,但叶亦不似薯蓣。

【气味】 甘、辛,寒,有小毒。

【主治】 水肿脚气,利大小便,消痰破癖,除积聚,消丁肿,唐本。捣绞汁服,令人吐逆,除疟及胸膈热痰,小儿痞满。藏器。根:疗脚气风毒胫肿,捣酒服,亦甚有验。又煎汤,洗癣疮。时珍。

蚕网草《拾遗》

【集解】〔藏器曰〕生湿地，如蓼大，茎赤花白，东土亦有之。

【气味】 辛，平，无毒。

【主治】 诸虫如蚕类咬人，恐毒入腹，煮服之。亦捣傅诸疮。藏器。

蛇网草《拾遗》

【集解】〔藏器曰〕生平地，叶似苦杖而小，节赤，高一二尺，种之辟蛇。又一种草，茎圆似苎，亦傅蛇毒。〔慎微曰〕按百一方云：关东有草状如苎，茎方节赤，按傅蛇毒，如摘却然，名蛇网草。又有鼠网草，即后莽草。

【气味】 缺。

【主治】 蛇虺毒虫等螫。取根叶捣傅咬处，当下黄水。藏器。

虎杖《别录》中品

【释名】 苦杖拾遗 **大虫杖**药性 **斑杖**日华 酸杖。〔时珍曰〕杖言其茎，虎言其斑也。或云一名杜牛膝者，非也。一种斑杖似蒴藋者，与此同名异物。

【集解】〔弘景曰〕田野甚多，状如大马蓼，茎斑而叶圆。〔保升曰〕所在有之。生下湿地，作树高丈余，其茎赤根黄。二月、三月采根。日干。〔颂曰〕今出汾州、越州、滁州、处处有之。三月生苗，茎如竹笋状，上有赤斑点，初生便分枝子。叶似小杏叶，七月开花，九月结实。南中出者，无花。根皮黑色，破开即黄，似柳根。亦有高丈余者。尔雅云：蒤，虎杖。郭璞注云：似荭草而粗大，有细刺，可以染赤。是也。〔宗奭曰〕此草药也。蜀本言作木高丈余者，非矣。大率毕似寒菊，然花叶茎蕊差大为异。仍茎叶有淡黑斑。六七月旋旋开花，至九月中方已。花片四出，其色如桃花，差大而外微深。陕西山麓水次甚多。〔敩曰〕凡使勿误用天蓝及斑袖根，二味根形味皆相似也。〔机曰〕诸注或云似荭、似杏、似寒菊，各不相侔，岂所产有不同耶。〔时珍曰〕其茎似荭蓼，其叶圆似杏，其枝黄似柳，其花状似菊，色似桃花。合而观之，未尝不同也。

根

【修治】〔敩曰〕采得细剉，却用叶包一夜，晒干用。

【气味】 微温。〔权曰〕甘，平，无毒。〔宗奭曰〕味微苦。今天下暑月多煎根汁为饮。不得甘草，则不堪饮。本文不言味。药性论云：甘。是甘草之味，非虎杖味也。

【主治】 通利月水，破留血癥结。别录。渍酒服，主暴瘕。弘景。风在骨节间，及血瘀，煮作酒服之。藏器。治大热烦躁，止渴利小便，压一切热毒。甄权。治产后血运，恶血不下，心腹胀满，排脓，主疮疖扑损瘀血，破风毒结气。大明。烧灰，贴诸恶疮，焙研炼蜜为丸，陈米饮服，治肠痔下血。苏颂。研末酒服，治产后瘀血血痛，及坠扑昏闷有效。时珍。

【发明】〔权曰〕暑月以根和甘草同煎为饮，色如虎珀可爱，甚甘美。瓶置井中，令冷澈如冰，时人呼为冷饮子，啜之且尊于茗，极解暑毒。其汁染米作糜糕益美，捣末浸酒常服，破女子经脉不通。有孕人勿服。〔时珍曰〕孙真人千金方：治女人月经不通，腹内积聚，虚胀雷鸣，四肢沉重，亦治丈夫积聚，有虎杖煎：取高地虎杖根，锉二斛，水二石五斗，煮取一斗半，去滓，入醇酒五升，煎如饧。每服一合，以知为度。又许学士本事方：治男妇诸般淋疾。用苦杖根洗净，剉一合，以水五合，煎一盏，去滓，入乳香、麝香少许服之。鄞县尉耿梦得，内人患沙石淋，已十三年。每漩痛楚不可忍，溺器中小便下沙石剥剥有声。百方不效，偶得此方服之，一夕而愈。乃予目击者。

【附方】 旧三，新三。小便五淋苦杖为末，每服二钱，用饭饮下。集验方。月水不利虎杖三两，凌霄花、没药一两，为末，热酒每服一钱。又方：治月经不通，腹大如瓮，气短欲死。虎杖一斤，去头暴干，切。土瓜根汁、牛膝汁二斗。水一斛，浸虎杖一宿，煎取二斗，入二汁，同煎如饧。每酒服一合，日再夜一，宿血当下。圣惠方。时疫流毒攻手足，肿痛欲断。用虎杖根剉，煮汁渍之。肘后方。腹中暴癥硬如石，痛如刺。不治，百日内死。取虎杖根，勿令影临水上，可得石余，洗干捣末，稌米五升炊饭，纳入搅之，好酒五斗渍之，封候药消饭浮，可饮一升半，勿食鲑鱼及盐。但取一斗干者，薄酒浸饮，从少起，日三服，亦佳，癥当下也。此方治癥，大胜诸药也。外台秘要。气奔怪病人忽遍身皮底混混如波浪声，痒不可忍，抓之血出不能解，谓之气奔。以苦杖、人参、青盐、细辛各一两，作一服，水煎，细饮尽便愈。夏子益奇疾方。消渴引饮虎杖烧过、海浮石、乌贼鱼骨、丹砂等分，为末。渴时以麦门冬汤服二钱，日三次。忌酒色鱼面鲊酱生冷。卫生家宝方。

蒤《拾遗》

校正：并入有名未用别录马唐。

【释名】　**马唐**别录**马饭**别录**羊麻**别录**羊粟**别录**蔓于**尔雅**轩于。**〔藏器曰〕马食之如糖如饭，故名马唐、马饭。〔时珍曰〕羊亦食之，故曰羊麻、羊粟。其气痡臭，故谓之菵。菵者痡也，朽木臭也。此草茎颇似蕙而臭。故左传云，一熏一菵，十年尚犹有臭，是也。孙升谈圃以为香薷者，误矣。即别录马唐也，今并为一。

【集解】〔别录曰〕马唐生下湿地，茎有节生根，五月采。〔藏器曰〕生南方废稻田中，节节有根，着土如结缕草，堪饲马。又曰：菵生水田中，状如结缕草而叶长，马食之。

【气味】　**甘，寒，无毒。**〔藏器曰〕大寒。

【主治】　**马唐：调中，明耳目。**别录。**煎取汁，明目润肺。又曰：菵：消水气湿痹，脚气顽痹虚肿，小腹急，小便赤涩，并合赤小豆煮食，勿与盐。绞汁服，止消渴。捣汁，傅毒肿。**藏器。

萹蓄音楄畜《本经》下品

【释名】　**扁竹**弘景**扁辨**吴普**扁蔓**吴普**粉节草**纲目**道生草。**〔时珍曰〕许慎说文作扁筑，与竹同音。节间有粉，多生道旁，故方士呼为粉节草、道生草。

【集解】〔别录曰〕萹蓄生东莱山谷，五月采，阴干。〔弘景曰〕处处有之，布地而生，花节间白，叶细绿，人呼为扁竹。〔颂曰〕春中布地生道旁，苗似瞿麦，叶细绿如竹，赤茎如钗股，节间花出甚细，微青黄色，根如蒿根，四五月采苗阴干。蜀图经云：二月、八月采苗，日干。郭璞注尔雅云：似小藜，赤茎节，好生道旁，可食杀虫是也。或云尔雅王刍即此也。〔时珍曰〕其叶似落帚叶而不尖，弱茎引蔓，促节。三月开细红花，如蓼蓝花，结细子，炉火家烧灰炼霜用。一种水扁筑，名薄，音督，出说文。

【气味】　**苦，平，无毒。**〔权曰〕甘、涩。

【主治】　**浸淫疥瘙疽痔，杀三虫。**本经。**疗女子阴蚀。**别录。**煮汁饮小儿，疗蛔虫有验。**甄权。**治霍乱黄疸，利小便，小儿蛔病。**时珍。

【附方】　旧六，新三。**热淋涩痛**扁竹煎汤频饮。生生编。**热黄疸疾**扁竹捣汁，顿服一升。多年者，日再服之。药性论。**霍乱吐利**扁竹入豉汁中，下五味，煮羹食。食医心镜。**丹石冲眼**服丹石人毒发，冲眼肿痛。扁竹根一握，洗，捣汁服之。食疗本草。**蛔咬心痛**食疗：治小儿蛔咬心痛，面青，口中沫出临死者。取扁竹十斤剉，以水一石，煎至一斗，去滓煎如饧。隔宿勿食，空心服一升，虫即下也。仍常煮汁作饭食。海上歌云：心头急痛不能当，我有仙人海上方。萹蓄醋煎通口咽，管教时刻便安康。**虫食下部**虫状如蜗牛，食下部作痒。取扁竹一把，水二升，煮熟。五岁儿，空腹服三五合。杨氏产乳。**痔发肿痛**扁竹捣汁，服一升，一二服未瘥，再服。亦取汁和面作馎饦煮食，日三次。药性论。**恶疮痂痒**作痛。扁竹捣封，痂落即瘥。肘后方。

荩草音烬《本经》下品

【释名】 **黄草**吴普**绿竹**唐本**绿蓐**唐本**菉草**纲目**鳖草**音戾**王刍**尔雅**鸱脚莎**。〔时珍曰〕此草绿色，可染黄，故曰黄、曰绿也。菉、鳖乃北人呼绿字音转也。古者贡草入染人，故谓之王刍，而进忠者谓之荩臣也。诗云：终朝采绿，不盈一掬。许慎说文云：荩草可以染黄。汉书云：诸侯鳖绶，晋灼注云：鳖草出琅琊，似艾可染，因以名绶。皆谓此草也。〔禹锡曰〕尔雅：绿，王刍。孙炎注云：即绿蓐草也。今呼为鸱脚莎。诗云，绿竹猗猗，是也。

【集解】〔别录曰〕荩草生青衣川谷，九月、十月采，可以染作金色。〔普曰〕生太山山谷。〔恭曰〕青衣县名，在益州西。今处处平泽溪涧侧皆有。叶似竹而细薄，茎亦圆小。荆襄人煮以染黄，色极鲜好。俗名绿蓐草。

【气味】 **苦，平，无毒**。〔权曰〕神农、雷公：苦。〔之才曰〕畏鼠负。

【主治】 **久咳上气喘逆，久寒惊悸，痂疥白秃疡气，杀皮肤小虫**。本经。**治身热邪气，小儿身热**。吴普。**洗一切恶疮，有效**。大明。

蒺藜《本经》上品

【释名】 **茨**尔雅**旁通**本经**屈人**本经**止行**本经**休羽**本经**升推**。〔弘景曰〕多生道上及墙上。叶布地，子有刺，状如菱而小。长安最饶，人行多着木履。今军家乃铸铁作之，以布敌路，名铁蒺藜。易云，据于蒺藜，言其凶伤。诗云。墙有茨，不可扫也，以刺梗秽。方用甚稀。〔时珍曰〕蒺，疾也；藜，利也；茨，刺也。其刺伤人，甚疾而利也。屈人、止行，皆因其伤人也。

【集解】〔别录曰〕蒺藜子生冯翊平泽或道旁，七月、八月采实，暴干。〔颂曰〕冬月亦采之，黄白色。郭璞注尔雅云，布地蔓生，细叶，子有三角，刺人，是也。又一种白蒺藜，今生同州沙苑，牧马草地最多，而近道亦有之。绿叶细蔓，绵布沙上。七月开花黄紫色，如豌豆花而小，九月结实作荚，子便可采。其实味甘而微腥,褐绿色,与蚕种子相类而差大。又与马𦃃子酷相类,但马𦃃子微大,不堪入药,须细辨之。〔宗奭曰〕蒺藜有二等:一等杜蒺藜,即今之道旁布地而生者,开小黄花,结芒刺。一种白蒺藜,出同州沙苑牧马处。子如羊内肾,大如黍粒,补肾药,今人多用。风家惟用刺蒺藜也。〔时珍曰〕蒺藜叶如初生皂荚叶,整齐可爱。刺蒺藜状如赤根菜子及细菱,三角四刺,实有仁。其白蒺藜结荚长寸许,内子大如脂麻,状如羊肾而带绿色,今人谓之沙苑蒺藜。以此分别。

子

【修治】〔𢦤曰〕凡使拣净蒸之。从午至酉,日干,木臼舂令刺尽,用酒拌再蒸,从午至酉,日干用。〔大明曰〕入药不计丸散,并炒去刺用。

【气味】 **苦,温,无毒。**〔别录曰〕辛,微温。〔权曰〕甘,有小毒。〔志曰〕其性宣通,久服不冷而无壅热,当以性温为是。〔之才曰〕乌头为之使。

【主治】 **恶血,破癥积聚,喉痹乳难。久服长肌肉,明目轻身。**本经。**身体风痒,头痛,咳逆伤肺肺痿,止烦下气。小儿头疮,痈肿阴㿉,可作摩粉。**别录。**治诸风疬疡,疗吐脓,去燥热。**甄权。**治奔豚肾气,肺气胸膈满,催生堕胎,益精,疗水藏冷,小便多,止遗沥泄精溺血肿痛。**大明。**痔漏阴汗,妇人发乳带下。**苏颂。**治风秘,及蛔虫心腹痛。**时珍。

白蒺藜

【气味】 **甘,温,无毒。**

【主治】 **补肾,治腰痛泄精,虚损劳乏。**时珍。

【发明】〔颂曰〕古方皆用有刺者,治风明目最良。神仙方亦有单服蒺藜法,云不问黑白,但取坚实者,舂去刺用。〔时珍曰〕古方补肾治风,皆用刺蒺藜。后世补肾多用沙苑蒺藜,或以熬膏和药,恐其功亦不甚相远也。刺蒺藜炒黄去刺,磨面作饼,或蒸食,可以救荒。

【附方】 旧九,新八。**服食法**蒺藜子一石,七八月熟时收取,日干,舂去刺,杵为末。每服二钱,新汲水调下,日三服,勿令中绝,断谷长生。服之一年以后,冬不寒,夏不热。二年,老者复少,发白复黑,齿落更生。服之三年,身轻长生。神仙秘旨。**腰脊引痛**蒺藜子捣末,蜜和丸胡豆大。酒服二丸,日三服。外台秘要。**通身浮肿**杜蒺藜日日煎汤洗之。圣惠方。**卒中五尸**蒺藜子捣末,蜜丸胡豆大。每服二丸,日三服。肘后方。**大便风秘**蒺藜子炒一两,猪牙皂荚去皮酥炙五钱,为末。每服一钱,盐茶汤下。普济方。**月经不通**杜蒺藜、当归等分,为末,米饮每服三钱。儒门事亲。**催生下衣**难产,胎在腹中,并包衣不下及胎死者。蒺藜子、贝母各四两,为末,米汤服三钱。少顷不下,再服。梅师方。**蛔虫心痛**

吐清水。七月七日采蒺藜子阴干，烧作灰，先食服方寸匕，日三服。外台秘要。
万病积聚七八月收蒺藜子，水煮熟，曝干，蜜丸梧子大。每酒服七丸，以知为度。
其汁煎如饴，服之。**三十年失明补肝散**：用蒺藜子七月七日收，阴干捣散。食后
水服方寸匕，日二。外台秘要。**牙齿动摇**疼痛及打动者。土蒺藜去角生研五钱，
淡浆水半碗，蘸水入盐温漱，甚效。或以根烧灰，贴牙即牢固也。御药院方。**牙
齿出血**不止，动摇。白蒺藜末，旦旦擦之。道藏经。**打动牙疼**蒺藜子或根为末，
日日揩之。瑞竹堂方。**鼻塞出水**多年不闻香臭。蒺藜二握，当道车碾过，以水一
大盏，煮取半盏。仰卧，先满口含饭，以汁一合灌鼻中。不过再灌，嚏出一两个
息肉，似赤蛹虫，即愈。圣惠方。**面上瘢痕**蒺藜子、山栀子各一合，为末，醋和，
夜涂旦洗。救急方。**白癜风疾**白蒺藜子六两，生捣为末。每汤服二钱，日二服。
一月根绝，服至半月，白处见红点，神效。孙真人食忌。**一切丁肿**蒺藜子一升，
熬捣，以醋和封头上，拔根。外台秘要。

花
【主治】 阴干为末。每温酒服二三钱，治白癜风。宗奭。

苗
【主治】 煮汤，洗疥癣风疮作痒。时珍。

【附方】 旧二，新一。**鼻流清涕**蒺藜苗二握，黄连二两，水二升，煎一升，少
少灌鼻中取嚏，不过再服。圣惠方。**诸疮肿毒**蒺藜蔓洗，三寸截之，取得一斗，
以水五升，煮取二升，去滓，纳铜器中，又煮取一升，纳小器中，煮如饴状，以涂
肿处。千金方。**蠷螋尿疮**绕身匝即死。以蒺藜叶捣傅之。无叶用子。备急方。

谷精草 宋《开宝》

【释名】 **戴星草**开宝**文星草**纲目**流星草**。〔时珍曰〕谷田余气所生，故曰谷
精。〔志曰〕白花似星，故有戴星诸名。

【集解】 〔颂曰〕处处有之。春生于谷田中，叶茎俱青，根花并白色。二月、
三月采花用，花白小圆似星。可喂马令肥，主虫颡毛焦病。又有一种，茎梗长有
节，根微赤，出秦陇间。〔时珍曰〕此草收谷后，荒田中生之，江湖南北多有。一
科丛生，叶似嫩谷秧。抽细茎，高四五寸。茎头有小白花，点点如乱星。九月采
花，阴干。云二三月采者，误也。

花
【气味】 辛，温，无毒。〔藏器曰〕甘、平。〔大明曰〕可结水银成砂子。

【主治】喉痹，齿风痛，诸疮疥。开宝。头风痛，目盲翳膜，痘后生翳，止血。时珍。

【发明】〔时珍曰〕谷精体轻性浮，能上行阳明分野。凡治目中诸病，加而用之，甚良。明目退翳之功，似在菊花之上也。

【附方】旧一，新七。脑痛眉痛谷精草二钱，地龙三钱，乳香一钱，为末。每用半钱，烧烟筒中，随左右熏鼻。圣济录。偏正头痛集验方用谷精草一两为末，以白面糊调摊纸花上，贴痛处，干换。圣济方用谷精草末、铜绿各一钱，消石半分，随左右嗜鼻。鼻衄不止谷精草为末，熟面汤服二钱。圣惠方。目中翳膜谷精草、防风等分，为末，米饮服之，甚验。明目方。痘后目翳隐涩泪出，久而不退。用谷精草为末，以柿或猪肝片蘸食。一方，加蛤粉等分，同入猪肝内煮熟，日食之。又方：见夜明沙。邵真人济急方。小儿雀盲至晚忽不见物。用羖羊肝一具，不用水洗，竹刀剖开，入谷精草一撮，瓦罐煮熟，日食之，屡效。忌铁器。如不肯食，炙熟，捣作丸绿豆大。每服三十丸，茶下。卫生家宝方。小儿中暑吐泄烦渴。谷精草烧存性，用器覆之，放冷为末。每冷米饮服半钱。保幼大全。

海金沙宋《嘉祐》

【释名】竹园荽。〔时珍曰〕其色黄如细沙也。谓之海者，神异之也。俗名竹园荽，象叶形也。

【集解】〔禹锡曰〕出黔中郡，湖南亦有。生作小株，高一二尺。七月收其全科，于日中暴之，小干，以纸衬承，以杖击之，有细沙落纸上，且暴且击，以尽为度。〔时珍曰〕江浙、湖湘、川陕皆有之，生山林下。茎细如线，引于竹木上，高尺许。其叶细如园荽叶而甚薄，背面皆青，上多皱文。皱处有沙子，状如蒲黄粉，黄赤色。不开花，细根坚强。其沙及草皆可入药。方士采其草取汁，煮砂、缩贺。

【气味】甘，寒，无毒。

【主治】通利小肠。得栀子、马牙消、蓬沙，疗伤寒热狂。或丸或散。嘉祐。治湿热肿满，小便热淋、膏淋、血淋、石淋茎痛，解热毒气。时珍。

【发明】〔时珍曰〕海金沙，小肠、膀胱血分药也。热在二经血分者宜之。

【附方】旧一，新五。热淋急痛海金沙草阴干为末，煎生甘草汤，调服二钱，此陈总领方也。一加滑石。夷坚志。小便不通脐下满闷。海金沙一两，腊南荼半两,捣碎,每服三钱,生姜甘草煎汤下,日二服。亦可末服。图经本草。
膏淋如油海金沙、滑石各一两,甘草梢二钱半,为末。每服二钱,麦门冬煎汤服。
日二次。仁存方。**血淋痛涩**但利水道,则清浊自分。海金沙末,新汲水或砂糖
水服一钱。普济方。**脾湿肿满**腹胀如鼓,喘不得卧。海金沙散:用海金沙三钱,
白术四两,甘草半两,黑牵牛头末一两半,为末。每服一钱,煎倒流水调下,得利
为妙。东垣兰室秘藏。**痘疮变黑**归肾。用竹园荽草煎酒,傅其身,即发起。直
指方。

地杨梅《拾遗》

【集解】〔藏器曰〕生江东湿地,苗如莎草,四五月有子,似杨梅也。
【气味】 辛,平,无毒。
【主治】 **赤白痢,取茎、子煎汤服。**藏器。

水杨梅《纲目》

【释名】 **地椒。**
【集解】〔时珍曰〕生水边,条叶甚多,生子如杨梅状。庚辛玉册云:地椒一
名水杨梅,多生近道阴湿处,荒田野中亦有之。丛生,苗叶似菊。茎端开黄花,
实类椒而不赤。实可结伏三黄、白矾,制丹砂、粉霜。
【气味】 辛,温,无毒。
【主治】 **疔疮肿毒。**时珍。

地蜈蚣草《纲目》

【集解】〔时珍曰〕生村落塍野间。左蔓延右,右蔓延左。其叶密而对生,
如蜈蚣形,其穗亦长,俗呼过路蜈蚣。其延上树者,呼飞天蜈蚣。根、苗皆可用。
【气味】 苦,寒,无毒。
【主治】 **解诸毒,及大便不通,捣汁。疗痈肿,捣涂,并末服,能消毒排脓。
蜈蚣伤者,入盐少许捣涂,或末傅之。**时珍。
【附方】 新一。**一切痈疽**及肠痈奶痈,赤肿未破,或已破而脓血不散,发热
疼痛能食者,并宜排脓托里散:用地蜈蚣、赤芍药、当归、甘草等分,为末。每服

二钱。温酒下。和剂局方。

半边莲《纲目》

【集解】〔时珍曰〕半边莲，小草也。生阴湿塍堑边。就地细梗引蔓，节节而生细叶。秋开小花，淡红紫色，止有半边，如莲花状，故名。又呼急解索。

【气味】 辛，平，无毒。

【主治】 蛇虺伤，捣汁饮，以滓围涂之。又治寒齁气喘，及疟疾寒热，同雄黄各二钱，捣泥，碗内覆之，待色青，以饭丸梧子大。每服九丸，空心盐汤下。时珍。寿域方。

紫花地丁《纲目》

【释名】 箭头草纲目独行虎纲目羊角子秘韫米布袋。

【集解】〔时珍曰〕处处有之。其叶似柳而微细，夏开紫花结角。平地生者起茎，沟壑边生者起蔓。普济方云：乡村篱落生者，夏秋开小白花，如铃儿倒垂，叶微似木香花之叶。此与紫花者相戾，恐别一种也。

【气味】 苦、辛，寒，无毒。

【主治】 一切痈疽发背，疔肿瘰疬，无名肿毒恶疮。时珍。

【附方】 新八。黄疸内热地丁末，酒服三钱。乾坤秘韫。稻芒粘咽不得出者。箭头草嚼咽下。同上方。痈疽恶疮紫花地丁，连根，同苍耳叶等分，捣烂，酒一钟，搅汁服。杨诚经验方。痈疽发背无名诸肿，贴之如神。紫花地丁草，三伏时收，以白面和成，盐醋浸一夜贴之。昔有一尼发背，梦得此方。数日而痊。孙天仁集效方。一切恶疮紫花地丁根，日干，以罐盛，烧烟对疮熏之，出黄水，取尽愈。卫生易简方。瘰疬丁疮发背诸肿。紫花地丁根去粗皮，同白蒺藜为末，油和涂神效。乾坤秘韫。丁疮肿毒千金方用紫花地丁草捣汁服，虽极者亦效。杨氏方用紫花地丁草、葱头、生蜜共捣贴之。若瘤疮，加新黑牛屎。喉痹肿痛箭头草叶，入酱少许，研膏，点入取吐。普济方。

鬼针草《拾遗》

【集解】〔藏器曰〕生池畔，方茎，叶有桠，子作钗脚，着人衣如针。北人谓之鬼针,南人谓之鬼钗。

【气味】 苦,平。无毒。

【主治】 蜘蛛、蛇咬,杵汁服,并傅。藏器。涂蝎虿伤。时珍。

【附方】 新一。割甲伤肉不愈。鬼针草苗、鼠粘子根捣汁,和腊猪脂涂。千金。

独用将军《唐本草》

【集解】〔恭曰〕生林野中,节节穿叶心生苗,其叶似楠,不时采根、叶用。

【气味】 辛,无毒。

【主治】 毒肿乳痈,解毒,破恶血。恭。

【附方】 新一。下痢噤口独将军草根,有珠如豆者,取珠捣汁三匙,以白酒半杯和服。简便方。

【附录】 留军待 〔恭曰〕生剑州山谷,叶似楠而细长。采无时。味辛,温,无毒。主肢节风痛,折伤瘀血,五缓挛痛。

见肿消宋《图经》

【集解】〔颂曰〕生筠州。春生苗叶,茎紫色,高一二尺,叶似桑而光,面青紫赤色,采无时。

【气味】 酸,涩,有微毒。

【主治】 消痈疽肿及狗咬,捣叶贴之。苏颂。

【附方】 新一。一切肿毒。及伤寒遗毒,发于耳之前后,及项下肿硬。用见肿消草、生白及、生白敛、土大黄、生大蓟根、野苎麻根捣成饼,入芒消一钱,和贴留头,干即易之。若加金线重楼及山慈姑尤妙。伤寒蕴要。

攀倒甑《图经》

【集解】〔颂曰〕生宜州郊野,茎叶如薄荷。一名斑杖,一名接骨。〔时珍曰〕斑杖名同虎杖,接骨名同蒴藋,不知是一类否。

【气味】 苦,寒,无毒。

【主治】 解利风热,烦渴狂躁,捣汁服,甚效。苏颂。

水甘草《图经》

【集解】〔颂曰〕生筠州，多在水旁。春生苗，茎青，叶如柳，无花。土人七月、八月采。单用，不入众药。

【气味】 甘，寒，无毒。

【主治】 小儿风热丹毒，同甘草煎饮。苏颂。

本草纲目草部目录第十七卷

草之六毒草类四十七种

大黄本经　商陆本经　狼毒本经　防葵本经　狼牙本经
䓘茹本经　大戟本经　泽漆本经　甘遂本经　续随子开宝　茛
菪本经　即天仙子　云实本经　蓖麻唐本　博落回附　常山
蜀漆本经　杜茎山　土红山附　藜芦本经　山慈石　参果根
马肠根附　木藜芦拾遗　附子本经　天雄本经　侧子别录　漏
篮子纲目　乌头本经　白附子别录　虎掌　天南星本经　由跋
本经　蒟蒻开宝　菩萨草附　半夏本经　蚤休本经　鬼臼本经
射干本经　鸢尾本经　玉簪纲目　凤仙纲目　坐拿草图经　押
不芦附　曼陀罗花纲目　羊踯躅本经　山踯躅　羊不吃草附
芫花本经　荛花本经　醉鱼草纲目　莽草本经　茵芋本经　石
龙芮本经　即胡椒菜　毛茛拾遗　海姜　阴命附　牛扁本经
虱建草附　荨麻图经　格注草唐本　海芋纲目　透山根附　钩
吻本经

上附方旧一百三十四，新四百九十五

本草纲目草部第十七卷

草之六 ｜ 毒草类四十七种

大黄《本经》下品

【释名】黄良本经将军当之火参吴普肤如吴普。〔弘景曰〕大黄,其色也。将军之号,当取其骏快也。〔杲曰〕推陈致新,如戡定祸乱,以致太平,所以有将军之号。

【集解】〔别录曰〕大黄生河西山谷及陇西。二月、八月采根,火干。〔普曰〕生蜀郡北部或陇西。二月卷生黄赤,其叶四四相当,茎高三尺许。三月花黄,五月实黑,八月采根。根有黄汁,切片阴干。〔弘景曰〕今采益州北部汶山及西山者,虽非河西、陇西,好者犹作紫地锦色,味甚苦涩,色至浓黑。西川阴干者胜。北部日干,亦有火干者,皮小焦不如,而耐蛀堪久。此药至劲利,粗者便不中服。〔恭曰〕叶、子、茎并似羊蹄,但茎高六七尺而脆,味酸堪生啖,叶粗长而厚。根细者亦似宿羊蹄,大者乃如碗,长二尺。其性湿润而易蛀坏,火干乃佳。作时烧石使热,横寸截着石上煿之,一日微燥,以绳穿晾干。今出宕州、凉州、西羌、蜀地者皆佳。幽、并以北者渐细,气力不及蜀中者。陶言蜀地不及陇西,误矣。〔藏器曰〕凡用当分别之。若取和厚深沉能攻病者,可用蜀中似牛舌片紧硬者;若取泻泄骏快、推陈去热者,当取河西锦文者。〔颂曰〕今蜀川、河东、陕西州郡皆有之。以蜀川锦文者佳。其次秦陇来者,谓之土番大黄。正月内生青叶,似蓖麻,大者如扇。根如芋,大者如碗,长一二尺。其细根如牛蒡,小者亦如芋。四月开黄花,亦有青红似荞麦花者。茎青紫色,形如竹。二、八月采根,去黑皮,切作横片,火干。蜀大黄乃作竖片如牛舌形,谓之牛舌大黄。二者功用相等。江淮出者曰土大黄,二月开花,结细实。〔时珍曰〕宋祁益州方物图言蜀大山中多有之,赤茎大叶,根巨若碗,药市以大者为枕,紫地锦文也。今人以庄浪出者为最,庄浪即古泾原陇西地,与别录相合。

【正误】〔颂曰〕鼎州出一种羊蹄大黄,治疥癣甚效。初生苗叶,累年长大,即叶似商陆而狭尖。四月内抽条出穗,五七茎相合,花叶同色。结实如荞麦而轻小,五月熟即黄色,呼为金荞麦。三月采苗,五月采实,阴干。九月采根,破之亦有锦文。亦呼为土大黄。〔时珍曰〕苏说即老羊蹄根也。因其似大黄,故谓之羊蹄大黄,实非一类。又一种酸模,乃山大黄也。状似羊蹄而生山上,所谓土大黄或指此,非羊蹄也。俱见本条。

根

【修治】〔雷曰〕凡使细切。以文如水旋斑紧重者,剉片蒸之,从巳至未,晒干,又洒腊水蒸之,从未至亥,如此凡七次。晒干,却洒淡蜜水再蒸一伏时,其大黄必如乌膏样,乃晒干用。〔藏器曰〕凡用有蒸、有生、有熟,不得一概用之。〔承曰〕大黄采时,皆以火石煿干货卖,更无生者,用之亦不须更多炮炙蒸煮。

【气味】 苦,寒。无毒。〔别录曰〕大寒。〔普曰〕神农、雷公:苦,有毒。扁鹊:苦,无毒。李当之:大寒。〔元素曰〕味苦气寒,气味俱厚。沉而降,阴也。用之须酒浸煨熟者,寒因热用。酒浸入太阳经,酒洗入阳明经,余经不用酒。〔杲曰〕大黄苦峻下走,用之于下必生用。若邪气在上,非酒不至,必用酒浸引上至高之分,驱热而下。如物在高巅,必射以取之也。若用生者,则遗至高之邪热,是以愈后或目赤,或喉痹,或头肿,或膈上热疾生也。〔时珍曰〕凡病在气分,及胃寒血虚,并妊娠产后,并勿轻用。其性苦寒,能伤元气、耗阴血故也。〔之才曰〕黄芩为之使,无所畏。〔权曰〕忌冷水,恶干漆。

【主治】 下瘀血血闭,寒热,破癥瘕积聚,留饮宿食,荡涤肠胃,推陈致新,通利水谷,调中化食,安和五脏。本经。平胃下气,除痰实,肠间结热,心腹胀满,女子寒血闭胀,小腹痛,诸老血留结。别录。通女子经候,利水肿,利大小肠,贴热肿毒,小儿寒热时疾,烦热蚀脓。甄权。通宣一切气,调血脉,利关节,泄壅滞水气,温瘴热疟,大明。泻诸实热不通,除下焦湿热,消宿食,泻心下痞满。元素。下痢赤白,里急腹痛,小便淋沥,实热燥结,潮热谵语,黄疸诸火疮。时珍。

【发明】〔之才曰〕得芍药、黄芩、牡蛎、细辛、茯苓,疗惊恚怒,心下悸气。得消石、紫石英、桃仁,疗女子血闭。〔宗奭曰〕张仲景治心气不足,吐血衄血,泻心汤,用大黄、黄芩、黄连。或曰心气既不足,而不用补心汤,更用泻心何也? 答曰:若心气独不足,则当不吐衄也。此乃邪热因不足而客之,故令吐衄。以苦泄其热,以苦补其心,盖一举而两得之。有是证者,用之无不效。惟在量其虚实而已。〔震亨曰〕大黄苦寒善泄,仲景用之泻心汤者,正因少阴经不足,本经之阳亢甚无辅,以致阴血妄行飞越,故用大黄泻去亢甚之火,使之平和,则血归经而自安。夫心之阴气不足,非一日矣,肺与肝俱各受火而病作。故黄芩救肺,黄连救肝。肺者阴之主,肝者心之母、血之合也。肝肺之火既退,则阴血复其旧矣。寇氏不明说而云邪热客之，何以明仲景之意而开悟后人也？〔时珍曰〕大黄乃足太阴、手足阳明、手足厥阴五经血分之药。凡病在五经血分者，宜用之。若在气分用之，是谓诛伐无过矣。泻心汤治心气不足吐血衄血者，乃真心之气不足，而手厥阴心包络、足厥阴肝、足太阴脾、足阳明胃之邪火有余也。虽曰泻心，实泻四经血中之伏火也。又仲景治心下痞满、按之软者，用大黄黄连泻心汤主之。此亦泻脾胃之湿热，非泻心也。病发于阴而反下之，则作痞满，乃寒伤营血，邪气乘虚结于上焦。胃之上脘在于心，故曰泻心，实泻脾也。素问云，太阴所至为痞满，又云浊气在上，则生䐜胀，是矣。病发于阳而反下之，则成结胸，乃热邪陷入血分，亦在上脘分野。仲景大陷胸汤丸皆用大黄，亦泻脾胃血分之邪，而降其浊气也。若结胸在气分，则只用小陷胸汤；痞满在气分则用半夏泻心汤矣。成无己注释伤寒论，亦不知分别此义。〔成无己曰〕热淫所胜，以苦泄之。大黄之苦，以荡涤瘀热，下燥结而泄胃强。〔颂曰〕本草称大黄推陈致新，其效最神，故古方下积滞多用之，张仲景治伤寒用处尤多。古人用毒药攻病，必随人之虚实寒热而处置，非一切轻用也。梁武帝因发热欲服大黄，姚僧坦曰：大黄乃是快药，至尊年高，不可轻用。帝弗从，几至委顿。梁元帝常有心腹疾。诸医咸谓宜用平药，可渐宣通。僧坦曰：脉洪而实，此有宿妨，非用大黄无瘥理。帝从之，遂愈。以此言之，今医用一毒药而攻众病，其偶中，便谓此方神奇；其差误，则不言用药之失，可不戒哉？

【附方】旧十四，新三十七。**吐血衄血**治心气不足，吐血衄血者，泻心汤主之。大黄二两，黄连、黄芩各一两，水三升，煮一升，热服取利。张仲景金匮玉函。**吐血刺痛**川大黄一两，为散。每服一钱，以生地黄汁一合，水半盏，煎三五沸，无时服。简要济众方。**伤寒痞满**病发于阴，而反下之，心下满而不痛，按之濡，此为痞也。大黄黄连泻心汤主之。大黄二两，黄连一两，以麻沸汤二升渍之，须臾绞汁，分作二次温服。仲景伤寒论。**热病谵狂**川大黄五两，到炒微赤，为散。用腊雪水五升，煎如膏。每服半匙，冷水下。圣惠方。**伤寒发黄**方同上。气壮者大黄一两，水二升，渍一宿，平旦煎汁一升，入芒消一两，缓服，须臾当利下。伤寒类要。**腰脚风气作痛**。大黄二两，切如棋子，和少酥炒干，勿令焦，捣筛。每用二钱，空心以水三大合，入姜三片，煎十余沸，取汤调服，当下冷脓恶物，即痛止。崔元亮海上方。**一切壅滞**经验方：治风热积壅，化痰涎，治痞闷消食，化气导血。用大黄四两，牵牛子半炒半生四两，为末，炼蜜丸如梧子大。每服十丸，白汤下，并不损人。如要微利，加一二十丸。卫生宝鉴用皂荚熬膏和丸，名坠痰丸，又名全真丸。金宣宗服之有验，赐名保安丸。**痰为百病滚痰**

丸：治痰为百病，惟水泻、胎前产后不可服用。大黄酒浸，蒸熟切晒，八两，生黄芩八两，沉香半两，青礞石二两，以焰消二两，同入砂罐固济，煅红研末二两。上各取末，以水和丸梧子大。常服一二十丸，小病五六十丸，缓病七八十丸，急病一百二十丸，温水吞下，即卧勿动。候药逐上焦痰滞。次日先下糟粕，次下痰涎，未下再服。王隐君岁合四十余斤，愈疾数万也。养生主论。**男女诸病无极丸**：治妇人经血不通，赤白带下，崩漏不止。肠风下血，五淋，产后积血，癥瘕腹痛，男子五劳七伤，小儿骨蒸潮热等证，其效甚速。宜六癸日合之。用锦纹大黄一斤，分作四分：一分用童尿一碗，食盐二钱，浸一日，切晒；一分用醇酒一碗，浸一日，切晒，再以巴豆仁三十五粒同炒，豆黄，去豆不用；一分用红花四两，泡水一碗，浸一日，切晒；一分用当归四两，入淡醋一碗，同浸一日，去归，切晒，为末，炼蜜丸梧子大。每服五十丸，空心温酒下。取下恶物为验，未下再服。此武当高士孙碧云方也。医林集要。**心腹诸疾三物备急丸**：治心腹诸疾，卒暴百病。用大黄、巴豆、干姜各一两，捣筛，蜜和捣一千杵，丸小豆大，每服三丸。凡中客卒忤，心腹胀满，痛如锥刀，气急口噤，停尸卒死者，以暖水或酒服之，或灌之。未知更服三丸，腹中鸣转，当吐下便愈。若口已噤者，折齿灌之，入喉即瘥。此乃仲景方，司空裴秀改为散用，不及丸也。图经本草。**腹中痞快**大黄十两为散。醋三升，蜜两匙和煎，丸梧子大。每服三十丸，生姜汤下，吐利为度。外台秘要。**腹胁积块**风化石灰末半斤，瓦器炒极热，稍冷，入大黄末一两炒热，入桂心末半两略炒，下米醋搅成膏，摊布贴之。又方：大黄二两，朴消一两，为末，以大蒜同捣膏和贴之。或加阿魏一两，尤妙。丹溪心法。**久患积聚**二便不利，上抢心，腹胀满，害食。大黄、白芍各二两，为末。水丸，梧子大，每汤下四十丸，日三，以知为度。千金方。**脾癖疳积**不拘大人小儿。锦纹大黄三两为末，醋一盏，沙锅内文武火熬成膏，倾瓦上，日晒夜露三日，再研。用舶上硫黄一两，形如琥珀者，官粉一两，同研匀。十岁以下小儿半钱，大人一钱半，米饮下。忌一切生冷、鱼肉，只食白粥半月。如一服不愈，半月之后再服。若不忌口，不如勿服。圣济总录。**小儿无辜**闪癖瘰疬，或头干黄耸，或乍痢乍瘥，诸状多者，大黄煎主之。大黄九两锦纹新实者，若微朽即不中用。削去皮，捣筛为散。以好米醋三升，和置瓦碗中，于大铛内浮汤上，炭火慢煮，候至成膏，可丸，乃贮器中。三岁儿一服七丸，梧子大，日再服，以下出青赤脓为度。若不下，或下少，稍稍加丸。若下多，又须减之。病重者七八剂方尽根。大人亦可用之。此药惟下宿脓，不令儿利也。须禁食毒物，乳母亦禁之。一加木香一两半。崔知悌方。**小儿诸热**大黄煨熟、黄芩各一两，为末，炼蜜丸麻子大。每服五丸至十丸，蜜汤下。加黄连，名三黄

大
黄

丸。钱氏小儿方。**骨蒸积热**渐渐黄瘦。大黄四分，以童子小便五六合，煎取四合，去滓。空腹分为二服，如人行五里，再服。广利方。**赤白浊淋**好大黄为末。每服六分，以鸡子一个，破顶入药，搅匀蒸熟，空心食之。不过三服愈。简便方。**相火秘结**大黄末一两，牵牛头末半两，每服三钱。有厥冷者，酒服；无厥冷，五心烦，蜜汤服。刘河间保命集。**诸痢初起**大黄煨熟、当归各二三钱，壮人各一两，水煎服，取利。或加槟榔。集简方。**热痢里急**大黄一两，浸酒半日，煎服取利。集简方。**忽喘闷绝**不能语言，涎流吐逆，牙齿动摇，气出转大，绝而复苏，名伤寒并热霍乱。大黄、人参各半两，水二盏，煎一盏，热服，可安。危氏得效方。**食已即吐**胸中有火也。大黄一两，甘草二钱半，水一升，煮半升，温服。仲景金匮玉函方。**妇人血癖**作痛。大黄一两，酒二升，煮十沸，顿服取利。千金翼。**产后血块**大黄末一两，头醋半升，熬膏，丸梧子大。每服五丸，温醋化下，良久当下。千金方。**干血气痛**锦纹大黄酒浸晒干四两，为末，好醋一升，熬成膏，丸芡子大。卧时酒化一丸服，大便利一二行，红漏自下，乃调经仙药也。或加香附。董氏集验方。**妇人嫁痛**小户肿痛也。大黄一两，酒一升，煮一沸，顿服。千金方。**男子偏坠**作痛。大黄末和醋涂之，干则易。梅师方。**湿热眩运**不可当者。酒炒大黄为末，茶清服二钱，急则治其标也。丹溪纂要。**小儿脑热**常欲闭目。大黄一分，水三合，浸一夜。一岁儿服半合，余者涂顶上，干即再上。姚和众至宝方。**暴赤目痛**四物汤加大黄，酒煎服之。传信适用方。**胃火牙痛**口含冰水一口，以纸捻蘸大黄末，随左右嗜鼻，立止。儒门事亲。**风热牙痛**紫金散：治风热积壅，一切牙痛，去口气，大有奇效。好大黄瓶内烧存性，为末，早晚揩牙，漱去。都下一家专货此药，两宫常以数千赎之，其门如市也。千金家藏方。**风虫牙痛**龈常出血，渐至崩落，口臭，极效。大黄米泔浸软、生地黄各旋切一片，合定贴上，一夜即愈，未愈再贴。忌说话，恐引入风。本事方。**口疮糜烂**大黄、枯矾等分，为末，擦之吐涎。圣惠方。**鼻中生疮**生大黄、杏仁捣匀，猪脂和涂。又方：生大黄、黄连各一钱，麝香少许，为末，生油调搽。圣惠方。**仙茅毒发**舌胀出口。方见仙茅下。**伤损瘀血**三因方：鸡鸣散：治从高坠下，木石压伤，及一切伤损，血瘀凝积，痛不可忍，并以此药推陈致新。大黄酒蒸一两，杏仁去皮尖三七粒。细研，酒一碗，煎六分，鸡鸣时服。至晓取下瘀血，即愈。和剂方：治跌压瘀血在内胀满。大黄、当归等分，炒研。每服四钱，温酒服，取下恶物愈。**打扑伤痕**瘀血滚注，或作潮热者。大黄末，姜汁调涂。一夜，黑者紫；二夜，紫者白也。濒湖集简方。**杖疮肿痛**大黄末，醋调涂之。童尿亦可调。医方摘玄。**金疮烦痛**大便不利。大黄、黄芩等分，为末，蜜丸。先食水下十丸，日三服。千金方。

冻疮破烂大黄末，水调涂之。卫生宝鉴。**汤火伤灼**庄浪大黄生研，蜜调涂之。不惟止痛，又且灭瘢。此乃金山寺神人所传方。洪迈夷坚志。**灸疮飞蝶**因艾灸讫，火痂便退，疮内鲜肉片飞如蝶形而去，痛不可忍，是火毒也。大黄、朴消各半两，为末，水服取利即愈。张杲医说。**蠷螋咬疮**大黄末涂之。医说。**火丹赤肿**遍身者。大黄磨水，频刷之。急救方。**肿毒初起**大黄、五倍子、黄檗等分，为末。新汲水调涂，日四五次。简便方。**痈肿焮热作痛**。大黄末，醋调涂之。燥即易，不过数易即退，甚验神方也。肘后方。**乳痈肿毒**金黄散：用川大黄、粉草各一两为末，好酒熬成膏收之。以绢摊贴疮上，仰卧。仍先以温酒服一大匙，明日取下恶物。妇人经验方。**大风癞疮**大黄煨一两，皂角刺一两，为末。每服方寸匕，空心温酒下，取出恶毒物如鱼脑状。未下再服，即取下如乱发之虫。取尽，乃服雄黄花蛇药。名通天再造散。十便良方。

叶

【气味】 **酸，寒，无毒。**

【主治】 **置荐下，辟虱虫。** 相感志。

商陆《本经》下品

【释名】 蓫薚音逐汤。当陆开宝章柳图经白昌开宝马尾广雅夜呼本经。〔时珍曰〕此物能逐荡水气，故曰蓫薚。讹为商陆，又讹为当陆，北音讹为章柳。或云枝枝相值，叶叶相当，故曰当陆。或云多当陆路而生也。

【集解】〔别录曰〕商陆生咸阳川谷。如人形者有神。〔恭曰〕此有赤白二种：白者入药用，赤者见鬼神。甚有毒。〔保升曰〕所在有之。叶大如牛舌而厚脆，赤花者根赤，白花者根白。二月、八月采根，日干。〔颂曰〕俗名章柳根，多生于人家园圃中。春生苗，高三四尺，青叶如牛舌而长。茎青赤，至柔脆。夏秋开红紫花，作朵。根如萝卜而长，八九月采之。尔雅谓之蓫薚，广雅谓之马尾，易经谓之苋陆。〔敩曰〕一种赤昌，苗叶绝相类，不可服之，有伤筋骨消肾之毒。惟花白年多者，仙人采之作脯，可下酒也。〔时珍曰〕商陆昔人亦种之为蔬，取白根及紫色者擘破，作畦栽之，亦可种子。根苗茎并可洗蒸食，或用灰汁煮过亦良。服丹砂、乳石人食之尤利。其赤与黄色者有毒，不可食。按周定王救荒本草云：章柳干粗似鸡冠花干，微有线楞，色微紫赤，极易生植。

根

【修治】〔敩曰〕取花白者根，铜刀刮去皮，薄切，以东流水浸两宿，漉出，架甑蒸，以黑豆叶一重，商陆一重，如此蒸之，从午至亥，取出去豆叶，暴干剉用。无豆叶，以豆代之。

【气味】 辛，平，有毒。〔别录曰〕酸。〔权曰〕甘，有大毒。忌犬肉。〔大明曰〕白者苦冷，得大蒜良。赤者有毒，能伏砒砂、砒石、雌黄，拔锡。〔恭曰〕赤者但可贴肿，服之伤人，痢血不已杀人，令人见鬼神。〔张仲景曰〕商陆以水服，杀人。〔杲曰〕商陆有毒，阳中之阴。其味酸辛，其形类人。其用疗水，其效如神。

【主治】 水肿疝瘕痹，熨除痈肿，杀鬼精物。本经。疗胸中邪气，水肿痿痹，腹满洪直，疏五脏，散水气。别录。泻十种水病。喉痹不通，薄切醋炒，涂喉外，良。甄权。通大小肠，泻蛊毒，堕胎，熁肿毒，傅恶疮。大明。

【发明】〔弘景曰〕方家不甚用，惟疗水肿，切生根，杂鲤鱼煮作汤服。道家乃散用之，及煎酿服，皆能去尸虫，见鬼神。其实子亦入神药。花名葛花，尤良。〔颂曰〕古方术家多用之，亦可单服。五月五日采根，竹筹盛，挂屋东北角阴干百日捣筛，井华水调服，云神仙所秘法也。〔时珍曰〕商陆苦寒，沉也，降也，阴也。其性下行，专于行水。与大戟、甘遂，盖异性而同功。胃气虚弱者不可用。方家治肿满、小便不利者，以赤根捣烂，入麝香三分，贴于脐心，以帛束之，得小便利即肿消。又治湿水，以指画肉上，随散不成文者。用白商陆、香附子炒干，出火毒，以酒浸一夜，日干为末。每服二钱，米饮下。或以大蒜同商陆煮汁服亦可。其茎叶作蔬食，亦治肿疾。〔嘉谟曰〕古赞云：其味酸辛，其形类人。疗水贴肿，其效如神。斯言尽之矣。

【附方】 旧九。新六。湿气脚软章柳根切小豆大，煮熟，更以绿豆同煮为饭。每日食之，以瘥为度，最效。斗门方。水气肿满外台秘要：用白商陆根去皮，切如豆大，一大盏，以水二升，煮一升。更以粟米一大盏，同煮成粥。每日空心食之，取微利，不得杂食。千金髓用白商陆六两，取汁半合，和酒半升，看人与服。当利下水，取效。梅师方用白商陆一升，羊肉六两，水一斗，煮取六升，去滓，和葱、豉作臛食之。腹中暴癥有物如石，痛刺啼呼，不治，百日死。多取商陆根捣汁或蒸之，以布藉腹上，安药，勿覆，冷即易，昼夜勿息。孙真人千金方。疝癖如石在胁下坚硬。生商陆根汁一升，杏仁一两，浸去皮，捣如泥，以商陆汁绞杏泥，火煎如饧。每服枣许，空腹热酒服，以利下恶物为度。圣惠方。产后腹大坚满，喘不能卧。白圣散：用章柳根三两，大戟一两半，甘遂炒一两，为末。每服二三钱，热汤调下，大便宣利为度。此乃主水圣药也。洁古保命集。五尸注痛腹痛胀急，不得喘息，上攻心胸，旁攻两胁，痛或磊块涌起。用商陆根熬，以囊盛，更互熨之，取效。肘后方。**小儿痘毒**小儿将痘发热，失表，忽作腹痛，及膨胀弩气，干霍乱，由毒气与胃气相搏，欲出不得出也。以商陆根和葱白捣傅脐上，斑止痘出，方免无虞。摘玄方。**耳卒热肿**生商陆，削尖纳入，日再易。圣济录。**喉卒攻痛**商陆切根炙热，隔布熨之，冷即易，立愈。图经本草。**瘰疬喉痹**攻痛。生商陆根捣作饼，置病上，以艾炷于上灸三四壮，良。外台秘要。**一切毒肿**章陆根和盐少许，捣傅，日再易之。孙真人千金方。**石痈如石**坚硬不作脓者。生章陆根捣擦之，燥即易，取软为度。亦治湿漏诸疮。张文仲方。**疮伤水毒**章陆根捣炙，布裹熨之，冷即易之。千金方。

葛花

【主治】 人心昏塞，多忘喜卧，取花阴干百日，捣末，日暮水服方寸匕，乃卧思念所欲事，即于眠中醒悟也。苏颂。

狼毒《本经》下品

【释名】〔时珍曰〕观其名，知其毒矣。

【集解】〔别录曰〕狼毒生秦亭山谷及奉高。二月、八月采根，阴干。陈而沉水者良。〔弘景曰〕宕昌亦出之。乃言止有数亩地生，蝮蛇食其根，故为难得。亦用太山者。今用出汉中及建平。云与防葵同根，但置水中沉者是狼毒，浮者是防葵。俗用亦稀，为疗腹内要药耳。〔恭曰〕今出秦州、成州，秦亭原在二州之界。秦陇地寒，元无蝮蛇。此物与防葵都不同类，生处又别，太山、汉中亦不闻有，陶说谬矣。〔志曰〕狼毒叶似商陆及大黄，茎叶上有毛，根皮黄，肉白。以实重者为良，轻者为力劣。秦亭在陇西，奉高是太山下县。陶云，沉者是狼毒，浮者是防葵，此不足为信。假使防葵秋冬采者坚实，得水皆沉；狼毒春夏采者轻虚，得水皆浮。且二物全别，不可比类。此与麻黄、橘皮、半夏、枳实、吴茱萸为六陈也。〔保升曰〕根似玄参，惟浮虚者为劣也。〔颂曰〕今陕西州郡及辽、石州亦有之，状如马志所说。〔时珍曰〕狼毒出秦、晋地。今人往往以草蔺茹为之，误矣。见蔺茹下也。

根

【气味】 辛，平，有大毒。〔大明曰〕苦，辛，有毒。〔之才曰〕大豆为之使，宜醋炒，恶麦句姜，畏占斯、密陀僧也。

【主治】 咳逆上气，破积聚饮食，寒热水气，恶疮鼠瘘疽蚀，鬼精蛊毒，杀飞鸟走兽。本经。除胸下积癖。别录。治痰饮癥瘕，亦杀鼠。大明。合野葛纳耳中,治聋。抱朴子。

【附方】旧四,新六。**心腹连痛作胀**。用狼毒二两,附子半两,捣筛,蜜丸梧子大。一日服一丸,二日二丸,三日三丸止;又从一丸起,至三丸止,以瘥为度。肘后方。**九种心痛**一虫,二蛀,三风,四悸,五食,六饮,七冷,八热,九气也。又治连年积冷,流注心胸,及落马堕车,瘀血中恶等证。九痛丸:用狼毒炙香,吴茱萸汤泡,巴豆去心,炒取霜,干姜炮,人参各一两,附子炮去皮三两,为末,炼蜜丸梧子大,每空腹温酒下一丸。和剂局方。**腹中冷痛**水谷阴结,心下停痰,两胁痞满,按之鸣转,逆害饮食。用狼毒三两,附子一两,旋覆花三两,捣末,蜜丸梧子大。每服三丸,食前白汤下,日三服。肘后方。**阴疝欲死**丸缩入腹,急痛欲死。狼毒四两,防风二两,附子三两烧,以蜜丸梧子大。每服三丸,日夜三度白汤下。肘后方。**两胁气结**方同腹中冷痛方。**一切虫病**用狼毒杵末,每服一钱,用饧一皂子大,沙糖少许,以水化开,卧时空腹服之,次早即下虫也。集效方。**干湿虫疥**狼毒不拘多少,捣烂,以猪油、马油调搽患处。方睡勿以被蒙头,恐药气伤面。此维扬潘氏所传方。蔺氏经验方。**积年疥癞**狼毒一两,一半生研,一半炒研,轻粉三合,水银三钱,以茶末少许,于瓦器内,以津液擦化为末,同以清油浸药,高一寸,三日,待药沉油清,遇夜不见灯火,蘸油涂疮上,仍以口鼻于药盏上吸气,取效。永类方。**积年干癣**生痂,搔之黄水出,每逢阴雨即痒。用狼毒末涂之。圣惠方。**恶疾风疮**狼毒、秦艽等分,为末。每服方寸匕,温酒下,日一二服。千金方。

防葵 《本经》上品

【释名】 房苑别录梨盖本经利茹吴普。又名爵离、方盖、农果。〔恭曰〕根叶似葵花子根,香味似防风,故名防葵。

【集解】〔别录曰〕防葵生临淄川谷,及嵩高、太山、少室。三月三日采根,暴干。〔普曰〕茎叶如葵,上黑黄。二月生根,根大如桔梗根,中红白。六月花白,七月、八月实白。三月采根。〔恭曰〕此物亦稀有,襄阳、望楚、山东及兴州西方有之。兴州者乃胜南者,为邻蜀地也。〔颂曰〕今惟出襄阳地,他郡不闻也。其叶似葵,每茎三叶,一本十数茎,中发一干,其端开花,如葱花、景天辈而色白,六月开花即结实。根似防风,香味亦如之,依时采者乃沉水。今乃用枯朽狼毒当之,极为谬矣。〔时珍曰〕唐时陇西成州贡之。苏颂所说,详明可据。

【正误】〔弘景曰〕防葵今用建平者。本与狼毒同根,犹如三建,其形亦相似，但置水中不沉尔。而狼毒陈久者，亦不能沉矣。〔敩曰〕凡使防葵，勿误用狼毒，缘真相似，而验之有异，效又不同，切须审之，恐误人疾。其防葵在蔡州沙土中生，采得二十日便生蚛，用之惟轻为妙。〔恭曰〕狼毒与防葵都不同类，生处亦别。〔藏器曰〕二物一是上品，一是下品，善恶不同，形质又别。陶氏以浮沉为别，后人因而用之，将以防葵破坚积为下品之物，与狼毒同功。今古因循，遂无甄别，殊为谬误。

根

【修治】〔敩曰〕凡使须拣去蚛末，用甘草汤浸一宿，漉出暴干，用黄精自然汁一二升拌了，土器中炒至汁尽用。

【气味】 **辛，寒，无毒。**〔别录曰〕甘、苦。〔普曰〕神农：辛、寒。桐君、扁鹊：无毒。岐伯、雷公、黄帝：辛、苦，无毒。〔权曰〕有小毒。

【主治】 **疝瘕肠泄，膀胱热结，溺不下，咳逆湿痹，癫痫惊邪狂走。久服坚骨髓，益气轻身。** 本经。**疗五脏虚气，小腹支满胪胀，口干，除肾邪，强志。中火者不可服，令人恍惚见鬼。** 别录。**久服主邪气惊狂。** 苏恭。**主疝癖气块，膀胱宿水，血气瘤大如碗者，悉能消散。治鬼疟，百邪鬼魅精怪，通气。** 甄权。

【发明】〔时珍曰〕防葵乃神农上品药。黄帝、岐伯、桐君、雷公、扁鹊、吴普皆言其无毒；独别录言中火者服之，令人恍惚见鬼。陈延之小品方云：防葵多服，令人迷惑恍惚如狂。按难经云，重阳者狂，脱阳者见鬼，是岂上品养性所宜乎？是岂寒而无毒者乎？不然，则本经及苏恭所列者，是防葵功用，而别录所列者，乃似防葵之狼毒功用，非防葵也。狼毒之乱防葵，其来亦远矣，不可不辨。古方治蛇瘕、鳖瘕大方中，多用防葵，皆是狼毒也。

【附方】 旧一，新二。**肿满洪大** 防葵研末，温酒服一刀圭，至二三服。身瞤及小不仁为效。肘后方。**癫狂邪疾** 方同上。**伤寒动气** 伤寒汗下后，脐左有动气。防葵散：用防葵一两，木香，黄芩、柴胡各半两。每服半两，水一盏半，煎八分，温服。云岐子保命集。

狼牙《本经》下品

【释名】 **牙子** 本经 **狼齿** 别录 **狼子** 别录 **犬牙** 吴普 **抱牙** 吴普 **支兰** 李当之。〔弘景曰〕其牙似兽之齿牙，故有诸名。

【集解】〔别录曰〕狼牙生淮南川谷及冤句。八月采根，暴干。中湿腐烂生衣者，杀人。〔普曰〕叶青，根黄赤，六七月华，八月实黑，正月、八月采根。〔保升曰〕所在有之。苗似蛇莓而厚大，深绿色。根黑，若兽之牙。三月、八月采根，日干。〔颂曰〕今江东、汴东州郡多有之。〔时珍曰〕范子计然云：建康及三辅，色白者善。

根

【气味】 苦，寒，有毒。〔别录曰〕酸。〔普曰〕神农、黄帝：苦，有毒。桐君：辛。岐伯、雷公、扁鹊：苦，无毒。〔之才曰〕芜荑为之使。恶地榆、枣肌。

【主治】 **邪气热气，疥瘙恶疡疮痔，去白虫。** 本经。**治浮风瘙痒，煎汁洗恶疮。** 甄权。**杀腹脏一切虫，止赤白痢，煎服。** 大明。

【附方】 旧六。新四。**金疮出血** 狼牙草茎叶，熟捣贴之。肘后方。**小便溺血** 金粟狼牙草焙干，入蚌粉、炒槐花、百药煎，等分为末。每服三钱，米泔空心调服。亦治酒病。卫生易简方。**寸白诸虫** 狼牙五两，捣末，蜜丸麻子大。隔宿不食，明旦以浆水下一合，服尽即瘥。外台秘要。**虫疮瘙痒** 六月以前采狼牙叶，以后用根，生咬咀，以木叶裹之，煻火炮熟，于疮上熨之，冷即止。杨炎南行方。**小儿阴疮** 狼牙草浓煮汁洗之。千金方。**妇人阴痒** 狼牙二两，蛇床子三两，煎水热洗。外台秘要。**妇人阴蚀** 疮烂者。狼牙汤：用狼牙三两，水四升，煎取半升，以箸缠绵浸沥洗，日四五遍。张仲景金匮玉函。**聤耳出汁** 狼牙研末，绵裹，日塞之。圣惠方。**毒蛇伤螫** 独茎狼牙根或叶，捣烂，腊猪脂和涂，立瘥。崔氏方。**射工中人有疮。** 狼牙，冬取根，夏取叶，捣汁饮四五合，并傅之。千金方。

蔺茹《本经》下品

【释名】 **离娄** 别录 **掘据** 音结居 **白者名草蔺茹。**〔时珍曰〕蔺茹本作蘆蓁，其根牵引之貌。掘据，当作拮据，诗云，予手拮据，手口共作之状也。

【集解】〔别录曰〕蔺茹生代郡川谷。五月采根阴干。黑头者良。〔普曰〕草高四五尺，叶圆黄，四四相当。四月华，五月实黑。根黄，有汁亦黄色。三月采叶，四月、五月采根。〔弘景曰〕今第一出高丽，色黄。初断时汁出凝黑如漆，故云漆头。次出近道，名草蔺茹，色白，皆烧铁烁头令黑，以当漆，非真也。〔颂曰〕今河阳、淄、齐州亦有之。二月生苗，叶似大戟而花黄色。根如萝卜，皮赤黄，肉白。初断时，汁出凝黑如漆。三月开浅红花，亦淡黄色，不着子。陶隐居谓出高丽者，此近之。又有一种草蔺茹，色白。古方两用之。故姚僧坦治痈疽生恶肉，有白蔺茹散，傅之看肉尽便停止，但傅诸膏药。若不生肉，又傅黄芪散。恶肉仍不尽者，可以漆头赤皮蔺茹为散半钱，和白蔺茹散三钱合傅之。观此，则赤白皆可用也。〔时珍曰〕范子计然云：蕳茹出武都，黄色者善。草蕳茹出建康，白色。今亦处处有之，生山原中。春初生苗，高二三尺。根长大如萝卜、蔓菁状，或有歧出者，皮黄赤，肉白色，破之有黄浆汁。茎叶如大戟，而叶长微阔，不甚尖，折之有白汁。抱茎有短叶相对，团而出尖。叶中出茎，茎中分二三小枝。二三月开细紫花，结实如豆大，一颗三粒相合，生青熟黑，中有白仁如续随子之状。今人往往皆呼其根为狼毒，误矣。狼毒叶似商陆、大黄辈，根无浆汁。

根

【气味】 辛，寒，有小毒。〔别录曰〕酸。〔普曰〕神农：辛。岐伯：酸、咸、有毒。李当之：大寒。〔之才曰〕甘草为之使，恶麦门冬。

【主治】 蚀恶肉败疮死肌，杀疥虫，排脓恶血，除大风热气，善忘不寐。本经。去热痹，破癥瘕，除息肉。别录。

【发明】 〔宗奭曰〕治马疥尤善，服食方用至少。〔时珍曰〕素问治妇人血枯痛，用乌蔗骨、铆茹二物丸服，方见乌鲗鱼下。王冰言蕳茹取其散恶血。又齐书云：郡王子隆年二十，身体过充。徐嗣伯合蕳茹丸服之自消。则蕳茹亦可服食，但要斟酌尔。孟诜必效方：治甲疽生于脚趾边肿烂。用蕳茹三两，黄芪二两，苦酒浸一宿，以猪脂五合合煎，取膏三合。日三涂之，即消。又圣惠方，治头风旋眩，鸱头丸中亦用之。

【附方】 旧二，新二。**缓疽肿痛**蕳茹一两，为散，温水服二钱匕。圣惠方。**伤寒咽痛**毒攻作肿。真蕳茹爪甲大，纳口中，嚼汁咽之。当微觉为佳。张文仲备急方。**中焦热痞**善忘不禁。蕳茹三分，甘草炙二两，消石为末。每服一钱，鸡鸣时温酒下，以知为度。圣惠方。**疥疮瘙痒**蕳茹末，入轻粉，香油调傅之。多能鄙事。

大戟 《本经》下品

【释名】 邛钜尔雅下马仙纲目。〔时珍曰〕其根辛苦，戟人咽喉，故名。今俚人呼为下马仙，言利人甚速也。郭璞注尔雅云：荞，邛钜，即大戟也。

【集解】 〔别录曰〕大戟生常山。十二月采根，阴干。〔保升曰〕苗似甘遂而高大，叶有白汁，花黄。根似细苦参，皮黄黑，肉黄白。五月采苗，二月、八月采根用。〔颂曰〕近道多有之。春生红芽，渐长丛高一尺以来，叶似初生杨柳，小团，三月、四月开黄紫花，团圆似杏花，又似芫荑。根似细苦参，秋冬采根阴干。淮甸出者茎圆，高三四尺，花黄，叶至心亦如百合苗。江南生者叶似芍药。

〔时珍曰〕大戟生平泽甚多。直茎高二三尺，中空，折之有白浆。叶长狭如柳叶而不团，其梢叶密攒而上。杭州紫大戟为上，江南土大戟次之。北方绵大戟色白，其根皮柔韧如绵，甚峻利，能伤人。弱者服之，或至吐血，不可不知。

根

【修治】〔斆曰〕凡使勿用附生者，误服令人泄气不禁，即煎荠苨汤解之。采得后，于槐砧上细剉，与海芋叶拌蒸，从巳至申，去芋叶，晒干用。〔时珍曰〕凡采得以浆水煮软，去骨，晒干用。海芋叶麻而有毒，恐不可用也。

【气味】 **苦，寒，有小毒。**〔别录曰〕甘，大寒。〔权曰〕苦、辛，有大毒。〔元素曰〕苦，甘，辛，阴中微阳。泻肺，损真气。〔时珍曰〕得枣即不损脾。〔之才曰〕反甘草，用菖蒲解之。〔恭曰〕畏菖蒲、芦苇、鼠屎。〔大明曰〕赤小豆为之使，恶薯蓣。

【主治】 **蛊毒。十二水，腹满急痛积聚，中风皮肤疼痛，吐逆。**本经。**颈腋痈肿，头痛，发汗，利大小便。**别录。**泻毒药，泄天行黄病温疟，破癥结。**大明。**下恶血癖块，腹内雷鸣，通月水，堕胎孕。**甄权。**治隐疹风，及风毒脚肿，并煮水，日日热淋，取愈。**苏颂。

【发明】〔成无己曰〕大戟、甘遂之苦以泄水者，肾所主也。〔好古曰〕大戟与甘遂同为泄水之药。湿胜者苦燥除之也。〔时珍曰〕痰涎之为物，随气升降，无处不到。入于心，则迷窍而成癫痫，妄言妄见；入于肺，则塞窍而成咳唾稠粘，喘急背冷；入于肝，则留伏蓄聚，而成胁痛干呕，寒热往来；入于经络，则麻痹疼痛；入于筋骨，则颈项胸背腰胁手足牵引隐痛。陈无择三因方，并以控涎丹主之，殊有奇效。此乃治痰之本。痰之本，水也，湿也。得气与火，则凝滞而为痰为饮为涎为涕为癖。大戟能泄脏腑之水湿，甘遂能行经隧之水湿，白芥子能散皮里膜外之痰气。惟善用者，能收奇功也。又钱仲阳谓肾为真水，有补无泻，而复云痘疮变黑归肾一证，用百祥膏下之以泻肾，非泻肾也，泻其腑则脏自不实。愚按百祥惟用大戟一味，大戟能行水，故曰泻其腑则脏自不实，腑者膀胱也。窃谓百祥非独泻腑，正实则泻其子也，肾邪实而泻其肝也。大戟味苦涩，浸水色青绿，肝胆之药也。故百祥膏又治嗽而吐青绿水。夫青绿者，少阳风木之色也。仲景亦云：心下痞满，引胁下痛，干呕短气者，十枣汤主之。其中亦有大戟。夫干呕胁痛，非肝胆之病乎？则百祥之泻肝胆也，明矣。肝乃东方，宜泻不宜补。况泻青、泻黄皆泻其子，同一泻也，何独肾只泻腑乎？洁古老人治变黑归肾证，用宣风散代百祥膏，亦是泻子之意。盖毒胜火炽则水益涸，风挟火势则土受亏。故津血内竭，不能化脓，而成青黑干陷之证。泻其风火之毒，所以救肾扶脾也。或云脾虚肾旺，故泻肾扶脾者，非也。肾之真水不可泻，泻其陷伏之邪毒尔。

【附方】 新一十一。**百祥膏**治嗽而吐青绿水，又治痘疮归肾，紫黑干陷，不发寒者，宜下之。不黑者，慎勿下。红芽大戟不以多少，阴干，浆水煮极软，去骨日干，复纳原汁中煮，汁尽，焙为末，水丸粟米大。每服一二十丸，研赤脂麻汤下。洁古活法机要：枣变百祥丸：治斑疮变黑，大便闭结。用大戟一两，枣三枚，水一碗同煮，暴干，去大戟，以枣肉焙丸服，从少至多，以利为度。**控涎丹**治痰涎留在胸膈上下，变为诸病，或颈项胸背腰胁手足胯髀隐痛不可忍，筋骨牵引，钓痛走易，及皮肤麻痹，似乎瘫痪，不可误作风气风毒及疮疽施治。又治头痛不可举，或睡中流涎，或咳唾喘息，或痰迷心窍，并宜此药。数服痰涎自失，诸疾寻愈。紫大戟、白甘遂、白芥子微炒各一两，为末，姜汁打面糊丸梧子大。每服七丸，或二十丸，以津液咽下。若取利，则服五六十丸。三因方。**水肿喘急**小便涩及水蛊。大戟炒二两，干姜炮半两，为散。每服三钱，姜汤下，大小便利为度。圣济总录。**水病肿满**不问年月浅深。大戟、当归、橘皮各一两切，以水二升，煮取七合，顿服。利下水二三升，勿怪。至重者，不过再服便瘥。禁毒食一年，永不复作。此方出张尚客。李绛兵部手集。**水气肿胀**大戟一两，广木香半两，为末。五更酒服一钱半，取下碧水后，以粥补之。忌咸物。简便方用大戟烧存性，研末，每空心酒服一钱匕。**水肿腹大**如鼓，或遍身浮肿。用枣一斗，入锅内以水浸过，用大戟根苗盖之，瓦盆合定，煮熟，取枣无时食之，枣尽决愈。又大戟散：用大戟、白牵牛、木香等分，为末。每服一钱，以猪腰子一对，批开掺末在内，湿纸煨熟，空心食之。左则塌左，右则塌右。张洁古活法机要。**牙齿摇痛**大戟咬于痛处，良。生生编。**中风发热**大戟、苦参四两，白酢浆一斗，煮熟洗之，寒乃止。千金方。

泽漆《本经》下品

【释名】 漆茎本经猫儿眼睛草纲目绿叶绿花草纲目五凤草。〔弘景曰〕是大戟苗。生时摘叶有白汁，故名泽漆，亦啮人。余见下。

【集解】〔别录曰〕泽漆，大戟苗也。生太山川泽。三月三日、七月七日，采茎叶阴干。〔大明曰〕此即大戟花也。川泽中有。茎梗小，花黄色，叶似嫩菜，五月采之。〔颂曰〕今冀州、鼎州、明州及近道皆有之。〔时珍曰〕别录、陶氏皆言泽漆是大戟苗，日华子又言是大戟花，其苗可食。然大戟苗泄人，不可为菜。今考土宿本草及宝藏论诸书，并云泽漆是猫儿眼睛草，一名绿叶绿花草，一名五凤草。江湖原泽平陆多有之。春生苗，一科分枝成丛，柔茎如马齿苋，绿叶如苜蓿叶，叶圆而黄绿，颇似猫睛，故名猫儿眼。茎头凡五叶中分，中抽小茎五枝，每枝开细花青绿色，复有小叶承之，齐整如一，故又名五凤草、绿叶绿花草。掐茎有白汁粘人，其根白色有硬骨。或以此为大戟苗者，误也。五月采汁，煮雄黄，伏钟乳，结草砂。据此，则泽漆是猫儿眼睛草，非大戟苗也。今方家用治水蛊、脚气有效。尤与神农本文相合。自汉人集别录，误以为大戟苗，故诸家袭之尔。用者宜审。

茎叶

【气味】 苦，微寒，无毒。〔别录曰〕辛。〔大明曰〕冷，有小毒。〔之才曰〕小豆为之使，恶薯蓣。

【主治】 **皮肤热，大腹水气，四肢面目浮肿，丈夫阴气不足**。本经。**利大小肠，明目轻身**。别录。**主蛊毒**。苏恭。**止疟疾，消痰退热**。大明。

【发明】〔时珍曰〕泽漆利水，功类大戟，故人见其茎有白汁，遂误以为大戟。然大戟根苗皆有毒泄人，而泽漆根硬不可用，苗亦无毒，可作菜食而利丈夫阴气，甚不相侔也。

【附方】旧二，新六。**肺咳上气脉沉者**，泽漆汤主之。泽漆三斤，以东流水五斗，煮取一斗五升，去滓。入半夏半升，紫参、白前、生姜各五两，甘草、黄芩、人参、桂心各三两，煎取五升。每服五合，日三服。张仲景金匮要略方。**心下伏瘕**大如杯，不得食者。泽漆四两，大黄、葶苈熬三两，捣筛，蜜丸梧子大。每服二丸，日三服。葛洪肘后方。**十种水气**泽漆十斤，夏月取嫩茎叶，入水一斗，研汁约二斗，于银锅内，慢火熬如稀饧，入瓶内收。每日空心温酒调下一匙，以愈为度。圣惠方。**水气蛊病**生鲜猫眼睛草，晒干为末，枣肉丸弹子大。每服二丸，白汤化下，日二服。觉腹中暖，小便利，为度。乾坤秘韫。**脚气赤肿**行步脚痛。猫儿眼睛草、鹭鸶藤、蜂窠等分。每服一两，水五碗，煎三碗，熏洗之。卫生易简方。**牙齿疼痛**猫儿眼睛草一搦，研烂，汤泡取汁，含漱吐涎。卫生易简方。**男妇瘰疬**猫儿眼睛草一二捆，井水二桶，五月五日午时，锅内熬至一桶，去滓，澄清再熬至一碗，瓶收。每以椒、葱、槐枝煎汤洗疮净，乃搽此膏，数次愈。便民图纂方。**癣疮有虫**猫儿眼睛草，晒干为末，香油调搽之。卫生易简方。

甘遂《本经》下品

【释名】 **甘藁**别录**陵藁**吴普**陵泽**别录**甘泽**吴普**重泽**别录**苦泽**吴普**白泽**吴

普**主田**别录**鬼丑**吴普。〔时珍曰〕诸名义多未详。

【集解】〔别录曰〕甘遂生中山川谷。二月采根，阴干。〔普曰〕八月采。〔弘景曰〕中山在代郡。第一本出太山、江东。比来用京口者，大不相似。赤皮者胜，白皮者都下亦有，名草甘遂，殊恶，盖赝伪者也。〔恭曰〕甘遂苗似泽漆，其根皮赤肉白，作连珠实重者良。草甘遂乃是蚤休，疗体全别，苗亦不同，俗名重台，叶似鬼臼、蓖麻，根皮白色。〔大明曰〕西京者上，汴、沧、吴者次之，形似和皮甘草节。〔颂曰〕今陕西、江东亦有之。苗似泽漆，茎短小而叶有汁，根皮赤肉白，作连珠，大如指头。

根

【修治】〔敩曰〕凡采得去茎，于槐砧上细剉，用生甘草汤、荠苨自然汁二味，搅浸三日，其水如墨汁，乃漉出，用东流水淘六七次，令水清为度。漉出，于土器中熬脆用之。〔时珍曰〕今人多以面煨熟用，以去其毒。

【气味】 **苦，寒，有毒。**〔别录曰〕甘，大寒。〔普曰〕神农、桐君：苦，有毒。岐伯、雷公：甘，有毒。〔元素曰〕纯阳也。〔之才曰〕瓜蒂为之使，恶远志，反甘草。

【主治】 **大腹疝瘕，腹满，面目浮肿，留饮宿食，破癥坚积聚，利水谷道。**本经。**下五水，散膀胱多热，皮中痞，热气肿满。**别录。**能泻十二种水疾，去痰水。**甄权。**泻肾经及隧道水湿，脚气，阴囊肿坠，痰迷癫痫，噎膈痞塞。**时珍。

【发明】〔宗奭曰〕此药专于行水，攻决为用。〔元素曰〕味苦气寒。苦性泄，寒胜热，直达水气所结之处，乃泄水之圣药。水结胸中，非此不能除，故仲景大陷胸汤用之。但有毒不可轻用。〔时珍曰〕肾主水，凝则为痰饮，溢则为肿胀。甘遂能泄肾经湿气，治痰之本也。不可过服，但中病则止可也。张仲景治心下留饮，与甘草同用，取其相反而立功也。刘河间保命集云：凡水肿服药未全消者，以甘遂末涂腹，绕脐令满，内服甘草水，其肿便去。又王璆百一选方云：脚气上攻，结成肿核，及一切肿毒。用甘遂末，水调傅肿处，即浓煎甘草汁服，其肿即散。二物相反，而感应如此。清流韩咏病脚疾用此，一服病去七八，再服而愈也。

【附方】旧三，新一十九。**水肿腹满**甘遂炒二钱二分，黑牵牛一两半，为末，水煎，时时呷之。普济方。**膜外水气**甘遂末、大麦面各半两，水和作饼，烧熟食之，取利。圣济总录。**身面洪肿**甘遂二钱，生研为末。以猯猪肾一枚，分为七脔，入末在内，湿纸包煨，令熟食之，日一服。至四、五服，当觉腹鸣，小便利，是其效也。肘后方。**肾水流注**腿膝挛急，四肢肿痛。即上方加木香四钱。每用二钱，煨熟，温酒嚼下。当利黄水，为验。御药院方传。**正水胀急**大小便不利欲死，甘遂五钱，半生半炒，胭脂坯子十文，研匀，每以一钱，白面四两，水和作棋子大，水煮令浮，淡食之。大小便利后，用平胃散加熟附子，每以二钱煎服。普济方。**小儿疳水**珠子甘遂炒，青橘皮等分，为末。三岁用一钱，以麦芽汤下，以利为度。忌酸咸三、五日。名水宝散。总微论。**水蛊喘胀**甘遂、大戟各一两，慢火炙研。每服一字，水半盏，煎三、五沸服。不过十服。圣济录。**水肿喘急**大小便不通。十枣丸：用甘遂、大戟、芫花等分，为末，以枣肉和丸梧子大。每服四十丸，侵晨热汤下，利去黄水为度。否则次午再服。三因方。**妊娠肿满**气急少腹满，大小便不利，已服猪苓散不瘥者。用太山赤皮甘遂二两，捣筛，白蜜和丸梧子大，每服五十丸，得微下，仍服猪苓散，不下再服之。猪苓散见猪苓下。小品方。**心下留饮**坚满脉伏，其人欲自利反快。甘遂半夏汤：用甘遂大者三枚，半夏十二个，以水一升，煮半升，去滓。入芍药五枚，甘草一节，水二升，煮半升，去滓。以蜜半升，同煎八合，顿服取利。张仲景金匮玉函。**脚气肿痛**肾脏风气，攻注下部疮痒。甘遂半两，木鳖子仁四个，为末。猪腰子一个，去皮膜，切片，用药四钱掺在内，湿纸包煨熟，空心食之，米饮下。服后便伸两足。大便行后，吃白粥二三日为妙。本事。**二便不通**甘遂末，以生面糊调傅脐中及丹田内，仍艾三壮，饮甘草汤，以通为度。又太山赤皮甘遂末一两，炼蜜和匀，分作四服，日一服取利。圣惠方。**小便转脬**甘遂末一钱，猪苓汤调下，立通。笔峰杂兴方。**疝气偏肿**甘遂、茴香等分，为末，酒服二钱。儒门事亲。**妇人血结**妇人少腹满如敦状，小便微难而不渴，此为水与血俱结在血室。大黄二两，甘遂、阿胶各一两，水一升半，煮半升，顿服，其血当下。张仲景方。**膈气哽噎**甘遂面煨五钱。南木香一钱。为末。壮者一钱，弱者五分，水酒调下。怪病奇方。**痞证发热**盗汗，胸背疼痛。甘遂面包，浆水煮十沸，去面，以细糠火炒黄为末。大人三钱，小儿一钱，冷蜜水卧时服。忌油腻鱼肉。普济方。**消渴引饮**甘遂麸炒半两，黄连一两，为末，蒸饼丸绿豆大。每薄荷汤下二丸。忌甘草。杨氏家藏方。**癫痫心风**遂心丹：治风痰迷心，癫痫，及妇人心风血邪。用甘遂二钱，为末，以猪心取三管血和药，入猪心内缚定，纸裹煨熟，取末，入辰砂末一钱，分作四丸。每服一丸，将心煎汤调下。大便下恶物为效，不下再服。济生方。**马脾风病**小儿风热喘促，闷乱不安，谓之马脾风。甘遂面包煮一钱半，辰砂水飞二钱半，轻粉一角，为末。每服一字，浆水少许，滴油一小点，抄药在上，沉下，去浆灌之。名无价散。全幼心鉴。**麻木疼痛**万灵膏：用甘遂二两，蓖麻子仁四两，樟脑一两，捣作饼贴之。内饮甘草汤。摘玄方。**耳卒聋闭**甘遂半寸，绵裹插入两耳内，口中嚼少甘草，耳卒自然通也。永类方。

续随子 宋《开宝》

【释名】 **千金子**开宝**千两金**日华**菩萨豆**日华**拒冬**开宝**联步**。〔颂曰〕叶中出叶，数数相续而生，故名。冬月始长，故又名拒冬。

【集解】〔志曰〕续随子生蜀郡，处处亦有之。苗如大戟。〔颂曰〕今南中多有，北土产少。苗如大戟，初生一茎，茎端生叶，叶中复出叶，花亦类大戟，自叶中抽干而生，实青有壳。人家园亭中多种以为饰。秋种冬长，春秀夏实。〔时珍曰〕茎中亦有白汁，可结水银。

【修治】〔时珍曰〕凡用去壳，取色白者，以纸包，压去油，取霜用。

【气味】 辛，温，有毒。

【主治】 **妇人血结月闭，瘀血癥瘕疹癖，除蛊毒鬼疰，心腹痛，冷气胀满，利大小肠，下恶滞物。**开宝。**积聚痰饮，不下食，呕逆，及腹内诸疾。研碎酒服，不过三颗，当下恶物。**蜀本。**宣一切宿滞，治肺气水气，日服十粒。泻多，以酸浆水或薄醋粥吃，即止。又涂疥癣疮。**大明。

【发明】〔颂曰〕续随下水最速，然有毒损人，不可过多。〔时珍曰〕续随与大戟、泽漆、甘遂茎叶相似，主疗亦相似，其功皆长于利水。惟在用之得法，亦皆要药也。

【附方】旧二，新四。**小便不通**脐腹胀痛不可忍，诸药不效者，不过再服。用续随子去皮一两，铅丹半两，同少蜜捣作团，瓶盛埋阴处，腊月至春末取出，研，蜜丸梧子大。每服二三十丸，木通汤下，化破尤妙。病急亦可旋合。圣济录。**水气肿胀**联步一两，去壳研，压去油，重研，分作七服。每治一人用一服，丈夫生饼子酒下，妇人荆芥汤下，五更服之，当下利，至晓自止。后以厚朴汤补之。频吃益善。忌盐、醋一百日，乃不复作。联步即续随子也。斗门方。**阳水肿胀**续随子炒去油二两，大黄一两，为末，酒水丸绿豆大。每白汤下五十丸，以去陈莝。摘玄方。**涎积癥块**续随子三十枚，腻粉二钱，青黛炒一钱，研匀，糯米饭丸芡子大。每服一丸，打破，以大枣一枚，烧熟去皮核，同嚼，冷茶送下。半夜后，取下积聚恶物为效。圣济录。**蛇咬肿闷**欲死。用重台六分，续随子仁七粒，捣筛为散。酒服方寸匕。兼唾和少许，涂咬处，立效。崔元亮海上方。**黑子疣赘**续随子熟时涂之，自落。普济方。

叶及茎中白汁

【主治】 剥人面皮，去䵟黵。开宝。傅白癜疬疡。大明。捣叶，傅蝎螫立止。时珍。

莨菪 音浪荡《本经》下品

【释名】 天仙子图经横唐本经行唐。〔时珍曰〕莨菪一作蔄荡。其子服之，令人狂浪放宕，故名。

【集解】〔别录曰〕莨菪子生海滨川谷及雍州。五月采子。〔弘景曰〕今处处有之。子形颇似五味核而极小。〔保升曰〕所在皆有之。叶似菘蓝，茎叶皆有细毛，花白色，子壳作罂状，结实扁细，若粟米大，青黄色，六月、七月采子，日干。〔颂曰〕处处有之。苗茎高二三尺，叶似地黄、王不留行、红蓝等，而阔如三指，四月开花，紫色，茎荚有白毛。五月结实，有壳作罂子状，如小石榴。房中子至细，青白色，如粟米粒。〔敩曰〕凡使勿用苍蓂子，其形相似，只是微赤，服之无效，时人多以杂之。〔时珍曰〕张仲景金匮要略，言菜中有水莨菪，叶圆而光，有毒，误食人狂乱，状如中风，或吐血，以甘草汁解之。

子

【修治】〔敩曰〕修事莨菪子十两，以头醋一镒，煮干为度。却用黄牛乳汁浸一宿，至明日乳汁黑，即是真者。晒干捣筛用。

【气味】 苦，寒，无毒。〔别录曰〕甘。〔权曰〕苦、辛，微热，有大毒。〔藏器曰〕性温不寒。〔大明曰〕温，有毒。服之热发，以绿豆汁、甘草、升麻、犀角并解之。〔敩曰〕有大毒。误服之，冲人心，大烦闷，眼生暹火。〔颂曰〕本经言性寒，后人多云大热。而史记·淳于意传云：淄川王美人怀子不乳。饮以浪荡药一撮，以酒饮，旋乳。且不乳岂热药所治？又古方主卒颠狂亦多单用莨菪，岂果性寒耶？

【主治】 齿痛出虫，肉痹拘急。久服轻身，使人健行，走及奔马，强志益力，通神见鬼。多食令人狂走。本经。疗癫狂风痫，颠倒拘挛。别录。安心定志，聪明耳目，除邪逐风，变白，主痃癖。取子洗晒，隔日空腹，水下一指捻。亦可小便浸令泣尽，暴干，如上服。勿令子破，破则令人发狂。藏器。炒焦研末，治下部脱肛，止冷痢。主蛀牙痛，咬之虫出。甄权。烧熏虫牙，及洗阴汗。大明。

【发明】〔弘景曰〕入疗癫狂方用，然不可过剂。久服自无嫌，通神健行，足为大益，而仙经不见用。〔权曰〕以石灰清煮一伏时，掬出，去芽暴干，以附子、干姜、陈橘皮、桂心、厚朴为丸服。去一切冷气，积年气痢，甚温暖也。不可生服，伤人见鬼，拾针狂乱。〔时珍曰〕莨菪之功，未见如所说，而其毒有甚焉。煮一二日而芽方生，其为物可知矣。莨菪、云实、防葵、赤商陆皆能令人狂惑见鬼，昔人未有发其义者。盖此类皆有毒，能使痰迷心窍，蔽其神明，以乱其视听故耳。唐安禄山诱奚契丹，饮以莨菪酒，醉而坑之。又嘉靖四十三年二月，陕西游僧武如香，挟妖术至昌黎县民张柱家，见其妻美。设饭间，呼其全家同坐，将红散入饭内食之。少顷举家昏迷，任其奸污。复将魇法吹入柱耳中。柱发狂惑，见举家皆是妖鬼，尽行杀死，凡一十六人，并无血迹。官司执柱囚之。十余日柱吐痰二碗许，闻其故，乃知所杀者皆其父母兄嫂妻子姊侄也。柱与如香皆论死。世宗肃皇帝命榜示天下。观此妖药，亦是莨菪之流尔。方其痰迷之时，视人皆鬼矣。解之之法，可不知乎。

【附方】 旧二，新二十。**卒发颠狂**莨菪三升为末，以酒一升渍数日，绞去滓，煎令可丸，如小豆三丸，日三服。当见面急，头中如有虫行，额及手足有赤豆处，如此并是瘥候也。未知再服，取尽神良。陈延之小品方。**风痹厥痛**天仙子三钱炒，大草乌头、甘草半两，五灵脂一两，为末，糊丸梧子大，以螺青为衣。每服十丸，男子菖蒲酒下，女子芫花汤下。圣济录。**久嗽不止有脓血**。莨菪子五钱，淘去浮者，煮令芽出，炒研，真酥一鸡子大，大枣七枚，同煎令酥尽，取枣日食三枚。又方：莨菪子三撮，吞之，日五六度。光禄李丞服之神验。孟诜必效方。**年久呷嗽**至三十年者。莨菪子、木香、熏黄等分，为末。以羊脂涂青纸上，撒末于上，卷作筒，烧烟熏吸之。崔行功纂要方。**水肿蛊胀**方见兽部羱羊下。**积冷痃癖**不思饮食，羸困者。莨菪子三分，水淘去浮者，大枣四十九个，水三升，煮干，只取枣去皮核。每空心食一个，米饮下，觉热即止。圣济录。**水泻日久**青州干枣十个去核，入莨菪子填满扎定，烧存性。每粟米饮服一钱。圣惠方。**冷疳痢下**莨菪子为末，腊猪脂和丸，绵裹枣许，导下部。因痢出，更纳新者。不过三度瘥。孟诜必效方。**赤白下痢**腹痛，肠滑后重。大黄煨半两，莨菪子炒黑一撮，为末。每服一钱，米饮下。普济方。**久痢不止**变种种痢，兼脱肛。莨菪丸：用莨菪子一升，淘去浮者，煮令芽出，晒干，炒黄黑色，青州枣一升，去皮核，酽醋二升，同煮，捣膏丸梧子大。每服二十丸，食前米饮下。圣惠方。**肠风下血**莨菪煎：用莨菪实一升，暴干捣筛，生姜半斤，取汁，银锅中更以无灰酒二升搜之，上火煎如稠饧，即旋投酒。度用酒可及五升即止。慢火煎令可丸，大如梧子，每旦酒饮通下三丸，增至五、七丸止。若丸时粘手，则以菟丝粉衬隔之。火候忌紧，药焦则失力也。初服微热，勿怪。疾甚者，服过三日，当下利。疾去，利亦

莨
菪

止。绝有效。箧中方。**脱肛不收**莨菪子炒研傅之。圣惠方。**风牙虫牙**瑞竹堂方
用天仙子一撮，入小口瓶内烧烟，竹筒引烟，入虫孔内，熏之即死，永不发。普济
方用莨菪子入瓶内，以热汤淋下，口含瓶口，令气熏之。冷更作，尽三合乃止。有
涎津可去，甚效。备急方用莨菪子数粒纳孔中，以蜡封之，亦效。**牙齿宣落**风痛。
莨菪子末，绵裹咬之，有汁勿咽。必效方。**风毒咽肿**咽水不下，及瘰疬咽肿。水服
莨菪子末两钱匕，神良。外台秘要。**乳痈坚硬**新莨菪子半匙，清水一盏，服之。不
得嚼破。外台秘要。**石痈坚硬**不作脓者。莨菪子为末，醋和，傅疮头，根即拔出。
千金方。**恶疮似癞**十年不愈者。莨菪子烧研傅之。千金方。**打扑折伤**羊脂调莨
菪子末傅之。千金方。**恶犬咬伤**莨菪子七枚吞之，日三服。千金方。

根

【气味】 苦、辛，有毒。

【主治】 邪疟，疥癣，杀虫。时珍。

【附方】 新六。**疟疾不止**莨菪根烧炭，水服一合，量人强弱用。千金方。**恶
癣有虫**莨菪根捣烂，蜜和傅之。千金翼。**趾间肉刺**莨菪根捣汁涂之。雷公炮炙
论·序云：脚生肉刺，裩系菪根。谓系于裩带上也。**狂犬咬人**莨菪根和盐捣傅，
日三上。外台秘要。**恶刺伤人**莨菪根水煮汁浸之，冷即易，神方也。千金方。**箭
头不出**万圣神应丹：端午前一日，不语，寻见莨菪科，根本枝叶花实全好者。道
云：先生，你却在这里。道罢，用柴灰自东南起围了，以木楔子掘取根下周回土，
次日日未出时，依前不语，用镢头取出，洗净，勿令鸡犬妇人见，于净室中，以石
臼捣如泥，丸弹子大，黄丹为衣，以纸袋封，悬高处阴干。遇有箭头不出者，先以
象牙末贴疮口，后用绯帛袋盛此药，放脐中，绵兜肚系了，当便出也。张子和儒
门事亲方。

云实《本经》上品

【释名】 **员实**别录**云英**别录**天豆**吴普**马豆**图经**羊石子**图经**苗名草云母**唐本
臭草图经**粘刺**纲目。〔时珍曰〕员亦音云，其义未详。豆以子形名。羊石当作羊
矢，其子肖之故也。

【集解】 〔别录曰〕云实生河间川谷。十月采，暴干。〔普曰〕茎高四五尺，
大叶中空，叶如麻，两两相值。六月花，八月、九月实，十月采。〔弘景曰〕处处有
之。子细如葶苈子而小黑，其实亦类莨菪，烧之致鬼，未见其法术。〔恭曰〕云实
大如黍及大麻子等，黄黑似豆，故名天豆。丛生泽旁，高五六尺。叶如细槐，亦

如苜蓿。枝间微刺，俗谓苗为草云母。陶云似葶苈者，非也。〔保升曰〕所在平泽有之。叶似细槐，花黄白色，其荚如豆，其实青黄色，大若麻子。五月、六月采实。〔颂曰〕叶如槐而狭长，枝上有刺。苗名臭草，又名羊石子草。实名马豆。三月、四月采苗，十月采实，过时即枯落也。〔时珍曰〕此草山原甚多，俗名粘刺。赤茎中空，有刺，高者如蔓。其叶如槐。三月黄花，累然满枝。荚长三寸许，状如肥皂荚。内有子五六粒，正如鹊豆，两头微尖，有黄黑斑纹，厚壳白仁，咬之极坚，重有腥气。

实

【修治】〔敩曰〕凡采得，粗捣，相对拌浑颗橡实，蒸一日，拣出暴干。

【气味】 **辛，温，无毒。**〔别录曰〕苦。〔普曰〕神农：辛，小温。黄帝：咸，雷公：苦。

【主治】 **泄痢肠澼，杀虫蛊毒，去邪恶结气，止痛，除寒热。**本经。**消渴。**别录。**治疟多用。**苏颂。**主下蛋脓血。**时珍。

【附方】 新一。蛋下不止云实、女萎各一两，桂半两，川乌头二两，为末，蜜丸梧子大。每服五丸，水下。日三服。肘后方。

花

【主治】 **见鬼精。多食令人狂走。久服轻身通神明。**本经。**杀精物，下水。烧之致鬼。**别录。

【发明】〔时珍曰〕云实花既能令人见鬼发狂，岂有久服轻身之理，此古书之讹也。

根

【主治】 **骨哽及咽喉痛。研汁咽之。**时珍。

蓖麻蓖音卑《唐本草》

【释名】〔颂曰〕叶似大麻，子形宛如牛蜱，故名。〔时珍曰〕蓖亦作蜱。蜱，牛虱也。其子有麻点，故名蓖麻。

【集解】〔恭曰〕此人间所种者，叶似大麻叶而甚大，结子如牛蜱。今胡中来者，茎赤，高丈余，子大如皂荚核，用之亦良。〔保升曰〕今在处有之。夏生苗，叶似萆草而大厚。茎赤有节如甘蔗，高丈余。秋生细花，随便结实，壳上有刺，状类巴豆，青黄斑褐。夏采茎叶，秋采实，冬采根，日干用。〔时珍曰〕其茎有赤有白，中空。其叶大如瓠叶，叶凡五尖。夏秋间桠里抽出花穗，累累黄色。每枝结实数十颗，上有刺，攒簇如猬毛而软。凡三四子合成一颗，枯时劈开，状如巴豆，壳内有子大如豆。壳有斑点。状如牛蜱。再去斑壳，中有仁，娇白如续随子仁，有油可作印色及油纸，子无刺者良，子有刺者毒。

子

【修治】〔敩曰〕凡使勿用黑夭赤利子，缘在地萎上生，是颗两头尖有毒。其蓖麻子，节节有黄黑斑。凡使以盐汤煮半日，去皮取子研用。〔时珍曰〕取蓖麻油法：用蓖麻仁五升捣烂，以水一斗煮之，有沫撇起，待沫尽乃止。去水，以沫煎至点灯不炸、滴水不散为度。

【气味】 甘、辛，平，有小毒。〔时珍曰〕凡服蓖麻者，一生不得食炒豆，犯之必胀死。其油能伏丹砂、粉霜。

【主治】 水癥。以水研二十枚服之，吐恶沫，加至三十枚，三日一服，瘥则止。又主风虚寒热，身体疮痒浮肿，尸疰恶气，榨取油涂之。唐本。研傅疮痍疥癞。涂手足心，催生。大明。治瘰疬。取子炒熟去皮，每卧时嚼服二三枚，渐加至十数枚，有效。宗奭。主偏风不遂，口眼㖞斜，失音口噤，头风耳聋，舌胀喉痹，齁喘脚气，毒肿丹瘤，汤火伤，针刺入肉，女人胎衣不下，子肠挺出，开通关窍经络，能止诸痛，消肿追脓拔毒。时珍。

【发明】〔震亨曰〕蓖麻属阴，其性善收，能追脓取毒，亦外科要药。能出有形之滞物，故取胎产胞衣、剩骨胶血者用之。〔时珍曰〕蓖麻仁甘辛有毒热，气味颇近巴豆，亦能利人，故下水气。其性善走，能开通诸窍经络，故能治偏风、失音口噤、口目㖞斜、头风七窍诸病，不止于出有形之物而已。盖鹈鹕油能引药气入内，蓖麻油能拔病气出外，故诸膏多用之。一人病偏风，手足不举。时珍用此油同羊脂、麝香、鲮鲤甲等药，煎作摩膏，日摩数次，一月余渐复。兼服搜风化痰养血之剂，三月而愈。一人病手臂一块肿痛，亦用蓖麻捣膏贴之，一夜而愈。一人病气郁偏头痛，用此同乳香、食盐捣燔太阳穴，一夜痛止。一妇产后子肠不收，捣仁贴其丹田，一夜而上。此药外用屡奏奇勋，但内服不可轻率尔。或言捣膏以箸点于鹅马六畜舌根下，即不能食，或点肛内，即下血死，其毒可知矣。

【附方】 旧九，新二十九。半身不遂失音不语。取蓖麻子油一升，酒一斗，铜锅盛油，着酒中一日，煮之令熟，细细服之。外台秘要。口目㖞斜蓖麻子仁捣膏，左贴右，右贴左，即正。妇人良方用蓖麻子仁七七粒，研作饼。右㖞安在左手心，左㖞安在右手心，却以铜盂盛热水坐药上，冷即换，五六次即正也。一方用蓖麻子仁七七粒，巴豆十九粒，麝香五分，作饼如上用。风气头痛不可忍者。乳香、蓖麻仁等分，捣饼随左右贴太阳穴，解发出气甚验。德生堂方用蓖麻油纸剪花，贴太阳亦效。又方：蓖麻仁半两，枣肉十五枚，捣涂纸上，卷筒插入鼻中，下清涕即止。**八种头风**蓖麻子、刚子各四十九粒去壳，雀脑芎一大块，捣如泥，糊丸弹子大，线穿挂风处阴干。用时先将好末茶调成膏子涂盏内，后将炭火烧前药烟起，以盏覆之。待烟尽，以百沸葱汤点盏内茶药服之。后以绵被裹头卧，汗出避风。袖珍方。**鼻窒不通**蓖麻子仁三百粒，大枣去皮核十五枚，捣匀绵裹塞之。一日一易，三十日闻香臭也。圣济录。**天柱骨倒**小儿疳疾及诸病后，天柱骨倒，乃体虚所致，宜生筋散贴之。木鳖子六个去壳，蓖麻子六十粒去壳，研匀。先包头擦项上令热，以津调药贴之。郑氏小儿方。**五种风痫**不问年月远近。用蓖麻子仁二两，黄连一两，石膏水一碗，文武火煮之。干即添水，三日两夜取出黄连，只用蓖麻风干，勿令见日，以竹刀每个切作四段。每服二十段，食后荆芥汤下，日二服。终身忌食豆，犯之必腹胀死。卫生宝鉴。**舌上出血**蓖麻子油纸燃，烧烟熏鼻中，自止。摘玄方。**舌胀塞口**蓖麻仁四十粒，去壳研油涂纸上，作燃烧烟熏之。未退再熏，以愈为度。有人舌肿出口外，一村人用此法而愈。经验良方。**急喉痹塞**牙关紧急不通，用此即破。以蓖麻子仁研烂，纸卷作筒，烧烟熏吸即通。或只取油作捻尤妙。名圣烟筒。**咽中疮肿**杜壬方用蓖麻子仁一枚，朴消一钱，同研，新汲水服之，连进二三服效。三因方用蓖麻仁、荆芥穗等分，为末，蜜丸，绵包噙咽之。千金。**水气胀满**蓖麻子仁研，水解得三合。清旦一顿服尽，日中当下青黄水也。或云壮人止可服五粒。外台秘要。**脚气作痛**蓖麻子七粒，去壳研烂，同苏合香丸贴足心，痛即止也。外台秘要。**小便不通**蓖麻仁三粒，研细，入纸捻内，插入茎中即通。摘玄方。**齁喘咳嗽**蓖麻子去壳炒熟，拣甜者食之，须多服见效，终身不可食炒豆。卫生易简方。**催生下胞**崔元亮海上集验方：取蓖麻子七粒，去壳研膏，涂脚心。若胎及衣下，便速洗去，不尔，则子肠出，即以此膏涂顶，则肠自入也。肘后方云：产难，取蓖麻子十四枚，每手各把七枚，须臾立下也。**子宫脱下**蓖麻子仁、枯矾等分，为末，安纸上托入。仍以蓖麻子仁十四枚，研膏涂顶心即入。摘玄。**盘肠生产**涂顶方同上。**催生下胎**不拘生胎死胎。蓖麻二个，巴豆一个，麝香一分，研贴脐中并足心。又下生胎，一月一粒，温酒吞下。集简方。**一切毒肿**痛不可忍。蓖麻子仁捣傅，即止也。肘后方。**疠风鼻塌**手指挛曲，节间痛不可忍，渐至断落。用蓖麻子一两去皮，黄连一两剉豆大，以小瓶子入水一升，同浸。春夏二日，秋冬五日后，取蓖麻一枚劈破，面东以浸药水吞之。渐加至四、五枚，微利不妨。瓶中水尽更添。两月后吃大蒜、猪肉试之，如不发是效也。若发动再服，直候不发乃止。杜壬方。**小儿丹瘤**蓖麻子五个，去皮研，入面一匙，水调涂之，甚效。修真秘旨。**瘰疬结核**蓖麻子炒

蓖麻

837

去皮，每睡时服二三枚，取效。一生不可吃炒豆。阮氏经验方。**瘰疬恶疮及软疖**。用白胶香一两，瓦器溶化，去滓，以蓖麻子六十四个，去壳研膏，溶胶投之，搅匀，入油半匙头，至点水中试软硬，添减胶油得所，以绯帛量疮大小摊贴，一膏可治三五疖也。儒门事亲。**肺风面疮起白屑**，或微有赤疮。用蓖麻子仁四十九粒，白果、胶枣各三粒，瓦松三钱，肥皂一个，捣为丸。洗面用之良。吴旻扶寿方。**面上雀斑**蓖麻子仁、蜜陀僧、硫黄各一钱，为末。用羊髓和匀，夜夜傅之。摘玄方。**发黄不黑**蓖麻子仁，香油煎焦，去滓，三日后频刷之。摘玄方。**耳卒聋闭**蓖麻子一百个去壳，与大枣十五枚捣烂，入乳小儿乳汁，和丸作铤。每以绵裹一枚塞之，觉耳中热为度。一日一易，二十日瘥。千金方。**汤火灼伤**蓖麻子仁、蛤粉等分，研膏。汤伤以油调，火灼以水调，涂之。古今录验。**针刺入肉**蓖麻子去壳研烂，先以帛衬伤处，傅之。频看，若见刺出，即拔去，恐药紧弩出好肉。或加白梅肉同研尤好。卫生易简方。**竹木骨哽**蓖麻子仁一两，凝水石二两，研匀。每以一捻置舌根嚼咽，自然不见。又方：蓖麻油、红曲等分，研细，沙糖丸皂子大，绵裹含咽，痰出大良。**鸡鱼骨哽**蓖麻子仁研烂，入百药煎研，丸弹子大。井花水化下半丸，即下。**恶犬咬伤**蓖麻子五十粒去壳，以井花研膏。先以盐水洗，吹痛处，乃贴此膏。袖珍方。

叶

【气味】有毒。

【主治】脚气风肿不仁，蒸捣裹之，日二三易即消。又油涂炙热，熨囟上，止鼻衄，大验。苏恭。治痰喘咳嗽。时珍。

【附方】新一。齁喘痰嗽儒门事亲方用九尖蓖麻叶三钱，入飞过白矾二钱，以猪肉四两薄批，掺药在内，荷叶裹之，文武火煨熟。细嚼，以白汤送下。名九仙散。普济方：治咳嗽涎喘，不问年深日近。用经霜蓖麻叶、经霜桑叶、御米壳蜜炒各一两，为末，蜜丸弹子大。每服一丸，白汤化下，日一服。名无忧丸。

【附录】**博落回**拾遗〔藏器曰〕有大毒。主恶疮瘿根，瘤赘息肉，白癜风，蛊毒精魅，溪毒疮痿。和百丈青、鸡桑灰等分，为末傅之。蛊毒精魅当别有法。生江南山谷。茎叶如蓖麻。茎中空，吹之作声如博落回。折之有黄汁，药人立死，不可轻用入口。

常山《本经》下品　**蜀漆**同上。

【释名】恒山吴普互草本经鸡屎草日华鸭屎草日华。〔时珍曰〕恒亦常也。

恒山乃北岳名，在今定州。常山乃郡名，亦今真定。岂此药始产于此得名欤？蜀漆乃常山苗，功用相同，今并为一。

【集解】〔别录曰〕常山生益州川谷及汉中。二月、八月采根，阴干。又曰，蜀漆生江林山川谷及蜀汉中，常山苗也。五月采叶，阴干。〔弘景曰〕常山出宜都、建平。细实黄者，呼为鸡骨常山，用之最良。蜀漆是常山苗而所出又异者，江林山即益州江阳山名，故是同处尔。彼人采得，紫结作丸，得时燥者佳。〔恭曰〕常山生山谷间。茎圆有节，高者不过三四尺。叶似茗而狭长，两两相当。二月生白花，青萼。五月结实青圆，三子为房。其草暴燥色青白，堪用。若阴干便黑烂郁坏矣。〔保升曰〕今出金州、房州、梁州中江县。树高三四尺，根似荆根，黄色而破。五六月采叶，名蜀漆也。〔李含光曰〕蜀漆是常山茎，八月九月采之。〔颂曰〕今汴西、淮、浙、湖南州郡亦有之，并如上说。而海州出者，叶似楸叶。八月有花，红白色，子碧色，似山楝子而小。今天台山出一种草，名土常山，苗叶极甘。人用为饮，甘味如蜜，又名蜜香草，性凉益人，非此常山也。

【修治】〔斅曰〕采时连根苗收。如用茎叶，临时去根，以甘草细剉，同水拌湿蒸之。临时去甘草，取蜀漆细剉，又拌甘草水匀，再蒸，日干用。其常山，凡用以酒浸一宿，漉出日干，熬捣用。〔时珍曰〕近时有酒浸蒸熟或瓦炒熟者，亦不甚吐人。又有醋制者，吐人。

常山

【气味】**苦，寒，有毒。**〔别录曰〕辛，微寒。〔普曰〕神农、岐伯：苦。桐君：辛，有毒。李当之：大寒。〔权曰〕苦，有小毒。〔炳曰〕得甘草，吐疟。〔之才曰〕畏玉札。〔大明曰〕忌葱菜及菘菜。伏砒石。

【主治】**伤寒寒热，热发温疟鬼毒，胸中痰结吐逆。**本经。**疗鬼蛊往来，水胀，洒洒恶寒，鼠瘘。**别录。**治诸疟，吐痰涎，治项下瘤瘿。**甄权。

蜀漆

【气味】**辛，平，有毒。**〔别录曰〕微温。〔权曰〕苦，有小毒。〔元素曰〕辛，纯阳。〔柄曰〕桔梗为之使。〔之才曰〕栝楼为之使。恶贯众。

【主治】**疟及咳逆寒热，腹中癥坚痞，积聚邪气，蛊毒鬼疰。**本经。**疗胸中邪结气，吐去之。**别录。**治鬼疟多时，温疟寒热，下肥气。**甄权。**破血，洗去腥，与苦酸同用，导胆邪。**元素。

【发明】〔斅曰〕蜀漆春夏用茎叶，秋冬用根。老人久病，切忌服之。〔颂曰〕常山、蜀漆为治疟之最要。不可多进，令人吐逆。〔震亨曰〕常山性暴悍，善驱逐，能伤真气。病人稍近虚怯，不可用也。外台乃用三两作一服，殊昧雷公老人久病切忌之戒。〔时珍曰〕常山、蜀漆有劫痰截疟之功，须在发散表邪及提出阳分之后。用之得宜，神效立见；用失其法，真气必伤。夫疟有六经疟、五脏疟、痰湿食积瘴疫鬼邪诸疟，须分阴阳虚实，不可一概论也。常山、蜀漆生用则上行必吐，酒蒸炒熟用则气稍缓，少用亦不致吐也。得甘草则吐，得大黄则利，得乌梅、鲮鲤甲则入肝，得小麦、竹叶则入心，得秫米、麻黄则入肺，得龙骨、附子则入肾，得草果、槟榔则入脾。盖无痰不作疟，二物之功，亦在驱逐痰水而已。杨士瀛直指方云：常山治疟，人皆薄之。疟家多蓄痰涎黄水，或停潴心下，或结澼胁间，乃生寒热。法当吐痰逐水，常山岂容不用？水在上焦，则常山能吐之；水在胁下，则常山能破其澼而下其水。但须行血药品佐助之，必收十全之功。其有纯热发疟或蕴热内实之证，投以常山，大便点滴而下，似泄不泄者。须用北大黄为佐，泄利数行，然后获愈也。又待制李焘云：岭南瘴气寒热所感，邪气多在营卫皮肉之间。欲去皮肤毛孔中瘴气根本，非常山不可。但性吐人，惟以七宝散冷服之，即不吐，且验也。

【附方】旧三，新二十三。**截疟诸汤**外台秘要用常山三两，浆水三升，浸一宿，煎取一升，欲发前顿服，取吐。肘后方用常山一两，秫米一百粒，水六升，煮三升，分三服。先夜、未发、临发时服尽。养生主论王隐者驱疟汤云：予用此四十年，奇效不能尽述，切勿加减，万无一吐者。常山酒煮晒干、知母、贝母、草果各一钱半，水一钟半，煎半熟，五更热服。渣以酒浸，发前服。**截疟诸酒**肘后方用常山一两，酒一升，渍二三日，分作三服，平旦一服，少顷再服，临发又服。或加甘草，酒煮服之。宋侠经心录醇醨汤，治间日疟。支太医云：乃桂广州方也，甚验。恒山一钱二分，大黄二钱半，炙甘草一钱二分。水一盏半，煎减半，曰醇，发日五更温服；再以水一盏，煎减半，曰醨，未发时温服。虞抟医学正传治久疟不止。常山一钱半，槟榔一钱，丁香五分，乌梅一个，酒一盏，浸一宿，五更饮之。一服便止，永不再发，如神。**截疟诸丸**千金方恒山丸：治数年不瘥者，两剂瘥；一月以来者，一剂瘥。恒山三两，研末，鸡子白和丸梧子大，瓦器煮熟，杀腥气，则取晒干收之。每服二十丸，竹叶汤下，五更一服，天明一服，发前一服，或吐或否即止。肘后丹砂丸：恒山末三两，真丹一两研，白蜜和杵百下，丸梧子大。先发时三丸，少顷再服三丸，临时服三丸，酒下，无不断者。曾世荣活幼心书黄丹丸：治大小久疟。恒山二两，黄丹半两，乌梅连核瓦焙一两，为末，糯米粉糊丸梧子大。每服三、五十丸，凉酒下，隔一夜一服，平旦一服。午后方食。葛洪肘后方用恒山三两，知母一两，甘草半两，捣末，蜜丸梧子大。先发时服十丸，次服七丸，后服五六丸，以瘥为度。和剂局方瞻仰丸：治一切疟。常山四两，炒存性，草果二两，炒存性，为末，薄糊丸梧子大。每卧时冷酒服五十丸，五更再服。忌鹅羊热物。又胜金丸：治一切疟，胸膈停痰，发不愈者。常山八两。酒浸蒸焙，槟榔二两，生研末，糊丸梧子大，如上法服。集简方二圣丸：治诸疟，不拘远近大小。鸡骨恒山、鸡心槟榔各一两，生研，鲮鲤甲煨焦一两半，糯粉糊丸绿豆大，黄丹为衣。每服三五十九，如上法服。**厥阴肝疟**寒多热少，喘息如死状，或少腹满，小便如脓，不问久近，不吐不泄，如神。恒山一两，醋浸一夜，瓦器煮干。每用二钱，水一盏，煎半盏，五更冷服。赵真人济急方。**太阴肺疟**痰聚胸中，病至令人心寒，寒甚乃热，热间善惊，如有所见。恒山三钱，甘草半钱，秫米三十五粒，水二钟，煎一钟，发日早分三次服。千金方。**少阴肾疟**凄凄然寒，手足寒，腰脊痛，大便难，目眴眴然。恒山二钱半，豉半两，乌梅一钱，竹叶一钱半，葱白三根，水一升半，煎一升，发前分三服。千金方。**牝疟独寒**不热者。蜀漆散：用蜀漆、云母煅三日夜、龙骨各二钱，为末。每服半钱，临发日旦一服，发前一服，酢浆水调下。温疟又加蜀漆一钱。张仲景金匮要略。**牡疟独热**不冷者。蜀漆一钱半，甘草一钱，麻黄二钱，牡蛎粉二钱，水二钟，先煎麻黄、蜀漆，去沫，入药再煎至一钟，未发前温服，得吐则止。王焘外台秘要。**温疟热多**恒山一钱，小麦三钱，淡竹叶二钱，水煎，五更服，甚良。药性论。**三十年疟**肘后方治三十年老疟及积年久疟。常山、黄连各一两，酒三升，渍一宿，以瓦釜煮取一升半。发日早服五合，发时再服。热当吐，冷当利，无不瘥者。张文仲备急方用恒山一两半，龙骨五钱，附子炮二钱半，大黄一两，为末，鸡子黄和丸梧子大。未发时五丸，将发时五丸，白汤下。支太医云：此方神验，无不断者。**瘴疟寒热**刘长春经验方常山一寸，草果一枚，热酒一碗，浸一夜，五更望东服之，盖卧，酒醒即愈。谈野翁试验方用常山、槟榔、甘草各二钱，黑豆一百粒，水煎服之。乃彭司寇所传。葛稚川肘后方用常山、黄连、香豉各一两，附子炮七钱，捣末，蜜丸梧子大。空腹饮服四丸，欲发时三丸。至午后乃食。**妊娠疟疾**酒蒸常山、石膏煅各一钱，乌梅炒五分，甘草四分，水一盏，酒一盏，浸一夜，平旦温服。姚僧坦集验方。**百日儿疟**水鉴仙人歌曰：疟是邪风寒热攻，直须术治免成空。常山刻作人形状，钉在孩儿生气宫。如金生人，金生在巳，即钉巳上；木生人，钉亥上；火生人，钉寅上；水土生人，钉申上也。**小儿惊忤**暴惊卒死中恶。用蜀漆炒二钱，左顾牡蛎一钱二分，浆水煎服，当吐痰而愈。名千金汤。阮氏。**胸中痰饮**恒山、甘草各一两，水五升，取一升，去滓，入蜜二合，温服七合，取吐。不吐更服。千金方。

【附录】**杜茎山**图经 〔颂曰〕叶味苦寒，主温瘴寒热作止不定，烦渴头痛心躁。杵烂，新酒浸，绞汁服，吐出恶涎甚效。生宜州。茎高四五尺，叶似苦荬菜。秋有花，紫色。实如枸杞子，大而白。

土红山 〔颂曰〕叶甘，微寒，无毒。主骨节疼痛，劳热瘴疟。生南恩州山野中。大者高七八尺，叶似枇杷而小，无毛，秋生白花如粟粒，不实。福州生者作细藤，似芙蓉叶，其叶上青下白，根如葛头。土人取根米泔浸一宿，以清水再浸一宿，炒黄为末。每服一钱，水一盏，生姜一片，同煎服。亦治劳瘴甚效。〔时珍曰〕杜茎山即土恒山，土红山又杜茎山之类，故并附之。

藜芦《本经》下品

【释名】 **山葱**别录**葱苒**同**葱炎**音毯**葱葵**普**丰芦**普**憨葱**纲目**鹿葱**。〔时珍曰〕黑色曰黎，其芦有黑皮裹之，故名。根际似葱，俗名葱管藜芦是矣。北人谓之憨葱，南人谓之鹿葱。

【集解】 〔别录曰〕藜芦生太山山谷。三月采根，阴干。〔普曰〕大叶，小根相连。〔弘景曰〕近道处处有之。根下极似葱而多毛。用之止剔取根，微炙之。〔保升曰〕所在山谷皆有。叶似郁金、秦艽、襄荷等，根若龙胆，茎下多毛。夏生冬凋，八月采根。〔颂曰〕今陕西、山南东西州郡皆有之，辽州、均州、解州者尤佳。三月生苗叶，似初出棕心，又似车前，茎似葱白，青紫色，高五六寸，上有黑皮裹茎，似棕皮。有花肉红色，根似马肠根，长四五寸许，黄白色。二月、三月采根阴干。此有二种：一种水藜芦，茎叶大同，只是生在近水溪涧石上，根须百余茎，不中药用。今用者名葱白藜芦，根须甚少，只是三二十茎，生高山者为佳，均州土俗亦呼为鹿葱。范子计然云：出河东，黄白者善。

根

【修治】 〔雷曰〕凡采得去头，用糯米泔汁煮之。从巳至未，晒干用。

【气味】 **辛，寒，有毒。**〔别录曰〕苦，微寒。〔普曰〕神农、雷公：辛，有毒。岐伯：咸，有毒。李当之：大寒，大毒。扁鹊：苦，有毒。〔之才曰〕黄连为之使。反细辛、芍药、人参、沙参、紫参、丹参、苦参。恶大黄。〔时珍曰〕畏葱白。服之吐不止，饮葱汤即止。

【主治】 **蛊毒咳逆，泄痢肠澼，头疡疥瘙恶疮，杀诸虫毒，去死肌。**本经。**疗哕逆，喉痹不通，鼻中息肉，马刀烂疮。不入汤用。**别录。**主上气，去积年脓血泄痢。**权。**吐上膈风涎，暗风痫病，小儿鳎鮙痰疾。**颂。**末，治马疥癣。**宗奭。

【发明】 〔颂曰〕藜芦服钱匕一字则恶吐人，又用通顶令人嚏，而别本云治哕逆,其效未详。〔时珍曰〕哕逆用吐药,亦反胃用吐法去痰积之义。吐药不一:常山吐疟痰,瓜丁吐热痰,乌附尖吐湿痰,莱菔子吐气痰,藜芦则吐风痰者也。按张子和儒门事亲云:一妇病风痫。自六七岁得惊风后,每一二年一作;至五七年,五七作;三十岁至四十岁则日作,或甚至一日十余作。遂昏痴健忘,求死而已。值岁大饥,采百草食。于野中见草若葱状,采归蒸熟饱食。至五更,忽觉心中不安,吐涎如胶,连日不止,约一二斗,汗出如洗,甚昏困。三日后,遂轻健,病去食进,百脉皆和。以所食葱访人,乃憨葱苗也,即本草藜芦是矣。图经言能吐风病,此亦偶得吐法耳。我朝荆和王妃刘氏,年七十,病中风,不省人事,牙关紧闭,群医束手。先考太医吏目月池翁诊视,药不能入,自午至子。不获已,打去一齿,浓煎藜芦汤灌之。少顷,噫气一声,遂吐痰而苏,调理而安。药弗瞑眩,厥疾弗瘳,诚然。

【附方】旧六,新十三。**诸风痰饮**藜芦十分,郁金一分,为末。每以一字,温浆水一盏和服,探吐。经验方。**中风不省**牙关紧急者。藜芦一两去苗头,浓煎防风汤浴过,焙干切,炒微褐色,为末。每服半钱,小儿减半,温水调灌,以吐风涎为效。未吐再服。简要济众。**中风不语**喉中如曳锯,口中涎沫。取藜芦一分,天南星一个,去浮皮。于脐上剜一坑,纳入陈醋二橡斗,四面火逼黄色,研为末,生面丸小豆大。每服三丸,温酒下。经验。**诸风头痛**和州藜芦一茎日干研末,入麝香少许,吹鼻。又方:通顶散:藜芦半两,黄连三分,嗜鼻。圣惠。**久疟痰多**不食,欲吐不吐。藜芦末半钱,温齑水调下,探吐。保命集。**痰疟积疟**藜芦、皂荚炙各一两,巴豆二十五枚,熬黄,研末,蜜丸小豆大。每空心服一丸,未发时一丸,临发时又服一丸。勿用饮食。肘后。**黄疸肿疾**藜芦灰中炮,为末。水服半钱匕,小吐,不过数服效。**胸中结聚**如骇骇不去者。巴豆半两,去皮心炒,捣如泥,藜芦炙研一两,蜜和捣丸麻子大,每吞一二丸。肘后。**身面黑痣**藜芦灰五两,水一大碗淋汁,铜器重汤煮成黑膏,以针微刺破点之,不过三次效。圣惠。**鼻中息肉**藜芦三分,雄黄一分,为末,蜜和点之。每日三上自消,勿点两畔。圣济方。**牙齿虫痛**藜芦末,内入孔中,勿吞汁,神效。千金翼。**白秃虫疮**藜芦末,猪脂调涂之。肘后方。**头生虮虱**藜芦末掺之。直指。**头风白屑**痒甚。藜芦末,沐头掺之,紧包二日夜,避风效。本事。**反花恶疮**恶肉反出如米。藜芦末,猪脂和傅,日三五上。圣济录。**疥癣虫疮**藜芦末,生油和涂。**羊疽疮痒**藜芦二分,附子八分,为末傅之,虫出也。陶隐居方。**误吞水蛭**藜芦炒,为末。水服一钱,必吐出。德生堂方。

【附录】**山慈石**〔别录有名未用曰〕苦,平,无毒。主女子带下。生山之阳。正月生叶如藜芦,茎有衣。一名爰茈。

参果根 〔又曰〕苦,有毒。主鼠瘘。生百余根,根有衣裹茎。三月三日采根。一名百连,一名乌蓼,一名鼠茎,一名鹿蒲。

马肠根宋图经 〔颂曰〕苦,辛,寒,有毒。主蛊除风。叶:疗疮疥。生秦州。叶似桑。三月采叶,五月、六月采根。

木藜芦《拾遗》

【释名】 黄藜芦纲目**鹿骊**。

【集解】〔藏器曰〕陶弘景注漏卢云:一名鹿骊。南人用苗,北人用根。按鹿骊乃木藜芦,非漏卢也。乃树生,如茱萸树,高二尺,有毒。〔时珍曰〕鹿骊,俚人呼为黄藜芦,小树也。叶如樱桃叶,狭而长,多皱文。四月开细黄花。五月结小长子,如小豆大。

【气味】 **苦,辛,温,有毒。**

【主治】 **疥癣,杀虫。**藏器。

附子《本经》下品

【释名】 **其母名乌头。**〔时珍曰〕初种为乌头,象乌之头也。附乌头而生者为附子,如子附母也。乌头如芋魁,附子如芋子,盖一物也。别有草乌头、白附子,故俗呼此为黑附子、川乌头以别之。诸家不分乌头有川、草两种,皆混杂注解,今悉正之。

【集解】〔别录曰〕附子生犍为山谷及广汉。冬月采附子,春月采为乌头。〔弘景曰〕乌头与附子同根。附子八月采,八角者良。乌头四月采。春时茎初生有脑头,如乌鸟之头,故谓之乌头。有两歧,其蒂状如牛角者,名乌喙。取汁煎为射罔。天雄似附子,细而长,乃至三四寸。侧子即附子边角之大者。并是同根,而本经附子出犍为,天雄出少室,乌头出朗陵,分生三处,当各有所宜也。今则无别矣。〔恭曰〕天雄、附子、乌头,并以蜀道绵州、龙州者佳,俱以八月采造。余处虽有造得者,力弱,都不相似。江南来者,全不堪用。〔大明曰〕天雄大而长,少角刺而实;附子大而短,有角平稳而实。乌喙似天雄,乌头次于附子,侧子小于乌头,连聚生者名为虎掌,并是天雄一裔,子母之类,气力乃有殊等,即宿根与嫩者尔。〔敩曰〕乌头少有茎苗,身长而乌黑,少有旁尖。乌喙皮上苍色,有尖头，大者孕八九个，周围底陷，黑如乌铁。天雄身全矮，无尖，周匝四面有附子，孕十一个，皮苍色。侧子只是附子旁，有小颗如枣核者。木鳖子是喙、附、乌、雄、侧中毗患者，不入药用。〔保升曰〕正者为乌头，两歧者为乌喙，细长三四寸者为天雄，根旁如芋散生者为附子，旁连生者为侧子，五物同出而异名。苗高二尺许，叶似石龙芮及艾。〔宗奭曰〕五者皆一物，但依大小长短以象而名之尔。〔颂曰〕五者今并出蜀土，都是一种所产，其种出于龙州。冬至前，先将陆田耕五七遍，以猪粪粪之，然后布种，逐月耘籽，至次年八月后方成。其苗高三四尺，茎作四棱，叶如艾，其花紫碧色作穗，其实细小如桑椹状，黑色。本只种附子一物，至成熟后乃有四物。以长二三寸者为天雄，割削附子旁尖角为侧子，附子之绝小者亦名侧子，元种者为乌头。其余大小者皆为附子，以八角者为上。绵州彰明县多种之，惟赤水一乡者最佳。然收采时月与本草不同。谨按本草冬采为附子，春采为乌头。博物志言：附子、乌头、天雄一物也。春秋冬夏采之各异。而广志云：奚毒，附子也。一岁为侧子，二年为乌喙，三年为附子，四年为乌头，五年为天雄。今一年种之，便有此五物。岂今人种莳之法，用力倍至，故尔繁盛乎？〔时珍曰〕乌头有两种：出彰明者即附子之母，今人谓之川乌头是也。春末生子，故曰春采为乌头。冬则生子已成，故曰冬采为附子。其天雄、乌喙、侧子，皆是生子多者，因象命名；若生子少及独头者，即无此数物也。其产江左、山南等处者，乃本经所列乌头，今人谓之草乌头者是也。故曰其汁煎为射罔。陶弘景不知乌头有二，以附子之乌头，注射罔之乌头，遂致诸家疑贰，而雷敩之说尤不近理。宋人杨天惠著附子记甚悉，今撮其要，读之可不辩而明矣。其说云：绵州乃故广汉地，领县八，惟彰明出附子。彰明领乡二十，惟赤水、廉水、昌明、会昌四乡产附子，而赤水为多。每岁以上田熟耕作垄。取种于龙安、龙州、齐归、木门、青堆、小坪诸处。十一月播种，春月生苗。其茎类野艾而泽，其叶类地麻而厚。其花紫瓣黄蕤，长苞而圆。七月采者，谓之早水，拳缩而小，盖未长成也。九月采者乃佳。其品凡七，本同而末异。其初种之小者为乌头，附乌头而旁生者为附子，又左右附而偶生者为鬲子，附而长者为天雄，附而上出者为侧子，附而散生者为漏篮子，皆脉络连贯，如子附母，而附子以贵，故专附名也。凡种一而子六七以上，则皆小；种一而子二三，则稍大；种一而子特生，则特大。附子之形，以蹲坐正节角少者为上，有节多鼠乳者次之，形不正而伤缺风皱者为下。本草言附子八角者为良，其角为侧子之说，甚谬矣。附子之色，以花白者为上，铁色者次之，青绿者为下。天雄、乌头、天锥，皆以丰实盈握者为胜。漏篮、侧子，则园人以乞役夫，不足数也。谨按此记所载漏篮，即雷敩所谓木鳖子，大明所谓虎掌者也。其扁子，即乌喙也。天锥即天雄之类，医方亦无此名，功用当相同尔。

【修治】〔保升曰〕附子、乌头、天雄、侧子、乌喙，采得，以生熟汤浸半日，勿令灭气，出以白灰裹之，数易使干。又法：以米粥及糟曲等淹之。并不及前法。〔颂曰〕五物收时，一处造酿。其法：先于六月内，造大小面曲。未采前半月，用大麦煮成粥，以曲造醋，候熟去糟。其醋不用太酸，酸则以水解之。将附子去根须，于新瓮内淹七日，日搅一遍，捞出以疏筛摊之，令生白衣。乃向慢风日中晒之百十日，以透干为度。若猛日，则皱而皮不附肉。〔时珍曰〕按附子记云：此物最多，不能常熟。或种美而苗不茂，或苗秀而根不充，或以酿而腐，或以曝而挛，若有神物阴为之者。故园人常祷于神，目为药妖。其酿法：用醋醅安密室中，淹覆弥月，乃发出晾干。方出酿时，其大有如拳者，已定辄不盈握，故及一两者极难得。土人云：但得半两以上者皆良。蜀人饵者少，惟秦陕闽浙人宜之。然秦人才市其下者，闽浙才得其中者，其上品则皆贵人得之矣。〔弘景曰〕凡用附子、乌头、天雄，皆热灰微炮令坼，勿过焦，惟姜附汤生用之。俗方每用附子，须甘草、人参、生姜相配者，正制其毒故也。〔敩曰〕凡使乌头，宜文武火中炮令皱坼，擘破用。若用附子，须底平有九角如铁色，一个重一两者，即是气全。勿用杂木火，只以柳木灰火中炮令皱坼，以刀刮去上孕子，并去底尖，擘破，于屋下平地上掘一土坑安之，一宿取出，焙干用。若阴制者，生去皮尖底，薄切，以东流水并黑豆浸五日夜，漉出，日中晒用。〔震亨曰〕凡乌、附、天雄，须用童子小便浸透煮过，以杀其毒，并助下行之力，入盐少许尤好。或以小便浸二七日，拣去坏者，以竹刀每个切作四片，井水淘净，逐日换水，再浸七日，晒干用。〔时珍曰〕附子生用则发散，熟用则峻补。生用者，须如阴制之法，去皮脐入药。熟用者，以水浸过，炮令发坼，去皮脐，乘热切片再炒，令内外俱黄，去火毒入药。又法；每一个，用甘草二钱，盐水、姜汁、童尿各半盏，同煮熟，出火毒一夜用之，则毒去也。

【气味】 辛，温，有大毒。〔别录曰〕甘，大热，〔普曰〕神农：辛。岐伯、雷公：甘，有毒。李当之：苦，大温，有大毒。〔元素曰〕大辛大热，气厚味薄，可升可降，阳中之阴，浮中沉，无所不至，为诸经引用之药。〔好古曰〕入手少阴三焦命门之剂，其性走而不守，非若干姜止而不行。〔赵嗣真曰〕熟附配麻黄，发中有补，仲景麻黄附子细辛汤、麻黄附子甘草汤是也。生附配干姜，补中有发，仲景干姜附子汤、通脉四逆汤是也。〔戴原礼曰〕附子无干姜不热，得甘草则性缓，得桂补命门。〔李杲曰〕附子得生姜则能发散，以热攻热，又导虚热下行，以除冷病。〔之才曰〕地胆为之使。恶蜈蚣。畏防风、黑豆、甘草、人参、黄芪。〔时珍曰〕畏绿豆、乌韭、童溲、犀角。忌豉汁。得蜀椒、食盐，下达命门。

【主治】 风寒咳逆邪气，寒湿踒躄，拘挛膝痛，不能行步，破癥坚积聚血瘕，金疮。本经。腰脊风寒，脚气冷弱，心腹冷痛，霍乱转筋，下痢赤白，温中强阴，坚肌骨，又堕胎，为百药长。别录。温暖脾胃，除脾湿肾寒，补下焦之阳虚。元素。除脏腑沉寒，三阳厥逆，湿淫腹痛，胃寒蛔动，治经闭，补虚散壅。李杲。督脉为病，脊强而厥。好古。治三阴伤寒，阴毒寒疝，中寒中风，痰厥气厥，柔痓癫痫，小儿慢惊，风湿麻痹，肿满脚气，头风，肾厥头痛，暴泻脱阳，久痢脾泄，寒疟瘴气，久病呕哕，反胃噎膈，痈疽不敛，久漏冷疮。合葱涕，塞耳治聋。时珍。

　　乌头即附子母。

【主治】 诸风，风痹血痹，半身不遂，除寒冷，温养脏腑，去心下坚痞，感寒腹痛。元素。除寒湿，行经，散风邪，破诸积冷毒。李杲。补命门不足，肝风虚。好古。助阳退阴，功同附子而稍缓。时珍。

【发明】〔宗奭曰〕补虚寒须用附子，风家即多用天雄，大略如此。其乌头、乌喙、附子，则量其材而用之。〔时珍曰〕按王氏究原方云：附子性重滞，温脾逐寒。川乌头性轻疏，温脾去风。若是寒疾即用附子，风疾即用川乌头。一云：凡人中风，不可先用风药及乌附。若先用气药，后用乌附乃宜也。又凡用乌附药，并宜冷服者，热因寒用也。盖阴寒在下，虚阳上浮。治之以寒，则阴气益甚而病增；治之以热，则拒格而不纳。热药冷饮，下嗌之后，冷体既消，热性便发，而病气随愈。不违其情而致大益，此反治之妙也。昔张仲景治寒疝内结，用蜜煎乌头。近效方治喉痹，用蜜炙附子，含之咽汁。朱丹溪治疝气，用乌头、栀子。并热因寒用也。李东垣治冯翰林侄阴盛格阳伤寒，面赤目赤，烦渴引饮，脉来七八至，但按之则散。用姜附汤加人参，投半斤服之，得汗而愈。此则神圣之妙也。〔吴绶曰〕附子乃阴证要药。凡伤寒传变三阴，乃中寒夹阴，虽身大热而脉沉者，必用之。或厥冷腹痛，脉沉细，甚则唇青囊缩者，急须用之，有退阴回阳之力，起死回生之功。近世阴证伤寒，往往疑似，不敢用附子，直待阴极阳竭而用之，已迟矣。且夹阴伤寒，内外皆阴，阳气顿衰。必须急用人参，健脉以益其原，佐以附子，温经散寒。舍此不用，将何以救之？〔刘完素曰〕俗方治麻痹多用乌附，其气暴能冲开道路，故气愈麻；及药气尽而正气行，则麻病愈矣。〔张元素曰〕附子以白术为佐，乃除寒湿之圣药。湿药宜少加之引经。又益火之原，以消阴翳，则便溺有节，乌附是也。〔虞抟曰〕附子禀雄壮之质，有斩关夺将之气。能引补气药行十二经，以追复散失之元阳；引补血药入血分，以滋养不足之真阴；引发散药开腠理，以驱逐在表之风寒；引温暖药达下焦，以祛除在里之冷湿。〔震亨曰〕气虚热甚者，宜少用附

附
子

子,以行参、芪。肥人多湿,亦宜少加乌、附行经。仲景八味丸用为少阴向导,后世因以附子为补药,误矣。附子走而不守,取其健悍走下之性,以行地黄之滞,可致远尔。乌头、天雄皆气壮形伟,可为下部药之佐;无人表其害人之祸,相习用为治风之药及补药,杀人多矣。〔王履曰〕仲景八味丸,盖兼阴火不足者设。钱仲阳六味地黄丸,为阴虚者设。附子乃补阳之药,非为行滞也。〔好古曰〕乌附非身凉而四肢厥者不可僭用。服附子以补火,必妨涸水。〔时珍曰〕乌附毒药,非危病不用,而补药中少加引导,其功甚捷。有人才服钱匕,即发燥不堪,而昔人补剂用为常药,岂古今运气不同耶? 荆府都昌王,体瘦而冷,无他病。日以附子煎汤饮,兼嚼硫黄,如此数岁。蕲州卫张百户,平生服鹿茸、附子药,至八十余,康健倍常。宋·张杲医说载,赵知府耽酒色,每日煎干姜熟附汤吞硫黄金液丹百粒,乃能健啖,否则倦弱不支,寿至九十。他人服一粒即为害。若此数人,皆其脏腑禀赋之偏,服之有益无害,不可以常理概论也。又琐碎录言:滑台风土极寒,民啖附子如啖芋栗。此则地气使然尔。

【附方】 旧二十六,新八十七。**少阴伤寒**初得二三日,脉微细,但欲寐,小便色白者,麻黄附子甘草汤微发其汗。麻黄去节二两,甘草炙二两,附子炮去皮一枚,水七升,先煮麻黄去沫,纳二味,煮取三升,分作三服,取微汗。张仲景伤寒论。**少阴发热**少阴病始得,反发热脉沉者,麻黄附子细辛汤发其汗。麻黄去节二两,附子炮去皮一枚,细辛二两,水一斗,先煮麻黄去沫,乃纳二味,同煮三升,分三服。同上。**少阴下利**少阴病,下利清谷,里寒外热,手足厥逆,脉微欲绝,身反不恶寒,其人面赤色,或腹痛,或干呕,或咽痛,或利止脉不出者。通脉四逆汤:用大附子一个去皮生破八片,甘草炙二两,干姜三两,水三升,煮一升,分温再服,其脉即出者愈。面赤加葱九茎,腹痛加芍药二两,呕加生姜二两,咽痛加桔梗一两,利止脉不出,加人参二两。同上。**阴病恶寒**伤寒已发汗不解,反恶寒者,虚也,芍药甘草附子汤补之。芍药三两,甘草炙三两,附子炮去皮一枚,水五升,煮取一升五合,分服。同上。**伤寒发躁**伤寒下后,又发其汗,昼日烦躁不得眠,夜而安静,不呕不渴,无表证,脉沉微,身无大热者,干姜附子汤温之。干姜一两,生附子一枚。去皮破作八片,水三升,煮取一升,顿服。伤寒论。**阴盛格阳**伤寒阴盛格阳,其人必躁热而不饮水,脉沉手是厥逆者,是此证也。霹雳散:用大附子一枚,烧存性,为末,蜜水调服。逼散寒气,然后热气上行而汗出,乃愈。孙兆口诀。**热病吐下**及下利,身冷脉微,发躁不止者。附子炮一枚,去皮脐,分作八片,入盐一钱,水一升,煎半升,温服,立效。经验良方。**阴毒伤寒**孙兆口诀云:房后受寒,少腹疼痛,头疼腰重,手足厥逆,脉息沉细,或作呃逆,并宜退阴散：用川乌头、干姜等分，切炒，放冷为散。每服一钱，水一盏，盐一撮，煎取半盏，温服，得汗解。本事方：玉女散：治阴毒心腹痛厥逆恶候。川乌头去皮脐，冷水浸七日，切晒，纸裹收之。遇有患者，取为末一钱，入盐八分，水一盏，煎八分服，压下阴毒，如猪血相似，再进一服。济生回阳散：治阴毒伤寒，面青，四肢厥逆，腹痛身冷，一切冷气。大附子三枚，炮裂去皮脐为末。每服三钱，姜汁半盏，冷酒半盏，调服。良久，脐下如火暖为度。续传信方：治阴毒伤寒，烦躁迷闷，急者。用半两重附子一个，生破作四片，生姜一大块作三片，糯米一撮，以水一升，煎六合，暖卧，或汗出，或不出。候心定，则以水解散之类解之，不得与冷水。如渴，更煎滓服。屡用多效。**中风痰厥**昏不知人。口眼㖞斜，并体虚之人患疟疾寒多者，三生饮：用生川乌头、生附子，并去皮脐各半两，生南星一两，生木香二钱五分。每服五钱，生姜十片，水二盏，煎一盏，温服。和剂局方。**中风气厥痰壅**，昏不知人，六脉沉伏。生附子去皮，生南星去皮，生木香半两。每服四钱，姜九片，水二盏，煎七分，温服之。济生方。**中风偏废**羌活汤：用生附子一个，去皮脐，羌活、乌药各一两。每服四钱，生姜三片，水一盏，煎七分服。王氏简易方。**半身不遂遂令癖痈。**用生附子一两，以无灰酒一升，浸一七日，隔日饮一合。延年秘录。**风病瘫缓**手足弹曳，口眼㖞斜，语音蹇涩，步履不正，宜神验乌龙丹主之。川乌头去皮脐、五灵脂各五两，为末。入龙脑、麝香五分，滴水为丸，如弹子大。每服一丸，先以生姜汁研化，暖酒调服，一日二服。至五七丸，便觉手抬，移得步，十丸可以梳头也。梅师方。**风寒湿痹**麻木不仁，或手足不遂。生川乌头末，每以香白米煮粥一碗，入末四钱，慢熬得所，下姜汁一匙，蜜三大匙，空腹啜之。或入薏苡末二钱。左传云：风淫末疾，谓四末也。脾主四肢，风淫客肝，则侵脾而四肢病也。此汤极有力，予每授人良验。许学士本事方。**体虚有风外受寒湿**，身如在空中。生附子、生天南星各二钱，生姜十片，水一盏半，慢火煎服。予曾病此，医博士张发授此方，二服愈。本事方。**口眼㖞斜**生乌头、青矾各等分，为末。每用一字，嗜入鼻内，取涕吐涎，立效无比，名通关散。篋中秘宝方。**口卒噤暗**卒忤停尸。并用附子末，吹入喉中瘥。千金翼。**产后中风**身如角弓反张，口噤不语。川乌头五两，剉块，黑大豆半升，同炒半黑，以酒三升，倾锅内急搅，以绢滤取酒，微温服一小盏，取汗。若口不开，拗开灌之。未效，加乌鸡粪一合炒，纳酒中服，以瘥为度。小品。**诸风血风**乌荆丸：治诸风纵缓，言语蹇涩，遍身麻痛，皮肤瘙痒，及妇人血风，头痛目眩。肠风脏毒，下血不止者，服之尤效。有痛风挛搐，颐颔不收者，服六七服即瘥也。川乌头炮去皮脐一两，荆芥穗二两，为末，醋面糊丸梧子大。温酒或熟水，每服二十丸。和剂方。

附子

妇人血风虚冷，月候不匀，或手脚心烦热，或头面浮肿顽麻。用川乌头一斤，清油四两，盐四两，铛内同熬，令裂如桑椹色为度，去皮脐，五灵脂四两，为末，捣匀，蒸饼丸如梧子大。空心温酒、盐汤下二十丸。亦治丈夫风疾。梅师方。**诸风瘫疾**生川乌头去皮二钱半，五灵脂半两，为末，猪心血丸梧子大。每姜汤化服一丸。**小儿慢惊**搐搦，涎壅厥逆。川乌头生去皮脐一两，全蝎十个去尾，分作三服，水一盏，姜七片，煎服。汤氏婴孩宝鉴。**小儿项软**乃肝肾虚，风邪袭入。用附子去皮脐、天南星各二钱，为末，姜汁调摊，贴天柱骨。内服泻青丸。全幼心鉴。**小儿囟陷**绵乌头、附子并生去皮脐二钱，雄黄八分，为末，葱根捣和作饼，贴陷处。全幼心鉴。**麻痹疼痛**仙桃丸：治手足麻痹，或瘫痪疼痛，腰膝痹痛，或打扑伤损内肭，痛不可忍。生川乌不去皮、五灵脂各四两，威灵仙五两，洗焙为末，酒糊丸梧子大。每服七丸至十丸，盐汤下，忌茶。此药常服，其效如神。普济方。**风痹肢痛**营卫不行。川乌头二两炮去皮，以大豆同炒，至豆汁出为度，去豆焙干，全蝎半两焙，为末，酽醋熬稠，丸绿豆大。每温酒下七丸，日一服。圣惠方。**腰脚冷痹**疼痛，有风。川乌头三个，生，去皮脐，为散，醋调涂帛上，贴之。须臾痛止。圣惠方。**大风诸痹**痰澼胀满。大附子半两者二枚，炮坼，酒渍之，春冬五日，夏秋三日，每服一合，以瘥为度。圣惠方。**脚气腿肿**久不瘥者。黑附子一个，生，去皮脐，为散，生姜汁调如膏，涂之。药干再涂，肿消为度。简要济众。**十指疼痛**麻木不仁。生附子去皮脐、木香各等分，生姜五片，水煎温服。王氏简易方。**搜风顺气**乌附丸：用川乌头二十个，香附子半斤，姜汁淹一宿，炒焙为末，酒糊丸梧子大。每温酒下十丸。肌体肥壮有风疾者，宜常服之。澹寮方。**头风头痛**外台秘要用腊月乌头一升，炒令黄，末之，以绢袋盛，浸三斗酒中，逐日温服。孙兆口诀用附子炮、石膏煅等分，为末，入脑、麝少许。每服半钱，茶酒任下。修真秘旨用附子一枚生，去皮脐，绿豆一合，同入铫子内煮，豆熟为度，去附子，食绿豆，立瘥。每个可煮五次，后为末服之。**风毒头痛**圣惠方治风毒攻注头目，痛不可忍。大附子一枚，炮去皮为末。以生姜一两，大黑豆一合，炒熟，问酒一盏，煎七分，调附末一钱，温服。又方：治二三十年头风不愈者，用大川乌头生去皮四两，天南星炮一两，为末。每服二钱，细茶三钱，薄荷七叶，盐梅一个，水一盏，煎七分，临卧温服。朱氏集验方治头痛连睛者。生乌头一钱，白芷四钱，为末，茶服一字。仍以末嗜鼻。有人用之得效。**风寒头痛**十便良方治风寒客于头中，清涕，项筋急硬，胸中寒痰，呕吐清水。用大附子或大川乌头二枚，去皮蒸过，川芎劳、生姜各一两，焙研，以茶汤调服一钱。或锉片，每用五钱，水煎服。隔三四日一服。或加防风一两。三因方必效散：治风寒流注，偏正头痛，年久不愈，最有神效。用大附子一个，生切四片，以姜汁一盏浸炙，再浸再炙，汁尽乃止，高良姜等分，为末。每服一钱，腊茶清调下，忌热物少时。**头风摩散**沐头中风，多汗恶风，当先风一日则痛甚。用大附子一个炮、食盐等分，为末。以方寸匕摩囟上，令药力行。或以油调稀亦可，一日三上。张仲景方。**年久头痛**川乌头、天南星等分，为末。葱汁调涂太阳穴。经验。**头风斧劈**难忍。川乌头末烧烟熏碗内，温茶泡服之。集简方。**痰厥头痛**如破，厥气上冲，痰塞胸膈。炮附子三分，釜墨四钱，冷水调服方寸匕，当吐即愈。忌猪肉、冷水。**肾厥头痛**指南方用大附子一个，炮熟去皮，生姜半两，水一升半煎，分三服。经验良方韭根丸：治元阳虚，头痛如破，眼睛如锥刺。大川乌头去皮微炮，全蝎以糯米炒过去米，等分为末，韭根汁丸绿豆大。每薄荷茶下十五丸，一日一服。**气虚头痛**气虚上壅，偏正头痛，不可忍者。大附子一枚，去皮脐研末，葱汁面糊丸绿豆大。每服十丸，茶清下。僧继洪澹寮方蝎附丸：元气虚头痛，惟此方最合造化之妙。附子助阳扶虚，钟乳补阳镇队坠，全蝎取其钻透，葱涎取其通气。汤使用椒以达下，盐以引用，使虚气下归。对证用之，无不作效。大附子一枚剜心，入全蝎去毒三枚在内，以余附末同钟乳粉二钱半，白面少许，水和作剂，包附煨熟，去皮研末，葱涎和丸梧子大。每椒盐汤下五十丸。**肾气上攻**头项不能转移。椒附丸：用大熟附子一枚，为末。每用二钱，以椒二十粒，用白面填满椒口，水一盏半，姜七片，煎七分，去椒入盐，空心点服。椒气下达，以引逆气归经也。本事方。**鼻渊脑泄**生附子末，葱涎和如泥，盦涌泉穴。普济。**耳鸣不止**无昼夜者。乌头烧作灰、菖蒲等分，为末，绵裹塞之，日再用，取效。杨氏产乳。**耳卒聋闭**附子醋浸，削尖插之。或更于上灸二七壮。本草拾遗。**聤耳脓血**生附子为末，葱涕和，灌耳中，肘后。**喉痹肿塞**附子去皮，炮令坼，以蜜涂上，炙之令蜜入，含之勿咽汁。已成者即脓出，未成者即消。出本草拾遗。**久患口疮**生附子为末，醋、面调贴足心，男左女右，日再换之。经验。**风虫牙痛**普济方用附子一两烧灰、枯矾一分，为末，揩之。又方：川乌头、川附子生研，面糊丸小豆大。每绵包一丸咬之。删繁方用炮附子末纳孔中，乃止。**眼暴赤肿**碜痛不得开，泪出不止。削附子赤皮末，如蚕砂大，着眦中，以定为度。张文仲备急方。**一切冷气**去风痰，定遍身疼痛，益元气，强力，固精益髓，令人少病。川乌头一斤，用五升大瓷钵子盛，以童子小便浸七日，逐日添令溢出，拣去坏者不用。余以竹刀切作四片，新汲水淘七次，乃浸之，日日换水，日足，取焙为末，酒煮面糊丸绿豆大。每服十丸，空心盐汤下，少粥饭压之。经验方。**升降诸气**暖则宣流。熟附子一大个，分作二服，水二盏，煎一盏，入沉香汁温服。和剂局方。**中寒昏困**姜附汤：治体虚中寒，昏不知人，及脐腹冷痛，霍乱转筋，一切虚寒之病。生附子一两去皮脐，干姜炮一两，每服三钱，水二钟，煎一钟，温服。和剂局方。**心腹冷痛**冷热气不和。山栀子、川乌头等分，生研为末，酒糊丸梧子大。每服十五丸，生姜汤下。小肠气痛，加炒茴香，葱酒下二十丸。王氏博济方。**心痛疝气**湿热因寒郁而发。用栀子降湿热，乌头破寒郁。乌头为栀子所引，其性急速，不留胃中也。川乌头、山栀子各一钱，为末。顺流水入姜汁一匙，调下。丹溪纂要。**寒厥心痛**及小肠膀胱痛不可止者。神砂一粒丹：用熟附子去皮、郁金、橘红各一两，为末，醋面糊丸如酸枣大，朱砂为衣。每服一丸，男子酒下，女人醋汤下。宣明方。**寒疝腹痛**绕脐，手足厥冷，白汗出，脉弦而紧，用大乌头煎主之。大乌头五枚，去脐，水三升，煮取一升，去滓，纳蜜二升，煎令水气尽。强人服七合，弱人服五合。不瘥，明日更服。张仲景金匮玉函方。**寒疝身痛**腹痛，手足逆冷不仁，或身痛不能眠，用乌头桂枝汤主之。乌头一味，以蜜二斤，煎减半，入桂枝汤五合解之，得一升。初服二合，不知再服，又不知，加至五合。其知者如醉状，得吐为中病也。金匮玉函。**寒疝引胁**肋心腹皆痛，诸药不效者。大乌头五枚，去角四破，以白蜜一斤，煎令透，取焙为末，别以熟蜜和丸梧子大。每服二十丸，冷盐汤下，永除。崔氏方。**寒疝滑泄**腹痛肠鸣，自汗厥逆。熟附子去皮脐、玄胡索炒各一两，生木香半两。每服四钱，水二盏，姜七片，煎七分，温服。济生方。**小肠诸疝**仓卒散：治寒疝腹痛，小肠气、膀胱气、脾肾诸痛，挛急难忍，汗出厥逆。大附子炒去皮脐一枚，山栀子炒焦四两。每用三钱，水一盏，酒半盏，煎七分，入盐一捻，温服。宣明方治阴疝小腹肿痛，加蒺藜子等分。虚者加桂枝等分，姜糊为丸，酒服五十丸。**虚寒腰痛**鹿茸去毛酥炙微黄，附子炮去皮脐各二两，盐花三分，为末，枣肉和丸梧子大。每服三十丸，空心温酒下。夷坚志云：时康祖大夫，病心胸一漏，数窍流汁，已二十年。又苦腰痛，行则伛偻，形神憔悴，医不能治。通判韩子温为检圣惠方，得此方令服。旬余，腰痛减。久服遂瘥，心漏亦瘥。精力倍常，步履轻捷。此方本治腰，而效乃如此。**元脏伤冷**经验方用附子炮去皮脐，为末，以水二盏，入药二钱，盐、葱、姜、枣同煎取一盏，空心服。去积冷，暖下元，肥肠益气，酒食无碍。梅师方二虎丸：补元脏，进饮食，壮筋骨。用乌头、附子各四两，酽醋浸三宿，切作片子。掘一小坑，炭火烧赤，以醋三升，同药倾入坑内，用盆合之。一宿取出，去砂土，入青盐四两，同炒赤黄色，为末，醋打面糊丸如梧子大。空心冷酒下十五丸。妇人亦宜。**胃冷有痰**脾弱呕吐。生附子、半夏各二钱，姜十片，水二盏，煎七分，空心温服。一方：并炮熟，加木香五分。奇效良方。**久冷反胃**经验方用大附子一个，生姜一斤，剉细同煮，研如面糊。每米饮化服一钱。卫生家宝方用姜汁打糊，和附子末为丸，大黄为衣。每温水服十丸。斗门方用长大附子一个，坐于砖上，四面着火渐逼，以生姜自然汁淬之。依前再逼再淬，约姜汁尽半碗乃止，研末。每服一钱，粟米饮下，不过三服瘥。或以猪腰子切片，炙熟蘸食。方便集用大附子一个，切下头子，剜一窍，安丁香四十九个在内，仍合定，线扎，入砂铫内，以姜汁浸过，文火熬干，为末。每挑少许，置掌心舐吃，日十数次。忌毒物、生冷。**脾寒疟疾**济生方云：五脏气虚，阴阳相胜，发为痎疟，寒多热少，或但寒不热，宜七枣汤主之。用附子一枚，炮七次，盐汤浸七次，去皮脐，分作二服。水一碗，生姜七片，枣七枚，煎七分，露一宿。发日空心温服，未久再进一服。王璆百一选方云：寒痰宜附子，风痰宜乌头。若用乌头，则寒多者火炮七次，热多者汤泡七次，去皮焙干，如上法。用乌头性热，泡多则热散也。又果附汤：用熟附子去皮、草果仁各二钱半，水一盏，姜七片，枣一枚，煎七分，发日早温服。肘后方：临发时，以醋和附子涂于背上。**寒热疟疾**附子一枚重五钱者，面煨，人参、丹砂各一钱，为末，炼蜜丸梧子大。每服二十丸，未发前连进三服。中病则吐，或身体麻木。未中病，来日再服。庞安常伤寒论。**瘴疟寒热**冷瘴，寒热往来，头痛身疼，呕痰，或汗多引饮，或自利烦躁，宜姜附汤主之。大附子一枚，四破，每以一片，水一盏，生姜十片，煎七分，温服。李待制云：此方极妙。章杰云：岭南以哑瘴为危急，不过一二日而死，医谓极热感寒也，用生附子一味治之多愈。得非以热攻热而发散寒邪乎？真起死回生之药也。岭南卫生方。**小便虚闭**两尺脉沉，微用利小水药不效者，乃虚寒也。附子一个，炮去皮脐，盐水浸良久，泽泻一两。每服四钱，水一盏半，灯心七茎，煎服即愈。普济方。**肿疾喘满**大人小儿男女肿因积得，既取积而肿再作，小便不利。若再用利药性寒，而小便愈不通矣。医者到此多束手。盖中焦下焦气不升降，为寒痞隔，故水凝而不通。惟服沉附汤，则小便自通，喘满自愈。用生附子一个，去皮脐，切片，生姜十片，入沉香一钱，磨水同煎，食前冷饮。附子虽三五十枚亦无害。小儿每服三钱，水煎服。朱氏集验方。**脾虚湿肿**大附子五枚，去皮四破，以赤小豆半升，藏附子于中，慢火煮熟，去豆焙研末，以薏苡仁粉打糊丸梧子大。每服十丸，萝卜汤下。朱氏集验方。**阴水肿满**乌头一升，桑白皮五升，水五升，煮一升，去滓铜器盛之，重汤煎至可丸，丸小豆大。每服三五丸，取小便利为佳。忌油腻酒面鱼肉。又方：大附子，童便浸三日夜，逐日换尿，以布擦去皮，捣如泥，酒糊和丸小豆大。每服三十丸，煎流气饮送下。普济方。**大肠冷秘**附子一枚，炮去皮，取中心如枣大，为末二钱，蜜水空心服之。圣济总录。**老人虚泄**不禁。熟附子一两，赤石脂一两，为末，醋糊丸梧子大。米饮下五十丸，杨氏家藏方。

冷气洞泄生川乌头一两，木香半两，为末，醋糊丸梧子大。每陈皮汤下二十丸。本事方。**脏寒脾泄**及老人中气不足，久泄不止。肉豆蔻二两煨熟，大附子去皮脐一两五钱，为末，粥丸梧子大。每服八十丸，莲肉煎汤下。十便良方治脾胃虚冷，大肠滑泄，米谷不化，乏力。用大附子十两连皮，同大枣二升，于石器内，以水煮一日，常令水过两指。取出，每个切作三片，再同煮半日，削去皮，切焙为末。别以枣肉和丸梧子大。每空心米饮服三四十丸。**小儿吐泄**注下，小便少。白龙丸：用熟附子五钱，白石脂煅、龙骨煅各二钱半，为末，醋面糊丸黍米大。每米饮，量儿大小服。全幼心鉴。**霍乱吐泄**不止。附子重七钱者，炮去皮脐，为末。每服四钱，水二盏，盐半钱，煎一盏，温服立止。孙兆秘宝方。**水泄久痢**川乌头二枚，一生用，一以黑豆半合同煮熟，研丸绿豆大。每服五丸，黄连汤下。普济方。**久痢赤白**独圣丸：用川乌头一个，灰火烧烟尽，取出地上，盏盖良久，研末，酒化蜡丸如大麻子大。每服三丸，赤痢，黄连、甘草、黑豆煎汤，放冷吞下；白痢，甘草、黑豆煎汤，冷吞。如泻及肚痛，以水吞下。并空心服之。忌热物。经验良方。**久痢休息**熟附子半两，研末，鸡子白二枚，捣和丸梧子大。倾入沸汤，煮数沸，漉出，作两服，米饮下。圣济总录。**下痢咳逆**脉沉阴寒者，退阴散主之。陈自明云：一人病此不止，服此两服而愈。方见前阴毒伤寒下。**下血虚寒**日久肠冷者。熟附子去皮、枯白矾一两，为末。每服三钱，米饮下。又方：熟附子一枚去皮，生姜三钱半，水煎服。或加黑豆一百粒。并圣惠方。**阳虚吐血**生地黄一斤，捣汁，入酒少许，以熟附子一两半，去皮脐，切片，入汁内，石器煮成膏。取附片焙干，入山药三两，研末，以膏和捣，丸梧子大。每空心米饮下三十丸。昔葛察判妻苦此疾，百药皆试，得此而愈，屡发屡效。余居士选奇方。**溲数白浊**熟附子为末，每服二钱，姜三片，水一盏，煎六分，温服。普济方。**虚火背热**虚火上行，背内热如火灸者。附子末，津调，涂涌泉穴。摘玄方。**经水不调**血脏冷痛，此方平易捷径。熟附子去皮、当归等分。每服三钱，水煎服。普济方。**断产下胎**生附子为末，淳酒和涂右足心，胎下去之。小品方。**折腕损伤**卓氏膏：用大附子四枚，生切，以猪脂一斤，三年苦醋同渍三宿，取脂煎三上三下，日摩傅之。深师方。**痈疽肿毒**川乌头炒、黄檗炒各一两，为末，唾调涂之，留头，干则以米泔润之。同上。**痈疽久漏**疮口冷，脓水不绝，内无恶肉。大附子以水浸透，切作大片，厚三分，安疮口上，以艾灸之。隔数日一灸，灸至五七次。仍服内托药，自然肌肉长满。研末作饼子，亦可。薛己外科心法。**痈疽弩肉**如眼不敛，诸药不治，此法极妙。附子削如棋子大，以唾粘贴上，用艾火灸之。附子焦，复唾湿再灸，令热气彻内，即瘥。千金方。**痈疽肉突**乌头五枚，浓醋三升，渍三日洗之，日夜三四度。古今录验。**丁疮肿痛**醋和附子末涂之。干再上。千金翼。**久生疥癣**川乌头生切,以水煎洗甚验。圣惠。**手足冻裂**附子去皮为末,以水、面调涂之,良。谈野翁试验方。**足钉怪疾**两足心凸肿,上生黑豆疮,硬如钉,胫骨生碎孔,髓流出,身发寒颤,惟思饮酒,此是肝肾冷热相吞。用炮川乌头末傅之,内服韭子汤,效。夏氏奇疾方。

乌头附子尖

【主治】 **为末,茶服半钱,吐风痰癫痫**。时珍。

【发明】〔时珍曰〕乌附用尖,亦取其锐气直达病所尔,无他义也。保幼大全云:小儿慢脾惊风,四肢厥逆。用附子尖一个,硫黄枣大一个,蝎梢七个,为末,姜汁面糊丸黄米大。每服十丸,米饮下。亦治久泻尩羸。凡用乌附,不可执为性热。审其手足冷者,轻则用汤,甚则用丸,重则用膏,候手足暖,阳气回,即为佳也。按此方乃和剂局方碧霞丹变法也,非真慢脾风不可辄用,故初虞世有金虎碧霞之戒。

【附方】 旧一,新七。**风厥癫痫**凡中风痰厥,癫痫惊风,痰涎上壅,牙关紧急,上视搐搦,并宜碧霞丹主之。乌头尖、附子尖、蝎梢各七十个,石绿研九度,飞过,十两,为末,面糊丸芡子大。每用一丸,薄荷汁半盏化下,更服温酒半合,须臾吐出痰涎为妙。小儿惊痫,加白僵蚕等分。和剂局方。**脐风撮口**生川乌尖三个,全足蜈蚣半条,酒浸炙,麝香少许,为末。以少许吹鼻得嚏,乃以薄荷汤灌一字。永类方。**木舌肿胀**川乌头、巴豆研细,醋调涂刷。集简方。**牙痛难忍**附子尖、天雄尖、全蝎各七个,生研为末,点之。永类方。**奔豚疝气作痛**,或阴囊肿痛。去铃丸:用生川乌尖七个,巴豆七枚去皮油,为末,糕糊丸梧子大,朱砂、麝香为衣。每服二丸,空心冷酒或冷盐汤下。三两日一服,不可多。澹寮方。**割甲成疮**连年不愈。川乌头尖、黄檗等分,为末。洗了贴之,以愈为度。古今录验。**老幼口疮**乌头尖一个,天南星一个,研末,姜汁和涂足心,男左女右,不过二三次即愈。

天雄《本经》下品

【释名】 **白幕**本经。〔时珍曰〕天雄乃种附子而生出或变出,其形长而不生子,故曰天雄。其长而尖者,谓之天锥,象形也。

【集解】〔别录曰〕天雄生少室山谷。二月采根,阴干。〔弘景曰〕今采用八月中旬。天雄似附子细而长,乃至三四寸许。此与乌头、附子三种,本出建平,故谓之三建。今宜都佷山者最好,谓为西建。钱塘间者谓为东建,气力小弱,不相似,故曰西冰犹胜东白也。其用灰杀之,时有冰强者,不佳。〔恭曰〕天雄、附子、乌头,并以蜀道绵州、龙州出者佳。余处纵有,力弱不相似。陶以三物俱出建平故名之者,非也。乌头苗名堇,音靳。尔雅云,芨,堇草是也。今讹堇为建,遂以建平释之矣。〔承曰〕天雄诸说悉备。但始种而不生附子、侧子,经年独长大者是也。蜀人种之,尤忌生此,以为不利,如养蚕而成白僵之意。〔时珍曰〕天雄有二种:一种是蜀人种附子而生出长者,或种附子而尽变成长者,即如种芋形状不一之类;一种是他处草乌头之类,自生成者,故别录注乌喙云,长三寸已上者为天雄是也。入药须用蜀产曾经酿制者。或云须重一两半有象眼者乃佳。余见附子下。

【修治】〔敩曰〕宜炮皱去皮尖底用,或阴制如附子法亦得。〔大明曰〕凡丸散炮去皮用,饮药即和皮生使甚佳。〔时珍曰〕熟用一法:每十两以酒浸七日。掘土坑,用炭半秤煅赤,去火,以醋二升沃之,候干,乘热入天雄在内,小盆合一夜,取出,去脐用之。

【气味】 辛,温,有大毒。〔别录曰〕甘,大温。〔权曰〕大热。宜干姜制之。〔之才曰〕远志为之使。恶腐婢。忌豉汁。

【主治】 大风,寒湿痹,历节痛,拘挛缓急,破积聚邪气,金疮,强筋骨,轻身健行。本经。疗头面风去来疼痛,心腹结聚,关节重,不能行步,除骨间痛,长阴气,强志,令人武勇力作不倦。别录。〔禹锡曰〕按淮南子云:天雄雄鸡志气益。注云:取天雄一枚,纳雄鸡肠中,捣食之,令人勇。治风痰冷痹,软脚毒风,能止气喘促急,杀禽虫毒。甄权。治一切风,一切气,助阳道,暖水脏,补腰膝,益精明目,通九窍,利皮肤,调血脉,四肢不遂,下胸膈水,破痃癖痈结,排脓止痛,续骨消瘀血,背脊伛偻,霍乱转筋,发汗,止阴汗。炮食,治喉痹。大明。

【发明】〔宗奭曰〕补虚寒须用附子。风家多用天雄,亦取其大者,以其尖角多,热性不肯就下,故取其敷散也。〔元素曰〕非天雄不能补上焦之阳虚。〔震亨曰〕天雄、乌头,气壮形伟,可为下部之佐。〔时珍曰〕乌附天雄,皆是补下焦命门阳虚之药,补下所以益上也。若是上焦阳虚,即属心脾之分,当用参芪,不当用天雄也。且乌附天雄之尖,皆是向下生者,其气下行。其脐乃向上生苗之处。寇宗奭言其不肯就下,张元素言其补上焦阳虚,皆是误认尖为上尔。惟朱震亨以为下部之佐者得之,而未发出此义。雷敩炮炙论·序云,咳逆数数,酒服熟雄,谓以天雄炮研酒服一钱也。

【附方】 新三。三建汤治元阳素虚,寒邪外攻,手足厥冷,大小便滑数,小便白浑,六脉沉微,除固冷,扶元气,及伤寒阴毒。用乌头、附子、天雄并炮裂去皮脐,等分,㕮咀,每服四钱。水二盏,姜十五片,煎八分,温服。肘后方。**男子失精**天雄三两炮,白术八两,桂枝六两,龙骨二两,为散。每酒服半钱。张仲景金匮要略。**大风恶癞**三月、四月采天雄、乌头苗及根,去土勿洗,捣汁,渍细粒黑豆,摩去皮不落者,一夜取出,晒干又浸,如此七次。初吞三枚,渐加至六七枚。禁房室猪鱼鸡蒜,犯之即死。

侧子《别录》下品

【释名】 萴子。〔时珍曰〕生于附子之侧,故名。许慎说文作萴子。

【集解】〔弘景曰〕此附子边角之大者,削取之。昔时不用,比来医家以疗脚气多验。〔恭曰〕侧子、附子,皆是乌头下旁出者。以小者为侧子,大者为附子。今以附子角为侧子,理必不然。若当阳以下、江左、山南、嵩高、齐鲁间,附子时复有角如大豆许。夔州以上剑南所出者,附子之角,但如黍粟,岂可充用。比来都下皆用细附子有效,未尝取角也。〔保升曰〕今附子边,果有角如大枣核及槟榔以来者,形状自是一颗,且不小。乃乌头旁出附子,附子旁出侧子,甚明。〔时珍曰〕侧子乃附子旁粘连小者尔,故吴普、陶弘景皆指为附子角之大者。其又小于侧子者,即漏篮子矣。故杨氏附子记言,侧子、漏篮,园人皆不重之,以乞役夫。

【修治】 同附子。

【气味】 辛,大热,有大毒。〔普曰〕神农、岐伯:有大毒。八月采。畏恶与附子同。

【主治】 痈肿,风痹历节,腰脚疼冷,寒热鼠瘘。又堕胎。别录。疗脚气,冷风湿痹,大风筋骨挛急。甄权。冷酒调服,治遍身风疹神妙。雷敩。

【发明】〔机曰〕乌头乃原生之脑,得母之气,守而不移,居乎中者也。侧子散生旁侧,体无定在,其气轻扬,宜其发散四肢,充达皮毛,为治风之药。天雄长而尖,其气亲上,宜其补上焦之阳虚。木鳖子则余气所结,其形摧残,宜其不入汤服,令人丧目也。〔时珍曰〕唐·元希声侍郎,治瘫痪风,有侧子汤,见外台秘要,药多不录。

漏篮子《纲目》

【释名】 木鳖子炮炙论虎掌日华。〔时珍曰〕此乃附子之琐细未成者,小而漏篮,故名。南星之最小者名虎掌,此物类之,故亦同名。大明会典载:四川成都府,岁贡天雄二十对,附子五十对,乌头五十对,漏篮二十斤。不知何用。

【气味】 **苦、辛,有毒**。〔敩曰〕服之令人丧目。

【主治】 **恶痢冷漏疮。恶疮疬风**。时珍。

【发明】〔时珍曰〕按杨士瀛直指方云:风漏疮年久者,复其元阳,当用漏篮子辈,加减用之。如不当用而轻用之,又恐热气乘虚变移结核,而为害尤甚也。又按类编云:一人两足生疮,臭溃难近。夜宿五夫人祠下,梦神授方:用漏篮子一枚,生研为末,入腻粉少许,井水调涂。依法治之,果愈。盖此物不堪服饵,止宜入疮科也。

【附方】 新一。**一切恶痢**杂下及休息痢。百岁丸:用漏篮子一个大者,阿胶、木香、黄连、罂粟壳各半两,俱炒焦存性,入乳香少许为末,糊丸梧子大。每一岁一丸,米饮下。罗天益卫生宝鉴。

乌头《本经》下品

校正:并入拾遗独白草。

【释名】 **乌喙**本经 即**两头尖**。**草乌头**纲目**土附子**日华**奚毒**本经**耿子**吴普**毒公**吴普。又名**帝秋金鸦**纲目**苗名茛**音艮**芨**音及**堇**音近**独白草**拾遗**鸳鸯菊**纲目**汁煎名射罔**。〔普曰〕乌头,形如乌之头也。有两歧相合如乌之喙者,名曰乌喙。喙即乌之口也。〔恭曰〕乌喙,即乌头异名也。此有三歧者,然两歧者少。若乌头两歧者名乌喙,则天雄、附子之两歧者,复何以名之?〔时珍曰〕此即乌头之野生于他处者,俗谓之草乌头,亦曰竹节乌头,出江北者曰淮乌头,日华子所谓土附子者是也。乌喙即偶生两歧者,今俗呼为两头尖,因形而名,其实乃一物也。附子、天雄之偶生两歧者,亦谓之乌喙,功亦同于天雄,非此乌头也。苏恭不知此义,故反疑之。草乌头取汁,晒为毒药,射禽兽,故有射罔之称。后魏书言辽东塞外秋收乌头为毒药射禽兽,陈藏器所引续汉五行志,言西国生独白草,煎为药,敷箭射人即死者,皆此乌头,非川乌头也。菊谱云鸳鸯菊,即乌喙苗也。

【集解】〔别录曰〕乌头、乌喙生朗陵山谷。正月、二月采,阴干。长三寸以上者为天雄。〔普曰〕正月始生,叶厚,茎方中空,叶四四相当,与蒿相似。〔弘景曰〕今采用四月,亦以八月采。捣笮茎汁,日煎为射罔。猎人以傅箭,射禽兽十步即倒,中人亦死,宜速解之。朗陵属汝南郡。〔大明曰〕土附子生去皮捣,滤汁澄清,旋添晒干取膏,名为射罔,以作毒箭。〔时珍曰〕处处有之,根苗花实并与川乌头相同；但此系野生，又无酿造之法，其根外黑内白，皱而枯燥为异尔，然毒则甚焉。段成式酉阳杂俎言：雀芋状如雀头，胃干地反湿，湿地反干，飞鸟触之堕，走兽遇之僵。似亦草乌之类，而毒更甚也。又言：建宁郡乌勾山有牧靡草，乌鹊误食乌喙中毒，必急食此草以解之。牧靡不知何药也？

【修治】〔时珍曰〕草乌头或生用，或炮用，或以乌大豆同煮熟，去其毒用。

乌头

【气味】 **辛，温，有大毒。**〔别录曰〕甘，大热，大毒。〔普曰〕神农、桐君、黄帝：甘，有毒。〔权曰〕苦、辛，大热，有大毒。〔大明曰〕味苦、辛，热，有毒。〔之才曰〕莽草、远志为之使。反半夏、栝楼、贝母、白敛、白及。恶藜芦。〔时珍曰〕伏丹砂、砒石。忌豉汁。畏饴糖、黑豆、冷水，能解其毒。

【主治】 **中风恶风，洗洗出汗，除寒湿痹，咳逆上气，破积聚寒热。其汁煎之名射罔，杀禽兽。**本经。**消胸上痰冷，食不下，心腹冷痰，脐间痛，不可俯仰，目中痛，不可久视。又堕胎。**别录。**主恶风憎寒，冷痰包心，肠腹疠痛，痃癖气块，齿痛，益阳事，强志。**甄权。**治头风喉痹，痈肿疔毒。**时珍。

乌喙，一名两头尖。

【气味】 **辛，微温，有大毒。**〔普曰〕神农、雷公、桐君、黄帝：有毒。〔权曰〕苦、辛，大热。畏恶同乌头。

【主治】 **风湿，丈夫肾湿阴囊痒，寒热历节，掣引腰痛，不能行步，痈肿脓结。又堕胎。**别录。**男子肾气衰弱，阴汗，瘰疬岁月不消。**甄权。**主大风顽痹。**时珍。

射罔

【气味】 **苦，有大毒。**〔之才曰〕温。〔大明曰〕人中射罔毒，以甘草、蓝汁、小豆叶、浮萍、冷水、荠苨，皆可一味御之。

【主治】 **尸疰癥坚，及头中风痹。**别录。**瘘疮疮根，结核瘰疬毒肿及蛇咬。先取涂肉四畔，渐渐近疮，习习逐病至骨。疮有热脓及黄水，涂之；若无脓水，有生血，及新伤破，即不可涂，立杀人。**藏器。

【发明】〔时珍曰〕草乌头、射罔，乃至毒之药。非若川乌头、附子，人所栽种，加以酿制，杀其毒性之比。自非风顽急疾，不可轻投。甄权药性论言其益阳事，治男子肾气衰弱者，未可遽然也。此类止能搜风胜湿，开顽痰，治顽疮，以毒攻毒而已，岂有川乌头、附子补右肾命门之功哉？吾蕲郝知府自负知医，因病风癣，服草乌头、木鳖子药过多，甫入腹而麻痹，遂至不救，可不慎乎。〔机曰〕乌喙形如乌嘴，其气锋锐。宜其通经络，利关节，寻蹊达径，而直抵病所。煎为射罔，

乌
头

能杀禽兽。非气之锋锐捷利,能如是乎?〔杨清叟曰〕凡风寒湿痹,骨内冷痛,及损伤入骨,年久发痛,或一切阴疽肿毒。并宜草乌头、南星等分,少加肉桂为末,姜汁热酒调涂。未破者能内消,久溃者能去黑烂。二药性味辛烈,能破恶块,逐寒热,遇冷即消,遇热即溃。

【附方】旧四,新四十八。**阴毒伤寒**生草乌头为末,以葱头蘸药纳谷道中,名提盆散。王海藏阴证略例。**二便不通**即上方,名霹雳箭。**中风瘫痪**手足颤掉,言语謇涩。左经丸:用草乌头炮去皮四两,川乌头炮去皮二两,乳香、没药各一两,为末。生乌豆一升,以斑蝥三七个,去头翅,同煮,豆熟去蝥,取豆焙干为末。和匀,以醋面糊丸梧子大。每服三十丸,温酒下。简易方。**瘫痪顽风**骨节疼痛,下元虚冷,诸风痔漏下血,一切风疮。草乌头、川乌头、两头尖各三钱,硫黄、麝香、丁香各一钱,木鳖子五个,为末。以熟蕲艾揉软,合成一处,用钞纸包裹,烧熏病处。名雷丸,孙天仁集效方。**诸风不遂**宋氏集验方用生草乌头、晚蚕沙等分,为末。取生地龙捣和,入少醋,糊丸梧子大。每服四五丸,白汤下,甚妙。勿多服,恐麻人。名鄂渚小金丹。经验济世方用草乌头四两去皮,大豆半升,盐一两,同以沙瓶煮三伏时,去豆,将乌头入木臼捣三百杵,作饼焙干为末,酒糊丸梧子大。每空心盐汤下十丸。名至宝丹。**一切顽风**神应丹:用生草乌头、生天麻各洗等分,擂烂绞汁倾盆中。砌一小坑,其下烧火,将盆放坑上。每日用竹片搅一次,夜则露之。晒至成膏,作成小铤子。每一铤分作三服,用葱、姜自然汁和好酒热服。乾坤秘韫。**一切风证**不问头风痛风,黄鸦吊脚风痹。生淮乌头一斤,生川乌头一枚,生附子一枚,并为末。葱一斤,姜一斤,擂如泥,和作饼子。以草铺盘内,加楮叶于上,安饼于叶上,又铺草叶盖之。待出汗黄一日夜,乃晒之,舂为末,以生姜取汁煮面糊和丸梧子大。初服三十丸,日二服。服后身痹汗出即愈。避风。乾坤秘韫。**破伤风病**寿域方用草乌头为末,每以一二分温酒服之,出汗。儒门事亲方:用草乌尖、白芷,并生研末。每服半钱,冷酒一盏,入葱白一根,同煎服。少顷以葱白热粥投之,汗出立愈。**年久麻痹**或历节走气,疼痛不仁,不拘男女。神授散:用草乌头半斤,去皮为末。以袋一个,盛豆腐半袋,入乌末在内,再将豆腐填满压干,入锅中煮一夜,其药即坚如石,取出晒干为末,每服五分。冷风湿气,以生姜汤下;麻木不仁,以葱白汤下之。活人心统。**风湿痹木**黑神丸:草乌头连皮生研、五灵脂等分,为末,六月六日滴水丸弹子大。四十岁以下分六服,病甚一丸作二服,薄荷汤化下,觉微麻为度。本事方。**风湿走痛**黑弩箭丸:用两头尖、五灵脂各一两,乳香、没药、当归三钱,为末,醋糊丸梧子大。每服十丸至三十丸,临卧温酒下。忌油腻、湿面。孕妇勿服。瑞竹堂方。**腰脚冷痛**乌头三个，去皮脐，研末，醋调贴，须臾痛止。十便良方。**膝风作痛**草乌、细辛、防风等分，为末，掺靴袜中，及安护膝内，能除风湿健步。扶寿方。**远行脚肿**草乌、细辛、防风等分，为末，掺鞋底内。如草鞋，以水微湿掺之。用之可行千里，甚妙。经验。**脚气掣痛**或胯间有核。生草乌头、大黄、木鳖子作末，姜汁煎茶调贴之。又法：草乌一味为末，以姜汁或酒糟同捣贴之。永类方。**湿滞足肿**早轻晚重。用草乌头一两，以生姜一两同研，交感一宿。苍术一两，以葱白一两同研，交感一宿。各焙干为末，酒糊丸梧子大。每服五十丸，酒下。艾元英如宜方。**除风去湿**治脾胃虚弱，久积冷气，饮食减少。用草乌头一斤，苍术二斤，以去白陈皮半斤，生甘草四两，黑豆三升，水一石，同煮干，只拣乌、术晒焙为末，酒糊丸梧子大，焙干收之。每空心温酒下二三十丸，觉麻即渐减之。名乌术丸。集简方。**偏正头风**草乌头四两，川芎劳四两，苍术半斤，生姜四两，连须生葱一把，捣烂，同入瓷瓶封固埋土中。春五、夏三、秋五、冬七日，取出晒干。拣去葱、姜，为末，醋面糊和丸梧子大。每服九丸，临卧温酒下，立效。戴古渝经验方。**久患头风**草乌头尖生用一分，赤小豆三十五粒，麝香一字，为末。每服半钱，薄荷汤冷服。更随左右嗜鼻。指南方。**风痰头痛**体虚伤风，停聚痰饮，上厥头痛，或偏或正。草乌头炮去皮尖半两，川乌头生去皮尖一两，藿香半两，乳香三皂子大，为末。每服二钱，薄荷姜汤下，食后服。陈言三因方。**女人头痛**血风证。草乌头、栀子等分，为末。自然葱汁，随左右调涂太阳及额上，勿过眼，避风。济生方。**脑泄臭秽**草乌去皮半两，苍术一两，川芎二两，并生研末，面糊丸绿豆大。每服十丸，茶下。忌一切热物。圣济总录。**耳鸣耳痒**如流水及风声，不治成聋。用生乌头掘得，乘湿削如枣核大，塞之。日易二次。不过三日愈。千金方。**喉痹口噤**不开欲死。草乌头、皂荚等分，为末，入麝香少许。擦牙并嗜鼻，牙关自开也。济生方用草乌尖、石胆等分，为末。每用一钱，醋煮皂荚汁，调稀扫入肿上，流涎数次，其毒即破也。**虚壅口疮**满口连舌者。草乌一个，南星一个，生姜一大块，为末，睡时以醋调涂手心足心。或以草乌头、吴茱萸等分，为末，蜜调涂足心。本事方。**疳蚀口鼻**穿透者。草乌头烧灰，入麝香等分，为末贴之。**风虫牙痛**草乌炒黑一两，细辛一钱，为末揩之，吐出涎。一方：草乌、食盐同炒黑，掺之。海上方。**寒气心疝**三十年者。射罔、食茱萸等分，为末，蜜丸麻子大。每酒下二丸，日三服。刘国英所秘之方。范汪东阳方。**寒疝积疝**巴豆一枚去心皮，射罔如巴豆大，大枣去皮一枚，捣成丸梧子大。清旦、先发时各服一丸，白汤下。肘后方。**脾寒厥疟**先寒后热，名寒疟；但寒不热，面色黑者，名厥疟；寒多热少，面黄腹痛，名脾疟，三者并宜服此。贾耘老用之二十年，累试有效。不蛀草乌头削去皮，沸汤泡二七度，以盏盖良久，切焙研，稀糊丸梧子大。每服三十丸，姜十片，枣三枚，葱三根，煎汤清早服，以枣压之。如人行十里许，再一服。绝勿饮汤，便不发也。苏东坡良方。**腹中癥结**害妨饮食，羸瘦。射罔二两，椒三百粒，捣末，鸡子白和丸麻子大。每服一丸，渐至三丸，以愈为度。肘后方。**水泄寒痢**大草乌一两，以一半生研，一半烧灰，醋糊和丸绿豆大。每服七丸，井华水下。忌生冷鱼肉。十便良方。**泄痢注下**三神丸：治清浊不分，泄泻注下，或赤或白，腹脐刺痛，里急后重。用草乌头三个去皮尖，以一个火炮，一个醋煮，一个烧灰，为末，醋糊丸绿豆大，每服二十丸，水泻流水下，赤痢甘草汤下，白痢姜汤下。忌鱼腥生冷。和剂局方。**结阴下血**腹痛。草乌头，蛤粉炒，去皮脐切，一两；茴香炒三两。每用三钱，水一盏，入盐少许，煎八分，去滓，露一夜，五更冷服。圣济录。**老人遗尿**不知出者。草乌头一两，童便浸七日，去皮，同盐炒为末，酒糊丸绿豆大。每服二十丸，盐汤下。普济。**内痔不出**草乌为末，津调点肛门内，痔即反出，乃用枯痔药点之。外科集验方。**疔毒初起**草乌头七个，川乌头三个，杏仁九个，飞罗面一两，为末。无根水调搽，留门以纸盖之，干则以水润之。唐瑶经验方。**疔毒恶肿**生乌头切片，醋熬成膏，摊贴。次日根出。又方：两头尖一两，巴豆四个，捣贴。疔自拔出。普济方。**疔疮发背**草乌头去皮为末，用葱白连须和捣，丸豌豆大，以雄黄为衣。每服一丸，先将葱一根细嚼，以热酒送下。或有恶心呕三四口，用冷水一口止之。即卧，以被厚盖，汗出为度。亦治头风。乾坤秘韫。**恶毒诸疮**及发背、疔疮、便毒等证。二乌膏：用草乌头、川乌头，于瓦上以井华水磨汁涂之。如有口，即涂四边。干再上。亦可单用草乌磨醋涂之。永类方。**大风癣疮**遍身黑色，肌体麻木，痹痛不常。草乌头一斤，刮洗去皮极净，摊干。以清油四两，盐四两，同入铫内，炒令深黄色。倾出剩油，只留盐并药再炒，令黑烟出为度。取一枚擘破，心内如米一点白者始好，白多再炒。乘热杵罗为末，醋面糊丸梧子大。每服三十丸，空心温酒下。草乌性毒难制，五七日间，以黑豆煮粥食解其毒。继洪澹寮方。**遍身生疮**阴囊两脚尤甚者。草乌一两，盐一两，化水浸一夜，炒赤为末。猪腰子一具，去膜煨熟，竹刀切捣，醋糊丸绿豆大。每服三十丸，空心盐汤下。澹寮方。**一切诸疮**未破者。草乌头为末，入轻粉少许，腊猪油和搽。普济方。**瘰疬初作**未破，作寒热。草乌头半两，木鳖子二个，以米醋磨细，入捣烂葱头、蚯蚓粪少许，调匀傅上，以纸条贴，令通气孔，妙。医林正宗。**马汗入疮**肿痛，急疗之，迟则毒深。以生乌头末傅疮口，良久有黄水出，即愈。灵苑方。**蛇蝎螫人**射罔傅之，频易，血出愈。梅师方。**中沙虱毒**射罔傅之佳。千金。

白附子《别录》下品

【释名】 见后发明下。

【集解】〔别录曰〕白附子生蜀郡。三月采。〔弘景曰〕此物久绝，无复真者。〔恭曰〕本出高丽，今出凉州以西，蜀郡不复有。生砂碛下湿地，独茎似鼠尾草，细叶周匝，生于穗间，根形似天雄。〔珣曰〕徐表南州异物记云：生东海、新罗国及辽东。苗与附子相似。〔时珍曰〕根正如草乌头之小者，长寸许，干者皱文有节。

【气味】 辛、甘，大温，有小毒。〔保升曰〕甘、辛，温。〔大明曰〕无毒。〔珣曰〕小毒。入药炮用。〔杲曰〕纯阳。引药势上行。

【主治】 心痛血痹，面上百病，行药势。别录。中风失音，一切冷风气，面𪕤瘢疵。大明。诸风冷气，足弱无力，疥癣风疮，阴下湿痒，头面痕，入面脂用。李珣。补肝风虚。好古。风痰。震亨。

【发明】〔时珍曰〕白附子乃阳明经药，因与附子相似，故得此名，实非附子类也。按楚国先贤传云：孔休伤颊有瘢。王莽赐玉屑白附子香，与之消瘢。

【附方】 新十二。中风口喝半身不遂。牵正散：用白附子、白僵蚕、全蝎并等分，生研为末。每服二钱，热酒调下。杨氏家藏方。小儿暑风暑毒入心，痰塞心孔，昏迷搐搦，此乃危急之证，非此丸生料瞑眩之剂不能伐之。三生丸：用白附子、天南星、半夏，并去皮，等分，生研，猪胆汁和丸黍米大。量儿大小，以薄荷汤下。令儿侧卧，呕出痰水即苏。全幼心鉴。风痰眩运头痛气郁，胸膈不利。白附子炮去皮脐半斤，石膏煅红半斤，朱砂二两二钱半，龙脑一钱，为末，粟米饭丸小豆大。每服三十丸，食后茶酒任下。御药院方。偏正头风白附子、白芷、猪牙皂角去皮，等分为末。每服二钱，食后茶清服，仰卧少顷。普济本事方。痰厥头痛白附子、天南星、半夏等分，生研为末，生姜自然汁浸，蒸饼丸绿豆大。每服四十丸，食后姜汤下。济生方。赤白汗斑白附子、硫黄等分，为末，姜汁调稀，茄蒂蘸擦，日数次。简便方。面上𪕤䵟白附子为末，卧时浆水洗面，以白蜜和涂纸上，贴之。久久自落。卫生易简方。耳出脓水白附子炮、羌活一两，为末。猪羊肾各一个，每个入末半钱，湿纸包煨熟，五更食，温酒下。圣济录。喉痹肿痛白附子末、枯矾等分，研末，涂舌上，有涎吐出。圣惠方。偏坠疝气白附子一个，为末，津调填脐上，以艾灸三壮或五壮，即愈。杨起简便方。小儿吐逆不定，虚风喘急。白附子、藿香等分，为末。每米饮下半钱。保幼大全方。慢脾惊风白附子半两，天南星半两，黑附子一钱，并炮去皮，为末。每服二钱，生姜五片，水煎服。亦治大人风虚,止吐化痰。宣和间,真州李博士用治吴内翰女孙甚效。康州陈侍郎病风虚极昏,吴内翰令服三四服,即愈。杨氏家藏。

虎掌《本经》下品　天南星宋《开宝》

【释名】 虎膏纲目 鬼蒟蒻日华。〔恭曰〕其根四畔有圆牙,看如虎掌,故有此名。〔颂曰〕天南星即本草虎掌也,小者名由跋。古方多用虎掌,不言天南星。南星近出唐人中风痰毒方中用之,乃后人采用,别立此名尔。〔时珍曰〕虎掌因叶形似之,非根也。南星因根圆白,形如老人星状,故名南星,即虎掌也。苏颂说甚明白。宋开宝不当重出南星条,今并入。

【集解】〔别录曰〕虎掌生汉中山谷及冤句。二月、八月采,阴干。〔弘景曰〕近道亦有。形似半夏,但大而四边有子如虎掌。今用多破作三四片。方药不甚用也。〔恭曰〕此是由跋宿根。其苗一茎,茎头一叶,枝丫挟茎,根大者如拳,小者如鸡卵,都似扁柿。四畔有圆牙,看如虎掌。由跋是新根,大如半夏二三倍,四畔无子牙。陶说似半夏,乃由跋也。〔保升曰〕茎头有八九叶,花生茎间。〔藏器曰〕天南星生安东山谷,叶如荷,独茎,用根。〔颂曰〕虎掌今河北州郡有之。初生根如豆大,渐长大似半夏而扁,年久者根圆及寸,大者如鸡卵。周匝生圆牙三四枚或五六枚。三四月生苗,高尺余。独茎上有叶如爪,五六出分布,尖而圆。一窠生七八茎,时出一茎作穗,直上如鼠尾。中生一叶如匙,裹茎作房,旁开一口,上下尖。中有花,微青褐色。结实如麻子大,熟即白色,自落布地,一子生一窠。九月苗残取根。今冀州人菜圃中种之,呼为天南星。又曰:天南星,处处平泽有之。二月生苗,似荷梗,其茎高一尺以来。叶如蒟蒻,两枝相抱。五月开花似蛇头,黄色。七月结子作穗似石榴子,红色。二月、八月采根,似芋而圆扁,与蒟蒻相类,人多误采,了不可辨。但蒟蒻茎斑花紫,南星根小,柔腻肌细,炮之易裂,为可辨尔。南星即本经虎掌也。大者四边皆有牙子,采时削去之。江州一种草,叶大如掌,面青背紫,四畔有牙如虎掌,生三四叶为一本,冬青,不结花实,治心疼寒热积气,亦与虎掌同名,故附见之。〔时珍曰〕大者为虎掌、南星,小者为由跋,乃一种也。今俗又言大者为鬼臼,小者为南星,殊为谬误。

【修治】〔颂曰〕九月采虎掌根,去皮脐,入器中汤浸五七日,日换三四遍,洗去涎,暴干用。或再火炮裂用。〔时珍曰〕凡天南星须用一两以上者佳。治风痰,有生用者,须以温汤洗净,仍以白矾汤,或入皂角汁,浸三日夜,日日换水,暴干用。若熟用者,须于黄土地掘一小坑,深五六寸,以炭火烧赤,以好酒沃之。

安南星于内，瓦盆覆定，灰泥固济，一夜取出用。急用，即以湿纸包，于糖灰火中炮裂也。一法：治风热痰，以酒浸一宿，桑柴火蒸之，常洒酒入甑内，令气猛。一伏时取出，竹刀切开，味不麻舌为熟。未熟再蒸，至不麻乃止。脾虚多痰，则以生姜渣和黄泥包南星煨熟，去泥焙用。造南星曲法：以姜汁、矾汤，和南星末作小饼子，安篮内，楮叶包盖，待上黄衣，乃取晒收之。造胆星法：以南星生研末，腊月取黄牡牛胆汁和剂，纳入胆中，系悬风处干之。年久者弥佳。

【气味】 **苦，温，有大毒**。〔别录曰〕微寒。〔普曰〕虎掌：神农、雷公：苦，有毒。岐伯、桐君：辛，有毒。〔大明曰〕辛烈，平。〔杲曰〕苦、辛，有毒。阴中之阳，可升可降，乃肺经之本药。〔震亨曰〕欲其下行，以黄檗引之。〔之才曰〕蜀漆为之使。恶莽草。〔大明曰〕畏附子、干姜、生姜。〔时珍曰〕得防风则不麻，得牛胆则不燥，得火炮则不毒。生能伏雄黄、丹砂、焰消。

【主治】 **心痛，寒热结气，积聚伏梁，伤筋痿拘缓，利水道**。本经。**除阴下湿，风眩**。别录。**主疝瘕肠痛，伤寒时疾，强阴**。甄权。**天南星：主中风麻痹，除痰下气，利胸膈，攻坚积，消痈肿，散血堕胎**。开宝。**金疮折伤瘀血，捣傅之**。藏器。**蛇虫咬，疥癣恶疮**。大明。**去上焦痰及眩运**。元素。**主破伤风，口噤身强**。李杲。**补肝风虚，治痰功同半夏**。好古。**治惊痫，口眼㖞斜，喉痹，口舌疮糜，结核，解颅**。时珍。

【发明】〔时珍曰〕虎掌、天南星，乃手足太阴脾肺之药。味辛而麻，故能治风散血；气温而燥，故能胜湿除涎；性紧而毒，故能攻积拔肿而治口㖞舌糜。杨士瀛直指方云：诸风口噤，宜用南星，更以人参、石菖蒲佐之。

【附方】 旧十，新二十九。**中风口噤**目暝，无门下药者。开关散：用天南星为末，入白龙脑等分，五月五日午时合之。每用中指点末，揩齿三二十遍，揩大牙左右，其口自开。又名破棺散。经验方。**诸风口噤**天南星炮剉，大人三钱，小儿三字，生姜五片，苏叶一钱，水煎减半，入雄猪胆汁少许，温服。仁斋直指方。**小儿口噤**牙关不开。天南星一枚，煨熟，纸裹斜包，剪一小孔，透气于口中，牙关自开也。一方：用生南星同姜汁擦之，自开。**小儿惊风**坠涎散：用天南星一两重一个，换酒浸七伏时，取出安新瓦上，周回炭火炙裂，合湿地出火毒，为末，入朱砂一分。每服半钱，荆芥汤调下。每日空心一服，午时一服。经验方。**吐泻慢惊**天王散：治小儿吐泻，或误服冷药，脾虚生风痰慢惊。天南星一个，重八九钱者，去脐。黄土坑深三寸，炭火五斤，煅赤，入好酒半盏。安南星在内，仍架炭三条在上，候发裂取剉，再炒熟为末，用五钱。天麻煨熟研末一钱，麝香一字，和匀。三岁小儿用半钱，以生姜、防风煎汤调下。亦治久嗽恶心。钱乙小儿方。

风痫痰迷坠痰丸：用天南星九蒸九晒，为末，姜汁面糊丸梧子大。每服二十丸，人参汤下。石菖蒲、麦门冬汤亦可。卫生宝鉴。**小儿痫瘖**痫后瘖不能言。以天南星湿纸包煨，为末。雄猪胆汁调服二字。全幼心鉴。**治痫利痰**天南星煨香一两，朱砂一钱，为末，猪心血丸梧子大。每防风汤化下一丸。普济方。**口眼㖞斜**天南星生研末，自然姜汁调之。左贴右，右贴左。仁存方。**角弓反张**南星、半夏等分，为末。姜汁、竹沥灌下一钱。仍灸印堂。摘玄方。**破伤中风**胡氏夺命散，又名玉真散，治打扑金刃伤，及破伤风伤湿，发病强直如痫状者。天南星、防风等分，为末。水调敷疮，出水为妙。仍以温酒调服一钱。已死心尚温者，热童便调灌二钱。斗殴内伤坠压者，酒和童便连灌三服，即苏。亦可煎服。三因方。**破伤风疮**生南星末，水调涂疮四围，水出有效。普济方。**妇人头风**攻目作痛。天南星一个，掘地坑烧赤，安药于中，以醋一盏沃之，盖定勿令透气，候冷研末。每服一字，以酒调下。重者半钱。千金方。**风痰头痛**不可忍。天南星一两，荆芥叶一两，为末，姜汁糊丸梧子大。每食后姜汤下二十丸。又上清丸：用天南星、茴香等分，生研末，盐醋煮面糊丸。如上法服。并出经效济世方。**风痰头运**目眩，吐逆烦懑，饮食不下。玉壶丸：用生南星、生半夏各一两，天麻半两，白面三两，为末，水丸梧子大。每服三十丸，以水先煎沸，入药煮五七沸，漉出放温，以姜汤吞之。惠民和剂局方。**脑风流涕**邪风入脑，鼻内结硬，遂流髓涕。大白南星切片，沸汤泡二次，焙干。每用二钱，枣七个，甘草五分，同煎服。三四服。其硬物自出，脑气流转，髓涕自收。以大蒜、荜茇末作饼，隔纱贴囟前，熨斗熨之。或以香附、毕茇末频吹鼻中。直指方。**小儿风痰**热毒壅滞，凉心压惊。抱龙丸：用牛胆南星一两，入金钱薄荷十片，丹砂一钱半，龙脑、麝香各一字，研末，炼蜜丸芡子大。每服一丸，竹叶汤化下。全幼心鉴。**壮人风痰**及中风、中气初起。星香饮：用南星四钱，木香一钱，水二盏，生姜十四片，煎六分，温服。王硕易简方。**痰迷心窍**寿星丸：治心胆被惊，神不守舍，或痰迷心窍，恍惚健忘，妄言妄见。天南星一斤。先掘土坑一尺，以炭火三十斤烧赤，入酒五升，渗干。乃安南星在内，盆覆定，以灰塞之，勿令走气。次日取出为末。琥珀一两，朱砂二两，为末。生姜汁打面糊丸梧子大。每服三十丸至五十丸，煎人参、石菖蒲汤下。一日三服。和剂局方。**风痰注痛**方见羊踯躅下。**痰湿臂痛**右边者。南星制、苍术等分，生姜三片，水煎服之。摘玄方。**风痰咳嗽**大天南星一枚，炮裂研末。每服一钱，水一盏，姜三片，煎五分，温服。每日早、午、晚各一服。千金博济方。**气痰咳嗽**玉粉丸：南星曲、半夏曲、陈橘皮各一两，为末，自然姜汁打糊丸如梧子大。每服四十丸，姜汤下。寒痰，去橘皮，加官桂。东垣兰室秘藏。**清**

气化痰三仙丸：治中脘气滞，痰涎烦闷，头目不清。生南星去皮、半夏各五两，并汤泡七次，为末。自然姜汁和作饼，铺竹筛内，以楮叶包覆，待生黄成曲，晒干。每用二两，入香附末一两，糊丸梧子大。每服四十丸，食后姜汤下。王璆百一选方。**温中散滞**消导饮食。天南星炮、高良姜炮各一两，砂仁二钱半，为末，姜汁糊丸梧子大。每姜汤下五十丸。和剂方。**酒积酒毒**服此即解。天南星丸：用正端天南星一斤。土坑烧赤，沃酒一斗入坑，放南星，盆覆，泥固济，一夜取出，酒和水洗净，切片，焙干为末，入朱砂末一两，姜汁面糊丸梧子大。每服五十丸，姜汤下。蔡丞相、吕丞相尝用有验。杨氏家藏方。**吐泄不止**四肢厥逆，虚风不省人事。服此则阳回，名回阳散。天南星为末，每服三钱，京枣三枚，水二钟，煎八分，温服。未省再服。又方：醋调南星末，贴足心。普济方。**肠风泻血**诸药不效。天南星石灰炒焦黄色，为末，酒糊丸梧子大。每酒下二十丸。普济方。**吐血不止**天南星一两，剉如豆大，以炉灰汁浸一宿，洗焙研末。每服一钱，以自然铜磨酒调下。胜金方。**初生贴囟**头热鼻塞者。天南星炮为末，水调贴囟上，炙手熨之。危氏得效方。**小儿解颅**囟开不合，鼻塞不通。天南星炮去皮，为末，淡醋调绯帛上，贴囟门，炙手频熨之，立效。钱乙小儿直诀。**解颐脱臼**不能收上。用南星末，姜汁调涂两颊，一夜即上。医说。**小儿口疮**白屑如鹅口，不须服药。以生天南星去皮脐，研末，醋调涂足心。男左女右。阎孝忠集效方。**走马疳蚀**透骨穿腮。生南星一个，当心剜空，入雄黄一块，面裹烧，候雄黄作汁，以盏子合定，出火毒，去面为末，入麝香少许，拂疮数日，甚效。经验方。**风虫牙痛**南星末塞孔，以霜梅盒住，去涎。摘玄方。**喉风喉痹**天南星一个，剜心，入白僵蚕七枚，纸包煨熟，研末。姜汁调服一钱，甚者灌之，吐涎愈。名如圣散。博济方。**痰瘤结核**南星膏：治人皮肌头面上生瘤及结核，大者如拳，小者如栗，或软或硬，不疼不痒，宜用此药，不可辄用针灸。生天南星大者一枚，研烂，滴好醋五七点。如无生者，以干者为末，醋调。先用针刺令气透，乃贴之。觉痒则频贴，取效。严子礼济生方。**身面疣子**醋调南星末涂之。简易方。

由跋 《本经》下品

【释名】

【集解】〔恭曰〕由跋是虎掌新根，大于半夏一二倍，四畔未有子牙，其宿根即虎掌也。〔藏器曰〕由跋生林下，苗高一尺，似蒟蒻，根如鸡卵。〔保升曰〕春抽一茎，茎端有八九叶，根圆扁而肉白。〔时珍曰〕此即天南星之小者，其气未足，

不堪服食，故医方罕用；惟重八九钱至一两余者，气足乃佳。正如附子之侧子，不如附子之义也。

【正误】〔弘景曰〕由跋本出始兴，今人亦种之。状如乌翣而布地，花紫色，根似附子。苦酒摩涂肿，亦效。〔恭曰〕陶氏所说，乃鸢尾根，即鸢头也。又言虎掌似半夏，是以鸢尾为由跋，以由跋为半夏，非惟不识半夏，亦不识鸢尾与由跋也。今南人犹以由跋为半夏。〔时珍曰〕陈延之小品方，亦以东海鸢头为由跋，则其讹误久矣。

【气味】 辛、苦，温，有毒。

【主治】 毒肿结热。本经。

蒟蒻宋《开宝》

【释名】 蒻头开宝鬼芋图经鬼头。

【集解】〔志曰〕蒻头出吴、蜀。叶似由跋、半夏，根大如碗，生阴地，雨滴叶下生子。又有斑杖，苗相似，至秋有花直出，生赤子，根如蒻头，毒猛不堪食。虎杖亦名斑杖，与此不同。〔颂曰〕江南吴中出白蒟蒻，亦曰鬼芋，生平泽极多。人采以为天南星，了不可辨，市中所收往往是此。但南星肌细腻，而蒟蒻茎斑花紫，南星茎无斑，花黄，为异尔。〔时珍曰〕蒟蒻出蜀中，施州亦有之，呼为鬼头，闽中人亦种之。宜树阴下掘坑积粪，春时生苗，至五月移之。长一二尺，与南星苗相似，但多斑点，宿根亦自生苗。其滴露之说，盖不然。经二年者，根大如碗及芋魁，其外理白，味亦麻人。秋后采根，须净擦，或捣或片段，以酽灰汁煮十余沸，以水淘洗，换水更煮五六遍，即成冻子，切片，以苦酒五味淹食，不以灰汁则不成也。切作细丝，沸汤沦过，五味调食，状如水母丝。马志言其苗似半夏，杨慎丹铅录言蒟酱即此者，皆误也。王祯农书云，救荒之法，山有粉葛、蒟蒻、橡栗之利，则此物亦有益于民者也。其斑杖，即天南星之类有斑者。

根

【气味】 辛，寒，有毒。〔李鹏飞曰〕性冷，甚不益人，冷气人少食之。生则戟人喉出血。

【主治】 痈肿风毒，摩傅肿上。捣碎，以灰汁煮成饼，五味调食，主消渴。开宝。

【发明】〔机曰〕按三元延寿书云：有人患瘵，百物不忌，见邻家修蒟蒻，求食之美，遂多食而瘵愈。又有病腮痈者数人，多食之，亦皆愈。

【附录】 **菩萨草**宋图经 〔颂曰〕生江浙州郡。凌冬不雕,秋冬有花直出,赤子如蒻头。冬月采根用,味苦,无毒。主中诸毒食毒,酒研服之。又诸虫伤,捣汁饮,并傅之。妇人妊娠咳嗽,捣筛蜜丸服效。

半夏《本经》下品

【释名】 **守田**本经**水玉**本经**地文**别录**和姑**本经。〔时珍曰〕礼记·月令:五月半夏生。盖当夏之半也,故名。守田会意,水玉因形。

【集解】〔别录曰〕半夏生槐里川谷。五月、八月采根,暴干。〔普曰〕生微丘或生野中,二月始生叶,三三相偶。白花圆上。〔弘景曰〕槐里属扶风。今第一出青州,吴中亦有,以肉白者为佳,不厌陈久。〔恭曰〕所在皆有。生平泽中者,名羊眼半夏,圆白为胜。然江南者大乃径寸,南人特重之。顷来互用,功状殊异。其苗似是由跋,误以为半夏也。〔颂曰〕在处有之,以齐州者为佳。二月生苗一茎,茎端三叶,浅绿色,颇似竹叶,而生江南者似芍药叶。根下相重,上大下小,皮黄肉白。五月、八月采根,以灰裹二日,汤洗暴干。蜀图经云:五月采则虚小,八月采乃实大。其平泽生者甚小,名羊眼半夏。由跋绝类半夏,而苗不同。〔敩曰〕白榜檬子真似半夏,只是咬着微酸,不入药用。

【修治】〔弘景曰〕凡用,以汤洗十许过,令滑尽。不尔,有毒戟人咽喉。方中有半夏必须用生姜者,以制其毒故也。〔敩曰〕修事半夏四两,用白芥子末二两,酽醋二两,搅浊,将半夏投中,洗三遍用之。若洗涎不尽,令人气逆,肝气怒满。〔时珍曰〕今治半夏,惟洗去皮垢,以汤泡浸七日,逐日换汤,晾干切片,姜汁拌焙入药。或研为末,以姜汁入汤浸澄三日,沥去涎水,晒干用,谓之半夏粉。或研末以姜汁和作饼子,日干用,谓之半夏饼。或研末以姜汁、白矾汤和作饼,楮叶包置篮中,待生黄衣,日干用,谓之半夏曲。白飞霞医通云:痰分之病,半夏为主,造而为曲尤佳。治湿痰以姜汁、白矾汤和之,治风痰以姜汁及皂荚煮汁和之,治火痰以姜汁、竹沥或荆沥和之,治寒痰以姜汁、矾汤入白芥子末和之,此皆造曲妙法也。

根

【气味】 **辛,平,有毒。**〔别录曰〕生微寒,熟温。生令人吐,熟令人下。汤洗尽滑用。〔元素曰〕味辛、苦,性温,气味俱薄,沉而降,阴中阳也。〔好古曰〕辛厚苦轻,阳中阴也。入手阳明、太阴、少阴三经。〔之才曰〕射干为之使。恶皂荚。畏雄黄、生姜、干姜、秦皮、龟甲。反乌头。〔权曰〕柴胡为之使。忌羊血、海藻、饴糖。〔元素曰〕热痰佐以黄芩，风痰佐以南星，寒痰佐以干姜，痰痞佐以陈皮、白术。多用则泻脾胃。诸血证及口渴者禁用，为其燥津液也。孕妇忌之，用生姜则无害。

【主治】 **伤寒寒热，心下坚，胸胀咳逆，头眩，咽喉肿痛，肠鸣，下气止汗。**本经。**消心腹胸膈痰热满结，咳嗽上气，心下急痛坚痞，时气呕逆，消痈肿，疗痿黄，悦泽面目，堕胎。**别录。**消痰，下肺气，开胃健脾，止呕吐，去胸中痰满。生者：摩痈肿，除瘤瘿气。**甄权。**治吐食反胃，霍乱转筋，肠腹冷，痰疟。**大明。**治寒痰，及形寒饮冷伤肺而咳，消胸中痞，膈上痰，除胸寒，和胃气，燥脾湿，治痰厥头痛，消肿散结。**元素。**治眉棱骨痛。**震亨。**补肝风虚。**好古。**除腹胀，目不得瞑，白浊梦遗带下。**时珍。

【发明】〔权曰〕半夏使也。虚而有痰气，宜加用之。〔颂曰〕胃冷呕哕，方药之最要。〔成无己曰〕辛者散也，润也。半夏之辛，以散逆气结气，除烦呕，发音声，行水气而润肾燥。〔好古曰〕经云：肾主五液，化为五湿。自入为唾，入肝为泣，入心为汗，入脾为痰，入肺为涕。有痰曰嗽，无痰曰咳。痰者，因咳而动脾之湿也。半夏能泄痰之标，不能泄痰之本。泄本者，泄肾也。咳无形，痰有形；无形则润，有形则燥，所以为流湿润燥也。俗以半夏为肺药，非也。止呕吐为足阳明，除痰为足太阴。柴胡为之使，故今柴胡汤中用之，虽为止呕，亦助柴胡、黄芩主往来寒热，是又为足少阳、阳明也。〔宗奭曰〕今人惟知半夏去痰，不言益脾，盖能分水故也。脾恶湿，湿则濡困，困则不能治水。经云：水胜则泻。一男子夜数如厕，或教以生姜一两，半夏、大枣各三十枚，水一升，瓷瓶中慢火烧为熟水，时呷之，便已也。〔赵继宗曰〕丹溪言二陈汤治一身之痰，世医执之，凡有痰者皆用。夫二陈内有半夏，其性燥烈，若风痰、寒痰、湿痰、食痰则相宜；至于劳痰、失血诸痰，用之反能燥血液而加病，不可不知。〔机曰〕俗以半夏性燥有毒，多以贝母代之。贝母乃太阴肺经之药，半夏乃太阴脾经、阳明胃经之药，何可代也？夫咳嗽吐痰，虚劳吐血，或痰中见血，诸郁，咽痛喉痹，肺痈肺痿，痈疽，妇人乳难，此皆贝母为向导，半夏乃禁用之药。若涎者脾之液，美味膏粱炙煿，皆能生脾胃湿热，故涎化为痰，久则痰火上攻，令人昏愦口噤，偏废僵仆，蹇涩不语，生死旦夕，自非半夏、南星，曷可治乎？若以贝母代之，则翘首待毙矣。〔时珍曰〕脾无留湿不生痰，故脾为生痰之源，肺为贮痰之器。半夏能主痰饮及腹胀者，为其体滑而味辛性温也。涎滑能润，辛温能散亦能润，故行湿而通大便，利窍而泄小便。所谓辛走气，能化液，辛以润之是矣。洁古张氏云：半夏、南星治其痰，而咳嗽自愈。丹溪朱氏云：二陈汤能使大便润而小便长。聊摄成氏云：半夏辛而散,行水气而润肾燥。又和剂局方,用半硫丸治老人虚秘,皆取其滑润也。世俗皆以南星、半夏为性燥,误矣。湿去则土燥,痰涎不生,非二物之性燥也。古方治咽痛喉痹,吐血下血,多用二物,非禁剂也。二物亦能散血,故破伤打扑皆主之。惟阴虚劳损,则非湿热之邪,而用利窍行湿之药,是乃重竭其津液,医之罪也,岂药之咎哉?甲乙经用治夜不眠,是果性燥者乎?岐伯云:卫气行于阳,阳气满,不得入于阴,阴气虚,故目不得瞑。治法:饮以半夏汤一剂,阴阳既通,其卧立至。方用流水千里者八升,扬之万遍,取清五升,煮之,炊以苇薪,大沸,入秫米一升,半夏五合,煮一升半,饮汁一杯,日三,以知为度。病新发者,覆杯则卧,汗出则已。久者,三饮而已。

【附方】旧十五,新五十三。**法制半夏**清痰化饮,壮脾顺气。用大半夏,汤洗七次,焙干再洗,如此七转,以浓米泔浸一日夜。每一两用白矾一两半,温水化,浸五日。焙干,以铅白霜一钱,温水化,又浸七日。以浆水慢火内煮沸,焙干收之。每嚼一二粒,姜汤送化下。御药院方。**红半夏法**消风热,清痰涎,降气利咽。大半夏、汤浸焙制如上法。每一两入龙脑五分,朱砂为衣染之。先铺灯草一重,约一指厚,排半夏于上,再以灯草盖一指厚。以炒豆焙之,候干取出。每嚼一两粒,温水送下。御药院方。**化痰镇心**祛风利膈。辰砂半夏丸:用半夏一斤,汤泡七次,为末筛过,以水浸三日,生绢滤去滓,澄清去水,晒干,一两,入辰砂一钱,姜汁打糊丸梧子大。每姜汤下七十丸。此周府方也。袖珍。**化痰利气三仙丸**,方见虎掌下。**消痰开胃**去胸膈壅滞。斗门方用半夏洗泡,焙干为末,自然姜汁和作饼,湿纸裹煨香。以熟水二盏,同饼二钱,入盐五分,煎一盏,服之。大压痰毒,及酒食伤,极验。经验用半夏、天南星各二两,为末,水五升,入坛内浸一宿,去清水,焙干重研。每服二钱,水二盏,姜三片,煎服。**中焦痰涎**利咽,清头目,进饮食。半夏泡七次四两,枯矾一两,为末,姜汁打糊,或煮枣肉,和丸梧子大。每姜汤下十五丸。寒痰加丁香五钱,热痰加寒水石煅四两。名玉液丸。和剂局方。**老人风痰**大腑热不识人,及肺热痰实不利。半夏泡七次焙,硝石半两,为末,入白面一两捣匀,水和丸绿豆大。每姜汤下五十丸。普济。**膈壅风痰**半夏半斤,酸浆浸一宿,温汤洗五七遍,去恶气,日干为末,浆水搜作饼,日干再研为末,每五两入生龙脑一钱,以浆水浓脚和丸鸡头子大。纱袋盛,通风处阴干。每服一丸,好茶或薄荷汤嚼下。御药院方。**搜风化痰**定志安神,利头目。辰砂化痰丸:用半夏曲三两,天南星炮一两,辰砂、枯矾各半两,为末,姜汁打糊丸梧子大。每服三十丸,食后姜汤送下。和剂局方。**痰厥中风省风汤**:用半夏汤泡八两,甘草炙二两,防风四两。每服半两,姜二十片,水二盏,煎服。奇效方。**风痰头运**呕逆目眩，面色青黄，脉弦者。水煮金花丸：用生半夏、生天南星、寒水石煅各一两、天麻半两，雄黄二钱，小麦面三两，为末，水和成饼，水煮浮起，漉出，捣丸梧子大。每服五十丸，姜汤下，极效。亦治风痰咳嗽，二便不通，风痰头痛。洁古活法机要方。**风痰湿痰**青壶丸：半夏一斤，天南星半两，各汤泡，晒干为末，姜汁和作饼，焙干，入神曲半两，白术末四两，枳实末二两，姜汁面糊丸梧子大。每服五十丸，姜汤下。叶氏方。**风痰喘逆**兀兀欲吐，眩运欲倒。半夏一两，雄黄三钱，为末。姜汁浸，蒸饼丸梧子大。每服三十丸，姜汤下。已吐者加槟榔。活法机要。**风痰喘急**千缗汤：用半夏汤洗七个，甘草炙、皂荚炒各一寸，姜二片，水一盏，煎七分，温服。和剂局方。**上焦热痰**咳嗽。制过半夏一两，片黄芩末二钱，姜汁打糊丸绿豆大。每服七十丸，淡姜汤食后服。此周宪王亲制方也。袖珍方。**肺热痰嗽**制半夏、栝楼仁各一两，为末，姜汁打糊丸梧子大。每服二三十丸，白汤下。或以栝楼瓤煮熟丸。济生方。**热痰咳嗽**烦热面赤，口燥心痛，脉洪数者。小黄丸：用半夏、天南星各一两，黄芩一两半，为末，姜汁浸蒸饼丸梧子大。每服五七十丸，食后姜汤下。洁古活法机要。**小儿痰热**咳嗽惊悸。半夏、南星等分，为末。牛胆汁和，入胆内，悬风处待干，蒸饼丸绿豆大。每姜汤下三五丸。摘玄方。**湿痰咳嗽**面黄体重，嗜卧惊，兼食不消，脉缓者。白术丸：用半夏、南星各一两，白术一两半，为末，薄糊丸梧子大。每服五七十丸，姜汤下。活法机要。**气痰咳嗽**面白气促，洒淅恶寒，愁忧不乐，脉涩者。玉粉丸：用半夏、南星各一两，官桂半两，为末，糊丸梧子大。每服五十丸，姜汤下。活法机要。**小结胸痛**正在心下，按之则痛，脉浮滑者，小陷胸汤主之。半夏半升，黄连一两，栝楼实大者一个，水六升，先煮栝楼取三升，去滓，内二味煮取二升，分三服。仲景伤寒论。**湿痰心痛**喘急者。半夏油炒为末，粥糊丸绿豆大。每服二十丸，姜汤下。丹溪心法。**急伤寒病**半夏四钱，生姜七片，酒一盏，煎服。胡洽居士百病方。**结痰不出**语音不清，年久者亦宜。玉粉丸：半夏半两，桂心一字，草乌头半字，为末。姜汁浸蒸饼丸芡子大。每服一丸，夜卧含咽。活法机要。**停痰冷饮**呕逆。橘皮半夏汤：用半夏水煮熟、陈橘皮各一两。每服四钱，生姜七片，水二盏，煎一盏，温服。和剂局方。**停痰留饮**胸膈满闷，气短恶心，饮食不下，或吐痰水。茯苓半夏汤：用半夏泡五两，茯苓三两。每服四钱，姜七片，水一钟半，煎七分，甚捷径。和剂局方。**支饮作呕**呕家本渴。不渴者，心下有支饮也。或似喘不喘，似呕不呕，似哕不哕，心下愦愦，并宜小半夏汤。用半夏泡七次，一升，生姜半升，水七升，煮一升五合，分服。张仲景金匮要略。**哕逆欲死**半夏生姜汤主之。即上方也。**痘疮哕气**方同上。**呕哕眩悸**

本草纲目草部第十七卷 一 草之六 毒草类四十七种

872

谷不得下。半夏加茯苓汤:半夏一升,生姜半斤,茯苓三两,切,以水七升,煎一升半,分温服之。金匮要略。**目不得眠**见发明下。**心下悸忪**半夏麻黄丸:半夏、麻黄等分,为末,蜜丸小豆大。每服三十丸,日三。金匮要略。**伤寒干哕**半夏熟洗,研末。生姜汤服一钱匕。梅师方。**呕逆厥逆**内有寒痰。半夏一升洗滑焙研,小麦面一升,水和作弹丸,水煮熟。初吞四五枚,日三服。稍增至十五枚,旋煮旋吞。觉病减,再作。忌羊肉、饧糖。此乃许仁则方也。外台秘要。**呕吐反胃**大半夏汤:半夏三升,人参三两,白蜜一升,水一斗二升和,扬之一百二十遍。煮取三升半,温服一升,日再服。亦治膈间支饮。金匮要略。**胃寒哕逆停痰留饮**。藿香半夏汤:用半夏汤泡炒黄二两,藿香叶一两,丁香皮半两,每服四钱,水一盏,姜七片,煎服。和剂局方。**小儿吐泻脾胃虚寒**。齐州半夏泡七次、陈粟米各一钱半,姜十片,水盏半,煎八分,温服。钱乙小儿。**小儿痰吐**或风壅所致,或咳嗽发热,饮食即呕。半夏泡七次半两,丁香一钱,以半夏末水和包丁香,用面重包,煨熟,去面为末,生姜自然汁和丸麻子大。每服二三十丸,陈皮汤下。活幼口议。**妊娠呕吐**半夏二两,人参、干姜各一两,为末。姜汁面糊丸梧子大,每饮服十丸,日三服。仲景金匮要略。**霍乱腹胀**半夏、桂等分,为末。水服方寸匕。肘后方。**小儿腹胀**半夏末少许,酒和丸粟米大。每服二丸,姜汤下。不瘥,加之。或以火炮研末,姜汁调贴脐,亦佳。子母秘录。**黄疸喘满**小便自利,不可除热。半夏、生姜各半斤,水七升,煮一升五合,分再服。有人气结而死,心下暖,以此少许入口,遂活。张仲景。**伏暑引饮**脾胃不利。消暑丸:用半夏醋煮一斤,茯苓半斤,生甘草半斤,为末,姜汁面糊丸梧子大。每服五十丸,热汤下。和剂局方。**老人虚秘**冷秘,及痃癖冷气。半硫丸:半夏泡炒、生硫黄等分,为末,自然姜汁煮糊丸如梧子大。每空心温酒下五十丸。和剂局方。**失血喘急**吐血下血,崩中带下,喘急痰呕,中满宿瘀。用半夏捶扁,以姜汁和面包煨黄,研末,米糊丸梧子大。每服三十丸,白汤下。直指方。**白浊梦遗**半夏一两,洗十次,切破,以木猪苓二两,同炒黄,出火毒,去猪苓,入煅过牡蛎一两,以山药糊丸梧子大。每服三十丸,茯苓汤送下。肾气闭而一身精气无所管摄,妄行而遗者,宜用此方。盖半夏有利性,猪苓导水,使肾气通也。与下元虚急者不同。许学士本事方。**八般头风**三次见效。半夏末,入百草霜少许,作纸捻烧烟,就鼻内嗅之。口中含水,有涎,吐去再含。卫生宝鉴。**少阴咽痛**生疮,不能言语,声不出者,苦酒汤主之。半夏七枚打碎,鸡子一枚,头开一窍,去黄,纳苦酒令小满,入半夏在内,以镮子坐于炭火上,煎三沸,去滓,置杯中,时时咽之,极验。未瘥更作。仲景伤寒论。**喉痹肿塞**生半夏末嗅鼻内,涎出效。集简方。**骨哽在咽**半夏、白芷等分，为末。水服方寸匕，当呕出。忌羊肉。外台秘要。**重舌木舌**胀大塞口。半夏煎醋，含漱之。又方：半夏二十枚，水煮过，再泡片时，乘热以酒一升浸之，密封良久，热漱冷吐之。**小儿囟陷**乃冷也。水调半夏末，涂足心。**面上黑气**半夏焙研，米醋调敷。不可见风，不计遍数，从早至晚，如此三日，皂角汤洗下，面莹如玉也。摘玄方。**癫风眉落**生半夏、羊屎烧焦等分，为末，自然姜汁日调涂。圣济录。**盘肠生产**产时子肠先出，产后不收者，名盘肠产。以半夏末频嗤鼻中，则上也。妇人良方。**产后运绝**半夏末，冷水和丸大豆大，纳鼻中即愈，此扁鹊法也。肘后方。**小儿惊风**生半夏一钱，皂角半钱，为末。吹少许入鼻，名嚏惊散，即苏。直指方。**卒死不寤**半夏末吹鼻中，即活。南岳夫人紫灵魏元君方也。**五绝急病**一曰自缢，二曰墙压，三曰溺水，四曰魇魅，五曰产乳。并以半夏末，纳大豆一丸入鼻中。心温者，一日可活也。子母秘录。**痈疽发背**及乳疮。半夏末，鸡子白调，涂之。肘后方。**吹奶肿痛**半夏一个，煨研酒服，立愈。一方：以末，随左右嗤鼻效。刘长春经验方。**打扑瘀痕**水调半夏末涂之，一宿即没也。永类钤方。**远行足趼**方同上。集简。**金刃不出**入骨脉中者。半夏、白敛等分，为末。酒服方寸匕，日三服。至二十日自出。李筌太白经。**飞虫入耳**生半夏末，麻油调，涂耳门外。本事。**蝎虿螫人**半夏末，水调涂之，立止。钱相公箧中方。**蝎瘘五孔**相通者。半夏末，水调涂之，日二。圣惠方。**咽喉骨哽**半夏、白芷等分，为末。水服方寸匕，当呕出。忌羊肉。外台秘要。

茎涎

【主治】 炼取涂发眉，堕落者即生。雷敩。

蚤休《本经》下品

【释名】 蚩休别录 螫休日华 紫河车图经 重台唐本 重楼金线唐本 三层草纲目 七叶一枝花蒙筌 草甘遂唐本 白甘遂。〔时珍曰〕虫蛇之毒，得此治之即休，故有蚤休、螫休诸名。重台、三层，因其叶状也。金线重楼，因其花状也，甘遂，因其根状也。紫河车，因其功用也。

【集解】〔别录曰〕蚤休生山阳川谷及冤句。〔恭曰〕今谓重楼金线者是也。一名重台，南人名草甘遂。一茎六七叶，似王孙、鬼臼、蓖麻辈，叶有二三层。根如肥大菖蒲，细肌脆白。〔保升曰〕叶似鬼臼、牡蒙，年久者二三重。根如紫参，皮黄肉白。五月采根，日干。〔大明曰〕根如尺二蜈蚣，大如肥紫菖蒲。〔颂曰〕即紫河车也。今河中、河阳、华、凤、文州及江淮间亦有之。叶似王孙、鬼臼等，作二三层。六月开黄紫花，蕊赤黄色，上有金丝垂下。秋结红子。根似肥姜，皮赤肉白。四月、五月采之。〔宗奭曰〕蚤休无旁枝，止一茎挺生，高尺余，颠有四五叶。叶有歧，似苦杖。中心又起茎，亦如是生叶。惟根入药用。〔时珍曰〕重楼金线处处有之，生于深山阴湿之地。一茎独上，茎当叶心。叶绿色似芍药，凡二三层，每一层七叶。茎头夏月开花，一花七瓣，有金丝蕊，长三四寸。王屋山产者至五七层。根如鬼臼、苍术状，外紫中白，有粘、糯二种。外丹家采制三黄、砂、汞。入药洗切焙用。俗谚云：七叶一枝花，深山是我家。痈疽如遇者，一似手拈拿。是也。

根

【气味】 **苦，微寒，有毒。**〔大明曰〕冷，无毒。伏雄黄、丹砂、蓬砂及盐。

【主治】 **惊痫，摇头弄舌，热气在腹中。**本经。**癫疾，痈疮阴蚀，下三虫，去蛇毒。**别录。**生食一升，利水。**唐本。**治胎风手足搐，能吐泄瘰疬。**大明。**去疟疾寒热。**时珍。

【发明】 〔恭曰〕摩醋，傅痈肿蛇毒，甚有效。〔时珍曰〕紫河车，足厥阴经药也。凡本经惊痫、疟疾、瘰疬、痈肿者宜之。而道家有服食法，不知果有益否也。

【附方】 新五。**服食法**紫河车根以竹刀刮去皮，切作骰子大块，面裹入瓷瓶中，水煮候浮漉出，凝冷入新布袋中，悬风处待干。每服三丸，五更初面东念咒，井水下，连进三服，即能休粮。若要饮食，先以黑豆煎汤饮之，次以药丸煮稀粥，渐渐食之。咒曰：天朗气清金鸡鸣，吾今服药欲长生。吾今不饥复不渴，赖得神仙草有灵。**小儿胎风手足搐搦。**用蚤休即紫河车为末。每服半钱，冷水下。卫生易简方。**慢惊发搐**带有阳证者。白甘遂末即蚤休一钱，栝楼根末二钱，同于慢火上炒焦黄，研匀。每服一字，煎麝香薄荷汤调下。钱乙小儿方。**中鼠莽毒**金线重楼根，磨水服，即愈。集简方。**咽喉谷贼**肿痛。用重台赤色者、川大黄炒、木鳖子仁、马牙消半两，半夏泡一分，为末，蜜丸芡子大，含之。圣惠方。

鬼臼《本经》下品

校正：并入图经琼田草。

【释名】 九臼本经天臼别录鬼药纲目解毒别录爵犀本经马目毒公本经害母草图经羞天花纲目术律草纲目琼田草纲目独脚莲土宿本草独荷草土宿山荷叶纲目旱荷纲目八角盘纲目唐婆镜。〔弘景曰〕鬼臼根如射干，白而味甘，九臼相连，有毛者良，故名。〔时珍曰〕此物有毒，而臼如马眼，故名马目毒公。杀蛊解毒，故有犀名。其叶如镜、如盘、如荷，而新苗生则旧苗死，故有镜、盘、荷、莲、害母诸名。苏东坡诗集云：琼田草俗号唐婆镜，即本草鬼臼也。岁生一臼，如黄精根而坚瘦，可以辟谷。宋祁剑南方物赞云：羞天花，蜀地处处有之。依茎缀花，蔽叶自隐，俗名羞天，予改为羞寒花，即本草鬼臼也。赞云：冒寒而茂，茎修叶广。附茎作花，叶蔽其上。以其自蔽，若有羞状。别有羞天草与此不同，即海芋也。

【集解】〔别录曰〕鬼臼生九真山谷及冤句。二月、八月采根。〔弘景曰〕鬼臼生山谷中。八月采，阴干。似射干、术辈，又似钩吻。有两种：出钱塘、近道者，味甘，上有丛毛，最胜；出会稽、吴兴者，大而味苦，无丛毛，力劣。今马目毒公状如黄精根，其臼处似马眼而柔润。今方家多用鬼臼而少用毒公，不知此那复乖越如此。〔恭曰〕鬼臼生深山岩石之阴。叶如蓖麻、重楼辈。生一茎，茎端一叶，亦有两歧者。年长一茎，茎枯则为一臼。假令生来二十年，则有二十臼，岂惟九臼耶。根肉皮须并似射干，今俗用多是射干。而江南别送一物，非真者。今荆州当阳县、硖州远安县、襄州荆山县山中并贡之，亦极难得。〔颂曰〕今江宁府、滁、舒、商、齐、杭、襄、峡州、荆门军亦有之，并如苏恭所说。花生茎间，赤色，三月开后结实。又一说：鬼臼生深山阴地，叶六出或五出，如雁掌。茎端一叶如伞，旦时东向，及暮则西倾，盖随日出没也。花红紫如荔枝，正在叶下，常为叶所蔽，未常见日。一年生一茎，既枯则为一臼，及八九年则八九臼矣。然一年一臼生而一臼腐，盖陈新相易也，故俗名害母草。如芋魁、乌头辈亦然，新苗生则旧苗死，前年之臼腐矣。而本草注谓全似射干，今射干体状虽相似，然臼形浅薄，与鬼臼大异。鬼臼如八九个南星侧比相叠，而色理正如射干。用者当使人求苗采之，市中不复有也。〔时珍曰〕鬼臼根如天南星相叠之状，故市人通谓小者为南星，大者为鬼臼，殊为谬误。按黄山谷集云：唐婆镜叶底开花，俗名羞天花，即鬼臼也。岁生一臼，满十二岁，则可为药。今方家乃以鬼灯檠为鬼臼，误矣。又郑樵通志云：鬼臼叶如小荷，形如鸟掌，年长一茎，茎枯则根为一臼，亦名八角盘，以其叶似之也。据此二说，则似是今人所谓独脚莲者也。又名山荷叶、独荷草、旱荷叶、八角镜。南方处处深山阴密处有之，北方惟龙门山、王屋山有之。一茎独上，茎生叶心而中空。一茎七叶，圆如初生小荷叶，面青背紫，揉其叶作瓜李香。开花在叶下，亦有无花者。其根全似苍术、紫河车。丹炉家采根制三黄、砂、汞。或云其叶八角者更灵。或云其根与紫河车一样，但以白色者为河车，赤色者为鬼臼，恐亦不然。而庚辛玉册谓蚤休阳草，旱荷阴草，亦有分别。

陶弘景以马目毒公与鬼臼为二物，殊不知正是一物而有二种也。又唐·独孤滔丹房镜源云：术律草有二种，根皆似南星，赤茎直上，茎端生叶。一种叶凡七瓣，一种叶作数层。叶似蓖麻，面青背紫而有细毛。叶下附茎开一花，状如铃铎倒垂，青白色，黄蕊中空，结黄子。风吹不动，无风自摇。可制砂汞。按此即鬼臼之二种也。其说形状甚明。

根

【气味】 辛，温，有毒。〔别录曰〕微温。〔弘景曰〕甘，温，有毒。〔权曰〕苦。〔之才曰〕畏垣衣。

【主治】 杀蛊毒鬼疰精物，辟恶气不祥，逐邪，解百毒。本经。杀大毒，疗咳嗽喉结，风邪烦惑，失魄妄见，去目中肤翳。不入汤。别录。主尸疰殗殜，劳疾传尸瘦疾。甄权。下死胎，治邪疟痈疽，蛇毒射工毒。时珍。

【发明】〔颂曰〕古方治五尸鬼疰、百毒恶气多用之。又曰，今福州人三月采琼田草根叶，焙干捣末，蜜丸服，治风疾。

【附方】 新三。子死腹中胞破不生，此方累效，救人岁万数也。鬼臼不拘多少，黄色者，去毛为细末，不用筛罗，只捻之如粉为度。每服一钱，无灰酒一盏，同煎八分，通口服，立生如神。名一字神散。妇人良方。射工中人寒热发疮。鬼臼叶一把，苦酒渍，捣取汁。服一升，日二次。千金方。黑黄急病黑黄，面黑黄，身如土色，不妨食，脉沉，若青脉入口者死。宜烙口中黑脉、百会、玉泉、章门、心俞。用生鬼臼捣汁一小盏服。干者为末，水服。三十六黄方。

射干《本经》下品

【释名】 乌扇本经乌翣别录乌吹别录乌蒲本经凤翼拾遗鬼扇土宿扁竹纲目仙人掌土宿紫金牛土宿野萱花纲目草姜别录黄远吴普。〔弘景曰〕射干方书多音夜。〔颂曰〕射干之形，茎梗疏长，正如射人长竿之状，得名由此尔。而陶氏以夜音为疑，盖古字音多通呼，若汉官仆射，主射事，而亦音夜，非有别义也。〔时珍曰〕其叶丛生，横铺一面，如乌翅及扇之状，故有乌扇、乌翣、凤翼、鬼扇、仙人掌诸名。俗呼扁竹，谓其叶扁生而根如竹也。根叶又如蛮姜，故曰草姜。翣音所甲切，扇也。

【集解】〔别录曰〕射干生南阳山谷田野。三月三日采根，阴干。〔弘景曰〕此是乌翣根，黄色，庭台多种之。人言其叶是鸢尾，而复有鸢头，此若相似尔，恐非乌翣也。又别有射干，相似而花白茎长，似射人之执竿者。故阮公诗云：射干临层城。此不入药用。〔恭曰〕鸢尾叶都似射干，而花紫碧色，不抽高茎，根似高良姜而肉白，名鸢头。〔保升曰〕射干高二三尺，花黄实黑。根多须，皮黄黑，肉黄赤。所在皆有，二月、八月采根，去皮日干。〔藏器曰〕射干、鸢尾二物相似，人多不分。射干即人间所种为花草名凤翼者，叶如鸟翅，秋生红花，赤点。鸢尾亦人间所种，苗低下于射干，状如鸢尾，夏生紫碧花者是也。〔大明曰〕射干根润，形似高良姜大小，赤黄色淡硬，五六七八月采。〔颂曰〕今在处有之。人家种之，春生苗，高一二尺。叶大类蛮姜，而狭长横张，疏如翅羽状，故名乌翣。叶中抽茎，似萱草茎而强硬。六月开花，黄红色，瓣上有细文。秋结实作房，中子黑色。一说：射干多生山崖之间，其茎虽细小，亦类木。故荀子云，西方有木，名曰射干，茎长四寸，生于高山之上，是也。陶弘景所说花白者，自是射干之类。〔震亨曰〕根为射干，叶为乌翣，紫花者是，红花者非。〔机曰〕按诸注则射干非一种，有花白者，花黄者，花紫者，花红者。丹溪独取紫花者，必曾试有验也。〔时珍曰〕射干即今扁竹也。今人所种，多是紫花者，呼为紫蝴蝶。其花三四月开，六出，大如萱花。结房大如拇指，颇似泡桐子，一房四隔，一隔十余子。子大如胡椒而色紫，极硬，咬之不破。七月始枯。陶弘景谓射干、鸢尾是一种。苏恭、陈藏器谓紫碧花者是鸢尾，红花者是射干。韩保升谓黄花者是射干。苏颂谓花红黄者是射干，白花者亦其类。朱震亨谓紫花者是射干，红花者非。各执一说，何以凭依？谨按张揖广雅云：鸢尾，射干也。易通卦验云：冬至射干生。土宿真君本草云：射干即扁竹，叶扁生，如侧手掌形，茎亦如之，青绿色。一种紫花，一种黄花，一种碧花。多生江南、湖广、川、浙平陆间。八月取汁，煮雄黄，伏雌黄，制丹砂，能拒火。据此则鸢尾、射干本是一类，但花色不同。正如牡丹、芍药、菊花之类，其色各异，皆是同属也。大抵入药功不相远。〔藏器曰〕射干之名有三：佛经射干貂貒，此是恶兽，似青黄狗，食人，能缘木；阮公云射干临层城者，是树，殊有高大者；本草射干是草，即今人所种者也。

根

【修治】〔敩曰〕凡采根，先以米泔水浸一宿，漉出，然后以堇竹叶煮之，从午至亥，日干用。

【气味】 苦，平，有毒。〔别录曰〕微温。久服令人虚。〔保升曰〕微寒。〔权曰〕有小毒。〔元素曰〕苦，阳中阴也。〔时珍曰〕寒。多服泻人。

【主治】 咳逆上气，喉痹咽痛，不得消息，散结气，腹中邪逆，食饮大热。本经。疗老血在心脾间，咳唾，言语气臭，散胸中热气。别录。苦酒摩涂毒肿。弘景。治痊气，消瘀血，通女人月闭。甄权。消痰，破癥结，胸膈满腹胀，气喘痃癖,开胃下食,镇肝明目。大明。治肺气喉痹为佳。宗奭。去胃中痈疮。元素。利积痰疝毒,消结核。震亨。降实火,利大肠,治疟母。时珍。

【发明】〔震亨曰〕射干属金,有木与火,行太阴、厥阴之积痰,使结核自消甚捷。又治便毒,此足厥阴湿气,因疲劳而发。取射干三寸,与生姜同煎,食前服,利三两行,甚效。〔时珍曰〕射干能降火,故古方治喉痹咽痛为要药。孙真人千金方,治喉痹有乌翣膏。张仲景金匮玉函方,治咳而上气,喉中作水鸡声,有射干麻黄汤。又治疟母鳖甲煎丸,亦用乌扇烧过。皆取其降厥阴相火也。火降则血散肿消,而痰结自解,癥瘕自除矣。

【附方】旧二,新八。咽喉肿痛射干花根、山豆根,阴干为末,吹之如神。袖珍方。伤寒咽闭肿痛。用生射干、猪脂各四两,合煎令焦,去滓,每噙枣许取瘥。庞安常伤寒论。喉痹不通浆水不入。外台秘要:用射干一片,含咽汁良。医方大成:用扁竹新根擂汁咽之,大腑动即解。或醋研汁噙,引涎出亦妙。便民方用紫蝴蝶根一钱,黄芩、生甘草、桔梗各五分,为末,水调顿服,立愈。名夺命散。二便不通诸药不效。紫花扁竹根,生水边者佳,研汁一盏服,即通。普济。水蛊腹大动摇水声,皮肤黑。用鬼扇根捣汁,服一杯,水即下。肘后方。阴疝肿刺发时肿痛如刺。用生射干捣汁与服取利。亦可丸服。肘后方。乳痈初肿扁竹根如僵蚕者,同萱草根为末,蜜调傅之,神效。永类方。中射工毒生疮者。乌翣、升麻各二两,水三升,煎二升,温服。以滓傅疮上。姚僧坦集验方。

鸢尾《本经》下品

【释名】乌园本经根名鸢头。〔时珍曰〕并以形命名。乌园当作乌鸢。

【集解】〔别录曰〕乌鸢生九疑山谷。五月采。〔弘景曰〕方家言是射干苗,而主疗亦异,当别是一种。方用鸢头,当是其根,疗体相似,而本草不题。〔恭曰〕此草所在有之,人家亦种。叶似射干而阔短,不抽长茎,花紫碧色。根似高良姜,皮黄肉白,嚼之戟人咽喉,与射干全别。射干花红,抽茎长,根黄有臼。〔保升曰〕草名鸢尾,根名鸢头,亦谓之鸢根。叶似射干,布地生。黑根似高良姜而节大,数个相连。九月十月采根,日干。〔时珍曰〕此即射干之苗,非别一种也。肥地者茎长根粗,瘠地者茎短根瘦。其花自有数色。诸家皆是强分。陈延之小品方,言东海鸢头即由跋者,亦讹也。东海出之故耳。

【气味】苦,平,有毒。〔恭曰〕有小毒。

【主治】蛊毒邪气,鬼疰诸毒,破癥瘕积聚,去水,下三虫。本经。杀鬼魅,疗头眩。别录。

【附方】 旧一,新一。**飞尸游蛊**着喉中,气欲绝者。鸢尾根削去皮,纳喉中,摩病处,令血出为佳。陈藏器本草拾遗。**鬼魅邪气**四物鸢头散:东海鸢头、黄牙即金牙、莨菪子、防葵,为末,酒服方寸匕。欲令病人见鬼,增防葵一分;欲令知鬼,又增一分,立验。不可多服。陈延之小品方。

玉簪《纲目》

【释名】 白鹤仙。〔时珍曰〕并以花象命名。

【集解】〔时珍曰〕玉簪处处人家栽为花草。二月生苗成丛,高尺许,柔茎如白菘。其叶大如掌,团而有尖,叶上纹如车前叶,青白色,颇娇莹。六七月抽茎,茎上有细叶。中出花朵十数枚,长二三寸,本小末大。未开时,正如白玉搔头簪形,又如羊肚蘑菇之状;开时微绽四出,中吐黄蕊,颇香,不结子。其根连生,如鬼臼、射干、生姜辈,有须毛。旧茎死则根有一臼,新根生则旧根腐。亦有紫花者,叶微狭。皆鬼臼、射干之属。

根

【气味】 甘、辛,寒,有毒。

【主治】 捣汁服,解一切毒,下骨哽,涂痈肿。时珍。

【附方】 新五。**乳痈初起**内消花,即玉簪花,取根擂酒服,以渣傅之。海上方。**妇人断产**白鹤仙根、白凤仙子各一钱半,紫葳二钱半,辰砂二钱,捣末,蜜和丸梧子大。产内三十日,以酒半盏服之。不可着牙齿,能损牙齿也。摘玄方。**解斑蝥毒**玉簪根擂水服之,即解。赵真人济急方。**下鱼骨哽**玉簪花根、山里红果根,同捣自然汁,以竹筒灌入咽中,其骨自下。不可着牙齿。臞仙乾坤生意。**刮骨取牙**玉簪根干者一钱,白砒三分,白碙七分,蓬砂二分,威灵仙三分,草乌头一分半,为末。以少许点疼处,即自落也。余居士选奇方。

叶

【气味】 同根。

【主治】 蛇虺螫伤,捣汁和酒服,以渣傅之,中心留孔泄气。时珍。

凤仙《纲目》

【释名】 **急性子**救荒**旱珍珠**纲目**金凤花**纲目**小桃红**救荒**夹竹桃**救荒**海蒳**

音纳**染指甲草**救荒**菊婢**。〔时珍曰〕其花头翅尾足俱具,翘然如凤状,故以名之。女人采其花及叶包染指甲,其实状如小桃,老则迸裂,故有指甲、急性、小桃诸名。宋光宗李后讳凤,宫中呼为好女儿花。张宛丘呼为菊婢。韦居呼为羽客。

【集解】〔时珍曰〕凤仙人家多种之,极易生。二月下子,五月可再种。苗高二三尺,茎有红白二色,其大如指,中空而脆。叶长而尖,似桃柳叶而有锯齿。桠间开花,或黄或白,或红或紫,或碧或杂色,亦自变易,状如飞禽,自夏初至秋尽,开谢相续。结实累然,大如樱桃,其形微长,色如毛桃,生青熟黄,犯之即自裂。皮卷如拳,苞中有子似萝卜子而小,褐色。人采其肥茎汋醯,以充莴笋。嫩叶渫,浸一宿,亦可食。但此草不生虫蠹,蜂蝶亦不近,恐亦不能无毒也。

子

【气味】 微苦,温,有小毒。

【主治】 产难,积块噎膈,下骨哽,透骨通窍。时珍。

【发明】〔时珍曰〕凤仙子其性急速,故能透骨软坚。庖人烹鱼肉硬者,投数粒即易软烂,是其验也。缘其透骨,最能损齿,与玉簪根同,凡服者不可着齿也。多用亦戕人咽。

【附方】 新五。**产难催生**凤仙子二钱,研末。水服,勿近牙。外以蓖麻子随年数捣涂足心。集简方。**噎食不下**凤仙花子酒浸三宿,晒干为末,酒丸绿豆大。每服八粒,温酒下。不可多用,即急性子也。摘玄方。**咽中骨哽欲死者**。白凤仙子研水一大呷,以竹筒灌入咽,其物即软。不可近牙。或为末吹之。普济方。**牙齿欲取**金凤花子研末,入砒少许,点疼牙根,取之。摘玄方。**小儿痞积**急性子、水荭花子、大黄各一两,俱生研末。每味取五钱,外用皮消一两拌匀。将白鹁鸽一个,或白鸭亦可,去毛屎,剖腹,勿犯水,以布拭净,将末装入内,用绵扎定,沙锅内入水三碗,重重纸封,以小火煮干,将鸽鸭翻调焙黄色,冷定。早辰食之,日西时疾软,三日大便下血,病去矣。忌冷物百日。孙天仁集效方。

花

【气味】 甘,滑,温,无毒。

【主治】 蛇伤,擂酒服即解。又治腰胁引痛不可忍者,研饼晒干为末,空心每酒服三钱,活血消积。时珍。

【附方】 新一。**风湿卧床**不起。用金凤花、柏子仁、朴消、木瓜煎汤洗浴,每日二三次。内服独活寄生汤。吴旻扶寿精方。

凤
仙

根、叶

【气味】 苦、甘、辛，有小毒。

【主治】 鸡鱼骨哽，误吞铜铁，杖扑肿痛，散血通经，软坚透骨。时珍。

【附方】 新三。**咽喉物哽**金凤花根嚼烂噙咽，骨自下，鸡骨尤效。即以温水漱口，免损齿也。亦治误吞铜铁。危氏得效方。**打杖肿痛**凤仙花叶捣如泥，涂肿破处，干则又上，一夜血散，即愈。冬月收取干者研末，水和涂之。叶廷器通变要法。**马患诸病**白凤仙花连根叶熬膏。遇马有病，抹其眼四角上，即汗出而愈。卫生易简方。

坐拿草 宋《图经》

【集解】〔颂曰〕生江西及滁州。六月开紫花结实。采其苗入药，甚易得。后因人用有效，今颇贵重。〔时珍曰〕按一统志云：出吉安永丰县。

【气味】 辛，热，有毒。

【主治】 风痹，壮筋骨，兼治打扑伤损。苏颂。

【发明】〔颂曰〕神医普救方，治风药中已有用者。〔时珍曰〕危氏得效方，麻药煮酒方中用之。圣济录治膈上虚热，咽喉噎塞，小便赤涩，神困多睡，有坐拿丸。用坐拿草、大黄、赤芍药、木香、升麻、麦门冬、黄芪、木通、酸枣仁、薏苡仁、枳壳等分，为末。蜜丸梧子大。每服二十丸，麦门冬汤下。

【附录】 **押不芦** 〔时珍曰〕按周密癸辛杂志云：漠北回回地方有草名押不芦。土人以少许磨酒饮，即通身麻痹而死，加以刀斧亦不知。至三日，则以少药投之即活。御药院中亦储之。贪官污吏罪甚者，则服百日丹，皆用此也。昔华陀能刳肠涤胃，岂不有此等药耶？

曼陀罗花《纲目》

【释名】 **风茄儿** 纲目 **山茄子**。〔时珍曰〕法华经言佛说法时，天雨曼陀罗花。又道家北斗有陀罗星使者，手执此花，故后人因以名花。曼陀罗，梵言杂色也。茄乃因叶形尔。姚伯声花品呼为恶客。

【集解】〔时珍曰〕曼陀罗生北土，人家亦栽之。春生夏长，独茎直上，高四五尺，生不旁引，绿茎碧叶，叶如茄叶。八月开白花，凡六瓣，状如牵牛花而大，攒花中坼，骈叶外包，而朝开夜合。结实圆而有丁拐，中有小子。八月采花，九月采实。

花、子

【气味】 辛，温，有毒。

【主治】 **诸风及寒湿脚气，煎汤洗之。又主惊痫及脱肛，并入麻药。**时珍。

【发明】〔时珍曰〕相传此花笑采酿酒饮，令人笑；舞采酿酒饮，令人舞。予尝试之，饮须半酣，更令一人或笑或舞引之，乃验也。八月采此花，七月采火麻子花，阴干，等分为末。热酒调服三钱，少顷昏昏如醉。割疮灸火，宜先服此，则不觉苦也。

【附方】 新三。**面上生疮**曼陀罗花，晒干研末。少许贴之。卫生易简方。**小儿慢惊**曼陀罗花七朵，重一字，天麻二钱半，全蝎炒十枚，天南星炮、丹砂、乳香各二钱半，为末。每服半钱，薄荷汤调下。御药院方。**大肠脱肛**曼陀罗子连壳一对，橡斗十六个，同剉，水煎三五沸，入朴消少许，洗之。儒门事亲。

羊踯躅《本经》下品

【释名】 **黄踯躅**纲目**黄杜鹃**蒙筌**羊不食草**拾遗**闹羊花**纲目**惊羊花**纲目**老虎花**纲目**玉枝**别录。〔弘景曰〕羊食其叶，踯躅而死，故名。闹当作恼。恼，乱也。

【集解】〔别录曰〕羊踯躅生太行山川谷及淮南山。三月采花，阴干。〔弘景曰〕近道诸山皆有之。花黄似鹿葱，不可近眼。〔恭曰〕花亦不似鹿葱，正似旋花色黄者也。〔保升曰〕小树高二尺，叶似桃叶，花黄似瓜花。三月、四月采花，日干。〔颂曰〕所在有之。春生苗似鹿葱，叶似红花，茎高三四尺。夏开花似凌霄花、山石榴辈，正黄色，羊食之则死，今岭南、蜀道山谷遍生，皆深红色如锦绣。然或云此种不入药。〔时珍曰〕韩保升所说似桃叶者最的。其花五出，蕊瓣皆黄，气味皆恶。苏颂所谓深红色者，即山石榴名红踯躅者，无毒，与此别类。张揖广雅谓踯躅一名决光者，误矣。决光，决明也。按唐李绅文集言：骆谷多山枇杷，毒能杀人，其花明艳，与杜鹃花相似，樵者识之。其说似羊踯躅，未知是否？要亦其类耳。

花

【气味】 辛，温，有大毒。〔权曰〕恶诸石及面，不入汤使，伏丹砂、硇砂、雌黄、畏栀子。

【主治】 **贼风在皮肤中淫淫痛，温疟恶毒诸痹。**本经。**邪气鬼疰蛊毒。**

别录。

【发明】〔颂曰〕古之大方多用踯躅。如胡洽治时行赤散,及治五嗽四满丸之类,并治风诸酒方皆杂用之。又治百病风湿等,鲁王酒中亦用踯躅花。今医方捋脚汤中多用之。南方治蛊毒下血,有踯躅花散,云甚胜。〔时珍曰〕此物有大毒,曾有人以其根入酒饮,遂至于毙也。和剂局方治中风瘫痪伏虎丹中亦用之,不多服耳。

【附方】 新四。**风痰注痛**踯躅花、天南星,并生时同捣作饼,甑上蒸四五遍,以稀葛囊盛之。临时取焙为末,蒸饼丸梧子大。每服三丸,温酒下。腰脚骨痛,空心服;手臂痛,食后服,大良。续传信方。**痛风走注**黄踯躅根一把,糯米一盏,黑豆半盏,酒、水各一碗,徐徐服。大吐大泄,一服便能动也。医学集成。**风湿痹痛**手足身体收摄不遂,肢节疼痛,言语蹇涩。踯躅花酒拌蒸一炊久,晒干为末。每以牛乳一合,酒二合,调服五分。圣惠方。**风虫牙痛**踯躅一钱,草乌头二钱半,为末,化蜡丸豆大。绵包一丸咬之,追涎。海上仙方。

【附录】 **山踯躅** 〔时珍曰〕处处山谷有之。高者四五尺,低者一二尺。春生苗叶,浅绿色。枝少而花繁,一枝数萼,二月始开花如羊踯躅,而蒂如石榴花,有红者、紫者、五出者、千叶者。小儿食其花,味酸无毒。一名红踯躅,一名山石榴,一名映山红,一名杜鹃花。其黄色者,即有毒羊踯躅也。

羊不吃草拾遗 〔藏器曰〕生蜀川山谷,叶细长,在诸草中羊不吃者是也。味苦、辛,温,无毒。主一切风血补益,攻诸病。煮之,亦浸酒服。〔时珍曰〕此草似羊踯躅而云无毒,盖别有此也。

芫花《本经》下品

校正:自木部移入此。

【释名】 **杜芫**别录**赤芫**吴普**去水**本经**毒鱼**别录**头痛花**纲目**儿草**吴普**败华**吴普**根名黄大戟**吴普**蜀桑**别录。〔时珍曰〕芫或作杬,其义未详。去水言其功,毒鱼言其性,大戟言其似也。俗人因其气恶,呼为头痛花。山海经云,首山其草多芫,是也。

【集解】〔别录曰〕芫花生淮源川谷。三月三日采花,阴干。〔普曰〕芫根生邯郸。二月生叶,青色,加厚则黑。华有紫、赤、白者。三月实落尽,叶乃生。三月采花,五月采叶,八月、九月采根,阴干。〔保升曰〕近道处处有之。苗高二三尺,叶似白前及柳叶,根皮黄似桑根。正月、二月花发,紫碧色,叶未生时收采日干。叶生花落，即不堪用也。〔颂曰〕在处有之。宿根旧枝茎紫，长一二尺。根入土深三五寸，白色，似榆根。春生苗叶，小而尖，似杨柳枝叶。二月开紫花，颇似紫荆而作穗，又似藤花而细。今绛州出者花黄，谓之黄芫花。〔时珍曰〕顾野王玉篇云：杬木出豫章，煎汁藏果及卵不坏。洪迈容斋随笔云：今饶州处处有之。茎干不纯是木。小人争斗者，取叶挼擦皮肤，辄作赤肿如被伤，以诬人。至和盐擦卵，则又染其外若赭色也。

【修治】〔弘景曰〕用当微熬。不可近眼。〔时珍曰〕芫花留数年陈久者良，用时以好醋煮十数沸，去醋，以水浸一宿，晒干用，则毒灭也。或以醋炒者次之。

【气味】 根同。**辛，温，有小毒。**〔别录曰〕苦，微温。〔普曰〕神农、黄帝、雷公：苦，有毒。扁鹊、岐伯：苦。李当之：有大毒，多服令人泄。〔之才曰〕决明为之使。反甘草。

【主治】 **咳逆上气，喉鸣喘，咽肿短气，蛊毒鬼疟，疝瘕痈肿，杀虫鱼。**本经。**消胸中痰水，喜唾，水肿，五水在五脏皮肤及腰痛，下寒毒肉毒。根：疗疥疮。可用毒鱼。**别录。**治心腹胀满，去水气寒痰，涕唾如胶，通利血脉，治恶疮风痹湿，一切毒风，四肢挛急，不能行步。**甄权。**疗咳嗽瘴疟。**大明。**治水饮痰澼，胁下痛。**时珍。

【发明】〔时珍曰〕张仲景治伤寒太阳证，表不解，心下有水气，干呕发热而咳，或喘或利者，小青龙汤主之。若表已解，有时头痛出汗，恶寒，心下有水气，干呕，痛引两胁，或喘或咳者，十枣汤主之。盖小青龙治未发散表邪，使水气自毛窍而出，乃内经所谓开鬼门法也。十枣汤驱逐里邪，使水气自大小便而泄，乃内经所谓洁净府、去陈莝法也。夫饮有五，皆由内啜水浆，外受湿气，郁蓄而为留饮。流于肺则为支饮，令人喘咳寒热，吐沫背寒；流于胁下则为悬饮，令人咳唾，痛引缺盆两胁；流于心下则为伏饮，令人胸满呕吐，寒热眩运；流于肠胃，则为痰饮，令人腹鸣吐水，胸胁支满，或作泄泻，忽肥忽瘦；流于经络，则为溢饮，令人沉重注痛，或作水气胕肿。芫花、大戟、甘遂之性，逐水泄湿，能直达水饮窠囊隐僻之处。但可徐徐用之，取效甚捷。不可过剂，泄人真元也。陈言三因方，以十枣汤药为末，用枣肉和丸，以治水气喘急浮肿之证，盖善变通者也。杨士瀛直指方云：破癖须用芫花，行水后便养胃可也。〔好古曰〕水者，肺、肾、脾三经所主，有五脏六腑十二经之部分。上而头，中而四肢，下而腰脚；外而皮毛，中而肌肉，内而筋骨。脉有尺寸之殊，浮沈之别。不可轻泻。当知病在何经何脏，方可用之。若误投之，则害深矣；芫花与甘草相反，而胡洽居士方，治痰癖饮癖，以甘遂、大戟、芫花、大黄、甘草同用。盖欲其大吐以泄湿，因相反而相激也。

【正误】〔慎微曰〕三国志云：魏初平中，有青牛先生，常服芫花。年百余岁，常如五六十人。〔时珍曰〕芫花乃下品毒物，岂堪久服。此方外迂怪之言，不足信也。

【附方】旧五，新十九。**卒得咳嗽**芫花一升，水三升，煮汁一升，以枣十四枚，煮汁干。日食五枚，必愈。肘后。**卒嗽有痰**芫花一两，炒，水一升，煮四沸，去滓，白糖入半斤。每服枣许。勿食酸咸物。张文仲备急方。**喘嗽失音**暴伤寒冷，喘嗽失音。取芫花连根一虎口，切暴干。令病人以荐自裹，舂令灰飞扬，入其七孔中。当眼泪出，口鼻皆辣，待芫根尽乃止。病即愈。古今录验。**干呕胁痛**伤寒有时头痛，心下痞满，痛引两胁，干呕短气，汗出不恶寒者，表解里未和也，十枣汤主之。芫花熬、甘遂、大戟各等分，为散。以大枣十枚，水一升半，煮取八合，去滓纳药。强人服一钱，羸人半钱，平旦服之，当下利病除。如不除，明旦更服。仲景伤寒论。**水肿支饮**及澼饮。用十枣汤加大黄、甘草，五物各一两，大枣十枚同煮，如法服。一方加芒消一两。胡洽百病方。**天行烦乱**凝雪汤：治天行毒病七八日，热积胸中，烦乱欲死。用芫花一斤，水三升，煮取一升半，渍故布薄胸上。不过再三薄，热则除。当温四肢，护厥逆也。千金方。**久疟结癖**在腹胁坚痛者。芫花炒二两，朱砂五钱，为末，蜜丸梧子大。每服十丸，枣汤下。直指。**水蛊胀满**芫花、枳壳等分，以醋煮芫花至烂，乃下枳壳煮烂捣丸梧子大。每服三十丸，白汤下。普济方。**酒疸尿黄**发黄，心懊痛，足胫满。芫花、椒目等分，烧末。水服半钱，日二服。肘后。**背腿间痛**一点痛，不可忍者。芫花根末，米醋调傅之。如不住，以帛束之。妇人产后有此，尤宜。袖珍。**诸般气痛**芫花醋煮半两，玄胡索炒一两半，为末。每服一钱。男子元脏痛，葱酒下。疟疾，乌梅汤下。妇人血气痛，当归酒下。诸气痛，香附汤下。小肠气痛，茴香汤下。仁存。**鬼胎癥瘕**经候不通。芫花根三两剉，炒黄为末。每服一钱，桃仁煎汤调下。当利恶物而愈。圣惠方。**催生去胎**芫花根剥皮，以绵裹，点麝香，套入阴穴三寸，即下。摄生妙用方。**产后恶物**不下。芫花、当归等分，炒为末。调一钱服。保命集。**心痛有虫**芫花一两醋炒，雄黄一钱，为末。每服一字，温醋汤下。乾坤生意。**牙痛难忍**诸药不效。芫花末擦之，令热痛定，以温水漱之。永类方。**白秃头疮**芫花末，猪脂和傅之。集效方。**痈肿初起**芫花末，和胶涂之。千金。**痈疔已溃**芫花根皮搓作捻，插入，则不生合，令脓易竭也。集简方。**痔疮乳核**芫根一握，洗净，入木臼捣烂，入少水绞汁，于石器中慢火煎成膏。将丝线于膏内度过，以线系痔，当微痛。候痔干落，以纸捻蘸膏纳窍内，去根，当永除根也。一方，只捣汁浸线一夜用。不得使水。经验。**瘰疬初起**气壮人，用芫根擂水一盏

服，大吐利，即平。黄州陈大用所传。濒湖集简方。**便毒初起**芫根擂水服，以渣傅
之，得下即消。黄州熊珍所传。濒湖集简方。**赘瘤焦法**甘草煎膏，笔妆瘤之四围，
上三次。乃用芫花、大戟、甘遂等分，为末，醋调。别以笔妆其中，勿近甘草。次日
缩小，又以甘草膏妆小晕三次如前，仍上此药，自然焦缩。危氏得效方。**一切菌毒**
因蛇虫毒气，熏蒸所致。用芫花生研，新汲水服一钱，以利为度。危氏得效方。

荛花音饶《本经》下品

【释名】〔时珍曰〕荛者，饶也。其花繁饶也。

【集解】〔时珍曰〕荛花生咸阳川谷及河南中牟。六月采花，阴干。〔弘景
曰〕中牟者，时从河上来，形似芫花而极细，白色。〔恭曰〕苗似胡荽，茎无刺。花
细，黄色，四月、五月收，与芫花全不相似也。〔保升曰〕所在有之，以雍州者为
好。生冈原上，苗高二尺许。〔宗奭曰〕今京洛间甚多。〔时珍曰〕按苏颂图经言：
绛州所出芫花黄色，谓之黄芫花。其图小株，花成簇生，恐即此荛花也。生时色
黄，干则如白，故陶氏言细白也。或言无荛花，以桃花代之，取其利耳。

【气味】**苦，寒，有毒。**〔别录曰〕辛，微寒，有毒。

【主治】**伤寒温疟，下十二水，破积聚大坚癥瘕，荡涤肠中留癖饮食寒热邪
气，利水道。**本经。**疗痰饮咳嗽。**别录。**治咳逆上气，喉中肿满，疰气蛊毒，痃
癖气块。**甄权。

【发明】〔宗奭曰〕张仲景伤寒论以荛花治利者，取其行水也。水去则利止，
其意如此。今用之当斟酌，不可过使与不及也。须有是证乃用之。〔好古曰〕仲
景小青龙汤云：若微利，去麻黄，加荛花如鸡子大，熬令赤色。用之盖利水也。
〔时珍曰〕荛花盖亦芫花之类，气味主治大略相近。

醉鱼草《纲目》

【释名】**闹鱼花**纲目**鱼尾草**纲目**榪木。**

【集解】〔时珍曰〕醉鱼草南方处处有之。多在堑岸边，作小株生，高者三四
尺。根状如枸杞。茎似黄荆，有微棱，外有薄黄皮。枝易繁衍，叶似水杨，对节
而生，经冬不凋。七八月开花成穗，红紫色，俨如芫花一样。结细子。渔人采花
及叶以毒鱼，尽圉圉而死，呼为醉鱼儿草。池沼边不可种之。此花色状气味并如
芫花，毒鱼亦同，但花开不同时为异尔。按中山经云：熊耳山有草焉，其状如苏

而赤华,名曰荁芦,可以毒鱼。其此草之类欤。

花、叶

【气味】 辛、苦,温,有小毒。

【主治】 痰饮成齁,遇寒便发,取花研末,和米粉作果,炙熟食之,即效。又治误食石斑鱼子中毒,吐不止,及诸鱼骨鲠者,捣汁和冷水少许咽之,吐即止,骨即化也。久疟成癖者,以花填鲫鱼腹中,湿纸裹煨熟,空心食之,仍以花和海粉捣贴,便消。时珍。

莽草《本经》下品

校正:自木部移入此。

【释名】 葂草音罔芒草山海经鼠莽。〔弘景曰〕莽本作葂字,俗讹呼尔。〔时珍曰〕此物有毒,食之令人迷罔,故名。山人以毒鼠,谓之鼠莽。

【正误】〔别录曰〕一名葞,一名春草。〔禹锡曰〕按尔雅云:葞,春草。孙炎注云:药草也,俗呼为葂草。郭璞注云:一名芒草。所见异也。〔时珍曰〕葞音尾,白薇也。薇、葞字音相近尔。别录白薇下云,一名春草,而此又以为葂草,盖因孙炎之误也。今正之。

【集解】〔别录曰〕莽草生上谷山谷及冤句。五月采叶,阴干。〔弘景曰〕今东间处处皆有,叶青辛烈者良。又用捣以和陈粟米粉,纳水中,鱼吞即死浮出,人取食之无妨。〔颂曰〕今南中州郡及蜀川皆有之。木若石南而叶稀,无花实。五月七月采叶,阴干。一说藤生,绕木石间。既谓之草,乃蔓生者是也。〔宗奭曰〕莽草诸家皆谓之草,而本草居木部。今世所用,皆木叶如石南叶,枝梗干则皱,揉之其臭如椒。〔敩曰〕凡用叶,勿用尖及挛生者。〔时珍曰〕范子计然云:莽草出三辅,青色者善。

叶

【修治】〔敩曰〕凡使取叶细锉,以生甘草、水蓼二味同盛,入生稀绢袋中,甑中蒸一日,去二件,晒干用。

【气味】 辛,温,有毒。〔普曰〕神农:辛。雷公、桐君:苦,有毒。〔时珍曰〕莽草制雌黄、雄黄而有毒,误食害人。惟紫河车磨水服,及黑豆煮汁服,可解。豆汁浇其根即烂,性相制也。

【主治】 风头痛肿,乳痈疝瘕,除结气疥瘙。杀虫鱼。本经。疗喉痹不通,乳难。头风痒,可用沐,勿令入眼。别录。治风疽,疝气肿坠凝血,治瘰疬,除湿风，不入汤服。主头疮白秃杀虫。与白敛、赤小豆为末，鸡子白调如糊，熁毒肿，干更易上。甄权。**治皮肤麻痹，煎浓汤淋。风虫牙痛。**大明。

【发明】〔颂曰〕古方治风毒痹厥诸酒，皆用莽草。今医家取叶煎汤，热含少顷吐之，治牙齿风虫及喉痹甚效。〔宗奭曰〕浓煎汤，淋渫皮肤麻痹。周礼翦氏掌除蠹物，以莽草熏之则死。〔时珍曰〕古方治小儿伤寒，有莽草汤。又琐碎录云：思村王氏之子，生七日而两肾缩入。二医云：此受寒气而然也。以硫黄、茱萸、大蒜研涂其腹，以莽草、蛇床子烧烟，熏其下部而愈也。

【附方】旧四，新五。**贼风肿痹**风入五脏恍惚，宜莽草膏主之。莽草一斤，乌头、附子、踯躅各二两，切，以水和醋一升，渍一宿。猪脂一斤，煎三上三下，绞去滓。向火，以手摩病上三百度，应手即瘥。若耳鼻疾，可以绵裹塞之。疥癣杂疮，并宜摩之。肘后。**小儿风痫**瘈疭戴眼，极者日数十发，又治大人贼风。莽草、雷丸各一鸡子黄大，化猪脂一斤，煎七沸，去滓，摩痛处，勿近目及阴，日凡三四次。外台秘要。**头风久痛**莽草煎汤沐之，勿令入目。圣惠方。**风虫牙痛**肘后方：用莽草煎汤，热漱冷吐，一加山椒皮，一加独活，一加郁李仁，一加芫花，一加川椒、细辛各等分。煎汤漱冷吐。圣惠用莽草半两，皂角三挺去皮子，汉椒七粒，为末，枣肉丸芥子大。每以一丸塞孔中，吐涎取效。**瘰疬结核**莽草一两为末。鸡子白调涂帛上，贴之。日二易，取效止。圣惠方。**痛疮未溃**方同上。得痛为良。**乳肿不消**莽草、小豆等分，为末，苦酒和，傅之。卫生易简。**狗咬昏闷**浸椒水，调莽草末傅之。便民图纂。

茵芋 《本经》下品

【释名】**茛草**别录**卑共**别录。〔时珍曰〕茵芋本作因预，未详其义。茛草与莆茛名同。

【集解】〔别录曰〕茵芋生太山川谷。三月三日采叶，阴干。〔弘景曰〕好者出彭城，今近道亦有。茎叶状似莽草而细软，连细茎采之。方用甚稀，惟合疗风酒。〔大明曰〕出自海盐。形似石南，树生，叶厚，五六七月采。〔颂曰〕今雍州、绛州、华州、杭州亦有之。春生苗，高三四尺，茎赤。叶似石榴而短厚，又似石南叶。四月开细白花，五月结实。三月、四月、七月采茎叶，日干。

茎、叶

【气味】**苦，温，有毒。**〔别录曰〕微温，有毒。〔权曰〕苦、辛，有小毒。

【主治】**五脏邪气，心腹寒热，羸瘦，如疟状，发作有时，诸关节风湿痹痛。**

本经。**疗久风湿，走四肢，脚弱。**别录。**治男子女人软脚毒风，拘急挛痛，**甄权。**一切冷风，筋骨怯弱羸颤。入药炙用。**大明。

【发明】〔时珍曰〕千金、外台诸古方，治风痫有茵芋丸，治风痹有茵芋酒，治妇人产后中风有茵芋膏，风湿诸方多用之。茵芋、石南、莽草皆古人治风妙品，而近世罕知，亦医家疏缺也。

【附方】旧一，新二。**茵芋酒**治贼风，手足枯痹拘挛。用茵芋、附子、天雄、乌头、秦艽、女葳、防风、防己、石南叶、踯躅花、细辛、桂心各一两，十二味切，以绢袋盛，清酒一斗渍之。冬七、夏三、春秋五日，药成。每服一合，日二服，以微痹为度。方出胡洽居士百病方。图经本草。**茵芋丸**治风气积滞成脚气，发则痛者。茵芋叶、炒薏苡仁各半两，郁李仁一两，牵牛子三两，朱砂末半两。上为末，炼蜜丸如梧子大。每服二十丸，五更姜枣汤下，取利。未利再服，取快。本事方。**产后中风**茵芋五两，木防己半斤，苦酒九升，渍一宿。猪脂四斤，煎三上三下，膏成。每炙，热摩千遍。千金方。

石龙芮《本经》中品

校正：并入菜部水堇。

【释名】**地椹**本经**天豆**别录**石能**别录**鲁果能**别录**水堇**吴普。音谨，又音芹。**苦堇**尔雅**堇葵**郭璞**胡椒菜**救荒**彭根**别录。〔弘景曰〕生于石上，其叶芮芮短小，故名。〔恭曰〕实如桑椹，故名地椹。〔禹锡曰〕尔雅云：啮，苦堇也。郭璞云：即堇葵〔苦堇〕也。本草言味甘，而此云苦者，古人语倒，犹甘草谓之大苦也。〔时珍曰〕芮芮，细貌。其椹之子细芮，故名。地椹以下，皆子名也。水堇以下，皆苗名也。苗作蔬食，味辛而滑，故有椒、葵之名。唐本草菜部堇系重出，今依吴普本草合并为一。

【集解】〔别录曰〕石龙芮生太山川泽石边。五月五日采子，二月、八月采皮，阴干。〔弘景曰〕今出近道。子形粗似蛇床子而扁，非真好者，人言是蓄菜子也。东山石上所生者，其叶芮芮短小，其子状如葶苈，黄色而味小辛，此乃是真也。〔恭曰〕今用者，俗名水堇。苗似附子，实如桑椹，生下湿地，五月熟，叶、子皆味辛。山南者粒大如葵子。关中、河北者细如葶苈，气力劣于山南者。陶以细者为真，未为通论。又曰：堇菜野生，非人所种。叶似戢，花紫色。〔藏器曰〕尔雅云：芨，堇草。注云：乌头苗也。苏恭注天雄亦云：石龙芮叶似堇草，故名水堇。据此，则堇草是乌头苗，水堇定是石龙芮，更非别草也。〔颂曰〕今惟出兖州。一丛数茎，茎青紫色，每茎三叶，其叶短小多刻缺，子如葶苈而色黄。苏恭所说乃水堇，非石龙芮也。兖州所生者，正与本经及陶氏说合，为得其真。〔宗奭曰〕石龙芮有两种：水中生者，叶光而子圆，陆地生者，叶毛而子锐。入药须水生者。陆生者又谓之天灸，而补不足，茎冷失精。〔时珍曰〕苏恭言水堇即石龙芮，苏颂非之，非矣。按汉吴普本草石龙芮一名水堇，其说甚明。唐本草菜部所出水堇，言其苗也。本经石龙芮，言其子也。寇宗奭所言陆生者，乃是毛堇，有大毒，不可食。水堇即俗称胡椒菜者，处处有之，多生近水下湿地。高者尺许，其根如荠。二月生苗，丛生。圆茎分枝，一枝三叶。叶青而光滑，有三尖，多细缺。江淮人三四月采苗，瀹过，晒蒸黑色为蔬。四五月开细黄花，结小实，大如豆，状如初生桑椹，青绿色。搓散则子甚细，如葶苈子，即石龙芮也。宜半老时采之。范子计然云：石龙芮出三辅，色黄者善。

子根皮同。

【气味】 苦，平，无毒。〔普曰〕神农：苦，平。岐伯：酸。扁鹊：大寒。雷公：咸，无毒。〔之才曰〕大戟为之使，畏茱萸、蛇蜕皮。

【主治】 风寒湿痹，心腹邪气，利关节，止烦满。久服轻身明目不老。本经。平肾胃气，补阴气不足，失精茎冷。令人皮肤光泽有子。别录。逐诸风，除心热躁。大明。

【发明】〔时珍曰〕石龙芮乃平补之药，古方多用之。其功与枸杞、覆盆子相埒，而世人不知用，何哉？

水堇

【气味】 甘，寒，无毒。〔时珍曰〕微辛、苦，涩。

【主治】 捣汁，洗马毒疮，并服之。又涂蛇蝎毒及痈肿。唐本。久食除心下烦热。主寒热鼠瘘，瘰疬生疮，结核聚气，下瘀血，止霍乱。又生捣汁半升服，能杀鬼毒，即吐出。孟诜。

【发明】〔诜曰〕堇叶止霍乱，与香菜同功。香菜即香薷也。

【附方】 旧二，新一。结核气堇菜日干为末，油煎成膏。摩之，日三五度，便瘥。孟诜食疗。蛇咬伤疮生堇杵汁涂之。万毕术。血疝初起胡椒菜叶挼，按揉之。集简方。

毛茛音艮《拾遗》

校正：并入毛建草。

【释名】 **毛建草**拾遗**水茛**纲目**毛堇**音芹。**天灸**衍义**自灸**纲目**猴蒜**。〔时珍曰〕茛乃草乌头之苗,此草形状及毒皆似之,故名。肘后方谓之水茛。又名毛建,亦茛字音讹也。俗名毛堇,似水堇而有毛也。山人截疟。采叶捼贴寸口,一夜作泡如火燎,故呼为天灸、自灸。

【集解】〔藏器曰〕陶注钩吻云:或是毛茛。苏恭云:毛茛是有毛石龙芮也。有毒,与钩吻无干。葛洪百一方云:菜中有水茛,叶圆而光,生水旁,有毒,蟹多食之。人误食之,狂乱如中风状,或吐血,以甘草汁解之。又曰:毛建草,生江东地,田野泽畔。叶如芥而大,上有毛。花黄色。子如蒺藜。〔时珍曰〕毛建、毛茛即今毛堇也,下湿处即多。春生苗,高者尺余,一枝三叶,叶有三尖及细缺。与石龙芮茎叶一样,但有细毛为别。四五月开小黄花,五出,甚光艳。结实状如欲绽青桑椹,如有尖峭,与石龙芮子不同。人以为鹅不食草者,大误也。方士取汁煮砂伏硫。沈存中笔谈所谓石龙芮有两种:水生者叶光而末圆,陆生者叶毛而末锐,此即叶毛者,宜辨之。

叶及子

【气味】 辛,温,有毒。

【主治】 恶疮痈肿,疼痛未溃,捣汁傅之,不得入疮令肉烂。又患疟人,以一握微碎,缚于臂上,男左女右,勿令近肉,即便成疮。和姜捣涂腹,破冷气。藏器。

【附录】 **海姜** **阴命** 〔藏器曰〕陶注钩吻云:海姜生海中,赤色,状如石龙芮,有大毒。又曰:阴命生海中,赤色,着木悬其子,有大毒。今无的识者。

牛扁《本经》下品

【释名】 **扁特**唐本**扁毒**唐本。

【集解】〔别录曰〕牛扁生桂阳川谷。〔弘景曰〕今人不复识此。〔恭曰〕此药似堇草、石龙芮辈,根如秦艽而细,生平泽下湿地。田野人名为牛扁,疗牛虱甚效。太常名扁特,或名扁毒。〔保升曰〕今出宁州。叶似石龙芮、附子等。二月八月采根,日干。〔颂曰〕今潞州一种名便特。六月有花,八月结实。采其根苗,捣末油调,杀虮虱。主疗大都相似,疑即扁特也,但声近而字讹耳。

【气味】 苦,微寒。无毒。

【主治】 身皮疮热气,可作浴汤。杀牛虱小虫,又疗牛病。本经。

【附录】 **虱建草**拾遗 〔藏器曰〕苦,无毒。主虮虱。捼汁沐头,虱尽死。

人有误吞虮成病者,捣汁服一小合。亦主诸虫疮。生山足湿地,发叶似山丹,微赤,高一、二尺。又有水竹叶,生水中。叶如竹叶而短小,可生食,亦去蚔虱。

荨麻 荨音寻。宋《图经》

【释名】 毛蘮。〔时珍曰〕荨字本作蘮。杜子美有除蘮草诗,是也。

【集解】〔颂曰〕荨麻生江宁府山野中。〔时珍曰〕川黔诸处甚多。其茎有刺,高二三尺。叶似花桑,或青或紫,背紫者入药。上有毛芒可畏,触人如蜂虿螫蠚,以人溺濯之即解。有花无实,冒冬不凋。挼投水中,能毒鱼。

【气味】 辛、苦,寒,有大毒。吐利人不止。

【主治】 蛇毒,捣涂之。苏颂。风疹初起,以此点之,一夜皆失。时珍。

格注草《唐本草》

【集解】〔恭曰〕出齐鲁山泽间,叶似蕨。根紫色,若紫草根,一株有二寸许。二月、八月采根,五月、六月采苗,日干用。

【气味】 辛、苦,温,有大毒。

【主治】 蛊疰诸毒疼痛等。唐本。

海芋《纲目》

【释名】 观音莲纲目 羞天草玉册 天荷纲目 隔河仙见下。

【集解】〔时珍曰〕海芋生蜀中,今亦处处有之。春生苗,高四五尺。大叶如芋叶而有干。夏秋间,抽茎开花,如一瓣莲花,碧色。花中有蕊,长作穗,如观音像在圆光之状,故俗呼为观音莲。方士号为隔河仙,云可变金。其根似芋魁,大者如升碗,长六七寸,盖野芋之类也。庚辛玉册云:羞天草,阴草也。生江广深谷涧边。其叶极大,可以御雨,叶背紫色。花如莲花。根叶皆有大毒。可煅粉霜、朱砂。小者名野芋。宋祁海芋赞云:木干芋叶,拥肿盘戾。农经弗载,可以治疠。

【气味】 辛,有大毒。

【主治】 疟瘴毒肿风癞。伏砒砂。时珍。

【附录】 透山根 〔时珍曰〕按峋嵝神书云:透山根生蜀中山谷。草类蘼芜,可以点铁成金。昔有人采药，误斫此草，刀忽黄软成金也。又庚辛玉册云：透山根出武都。取汁点铁，立成黄金。有大毒，人误食之，化为紫水。又有金英草，亦生蜀中。状如马齿苋而色红，模铁成金。亦有大毒，入口杀人，须臾为紫水也。又何远春渚纪闻云：刘均父吏部罢官归成都。有水银一篚，过峡篚漏，急取渡旁丛草塞之。久而开视，尽成黄金矣。宋初有军士在泽州中割马草归，镰皆成金。以草燃釜，亦成黄金。又临安僧法坚言：有客过于潜山中，见一蛇腹胀，啮一草以腹磨之而消。念此草必能消胀，取置篚中。夜宿旅馆，闻邻房有人病腹胀呻吟，以釜煎药一杯与服。顷之不复闻声，念已安矣。至旦视之，其人血肉俱化为水，独骸骨在床尔。视其釜，则通体成金矣。观何氏所载，即是透山根及金英草之类。如此毒草，不可不知，故备载之耳。

钩吻《本经》下品

【释名】 野葛本经 毒根吴普 胡蔓草图经 断肠草纲目 黄藤纲目 火把花。〔弘景曰〕言其入口则钩人喉吻也。或言：吻当作挽字，牵挽人肠而绝之也。〔时珍曰〕此草虽名野葛，非葛根之野者也。或作冶葛。王充论衡云：冶，地名也，在东南。其说甚通。广人谓之胡蔓草，亦曰断肠草。入人畜腹内，即粘肠上，半日则黑烂，又名烂肠草。滇人谓之火把花，因其花红而性热如火也。岳州谓之黄藤。

【集解】〔别录曰〕钩吻生傅高山谷及会稽东野，折之青烟出者，名固活。二月、八月采。〔普曰〕秦钩吻一名除辛，生南越山及寒石山，或益州。叶如葛，赤茎大如箭而方，根黄色，正月采之。〔普曰〕野葛生桂州以南，村墟间巷间皆有。彼人通名钩吻，亦谓苗为钩吻，根名野葛。蔓生。其叶如柿。其根新采者，皮白骨黄。宿根似地骨，嫩根如汉防己，皮节断者良。正与白花藤相类，不深别者，颇亦惑之。新者折之无尘气。经年以后则有尘起，从骨之细孔中出。今折枸杞根亦然。本草言折之青烟起者名固活为良，亦不达之言也。人误食其叶者致死，而羊食其苗大肥，物有相伏如此。博物志云，钩吻蔓生，叶似凫葵，是也。〔时珍曰〕嵇含南方草木状云：野葛蔓生，叶如罗勒，光而厚，一名胡蔓草。人以杂生蔬中毒人，半日辄死。段成式酉阳杂俎云：胡蔓草生邕州、容州之间。丛生。花扁如栀子而稍大，不成朵，色黄白。其叶稍黑。又按岭南卫生方云：胡蔓草叶如茶，其花黄而小。一叶入口，百窍溃血，人无复生也。时珍又访之南人云：钩吻即胡蔓草，今人谓之断肠草是也。蔓生，叶圆而光。春夏嫩苗毒甚，秋冬枯老稍缓。五六月开花似榉柳花，数十朵作穗。生岭南者花黄，生滇南者花红，呼为火把花。

此数说皆与吴普、苏恭说相合。陶弘景等别生分辨，并正于下。

【正误】〔弘景曰〕五符经亦言钩吻是野葛。核事而言，似是两物。野葛是根，状如牡丹，所生处亦有毒，飞鸟不得集，今人用合膏服之无嫌。钩吻别是一物，叶似黄精而茎紫，当心抽花，黄色，初生极类黄精，故人采多惑之，遂致死生之反。或云钩吻是毛茛，参错不同，未详云何？〔斅曰〕凡使黄精勿用钩吻，真似黄精，只是叶有毛钩子二个。黄精叶似竹叶。又曰：凡使钩吻，勿用地精，茎苗相同。钩吻治人身上恶毒疮，其地精杀人也。〔恭曰〕钩吻蔓生，叶如柿。陶言飞鸟不集者，妄也。黄精直生，叶似柳及龙胆草，殊非比类。毛茛乃有毛石龙芮，与钩吻何干。〔颂曰〕江南人说黄精茎苗稍类钩吻。但钩吻叶头极尖而根细，与苏恭所说不同，恐南北之产异也。〔禹锡曰〕陶说钩吻似黄精者，当是。苏说似柿叶者，别是一物也。又言苗名钩吻，根名野葛者，亦非通论。〔时珍曰〕神农本草钩吻一名野葛，一句已明。草木状又名胡蔓草，显是藤生。吴普、苏恭所说正合本文。陶氏以藤生为野葛，又指小草为钩吻，复疑是毛茛，乃祖雷斅之说。诸家遂无定见，不辨其蔓生、小草，相去远也。然陶、雷所说亦是一种有毒小草，但不得指为钩吻尔。昔天姥对黄帝言：黄精益寿，钩吻杀人。乃是以二草善恶比对而言。陶氏不审，疑是相似，遂有此说也。余见黄精下。

【气味】 辛，温，大有毒。〔普曰〕神农：辛。雷公：有毒杀人。〔时珍曰〕其性大热。本草毒药止云有大毒，此独变文曰大有毒，可见其毒之异常也。〔之才曰〕半夏为之使，恶黄芩。

【主治】 **金疮乳痓，中恶风，咳逆上气，水肿，杀鬼疰蛊毒**。本经。**破癥积，除脚膝痹痛，四肢拘挛，恶疮疥虫，杀鸟兽。捣汁入膏中，不入汤饮**。别录。**主喉痹咽塞，声音变**。吴普。

【发明】〔藏器曰〕钩吻食叶，饮冷水即死，冷水发其毒也。彼土毒死人悬尸树上，汁滴地上生菌子，收之名菌药，烈于野葛也。蕹菜捣汁，解野葛毒。取汁滴野葛苗即萎死。南人先食蕹菜，后食野葛，二物相伏，自然无苦。魏武帝啖野葛至尺，先食此菜也。〔时珍曰〕按李石续博物志云：胡蔓草出二广。广人负债急，每食此草而死，以诬人。以急水吞即死急，慢水吞死稍缓。或取毒蛇杀之，覆以此草，浇水生菌，为毒药害人。葛洪肘后方云：凡中野葛毒口不可开者，取大竹筒洞节，以头拄其两胁及脐中。灌冷水入筒中，数易水。须臾口开，乃可下药解之。惟多饮甘草汁、人屎汁。白鸭或白鹅断头沥血，入口中，或羊血灌之。岭南卫生方云：即时取鸡卵抱未成雏者，研烂和麻油灌之。吐出毒物乃生，稍迟即死也。

本草纲目草部目录第十八卷

草之七蔓草类七十三种附十九种

菟丝子本经　难火兰附　五味子本经　蓬蘽本经　覆盆子别录　悬钩子拾遗　蛇莓别录　使君子开宝　木鳖子开宝　番木鳖纲目　马兜铃开宝　即土青木香　榼藤子开宝　合子草附　预知子开宝　牵牛子别录　旋花本经　即鼓子花　紫葳本经　即凌霄花　骨路支附　营实墙蘼本经　月季花纲目　栝楼本经　即天花粉　王瓜本经　即土瓜　葛本经　铁葛附　黄环本经　即狼跋子　天门冬本经　百部别录　白并附　何首乌别录　草薢别录　菝葜别录　土茯苓纲目　白敛本经　女萎李当之　赭魁本经　鹅抱图经　伏鸡子根拾遗　仰盆　人肝藤附　千金藤开宝　陈思岌附　九仙子纲目　山豆根开宝　黄药子开宝　解毒子唐本　即苦药子　奴会子　药实根附　白药子唐本　陈家白药　甘家白药　会州白药　冲洞根　突厥白附　威灵仙开宝　茜草本经　血藤附　剪草日华　防己本经　通草本经　通脱木法象　天寿根附　钓藤别录　倒挂藤附　黄藤纲目　白兔藿本经　白花藤唐本　白英本经　即鬼目　排风子　萝摩唐本　赤地利唐本　紫葛唐本　乌蔹莓唐本　即五叶藤　葎草唐本　羊桃本经　络石本经　木莲拾遗　地锦附　扶芳藤拾遗　常春藤拾遗　千岁藟别录　忍冬别录　即金银花　甘藤嘉祐　甘露藤　甜藤附　含水藤海药　鼠藤附　天仙藤图经　紫

金藤图经　南藤开宝　烈节附　清风藤图经　百棱藤图经　省藤拾遗　紫藤开宝　落雁木唐本　折伤木　每始王木　风延母附　千里及拾遗　即千里光　藤黄拾遗

上附方旧一百三十七，新三百二十八

附录：诸藤一十九种

本草纲目草部第十八卷

草之七 | 蔓草类七十三种，附一十九种

菟丝子《本经》上品

【释名】 **菟缕**别录**菟累**别录**菟芦**本经**菟丘**广雅**赤网**别录**玉女**尔雅**唐蒙**尔雅**火焰草**纲目**野狐丝**纲目**金线草**。〔禹锡曰〕按吕氏春秋云：或谓菟丝无根也。其根不属地，茯苓是也。抱朴子云：菟丝之草，下有伏菟之根。无此菟，则丝不得生于上，然实不属也。伏菟抽则菟丝死。又云：菟丝初生之根，其形似兔。掘取割其血以和丹服，立能变化。则菟丝之名因此也。〔弘景曰〕旧言下有茯苓，上有菟丝，不必尔也。〔颂曰〕抱朴所说今未见，岂别一类乎？孙炎释尔雅云：唐也，蒙也，女萝也，菟丝也。一物四名，而本草唐蒙为一名。诗云：茑与女萝。毛苌云：女萝，菟丝也。而本草菟丝无女萝之名，惟松萝一名女萝。岂二物皆是寄生同名，而本草脱漏乎。〔震亨曰〕菟丝未尝与茯苓共类，女萝附松而生，不相关涉，皆承讹而言也。〔时珍曰〕毛诗注女萝即菟丝。吴普本草菟丝一名松萝。陆佃言在木为女萝，在草为菟丝，二物殊别，皆由尔雅释诗误以为一物故也。张揖广雅云：菟丘，菟丝也。女罗，松萝也。陆玑诗疏言菟丝蔓草上，黄赤如金；松萝蔓松上，生枝正青，无杂蔓者，皆得之。详见木部松萝下。又菟丝茯苓说，见茯苓下。

【集解】〔别录曰〕菟丝子生朝鲜川泽田野，蔓延草木之上。九月采实，暴干。色黄而细者为赤网，色浅而大者为菟累。功用并同。〔弘景曰〕田野墟落中甚多，皆浮生蓝、纻、麻、蒿上。其实仙经、俗方并以为补药，须酒浸一宿用，宜丸不宜煮。〔大明曰〕苗茎似黄丝，无根株，多附田中，草被缠死，或生一叶，开花结子不分明，子如碎黍米粒，八月、九月以前采之。〔颂曰〕今近道亦有之，以冤句者为胜。夏生苗，初如细丝，遍地不能自起。得他草梗则缠绕而生，其根渐绝于地而寄空中，或云无根，假气而生，信然。〔时珍曰〕按宁献王庚辛玉册云：火焰草即菟丝子，阳草也。多生荒园古道。其子入地，初生有根，及长延草物，其根自断。无叶有花，白色微红，香亦袭人。结实如秕豆而细，色黄，生于梗上尤佳，惟怀孟林中多有之，入药更良。

子

【修治】〔敩曰〕凡使勿用天碧草子。真相似，只是味酸涩并粘也。菟丝采得，去壳了，用苦酒浸二日。漉出，以黄精自然汁相对，浸一宿。至明，用微火煎至干。入白中，烧热铁杵，一去三千余杵，成粉用之。〔时珍曰〕凡用以温水淘去沙泥，酒浸一宿，曝干捣之。不尽者，再浸曝捣，须臾悉细。又法：酒浸四五日，蒸曝四五次，研作饼，焙干再研末。或云：曝干时，入纸条数枚同捣，即刻成粉，且省力也。

【气味】辛、甘，平，无毒。〔之才曰〕得酒良。薯蓣、松脂为之使。恶蘁菌。

【主治】续绝伤，补不足，益气力，肥健人。本经。养肌强阴，坚筋骨，主茎中寒，精自出，溺有余沥，口苦燥渴，寒血为积。久服明目轻身延年。别录。治男女虚冷，添精益髓，去腰疼膝冷，消渴热中。久服去面皯，悦颜色。甄权。补五劳七伤，治鬼交泄精，尿血，润心肺。大明。补肝脏风虚。好古。

【发明】〔敩曰〕菟丝子禀中和凝正阳之气，一茎从树感枝而成，从中春上阳结实，故偏补人卫气，助人筋脉。〔颂曰〕抱朴子仙方单服法：取实一斗，酒一斗浸，曝干再浸又曝，令酒尽乃止，捣筛。每酒服二钱，日二服。此药治腰膝去风，兼能明目。久服令人光泽，老变为少。十日外，饮啖如汤沃雪也。

【附方】旧六。新五。**消渴不止**菟丝子煎汁，任意饮之。以止为度。事林广记。**阳气虚损**简便方：用菟丝子、熟地黄等分，为末，酒糊丸梧子大。每服五十丸。气虚，人参汤下；气逆，沉香汤下。经验方用菟丝子，酒浸十日，水淘，杜仲焙研蜜炙一两，以薯蓣末酒煮糊丸梧子大。每空心酒下五十丸。**白浊遗精**茯菟丸：治思虑太过，心肾虚损，真阳不固，渐有遗沥，小便白浊，梦寐频泄。菟丝子五两，白茯苓三两，石莲肉二两，为末，酒糊丸梧子大。每服三五十丸，空心盐汤下。和剂局方。**小便淋沥**菟丝子煮汁饮。范汪方。**小便赤浊**心肾不足，精少血燥，口干烦热，头运怔忡。菟丝子、麦门冬等分，为末，蜜丸梧子大。盐汤每下七十丸。**腰膝疼痛**或顽麻无力。菟丝子洗一两，牛膝一两，同入银器内。酒浸一寸五分，暴为末。将原酒煮糊丸梧子大。每空心酒服三二十丸。经验方。**肝伤目暗**菟丝子三两，酒浸三日，暴干为末，鸡子白和丸梧子大。空心温酒下三十丸。圣惠方。**身面卒肿**洪大。用菟丝子一升，酒五升，渍二三宿。每饮一升，日三服。不消再造。肘后方。**妇人横生**菟丝子末，酒服二钱。一加车前子等分。圣惠方。**眉炼癣疮**菟丝子炒研，油调傅之。山居四要。**谷道赤痛**菟丝子熬黄黑，为末，鸡子白和涂之。肘后方。**痔如虫咬**方同上。

菟
丝
子

苗

【气味】 甘，平，无毒。玉册云：汁伏三黄、硫、汞，结草砂。

【主治】 研汁涂面，去面䵟。本经。授碎煎汤，浴小儿，疗热痱。弘景。

【附方】 旧二，新一。面疮粉刺菟丝子苗绞汁涂之，不过三上。肘后方。小儿头疮菟丝苗，煮汤频洗之。子母秘录。目中赤痛野狐浆草，捣汁点之。圣惠方。

【附录】 难火兰拾遗 〔藏器曰〕味酸，温，无毒。主冷气风痹，开胃下食，去腹胀。久服明目。生巴中胡国。状似菟丝子而微长。

五味子《本经》上品

【释名】 荎蕏尔雅。音知除。玄及别录会及。〔恭曰〕五味，皮肉甘、酸，核中辛、苦，都有咸味，此则五味具也。本经但云味酸，当以木为五行之先也。

【集解】〔别录曰〕五味子生齐山山谷及代郡。八月采实，阴干。〔弘景曰〕今第一出高丽，多肉而酸甜；次出青州、冀州，味过酸，其核并似猪肾。又有建平者，少肉，核形不相似，味苦，亦良。此药多膏润，烈日暴之，乃可捣筛。〔恭曰〕蔓生木上。其叶似杏而大。子作房如落葵。大如蘡子。出蒲州及蓝田山中，今河中府岁贡之。〔保升曰〕蔓生。茎赤色，花黄、白，子生青熟紫，亦具五色。味甘者佳。〔颂曰〕今河东、陕西州郡尤多，杭越间亦有之。春初生苗，引赤蔓于高木，其长六七尺。叶尖圆似杏叶。三四月开黄白花，类莲花状。七月成实，丛生茎端，如豌豆许大，生青熟红紫，入药生曝，不去子。今有数种，大抵相近。雷敩言小颗皮皱泡者，有白扑盐霜一重，其味酸咸苦辛甘皆全者为真也。〔时珍曰〕五味今有南北之分，南产者色红，北产者色黑，入滋补药必用北产者乃良。亦可取根种之，当年就旺；若二月种子，次年乃旺，须以架引之。

【修治】〔敩曰〕凡用以铜刀劈作两片，用蜜浸蒸，从巳至申，却以浆浸一宿，焙干用。〔时珍曰〕入补药熟用，入嗽药生用。

【气味】 酸，温，无毒。〔好古曰〕味酸，微苦、咸。味厚气轻，阴中微阳，入手太阴血分、足少阴气分。〔时珍曰〕酸咸入肝而补肾，辛苦入心而补肺，甘入中宫益脾胃。〔之才曰〕苁蓉为之使。恶萎蕤。胜乌头。

【主治】 益气，咳逆上气，劳伤羸瘦，补不足，强阴，益男子精。本经。养五脏，除热，生阴中肌。别录。治中下气，止呕逆，补虚劳，令人体悦泽。甄权。明目，暖水脏，壮筋骨，治风消食，反胃霍乱转筋，痃癖奔豚冷气，消水肿心腹气胀,止渴,除烦热,解酒毒。大明。生津止渴,治泻痢,补元气不足,收耗散之气,瞳子散大。李杲。治喘咳燥嗽,壮水镇阳。好古。

【发明】〔成无己曰〕肺欲收,急食酸以收之,以酸补之。芍药、五味之酸,以收逆气而安肺。〔杲曰〕收肺气,补气不足,升也。酸以收逆气,肺寒气逆,则宜此与干姜同治之。又五味子收肺气,乃火热必用之药,故治嗽以之为君。但有外邪者不可骤用,恐闭其邪气,必先发散而后用之乃良。有痰者,以半夏为佐;喘者,阿胶为佐,但分两少不同耳。〔宗奭曰〕今华州以西至秦多产之。方红熟时,彼人采得,蒸烂,研滤汁,熬成稀膏,量酸甘入蜜炼匀,待冷收器中。肺虚寒人,作汤时时饮之。作果可以寄远。本经言其性温,今食之多致虚热,小儿益甚。药性论谓其除热气,日华子谓其暖水脏,除烦热,后学至此多惑。今既用治肺虚寒,则更不取其除热之说。〔震亨曰〕五味大能收肺气,宜其有补肾之功。收肺气,非除热乎? 补肾,非暖水脏乎? 乃火热嗽必用之药。寇氏所谓食之多致虚热者,盖收补之骤也,何惑之有? 又黄昏嗽乃火气浮入肺中,不宜用凉药,宜五味子、五倍子敛而降之。〔思邈曰〕五六月宜常服五味子汤,以益肺金之气,在上则滋源,在下则补肾。其法:以五味子一大合,木臼捣细,瓷瓶中,以百沸汤投之,入少蜜,封置火边良久,汤成任饮。〔元素曰〕孙真人千金月令言:五月常服五味,以补五脏之气。遇夏月季夏之间,困乏无力,无气以动。与黄芪、麦门冬,少加黄檗,煎汤服之。使人精神顿加,两足筋力涌出也。盖五味子之酸,辅人参,能泻丙火而补庚金,收敛耗散之气。〔好古曰〕张仲景八味丸,用此补肾,亦兼述类象形也。〔机曰〕五味治喘嗽,须分南北。生津止渴,润肺补肾,劳嗽,宜用北者;风寒在肺,宜用南者。〔慎微曰〕抱朴子云:五味者,五行之精,其子有五味。淮南公羡门子服之十六年,面色如玉女,入水不沾,入火不灼。

【附方】 新一十一。久咳肺胀五味二两,粟壳白饧炒过半两,为末,白饧丸弹子大。每服一丸,水煎服。卫生家宝方。久咳不止丹溪方用五味子五钱,甘草一钱半,五倍子、风化消各二钱,为末,干噙。摄生方用五味子一两,真茶四钱,晒研为末。以甘草五钱煎膏,丸绿豆大。每服三十丸,沸汤下,数日即愈也。痰嗽并喘五味子、白矾等分,为末。每服三钱,以生猪肺炙熟,蘸末细嚼,白汤下。汉阳库兵黄六病此,百药不效。于岳阳遇一道人传此,两服,病遂不发。普济方。阳事不起新五味子一斤,为末。酒服方寸匕,日三服。忌猪鱼蒜醋。尽一剂,即得力。百日以上,可御十女。四时勿绝,药功能知。千金方。肾虚遗精北五味子一斤洗净,水浸,挼去核。再以水洗核,取尽余味。通置砂锅中,布滤过，入好冬蜜二斤，炭火慢熬成膏，瓶收五日，出火性。每空心服一二茶匙，百滚汤下。刘松石保寿堂方。**肾虚白浊**及两胁并背脊穿痛。五味子一两，炒赤为末，醋糊丸梧子大。每醋汤下三十丸。经验良方。**五更肾泄**凡人每至五更即溏泄一二次。经年不止者，名曰肾泄，盖阴盛而然。脾恶湿，湿则濡而困，困则不能治水。水性下流，则肾水不足。用五味子以强肾水，养五脏；吴茱萸以除脾湿，则泄自止矣。五味去梗二两，茱萸汤泡七次五钱，同炒香，为末。每旦陈米饮服二钱。许叔微本事方。**女人阴冷**五味子四两为末，以口中玉泉和丸兔矢大，频纳阴中，取效。近效方。**烂弦风眼**五味子、蔓荆子煎汤，频洗之。谈野翁种子方。**赤游风丹**渐渐肿大。五味子焙研，热酒顿服一钱自消，神效。保幼大全。

蓬蘽 音累《本经》上品

校正：自果部移入此。

【释名】 覆盆别录陵蘽别录阴蘽别录寒莓会编割田藨 音苞。〔时珍曰〕蓬蘽与覆盆同类，故别录谓一名覆盆。此种生于丘陵之间，藤叶繁衍，蓬蓬累累，异于覆盆，故曰蓬蘽、陵蘽，即藤也。其实八月始熟，俚人名割田藨。

【集解】〔别录曰〕蓬蘽生荆山平泽及冤句。〔弘景曰〕蓬蘽是根名，方家不用，乃昌容所服，以易颜者也。覆盆是实名，李当之云：是人所食莓子。以津汁为味，其核微细。今药中用覆盆小异，未详孰是。〔恭曰〕覆盆、蓬蘽，乃一物异名，本谓实，非根也。李云莓子者，近之矣。然生处不同，沃地则子大而甘，瘠地则子细而酸。此乃子有酸味，根无酸味。陶以根酸子甘，列入果部，重出二条，殊为孟浪。〔志曰〕蓬蘽乃覆盆之苗茎，覆盆乃蓬蘽之子也。按切韵：莓音茂，其子覆盆也。蘽者藤也。则蓬蘽明是藤蔓矣。陶言蓬蘽是根，苏言子，一物异名，皆非矣。〔颂曰〕蓬蘽是覆盆苗，处处有之，秦吴尤多。苗短不过尺，茎叶皆有刺，花白，子赤黄，如半弹丸大，而下有蒂承之，如柿蒂，小儿多食之。五月采实，其苗叶采无时。江南谓之莓，然其地所生差晚，三月始有苗，八九月花开，十月实，用则同。〔士良曰〕今观采取之家说，蓬蘽似蚕莓子，红色而大，其味酸甘，叶似野蔷薇，有刺。覆盆子小，其苗各别。诸家本草不识，故皆说蓬蘽是覆盆子之根。〔大明曰〕莓子是蓬蘽子也。树莓是覆盆子也。〔宗奭曰〕蓬蘽非覆盆也，别是一种，虽枯败而枝梗不散，今人不见用此。〔藏器曰〕其类有三种，惟四月熟,状如覆盆,而味甘美者,为是覆盆子。余不堪入药。〔机曰〕蓬蘽,徽人谓之寒莓。沿堑作丛蔓生,茎小叶蜜多刺。其实四五十颗作一朵,一朵大如盏面,霜后始红。苏颂图经以此注覆盆,误矣。江南覆盆,亦四五月熟,何尝差晚耶?覆盆茎粗叶疏,结实大而疏散;不似寒莓,茎细叶密,结实小而成朵。一则夏熟,一则秋熟。岂得同哉?〔时珍曰〕此类凡五种。予尝亲采,以尔雅所列者校之,始得其的。诸家所说,皆未可信也。一种藤蔓繁衍,茎有倒刺,逐节生叶,叶大如掌,状类小葵叶,面青背白,厚而有毛,六七月开小白花,就蒂结实,三四十颗成簇,生则青黄,熟则紫黯,微有黑毛,状如熟椹而扁,冬月苗叶不凋者,俗名割田藨,即本草所谓蓬蘽也。一种蔓小于蓬蘽,亦有钩刺,一枝五叶,叶小而面背皆青,光薄而无毛,开白花,四五月实成,子亦小于蓬蘽稀疏,生则青黄,熟则乌赤,冬月苗凋者,俗名插田藨,即本草所谓覆盆子,尔雅所谓茥,缺盆也。此二者俱可入药。一种蔓小于蓬蘽,一枝三叶,叶面青,背淡白而微有毛,开小白花,四月实熟,其色红如樱桃者,俗名藨田藨。即尔雅所谓藨者也。故郭璞注云:藨即莓也。子似覆盆而大,赤色,酢甜可食。此种不入药用。一种树生者,树高四五尺,叶似樱桃叶而狭长,四月开小白花,结实与覆盆子一样,但色红为异,俗亦名藨,即尔雅所谓山莓,陈藏器本草所谓悬钩子者也。详见本条。一种就地生蔓,长数寸,开黄花,结实如覆盆而鲜红,不可食者,本草所谓蛇莓也。见本条。如此辨析,则蓬蘽、覆盆自定矣。李当之、陈士良、陈藏器、寇宗奭、汪机五说近是,而欠明悉。陶弘景以蓬蘽为根,覆盆为子;马志、苏颂以蓬蘽为苗,覆盆为子;苏恭以为一物;大明以树生者为覆盆,皆臆说,不可据。

【气味】 酸,平,无毒。〔别录曰〕咸。〔士良曰〕甘、酸,微热。

【主治】 安五脏,益精气,长阴令人坚,强志倍力,有子。久服轻身不老。本经。疗暴中风,身热大惊。别录。益颜色,长发,耐寒湿。恭。

【发明】 见覆盆子下。

【附方】 新一。长发不落蓬蘽子榨油,日涂之。圣惠方。

苗、叶同覆盆。

覆盆子《别录》上品

校正:自果部移入此。

【释名】 茥尔雅。音奎。缺盆尔雅西国草图经毕楞伽图经大麦莓音母插田藨音苞乌藨子纲目。〔当之曰〕子似覆盆之形,故名之。〔宗奭曰〕益肾脏,缩小便，服之当覆其溺器，如此取名也。〔时珍曰〕五月子熟，其色乌赤，故俗名乌蔗、大麦莓、插田蔗，亦曰栽秧蔗。甄权本草一名马瘘，一名陆荆，殊无义意。

【集解】〔别录曰〕五月采。〔藏器曰〕佛说苏密那花点灯，正言此花也。其花有三种，以四月熟，状如覆盆，味甘美者为是，余不堪入药。今人取茅莓当覆盆，误矣。〔宗奭曰〕处处有之，秦州、永兴、华州尤多。长条，四五月红熟，山中人及时采来卖。其味酸甘，外如荔枝，大如樱桃，软红可爱。失时则就枝生蛆，食之多热。收时五六分熟便可采，烈日曝干。今人取汁作煎为果。采时著水，则不堪煎。〔时珍曰〕蓬藟子以八九月熟，故谓之割田蔗。覆盆以四五月熟，故谓之插田蔗，正与别录五月采相合。二蔗熟时色皆乌赤，故能补肾。其四五月熟而色红者，乃藕田蔗也，不入药用。陈氏所谓以茅莓当覆盆者，盖指此也。

【正误】〔诜曰〕覆盆江东名悬钩子，大小形状气味功力同。北土无悬钩，南地无覆盆，是土地有前后生，非两种物也。〔时珍曰〕南土覆盆极多。悬钩是树生，覆盆是藤生，子状虽同，而覆盆色乌赤，悬钩色红赤，功亦不同，今正之。

【修治】〔诜曰〕覆盆子五月采之。烈日曝干，不尔易烂。〔雷曰〕凡使用东流水淘去黄叶并皮蒂，取子以酒拌蒸一宿，以东流水淘两遍，又晒干方用。〔时珍曰〕采得捣作薄饼，晒干密贮，临时以酒拌蒸尤妙。

【气味】 甘，平，无毒。〔权曰〕甘、辛，微热。

【主治】 益气轻身，令发不白。别录。补虚续绝，强阴健阳，悦泽肌肤，安和五脏，温中益力，疗痨损风虚，补肝明目。并宜捣筛，每旦水服三钱。马志。男子肾精虚竭，阴痿能令坚长。女子食之有子。权。食之令人好颜色，榨汁涂发不白。藏器。益肾脏，缩小便，取汁同少蜜煎为稀膏，点服，治肺气虚寒。宗奭。

【发明】〔时珍曰〕覆盆、蓬藟，功用大抵相近，虽是二物，其实一类而二种也。一早熟，一晚熟，兼用无妨，其补益与桑椹同功。若树莓则不可混采者也。

【附方】 新一。阳事不起覆盆子，酒浸焙研为末，每旦酒服三钱。集简方。

叶

【气味】 微酸、咸，平，无毒。

【主治】 按绞取汁，滴目中，去肤赤，出虫如丝线。藏器。明目止泪，收湿气。时珍。

【发明】〔颂曰〕按崔元亮海上集验方：治目暗不见物，冷泪浸淫不止，及青盲、天行目暗等疾。取西国草，一名毕楞伽，一名覆盆子，日曝干，捣极细，以薄绵裹之，用饮男乳汁浸，如人行八九里久。用点目中，即仰卧。不过三四日，视物如少年。禁酒、面、油物。〔时珍曰〕按洪迈夷坚志云：潭州赵太尉母病烂弦痸眼二十年。有老妪云：此中有虫，吾当除之。入山取草蔓叶，咀嚼，留汁入筒中。还以皂纱蒙眼，滴汁渍下弦。转盼间虫从纱上出，数日下弦干。复如法滴上弦，又得虫数十而愈。后以治人多验，乃覆盆子叶也，盖治眼妙品。

【附方】 新二。**牙痛点眼**用覆盆子嫩叶捣汁，点目眦三四次，有虫随眵泪出成块也。无新叶，干者煎浓汁亦可。即大麦莓也。摘玄方。**臁疮溃烂**覆盆叶为末。用酸浆水洗后掺之，日一次，以愈为度。直指方。

根

【主治】 **痘后目翳，取根洗捣，澄粉日干，蜜和少许，点于翳丁上，日二三次自散。百日内治之，久即难疗。**时珍。活幼口议。

悬钩子《拾遗》

校正：自果部移入此。

【释名】 **沿钩子**曰用**莳**尔雅。音箭。**山莓**尔雅**木莓**郭璞**树莓**日华。〔藏器曰〕茎上有刺如悬钩，故名。

【集解】〔藏器曰〕生江淮林泽间。茎上有刺。其子如莓子酸美，人多食之。〔机曰〕树莓枝梗柔软有刺，颇类金樱。四五月结实如覆盆子，采之擎蒂而中实，味酸；覆盆则蒂脱而中虚、味甘为异。〔时珍曰〕悬钩树生，高四五尺。其茎白色，有倒刺。其叶有细齿，青色无毛，背后淡青，颇似樱桃叶而狭长，又似地棠花叶。四月开小白花。结实色红，今人亦通呼为薅子。尔雅云：莳，山莓也。郭璞注云：今之木莓也。实似莓而大，可食。孟诜、大明并以此为覆盆，误矣。

【气味】 **酸，平，无毒。**

【主治】 **醒酒止渴，除痰，去酒毒。**藏器。**捣汁服，解射工、沙虱毒。**时珍。

叶

【主治】 **烧研水服，主喉中塞。**藏器。

根、皮

【气味】 **苦，平，无毒。**

【主治】 **子死腹中不下，破血，妇人赤带下，久患赤白痢脓血，腹痛，杀蛊毒，卒下血。并浓煮汁饮之。**藏器。

【附方】 新二。**血崩不止**木莓根四两，酒一碗，煎七分。空心温服。瞿仙乾坤生意。**崩中痢下**治妇人崩中及下痢，日夜数十起欲死者，以此入腹即活。

悬钩根、蔷薇根、柿根、菝葜各一斛，剉入釜中，水淹上四五寸，煮减三之一，去滓取汁，煎至可丸，丸梧子大。每温酒服十丸，日三服。千金翼。

蛇莓《别录》下品

【释名】 **蛇藨**音苞**地莓**会编**蚕莓**。〔机曰〕近地而生，故曰地莓。〔瑞曰〕蚕老时熟红于地，其中空者为蚕莓；中实极红者为蛇残莓，人不啖之，恐有蛇残也。

【集解】〔弘景曰〕蛇莓园野多有之。子赤色极似莓子，而不堪啖，亦无以此为药者。〔保升曰〕所在有之，生下湿地。茎头三叶，花黄子赤，俨若覆盆子，根似败酱。四月、五月采子，二月、八月采根。〔宗奭曰〕田野道旁处处有之。附地生叶，如覆盆子，但光洁而小，微有皱纹。花黄，比蒺藜花差大。春末夏初，结红子如荔枝色。〔机曰〕蛇莓茎长不盈尺，茎端惟结实一颗，小而光洁，误食胀人；非若覆盆，苗长大而结实数颗，微有黑毛也。〔时珍曰〕此物就地引细蔓，节节生根。每枝三叶，叶有齿刻。四五月开小黄花，五出。结实鲜红，状似覆盆，而面与蒂则不同也。其根甚细，本草用汁，当是取其茎叶并根也。仇远稗史讹作蛇缪草，言有五叶、七叶者。又言俗传食之能杀人，亦不然，止发冷涎耳。

汁

【气味】 **甘、酸、大寒，有毒**。

【主治】 **胸腹大热不止**。别录。**伤寒大热，及溪毒、射工毒，甚良**。弘景。**通月经，熁疮肿，傅蛇伤**。大明。**主孩子口噤，以汁灌之**。孟诜。**傅汤火伤，痛即止**。时珍。

【附方】 旧二，新一。**口中生疮**天行热甚者。蛇莓自然汁半升，稍稍咽之。伤寒类要。**伤寒下蜃生疮**。以蛇莓汁服二合，日三服。仍水渍乌梅令浓，入崖蜜饮之。肘后方。**水中毒病**蛇莓根捣末服之，并导下部。亦可饮汁一二升。夏月欲入水，先以少末投中流，更无所畏。又辟射工。家中以器贮水、浴身亦宜投少许。肘后。

使君子宋《开宝》

【释名】 **留求子**。〔志曰〕俗传潘州郭使君疗小儿多是独用此物，后医家因号为使君子也。〔时珍曰〕按嵇含南方草木状谓之留求子，疗婴孺之疾。则自魏、晋已用，但名异耳。

【集解】〔志曰〕生交、广等州。形如栀子，棱瓣深而两头尖，似诃梨勒而轻。〔颂曰〕今岭南州郡皆有之，生山野中及水岸。其茎作藤，如手指大。其叶如两指头，长二寸。三月生花淡红色，久乃深红，有五瓣。七八月结子如拇指大，长一寸许，大类栀子而有五棱，其壳青黑色，内有仁白色，七月采之。〔宗奭曰〕其仁味如椰子。医家亦兼用壳。〔时珍曰〕原出海南、交趾。今闽之绍武，蜀之眉州，皆栽种之，亦易生。其藤如葛，绕树而上。叶青如五加叶。五月开花，一簇一二十葩，红色轻盈如海棠。其实长寸许，五瓣合成，有棱。先时半黄，老则紫黑。其中仁长如榧仁，色味如栗。久则油黑，不可用。

【气味】 甘，温，无毒。

【主治】 **小儿五疳，小便白浊，杀虫，疗泻痢。**开宝。**健脾胃，除虚热，治小儿百病疮癣。**时珍。

【发明】〔时珍曰〕凡杀虫药多是苦辛，惟使君子、榧子甘而杀虫，亦异也。凡大人小儿有虫病，但每月上旬侵晨空腹食使君子仁数枚，或以壳煎汤咽下，次日虫皆死而出也。或云：七生七煨食亦良。忌饮热茶，犯之即泻。此物味甘气温，既能杀虫，又益脾胃，所以能敛虚热而止泻痢，为小儿诸病要药。俗医乃谓杀虫至尽，无以消食，鄙俚之言也。树有蠹，屋有蚁，国有盗，福耶祸耶？修养者先去三尸，可类推矣。

【附方】 新六。**小儿脾疳**使君子、卢会等分，为末。米饮每服一钱。儒门事亲。**小儿痞块**腹大，肌瘦面黄，渐成疳疾。使君子仁三钱，木鳖子仁五钱，为末，水丸龙眼大。每以一丸，用鸡子一个破顶，入药在内，饭上蒸熟，空心食之。杨起简便单方。**小儿蛔痛**口流涎沫。使君子仁为末，米饮五更调服一钱。全幼心鉴。**小儿虚肿**头面阴囊俱浮。用使君子一两，去壳，蜜五钱炙尽，为末。每食后米汤服一钱。简便方。**鼻䘌面疮**使君子仁，以香油少许，浸三五个。临卧时细嚼，香油送下，久久自愈。普济方。**虫牙疼痛**使君子煎汤频漱。集简方。

木鳖子宋《开宝》

校正：自木部移入此。

【释名】 **木蟹。**〔志曰〕其核似鳖、蟹状，故以为名。

【集解】〔志曰〕出朗州及南中，七八月采实。〔颂曰〕今湖、广诸州及杭、越、全、岳州皆有之。春生苗，作藤生。叶有五桠，状如山药，青色面光。四月生黄花，六月结实，似栝楼而极大，生青，熟红黄色，肉上有软刺。每一实有核三四十枚，其状扁而如鳖，八九月采之。岭南人取嫩实及苗叶作茹蒸食。〔宗奭曰〕木鳖子蔓岁一枯，但根不死，春旋生苗。叶如蒲萄。其子一头尖者为雄。凡植时须雌雄相合，麻缠定。及其生也，则去雄者，方结实。〔时珍曰〕木鳖核形扁礧砢，大如围棋子。其仁青绿色，入药去油者。

仁

【气味】 甘，温，无毒。〔时珍曰〕苦、微甘，有小毒。

【主治】 折伤，消结肿恶疮，生肌，止腰痛，除粉刺䵟䵢，妇人乳痈，肛门肿痛。开宝。醋摩，消肿毒。大明。治疳积痞块，利大肠泻痢，痔瘤瘰疬。时珍。

【发明】〔机曰〕按刘绩霏雪录云：木鳖子有毒，不可食。昔蓟门有人生二子，恣食成痞。其父得一方，以木鳖子煮猪肉食之。其幼子当夜、长子明日死。友人马文诚方书亦载此方。因著此为戒。〔时珍曰〕南人取其苗及嫩实食之无恙，则其毒未应至此。或者与猪肉不相得，或犯他物而然，不可尽咎木鳖也。

【附方】 旧一，新十九。**酒疸脾黄**木鳖子磨醋，服一二盏，见利效。刘长春济急方。**脚气肿痛**木鳖子仁，每个作两边，麸炒过，切碎再炒，去油尽为度。每两入厚桂半两，为末。热酒服二钱，令醉，得汗愈。梦秘授方也。永类方。**湿疮脚肿**行履难者。木鳖子四两去皮，甘遂半两，为末。以猪腰子一个，去膜切片，用药四钱在中，湿纸包煨熟，空心米饮送下，服后便伸两脚。如大便行者，只吃白粥二三日为妙。杨珙医方摘要。**阴疝偏坠**痛甚者。木鳖子一个磨醋，调黄檗、芙蓉末傅之，即止。寿域神方。**久疟有母**木鳖子、穿山甲炮等分，为末。每服三钱，空心温酒下。医方摘要。**腹中痞块**木鳖子仁五两，用獖猪腰子二付，批开入在内，签定，煨熟，同捣烂，入黄连三钱末，蒸饼和丸绿豆大。每白汤下三十丸。医方集成。**小儿疳疾**木鳖子仁、使君子仁等分，捣泥，米饮丸芥子大。每服五分，米饮下。一日二服。孙天仁集效方。**疳病目蒙**不见物。用木鳖子仁二钱，胡黄连一钱，为末，米糊丸龙眼大，入鸡子内蒸熟，连鸡子食之为妙。同上。**倒睫拳毛**因风入脾经，致使风痒，不住手擦，日久赤烂，拳毛入内。将木鳖子仁捶烂，以丝帛包作条，左患塞右鼻，右患塞左鼻，其毛自分上下，次服蝉蜕药为妙。孙天仁集效方。**肺虚久嗽**木鳖子、款冬花各一两，为末。每用三钱，焚之吸烟。良久吐涎，以茶润喉。如此五六次，后服补肺药。一方：用木鳖子一个，雄黄一钱。圣济录。**小儿咸齁**大木鳖子三四个，磨水饮，以雪糕压下，即吐出痰。重者三服效。摘玄方。**水泻不止**木鳖仁五个，母丁香五个，麝香一分，研末，米汤调作膏，纳脐中贴之，外以膏药护住。吴旻扶寿精方。**痢疾禁口**木鳖仁六个研泥，分作二分。用面烧饼一个，切作两半，只用半饼作一窍，纳药在内，乘热覆在病人脐上，一时再换半个热饼。其痢即止，遂思饮食。邵真人经验方。**肠风泻血**木鳖子以桑柴烧存性，候冷为末。每服一钱，煨葱白酒空心服之。名乌金散。普济方。**肛门痔痛**孙用和秘宝方用木鳖仁三枚，砂盆擂如泥，入百沸汤一碗，乘热先熏后洗，日用三次，仍涂少许。濒湖集简方：用木鳖仁带润者，雌雄各五个，乳细作七丸，碗覆湿处，勿令干。每以一丸，唾化开，贴痔上，其痛即止，一夜一丸自消也。江夏铁佛寺蔡和尚病此，痛不可忍，有人传此而愈。用治数人皆有效。**瘰疬经年**木鳖仁二个，去油研，以鸡子白和，入瓶内，安甑中蒸熟。食后食之，每日一服，半月效。**小儿丹瘤**木鳖子仁研如泥，醋调傅之，一日三五上效。外科精义。**耳卒热肿**木鳖子仁一两，赤小豆、大黄各半两，为末。每以少许生油调涂之。圣惠方。**风牙肿痛**木鳖子仁磨醋搽之。普济方。

番木鳖《纲目》

【释名】 **马钱子**纲目**苦实把豆**纲目**火失刻把都**。〔时珍曰〕状似马之连钱，故名马钱。

【集解】〔时珍曰〕番木鳖生回回国，今西土邛州诸处皆有之。蔓生，夏开黄花。七八月结实如栝楼，生青熟赤，亦如木鳖。其核小于木鳖而色白。彼人言治一百二十种病，每证各有汤引。或云以豆腐制过用之良。或云能毒狗至死。

仁

【气味】 **苦，寒，无毒。**

【主治】 **伤寒热病，咽喉痹痛，消痞块。并含之咽汁，或磨水噙咽。**时珍。

【附方】 新四。**喉痹作痛**番木鳖、青木香、山豆根等分，为末吹之。杨拱医方摘要。**缠喉风肿**番木鳖仁一个，木香三分，同磨水，调熊胆三分，胆矾五分。以鸡毛扫患处取效。唐瑶经验方。**痫疮入目**苦实把豆儿即马钱子半个，轻粉、水花、银朱各五分，片脑、麝香、枯矾少许为末。左目吹右耳，右目吹左耳，日二次。田日华飞鸿集。**病欲去胎**苦实把豆儿研膏，纳入牝户三四寸。集简方。

马兜铃 宋《开宝》

校正：并入唐本草独行根。

【**释名**】 **都淋藤**肘后**独行根**唐本**土青木香**唐本**云南根**纲目**三百两银药**。〔宗奭曰〕蔓生附木而上，叶脱时其实尚垂，状如马项之铃，故得名也。〔时珍曰〕其根吐利人，微有香气，故有独行、木香之名。岭南人用治蛊，隐其名为三百两银药。肘后方作都淋，盖误传也。

【**集解**】〔志曰〕独行根生古堤城旁，所在平泽丛林中皆有之。山南名为土青木香，一名兜铃根。蔓生，叶似萝摩而圆且涩，花青白色。其子大如桃李而长，十月以后枯，则头开四系若囊，其中实薄扁似榆荚。其根扁而长尺许，作葛根气，亦似汉防己。二月、八月采根。〔颂曰〕马兜铃今关中、河东、河北、江、淮、夔、浙州郡皆有之。春生苗，作蔓绕树而生。叶如山蓣叶，而厚大背白。六月开黄紫花，颇类枸杞花。七月结实如大枣，状似铃，作四五瓣。其根名云南根，微似木香，大如小指，赤黄色。七八月采实，暴干。

实

【**修治**】〔敩曰〕凡采得实，去叶及蔓，以生绢袋盛于东屋角畔，待干劈开，去革膜，取净子焙用。

【**气味**】 **苦，寒，无毒**。〔权曰〕平。〔时珍曰〕微苦、辛。〔杲曰〕味厚气薄，阴中微阳，入手太阴经。

【**主治**】 **肺热咳嗽，痰结喘促，血痔瘘疮**。开宝。**肺气上急，坐息不得，咳逆连连不止**。甄权。**清肺气，补肺，去肺中湿热**。元素。

【**发明**】〔时珍曰〕马兜铃体轻而虚，熟则悬而四开，有肺之象，故能入肺。气寒味苦微辛，寒能清肺热，苦辛能降肺气。钱乙补肺阿胶散用之，非取其补肺，乃取其清热降气也。邪气去则肺安矣。其中所用阿胶、糯米，则正补肺之药也。汤剂中用多亦作吐，故崔氏方用以吐蛊。其不能补肺，又可推矣。

【**附方**】 旧三，新二。**水肿腹大**喘急。马兜铃煎汤，日服之。千金方。**肺气喘急**马兜铃二两，去壳及膜，酥半两，入碗内拌匀，慢火炒干，甘草炙一两，为末。每服一钱，水一盏，煎六分，温呷或噙之。简要济众。**一切心痛**不拘大小男女。大马兜铃一个，灯上烧存性，为末。温酒服，立效。摘玄方。**解蛇蛊毒**饮食中得之。咽中如有物，咽不下，吐不出，心下热闷。兜铃一两，煎水服，即吐出。崔行功纂要方。**痔瘘肿痛**以马兜铃于瓶中烧烟，熏病处良。日华本草。

独行根

【气味】 辛、苦，冷，有毒。〔大明曰〕无毒。〔志曰〕有毒。不可多服，吐利不止。

【主治】 鬼疰积聚，诸毒热肿，蛇毒。水磨为泥封之，日三四次，立瘥。水煮一二两，取汁服，吐蛊毒。又捣末水调，涂丁肿，大效。唐本。治血气。大明。利大肠，治头风瘙痒秃疮。时珍。出精义。

【附方】 旧一，新四。**五种蛊毒**肘后方云：席辨刺史言：岭南俚人，多于食中毒，人渐不能食，胸背渐胀，先寒似瘴。用都淋藤十两，水一斗，酒二升，煮三升，分三服。毒逐小便出。十日慎食毒物。不瘥更服。土人呼为三百两银药。又支太医云：兜铃根一两为末，水煎顿服，当吐蛊出，未尽再服。或为末，水调服，亦验。**中草蛊毒**此术在西凉之西及岭南。人中此毒，入咽欲死者。用兜铃苗一两，为末。温水调服一钱，即消化蛊出，神效。圣惠方。**肠风漏血**马兜铃藤、谷精草、荆三棱、川乌头炒过，三味各等分，煎水，先熏后洗之。普济方。**丁肿复发**马兜铃根捣烂，用蜘蛛网裹傅，少时根出。肘后方。**恶蛇所伤**青木香半两，煎汤饮之。袖珍方。

榼藤子宋《开宝》

校正：自木部移入此。

【释名】 **象豆**开宝**榼子**日华**合子**拾遗。〔时珍曰〕其子象榼形，故名之。

【集解】〔藏器曰〕按广州记云：榼藤子生广南山林间。作藤着树，如通草藤。其实三年方熟，角如弓袋，子若鸡卵，其外紫黑色。其壳用贮丹药，经年不坏。取其中仁入药，炙用。〔时珍曰〕子紫黑色，微光，大一二寸，圆而扁。人多剔去肉作药瓢，垂于腰间也。

仁

【气味】 涩，甘，平，无毒。

【主治】 五痔蛊毒，飞尸喉痹。以仁为粉。微熬，水服一二匕。亦和大豆澡面，去䵟䵢。藏器。治小儿脱肛血痢泻血，并烧灰服。或以一枚割瓢熬研，空腹热酒服二钱。不过三服，必效。开宝。解诸药毒。时珍。草木状。

【附方】 旧三，新一。**喉痹肿痛**榼藤子烧研，酒服一钱。圣惠方。**五痔下血**榼藤子烧存性。米饮服二钱有功。寇氏衍义。**肠风下血**华陀中藏经用榼藤子二个，不蛀皂荚子四十九个。烧存性，为末，每服二钱。温酒下，少顷再饮酒一盏,趁口服,极效。圣惠方用榼藤子三枚。厚重者,湿纸七重包,煨熟去壳,取肉为末。每服一钱,食前黄芪汤下,日一服。

【附录】 **合子草**拾遗 〔藏器曰〕子及叶有小毒。主蛊毒及蛇咬,捣傅疮上,蔓生岸旁,叶尖花白,子中有两片如合子。

预知子宋《开宝》

【释名】 **圣知子**日华**圣先子**日华**盍合子**日华**仙沼子**日华。〔志曰〕相传取子二枚缀衣领上,遇有蛊毒,则闻其有声,当预知之,故有诸名。〔时珍曰〕仙沼,疑是仙枣之讹耳。

【集解】 〔志曰〕预知子有皮壳,其实如皂荚子。〔颂曰〕旧不著所出州土,今淮、蜀、黔、壁诸州皆有之。作蔓生,依大木上。叶绿,有三角,面深背浅。七月、八月有实作房,生青,熟深红色,每房有子五七枚,如皂荚子,斑褐色,光润如飞蛾。今蜀人极贵重之,云亦难得。采无时。其根冬月采之,阴干。治蛊,其功胜于子也。山民目为圣无忧。

子仁

【气味】 苦,寒,无毒。〔大明曰〕温。双仁者可带。

【主治】 杀虫疗蛊,治诸毒。去皮研服,有效。开宝。治一切风,补五劳七伤,其功不可备述。治痃癖气块,消宿食,止烦闷,利小便,催生,中恶失音,发落,天行温疾。涂一切蛇虫蚕咬,治一切病,每日吞二七粒,不过三十粒,永瘥。大明。

【附方】 新三。**预知子丸**治心气不足,精神恍惚,语言错妄,忪悸烦郁,忧愁惨戚,喜怒多恐,健忘少睡,夜多异梦,寤即惊魇,或发狂眩暴不知人,并宜服此。预知子去皮、白茯苓、枸杞子、石菖蒲、茯神、柏子仁、人参、地骨皮、远志、山药、黄精蒸熟、朱砂水飞,等分,为末。炼蜜丸芡子大。每嚼一丸,人参汤下。和剂局方。**耳卒聋闭**八九月取石榴开一孔,留盖,入米醋满中,盖定,面裹煻火中煨熟取出,入少仙沼子、黑李子末,取水滴耳中,脑痛勿惊。如此二夜,又点一耳。圣惠方。**病风有虫**眉落声变。预知子膏:用预知子、雄黄各二两,为末。以乳香三两,同水一斗,银锅煮至五升。入二末熬成膏,瓶盛之。每服一匙,温酒调下。有虫如尾,随大便而出。圣惠方。

根

【气味】 苦,冷,无毒。

【主治】 解蛊毒。石臼捣筛，每用三钱，温水服，立已。苏颂。

牵牛子《别录》下品

【释名】 **黑丑**纲目**草金铃**炮炙论**盆甑草**纲目**狗耳草**救荒。〔弘景曰〕此药始
出田野人牵牛谢药，故以名之。〔时珍曰〕近人隐其名为黑丑，白者为白丑，盖以
丑属牛也。金铃象子形，盆甑、狗耳象叶形。段成式酉阳杂俎云，盆甑草蔓如薯
蓣，结实后断之，状如盆甑是矣。

【集解】〔弘景曰〕牵牛作藤生花，状如扁豆，黄色。子作小房，实黑色，形
如梂子核。〔恭曰〕此花似旋花，作碧色，不黄，亦不似扁豆。〔颂曰〕处处有之。
二月种子，三月生苗，作藤蔓绕篱墙，高者或二三丈。其叶青，有三尖角。七月
生花，微红带碧色，似鼓子花而大。八月结实，外有白皮裹作毬。每毬内有子
四五枚，大如荞麦，有三棱，有黑白二种，九月后收之。〔宗奭曰〕花朵如鼓子花，
但碧色，日出开，日西萎。其核如木猴梨子而色黑，谓子似荞麦非也。〔时珍曰〕
牵牛有黑白二种：黑者处处野生尤多。其蔓有白毛，断之有白汁。叶有三尖，如
枫叶。花不作瓣，如旋花而大。其实有蒂裹之，生青枯白。其核与棠梂子核一
样，但色深黑尔。白者人多种之。其蔓微红，无毛有柔刺，断之有浓汁。叶团有
斜尖，并如山药茎叶。其花小于黑牵牛花，浅碧带红色。其实蒂长寸许，生青枯
白。其核白色，稍粗。人亦采嫩实蜜煎为果食，呼为天茄，因其蒂似茄也。

子

【修治】〔敩曰〕凡采得子，晒干，水淘去浮者，再晒，拌酒蒸，从巳至未，晒
干收之。临用舂去黑皮。〔时珍曰〕今多只碾取头末，去皮麸不用。亦有半生半
熟用者。

【气味】 **苦，寒，有毒。**〔权曰〕甘，有小毒。〔诜曰〕多食稍冷。〔杲曰〕辛热
雄烈，泄人元气。〔大明曰〕味莶。得青木香、干姜良。

【主治】 **下气，疗脚满水肿，除风毒，利小便。**别录。**治痃癖气块，利大小
便，除虚肿，落胎。**甄权。**取腰痛，下冷脓，泻蛊毒药，并一切气壅滞。**大明。**和
山茱萸服，去水病。**孟诜。**除气分湿热，三焦壅结。**李杲。**逐痰消饮，通大肠气
秘风秘，杀虫，达命门。**时珍。

【发明】〔宗奭曰〕牵牛丸服，治大肠风秘壅结。不可久服，亦行脾肾气故
也。〔好古曰〕牵牛以气药引则入气，以大黄引则入血。利大肠，下水积。色白
者，泻气分湿热上攻喘满，破血中之气。〔震亨曰〕牵牛属火善走。黑者属水，白

者属金。若非病形与证俱实，不胀满、不大便秘者，不可轻用。驱逐致虚，先哲深戒。〔杲曰〕牵牛非神农药也。名医注续云：味苦寒，能除湿气，利小便，治下注脚气。此说气味主治俱误矣。何也。凡用牵牛，少则动大便，多则泄下如水，乃泻气之药。其味辛辣，久嚼猛烈雄壮，所谓苦寒安在哉。夫湿者水之别称，有形者也。若肺先受湿，湿气不得施化，致大小便不通，则宜用之。盖牵牛感南方热火之化所生，火能平金而泄肺，湿去则气得周流。所谓五脏有邪，更相平也。今不问有湿无湿，但伤食或有热证，俱用牵牛克化之药，岂不误哉？况牵牛止能泄气中之湿热，不能除血中之湿热。湿从下受之，下焦主血，血中之湿，宜苦寒之味，反以辛药泄之，伤人元气。且牵牛辛烈，比之诸辛药，泄气尤甚，其伤人必矣。经云：辛泄气，辛走气，辛泄肺，气病者无多食辛。况饮食失节，劳役所伤，是胃气不行，心火乘之。肠胃受火邪，名曰热中。脾胃主血，当血中泄火。以黄芩之苦寒泄火，当归身之辛温和血，生地黄之苦寒凉血益血，少加红花之辛温以泄血络，桃仁之辛温除燥润肠。仍不可专用，须于补中益气泄阴火之药内加而用之。何则？上焦元气已自虚弱，若反用牵牛大辛热气味俱阳之药，以泄水泄元气，利其小便，竭其津液，是谓重虚，重则必死，轻则夭人。故张文懿云：牵牛不可耽嗜，脱人元气。见人有酒食病痞者，多服牵牛丸散，取快一时。药过仍痞，随服随效，效后复痞。以致久服脱人元气，犹不知悔也。张仲景治七种湿热，小便不利，无一药犯牵牛者。仲景岂不知牵牛能泄湿利小便乎。为湿病之根在下焦，是血分中气病。不可用辛辣之药，泄上焦太阴之气。是血病泻气，使气血俱损也。经云，毋盛盛，毋虚虚，毋绝人长命，此之谓也，用者戒之。白牵牛亦同。〔时珍曰〕牵牛自宋以后，北人常用取快。及刘守真、张子和出，又倡为通用下药。李明之目击其事，故著此说极力辟之。然东汉时此药未入本草，故仲景不知。假使知之，必有用法，不应捐弃。况仲景未用之药亦多矣。执此而论，盖矫枉过中矣。牵牛治水气在肺，喘满肿胀，下焦郁遏，腰背胀重，及大肠风秘气秘，卓有殊功。但病在血分，及脾胃虚弱而痞满者，则不可取快一时，及常服暗伤元气也。一宗室夫人，年几六十。平生苦肠结病，旬日一行，甚于生产。服养血润燥药则泥膈不快，服消黄通利药则若罔知，如此三十余年矣。时珍诊其人体肥膏粱而多忧郁，日吐酸痰碗许乃宽，又多火病。此乃三焦之气壅滞，有升无降，津液皆化为痰饮，不能下滋肠腑，非血燥比也。润剂留滞，消黄徒入血分，不能通气，俱为痰阻，故无效也。乃用牵牛末皂荚膏丸与服，即便通利。自是但觉肠结，一服就顺，亦不妨食，且复精爽。盖牵牛能走气分，通三焦。气顺则痰逐饮消，上下通快矣。外甥柳乔，素多酒色。病下极胀痛，二便不通，不能坐卧，立哭呻吟者七昼夜。医用通利药不效。遣人叩予。予思此乃湿热之邪在精道，壅胀隧路，病在二阴之间，故前阻小便，后阻大便，病不在大肠、膀胱也。乃用楝实、茴香、穿山甲诸药，入牵牛加倍，水煎服。一服而减，三服而平。牵牛能达右肾命门，走精隧。人所不知，惟东垣李明之知之。故明之治下焦阳虚天真丹，用牵牛以盐水炒黑，入佐沉香、杜仲、破故纸、官桂诸药，深得补泻兼施之妙。方见医学发明。又东垣治脾湿太过，通身浮肿，喘不得卧，腹如鼓，海金沙散，亦以牵牛为君。则东垣未尽弃牵牛不用，但贵施之得道耳。

【附方】旧八，新三十。**搜风通滞**风气所攻，脏腑积滞。用牵牛子以童尿浸一宿，长流水上洗半日，生绢袋盛，挂风处令干。每日盐汤下三十粒。极能搜风，亦消虚肿。久服令人体清瘦。斗门方。**三焦壅塞**胸膈不快，头昏目眩，涕唾痰涎，精神不爽。利膈丸：用牵牛子四两，半生半炒，不蛀皂荚酥炙二两，为末，生姜自然汁煮糊，丸梧子大。每服二十丸，荆芥汤下。王衮博济方。**一切积气**宿食不消。黑牵牛头为末四两，用萝卜剜空，安末盖定，纸封蒸熟取出，入白豆蔻末一钱，捣丸梧子大。每服一二十丸，白汤下。名顺气丸。普济方。**男妇五积**五般积气成聚。用黑牵牛一斤，生捣末八两，余滓以新瓦炒香，再捣取四两，炼蜜丸梧子大。至重者三五十丸，陈橘皮、生姜煎汤，卧时服。半夜未动，再服三十丸，当下积聚之物。寻常行气，每服十丸甚妙。博济方。**胸膈食积**牵牛末一两，巴豆霜三个，研末，水丸梧子大。每服二三十丸，食后随所伤物汤下。儒门事亲。**气筑奔冲**不可忍。牛郎丸：用黑牵牛半两炒，槟榔二钱半，为末。每服一钱，紫苏汤下。普济方。**追虫取积**方同上，用酒下。亦消水肿。**肾气作痛**黑、白牵牛等分，炒为末。每服三钱，用猪腰子切，缝入茴香百粒，川椒五十粒，掺牵牛末入内扎定，纸包煨熟。空心食之，酒下。取出恶物效。杨仁斋直指方。**伤寒结胸**心腹硬痛。用牵牛头末一钱，白糖化汤调下。郑氏家传方。**大便不通**简要方用牵牛子半生半熟，为末。每服二钱，姜汤下。未通，再以茶服。一方：加大黄等分。一方：加生槟榔等分。**大肠风秘**结涩。牵牛子微炒，捣头末一两，桃仁去皮尖麸炒半两，为末，熟蜜丸梧子大。每汤服三十丸。寇氏衍义。**水蛊胀满**白牵牛、黑牵牛各取头末二钱，大麦面四两，和作烧饼，卧时烙熟食之，以茶下。降气为验。河间宣明方。**诸水饮病**张子和云：病水之人。如长川泛溢，非杯杓可取，必以神禹决水之法治之，故名禹功散。用黑牵牛头末四两，茴香一两，炒为末。每服一二钱，以生姜自然汁调下，当转下气也。儒门事亲。**阴水阳水**黑牵牛头末三两，大黄末三两，陈米饭锅糕一两，为末，糊丸梧子大。每服五十丸，姜汤下。欲利服百丸。医方捷径。**水肿尿涩**

牵牛末，每服方寸匕，以小便利为度。千金方。**湿气中满**足胫微肿，小便不利，气急咳嗽。黑牵牛末一两，厚朴制半两，为末。每服二钱，姜汤下。或临时水丸，每枣汤下三十丸。普济方。**水气浮肿**气促，坐卧不得。用牵牛子二两，微炒捣末。以乌牛尿浸一宿，平旦入葱白一握，煎十余沸。空心分二服，水从小便中出。圣惠方。**脾湿肿满**方见海金沙下。**风毒脚气**捻之没指者。牵牛子捣末，蜜丸小豆大。每服五丸，生姜汤下，取小便利乃止。亦可吞之。其子黑色。正如梂小核。肘后方。**小儿肿病**大小便不利。黑牵牛、白牵牛各二两，炒取头末，井华水和丸绿豆大。每服二十丸，萝卜子煎汤下。圣济总录。**小儿腹胀**水气流肿，膀胱实热，小便赤涩。牵牛生研一钱，青皮汤空心下。一加木香减半，丸服。郑氏小儿方。**疳气浮肿**常服自消。黑牵牛、白牵牛各半生半炒，取末，陈皮、青皮等分，为末，糊丸绿豆大。每服，三岁儿服二十丸，米汤下。郑氏小儿方。**疳气耳聋**疳气攻肾，耳聋阴肿。牵牛末一钱，猪腰子半个，去膜薄切，掺入内，加少盐，湿纸包煨。空心服。郑氏方。**小儿雀目**牵牛子末，每以一钱用羊肝一片，同面作角子二个，炙熟食，米饮下。普济方。**风热赤眼**白牵牛末，以葱白煮研丸绿豆大。每服五丸，葱汤下。服讫睡半时。卫生家宝方。**面上风刺**黑牵牛酒浸三宿，为末。先以姜汁擦面，后用药涂之。摘玄方。**面上粉刺**疬子如米粉。黑牵牛末对入面脂药中，日日洗之。圣惠方。**面上雀斑**黑牵牛末，鸡子清调，夜傅旦洗。摘玄方。**马脾风病**小儿急惊，肺胀喘满，胸高气急，胁缩鼻张。闷乱咳嗽，烦渴，痰潮声嗄，俗名马脾风，不急治，死在旦夕。白牵牛半生半炒，黑牵牛半生半炒，大黄煨，槟榔，各取末一钱。每用五分，蜜汤调下。痰盛加轻粉一字。名牛黄夺命散。全幼心鉴。**小儿夜啼**黑牵牛末一钱，水调，傅脐上，即止。生生编。**临月滑胎**牵牛子一两，赤土少许，研末。觉胎转痛时，白榆皮煎汤下一钱。王衮博济方。**小便血淋**牵牛子二两，半生半炒，为末。每服二钱，姜汤下。良久，热茶服之。经验良方。**肠风泻血**牵牛五两，牙皂三两，水浸三日，去皂，以酒一升煮干，焙研末，蜜丸梧子大。每服七丸，空心酒下，日三服。下出黄物，不妨。病减后，日服五丸，米饮下。本事方。**痔漏有虫**黑、白牵牛各一两，炒为末，以猪肉四两，切碎炒熟，蘸末食尽，以白米饭三匙压之。取下白虫为效。又方：白牵牛头末四两，没药一钱，为细末。欲服药时，先日勿夜饮。次早空心，将猪肉四两炙切片，蘸末细细嚼食。取下脓血为效。量人加减用。忌酒色油腻三日。儒门事亲。**漏疮水溢**乃肾虚也。牵牛末二钱半，入切开猪肾中，竹叶包定煨熟。空心食，温酒送下。借肾入肾，一纵一横，两得其便。恶水既泄，不复淋沥。直指方。**一切痈疽**发背，无名肿毒，年少气壮者。用黑、白牵牛各一合，布包捶碎，以好醋一碗，熬至八分，露一夜，次日五更温服。以大便出脓血为妙。名济世散。张三丰仙方。**湿热头痛**黑牵牛七粒，砂仁一粒，研末，井华水调汁，仰灌鼻中，待涎出即愈。圣济录。**气滞腰痛**牵牛不拘多少，以新瓦烧赤，安于上，自然一半生一半熟，不得拨动。取末一两，入硫黄末二钱半，同研匀，分作三分。每分用白面三匙，水和捏开，切作棋子。五更初以水一盏煮熟，连汤温下，痛即已。未住，隔日再作。予常有此疾，每发一服，痛即止。许学士本事方。

旋花《本经》上品

【释名】 **旋葍**苏恭**筋根**本经**续筋根**图经**鼓子花**图经**豚肠草**图经**美草**别录**天剑草**纲目**缠枝牡丹**。〔恭曰〕旋花即平泽旋葍也。其根似筋，故一名筋根。〔炳曰〕旋葍当作葍旋，音福旋，用根入药。别有旋覆，音璇伏，用花入药。今云旋葍，误矣。〔颂曰〕别录言其根主续筋，故南人呼为续筋根。一名豚肠草，象形也。〔宗奭曰〕世俗谓之鼓子花，言其花形肖也。〔时珍曰〕其花不作瓣状，如军中所吹鼓子，故有旋花、鼓子之名。一种千叶者，色似粉红牡丹，俗呼为缠枝牡丹。

【集解】〔别录曰〕旋花生豫州平泽。五月采，阴干。〔保升曰〕此旋葍花也。所在川泽皆有。蔓生，叶似薯蓣而狭长。花红色。根无毛节，蒸煮堪啖，味甘美，名筋根。二月、八月采根，日干。〔宗奭曰〕今河北、汴西、关陕田野中甚多，最难锄艾，治之又生。四五月开花。其根寸截，置土灌溉，涉旬苗生。韩保升说是矣。〔时珍曰〕旋花田野塍堑皆生，逐节延蔓，叶如菠菜叶而小。至秋开花，如白牵牛花，粉红色，亦有千叶者。其根白色，大如筋。不结子。〔颂曰〕黔南施州出一种旋花，粗茎大叶无花，不作蔓，恐别是一物也。

【正误】〔别录曰〕花一名金沸。〔弘景曰〕旋花东人呼为山姜，南人呼为美草。根似杜若，亦似高良姜。腹中冷痛，煮服甚效。作丸散服，辟谷止饥。近有人从江南还，用此术与人断谷，皆得半年百日不饥不瘦。但志浅嗜深，不能久服尔。其叶似姜。花赤色，味辛，状如豆蔻，此旋花即其花也。今山东甚多。又注旋覆花曰：别有旋葍根，出河南，来北国亦有，形似芎䓖，惟合旋葍膏用之，余无所入。〔恭曰〕旋花乃旋葍花也，陶说乃山姜尔。山姜味辛，都非此类。又因旋覆花名金沸，遂作此花别名，皆误矣。又云从北国来者根似芎䓖，与高良姜全无仿佛，亦误也。

【气味】 花：甘。根：辛，温，无毒。〔时珍曰〕花、根、茎、叶并甘滑微苦，能制雄黄。

【主治】 面皯黑色，媚好益气。根：主腹中寒热邪气。本经。利小便，久服不饥轻身。续筋骨，合金疮。别录。捣汁服，主丹毒热。藏器。补劳损，益精气。时珍。

【发明】〔时珍曰〕凡藤蔓之属，象人之筋，所以多治筋病。旋花根细如筋可啖，故别录言其久服不饥。时珍自京师还，见北土车夫每载之。云暮归煎汤饮，可补损伤。则益气续筋之说，尤可征矣。

【附方】 旧一。新一。**被斫断筋**旋葍根捣汁，沥疮中，仍以滓傅之。日三易，半月即断筋便续。此方出苏景中疗奴有效者。王焘外台秘要。**秘精益髓**太乙金锁丹：用五色龙骨五两，覆盆子五两，莲花蕊四两，未开者，阴干，鼓子花三两，五月五日采之，鸡头子仁一百颗，并为末。以金樱子二百枚，去毛，木白捣烂，水七升，煎浓汁一升，去渣。和药，杵二千下，丸梧子大。每空心温盐酒下三十丸。服之至百日，永不泄。如要泄，以冷水调车前末半合服之。忌葵菜。萨谦斋瑞竹堂方。

紫葳《本经》中品

校正：自木部移入此。

【释名】 **凌霄**苏恭**陵苕**本经**陵时**郭璞**女葳**甄权**茇华**本经**武威**吴普**瞿陵**吴普**鬼目**吴氏。〔时珍曰〕俗谓赤艳曰紫葳葳，此花赤艳，故名。附木而上，高数丈，故曰凌霄。

【正误】〔弘景曰〕是瞿麦根，方用至少。博物志云：郝晦行太行山北，得紫葳华。必当奇异。今瞿麦处处有之，不应乃在太行山。〔恭曰〕紫葳、瞿麦皆本经药，体性既乖，生处亦不相关。尔雅云：苕，一名陵苕。郭璞注云：一名陵时。又名凌霄，此为真也。〔颂曰〕孔颖达诗疏亦云：苕一名陵时，今本草无陵时之名，惟鼠尾草有之。岂所传不同，抑陶、苏之误耶？〔时珍曰〕按吴氏本草：紫葳一名瞿陵，陶弘景误作瞿麦字尔。鼠尾止名陵翘，无陵时，苏颂亦误矣。并正之。

【集解】〔别录曰〕紫葳生西海川谷及山阳。〔恭曰〕此凌霄花也。连茎叶用。诗云：有苕之华，云其黄矣。尔雅云：陵苕：黄华，蔈；白华，茇。山中亦有白花者。〔颂曰〕今处处皆有，多生山中，人家园圃亦或栽之。初作蔓生，依大木。久延至巅。其花黄赤，夏中乃盈。今医家多采花干之，入女科药用。〔时珍曰〕凌霄野生，蔓才数尺，得木而上，即高数丈，年久者藤大如杯。春初生枝，一枝数叶，尖长有齿，深青色。自夏至秋开花，一枝十余朵，大如牵牛花，而头开五瓣，赭黄色，有细点，秋深更赤。八月结荚如豆荚，长三寸许，其子轻薄如榆仁、马兜铃仁。其根长亦如兜铃根状，秋后采之，阴干。

花根同。

【气味】 酸，微寒，无毒。〔普曰〕神农、雷公、岐伯：辛。扁鹊：苦、咸。黄帝：甘，无毒。〔权曰〕畏卤碱。〔时珍曰〕花不可近鼻闻，伤脑。花上露入目，令人昏蒙。

【主治】 妇人产乳余疾，崩中，癥瘕血闭，寒热羸瘦，养胎。本经。产后奔血不定，淋沥，主热风风痫，大小便不利，肠中结实。甄权。酒齄热毒风刺风，妇人血膈游风，崩中带下。大明。

茎叶

【气味】 苦，平，无毒。

【主治】 痿躄，益气。别录。热风身痒，游风风疹，瘀血带下。花及根功同。大明。治喉痹热痛，凉血生肌。时珍。

【发明】 〔时珍曰〕凌霄花及根，甘酸而寒，茎叶带苦，手足厥阴经药也。行血分，能去血中伏火。故主产乳崩漏诸疾，及血热生风之证也。

【附方】 旧二。新十一。妇人血崩凌霄花为末。每酒服二钱，后服四物汤。丹溪纂要。粪后下血凌霄花浸酒频饮之。普济方。消渴饮水凌霄花一两，捣碎，水一盏半，煎一盏，分二服。圣济录。婴儿不乳百日内，小儿无故口青不饮乳。用凌霄花、大蓝叶、芒消、大黄等分，为末，以羊髓和丸梧子大。每研一丸，以乳送下，便可吃乳。热者可服，寒者勿服。昔有人休官后云游湖湘，修合此方，救危甚多。普济方。久近风痫凌霄花或根叶为末。每服三钱，温酒下。服毕，解发不住手梳，口嚼冷水，温则吐去，再嚼再梳，至二十口乃止。如此四十九日绝根。百无所忌。方贤奇效方。通身风痒凌霄花为末。酒服一钱。医学正传。大风疠疾洁古家珍用凌霄花五钱，地龙焙、僵蚕炒、全蝎炒，各七个，为末。每服二钱，温酒下。先以药汤浴过，服此出臭汗为效。儒门事亲：加蝉蜕。五品各九个，作一服。鼻上酒齄王璆百一选方用凌霄花、山栀子等分，为末。每茶服二钱，日二服，数日除根。临川曾子仁用之有效。杨氏家藏方用凌霄花半两，硫黄一两，胡桃四个，腻粉一钱，研膏，生绢包揩。走皮趋疮满颊满顶，浸淫湿烂，延及两耳，痒而出水，发歇不定，田野名悲羊疮。用凌霄花并叶煎汤，日日洗之。

杨仁斋直指方。**妇人阴疮**紫葳为末，用鲤鱼脑或胆调搽。摘玄方。**耳卒聋闭**凌霄叶，杵取自然汁，滴之。斗门方。**女经不行**凌霄花为末，每服二钱，食前温酒下。徐氏胎产方。

【附录】 **骨路支**拾遗 〔藏器曰〕味辛，平，无毒。主上气浮肿，水气呕逆，妇人崩中，余血癥瘕，杀三虫。生昆仑国。苗似凌霄藤，根如青木香。越南亦有之，名飞藤。（附录一节，原在本卷末，今移于此。）

营实 墙蘼音眉《本经》上品

【释名】 **蔷薇**别录**山棘**别录**牛棘**本经**牛勒**别录**刺花**纲目。〔时珍曰〕此草蔓柔靡，依墙援而生，故名墙蘼。其茎多棘刺勒人，牛喜食之，故有山刺、牛勒诸名。其子成簇而生，如营星然，故谓之营实。

【集解】〔别录曰〕营实生零陵川谷及蜀郡。八月、九月采，阴干。〔弘景曰〕营实即墙薇子也，以白花者为良。茎叶可煮作饮，其根亦可煮酿酒。〔保升曰〕所在有之。蔓生，茎间多刺。其花有百叶，八出六出，或赤或白。子若杜棠子。〔时珍曰〕蔷薇野生林堑间。春抽嫩蕻，小儿掐去皮刺食之。既长则成丛似蔓，而茎硬多刺。小叶尖薄有细齿。四五月开花，四出，黄心，有白色、粉红二者。结子成簇，生青熟红。其核有白毛，如金樱子核，八月采之。根采无时。人家栽玩者，茎粗叶大，延长数丈。花亦厚大，有白、黄、红、紫数色。花最大者名佛见笑，小者名木香，皆香艳可人，不入药用。南番有蔷薇露，云是此花之露水，香馥异常。

营实
【气味】 酸，温，无毒。〔别录曰〕微寒。

【主治】 **痈疽恶疮，结肉跌筋，败疮热气，阴蚀不瘳，利关节。**本经。**久服轻身益气。**别录。**治上焦有热，好瞑。**时珍。

【附方】 新一。**眼热昏暗**营实、枸杞子、地肤子各二两，为末。每服三钱，温酒下。圣惠方。

根
【气味】 苦，涩，冷，无毒。

【主治】 **止泄痢腹痛，五脏客热，除邪逆气，疽癞诸恶疮，金疮伤挞，生肉复肌。**别录。**治热毒风，除邪气，止赤白痢，肠风泻血，通结血，治牙齿痛，小儿疳虫肚痛，痈疽疥癣。**大明。**头疮白秃。**甄权。**除风热湿热，缩小便，止消渴。**时珍。

【发明】〔时珍曰〕营实、蔷薇根，能入阳明经，除风热湿热，生肌杀虫，故痈疽疮癣古方常用，而泄痢、消渴、遗尿、好瞑，亦皆阳明病也。

【附方】旧七，新五。**消渴尿多**蔷薇根一把，水煎，日服之。千金方。**小便失禁**蔷薇根煮汁饮，或为末酒服。野生白花者更良。圣惠方。**少小尿床**蔷薇根五钱，煎酒夜饮。外台秘要。**小儿疳痢**频数。用生蔷薇根洗切，煎浓汁细饮，以愈为度。千金方。**尸咽痛痒**语声不出。蔷薇根皮、射干一两，甘草炙半两，每服二钱，水煎服之。普济方。**口舌糜烂**蔷薇根，避风打去土，煮浓汁，温含冷吐。冬用根皮，夏用枝叶。口疮日久，延及胸中生疮，三年已上不瘥者，皆效。千金方。**小儿月蚀**蔷薇根四两，地榆二钱，为末。先以盐汤洗过，傅之。全幼心鉴。**痈肿疖毒**溃烂疼痛。用蔷薇皮更炙熨之。千金方。**筋骨毒痛**因患杨梅疮服轻粉毒药成者。野蔷薇根白皮洗三斤，水酒十斤，煮一炷香。每日任饮，以愈为度。邓笔峰杂兴方用刺蔷薇根三钱，五加皮、木瓜、当归、茯苓各二钱。以酒二盏，煎一盏，日服一次。**金疮肿痛**蔷薇根烧灰。每白汤服方寸匕，一日三服。抱朴子。**箭刺入肉**脓囊不出。以蔷薇根末掺之。服鼠扑，十日即穿皮出也。外台秘要。**骨哽不出**蔷薇根末。水服方寸匕，日三。同上。

叶

【主治】**下疳疮。焙研，洗傅之。黄花者更良。**摄生方。

月季花《纲目》

【释名】**月月红**见下。**胜春　瘦客　斗雪红。**

【集解】〔时珍曰〕处处人家多栽插之，亦蔷薇类也。青茎长蔓硬刺，叶小于蔷薇，而花深红，千叶厚瓣，逐月开放，不结子也。

【气味】**甘，温，无毒。**

【主治】**活血，消肿，傅毒。**时珍。

【附方】新一。**瘰疬未破**用月季花头二钱，沉香五钱，芫花炒三钱，碎剉，入大鲫鱼腹中，就以鱼肠封固，酒、水各一盏，煮熟食之，即愈。鱼须安粪水内游死者方效。此是家传方，活人多矣。谈野翁试验方。

栝楼《本经》中品

校正：并入图经天花粉。

【释名】果蓏音裸瓜蒌纲目天瓜别录黄瓜别录地楼本经泽姑别录根名白药图经天花粉图经瑞雪。〔时珍曰〕蓏与蓏同。许慎云：木上曰果，地下曰蓏。此物蔓生附木，故得兼名。诗云：果蓏之实，亦施于宇，是矣。栝楼即果蓏二字音转也，亦作蓏蓏，后人又转为瓜蒌，愈转愈失其真矣。古者瓜姑同音，故有泽姑之名。齐人谓之天瓜，象形也。雷敩炮炙论，以圆者为栝，长者为楼，亦出牵强，但分雌雄可也。其根作粉，洁白如雪，故谓之天花粉。苏颂图经重出天花粉，谬矣。今削之。

【集解】〔别录曰〕栝楼生弘农川谷及山阴地。根入土深者良。生卤地者有毒。二月、八月采根曝干，三十日成。〔弘景曰〕出近道。藤生，状如土瓜而叶有叉。入土六七尺，大二三围者，服食亦用之。实入摩膏用。〔恭曰〕出陕州者，白实最佳。〔颂曰〕所在有之。三四月生苗，引藤蔓。叶如甜瓜叶而窄，作叉，有细毛。七月开花，似壶卢花，浅黄色。结实在花下，大如拳，生青，至九月熟，赤黄色。其形有正圆者，有锐而长者，功用皆同。根亦名白药，皮黄肉白。〔时珍曰〕其根直下生，年久者长数尺。秋后掘者结实有粉，夏月掘者有筋无粉，不堪用。其实圆长，青时如瓜，黄时如熟柿，山家小儿亦食之。内有扁子，大如丝瓜子，壳色褐，仁色绿，多脂，作青气。炒干捣烂，水熬取油，可点灯。

实

【修治】〔敩曰〕凡使皮子茎根，其效各别。其栝，圆黄皮厚蒂小；楼则形长赤皮蒂粗。阴人服楼，阳人服栝。并去壳皮革膜及油。用根亦取大二三围者，去皮捣烂，以水澄粉用。〔时珍曰〕栝楼古方全用，后世乃分子瓤各用。

【气味】苦，寒，无毒。〔时珍曰〕味甘，不苦。

【主治】胸痹，悦泽人面。别录。润肺燥，降火，治咳嗽，涤痰结，利咽喉，止消渴，利大肠，消痈肿疮毒。时珍。子：炒用，补虚劳口干，润心肺，治吐血，肠风泻血，赤白痢，手面皱。大明。

【发明】〔震亨曰〕栝楼实治胸痹者，以其味甘性润。甘能补肺，润能降气。胸中有痰者，乃肺受火逼，失其降下之令。今得甘缓润下之助，则痰自降，宜其为治嗽之要药也。且又能洗涤胸膈中垢腻郁热，为治消渴之神药。〔时珍曰〕张仲景治胸痹痛引心背，咳唾喘息，及结胸满痛，皆用栝楼实。乃取其甘寒不犯胃气，能降上焦之火，使痰气下降也。成无己不知此意，乃云苦寒以泻热。盖不尝其味原不苦，而随文傅会尔。

【附方】旧十二，新二十八。痰咳不止瓜蒌仁一两，文蛤七分为末，以姜汁澄浓脚，丸弹子大，噙之。摘玄方。干咳无痰熟瓜蒌捣烂绞汁，入蜜等分，加白矾一钱，熬膏。频含咽汁。杨起简便方。**咳嗽有痰**熟瓜蒌十个，明矾二两，捣和饼阴干，研末，糊丸梧子大。每姜汤下五七十丸。医方摘要。**痰喘气急**蓏蒌二个，明矾一枣大，同烧存性研末。以熟萝卜蘸食，药尽病除。普济方。**热咳不止**用浓茶汤一钟，蜜一钟，大熟瓜蒌一个去皮，将瓤入茶蜜汤，洗去子，以碗盛，于饭上蒸，至饭熟取出。时时挑三四匙咽之。摘玄方。**肺热痰咳**胸膈塞满。用瓜蒌仁，半夏汤泡七次焙研，各一两，姜汁打面糊丸梧子大。每服五十丸，食后姜汤下。严用和济生方。**肺痿咳血**不止。用栝楼五十个连瓤瓦焙，乌梅肉五十个焙，杏仁去皮尖炒二十一个，为末。每用一捻，以猪肺一片切薄，掺末入内炙熟，冷嚼咽之，日二服。圣济录。**酒痰咳嗽**用此救肺。瓜蒌仁、青黛等分，研末，姜汁蜜丸芡子大。每噙一丸。丹溪心法。**饮酒发热**即上方研膏，日食数匙。一男子年二十病此，服之而愈。摘玄方。**饮酒痰澼**两胁胀满，时复呕吐，腹中如水声。栝楼实去壳焙一两，神曲炒半两，为末。每服二钱，葱白汤下。圣惠方。**小儿痰喘**咳嗽，膈热久不瘥。瓜蒌实一枚，去子为末，以寒食面和作饼子，炙黄再研末。每服一钱，温水化下，日三服，效乃止。刘河间宣明方。**妇人夜热**痰嗽，月经不调，形瘦者。用瓜蒌仁一两，青黛、香附童尿浸晒一两五钱，为末。蜜调，噙化之。丹溪心法。**胸痹痰嗽**胸痛彻背，心腹痞满，气不得通，及治痰嗽。大瓜蒌去瓤，取子炒熟，和壳研末，面糊丸梧子大。每米饮下二三十丸，日二服。杜壬方。**胸中痹痛**引背，喘息咳唾，短气，寸脉沉迟，关上紧数。用大栝楼实一枚切，薤白半斤，以白酒七斤，煮二升，分再服。加半夏四两更善。仲景金匮方。**清痰利膈**治咳嗽。用肥大栝楼洗取子切焙，半夏四十九个汤洗十次捶焙，等分，为末，用洗栝楼水并瓤同熬成膏，和丸梧子大。每姜汤下三五十丸，良。杨文蔚方。**中风㖞斜**用瓜蒌绞汁，和大麦面作饼，炙热熨之。正便止，勿令太过。圣惠方。**热病头痛**发热进退。用大栝楼一枚，取瓤细剉，置瓷碗中，用热汤一盏沃之，盖定良久，去滓服。圣惠方。**时疾发黄**狂闷烦热，不识人者。大瓜蒌实黄者一枚，以新汲水九合浸淘取汁，入蜜半合，朴消八分，合搅令消尽。分再服，便瘥。苏颂图经本草。**小儿黄疸**眼黄脾热。用青瓜蒌焙研。每服一钱，水半盏，煎七分，卧时服。五更泻下黄物，立可。名逐黄散。普济方。**酒黄疸疾**方同上。**小便不通**腹胀。用瓜蒌焙研。每服二钱，热酒下。频服，以通为度。绍兴刘驻云：魏明州病此，御医用此方治之，得效。圣惠方。**消渴烦乱**黄栝楼一个，酒一盏，洗去皮子，取瓤煎成膏，入白矾末一两，丸梧子大。每米饮下十丸。圣惠方。**燥渴肠秘**九月、十月熟瓜蒌实，取瓤拌干葛粉，银石器中慢火炒熟，为末。食后、夜卧各以沸汤点服二钱。

栝楼

923

寇宗奭衍义。**吐血不止**栝楼泥固煅存性研三钱，糯米饮服，日再服。圣济录。**肠风下血**栝楼一个烧灰，赤小豆半两，为末。每空心酒服一钱。普济方。**久痢五色**大熟瓜蒌一个，煅存性，出火毒，为末，作一服，温酒服之。胡大卿一仆，患痢半年，杭州一道人传此而愈。本事方。**大肠脱肛**生栝楼捣汁，温服之。以猪肉汁洗手挼之令暖，自入。葛洪肘后方。**小儿脱肛**唇白齿焦，久则两颊光，眉赤唇焦，啼哭。黄瓜蒌一个，入白矾五钱在内，固济煅存性，为末，糊丸梧子大。每米饮下二十丸。摘玄方。**牙齿疼痛**瓜蒌皮、露蜂房烧灰擦牙，以乌桕根、荆柴根、葱根煎汤嗽之。危氏得效方。**咽喉肿痛**语声不出。经进方用栝楼皮、白僵蚕炒、甘草炒各二钱半，为末。每服三钱半，姜汤下。或以绵裹半钱，含咽。一日二服。名发声散。御药院方。**坚齿乌须**大栝楼一个开顶，入青盐二两，杏仁去皮尖三七粒，原顶合扎定，蚯蚓泥和盐固济，炭火煅存性，研末。每日揩牙三次，令热，百日有验。如先有白须，拔去以药投之，即生黑者。其治口齿之功，未易具陈。普济方。**面黑令白**栝楼瓤三两，杏仁一两，猪胰一具，同研如膏。每夜涂之，令人光润，冬月不皱。圣济录。**胞衣不下**栝楼实一个，取子细研，以酒与童子小便各半盏，煎七分，温服。无实，用根亦可。陈良甫妇人良方。**乳汁不下**瓜蒌子淘洗，控干炒香，瓦上擂令白色，酒服一钱匕，合面卧，一夜流出。姚僧坦集验方。**乳痈初发**大熟栝楼一枚熟捣，以白酒一斗，煮取四升，去滓。温服一升，日三服。子母秘录。**诸痈发背**初起微赤。栝楼捣末，井华水服方寸匕。梅师方。**便毒初发**黄瓜蒌一个，黄连五钱，水煎，连服效。李仲南永类方。**风疮疥癞**生栝楼一二个打碎，酒浸一日夜。热饮。瞿仙乾坤秘韫。**热游丹肿**栝楼子仁末二大两，酽醋调涂。杨氏产乳集验方。**杨梅疮痘**小如指顶，遍身者。先服败毒散，后用此解皮肤风热，不过十服愈。用栝楼皮为末，每服三钱，烧酒下，日三服。集简方。

根

【修治】 天花粉〔周定王曰〕秋冬采根，去皮寸切，水浸，逐日换水，四五日取出，捣泥，以绢衣滤汁澄粉，晒干用。

【气味】 苦，寒，无毒。〔时珍曰〕甘、微苦、酸、微寒。〔之才曰〕枸杞为之使。恶干姜。畏牛膝、干漆。反乌头。

【主治】 消渴身热，烦满大热，补虚安中，续绝伤。本经。除肠胃中痼热，八疸身面黄，唇干口燥短气，止小便利，通月水。别录。治热狂时疾，通小肠，消肿毒，乳痈发背，痔瘘疮疖，排脓生肌长肉，消扑损瘀血。大明。

【发明】 〔恭曰〕用根作粉，洁白美好，食之大宜虚热人。〔杲曰〕栝楼根纯阴,解烦渴,行津液。心中枯涸者,非此不能除。与辛酸同用,导肿气。〔成无己曰〕津液不足则为渴。栝楼根味苦微寒,润枯燥而通行津液,是为渴所宜也。〔时珍曰〕栝楼根味甘微苦酸。其茎叶味酸。酸能生津,感召之理,故能止渴润枯。微苦降火,甘不伤胃。昔人只言其苦寒,似未深察。

【附方】 旧十二,新十二。**消渴饮水**千金方作粉法:取大栝楼根去皮寸切,水浸五日,逐日易水,取出捣研,滤过澄粉晒干。每服方寸匕,水化下,日三服。亦可入粥及乳酪中食之。肘后方用栝楼根薄切炙,取五两,水五升,煮四升,随意饮之。外台秘要用生栝楼根三十斤,以水一石,煮取一斗半,去滓,以牛脂五合,煎至水尽。用暖酒先食服如鸡子大,日三服,最妙。圣惠方用栝楼根、黄连三两,为末蜜丸梧子大。每服三十丸,日二服。又玉壶丸用栝楼根、人参等分,为末,蜜丸梧子大。每服三十丸,麦门冬汤下。**伤寒烦渴**思饮。栝楼根三两,水五升,煮一升,分二服。先以淡竹沥一升,水二升,煮好银二两半,冷饮汁,然后服此。外台秘要。**百合病渴**栝楼根、牡蛎熬等分,为散。饮服方寸匕。永类方。**黑疸危疾**瓜蒌根一斤,捣汁六合,顿服。随有黄水从小便出。如不出,再服。杨起简便方。**小儿发黄**皮肉面目皆黄。用生栝楼根捣取汁二合,蜜二大匙和匀。暖服,日一服。广利方。**小儿热病**壮热头痛。用栝楼根末,乳汁调服半钱。圣惠方。**虚热咳嗽**天花粉一两,人参三钱,为末。每服一钱,米汤下。集简方。**偏疝痛极**劫之立住。用绵袋包暖阴囊。取天花粉五钱,以醇酒一碗浸之,自卯至午,微煎滚,露一夜。次早低凳坐定,两手按膝,饮下即愈,未下再一服。本草蒙筌。**小儿囊肿**天花粉一两,炙甘草一钱半,水煎,入酒服。全幼心鉴。**耳卒烘烘**栝楼根削尖,以腊猪脂煎三沸,取塞耳,三日即愈。肘后方。**耳聋未久**栝楼根三十斤细切,以水煮汁,如常酿酒,久服甚良。肘后方。**产后吹乳**肿硬疼痛,轻则为妒乳,重则为乳痈。用栝楼根末一两,乳香一钱,为末。温酒每服二钱。李仲南永类方。**乳汁不下**栝楼根烧存性,研末,饮服方寸匕。或以五钱,酒水煎服。杨氏产乳。**痈肿初起**孟诜食疗用栝楼根苦酒熬燥。捣筛,以苦酒和,涂纸上,贴之。杨文蔚方:用栝楼根、赤小豆等分,为末,醋调涂之。**天泡湿疮**天花粉、滑石等分,为末,水调搽之。普济方。**杨梅天泡**天花粉、川芎䓖各四两,槐花一两,为末,米糊丸梧子大。每空心淡姜汤下七八十丸。简便方。**折伤肿痛**栝楼根捣涂,重布裹之。热除,痛即止。葛洪肘后方。**箭镞不出**栝根捣傅之,日三易,自出。崔元亮海上方。**针刺入肉**方同上。**痘后目障**天花粉、蛇蜕洗焙等分,为末。羊子肝批开,入药在内,米泔汁煮熟,切食。次女病此,服之旬余而愈。周密齐东野语。

茎、叶

【气味】 酸,寒,无毒。

【主治】 中热伤暑。别录。

王瓜 《本经》中品

【释名】 土瓜本经钩蒌郭璞老鸦瓜图经马瓟瓜瓟音雹。赤雹子衍义野甜瓜纲目师姑草土宿公公须。〔颂曰〕月令:四月王瓜生。即此也。均房间人呼为老鸦瓜,亦曰菟瓜。按尔雅云:黄,菟瓜。郭璞注云:似土瓜。而土瓜自谓之蘵姑。又名钩蒌,则菟瓜别是一物也。又曰:芴,菲。亦谓之土瓜。别是一物,非此土瓜也。异类同名甚多,不可不辨。〔时珍曰〕土瓜其根作土气,其实似瓜也。或云根味如瓜,故名土瓜。王字不知何义。瓜似雹子,熟则色赤,鸦喜食之,故俗名赤雹、老鸦瓜。一叶之下一须,故俚人呼为公公须。与地黄苗名婆婆奶,可为属对。

【集解】〔别录曰〕生鲁地平泽田野,及人家垣墙间。三月采根,阴干。〔弘景曰〕今土瓜生篱院间。子熟时赤如弹丸。其根不入大方,正单行小小尔。郑玄注月令四月王瓜生,以为菝葜,殊谬矣。〔恭曰〕四月生苗延蔓,叶似栝楼叶,但无叉缺,有毛刺。五月开黄花。花下结子如弹丸,生青熟赤。根似葛而细多糁,谓之土瓜根。北间者,其子累累相连,大如枣,皮黄肉白。苗子相似,根状不同。若疗黄疸破血,南者大胜也。〔宗奭曰〕王瓜其壳径寸,长二寸许,上微圆,下尖长,七八月熟,红赤色。壳中子如螳螂头者,今人又谓之赤雹子。其根即土瓜根也。于细根上又生淡黄根,三五相连,如大指许。根与子两用。〔时珍曰〕王瓜三月生苗,其蔓多须,嫩时可茹。其叶圆如马蹄而有尖,面青背淡,涩而不光。六七月开五出小黄花成簇。结子累累,熟时有红黄二色,皮亦粗涩。根不似葛,但如栝楼根之小者,澄粉甚白腻,须深掘二三尺乃得正根。江西人栽之沃土,取根作蔬食,味如山药。

根

【气味】 苦,寒,无毒。〔权曰〕平。〔藏器曰〕有小毒,能吐下人。取汁制雄、汞。

【主治】 消渴内痹,瘀血月闭,寒热酸疼,益气愈聋。本经。疗诸邪气,热结鼠瘘,散痈肿留血,妇人带下不通,下乳汁,止小便数不禁,逐四肢骨节中水,治马骨刺人疮。别录。天行热疾,酒黄病,壮热心烦闷,热劳,排脓,消扑损瘀血,破癥癖,落胎。大明。主蛊毒,小儿闪癖,痞满痰疟。并取根及叶捣汁,少少服,当吐下。藏器。**利大小便,治面黑面疮。**时珍。

【附方】旧五,新七。**小儿发黄**土瓜根生捣汁三合与服,不过三次。苏颂图经。**黄疸变黑**医所不能治,用土瓜根汁,平旦温服一小升,午刻黄水当从小便出。不出再服。**小便如泔**乃肾虚也。王瓜散:用王瓜根一两,白石脂二两,菟丝子酒浸二两,桂心一两,牡蛎粉一两,为末。每服二钱,大麦粥饮下。卫生宝鉴。**小便不通**土瓜根捣汁,入少水解之,筒吹入下部。肘后方。**大便不通**上方吹入肛门内。二便不通,前后吹之,取通。肘后方。**乳汁不下**土瓜根为末。酒服一钱,一日二服。杨氏产乳方。**经水不利带下**,少腹满,或经一月再见者,土瓜根散主之。土瓜根、芍药、桂枝、䗪虫各三两,为末。酒服方寸匕,日三服。仲景金匮方。**妇人阴㿗**方同上。**一切漏疾**土瓜根捣傅之,燥则易。千金方。**中诸蛊毒**土瓜根大如指,长三寸,切,以酒半升,渍一宿。服当吐下。外台秘要。**面上痱磊**土瓜根捣末,浆水和匀。入夜别以浆水洗面涂药,旦复洗之。百日光彩射人,夫妻不相识也。曾用有效。肘后方。**耳聋灸法**湿土瓜根,削半寸塞耳内,以艾灸七壮,每旬一灸,愈乃止。圣济录。

子

【气味】**酸、苦,平,无毒。**

【主治】**生用:润心肺,治黄病。炒用:治肺痿吐血,肠风泻血,赤白痢。**大明。**主蛊毒。**甄权。**反胃吐食。**时珍。

【附方】新八。**消渴饮水**甜瓜去皮。每食后嚼二三两,五七度瘥。圣惠方。**传尸劳瘵**赤雹儿,俗名王瓜,焙为末。每酒服一钱。十药神书。**反胃吐食**马雹儿灯上烧存性一钱,入好枣肉、平胃散末二钱,酒服,食即可下。即野甜瓜,北方多有之。丹溪纂要。**痰热头风**悬栝楼一个,赤雹儿七个焙,大力子即牛蒡子焙四两,为末。每食后茶或酒服三钱。忌动风发热之物。**筋骨痛挛**马雹儿子炒开口,为末。酒服一钱,日二服。集简方。**赤目痛涩**不可忍。小圆瓜蒌,篱上大如弹丸、红色、皮上有刺者,九月、十月采,日干,槐花炒、赤芍药等分,为末。每服二钱,临卧温酒下。卫生家宝方。**瘀血作痛**赤雹儿烧存性,研末。无灰酒空心服二钱。集简方。**大肠下血**王瓜一两烧存性,地黄二两,黄连半两,为末,蜜丸梧子大。米饮下三十丸。指南方。

葛《本经》中品

校正:并入《开宝》葛粉。

【释名】　鸡齐本经鹿藿别录黄斤别录。〔时珍曰〕葛从曷，谐声也。鹿食九草，此其一种，故曰鹿藿。黄斤未详。

【集解】〔别录曰〕葛根生汶山山谷，五月采根，曝干。〔弘景曰〕即今之葛根，人皆蒸食之。当取入土深大者，破而日干之。南康、庐陵间最胜，多肉而少筋，甘美，但为药不及耳。〔恭曰〕葛虽除毒，其根入土五六寸已上者，名葛脰，脰者颈也。服之令人吐，以有微毒也。本经葛谷，即是其实也。〔颂曰〕今处处有之，江浙尤多。春生苗，引藤蔓，长一二丈，紫色。叶颇似楸叶而小，色青。七月着花，粉紫色，似豌豆花，不结实。根形大如手臂，紫黑色，五月五日午时采根，曝干，以入土深者为佳，今人多作粉食。〔宗奭曰〕沣、鼎之间，冬月取生葛，捣烂入水中，揉出粉，澄成垛，入沸汤中良久，色如胶，其体甚韧，以蜜拌食，擦入生姜少许尤妙。又切入茶中待宾，虽甘而无益。又将生葛根煮熟，作果实卖，吉州、南安亦然。〔时珍曰〕葛有野生，有家种。其蔓延长，取治可作绤绤。其根外紫内白，长者七八尺。其叶有三尖，如枫叶而长，面青背淡。其花成穗，累累相缀，红紫色。其荚如小黄豆荚，亦有毛。其子绿色，扁扁如盐梅子核，生嚼腥气，八九月采之。本经所谓葛谷是也。唐·苏恭亦言葛谷是实，而宋·苏颂谓葛花不结实，误矣。其花晒干亦可炸食。

＊＊ 葛根

【气味】　甘、辛，平，无毒。〔别录曰〕生根汁：大寒。〔好古曰〕气平味甘，升也，阳也。阳明经行经的药也。

【主治】　**消渴，身大热，呕吐，诸痹，起阴气，解诸毒。**本经。**疗伤寒中风头痛，解肌发表出汗，开腠理，疗金疮，止胁风痛。**别录。**治天行上气呕逆，开胃下食，解酒毒。**甄权。**治胸膈烦热发狂，止血痢，通小肠，排脓破血。傅蛇虫啮，署毒箭伤。**大明。**杀野葛、巴豆、百药毒。**之才。**生者：堕胎。蒸食：消酒毒，可断谷不饥。作粉尤妙。**藏器。**作粉：止渴，利大小便，解酒，去烦热，压丹石，傅小儿热疮。捣汁饮，治小儿热痞。**开宝。**猘狗伤，捣汁饮，并末傅之。**苏恭。**散郁火。**时珍。

【发明】〔弘景曰〕生葛捣汁饮，解温病发热。五月五日中时，取根为屑，疗金疮断血为要药，亦疗疟及疮，至良。〔颂曰〕张仲景治伤寒有葛根汤，以其主大热，解肌、发膝理故也。〔元素曰〕升阳生津。脾虚作渴者，非此不除。勿多用，恐伤胃气。张仲景治太阳阳明合病，桂枝汤内加麻黄、葛根，又有葛根黄芩黄连解肌汤，是用此以断太阳入阳明之路，非即太阳药也。头颅痛如破，乃阳明中风，可用葛根葱白汤，为阳明仙药。若太阳初病，未入阳明而头痛者，不可便服升麻、葛根发之，是反引邪气入阳明，为引贼破家也。〔震亨曰〕凡癍痘已见红点，不可用葛根升麻汤，恐表虚反增斑烂也。〔杲曰〕干葛其气轻浮，鼓舞胃气上行，生津液，又解肌热，治脾胃虚弱泄泻圣药也。〔徐用诚曰〕葛根气味俱薄，轻而上行，浮而微降，阳中阴也。其用有四：止渴一也，解酒二也，发散表邪三也，发疮疹难出四也。〔时珍曰〕本草十剂云：轻可去实，麻黄、葛根之属。盖麻黄乃太阳经药，兼入肺经，肺主皮毛；葛根乃阳明经药，兼入脾经，脾主肌肉。所以二味药皆轻扬发散，而所入迥然不同也。

【附方】旧十五，新八。**数种伤寒**庸人不能分别，今取一药兼治。天行时气，初觉头痛，内热脉洪者。葛根四两，水二升，入豉一升，煮取半升服。生姜汁尤佳。伤寒类要。**时气头痛**壮热。生葛根洗净，捣汁一大盏，豉一合，煎六分，去滓分服，汗出即瘥。未汗再服。若心热，加栀子仁十枚。圣惠方。**伤寒头痛**二三日发热者。葛根五两，香豉一升，以童子小便八升，煎取二升，分三服。食葱粥取汗。梅师方。**妊娠热病**葛根汁二升，分三服。伤寒类要。**预防热病**急黄贼风。葛粉二升，生地黄一升，香豉半升，为散。每食后米饮服方寸匕，日三服。有病五服。庞安常伤寒论。**辟瘴不染**生葛捣汁一小盏服，去热毒气也。圣惠方。**烦躁热渴**葛粉四两，先以水浸粟米半升，一夜漉出，拌匀，煮熟以糜饮和食。食医心镜。**小儿热渴**久不止。葛根半两，水煎服。圣惠方。**干呕不息**葛根捣汁服一升，瘥。肘后方。**小儿呕吐**壮热食痫。葛粉二钱，水二合，调匀。倾入锡锣中，重汤烫熟，以糜饮和食。昝殷食医心镜。**心热吐血**不止。生葛捣汁半升，顿服。立瘥。广利方。**衄血不止**生葛，捣汁服。三服即止。圣惠方。**热毒下血**因食热物发者。生葛根二斤，捣汁一升，入藕一升，和服。梅师方。**伤筋出血**葛根捣汁饮。干者煎服。仍熬屑傅之。外台秘要。**臀腰疼痛**生葛根嚼之咽汁，取效乃止。肘后方。**金创中风**痉强欲死。生葛根四大两，以水三升，煮取一升，去滓分服。口噤者灌之。若干者，捣末调三指撮。仍以此及竹沥多服，取效。贞元广利方。**服药过剂**苦烦。生葛汁饮之。干者煎汁服。肘后方。**酒醉不醒**生葛汁，饮二升便愈。千金方。**诸药中毒**发狂烦闷，吐下欲死。葛根煮汁服。肘后方。**解中䲧毒**气欲绝者。葛粉三合，水三盏，调服。口噤者灌之。圣惠方。**虎伤人疮**生葛煮浓汁洗之。仍捣末，水服方寸匕，日夜五六服。梅师方。

葛谷

【气味】甘，平，无毒。

【主治】**下痢十岁已上**。本经。**解酒毒**。时珍。

葛

葛花

【气味】 同谷。

【主治】 **消酒**。别录。〔弘景曰〕同小豆花干末酒服，饮酒不醉也。**肠风下血**。时珍。

叶

【主治】 **金疮止血**，捣傅之。别录。

蔓

【主治】 **卒喉痹**。**烧研，水服方寸匕**。苏恭。**消痈肿**。时珍。

【附方】 新三。**妇人吹乳**葛蔓烧灰，酒服二钱，三服效。卫生易简方。**疖子初起**葛蔓烧灰，水调傅之，即消。千金方。**小儿口噤**病在咽中，如麻豆许，令儿吐沫，不能乳食。葛蔓烧灰一字，和乳汁点之，即瘥。圣惠方。

【附录】 **铁葛**拾遗 〔藏器曰〕根：味甘，温，无毒。主一切风，血气羸弱，令人性健。久服，治风缓偏风。生山南峡中。叶似枸杞，根如葛，黑色。

黄环《本经》下品　狼跋子《别录》下品

【释名】 **凌泉**本经**大就**本经**就葛**唐本**生刍**吴普**根韭**吴普**实名狼跋子**别录**度谷**唐本。〔时珍曰〕此物叶黄而圆，故名黄环，如萝摩呼白环之义。亦是葛类，故名就葛，跋乃狼足名，其荚似之，故曰狼跋子。

【集解】 〔别录曰〕黄环生蜀郡山谷。三月采根，阴干。〔普曰〕蜀黄环一名生刍。二月生苗，正赤，高二尺。叶黄圆端大，茎叶有汁黄白。五月实圆。三月采根，黄色从理，如车辐解。〔弘景曰〕似防己，亦作车辐理解。蜀都赋云，青珠黄环，即此。或云是大戟花，定非矣。用甚稀，市人鲜有识者。又曰：狼跋子出交广，形扁扁。制捣以杂米投水中，鱼无大小皆浮出而死。〔恭曰〕黄环惟襄阳大有，余处虽有亦稀，巴西人谓之就葛，今园庭亦种之。作藤生，大者茎径六七寸，根亦葛类，陶云似防己者，近之。取葛根误食之，吐利不止，土浆解之。此真黄环也。今太常收剑南来者，乃鸡屎葛根，非黄环也。其花紫色，其子名狼跋子，角生似皂荚。交广送入太常者，正是黄环子也。花实与葛同时。〔时珍曰〕吴普所说甚详，而唐宋本草不收何也？范子计然云：黄环出魏郡，以黄色者为善。

黄环根也。

【气味】 **苦，平，有毒**。〔普曰〕神农、黄帝：有毒。桐君、扁鹊：苦。〔权曰〕大寒，有小毒。〔之才曰〕鸢尾为之使。恶茯苓、防己、干姜。

【主治】 蛊毒鬼疰鬼魅，邪气在脏中，除咳逆寒热。本经。治上气急及百邪。甄权。治痰嗽，消水肿，利小便。时珍。

【附方】 新一。**水肿**黄环根晒干。每服五钱，水煎服，小便利为效。儒门事亲。

狼跋子

【气味】 苦，寒，有小毒。

【主治】 恶疮蜗疥。杀虫鱼。别录。苦酒摩，涂疮疥效。弘景。

天门冬《本经》上品

【释名】 **虋冬**音门**颠勒**本经**颠棘**尔雅**天棘**纲目**万岁藤**。〔禹锡曰〕按尔雅云：蔷蘼，虋冬。注云：门冬也，一名满冬。抱朴子云：一名颠棘，或名地门冬，或名筵门冬。在东岳名淫羊藿，在中岳名天门冬，在西岳名管松，在北岳名无不愈，在南岳名百部，在京陆山阜名颠勒，在越人名浣草。虽处处有之，其名不同，其实一也。别有百部草，其根有百许如一，而苗小异，其苗似菝葜，惟可治咳，不中服食，须分别之。〔时珍曰〕草之茂者为虋，俗作门。此草蔓茂，而功同麦门冬，故曰天门冬，或曰天棘。尔雅云：髦，颠棘也。因其细叶如髦，有细棘也。颠、天，音相近也。按救荒本草云：俗名万岁藤。又名婆萝树。其形与治肺之功颇同百部，故亦名百部也。蔷蘼乃营实苗，而尔雅指为虋冬，盖古书错简也。

【集解】〔别录曰〕天门冬生奉高山谷。二月、三月、七月、八月采根，曝干。〔弘景曰〕奉高，泰山下县名也。今处处有之，以高地大根味甘者为好。桐君药录云：蔓生，叶有刺，五月花白，十月实黑，根数十枚。张华博物志云：天门冬茎间有逆刺。若叶滑者。名绤体，一名颠棘。接根入汤，可以浣缣，素白如绒，纻类也。今越人名为浣草，胜于用灰。此非门冬，乃相似尔。按此说与桐君之说相乱。今人所采皆是有刺者，本名颠勒，亦粗相似，用此浣衣则净，不复更有门冬。恐门冬自一种，或即是浣草耶？又有百部，根亦相类，但苗异尔。〔恭曰〕此有二种：一种苗有刺而涩，一种无刺而滑，皆是门冬。俗云颠棘、浣草者，形貌诮之。虽作数名，终是一物。二根浣垢俱净，门冬、浣草，互名也。诮音命，目之也。〔颂曰〕处处有之。春生藤蔓，人如钗股，高至丈余。叶如茴香，极尖细而疏滑，有逆刺；亦有涩而无刺者，其叶如丝杉而细散，皆名天门冬。夏生细白花，亦有黄色及紫色者。秋结黑子，在其根枝旁。入伏后无花，暗结子。其根白或黄紫色，大如手指，圆实而长二三寸，大者为胜，一科一二十枚同撮，颇与百部根相类。洛中出者，大叶粗干，殊不相类。岭南者无花，余无他异。〔禹锡曰〕抱朴子言：生高地，根短味甜气香者为上；生水侧下地，叶似细蕴而微黄，根长而味多苦气臭者次之，若以服食，令人下气，为益又迟也。入山便可蒸煮，啖之断谷。或为散，仍取汁作酒服散尤佳。〔时珍曰〕生苗时，亦可以沃地栽种。子亦堪种，但晚成。

根

【修治】〔弘景曰〕门冬采得蒸，剥去皮食之，甚甘美，止饥。虽曝干，尤脂润难捣，必须曝于日中或火烘之。今人呼苗为棘刺，煮作饮宜人，而终非真棘刺也。〔颂曰〕二、三、七、八月采根，蒸剥去皮，四破去心，曝干用。〔斅曰〕采得去皮心，用柳木甑及柳木柴蒸一伏时，洒酒令遍，更添火蒸。作小架去地二尺，摊于上，曝干用。

【气味】苦，平，无毒。〔别录曰〕甘，大寒。〔好古曰〕气寒，味微苦而辛。气薄味厚，阳中之阴。入手太阴、足少阴经气分之药。〔之才曰〕垣衣、地黄、贝母为之使。畏曾青。〔损之曰〕服天门冬，禁食鲤鱼。误食中毒者，浮萍汁解之。捣汁，制雄黄、硇砂。

【主治】诸暴风湿偏痹，强骨髓，杀三虫，去伏尸。久服轻身益气，延年不饥。本经。保定肺气，去寒热，养肌肤，利小便，冷而能补。别录。肺气咳逆，喘息促急，肺萎生痈吐脓，除热，通肾气，止消渴，去热中风，治湿疥，宜久服。煮食之，令人肌体滑泽白净，除身上一切恶气不洁之疾。甄权。镇心，润五脏，补五劳七伤，吐血，治嗽消痰，去风热烦闷。大明。主心病，嗌干心痛，渴而欲饮，痿蹶嗜卧，足下热而痛。好古。润燥滋阴，清金降火。时珍。阳事不起，宜常服之。思邈。

【发明】〔权曰〕天门冬冷而能补，患人五虚而热者，宜加用之。和地黄为使，服之耐老头不白。〔宗奭曰〕治肺热之功为多。其味苦，专泄而不专收，寒多人禁服之。〔元素曰〕苦以泄滞血，甘以助元气，及治血妄行，此天门冬之功也。保定肺气，治血热侵肺，上气喘促，宜加人参、黄芪为主，用之神效。〔嘉谟曰〕天、麦门冬并入手太阴，驱烦解渴，止咳消痰。而麦门冬兼行手少阴，清心降火，使肺不犯邪，故止咳立效。天门冬复走足少阴，滋肾助元，全其母气，故清痰殊功。盖肾主津液，燥则凝而为痰，得润剂则化，所谓治痰之本也。〔好古曰〕入手太阴、足少阴经。营卫枯涸，宜以湿剂润之。天门冬、人参、五味、枸杞子同为生脉之剂，此上焦独取寸口之意。〔赵继宗曰〕五药虽为生脉之剂，然生地黄、贝母为天门冬之使，地黄、车前为麦门冬之使，茯苓为人参之使。若有君无使，是独行无功也。故张三丰与胡濙尚书长生不老方，用天门冬三斤，地黄一斤，乃有君而有使也。〔禹锡曰〕抱朴子言：入山便可以天门冬蒸煮啖之，取足以断谷。若有力可饵之。或作散、酒服，或捣汁作液、膏服。至百日丁壮兼倍，快于术及黄精也。二百日强筋髓，驻颜色。与炼成松脂同蜜丸服，尤善。杜紫微服之，御八十妾，一百四十岁，日行三百里。〔慎微曰〕列仙传云：赤须子食天门冬，齿落更生，细发复出。太原甘始服天门冬，在人间三百余年。圣化经云：以天门冬、茯苓等分，为末。日服方寸匕。则不畏寒，大寒时单衣汗出也。〔时珍曰〕天门冬清金降火，益水之上源，故能下通肾气，入滋补方合群药用之有效。苦脾胃虚寒人，单饵既久，必病肠滑，反成痼疾。此物性寒而润，能利大肠故也。

【附方】旧三，新十四。**服食法**孙真人枕中记云：八九月采天门冬根，曝干为末。每服方寸匕，日三服。无问山中人间，久服补中益气，治虚劳绝伤，年老衰损，偏枯不随，风湿不仁，冷痹恶疮，痈疽癞疾。鼻柱败烂者，服之皮脱虫出。酿酒服，去癥病积聚，风痰颠狂，三虫伏尸，除湿痹，轻身益气，令人不饥，百日还年耐老。酿酒初熟微酸，久停则香美，诸酒不及也。忌鲤鱼。臞仙神隐云用干天门冬十斤，杏仁一斤，捣末，蜜渍。每服方寸匕。名仙人粮。**辟谷不饥**天门冬二斤，熟地黄一斤，为末，炼蜜丸弹子大。每温酒化三丸，日三服。居山远行，辟谷良。服至十日，身轻目明；二十日，百病愈，颜色如花；三十日，发白更黑，齿落重生；五十日，行及奔马；百日，延年。又法：天门冬捣汁，微火煎取五斗，入白蜜一斗，胡麻炒末二升，合煎至可丸，即止火。下大豆黄末，和作饼，径三寸，厚半寸。一服一饼，一日三服，百日已上有益。又法：天门冬末一升，松脂末一升，蜡、蜜一升和煎，丸如梧子大。每日早午晚各服三十丸。**天门冬酒**补五脏、调六腑，令人无病。天门冬三十斤，去心捣碎，以水二石，煮汁一石，糯米一斗，细曲十斤，如常炊酿，酒熟，日饮三杯。**天门冬膏**去积聚风痰，补肺，疗咳嗽失血，润五脏，杀三虫伏尸，除瘟疫，轻身益气，令人不饥。以天门冬流水泡过，去皮心，捣烂取汁，砂锅文武炭火煮，勿令大沸。以十斤为率，熬至三斤，却入蜜四两，熬至滴水不散。瓶盛埋土中一七，去火毒。每日早晚白汤调服一匙。若动大便，以酒服之。医方摘要。**肺痿咳嗽**吐涎沫。心中温温，咽燥而不渴。生天门冬捣汁一斗，酒一斗，饴一升，紫菀四合，铜器煎至可丸。每服杏仁大一丸，日三服。肘后方。**阴虚火动**有痰，不堪用燥剂者。天门冬一斤，水浸洗去心，取肉十二两，石臼捣烂，五味子水洗去核，取肉四两，晒干，不见火，共捣丸梧子大。每服二十丸，茶下。日三服。简便方。**滋阴养血**温补下元。三才丸：用天门冬去心，生地黄二两，二味用柳甑箅，以酒洒之，九蒸九晒，待干秤之。人参一两为末，蒸枣肉捣和，丸梧子大。每服三十丸，食前温酒下，日三服。洁古活法机要。**虚劳体痛**天门冬末，酒服方寸匕，日三。忌鲤鱼。千金方。**肺劳风热**止渴去热。天门冬去皮心，煮食。或曝干为末，蜜丸服，尤佳。亦可洗面。孟诜食疗。**妇人骨蒸**烦热寝汗，口干引饮，气喘。天门冬十两，麦门冬八两，并去心为末，以生地黄三斤，取汁熬膏，和丸梧子大。每服五十丸，以逍遥散去甘草，煎汤下。活法机要。**风颠发作**则吐，耳如蝉鸣，引胁牵痛。天门冬去心皮，曝捣为末。酒服方寸匕，日三服，久服食。外台秘要。**小肠偏坠**天门冬三钱，乌药五钱，以水煎服。吴球活人心统。**面黑令白**天门冬曝干，同蜜捣作丸，日用洗面。圣济总录。**口疮连年**不愈者。天门冬、麦门冬并去心，玄参等分，为末，炼蜜丸弹子大。每噙一丸。乃僧居寮所传方也。齐德之外科精义。**诸般痈肿**新掘天门冬三五两，洗净，沙盆擂细，以好酒滤汁，顿服。未效，再服必愈。此祖传经验方也。虞抟医学正传。

百部《别录》中品

【释名】 **婆妇草**日华**野天门冬**纲目。〔时珍曰〕其根多者百十连属，如部伍然，故以名之。

【集解】〔弘景曰〕山野处处有之。其根数十相连，似天门冬而苦强，但苗异尔。博物志云：九真一种草似百部，但长大尔。悬火上令干，夜取四五寸切短，含咽汁，主暴嗽甚良，名为嗽药。疑此即百部也。其土肥润，是以长大也。〔藏器曰〕天门冬根有十余茎，圆短，实润味甘；百部多者五六十茎，长尖内虚，味苦不同，苗蔓亦别。今人以门冬当百部，说不明也。〔颂曰〕今江、湖、淮、陕、齐、鲁州郡皆有之。春生苗，作藤蔓。叶大而尖长，颇似竹叶，面青色而光。根下一撮十五六枚，黄白色，二、三、八月采，曝干用。〔时珍曰〕百部亦有细叶如茴香者，其茎青，肥嫩时亦可煮食。其根长者近尺，新时亦肥实，但干则虚瘦无脂润尔。生时擘开去心曝之。郑樵通志言叶如薯蓣者，谬矣。

根

【修治】〔敩曰〕凡采得以竹刀劈，去心皮花，作数十条，悬檐下风干。却用酒浸一宿，漉出焙干，剉用。或一窠八十三条者，号曰地仙苗。若修事饵之，可千岁也。

【气味】 **甘，微温，无毒。**〔权曰〕甘，无毒。〔大明曰〕苦，无毒。〔恭曰〕微寒，有小毒。〔时珍曰〕苦、微甘，无毒。

【主治】 咳嗽上气。火炙酒渍饮之。**别录**。治肺热，润肺。**甄权**。**治传尸骨蒸劳，治疳，杀蛔虫、寸白、蛲虫，及一切树木蛀虫，烬之即死。杀虱及蝇蠓。**大明。〔弘景曰〕作汤洗牛犬，去虱。**火炙酒浸空腹饮，治疥癣，去虫蚕蛟毒。**藏器。

【发明】〔时珍曰〕百部亦天门冬之类。故皆治肺病杀虫。但百部气温而不寒，寒嗽宜之；天门冬性寒而不热，热嗽宜之，此为异耳。

【附方】 旧五，新五。**暴咳嗽**张文仲方用百部根渍酒。每温服一升，日三服。葛洪方用百部、生姜各捣汁等分，煎服二合。续十全方用百部藤根捣自然汁，和蜜等分，沸汤煎膏噙咽。普济方治卒咳不止。用百部根悬火上炙干，每含咽汁，勿令人知。**小儿寒嗽**百部丸：用百部炒，麻黄去节，各七钱半，为末。杏仁去皮尖炒，仍以水略煮三五沸，研泥。入熟蜜和丸皂子大。每服二三丸，温水下。钱乙小儿方。**三十年嗽**百部根二十斤，捣取汁，煎如饴。服方寸匕，日三服。深师加蜜二斤。外台加饴一斤。千金方。**遍身黄肿**掘新鲜百条根，洗捣，罨脐上。以糯米饭半升，拌水酒半合，揉软盖在药上，以帛包住。等一二日后，口内作酒气，则水从小便中出，肿自消也。百条根一名野天门冬，一名百奶，状如葱头，其苗叶柔细，一根下有百余个数。杨氏经验方。**误吞铜钱**百部根四两，酒一升，渍一宿，温服一升，日再服。外台秘要。**百虫入耳**百部炒研，生油调一字于耳门上。圣济录。**熏衣去虱**百部、秦艽为末，入竹笼烧烟熏之，自落。亦可煮汤洗衣。经验方。

【附录】 白并 〔别录曰〕味苦，无毒。主肺咳上气，行五藏，令百病不起。一名王富，一名箭杆。生山陵。叶如小竹，根黄皮白。三月、四月采根，曝干。〔时珍曰〕此物气味主治俱近百部，故附之。

何首乌宋《开宝》

【释名】 交藤本传夜合本传地精本传陈知白开宝马肝石纲目桃柳藤日华九真藤纲目赤葛斗门疮帚纲目红内消。〔大明曰〕其药本草无名，因何首乌见藤夜交，便即采食有功，因以采人为名尔。〔时珍曰〕汉武时，有马肝石能乌人发，故后人隐此名，亦曰马肝石。赤者能消肿毒，外科呼为疮帚、红内消。斗门方云：取根若获九数者，服之乃仙。故名九真藤。

【集解】〔颂曰〕何首乌本出顺州南河县，今在处有之，岭外、江南诸州皆有，以西洛、嵩山及河南柘城县者为胜。春生苗，蔓延竹木墙壁间，茎紫色。叶叶相对如薯蓣，而不光泽。夏秋开黄白花，如葛勒花。结子有棱，似荞麦而杂小，才如粟大。秋冬取根，大者如拳，各有五棱瓣，似小甜瓜。有赤白二种：赤者雄，白者雌。一云：春采根，秋采花。九蒸九曝，乃可服。此药本名交藤，因何首乌服而得名也。唐元和七年，僧文象遇茅山老人，遂传此事。李翱乃著何首乌传云：何首乌者，顺州南河县人。祖名能嗣，父名延秀。能嗣本名田儿，生而阉弱，年五十八，无妻子，常慕道术，随师在山。一日醉卧山野，忽见有藤二株，相去三尺余，苗蔓相交，久而方解，解了又交。田儿惊讶其异，至旦遂掘其根归。问诸人，无识者。后有山老忽来。示之。答曰：子既无嗣，其藤乃异，此恐是神仙之药，何不服之。遂杵为末，空心酒服一钱。七日而思人道，数月似强健，因此常服，又加至二钱。经年旧疾皆痊，发乌容少。十年之内，即生数男，乃改名能嗣。又与其子延秀服，皆寿百六十岁。延秀生首乌。首乌服药，亦生数子，年百三十岁，发犹黑。有李安期者，与首乌乡里亲善，窃得方服，其寿亦长，遂叙其事传之云。何首乌，味甘性温无毒，茯苓为使。治五痔腰膝之病，冷气心痛，积年劳瘦痰癖，风虚败劣，长筋力，益精髓，壮气驻颜，黑发延年，妇人恶血痿黄，产后诸疾，赤白带下，毒气入腹，久痢不止，其功不可具述。一名野苗，二名交藤，三名夜合，四名地精，五名何首乌。本出处州，江南诸道皆有。苗如木藁，叶有光泽，形如桃柳，其背偏，皆单生不相对。有雌雄：雄者苗色黄白，雌者黄赤。根远不过三尺，夜则苗蔓相交，或隐化不见。春末、夏中、秋初三时，候晴明日兼雌雄采之。乘润以布帛拭去泥土，勿损皮，烈日曝干，密器贮之，每月再曝。用时去皮为末，酒下最良。遇有疾，即用茯苓汤下为使。凡服用偶日二、四、六、八日，服讫，以衣覆汗出，导引尤良。忌猪肉血、羊血、无鳞鱼，触药无力。其根形大如拳连珠，其有形如鸟兽山岳之状者，珍也。掘得去皮生吃，得味甘甜，可休粮。赞曰：神效胜道，著在仙书。雌雄相交，夜合昼疏。服之去谷，日居月诸。返老还少，变安病躯。有缘者遇，最尔自如。明州刺史李远附录云：何首乌以出南河县及岭南恩州、韶州、潮州、贺州、广州、潘州四会县者为上。邕州、桂州、康州、春州、高州、勒州、循州晋兴县出者次之，真仙草也。五十年者如拳大，号山奴，服之一年，发髭青黑；一百年者，如碗大，号山哥，服之一年，颜色红悦；一百五十年者，如盆大，号山伯，服之一年，齿落更生；二百年者，如斗栳栳大，号山翁，服之一年，颜如童子，行及奔马；三百年者，如三斗栳栳大，号山精，纯阳之体，久服成地仙也。〔时珍曰〕凡诸名山、深山产者，即大而佳也。

根

【修治】〔志曰〕春夏秋采其根，雌雄并用。乘湿以布拭去土，曝干。临时以苦竹刀切，米泔浸经宿，曝干，木杵臼捣之。忌铁器。〔慎微曰〕方用新采者，去皮，铜刀切薄片，入甑内，以瓷锅蒸之。旋以热水从上淋下，勿令满溢，直候无气息，乃取出曝干用。〔时珍曰〕近时治法：用何首乌赤白各一斤，竹刀刮去粗皮，米泔浸一夜，切片。用黑豆三斗，每次用三升三合三勺，以水泡过。砂锅内铺豆一层，首乌一层，重重铺尽，蒸之。豆熟，取出去豆，将何首乌晒干，再以豆蒸。如此九蒸九晒，乃用。

【气味】 苦、涩，微温，无毒。〔时珍曰〕茯苓为之使。忌诸血、无鳞鱼、萝卜、蒜、葱、铁器，同于地黄。能伏朱砂。

【主治】 瘰疬，消痈肿，疗头面风疮，治五痔，止心痛，益血气，黑髭发，悦颜色。久服长筋骨，益精髓，延年不老。亦治妇人产后及带下诸疾。开宝。久服令人有子，治腹脏一切宿疾，冷气肠风。大明。泻肝风。好古。

【发明】〔时珍曰〕何首乌，足厥阴、少阴药也。白者入气分，赤者入血分。肾主闭藏，肝主疏泄。此物气温，味苦涩。苦补肾，温补肝，涩能收敛精气。所以能养血益肝，固精益肾，健筋骨，乌髭发，为滋补良药。不寒不燥，功在地黄、天门冬诸药之上。气血太和，则风虚痈肿瘰疬诸疾可知矣。此药流传虽久，服者尚寡。嘉靖初，邵应节真人，以七宝美髯丹方上进。世宗肃皇帝服饵有效，连生皇嗣。于是何首乌之方，天下大行矣。宋怀州知州李治，与一武臣同官。怪其年七十余而轻健，面如渥丹，能饮食。叩其术，则服何首乌丸也。乃传其方。后治得病，盛暑中半体无汗，已二年，窃自忧之。造丸服至年余，汗遂浃体。其活血治风之功，大有补益。其方用赤白何首乌各半斤，米泔浸三夜，竹刀刮去皮，切焙，石臼为末，炼蜜丸梧子大。每空心温酒下五十丸。亦可末服。

【附方】 旧四，新十二。七宝美髯丹乌须发，壮筋骨，固精气，续嗣延年。用赤白何首乌各一斤，米泔水浸三四日，瓷片刮去皮，用淘净黑豆二升，以砂锅木甑，铺豆及首乌，重重铺盖蒸之。豆熟，取出去豆，暴干，换豆再蒸，如此九次，暴干为末。赤白茯苓各一斤，去皮研末，以水淘去筋膜及浮者，取沉者捻块，以人乳十碗浸匀，晒干研末。牛膝八两去苗，酒浸一日，同何首乌第七次蒸之，至第九次止，晒干。当归八两，酒浸晒。枸杞子八两，酒浸晒。菟丝子八两，酒浸生芽，研烂晒。补骨脂四两，以黑脂麻炒香。并忌铁器，石臼为末，炼蜜和丸弹子大，一百五十丸。每日三丸。侵晨温酒下，午时姜汤下，卧时盐汤下。其余并丸梧子大，每日空心酒服一百丸，久服极验。忌见前。积善堂方。**服食滋补**和剂局方：何首乌丸：专壮筋骨，长精髓，补血气。久服黑须发，坚阳道，令人多子，轻身延年。月计不足，岁计有余。用何首乌三斤，铜刀切片，干者以米泔水浸软切之。牛膝去苗一斤，切。以黑豆一斗，淘净。用木甑铺豆一层，铺药一层，重重铺尽，瓦锅蒸至豆熟。取出去豆曝干，换豆又蒸，如此三次。为末，蒸枣肉，和丸梧子大。每服三五十丸，空心温酒下。忌见前。郑岩山中丞方：只作赤白何首乌各半斤，去粗皮阴干，石臼杵末。每旦无灰酒服二钱。积善堂方用赤白何首乌各半，极大者，八月采，以竹刀削去皮，切片，用米泔水浸一宿，晒干。以壮妇乳男儿乳汁拌晒三度，候干，木臼舂为末。以密云枣肉和杵，为丸如梧子大。每服二十丸，每十日加十丸，至百丸止，空心温酒、盐汤任下。一方不用人乳。笔峰杂兴方用何首乌雌雄各半斤，分作四分：一分用当归汁浸，一分生地黄汁浸，一分旱莲汁浸，一分人乳浸。三日取出，各曝干，瓦焙，石臼为末，蒸枣肉，和丸梧子大。每服四十丸，空心百沸汤下。禁忌见前。**骨软风疾**腰膝疼，行步不得，遍身瘙痒。用何首乌大而有花纹者，同牛膝各一斤，以好酒一升，浸七宿，曝干，木臼杵末，枣肉和丸梧子大。每一服三十五丸，空心酒下。经验方。**宽筋治损**何首乌十斤，生黑豆半斤，同煎熟，皂荚一斤烧存性，牵牛十两炒取头末，薄荷十两，木香、牛膝各五两，川乌头炮二两，为末，酒糊丸梧子大。每服三十丸，茶汤下。永类方。**皮里作痛**不问何处。用何首乌末，姜汁调成膏涂之，以帛裹住，火炙鞋底熨之。经验方。**自汗不止**何首乌末，津调，封脐中。集简方。**肠风脏毒**下血不止。何首乌二两，为末。食前米饮服二钱。圣惠方。**小儿龟背**龟尿调红内消，点背上骨节，久久自安。**破伤血出**何首乌末，傅之，即止，神效。笔峰杂兴方。**瘰疬结核**或破或不破，下至胸前者，皆治之。用九真藤，一名赤葛，即何首乌。其叶如杏，其根如鸡卵，亦类疬子。取根洗净，日日生嚼，并取叶捣涂之，数服即止。其药久服，延年黑发，用之神效。斗门方。**痈疽毒疮**红内消不限多少，瓶中文武火熬煎，临熟入好无灰酒相等，再煎数沸，时时饮之。其滓焙研为末，酒煮面糊丸梧子大。空心温酒下三十丸，疾退宜常服之。即赤何首乌也，建昌产者良。陈自明外科精要。**大风疠疾**何首乌大而有花文者一斤，米浸一七，九蒸九晒，胡麻四两，九蒸九晒，为末。每酒服二钱，日二。圣惠方。**疥癣满身**不可治者。何首乌、艾叶等分，水煎浓汤洗浴。甚能解痛，生肌肉。王衮博济方。

　　茎、叶
　　【主治】**风疮疥癣作痒，煎汤洗浴，甚效。**时珍。

萆薢《别录》中品

【释名】 **赤节**别录**百枝**吴普**竹木**炮炙论**白菝葜**。〔时珍曰〕萆薢名义未详。日华本草言时人呼为白菝葜，象形也。赤节、百枝，与狗脊同名。

【集解】〔别录曰〕萆薢生真定山谷。二月、八月采根，曝干。〔弘景曰〕今处处有之。根似菝葜而小异，根大，不甚有角节，色小浅。〔恭曰〕此有二种：茎有刺者根白实，无刺者根虚软，软者为胜。蔓生，叶似薯蓣。〔颂曰〕今河、陕、汴东、荆、蜀诸郡皆有之。作蔓生，苗叶俱青。叶作三叉，似山薯，又似绿豆叶。花有黄、红、白数种，亦有无花结白子者。根黄白色，多节，三指许大。春秋采根，曝干。今成德军所产者，根亦如山薯而体硬，其苗引蔓，叶似荞麦，子三棱，不拘时月采根，利刀切片，曝干用。〔时珍曰〕萆薢蔓生，叶似菝葜而大如碗，其根长硬，大者如商陆而坚。今人皆以土茯苓为萆薢，误矣。茎叶根苗皆不同。吴普本草又以萆薢为狗脊，亦误矣。详狗脊下。宋史以怀庆萆薢充贡。

根

【气味】 **苦，平，无毒。**〔别录曰〕甘。〔之才曰〕薏苡为之使，畏葵根、大黄、柴胡、前胡。

【主治】 **腰脊痛强，骨节风寒湿周痹，恶疮不瘳，热气。**本经。**伤中恚怒，阴痿失溺，老人五缓，关节老血。**别录。**冷风瘄痹，腰脚瘫缓不遂，手足惊掣，男子臀腰痛，久冷，肾间有膀胱宿水。**甄权。**头旋痫疾，补水脏，坚筋骨，益精明目。中风失音。**大明。**补肝虚。**好古。**治白浊茎中痛，痔瘘坏疮。**时珍。

【发明】〔时珍曰〕萆薢，足阳明、厥阴经药也。厥阴主筋属风，阳明主肉属湿。萆薢之功，长于去风湿。所以能治缓弱瘄痹遗浊恶疮诸病之属风湿者。萆薢、菝葜、土茯苓三物，形虽不同，而主治之功不相远，岂亦一类数种乎？雷敩炮炙论序云：囊皱溺多，夜煎竹木。竹木，萆薢也。溺多白浊，皆是湿气下流。萆薢能除阳明之湿而固下焦，故能去浊分清。杨倓家藏方，治真元不足，下焦虚寒，小便频数，白浊如膏，有萆薢分清饮，正此意也。又杨子建万全护命方云：凡人小便频数，不计度数，便时茎内痛不可忍者，此疾必先大腑秘热不通，水液只就小肠，大腑愈加干竭，甚则浑身热，心躁思凉水，如此即重证也。此疾本因贪酒色，积有热毒腐物瘀血之类，随虚水入于小肠，故便时作痛也。不饮酒者，必平生过食辛热荤腻之物，又因色伤而然。此乃小便频数而痛，与淋证涩而痛者不同也。宜用萆薢一两，水浸少时，以盐半两同炒，去盐为末。每服二钱，水一盏，煎八分，和滓服之，使水道转入大肠。仍以葱汤频洗谷道，令气得通，则小便数及痛自减也。

【附方】旧二，新三。**腰脚痹软**行履不稳者。萆薢二十四分，杜仲八分，捣筛。每旦温酒服三钱匕，禁牛肉。唐德宗贞元广利方。**小便频数**川萆薢一斤，为末，酒糊丸梧子大。每盐酒下七十丸。集玄方。**白浊频数**漩面如油，澄下如膏，乃真元不足，下焦虚寒。萆薢分清饮；用萆薢、石菖蒲、益智仁、乌药等分。每服四钱，水一盏，入盐一捻，煎七分，食前温服，日一服，效乃止。**肠风痔漏**如圣散：用萆薢、贯众去土等分，为末。每服三钱，温酒空心服之。孙尚药传家秘宝方。**头痛发汗**萆薢、旋覆花、虎头骨酥炙等分，为散。欲发时，以温酒服二钱，暖卧取汗，立瘥。圣济录。

菝葜 上蒲八切，下弃八切 《别录》中品

【释名】**菝菰**同葜**金刚根**日华**铁菱角**纲目**王瓜草**日华。〔时珍曰〕菝菰犹矲妠也。矲妠，短也。此草茎蔓强坚短小。故名菝菰。而江浙人谓之菝葜根，亦曰金刚根，楚人谓之铁菱角，皆状其坚而有尖刺也。郑樵通志云：其叶颇近王瓜，故名王瓜草。

【集解】〔别录曰〕生山野。二月、八月采根，曝干。〔弘景曰〕此有三种，大略根苗并相类。菝葜茎紫而短小，多刺，小减萆薢而色深，人用作饮。〔恭曰〕陶云三种，乃狗脊、菝葜、萆薢相类，非也。萆薢有刺者，叶粗相类，根不相类。萆薢细长而白色，菝葜根作块结，黄赤色，殊非狗脊之流。〔颂曰〕今近道及江浙州郡多有之。苗茎成蔓，长二三尺，有刺。其叶如冬青、乌药叶而差大。秋生黄花，结黑子如樱桃大。其根作块，人呼金刚根。〔时珍曰〕菝葜山野中甚多。其茎似蔓而坚强，植生有刺。其叶团大，状如马蹄，光泽似柿叶，不类冬青。秋开黄花，结红子。其根甚硬，有硬须如刺。其叶煎饮酸涩。野人采其根叶，入染家用，名铁菱角。吴普本草以菝葜为狗脊，非矣。详见狗脊下。

根

【气味】甘、酸，平、温，无毒。

【主治】**腰背寒痛，风痹，益血气，止小便利**。别录。**治时疾瘟瘴**。大明。**补肝经风虚**。好古。**治消渴，血崩，下痢**。时珍。

【发明】〔时珍曰〕菝葜，足厥阴、少阴药。气温味酸，性涩而收，与萆薢仿佛。孙真人元旦所饮辟邪屠苏酒中亦用之。〔颂曰〕取根浸赤汁，煮粉食，辟瘴。

【附方】 新五。**小便滑数**金刚骨为末。每服三钱，温酒下，睡时。儒门事亲方。**沙石淋疾**重者，取去根本。用菝葜二两，为末。每米饮服二钱，后以地椒煎汤浴腰腹，须臾即通也。圣济录。**消渴不止**菝谷即菝葜，咬咀半两，水三盏，乌梅一个，煎一盏，温服。普济方。**下痢赤白**金刚根、蜡茶等分，为末。白梅肉捣丸芡子大。每服五七丸，小儿三丸，白痢甘草汤下，赤痢乌梅汤下。卫生易简方。**风毒脚弱**痹满上气，田舍贫家用此最良。菝葜洗剉一斛，以水三斛，煮取九斗，渍曲去滓，取一斛渍饮，如常酿酒。任意日饮之。肘后方。

土茯苓《纲目》

校正：并入拾遗禹余粮。

【释名】 **土萆薢**纲目**刺猪苓**图经**山猪粪**纲目**草禹余粮**拾遗**仙遗粮**纲目**冷饭团**纲目**硬饭**纲目**山地栗**纲目。〔时珍曰〕按陶弘景注石部禹余粮云：南中平泽有一种藤生，叶如菝葜，根作块有节，似菝葜而色赤，味如薯蓣，亦名禹余粮。言昔禹行山乏食，采此充粮而弃其余，故有此名。观陶氏此说，即今土茯苓也。故今尚有仙遗粮、冷饭团之名，亦其遗意，陈藏器本草草禹余粮，苏颂图经猪苓下刺猪苓，皆此物也，今皆并之。茯苓、猪苓、山地栗、皆象形也。俗又名过冈龙，谬称也。

【集解】〔藏器曰〕草禹余粮生海畔山谷。根如盏连缀，半在土上，皮如茯苓，肉赤味涩。人取以当谷食，不饥。〔颂曰〕施州一种刺猪苓，蔓生。春夏采根，削皮焙干。彼土人用傅疮毒，殊效。〔时珍曰〕土茯苓，楚、蜀山箐中甚多，蔓生如莼，茎有细点。其叶不对，状颇类大竹叶而质厚滑，如瑞香叶而长五六寸。其根状如菝葜而圆，其大若鸡鸭子，连缀而生，远者离尺许，近或数寸，其肉软，可生啖。有赤白二种，入药用白者良。按东山经云：鼓镫之山有草焉，名曰荣草，其叶如柳，其本如鸡卵，食之已风。恐即此也。昔人不知用此。近时弘治、正德间，因杨梅疮盛行，率用轻粉药取效，毒留筋骨，溃烂终身，至人用此，遂为要药。诸医无从考证，往往指为萆薢及菝葜。然其根苗迥然不同，宜参考之。但其功用亦颇相近，盖亦萆薢、菝葜之类也。

根

【气味】 甘、淡，平，无毒。〔时珍曰〕忌茶茗。

【主治】 食之当谷不饥，调中止泄，健行不睡。藏器。健脾胃，强筋骨，去风湿，利关节，止泄泻，治拘挛骨痛，恶疮痈肿。解汞粉、银朱毒。时珍。

【发明】〔机曰〕近有好淫之人，多病杨梅毒疮，药用轻粉，愈而复发，久则肢体拘挛，变为痈漏，延绵岁月，竟致废笃。惟剉土革薢三两，或加皂荚、牵牛各一钱，水六碗，煎三碗，分三服，不数剂，多瘥。盖此疾始由毒气干于阳明而发，加以轻粉燥烈，久而水衰，肝挟相火来凌脾土。土属湿，主肌肉，湿热郁蓄于肌腠，故发为痈肿，甚则拘挛，内经所谓湿气害人皮肉筋骨是也。土革薢甘淡而平，能去脾湿，湿去则营卫从而筋脉柔，肌肉实而拘挛痈漏愈矣。初病服之不效者，火盛而湿未郁也。此药长于去湿，不能去热，病久则热衰气耗而湿郁为多故也。〔时珍曰〕杨梅疮古方不载，亦无病者。近时起于岭表，传及四方。盖岭表风土卑炎，岚瘴熏蒸，饮啖辛热，男女淫猥。湿热之邪积畜既深，发为毒疮，遂致互相传染，自南而北，遍及海宇，然皆淫邪之人病之。其类有数种，治之则一也。其证多属厥阴、阳明二经，而兼乎他经。邪之所在，则先发出，如兼少阴、太阴则发于咽喉，兼太阳、少阳则发于头耳之类。盖相火寄于厥阴，肌肉属于阳明故也。医用轻粉、银朱劫剂，五七日即愈。盖水银性走而不守，加以盐、矾升为轻粉、银朱，其性燥烈，善逐痰涎。涎乃脾之液，此物入胃，气归阳明，故涎被劫，随火上升，从喉颊齿缝而出，故疮即干痿而愈。若服之过剂，及用不得法，则毒气窜入经络筋骨之间，莫之能出。痰涎既去，血液耗涸，筋失所养，营卫不从，变为筋骨挛痛，发为痈毒疳漏。久则生虫为癣，手足皲裂，遂成废痼。惟土茯苓气平味甘而淡，为阳明本药。能健脾胃，去风湿。脾胃健则营卫从，风湿去则筋骨利，故诸证多愈，此亦得古人未言之妙也。今医家有搜风解毒汤，治杨梅疮，不犯轻粉。病深者月余，浅者半月即愈。服轻粉药筋骨挛痛、瘫痪不能动覆者，服之亦效。其方用土茯苓一两，薏苡仁、金银花、防风、木瓜、木通、白鲜皮各五分，皂荚子四分，气虚加人参七分，血虚加当归七分，水二大碗煎饮，一日三服。惟忌饮茶及牛、羊、鸡、鹅、鱼肉、烧酒、法面、房劳。盖秘方也。

【附方】 新六。**杨梅毒疮**邓笔峰杂兴方：用冷饭团四两，皂角子七个，水煎代茶饮。浅者二七，深者四七，见效。一方：冷饭团一两，五加皮、皂角子、苦参各三钱，金银花一钱，用好酒煎。日一服。**小儿杨梅疮**起于口内，延及遍身。以土革薢末，乳汁调服。月余自愈。外科发挥。**骨挛痈漏**薛己外科发挥云：服轻粉致伤脾胃气血，筋骨疼痛，久而溃烂成痈，连年累月，至于终身成废疾者。土革薢一两，有热加芩、连，气虚加四君子汤，血虚加四物汤，水煎代茶。月余即安。朱氏集验方用过山龙四两即硬饭，加四物汤一两，皂角子七个，川椒四十九粒，灯心七根，水煎日饮。**瘰疬溃烂**冷饭团切片或为末，水煎服或入粥内食之。须多食为妙。江西所出色白者良。忌铁器、发物。陆氏积德堂方。

白敛《本经》下品

【释名】 白草本经白根别录兔核别录猫儿卵纲目昆仑别录。〔宗奭曰〕白敛，服饵方少用，惟敛疮方多用之，故名白敛。〔时珍曰〕兔核、猫儿卵，皆象形也。昆仑，言其皮黑也。

【集解】〔别录曰〕白敛生衡山山谷。二月、八月采根，曝干。〔弘景曰〕近道处处有之。作藤生，根如白芷，破片竹穿，日干。〔恭曰〕根似天门冬，一株下有十许根，皮赤黑，肉白，如芍药，不似白芷。蔓生，枝端有五叶，所在有之。〔颂曰〕今江淮及荆、襄、怀、孟、商、齐诸州皆有之。二月生苗，多在林中作蔓，赤茎，叶如小桑。五月开花，七月结实。根如鸡鸭卵而长，三五枚同一窠，皮黑肉白。一种赤敛，花实功用皆同，但表里俱赤尔。

根

【气味】 苦，平，无毒。〔别录曰〕甘，微寒。〔权曰〕有毒。〔之才曰〕代赭为之使。反乌头。

【主治】 痈肿疽疮，散结气，止痛除热，目中赤，小儿惊痫温疟，女子阴中肿痛，带下赤白。本经。杀火毒。别录。治发背瘰疬，面上疱疮，肠风痔漏，血痢，刀箭疮，扑损，生肌止痛。大明。解狼毒毒。时珍。

【发明】〔弘景曰〕生取根捣，傅痈肿，有效。〔颂曰〕今医治风及金疮、面药方多用之。往往与白及相须而用。

【附方】 旧四，新十。发背初起水调白敛末，涂之。肘后方。疔疮初起方同上。圣惠方。一切痈肿〔权曰〕白敛、赤小豆、蔺草为末，鸡子白调，涂之。陶隐居方用白敛二分，藜芦一分，为末。酒和贴之，日三上。面鼻酒齇白敛、白石脂、杏仁各半两，为末，鸡子清调涂。旦洗。御药院方。面生粉刺白敛二分，杏仁半分，鸡屎白一分，为末，蜜和杂水拭面。肘后方。冻耳成疮白敛、黄檗等分，为末，生油调搽。谈野翁方。汤火灼伤白敛末傅之。外台方。诸物哽咽白敛、白芷等分，为末。水服二钱。圣惠方。铁刺诸哽及竹木哽在咽中。白敛、半夏泡等分，为末。酒服半钱，日二服。圣惠方。刺在肉中方同上。胎孕不下白敛、生半夏等分，为末，滴水丸梧子大。每榆皮汤下五十丸。保命集。风痹筋急肿痛，展转易常处。白敛二分，熟附子一分，为末。每酒服半刀圭，日二服。以身中热行为候，十日便觉。忌猪肉、冷水。千金方。诸疮不敛白敛、赤敛、黄檗各三钱炒研，轻粉一钱，用葱白浆水洗净，傅之。瑞竹堂方。

女萎《李当之本草》

【集解】〔恭曰〕女萎叶似白敛，蔓生，花白子细。荆襄之间名为女萎，亦名蔓楚。用苗不用根。与萎蕤全别，今太常谬以为白头翁者是也。〔时珍曰〕诸家误以女萎解葳蕤，正误见葳蕤下。

【修治】〔敩曰〕凡采得阴干。去头并白蕊，于槐砧上判，拌豆淋酒蒸之。从巳至未出，晒干。

【气味】 辛，温，无毒。

【主治】 止下痢，消食。当之。风寒洒洒，霍乱泄痢肠鸣，游气上下无常，惊痫寒热百病，出汗。唐本。

【附方】 新三。久痢脱肛女萎切一升，烧熏之。杨氏产乳方。蛊下不止女萎、云实各一两，川乌头二两，桂心五钱，为末，蜜丸梧子大。每服五丸，水下，一日三服。肘后方。身体病疡斑驳。女葳膏：用鲁国女葳、白芷各一分，附子一枚，鸡舌香、木香各二分，为末，腊猪脂七合，和煎，入麝香一钱。以浮石磨破，日擦之。古今录验。

赭魁《本经》下品

【释名】〔时珍曰〕其根如魁，有汁如赭，故名。魁乃酒器名。

【集解】〔别录曰〕生山谷中。二月采。〔弘景曰〕状如小芋，肉白皮黄，近道亦有。〔恭曰〕赭魁大者如斗，小者如升。蔓生草木上，叶似杜衡。陶所说乃土卵也。土卵不堪药用，梁汉人蒸食之，名黄独，非赭魁也。〔保升曰〕苗蔓延生，叶似萝藦，根若菝葜，皮紫黑，肉黄赤，大者轮囷如升，小者如拳，所在有之。〔时珍曰〕赭魁闽人用入染青缸中，云易上色。沈括笔谈云：本草所谓赭魁，皆未详审。今南中极多，肤黑肌赤，似何首乌。切破中有赤理如槟榔，有汁赤如赭，彼人以染皮制靴。闽人谓之余粮。本草石部禹余粮陶氏所引，乃此物也。谨按沈氏所说赭魁甚明，但谓是禹余粮者，非矣。禹余粮乃今之土茯苓，可食，故得粮名；赭魁不可食，岂得称粮耶？土卵即土芋也。见菜部。

根

【气味】 甘，平，无毒。〔恭曰〕有小毒。

【主治】 心腹积聚，除三虫。本经。

鹅抱 宋《图经》

【集解】〔颂曰〕生宜州山林下,附石而生,作蔓,叶似大豆。其根形似莱菔,大者如三升器,小者如拳。二月、八月采根,切片阴干用。

【气味】 苦,寒,无毒。

【主治】 风热上壅,咽喉肿痛,及解蛮箭药毒,捣末酒服有效。亦消风热结毒,酒摩涂之,立愈。苏颂。

伏鸡子根《拾遗》

【释名】 承露仙。

【集解】〔藏器曰〕生四明天台山。蔓延生,叶圆薄似钱,根似鸟形者良。

【气味】 苦,寒,无毒。

【主治】 解百药毒,诸热烦闷,急黄,天行黄疸,疟瘴中恶,寒热头痛,疽疮。马黄牛疫。水磨服之,新者尤佳。亦傅痈肿,与陈家白药同功。藏器。

【附录】 仰盆 拾遗 〔藏器曰〕味辛,温,有小毒。水磨服少许,治蛊飞尸喉痹,亦磨傅皮肤恶肿。生东阳山谷。苗似承露仙,根圆如仰盆状,大如鸡卵。

人肝藤 拾遗 〔藏器曰〕主解诸药毒游风,手脚软痹。并生研服之,涂之。生岭南山石间。引蔓而生,叶有三桠,花紫色。与伏鸡子同名承露仙,而伏鸡子叶圆。〔时珍曰〕以根三两,磨汁或煎浓汁服。并解蛊毒。

千金藤 宋《开宝》

校正:自木部移入此。

【集解】〔藏器曰〕千金藤有数种,南北名模不同,大略主疗相似,或是皆近于藤也。生北地者,根大如指,色似漆;生南土者,黄赤如细辛。舒、庐间有一种藤似木蓼,又有乌虎藤,绕树生,冬青,亦名千金藤。江西林间有草生叶,头有瘿子,似鹤膝,叶如柳,亦名千金藤。又一种似荷叶,只大如钱许,亦呼为千金藤,又名古藤,主痢及小儿大腹。千金者,以贵为名。岂俱一物,亦状异而名同耶?若取的称,未知孰是。又岭南有陈思岌,亦名千金藤。

【气味】 缺。

【主治】　一切血毒诸气，霍乱中恶，天行虚劳疟瘴，痰嗽不利，痈肿大毒，药石发，癫痫，悉主之。藏器。

【附录】　陈思岌拾遗　〔藏器曰〕出岭南山野。蔓生如小豆，根及叶辛香。一名石黄香，一名千金藤。其根味辛，平，无毒。解诸药毒热毒，丹毒痈肿，天行壮热，喉痹蛊毒，并煮汁服之。亦磨涂疮肿。〔珣曰〕味苦，平。浸酒服，治风，补益轻身。

九仙子《纲目》

【释名】　仙女娇。

【集解】　〔时珍曰〕九仙子，出均州太和山。一根连缀九枚，大者如鸡子，小者如半夏，白色。二月生苗，蔓高六七尺，茎细而光。叶如乌桕叶，而短扁不团。每叶桠生子枝，或一或二，袅袅下垂。六七月开碎青黄色花，随即结实。碎子丛簇，如谷精草子状。九月采根。

【气味】　苦，凉，无毒。

【主治】　咽痛喉痹，散血。以新汲水或醋磨汁含咽，甚良。时珍。

山豆根宋《开宝》

【释名】　解毒纲目黄结纲目中药。〔颂曰〕其蔓如大豆，因以为名。

【集解】　〔颂曰〕山豆根，生剑南及宜州、果州山谷，今广西亦有，以忠州、万州者为佳。苗蔓如豆，叶青，经冬不凋，八月采根。广南者如小槐，高尺余，石鼠食其根。故岭南人捕鼠，取肠胃曝干，解毒攻热效。

【气味】　甘，寒，无毒。〔时珍曰〕按沈括笔谈云：山豆根味极苦，本草言味甘，大误矣。

【主治】　解诸药毒，止痛，消疮肿毒，发热咳嗽，治人及马急黄，杀小虫。开宝。含之咽汁，解咽喉肿毒，极妙。苏颂。研末汤服五分，治腹胀喘满。酒服三钱，治女人血气腹胀，又下寸白诸虫。丸服，止下痢。磨汁服，止卒患热厥心腹痛，五种痔痛。研汁涂诸热肿秃疮，蛇狗蜘蛛伤。时珍。

【附方】　旧十，新三。解中蛊毒密取山豆根和水研，服少许，未定再服。已禁声者，亦愈。五般急黄山豆根末，水服二钱。若带蛊气，以酒下。霍乱吐利山豆根末，橘皮汤下三钱。赤白下痢山豆根末，蜜丸梧子大。每服二十丸，空腹白汤下，三服自止。已上并备急方。**水蛊腹大**有声，而皮色黑者。山豆根末，酒服二钱。圣惠方。**卒患腹痛**山豆根，水研半盏服，入口即定。**头风热痛**山豆根末，油调，涂两太阳。**头上白屑**山豆根末，浸油，日涂之。**牙龈肿痛**山豆根一片，含于痛所。已上并备急方。**喉中发痈**山豆根磨醋噙之，追涎即愈。势重不能言者，频以鸡翎扫入喉中，引涎出，就能言语。永类方。**麸豆诸疮**烦热甚者。水研山豆根汁，服少许。经验方。**疥癣虫疮**山豆根末，腊猪脂调涂。备急方。**喉风急证**牙关紧闭，水谷不下。山豆根、白药等分，水煎噙之，咽下，二三口即愈。杨清叟外科。

黄药子宋《开宝》

校正：自木部移入此。

【释名】 木药子纲目大苦纲目赤药图经红药子。〔时珍曰〕按沈括笔谈云：本草甘草注，引郭璞注尔雅云，蘦大苦者，云即甘草也。蔓生，叶似薄荷而色青黄，茎赤有节，节有枝相当。此乃黄药也，其味极苦，故曰大苦，非甘草也。

【集解】〔颂曰〕黄药原出岭南，今夔、陕州郡及明、越、秦、陇山中亦有之，以忠州、万州者为胜。藤生，高三四尺，根及茎似小桑，十月采根。秦州出者谓之红药子，施州谓之赤药，叶似荞麦，枝梗赤色，七月开白花，其根湿时红赤色，曝干即黄。本经有药实根，云生蜀郡山谷。苏恭云：即药子也，用其核仁。疑即黄药之实，但言叶似杏，其花红白色，子肉味酸，此为不同。〔时珍曰〕黄药子今处处人栽之。其茎高二三尺，柔而有节，似藤实非藤也。叶大如拳，长三寸许，亦不似桑。其根长者尺许，大者围二三寸，外褐内黄，亦有黄赤色者，肉色颇似羊蹄根。人皆捣其根入染蓝缸中，云易变色也。唐·苏恭言，药实根即药子，宋·苏颂遂以为黄药之实。然今黄药冬枯春生，开碎花无实。苏恭所谓药子，亦不专指黄药。则苏颂所以言，亦未可凭信也。

根

【气味】 苦，平，无毒。〔大明曰〕凉。治马心肺热疾。

【主治】 诸恶肿疮瘘喉痹，蛇犬咬毒。研水服之，亦含亦涂。开宝。凉血降火，消瘿解毒。时珍。

【发明】〔颂曰〕孙思邈千金月令方：疗忽生瘿疾一二年者。以万州黄药子半斤，须紧重者为上。如轻虚，即是他州者，力慢，须用加倍。取无灰酒一斗，投药入中，固济瓶口。以糠火烧一复时，待酒冷乃开。时时饮一杯，不令绝酒气。经三五日后，常把镜自照，觉消即停饮，不尔便令人项细也。刘禹锡传信方亦著其效，云得之邕州从事张岩。岩目击有效，复试其验如神。其方并同，惟小有异处，是烧酒候香出外，瓶头有津出即止，不待一宿，火不可过猛耳。

【附方】旧三，新三。**项下瘿气**黄药子一斤洗剉，酒一斗浸之。每日早晚常服一盏。忌一切毒物，及戒怒。仍以线逐日度之，乃知其效也。斗门方。**吐血不止**药子一两，水煎服。圣惠方。**咯血吐血**百一选方：用蒲黄、黄药子等分，为末，掌中舐之。王衮博济方用黄药子、汉防己各一两，为末。每服一钱，小麦汤食后调服，一日二服。**鼻衄不止**黄药子为末。每服二钱，煎淡胶汤下。良久，以新水调面一匙头服之。兵部手集方，只以新汲水磨汁一碗，顿服。简要济众方。**产后血运**恶物冲心，四肢冰冷，唇青腹胀，昏迷。红药子一两，头红花一钱，水二盏，妇人油钗二只，同煎一盏服。大小便俱利，血自下也。禹讲师经验方。**天泡水疮**黄药子末，搽之。集简方。

解毒子《唐本草》

【释名】**地不容**唐本**苦药子**图经。

【集解】〔恭曰〕地不容生川西山谷，采无时，乡人呼为解毒子也。〔颂曰〕出戎州。蔓生，叶青如杏叶而大，厚硬，凌冬不凋，无花实。根黄白色，外皮微粗褐，累累相连，如药实而圆大，采无时。又开州、兴元府出苦药子，大抵与黄药相类，春采根，曝干，亦入马药用。〔时珍曰〕四川志云：苦药子出忠州。性寒，解一切毒。川蜀诸处皆有。即解毒子也。或云印州苦药子即黄药子，方言称呼不同耳，理亦近之。

根

【气味】苦，大寒，无毒。

【主治】**解蛊毒，止烦热，辟瘴疠，利喉闭及痰毒**。唐本。**治五脏邪气，清肺压热**。苏颂。**消痰降火，利咽喉，退目赤**。时珍。

【附方】新二。**咽喉肿痛**水浆不下。苦药、山豆根、甘草、消石各一分，射干、柑皮、升麻各半两，为末，蜜丸，噙之。圣惠方。**眉棱骨痛**热毒攻眼，头痛眉痛，壮热不止。解毒子、木香、川大黄各三分，为末，浆水调膏摊贴，干即易之。普济方。

【附录】**奴会子**海药〔珣曰〕味辛，平，无毒。主小儿无辜冷疳，虚渴脱肛，骨立瘦损，脾胃不磨。刘五娘方，用为煎服。生西国诸戎，大小如苦药子。

药实根　〔本经曰〕味辛，温，无毒。主邪气诸痹疼酸，续绝伤，补骨髓。一名连木。〔别录曰〕生蜀郡山谷。采无时。〔恭曰〕此药子也，当今盛用，胡名那疏，出通州、渝州。其子味辛，平，无毒。主破血止痢消肿，除蛊疰蛇毒。树生，叶似杏，花红白色，子肉味酸，止用其仁，本经误载根字。〔时珍曰〕此药子虽似黄药、苦药子，而稍有不同。二药子不结子，此则树之子也。葛洪肘后方云：婆罗门名那疏树子，中国人名药子。去皮取中仁，细研服，治诸病也。

白药子《唐本草》

【集解】〔恭曰〕白药子出原州。三月生苗，叶似苦苣。四月抽赤茎，长似壶卢蔓。六月开白花。八月结子，亦名瓜蒌。九月叶落枝折，采根洗切，日干，根皮黄色，名白药子。〔颂曰〕今夔、施、合州、江西、岭南亦有之。江西出者，叶似乌柏，子如绿豆，至六月变成赤色，治马热方用之。

根

【气味】　**辛，温，无毒。**〔权曰〕苦、冷。

【主治】　**金疮生肌。**唐本。**消肿毒喉痹，消痰止嗽，治渴并吐血。**大明。**治喉中热塞不通，咽中常痛肿。**甄权。**解野葛、生金、巴豆、药毒。刀斧折伤，干末傅之。能止血、痛。**马志。**散血降火，消痰解毒。**时珍。

【附方】　旧四，新八。**天行热病**白药为末，浆水一盏，冷调二钱服，仰卧少顷，心闷或腹鸣疞痛，当吐利数行。如不止，吃冷粥一碗止之。圣济录。**心痛解热**白药根、野猪尾二味，洗去粗皮焙干等分，捣筛。酒服一钱甚效。黔人用之。苏颂图经。**风热上壅**咽喉不利。白药三两，黑牵牛半两，同炒香，去牵牛一半为末，防风末三两，和匀。每茶服一钱。圣惠方。**喉中热塞**肿痛，散血消痰。白药、朴消等分，为末。吹之，日四五次。直指方。**咽喉肿痛**白药末一两，龙脑一分，蜜和丸芡子大。每含咽一丸。圣惠方。**吐血不止**白药烧存性糯米饮服三钱。圣惠方。**衄血不止**红枣、白药各烧存性，等分为末，糯米饮服。或煎汤洗鼻，频频缩药令入。经验良方。**胎热不安**铁罩散：用白药子一两，白芷半两，为末。每服二钱，紫苏汤下。心烦热，入砂糖少许。圣惠方。**一切疮眼**赤烂生翳。白药子一两，甘草半两，为末。猪肝一具，批开掺末五钱，煮熟食之。直指方。**小儿疳**泻吐利。方同上。**诸骨哽咽**白药煎米醋细咽。在上即吐出，在下即下出。普济方。**痈肿不散**生白药根捣贴，干则易之。无生者，研末水和贴。图经。

【附录】　**陈家白药**拾遗　〔藏器曰〕味苦，寒，无毒。主解诸药毒，水研服之。入腹与毒相攻，必吐出。未尽更服。亦去心胸烦热，天行瘟瘴。出苍梧陈家，故有陈家之号。明山有之。蔓及根并似土瓜，叶如钱，根似防己，紧小者良，人亦采食之。与婆罗门白药及赤药，功用并相似。〔时珍曰〕按刘恂岭表录异云：陈家白药善解毒，诸药皆不及之，救人甚多。封州、康州有种之者。广府每岁充土贡。按此药当时充贡，今无复有。或有之，古今名谓不同耳。

甘家白药拾遗 〔藏器曰〕味苦，大寒，有小毒。解诸药毒，水研服，即吐出。未尽再吐。与陈家白药功相似。二物性冷，与霍乱下利人相反。出龚州以南，生阴处，叶似车前，根如半夏，其汁饮之如蜜，因人而名。岭南多毒物，亦多解毒物，岂天资之乎？

会州白药拾遗 〔藏器曰〕主金疮，生肤止血，碎末傅之。出会州，叶如白敛。

冲洞根拾遗 〔藏器曰〕味苦，平，无毒。主热毒，蛇犬虫痈疮等毒。出岭南恩州。取根阴干。功用同陈家白药，而苗蔓不相似。〔珣曰〕苗蔓如土瓜，根亦相似。味辛，温。主一切毒气及蛇伤，取根磨水服之，诸毒悉皆吐出也。

突厥白宋开宝 〔藏器曰〕味苦。主金疮，生血止血，补腰续筋。出突厥。色白如灰，乃云石灰诸药合成者。〔志曰〕今所用者，出潞州。其根黄白色，状似茯苓而虚软。苗高三四尺，春夏叶如薄荷，花似牵牛而紫，上有白棱。二月、八月采根，曝干。

威灵仙宋《开宝》

【释名】〔时珍曰〕威，言其性猛也。灵仙，言其功神也。

【集解】〔志曰〕出商州上洛山及华山并平泽，以不闻水声者良。生先于众草，方茎，数叶相对。冬月丙丁戊己日采根用。〔恭曰〕九月末至十二月，采根阴干。余月并不堪采。〔颂曰〕今陕西及河东、河北、汴东、江湖州郡皆有之。初生作蔓，茎如钗股，四棱。叶如柳叶，作层，每层六七叶，如车轮，有六层至七层者。七月内生花六出，浅紫或碧白色，作穗似莆台子，亦有似菊花头者。实青色。根稠密多须似谷，每年朽败。九月采根。〔时珍曰〕其根每年旁引，年深转茂。一根丛须数百条，长者二尺许。初时黄黑色，干则深黑，俗称铁脚威灵仙以此。别有数种，根须一样，但色或黄或白，皆不可用。

根

【气味】 苦，温，无毒。〔元素曰〕味甘纯阳，入太阳经。〔杲曰〕可升可降，阴中阳也。〔时珍曰〕味微辛、咸、不苦。忌茗、面汤。

【主治】 诸风，宣通五脏，去腹内冷滞，心膈痰水，久积癥瘕，痃癖气块，膀胱宿脓恶水，腰膝冷疼，疗折伤。久服无有温疾疟。开宝。推新旧积滞，消胸中痰唾，散皮肤大肠风邪。李杲。

【发明】 〔颂曰〕唐贞元中，嵩阳子周君巢作威灵仙传云：威灵仙去众风，通十二经脉，朝服暮效。疏宣五脏冷脓宿水变病，微利，不泻人。服此四肢轻健，手足微暖，并得清凉。先时，商州有人病手足不遂、不履地者数十年。良医殚技莫能疗。所亲置之道旁，以求救者。遇一新罗僧见之，告曰：此疾一药可活，但不知此土有否？因为之入山求索，果得，乃威灵仙也。使服之，数日能步履。其后山人邓思齐知之，遂传其事。此药治丈夫妇人中风不语，手足不遂，口眼㖞斜，言语蹇滞，筋骨节风，绕脐风，胎风头风，暗风心风，风狂大风，皮肤风痒，白癜风，热毒风疮，头旋目眩，手足顽痹，腰膝疼痛，久立不得，曾经损坠，臀腰痛，肾脏风壅，伤寒瘴气，憎寒壮热，头痛流涕，黄疸黑疸，头面浮肿，腹内宿滞，心头痰水，膀胱宿脓，口中涎水，冷热气壅，肚腹胀满，好吃茶滓，心痛，注气膈气，冷气攻冲，脾肺诸气，痰热咳嗽气急，坐卧不安，气冲眼赤，攻耳成脓，阴汗盗汗，大小肠秘，服此立通，气痢痔疾，瘰疬疥癣，妇人月水不来，动经多日，气血冲心，产后秘塞，孩子无辜，并皆治之。其法：采得根阴干，月余捣末。温酒调一钱匕，空腹服之。如人本性杀药，可加及六钱。利过两行则减之，病除乃停服。其性甚善，不触诸药，但恶茶及面汤，以甘草、栀子代饮可也。又以一味洗，焙为末，以好酒和令微湿，入在竹筒内紧塞，九蒸九曝。如干，添酒洒之。以白蜜和丸梧子大。每服二十至三十丸，温酒下。崔元亮海上集验方著其详如此。〔恭曰〕腰肾脚膝积聚，肠内诸冷病，积年不瘥者，服之无不立效。〔宗奭曰〕其性快，多服疏人五脏真气。〔震亨曰〕威灵仙属木，治痛风之要药也，在上下者皆宜，服之尤效。其性好走，亦可横行，故崔元亮言其去众风，通十二经脉，朝服暮效。凡采得闻流水声者，知其性好走也，须不闻水声者乃佳。〔时珍曰〕威灵仙气温，味微辛咸。辛泄气，咸泄水。故风湿痰饮之病，气壮者服之有捷效。其性大抵疏利，久服恐损真气，气弱者亦不可服之。

【附方】 旧四，新一十六。**脚气入腹**胀闷喘急。用威灵仙末，每服二钱，酒下。痛减一分，则药亦减一分。简便方。**腰脚诸痛**千金方用威灵仙末，空心温酒服一钱。逐日以微利为度。经验方用威灵仙一斤，洗干，好酒浸七日，为末，面糊丸梧子大。以浸药酒，每服二十丸。**肾脏风壅**腰膝沉重。威灵仙末，蜜丸梧子大。温酒服八十丸。平明微利恶物，如青脓胶，即是风毒积滞。如未利，再服一百丸。取下后，食粥补之。一月仍常服温补药。孙兆方名放杖丸。集验。**筋骨毒痛**因患杨梅疮，服轻粉毒药，年久不愈者。威灵仙三斤，水酒十瓶，封煮一炷香，出火毒。逐日饮之，以愈为度。集简方。**破伤风病**威灵仙半两，独头蒜一个，香油一钱，同捣烂，热酒冲服。汗出即愈。卫生易简方。**手足麻痹**时发疼痛，或打扑伤损，痛不可忍，或瘫痪等证。威灵仙炒五两，生川乌头、五灵脂各四两，为末，醋糊丸梧子大。每服七丸，用盐汤下。忌茶。普济方。**男妇气痛**不拘久近。威灵仙五两，生韭根二钱半，乌药五分，好酒一盏，鸡子一个，灰火煨一宿，五更视鸡子壳软为度。去渣温服，以干物压之，侧睡向块边。渣再煎，次日服。觉块刺痛，是其验也。摘玄方。**噎塞膈气**威灵仙一把，醋、蜜各半碗，煎五分，服之。吐出宿痰，愈。唐瑶经验方。**停痰宿饮**喘咳呕逆，全不入食。威灵仙焙，半夏姜汁浸焙，为末，用皂角水熬膏，丸绿豆大。每服七丸至十丸，姜汤下，一日三服，一月为验。忌茶、面。**腹中痞积**威灵仙、楮桃儿各一两，为末。每温酒服三钱。名化铁丸。普济。**大肠冷积**威灵仙末，蜜丸梧子大。一更时，生姜汤下十丸至二十丸。经验良方。**肠风泻血**久者。威灵仙、鸡冠花各二两，米醋二升，煮干，炒为末，以鸡子白和作小饼，炙干再研。每服二钱，陈米饮下，日二服。圣济。**痔疮肿痛**威灵仙三两，水一斗，煎汤，先熏后洗，冷再温之。外科精义。**诸骨哽咽**威灵仙一两二钱，砂仁一两，沙糖一盏，水二钟，煎一钟。温服。乾坤生意用威灵仙米醋浸二日，晒研末，醋糊丸梧子大。每服二三丸，半茶半汤下。如欲吐，以铜青末半匙，入油一二点，茶服，探吐。圣济录：治鸡鹅骨哽。赤茎威灵仙五钱，井华水煎服，即软如绵吞下也，甚效。**飞丝缠阴**肿痛欲断。以威灵仙捣汁，浸洗。一人病此得效。李楼怪证方。**痘疮黑陷**铁脚威灵仙炒研一钱，脑子一分，温水调服，取下疮痂为效。意同百祥丸。儒门事亲。

茜草 《本经》上品

校正：并入有名未用别录苗根。

【释名】**蒨**音茜 **茅蒐**音搜 **茹藘**音如间 **地血**别录 **染绯草**蜀本 **血见愁** **土宿** **风车草**土宿 **过山龙**补遗 **牛蔓**。〔时珍曰〕按陆佃云：许氏说文言：蒐乃人血所化，则草鬼为蒐，以此也。陶隐居本草言东方有而少，不如西方多，则西草为茜，又以此也。陆玑云：齐人谓之茜，徐人谓之牛蔓。又草之盛者为蒨，牵引为茹，连覆为藘，则蒨、藘之名，又取此义也。人血所化之说，恐亦俗传耳。土宿真君本草云：四补草，其根茜草也。一名西天王草，一名四岳近阳草，一名铁塔草、风车儿草。〔藏器曰〕有名未用,苗根,即茜根也。茜、苗二字相似,传写之误尔。宜并之。

【集解】〔别录曰〕茜根生乔山山谷。二月、三月采根曝干。又曰:苗根生山阴谷中,蔓草木上,茎有刺,实如椒。〔弘景曰〕此即今染绛茜草也。东间诸处乃有而少,不如西多。诗云茹藘在阪者是也。〔保升曰〕染绯草,叶似枣叶,头尖下阔,茎叶俱涩,四五叶对生节间,蔓延草木上。根紫赤色,所在皆有,八月采。〔颂曰〕今圃人亦作畦种莳。故史记云,千亩卮、茜,其人与千户侯等,言其利厚也。〔时珍曰〕茜草十二月生苗,蔓延数尺。方茎中空有筋,外有细刺,数寸一节。每节五叶,叶如乌药叶而糙涩,面青背绿。七八月开花,结实如小椒大,中有细子。

根

【修治】〔𢾅曰〕凡使,用铜刀于槐砧上剉,日干,勿犯铅铁器。勿用赤柳草根,真相似,只是味酸涩。误服令人患内障眼,速服甘草水止之,即毒气散。

【气味】**苦,寒,无毒。**〔权曰〕甘。〔大明曰〕酸。入药炒用。〔震亨曰〕热。〔元素曰〕微酸、咸,温。阴中之阴。〔别录曰〕苗根:咸,平,无毒。〔之才曰〕畏鼠姑,汁,制雄黄。

【主治】 **寒湿风痹,黄疸,补中。**本经。**止血,内崩下血,膀胱不足,踒跌蛊毒。久服益精气,轻身。可以染绛。又苗根:主痹及热中伤跌折。**别录。**治六极伤心肺,吐血泻血。**甄权。**止鼻洪尿血,产后血运,月经不止,带下,扑损淤血,泄精,痔瘘疮疖排脓。酒煎服。**大明。**通经脉,治骨节风痛,活血行血。**时珍。

【发明】〔藏器曰〕茜草主蛊毒,煮汁服。周礼:庶氏掌除蛊毒,以嘉草攻之。嘉草者,蘘荷与茜也。主蛊为最。〔震亨曰〕俗人治痛风,用草药取速效。如石丝为君,过山龙等佐之。皆性热而燥,不能养阴,却能燥湿病之浅者。湿痰得燥而开,淤血得热而行,故亦暂效。若病深而血少者,则愈劫愈虚而病愈深矣。〔时珍曰〕茜根赤色而气温,味微酸而带咸。色赤入营,气温行滞,味酸入肝而咸走血,手足厥阴血分之药也,专于行血活血。俗方用治女子经水不通,以一两煎酒服之,一日即通,甚效。名医别录言其久服益精气轻身,日华子言其泄精,殊不相合,恐未可凭。

【附方】旧三,新八。**吐血不定**茜根一两,捣末。每服二钱,水煎冷服。亦可水和二钱服。周应简要济众方。**吐血燥渴**及解毒。用茜根、雄黑豆去皮、甘草炙等分,为末,井水丸弹子大。每温水化服一丸。圣济录。**鼻血不止**茜根、艾叶各一两，乌梅肉二钱半，为末，炼蜜丸梧子大。每乌梅汤下五十丸。本事方。**五旬行经**妇人五十后，经水不止者，作败血论。用茜根一名过山姜一两，阿胶、侧柏叶、炙黄芩各五钱，生地黄一两，小儿胎发一枚烧灰，分作六贴。每贴水一盏半，煎七分，入发灰服之。唐瑶经验方。**女子经闭**方见前发明。**心痹心烦**内热。茜根煮汁服。伤寒类要。**解中蛊毒**吐下血如猪肝。茜草根、蘘荷叶各三分，水四升，煮二升，服即愈。自当呼蛊主姓名也。陈延之小品方。**黑髭乌发**茜草一斤，生地黄三斤，取汁。以水五大碗，煎茜绞汁，将滓再煎三度。以汁同地黄汁，微火煎如膏，以瓶盛之。每日空心温酒服半匙，一月髭发如漆也。忌萝卜、五辛。圣济录。**蝼蛄漏疮**茜根烧灰、千年石灰等分，为末。油调傅之。儒门事亲方。**脱肛不收**茜根、石榴皮各一握，酒一盏，煎七分，温服。圣惠方。**预解疮疹**时行疮疹正发，服此则可无患。茜根煎汁，入少酒饮之。奇效良方。

【附录】**血藤**宋图经〔颂曰〕生信州。叶如蔢荀叶，根如大拇指，其色黄。彼人五月采用，攻血治气块。〔时珍曰〕按虞抟云，血藤即过山龙，理亦相近，未知的否。姑附之。

剪草《日华》

【集解】〔藏器曰〕剪草生山泽间，叶如茗而细，江东用之。〔颂曰〕生润州。二月、三月采，曝干用。〔时珍曰〕按许叔微本事方言：剪草状如茜草，又如细辛。婺、台二州皆有之，惟婺州者可用。其说殊详，今遍询访无识者。或云即茜草也，未有的据。

根

【气味】**苦，凉，无毒。**〔颂曰〕平。

【主治】**诸恶疮疥癣风瘙，瘘蚀有虫，浸酒服。**大明。**主一切失血。**时珍。

【发明】〔元素曰〕上部血，须用剪草、牡丹皮、天门冬、麦门冬。〔时珍曰〕许学士本事方云：剪草治劳瘵吐血损肺及血妄行，名曰神傅膏。其法：每用一斤净洗，晒为末，入生蜜二斤，和为膏，以器盛之，不得犯铁器，一日一蒸，九蒸九曝乃止。病人五更起，面东坐，不得语言，以匙抄药四匙食之。良久以稀粟米饮压之。药只冷服，米饮亦勿大热，或吐或下不妨。如久病肺损咯血，只一服愈。寻常嗽血妄行，每服一匙可也。有一贵妇病瘵，得此方，九日药成。前一夕，病者梦人戒令翌日勿乱服药。次日将服药，屋上土坠器中，不可用。再合成，将服，为猫覆器，又不得食。再合未就，而夫人卒矣。此药之异有如此。若小小血妄行,只一啜而愈也。此药绝妙若此,而世失传,惜哉。

【附方】 新二。**风虫牙痛**剪草、细辛、藁本等分,煎水热漱,少顷自止。中藏经。**风疮瘙痒滑肌散**:治风邪客于肌中,浑身瘙痒,致生疮疥,及脾肺风毒攻冲,生疮干湿,日久不瘥。用剪草七两不见火,轻粉一钱,为末,掺之。干者麻油调掺。和剂局方。

防己《本经》中品

【释名】 **解离**本经**石解**。〔时珍曰〕按东垣李杲云:防己如险健之人,幸灾乐祸,能首为乱阶,若善用之,亦可御敌。其名或取此义。解离,因其纹解也。

【集解】 〔别录曰〕防己生汉中川谷。二月、八月采根,阴干。〔当之曰〕其茎如葛蔓延。其根外白内黄,如桔梗,内有黑纹如车辐解者,良。〔弘景曰〕今出宜都、建平。大而青白色、虚软者好,黑点木强者不佳。服食亦须之。〔颂曰〕今黔中亦有之。但汉中出者,破之文作车辐解,黄实而香,茎梗甚嫩,苗叶小类牵牛。折其茎,一头吹之,气从中贯,如木通然。他处者青白虚软,又有腥气,皮皱,上有丁足子,名木防己。苏恭言木防己不任用。而古方张仲景治伤寒有增减木防己汤,及防己地黄汤、五物防己汤、黄芪六物等汤。孙思邈治遗尿小便涩,亦有三物木防己汤。〔藏器曰〕如陶所说,汉、木二防己,即是根苗为名。

【修治】 〔敩曰〕凡使勿用木条,色黄、腥、皮皱、上有丁足子,不堪用。惟要心有花文黄色者,细到,以车前草根相对蒸半日,晒干取用。〔时珍曰〕今人多去皮到,酒洗晒干用。

【气味】 **辛,平,无毒**。〔别录曰〕苦,温。〔普曰〕神农:辛。黄帝、岐伯、桐君:苦,无毒。李当之:大寒。〔权曰〕苦,有小毒。〔元素曰〕大苦、辛,寒。阴也,泄也。〔之才曰〕殷蘖为之使。杀雄黄毒。恶细辛。畏萆薢、女菀、卤碱。伏消石。

【主治】 **风寒温疟,热气诸痫,除邪,利大小便**。本经。**疗水肿风肿,去膀胱热,伤寒热邪气,中风手脚挛急,通腠理,利九窍,止泄,散痈肿恶结,诸病疥癣虫疮**。别录。**治湿风,口面㖞斜,手足拘痛,散留痰,肺气喘嗽**。甄权。**治中下湿热肿,泄脚气,行十二经**。元素。**木防己:主治男子肢节中风,毒风不语,散结气拥肿,温疟风水肿,去膀胱热**。甄权。

【发明】 〔弘景曰〕防己是疗风水要药。〔藏器曰〕治风用木防己,治水用汉防己。〔元素曰〕去下焦湿肿及痛,并泄膀胱火邪,必用汉防己、草龙胆为君,黄檗、知母、甘草佐之。防己乃太阳本经药也。〔杲曰〕本草·十剂云:通可去滞,通草、防己之属是也。夫防己大苦寒，能泻血中湿热，通其滞塞，亦能泻大便，补阴泻阳，助秋冬、泻春夏之药也。比之于人，则险而健者。幸灾乐祸，能首为乱阶。然善用之，亦可敌凶突险。此瞑眩之药也，故圣人存而不废。大抵闻其臭则可恶，下咽则令人身心烦乱，饮食减少。至于十二经有湿热壅塞不通，及下注脚气，除膀胱积热而庇其基本，非此药不可，真行经之仙药，无可代之者。若夫饮食劳倦，阴虚生内热，元气谷食已亏，以防己泄大便，则重亡其血，此不可用一也。如人大渴引饮，是热在上焦肺经气分，宜渗泄，而防己乃下焦血分药，此不可用二也。外伤风寒，邪传肺经，气分湿热，而小便黄赤，乃至不通，此上焦气病，禁用血药，此不可用三也。大抵上焦湿热者皆不可用。下焦湿热流入十二经，致二阴不通者，然后审而用之。

【附方】 旧三，新九。**皮水胕肿**按之没指，不恶风，水气在皮肤中，四肢聂聂动者，防己茯苓汤主之。防己、黄芪、桂枝各三两，茯苓六两，甘草二两，每服一两，水一升，煎半升服，日二服。张仲景方。**风水恶风**汗出身重，脉浮，防己黄芪汤主之。防己一两，黄芪二两二钱半，白术七钱半，炙甘草半两，剉散。每服五钱，生姜四片，枣一枚，水一盏半，煎八分，温服。良久再服。腹痛加芍药。仲景方。**风湿相搏**关节沉痛，微肿恶风。方同上。**小便淋涩**三物木防己汤：用木防己、防风、葵子各二两，㕮咀，水五升，煮二升半，分三服。千金方。**膈间支饮**其人喘满，心下痞坚，面黧黑，其脉沉紧，得之数十日，医吐下之不愈，木防己汤主之。虚者即愈，实者三日，复与之不愈，去石膏，加茯苓、芒消主之。用木防己三两，人参四两，桂枝二两，石膏鸡子大十二枚，水六升，煮一升，分服。张仲景方。**伤寒喘急**防己、人参等分，为末。桑白汤服二钱，不拘老小。**肺痿喘嗽**汉防己末二钱，浆水一盏，煎七分，细呷。儒门事亲。**肺痿咯血**多痰者。汉防己、葶苈等分，为末。糯米饮每服一钱。古今录验。**鼻衄不止**生防己末，新汲水服二钱，仍以少许嗜之。圣惠方。**霍乱吐利**防己、白芷等分，为末。新汲水服二钱。圣惠方。**目睛暴痛**防己酒浸三次，为末。每一服二钱，温酒下。摘玄方。**解雄黄毒**防己煎汁服之。

实

【主治】 脱肛。焙研。煎饮代茶。肘后。

通草《本经》中品

【释名】 木通士良附支本经丁翁吴普万年藤甄权子名燕覆。〔时珍曰〕有细细孔，两头皆通。故名通草，即今所谓木通也。今之通草，乃古之通脱木也。宋本草混注为一，名实相乱，今分出之。

【集解】〔别录曰〕通草生石城山谷及山阳。正月、二月采枝，阴干。〔弘景曰〕今出近道。绕树藤生，汁白。茎有细孔，两头皆通。含一头吹之，则气出彼头者良。或云即蔥藤茎也。〔恭曰〕此物大者径三寸，每节有二三枝，枝头有五叶。子长三四寸，核黑瓤白，食之甘美，南人谓为燕覆子。或名乌覆子。遇七八月采之。〔藏器曰〕江东人呼为畜蔥子，江西人呼为拿子，如算袋。瓤黄子黑，食之去皮。苏云色白者，乃猴蔥也。〔颂曰〕今泽、潞、汉中、江淮、湖南州郡亦有之。藤生，蔓大如指，其茎干大者径三寸。一枝五叶，颇类石韦，又似芍药。三叶相对。夏秋开紫花，亦有白花者。结实如小木瓜，食之甘美，即陈士良本草所谓桴棪子也。其枝今人谓之木通，而俗间所谓通草，乃通脱木也。古方所用通草，皆今之木通，其通脱木稀有用者。或以木通为葡萄苗者，非矣。按张氏燕吴行纪载：扬州甘泉东院两廊前有通草，其形如椿，少叶，子垂梢际，如苦楝。与今所说不同，或别一物也。〔时珍曰〕今之木通，有紫、白二色：紫者皮厚味辛，白者皮薄味淡。本经言味辛，别录言味甘，是二者皆能通利也。

【气味】 辛，平，无毒。〔别录曰〕甘。〔权曰〕微寒。〔普曰〕神农、黄帝：辛。雷公：苦。〔杲曰〕味甘而淡，气平味薄。降也，阳中阴也。

【主治】 除脾胃寒热，通利九窍血脉关节，令人不忘。去恶虫。本经。疗脾疸，常欲眠，心烦哕，出音声，治耳聋，散痈肿诸结不消，及金疮恶疮，鼠瘘踒折。鼻鼽息肉，堕胎，去三虫。别录。治五淋，利小便，开关格，治人多睡，主水肿浮大。甄权。利诸经脉寒热不通之气。诜。理风热，小便数急疼，小腹虚满，宜煎汤并葱食之有效。士良。安心除烦，止渴退热，明耳目，治鼻塞，通小肠，下水，破积聚血块，排脓，治疮疖，止痛，催生下胞，女人血闭，月候不匀，天行时疾，头痛目眩，羸劣乳结，及下乳。大明。利大小便，令人心宽，下气。藏器。主诸瘘疮，喉痹咽痛，浓煎含咽。珣。通经利窍，导小肠火。杲。

【发明】〔杲曰〕本草十剂，通可去滞，通草、防己之属是也。夫防己大苦寒，能泻血中湿热之滞，又通大便。通草甘淡，能助西方秋气下降，利小便，专泻气滞也。肺受热邪，津液气化之原绝，则寒水断流；膀胱受湿热，癃闭约缩，小便不通，宜此治之。其藏胸中烦热，口燥舌干，咽干，大渴引饮，小便淋沥，或闭塞不通，胫酸脚热，并宜通草主之。凡气味与之同者，茯苓、泽泻、灯草、猪苓、琥珀、瞿麦、车前子之类，皆可以渗湿利小便，泄其滞气也。又曰：木通下行，泄小肠火，利小便，与琥珀同功，无他药可比。〔时珍曰〕木通手厥阴心包络、手足太

通草

阳小肠、膀胱之药也。故上能通心清肺，治头痛，利九窍；下能泄湿热，利小便，通大肠，治遍身拘痛。本经及别录皆不言及利小便治淋之功，甄权、日华子辈始发扬之。盖其能泄丙丁之火，则肺不受邪，能通水道。水源既清，则津液自化，而诸经之湿与热，皆由小便泄去。故古方导赤散用之，亦泻南补北、扶西抑东之意。杨仁斋直指方言：人遍身胸腹隐热，疼痛拘急，足冷，皆是伏热伤血。血属于心，宜木通以通心窍，则经络流行也。

【附方】 旧二，新一。**心热尿赤**面赤唇干，咬牙口渴。导赤散：用木通、生地黄、炙甘草等分，入竹叶七片，水煎服。钱氏方。**妇人血气**木通浓煎三五盏，饮之即通。孟诜本草。**金疮踒折**通草煮汁酿酒，日饮。**鼠瘘不消**方同上。

根

【主治】 **项下瘿瘤**。甄权。

子

【气味】 **甘，寒，无毒**。〔诜曰〕平。南人多食之，北人不知其功。

【主治】 **厚肠胃，令人能食，下三焦恶气，续五脏断绝气，使语声足气，通十二经脉。和核食之**。孟诜。**除三焦客热，胃口热闭，胃不下食**。士良。**止渴，利小便**。时珍。

通脱木《法象》

【释名】 **通草**纲目**活莌**音夺**离南**〔颂曰〕尔雅：离南，活莌，即通脱也。山海经名寇脱。又名倚商。〔杲曰〕阴窍涩而不利，水肿闭而不行，用之立通，因有通草之名。与木通同功。〔嘉谟曰〕白瓤中藏，脱木得之，故名通脱。

【集解】 〔藏器曰〕通脱木生山侧。叶似蓖麻。其茎空心，中有白瓤，轻白可爱，女人取以饰物，俗名通草。〔颂曰〕郭璞言：生江南，高丈许，大叶似荷而肥，茎中瓤正白。今园圃亦有种莳者，或作蜜煎充果，食之甘美。〔时珍曰〕蔓生山中，茎大者围数寸。

【气味】 **甘、淡，寒，无毒**。〔杲曰〕甘，平。降也，阳中阴也。

【主治】 **利阴窍，治五淋，除水肿癃闭，泻肺**。李杲。**解诸毒虫痛**。苏颂。**明目退热，下乳催生**。汪机。

【发明】 〔杲曰〕通草泻肺利小便，甘平以缓阴血也。与灯草同功。宜生用之。〔时珍曰〕通草色白而气寒，味淡而体轻，故入太阴肺经，引热下降而利小便；入阳明胃经，通气上达而下乳汁。其气寒，降也；其味淡，升也。

【附方】 新一。**洗头风痛**新通草瓦上烧存性，研末二钱，热酒下。牙关紧者，斡口灌之。王璆百一选方。

花上粉

【主治】 **诸虫瘘恶疮痔疾，纳之。**藏器。**疗瘰疬，及胸中伏气攻胃咽。**苏颂。

【附录】 **天寿根**图经 〔颂曰〕出台州，每岁土贡。其性凉，治胸膈烦热，土人常用有效。

钩藤《别录》下品

校正：自木部移入此。

【释名】 〔弘景曰〕出建平。亦作吊藤。疗小儿，不入余方。〔时珍曰〕其刺曲如钓钩，故名。或作吊，从简耳。

【集解】 〔恭曰〕钩藤出梁州。叶细长，其茎间有刺，若钓钩。〔颂曰〕今秦中兴元府有之。三月采。〔宗奭曰〕湖南、湖北、江南、江西山中皆有之。藤长八九尺或一二丈，大如拇指，其中空。小人用致酒瓮中，盗取酒，以气吸之，涓涓不断。〔时珍曰〕状如葡萄藤而有钩，紫色。古方多用皮，后世多用钩，取其力锐尔。

【气味】 **甘，微寒，无毒。**〔保升曰〕苦。〔权曰〕甘，平。〔时珍曰〕初微甘，后微苦，平。

【主治】 **小儿寒热，十二惊痫。**别录。**小儿惊啼，瘈疭热拥，客忤胎风。**权。**大人头旋目眩，平肝风，除心热，小儿内钓腹痛，发斑疹。**时珍。

【发明】 〔时珍曰〕钩藤，手足厥阴药也。足厥阴主风，手厥阴主火。惊痫眩运，皆肝风相火之病，钩藤通心包于肝木，风静火息，则诸证自除。或云：入数寸于小麦中蒸熟，喂马易肥。

【附方】 新三。**小儿惊热**钩藤一两，消石半两，甘草炙一分，为散。每服半钱，温水服，日三服。名延龄散。圣济录。**卒得痫疾**钩藤、甘草炙各二钱。水五合，煎二合。每服枣许，日五、夜三度。圣惠方。**斑疹不快**钩藤钩子、紫草茸等分，为末。每服一字或半钱，温酒服。钱氏方。

【附录】 **倒挂藤**拾遗 〔藏器曰〕味苦，无毒。主一切老血，及产后诸疾，结痛，血上欲死，煮汁服之。生深山，有逆刺如悬钩，倒挂于树，叶尖而长。

黄藤《纲目》

【集解】〔时珍曰〕黄藤生岭南，状若防己。俚人常服此藤，纵饮食有毒，亦自然不发，席辩刺史云：甚有效。

【气味】 甘、苦，平，无毒。

【主治】 饮食中毒，利小便，煮汁频服即解。时珍。

白兔藿《本经》上品

【释名】 白葛普。

【集解】〔别录曰〕生交州山谷。〔弘景曰〕此药解毒，莫之与敌，而人不复用，不闻识者。〔恭曰〕荆襄山谷大有之。蔓生，山南人谓之白葛。苗似萝摩，叶圆厚，茎有白毛，与众草异，用藿疗毒有效。而交广又有白花藤，亦解毒，用根不用苗。〔保升曰〕蔓生，叶圆若莼。今襄州北、汝州南冈上有。五月、六月采苗，日干。

【气味】 苦，平，无毒。

【主治】 蛇虺蜂虿猘狗菜肉蛊毒，鬼疰风疰，诸大毒不可入口者，皆消除之。又去血，可末着痛上，立清。毒入腹者，煮汁饮即解。本经。风邪热极，煮汁饮。捣末。傅诸毒妙。李珣。

白花藤《唐本草》

【集解】〔恭曰〕生岭南、交州、广州平泽。苗似野葛。叶似女贞，茎叶俱无毛而白花。其根似葛而骨柔，皮厚肉白，大疗毒，用根不用苗。〔保升曰〕蔓生白花，叶有细毛，根似牡丹，骨柔皮白而厚，凌冬不凋。〔敩曰〕凡使勿用菜花藤，真相似，只是味酸涩。白花藤味甘，采得去根细剉，阴干用。

【气味】 苦，寒，无毒。

【主治】 解诸药、菜、肉中毒。渍酒，主虚劳风热。唐本。

【发明】〔时珍曰〕苏言用根，雷言用苗，都可用尔。按葛洪肘后方云：席辩刺史在岭南日久，言俚人皆因饮食入毒，多不即觉，渐不能食，或心中渐胀，先寒似瘴。急含白银，一宿变色者即是也。银青是蓝药，银黄赤是菌药。菌音混，草名也。但取白花藤四两，出寓州者为上，不得取近野葛生者，洗切，同干蓝实四两,水七升,煮取半,空腹顿服。少闷勿怪,其毒即解。

白英《本经》上品

校正:并入别录鬼目。

【释名】 **穀菜**别录**白草**同上**白幕**拾遗**排风**同上**子名鬼目**。〔时珍曰〕白英谓其花色,穀菜象其叶文,排风言其功用,鬼目象其子形。别录有名未用,复出鬼目,虽苗子不同,实一物也。故并之。

【集解】〔别录曰〕白英生益州山谷。春采叶,夏采茎,秋采花,冬采根。〔又曰〕鬼目一名来甘。实赤如五味,十月采。〔弘景曰〕鬼目俗人呼为白草子,是矣。又曰白英方药不复用。此有斛菜,生水中,可蒸食,非是此类。有白草,作羹饮,甚疗劳,而不用根花。益州乃有苦菜,土人专食之,充健无病,疑或是此。〔恭曰〕白英,鬼目草也。蔓生,叶似王瓜,小长而五桠,实圆,若龙葵子,生青,熟紫黑。东人谓之白草。陶云白草,似识之,而不力辨。〔藏器曰〕白英,鬼目菜也。蔓生,三月延长。尔雅名苻。郭璞云:似葛,叶有毛,子赤色如耳珰珠。若云子黑,误矣。江东夏月取其茎叶,煮粥食,极解热毒。〔时珍曰〕此俗名排风子是也。正月生苗,白色,可食。秋开小白花。子如龙葵子,熟时紫赤色。吴志云:孙皓时有鬼目菜,缘枣树,长丈余,叶广四寸,厚三分,人皆异之。即此物也。又羊蹄草一名鬼目。岭南有木果亦名鬼目,叶似楮,子大如鸭子,七八月熟,黄色,味酸可食。皆与此同名异物也。

根苗
【气味】 甘,寒,无毒。

【主治】 **寒热八疸,消渴,补中益气。久服轻身延年。**本经。**叶:作羹饮,甚疗劳。**弘景。**烦热,风疹丹毒,瘅疟寒热,小儿结热,煮汁饮之。**藏器。

鬼目子也。
【气味】 酸,平,无毒。

【主治】 **明目。**别录。

【附方】 新一。**目赤头旋**眼花面肿,风热上攻。用排风子焙、甘草炙、菊花焙各一两,为末。每服二钱,卧时温水下。圣济录。

萝摩《唐本草》

校正:并入拾遗斫合子。

【释名】　藋音贯芄兰诗疏白环藤拾遗实名雀瓢陆玑斫合子拾遗羊婆奶纲目婆婆针线包。〔藏器曰〕汉高帝用子傅军士金疮，故名斫合子。〔时珍曰〕白环，即芄字之讹也。其实嫩时有浆，裂时如瓢。故有雀瓢、羊婆奶之称。其中一子有一条白绒，长二寸许，故俗呼婆婆针线包，又名婆婆针袋儿也。

【集解】〔弘景曰〕萝摩作藤生，摘之有白乳汁，人家多种之，叶厚而大。可生啖，亦蒸煮食之。谚云：去家千里，勿食萝摩、枸杞。言其补益精气，强盛阴道，与枸杞叶同也。〔恭曰〕按陆玑诗疏云：萝摩一名芄兰，幽州谓之雀瓢。然雀瓢是女青别名也。萝摩叶似女青，故亦名雀瓢。女青叶似萝摩，两叶相对。子似瓢形，大如枣许，故名雀瓢。根似白微，茎叶并臭。生平泽。别录云：叶嫩时似萝摩，圆端，大茎，实黑。〔藏器曰〕萝摩东人呼为白环，藤生篱落间，折之有白汁，一名雀瓢。其女青终非白环，二物相似，不能分别。〔又曰〕斫合子作藤生，蔓延篱落间。至秋霜合，子如柳絮。一名鸡肠，一名薰桑。〔时珍曰〕斫合子即萝摩子也。三月生苗，蔓延篱垣，极易繁衍。其根白软。其叶长而后大前尖。根与茎叶，断之皆有白乳如构汁。六七月开小长花，如铃状，紫白色。结实长二三寸，大如马兜铃，一头尖。其壳青软，中有白绒及浆。霜后枯裂则子飞，其子轻薄，亦如兜铃子。商人取其绒作坐褥代绵，云甚轻暖。诗云：芄兰之支，童子佩觿。芄兰之叶，童子佩韘。觿音畦，解结角锥也。此物实尖，垂于支间似之。韘音涉，张弓指彄也。此叶后弯似之。故以比兴也。一种茎叶及花皆似萝摩，但气臭根紫，结子圆大如豆，生青熟赤为异，此则苏恭所谓女青似萝摩，陈藏器所谓二物相似者也。苏恭言其根似白微，子似瓢形，则误矣。当从陈说。此乃藤生女青，与蛇衔根之女青，名同物异，宜互考之。

子叶同

【气味】　甘、辛，温，无毒。〔时珍曰〕甘、微辛。

【主治】　虚劳，补益精气，强阴道。叶煮食，功同子。唐本。捣子，傅金疮，生肤止血。捣叶，傅肿毒。藏器。取汁，傅丹毒赤肿，及蛇虫毒，即消。蜘蛛伤，频治不愈者，捣封二三度，能烂丝毒，即化作脓也。时珍。

【附方】　新二。补益虚损极益房劳。用萝摩四两。枸杞根皮、五味子、柏子仁、酸枣仁、干地黄各三两，为末。每服方寸匕，酒下，日三服。千金方。损伤血出痛不可忍。用篱上婆婆针袋儿，擂水服，渣罨疮口，立效。袖珍。

赤地利《唐本草》

校正：并入拾遗五毒草。

【释名】 **赤薛荔**纲目**五毒草**拾遗**五戴**拾遗**蛇罔**拾遗**山荞麦**图经。〔时珍曰〕并未详。

【集解】〔恭曰〕所在山谷有之。蔓生,叶似萝摩。根皮赤黑,肉黄赤。二月、八月采根,日干。〔颂曰〕所在皆有,今惟华山上有之。春夏生苗,作蔓绕草木上,茎赤。叶青,似荞麦叶。七月开白花,亦如荞麦。结子青色。根若菝葜,皮紫赤,肉黄赤,八月采根,晒干收。〔藏器曰〕五毒草生江东平地。花叶并如荞麦。根紧硬似狗脊。亦名蛇罔,名同物异。〔时珍曰〕五毒草即赤地利,今并为一。

根

【修治】〔敩曰〕凡采得细剉,用蓝叶并根,同入生绢袋盛之,蒸一伏时,去蓝晒用。

【气味】 **苦,平,无毒。**〔藏器曰〕酸,平。伏丹砂。

【主治】 **赤白冷热诸痢,断血破血,带下赤白,生肌肉。**唐本。**主痈疽恶疮毒肿,赤白游疹,虫蚕蛇犬咬,并醋摩傅之。亦捣茎叶傅之。恐毒入腹,煮汁饮。**藏器。

【发明】〔时珍曰〕唐·张文仲备急方,治青赤黄白等痢,鹿茸丸方中用之。则其功长于凉血解毒,可知矣。

【附方】 旧二。**小儿热疮**身面皆有,如火烧者。赤地利末,粉之。**火疮灭瘢**赤地利末,油调涂。圣惠。

紫葛《唐本草》

【集解】〔恭曰〕生山谷中。苗似葡萄,长丈许。根紫色,大者径二三寸。〔保升曰〕所在皆有,今出雍州。叶似蘡薁,其根皮肉俱紫色。三、八月采根皮,日干。〔大明曰〕紫葛有二种,此是藤生者。〔颂曰〕今惟江宁府及台州有之。春生冬枯,似葡萄而紫色。

根皮

【气味】 **甘、苦、寒,无毒。**〔大明曰〕苦、滑,冷。烧灰,制消石。

【主治】 **痈肿恶疮,捣末醋和封之。**恭。**主瘫缓挛急,并热毒风,通小肠。**大明。**生肌散血。**时珍。

【附方】 旧二。**产后烦渴**血气上冲也。紫葛三两,水二升,煎一升,去滓呷之。**金疮伤损**生肌破血。用紫葛二两,顺流水三盏,煎一盏半,分三服。酒煎亦

紫
葛

963

妙。并经效方。

乌蔹莓《唐本草》

【释名】 **五叶莓**弘景**茋草**同拔尔雅**茋葛**同**赤葛**纲目**五爪龙**同**赤泼藤**。〔时珍曰〕五叶如白蔹，故曰乌蔹，俗名五爪龙。江东呼龙尾，亦曰虎葛。曰龙、曰葛，并取蔓形。赤泼与赤葛及拔音相近。

【集解】〔弘景曰〕五叶莓生篱援间，作藤。捣根傅痈疖有效。〔恭曰〕蔓生平泽，叶似白蔹，四月、五月采之。〔保升曰〕茎端五叶，开花青白色，所在有之，夏采苗用。〔时珍曰〕塍堑间甚多。其藤柔而有棱，一枝一须，凡五叶。叶长而光，有疏齿，面青背淡。七八月结苞成簇，青白色。花大如粟，黄色四出。结实大如龙葵子，生青熟紫，内有细子。其根白色，大者如指，长一二尺，捣之多涎滑。傅滋医学集成谓即紫葛，杨起简便方谓即老鸦眼睛草，斗门方谓即何首乌，并误矣。

【气味】 酸、苦，寒，无毒。

【主治】 **痈疖疮肿虫咬**，捣根傅之。弘景。**风毒热肿游丹**，捣傅并饮汁。恭。**凉血解毒，利小便。根擂酒服，消疖肿，神效**。时珍。

【附方】 新五。**小便尿血**五叶藤阴干为末。每服二钱，白汤下。卫生易简方。**喉痹肿痛**五爪龙草、车前草、马兰菊各一握，捣汁，徐咽。祖传方也。医学正传。**项下热肿**俗名虾蟆瘟。五叶藤捣，傅之。丹溪纂要。**一切肿毒**发背乳痈，便毒恶疮，初起者。并用五叶藤或根一握，生姜一块，捣烂，入好酒一碗绞汁。热服取汗，以渣傅之，即散。一用大蒜代姜，亦可。寿域神方。**跌扑损伤**五爪龙捣汁，和童尿、热酒服之。取汗。简便方。

葎草《唐本草》

校正：并入有名未用勒草。

【释名】 **勒草**别录**葛勒蔓**蜀图经**来莓草**别本。〔时珍曰〕此草茎有细刺，善勒人肤，故名勒草。讹为葎草，又讹为来莓，皆方音也。别录勒草即此。今并为一。

【集解】〔恭曰〕葎草生故墟道旁。叶似蓖麻而小且薄，蔓生，有细刺。亦名葛葎蔓。古方亦时用之。〔保升曰〕野处多有之。叶似大麻，花黄白色，子若大麻子。俗名葛勒蔓。夏采茎叶，曝干用。〔别录曰〕勒草生山谷，如栝楼。〔时珍曰〕二月生苗，茎有细刺。叶对节生，一叶五尖。微似蓖麻而有细齿。八九月开细紫花成族。结子状如黄麻子。

【气味】 甘、苦，寒，无毒。

【主治】 勒草：主瘀血，止精溢盛气。别录。葎草：主五淋，利小便，止水痢，除疟虚热渴。煮汁或生捣汁服。恭。生汁一合服，治伤寒汗后虚热。宗奭。疗膏淋，久痢，疥癞。颂。润三焦，消五谷，益五脏，除九虫，辟温疫，傅蛇蝎伤。时珍。

【附方】 旧三，新六。**小便石淋**葛葎掘出根，挽断，以杯于坎中承取汁。服一升，石当出。不出更服。范汪方。**小便膏淋**葎草，捣生汁三升，酢二合，合和顿服，当尿下白汁。**尿血淋沥**同上。**产妇汗血**污衣赤色。方同上。**久痢成疳**葛勒蔓末，以管吹入肛门中，不过数次，如神。**新久疟疾**用葛葎草一握，一名勒蔓，去两头，秋冬用干者，恒山末等分，以淡浆水二大盏，浸药，星月下露一宿，五更煎一盏，分二服。当吐痰愈。**遍体癞疮**葎草一担，以水二石，煮取一石，渍之。不过三作愈。并韦宙独行方。**乌癞风疮**葛葎草三秤切洗。益母草一秤切，以水二石五斗，煮取一石五斗，去滓入瓮中，浸浴一时方出，坐密室中。又暖汤浴一时，乃出，暖卧取汗，勿令见风。明日又浴。如浴时瘙痒不可忍，切勿搔动，少顷渐定。后隔三日一作，以愈为度。圣济录。

羊桃《本经》下品

【释名】 **鬼桃**本经**羊肠**同**苌楚**尔雅**铫芅**音姚弋。或作御弋。**细子**并未详。

【集解】〔别录曰〕羊桃生山林川谷及田野。二月采，阴干。〔弘景曰〕山野多有。胜似家桃，又非山桃。花甚赤。子小细而苦，不堪食。诗云，隰有苌楚，即此。方药不复用。〔保升曰〕生平泽中，处处有之。苗长而弱，不能为树。叶花皆似桃，子细如枣核，今人呼为细子，其根似牡丹。郭璞云：羊桃叶似桃，其花白色，子如小麦，亦似桃形。陆玑诗疏云：叶长而狭，花紫赤色，其枝茎弱，过一尺引蔓于草上。今人以为汲灌，重而善没，不如杨柳也。近下根，刀切其皮，着热灰中脱之，可韬笔管也。〔时珍曰〕羊桃茎大如指，似树而弱如蔓，春长嫩条柔软。叶大如掌，上绿下白，有毛，状似苎麻而团。其条浸水有涎滑。

茎根

【气味】 苦，寒，有毒。〔藏器曰〕甘，无毒。

【主治】燥热，身暴赤色，除小儿热，风水积聚，恶疡。本经。去五脏五水，大腹，利小便，益气，可作浴汤。别录。煮汁，洗风痒及诸疮肿，极效。恭。根：浸酒服，治风热羸老。藏器。

【附方】旧一，新三。**伤寒变蜃**四肢烦疼，不食多睡。羊桃十斤捣熟，浸热汤三斗，日正午时，入坐一炊久。不过三次愈。千金。**伤寒毒攻**手足肿痛。羊桃煮汁，入少盐渍之。肘后。**水气鼓胀**大小便涩。羊桃根、桑白皮、木通、大戟炒各半斤剉，水一斗，煮五升，熬如稀饧。每空心茶服一匙。二便利，食粥补之。圣惠方。**蜘蛛咬毒**羊桃叶捣，傅之，立愈。备急方。

络石《本经》上品

【释名】**石鲮**吴普作鲮石。**石龙藤**别录**悬石**同**耐冬**恭**云花**普**云英**普**云丹**普**石血**恭**云珠**别录又名略石、领石、明石、石磋。〔恭曰〕俗名耐冬。以其包络石木而生，故名络石。山南人谓之石血，疗产后血结，大良也。

【集解】〔别录曰〕络石生太山川谷，或石山之阴，或高山岩石上，或生人间。五月采。〔弘景曰〕不识此药，方法无用者。或云是石类，既生人间，则非石，犹如石斛，系石为名耳。〔恭曰〕此物生阴湿处。冬夏常青，实黑而圆，其茎蔓延绕树石侧，若在石间者，叶细厚而圆短；绕树生者，叶大而薄。人家亦种之为饰。〔保升曰〕所在有之，生木石间，凌冬不凋，叶似细橘叶。茎节着处，即生根须，包络石旁。花白子黑。六月、七月采茎叶，日干。〔藏器曰〕在石者良，在木者随木性有功，与薜荔相似。更有石血、地锦等十余种藤，并是其类。大略皆主风血，暖腰脚，变白不老。苏恭言石血即络石，殊误矣。络石叶圆正青。石血叶尖，一头赤色。〔时珍曰〕络石贴石而生。其蔓折之有白汁。其叶小于指头，厚实木强，面青背淡，涩而不光。有尖叶、圆叶二种，功用相同，盖一物也。苏恭所说不误，但欠详耳。

茎叶

【修治】〔雷曰〕凡采得，用粗布揩去毛了，以熟甘草水浸一伏时，切晒用。

【气味】**苦，温，无毒**。〔别录曰〕微寒。〔普曰〕神农：苦，小温。雷公：苦，平，无毒。扁鹊、桐君：甘，无毒。〔当之曰〕大寒。药中君也。采无时。〔时珍曰〕味甘、微酸，不苦。〔之才曰〕杜仲、牡丹为之使。恶铁落。畏贝母、菖蒲。杀殷蘖毒。

【主治】**风热死肌痈伤，口干舌焦，痈肿不消，喉舌肿闭，水浆不下**。本经。

大惊入腹，除邪气，养肾，主腰髋痛，坚筋骨，利关节。久服轻身明目，润泽好颜色，不老延年，通神。别录。主一切风，变白宜老。藏器。蝮蛇疮毒，心闷，服汁并洗之。刀斧伤疮，傅之立瘥。恭。

【发明】〔时珍曰〕络石性质耐久，气味平和。神农列之上品，李当之称为药中之君。其功主筋骨关节风热痈肿，变白耐老。即医家鲜知用者，岂以其近贱而忽之耶？服之当浸酒耳。仁存堂方云：小便白浊，缘心肾不济，或由酒色，遂至已甚，谓之上淫。盖有虚热而肾不足，故土邪干水。史载之言夏则土燥水浊，冬则土坚水清，即此理也。医者往往峻补，其疾反甚。惟服博金散，则水火既济，源洁而流清矣。用络石、人参、茯苓各二两，龙骨煅一两，为末。每服二钱，空心米饮下，日二服。

【附方】旧二，新二。小便白浊方见上。喉痹肿塞喘息不通，须臾欲绝，神验。方用络石草一两，水一升，煎一大盏，细细呷之，少顷即通。外台秘要。痈疽焮痛止痛。灵宝散：用鬼系腰，生竹篱阴湿石岸间，络石而生者好，络木者无用。其藤柔细，两叶相对，形生三角，用茎叶一两，洗晒，勿见火，皂荚刺一两，新瓦炒黄，甘草节半两，大瓜蒌一个，取仁炒香，乳香、没药各三钱。每服二钱，水一盏，酒半盏，慢火煎至一盏，温服。外科精要。

木莲《拾遗》

【释名】薜荔拾遗木馒头纲目鬼馒头。〔时珍曰〕木莲、馒头，象其实形也。薜荔音壁利，未详。山海经作草荔。

【集解】〔藏器曰〕薜荔蔓缘树木，三五十年渐大，枝叶繁茂。叶长二三寸，厚若石韦。生子似莲房，打破有白汁，停久如漆。中有细子，一年一熟。子亦入药，采无时。〔颂曰〕薜荔、络石极相类，茎叶粗大如藤状。木莲更大于络石，其实若莲房。〔时珍曰〕木莲延树木垣墙而生，四时不凋，厚叶坚强，大于络石。不花而实，实大如杯，微似莲蓬而稍长，正如无花果之生者。六七月，实内空而红。八月后，则满腹细子，大如稗子，一子一须。其味微涩，其壳虚轻，乌鸟童儿皆食之。

叶

【气味】酸，平，无毒。

【主治】背痈，干末服之，下利即愈。颂。主风血，暖腰脚，变白不衰。器。治血淋痛涩。藤叶一握，甘草炙一分，日煎服之。时珍。

【发明】〔艾晟曰〕图经言薜荔治背疮。近见宜兴县一老举人，年七十余，患发背。村中无医药。急取薜荔叶烂研绞汁，和蜜饮数升，以滓傅之。后用他药傅贴遂愈。其功实在薜荔，乃知图经之言不妄。

藤汁

【主治】白癜风，疬疡风，恶疮疥癣，涂之。大明。

木莲

【气味】甘，平，涩，无毒。〔时珍曰〕岭南人言：食之发瘴。

【主治】壮阳道，尤胜。颂。固精消肿，散毒止血，下乳，治久痢肠痔，心痛阴㿉。时珍。

【附方】新八。**惊悸遗精**木馒头炒、白牵牛等分，为末。每服二钱，用米饮调下。乾坤秘韫。**阴㿉囊肿**木莲即木馒头，烧研，酒服二钱。又方：木馒头子、小茴香等分，为末。每空心酒服二钱，取效。集简。**酒痢肠风**黑散子：治风入脏，或食毒积热，大便鲜血，疼痛肛出，或久患酒痢。木馒头烧存性、棕榈皮烧存性、乌梅去核、粉草炙等分，为末。每服二钱，水一盏，煎服。惠民和剂局方。**肠风下血**大便更涩。木馒头烧、枳壳炒等分，为末。每服二钱，槐花酒下。杨倓家藏方。**大肠脱下**木馒头连皮子切炒、茯苓、猪苓等分，为末。每服二钱，米饮下。亦治梦遗，名锁阳丹。普济方。**一切痈疽**初起，不问发于何处。用木莲四十九个，揭去毛，研细，酒解开，温服。功与忍冬草相上下。陈自明外科精要。**乳汁不通**木莲二个，猪前蹄一个，烂煮食之，并饮汁尽，一日即通。无子妇人食之，亦有乳也。集简方。

【附录】**地锦**拾遗 〔藏器曰〕味甘，温，无毒。主破老血，产后血结，妇人瘦损，不能饮食，腹中有块，淋沥不尽，赤白带下，天行心闷。并煎服之，亦浸酒。生淮南林下，叶如鸭掌，藤蔓着地，节处有根，亦缘树石，冬月不死。山人产后用之。一名地噤。〔时珍曰〕别有地锦草，与此不同。见草之六。

扶芳藤《拾遗》

【释名】滂藤。

【集解】〔藏器曰〕生吴郡。藤苗小时如络石，蔓延树木。山人取枫树上者用，亦如桑上寄生之意。忌采冢墓间者。隋朝稠禅师作青饮进炀帝止渴者，即此。

茎叶

【气味】苦，小温，无毒。

【主治】 一切血，一切气，一切冷，大主风血腰脚，去百病。久服延年，变白不老。剉细，浸酒饮。藏器。

常春藤《拾遗》

【释名】 土鼓藤拾遗龙鳞薜荔日华。〔藏器曰〕小儿取其藤，于地打作鼓声，故名土鼓。李邕改为常春藤。

【集解】〔藏器曰〕生林薄间，作蔓绕草木上。其叶头尖。结子正圆，熟时如珠，碧色。

【气味】 茎叶：苦。子：甘，温，无毒。

【主治】 风血羸老，腹内诸冷血闭，强腰脚，变白。煮服、浸酒皆宜。藏器。凡一切痈疽肿毒初起，取茎叶一握，研汁和酒温服，利下恶物，去其根本。时珍。外科精要。

【附方】 新二。丁疮黑凹用发绳扎住。将尖叶薜荔捣汁，和蜜一盏服之。外以葱、蜜捣傅四围。圣惠方。衄血不止龙鳞薜荔研水饮之。圣济录。

千岁藟《别录》上品

校正：并入有名未用别录藟根。

【释名】 藟芜别录苣瓜拾遗。〔藏器曰〕此藤冬只凋叶，大者盘薄，故曰千岁藟。

【集解】〔别录曰〕千岁藟生太山山谷。〔弘景曰〕藤生如葡萄，叶似鬼桃，蔓延木上，汁白。今俗人方药都不识用，仙经数处须之。〔藏器曰〕蔓似葛，叶下白，其子赤，条中有白汁。陆玑草木疏云：一名苣瓜。连蔓而生，蔓白，子赤可食，酢而不美。幽州人谓之推藟。毛诗云葛藟，注云似葛之草。苏恭谓为蘡薁，深是妄言。〔颂曰〕处处有之。藤生，蔓延木上，叶如葡萄而小。四月摘其茎。汁白而味甘。五月开花。七月结实。八月采子，青黑微赤。冬惟凋叶。春夏间取汁用。陶、陈二氏所说得之。〔宗奭曰〕唐开元末，访隐民姜抚，年几百岁。召至集贤院，言服常春藤使白发还黑，长生可致。藤生太湖、终南。帝遣使多取，以赐老臣。诏天下使自求之。擢抚银青光禄大夫，号冲和先生。又言终南山有旱藕，饵之延年，状类葛粉。帝取之作汤饼，赐大臣。右骁骑将军甘守诚云：常春藤乃千岁藟也。旱藕乃牡蒙也。方家久不用，故抚易名以神之。民以酒渍藤饮之，多暴死，乃止。抚内惭，乃请求药牢山，遂逃去。今书此以备世疑。〔时珍曰〕按千岁藟，原无常春之名。惟陈藏器本草土鼓藤下言李邕名为常春藤，浸酒服，羸老变白。则抚所用乃土鼓藤也。其叶与千岁藟不同，或名同耳。

【正误】 见果部蘡薁下。

【气味】 甘，平，无毒。

【主治】 补五脏，益气，续筋骨，长肌肉，去诸痹。久服，轻身不饥耐老。通神明。别录。

藟根

【主治】 缓筋，令不痛。别录。

忍冬《别录》上品

【释名】 **金银藤**纲目**鸳鸯藤**纲目**鹭鸶藤**纲目**老翁须**纲目**左缠藤**纲目**金钗股**纲目**通灵草**土宿**蜜桶藤**。〔弘景曰〕处处有之。藤生，凌冬不凋，故名忍冬。〔时珍曰〕其花长瓣垂须，黄白相半，而藤左缠，故有金银、鸳鸯以下诸名。金钗股，贵其功也。土宿真君云：蜜桶藤，阴草也。取汁能伏硫制汞，故有通灵之称。

【集解】〔别录曰〕忍冬，十二月采，阴干。〔恭曰〕藤生，绕覆草木上。茎苗紫赤色，宿蔓有薄皮膜之，其嫩蔓有毛。叶似胡豆，亦上下有毛。花白蕊紫。今人或以络石当之，非矣。〔时珍曰〕忍冬在处有之。附树延蔓，茎微紫色，对节生叶。叶似薜荔而青，有涩毛。三四月开花，长寸许，一蒂两花二瓣，一大一小，如半边状，长蕊。花初开者，蕊瓣俱色白；经二三日，则色变黄。新旧相参，黄白相映，故呼金银花，气甚芬芳。四月采花，阴干；藤叶不拘时采，阴干。

【气味】 甘，温，无毒。〔权曰〕辛。〔藏器曰〕小寒。云温者，非也。

【主治】 寒热身肿。久服轻身长年益寿。别录。治腹胀满，能止气下澼。甄权。**热毒血痢水痢，浓煎服。**藏器。**治飞尸遁尸，风尸沉尸，尸注鬼击，一切风湿气，及诸肿毒，痈疽疥癣，杨梅诸恶疮，散热解毒。** 时珍。

【发明】〔弘景曰〕忍冬，煮汁酿酒饮，补虚疗风。此既长年益寿，可常采服，而仙经少用。凡易得之草，人多不肯为之，更求难得者，贵远贱近，庸人之情也。〔时珍曰〕忍冬，茎叶及花，功用皆同。昔人称其治风除胀，解痢逐尸为要药。而后世不复知用；后世称其消肿散毒治疮为要药，而昔人并未言及。乃知古今之理，万变不同，未可一辙论也。按陈自明外科精要云：忍冬酒，治痈疽发背，初发便当服此,其效甚奇,胜于红内消。洪内翰迈、沈内翰括诸方,所载甚详。如疡医丹阳僧、江西僧鉴清、金陵王琪、王尉子骏、海州刘秀才纯臣等,所载疗痈疽发背经效奇方,皆是此物。故张相公云,谁知至贱之中,乃有殊常之效,正此类也。

【附方】旧一,新十七。**忍冬酒**治痈疽发背,不问发在何处,发眉发颐,或头或项,或背或腰,或胁或乳,或手足,皆有奇效。乡落之间,僻陋之所;贫乏之中,药材难得,但虔心服之,俟其疽破,仍以神异膏贴之,其效甚妙。用忍冬藤生取一把,以叶入砂盆研烂,入生饼子酒少许,稀稠得所,涂于四围,中留一口泄气,其藤只用五两,木槌捶损,不可犯铁,大甘草节生用一两,同入沙瓶内,以水二碗,文武火慢煎至一碗,入无灰好酒一大碗,再煎十数沸,去滓分为三服,一日一夜吃尽。病势重者,一日二剂。服至大小肠通利,则药力到。沈内翰云:如无生者,只用干者,然力终不及生者效速。陈自明外科精要。**忍冬圆**治消渴愈后,预防发痈疽,先宜服此。用忍冬草根茎花叶皆可,不拘多少,入瓶内,以无灰好酒浸,以糠火煨一宿,取出晒干,入甘草少许,碾为细末。以浸药酒打面糊,丸梧子大。每服五十丸至百丸,汤酒任下。此药不特治痈疽,大能止渴。外科精要。**五痔诸瘘**方同上。**一切肿毒**不问已溃未溃,或初起发热。用金银花俗名甜藤,采花连茎叶自然汁半碗,煎八分,服之,以渣傅上。败毒托里,散气和血,其功独胜。万表积善堂方。**丁疮便毒**方同上。**喉痹乳蛾**方同上。**敷肿拔毒**金银藤大者烧存性、叶焙干为末各三钱,大黄焙为末四钱。凡肿毒初发,以水酒调搽四围,留心泄气。杨诚经验方。**痈疽托里**治痈疽发背,肠痈奶痈,无名肿毒,焮痛实热,状类伤寒,不问老幼虚实服之,未成者内消,已成者即溃。忍冬叶、黄芪各五两,当归一两,甘草八钱。为细末,每服二钱,酒一盏半,煎一盏,随病上下服,日再服,以渣傅之。和剂局方。**恶疮不愈**左缠藤一把捣烂,入雄黄五分,水二升,瓦罐煎之。以纸封七重,穿一孔,待气出,以疮对孔熏之三时久,大出黄水后,用生肌药取效。选奇方。**轻粉毒痈**方同上。**疮久成漏**忍冬草浸酒,日日常饮之。戴原礼要诀。**热毒血痢**忍冬藤浓煎饮。圣惠方。**五种尸注**飞尸者,游走皮肤,洞穿脏腑,每发刺痛,变动不常也。遁尸者,附骨入肉,攻凿血脉,每发不可见死尸,闻哀哭便作也。风尸者,淫跃四末,不知痛之所在,每发恍惚,得风雪便作也。沉尸者,缠结脏腑,冲引心胁,每发绞切,遇寒冷便作也。尸注者,举身沉重,精神错杂,常觉昏废,每节气至则大作也。并是身中尸鬼,引接外邪。宜用忍冬茎叶剉数斛,煮取浓汁煎稠。每服鸡子大许,温酒化下,一日二三服。肘后方。**鬼击身青**作痛。用金银花一两,水煎饮之。李楼怪病奇方。**脚气作痛**筋骨引痛。鹭鸶藤即金银花为末。每服二钱,热酒调下。卫生易简方。**中野菌毒**

急采鸳鸯藤啖之，即今忍冬草也。洪迈夷坚志。**口舌生疮**赤梗蜜桶藤、高脚地铜盘、马蹄香等分，以酒捣汁，鸡毛刷上，取涎出即愈。普济方。**忍冬膏**治诸般肿痛，金刃伤疮恶疮。用金银藤四两，吸铁石三钱，香油一斤，熬枯去滓，入黄丹八两，待熬至滴水不散，如常摊用。乾坤秘韫。

甘藤 宋《嘉祐》

校正：自木部移入此。

【释名】 **甜藤**嘉祐**感藤**。〔时珍曰〕甘、感音相近也。又有甜藤、甘露藤，皆此类，并附之。忍冬一名甜藤，与此不同。

【集解】〔藏器曰〕生江南山谷。其藤大如鸡卵，状如木防己。斫断吹之，气出一头。其汁甘美如蜜。

汁

【气味】 **甘，平，无毒。**

【主治】 **调中益气，通血气，解诸热，止渴。**藏器。**除烦闷，利五脏，治肾钓气。其叶研傅蛇虫咬。**大明。**解热痢及膝肿。**时珍。

【附录】 **甘露藤**嘉祐 〔藏器曰〕生岭南。藤蔓如箸。人服之得肥，一名肥藤。味甘，温，无毒。主风血气诸病。久服，调中温补，令人肥健，好颜色。〔大明曰〕止消渴，润五脏，除腹内诸冷。

甜藤拾遗 〔藏器曰〕生江南山林下。蔓如葛。味甘，寒，无毒。主热烦解毒，调中气，令人肥健。捣汁和米粉，作糗饵食，甜美，止泄。又治剥马血毒入肉，及狂犬牛马热黄。傅蛇咬疮。又有小叶尖长，气辛臭者，捣傅小儿腹中闪癖。

含水藤《海药》

校正：自木部移入此。并入拾遗大瓠藤。

【释名】 **大瓠藤。**

【集解】〔珣曰〕按刘欣期交州记云：含水藤生岭南及北海边山谷。状若葛，叶似枸杞。多在路旁，行人乏水处便吃此藤，故以为名。〔藏器曰〕越南、朱厓、儋耳无水处，皆种大瓠藤，取汁用之。藤状如瓠，断之水出，饮之清美。〔时珍曰〕顾微广州记云：水藤去地一丈，断之更生，根至地水不绝。山行口渴，断取汁饮之。陈氏所谓大瓠藤，盖即此物也。

藤中水

【气味】 甘,平,无毒。〔藏器曰〕寒。

【主治】 解烦渴心燥。瘴疠丹石发动,亦宜服之。李珣。止渴,润五脏,去湿痹,天行时气,利小便。其叶捣,傅中水烂疮皮皱。藏器。治人体有损痛,沐发令长。时珍。广州记。

【附录】 鼠藤拾遗 〔珣曰〕顾微广州记云:鼠爱食此藤,故名。其咬处人取为药。〔藏器曰〕生南海海畔山谷。作藤绕树,茎叶滑净似枸杞,花白,有节心虚,苗头有毛。彼人食之加如甘蔗。味甘,温,无毒。主丈夫五劳七伤,阴痿,益阳道,小便数白,腰脚痛冷,除风气,壮筋骨,补衰老,好颜色。浓煮服之,取微汗。亦浸酒服。性温,稍令人闷,无苦也。

天仙藤宋《图经》

【集解】〔颂曰〕生江淮及浙东山中。春生苗,蔓作藤,叶似葛叶,圆而小,有白毛,四时不凋。根有须。夏月采取根苗。南人多用之。

【气味】 苦,温,无毒。

【主治】 解风劳。同麻黄,治伤寒,发汗。同大黄,堕胎气。苏颂。流气活血,治心腹痛。时珍。

【附方】 新六。疝气作痛天仙藤一两,好酒一碗,煮至半碗,服之神效。孙天仁集效方。痰注臂痛天仙藤、白术、羌活、白芷梢各三钱,片子姜黄六钱,半夏制五钱。每服五钱,姜五片,水煎服。仍间服千金五套丸。杨仁斋直指方。妊娠水肿始自两足,渐至喘闷,似水,足趾出水,谓之子气。乃妇人素有风气,或冲任有血风,不可作水妄投汤药。宜天仙藤散主之。天仙藤洗微炒、香附子炒、陈皮、甘草、乌药等分,为末。每服三钱,水一大盏,姜三片,木瓜三片,紫苏三叶,煎至七分,空心服,一日三服。小便利,气脉通,肿渐消,不须多服。此乃淮南名医陈景初秘方也,得于李伯时家。陈自明妇人良方。产后腹痛儿枕痛。天仙藤五两,炒焦为末。每服二钱,炒生姜汁、童子小便和细酒调服。经验妇人方。一切血气腹痛。即上方,用温酒调服。肺热鼻齇桐油入黄连末,用天仙藤烧热油傅之。摘玄方。

紫金藤宋《图经》

【释名】 山甘草。

【集解】〔颂曰〕生福州山中。春初单生叶青色,至冬凋落。其藤似枯条,采皮晒干。

【气味】 缺。

【主治】 **丈夫肾气。**苏颂。**消损伤淤血。捣傅恶疮肿毒。**时珍。

【附方】 新二。**紫金藤丸**补肾脏,暖丹田,兴阳道,减小便,填精髓,驻颜色,润肌肉,治元气虚,面目黧黑,口干舌涩,梦想虚惊,耳鸣目泪,腰胯沉重,百节酸疼,项筋紧急,背胛劳倦,阴汗盗汗,及妇人子宫久冷,月水不调,或多或少,赤白带下,并宜服之。用紫金藤十六两,巴戟天去心三两,吴茱萸、高良姜、肉桂、青盐各二两,为末,酒糊丸梧子大。每温酒下二十丸,日三服。和剂方。**死胎不下**紫金藤、葵根各七钱,土牛膝三两,土当归四钱,肉桂二钱,麝香三分,为末。米糊丸梧子大,朱砂为衣。每服五十九,乳香汤下。极验。葛静观方。

南藤宋《开宝》

校正:自木部移入此。并入有名未用别录丁公寄、图经石南藤。

【释名】 **石南藤**图经**丁公藤**开宝**丁公寄**别录**丁父**别录**风藤。**〔志曰〕生依南树,故号南藤。〔藏器曰〕丁公寄,即丁公藤也。始因丁公用有效,因以得名。

【集解】〔别录曰〕丁公寄生石间,蔓延木上,叶细,大枝赤茎,母大如磆黄有汁,七月七日采。〔颂曰〕南藤,即丁公藤也。生南山山谷,今泉州、荣州有之。生依南木,茎如马鞭,有节紫褐色,叶如杏叶而尖。采无时。又曰:天台石南藤,四时不凋。土人采叶,治腰痛。〔时珍曰〕今江南、湖南诸大山有之,细藤圆腻,紫绿色,一节一叶,叶深绿色。似杏叶而微短厚,其茎贴树处,有小紫瘤疣,中有小孔。四时不凋,茎叶皆臭而极辣。白花蛇食其叶。

【气味】 辛,温,无毒。〔别录曰〕甘。

【主治】 **金疮痛。延年。**别录。**主风血,补衰老,起阳,强腰脚,除痹,变白,逐冷气,排风邪。煮汁服,冬月浸酒服。**藏器。**煮汁服,治上气咳嗽。**时珍。

【发明】〔志曰〕按南史云:解叔廉,雁门人。母有疾,夜祷,闻空中语云:得丁公藤治之即瘥。访医及本草皆无此药。至宜都山中,见一翁伐木,云是丁公藤,疗风。乃拜泣求。翁并示以渍酒法。受毕,失翁所在。母服之遂愈也。〔时珍曰〕近俗医治诸风,以南藤和诸药熬膏市之,号南藤膏。白花蛇喜食其叶,故治诸风尤捷。

【附录】 **烈节**宋图经 〔颂曰〕生荣州,多在林箐中。春生蔓苗,茎叶俱似丁公藤,而纤细无花实。九月采茎,晒干。味辛,温,无毒。主肢节风冷,筋脉急痛。作汤浴之佳。〔时珍曰〕杨倓家藏经验方,有烈节酒,治历节风痛。用烈节、松节、牛膝、熟地黄、当归各一两,为粗末,绢袋盛之,以无灰酒二百盏,浸三日。每用一盏,入生酒一盏,温服。表弟武东叔,年二十余,患此痛不可忍。涪城马东之,以此治之而安。

清风藤 宋《图经》

【释名】 青藤 纲目 寻风藤 纲目。

【集解】〔颂曰〕生台州天台山中。其苗蔓延木上,四时常青。土人采茎用。

【气味】 缺

【主治】 风疾。苏颂。治风湿流注,历节鹤膝,麻痹瘙痒,损伤疮肿。入酒药中用。时珍。

【附方】 新二。风湿痹痛青藤根三两,防己一两,吹咀,入酒一瓶煮饮。普济方。一切诸风青藤膏:用青藤,出太平荻港上者,二三月采之。不拘多少,入釜内,微火熬七日夜成膏,收入瓷器内。用时先备梳三五把,量人虚实,以酒服一茶匙毕,将患人身上拍一掌,其后遍身发痒,不可当,急以梳梳之。要痒止,即饮冷水一口便解,风病皆愈也。避风数日良。集简方。

百棱藤 宋《图经》

【释名】 百灵藤 纲目。

【集解】〔颂曰〕生台州山中。春生苗蔓,延木上,无花叶。冬采皮入药,土人用。

【气味】 缺。

【主治】 盗汗。苏颂。治一切风痛风疮。以五斤剉,水三斗,煮汁五升,熬膏。每酒服一匙,日三服。时珍。

【附方】 新三。头风脑痛百灵藤十斤,水一石,煎汁三斗,入糯米三斗作饭。候冷,拌神曲炒末九两,同入瓮中,如常酿酒。经三五日,更炊糯米,冷投之,待熟澄清。每温饮一小盏,服后浑身汗出为效。圣惠方。一切风痹不拘久近。百灵藤五斤,水三斗,煎一斗,滤汁再煎至三升。入牛膝、附子、仙灵脾、赤箭、何首乌、乳香、鹿角胶各二两为末同煎。别入白蜜五合,熬如饧状,瓷瓶收之。每服一匙,温酒下,一日二服。忌毒物、滑物。圣惠方。大风疮疾百灵藤四两，水一斗，煮三升，去滓，入粳米四合煮粥。于密室中浴毕乃食，暖卧取汗。汗后，皮肤起如麸片。每隔日一作，五六十日后渐愈，毛发即生。圣惠方。

省藤《拾遗》

校正：自木部移入此。

【释名】　**赤藤**纲目**红藤**纲目。

【集解】〔藏器曰〕生南地深山。皮赤，大如指，堪缚物，片片自解也。

【气味】　苦，平，无毒。

【主治】　**蛔虫，煮汁服之。齿痛，打碎含之。煮粥饲狗，去病**。藏器。**治诸风，通五淋，杀虫**。时珍。

【发明】〔时珍曰〕赤藤，善杀虫，利小便，洪迈夷坚志云：赵子山苦寸白虫病。医令戒酒，而素性耽之。一日寓居邵武天王寺，夜半醉归，口渴甚，见庑间瓮水，映月莹然，即连酌饮之，其甘如饴。迨晓虫出盈席，心腹顿宽，宿疾遂愈。皆惊异之，视所饮水，乃寺仆织草履，浸红藤根水也。

【附方】　新一。**五淋涩痛**赤藤即做草鞋者、白茯苓、苎麻根等分，为末。百沸汤下，每服一钱，如神。究原方。

紫藤宋《开宝》

【集解】〔藏器曰〕藤皮着树，从心重重有皮。四月生紫花可爱，长安人亦种饰庭池，江东呼为招豆藤。其子作角，角中仁，熬香着酒中，令酒不败。败酒中用之，亦正。其花揉碎，拭酒醋白腐坏。

【气味】　甘，微温，有小毒。

【主治】　**作煎如糖服，下水癖病**。藏器。

落雁木《海药》

校正：自木部移入此。

【释名】〔珣曰〕藤萝高丈余，雁过皆缀其中，或云雁衔至代州雁门而生，以此为名。

【集解】〔珣曰〕按徐表南州记云：落雁木生南海山野中。蔓生，四边如刀削。代州雁门亦有之，蜀中雅州亦有。〔颂曰〕雅州出者，苗作蔓缠绕大木，苗叶形色大都似茶，无花实。彼人四月采苗，入药用。

茎叶

【气味】 甘，平、温，无毒。

【主治】 风痛伤折，脚气肿，腹满虚胀。以枌木皮同煮汁洗之，立效。又妇人阴疮浮泡，以椿木皮同煮汁洗之。李珣。产后血气痛，并折伤内损诸疾，煮汁服。苏颂。

【附录】 折伤木唐本草 〔恭曰〕生资州山谷。藤绕树木上，叶似莽草叶而光厚。八月、九月采茎，日干。味甘、咸，平，无毒。主伤折，筋骨疼痛，散血补血，产后血闷，止痛。酒水各半，煮浓汁饮。

每始王木唐本草 〔恭曰〕生资州。藤绕树木上，叶似萝摩叶。二月、八月采茎，阴干。味苦，平，无毒。主伤折跌筋骨，生肌破血止痛。以酒水各半，煮浓汁饮之。

风延母拾遗 〔藏器曰〕生南海山野中，他处无有也。蔓绕草木上，细叶。南都赋云，风衍蔓延于衡皋是也。味苦，寒，无毒。主小儿发热发强，惊痫寒热，热淋，利小便，解烦明目，并煮服之。〔珣曰〕主三消五淋，下痰，小儿赤白毒痢，蛇毒瘴溪毒，一切疮肿，并宜煎服。

千里及《拾遗》

校正：并入图经千里光。

【集解】〔藏器曰〕千里及，藤生道旁篱落间，叶细而厚。宣湖间有之。〔颂曰〕千里急，生天台山中。春生苗，秋有花。土人采花叶入服药。又筠州有千里光，生浅山及路旁。叶似菊而长，背有毛。枝干圆而青。春生苗，秋有黄花，不……采茎叶入眼药，名黄花演。盖一物也。

【气味】 苦，平，有小毒。〔颂曰〕苦、甘，寒，无毒。

【主治】 天下疫气结黄，瘴疟蛊毒，煮汁服，取吐下。亦捣傅蛇犬咬。藏器。同甘草煮汁饮，退热明目，不入众药。苏颂。同小青煎服，治赤痢腹痛。时珍。

【附方】 新一。烂弦风眼九里光草，以笋壳叶包煨熟，捻汁滴入目中。经验良方。

藤黄《海药》

校正：自木部移入此。

【**释名**】 **树名海藤**。〔珣曰〕按郭义恭广志云：出岳、鄂等州诸山崖。树名海藤。花有蕊，散落石上，彼人收之，谓之沙黄。就树采者轻妙，谓之腊黄。今人讹为铜黄，铜、藤音谬也。此与石泪采之无异。画家及丹灶家时用之。〔时珍曰〕今画家所用藤黄，皆经煎炼成者，舐之麻人。按周达观真腊记云：国有画黄，乃树脂，番人以刀斫树枝滴下，次年收之。似与郭氏说微不同，不知即一物否也。

【**气味**】 **酸、涩，有毒。**

【**主治**】 **虫牙蚛齿，点之便落。**李珣。

附录诸藤一十九种

地龙藤拾遗 〔藏器曰〕生天目山。绕树蟠屈如龙，故名。吴中亦有。而小异。味苦，无毒。主风血羸老，腹内腰脚诸冷，食不调，不作肌肤。浸酒服之。

龙手藤 〔藏器曰〕出安荔浦石上向阳者。叶如龙手。采无时。味甘，温，无毒。主偏风口㖞，手足瘫缓，补虚益阳，去冷气风痹，以醇酒浸，近火令温，空心服之，取微汗。

牛领藤 〔藏器曰〕生岭南高山。形扁如牛领。取之阴干。味甘，温，无毒。主腹内冷，腰膝痛弱，小便白数，阳道乏，煮汁或浸酒服。

牛奶藤 〔藏器曰〕生深山，大如树，牛好食之，其中有粉。味甘，温，无毒。主救荒，令人不饥。其根食之，令人发落。

鬼腼藤 〔藏器曰〕生江南林涧边。叶如梨叶，子如楂子。藤：味苦，温，无毒。浸酒服，去风血。同叶捣，傅痛肿。

斑珠藤 〔藏器曰〕生山谷中，不凋。子如珠而斑，冬月取之。味甘，温，无毒。浸酒服，主风血羸瘦，妇人诸疾。

息王藤 〔藏器曰〕生岭南山谷。冬月不凋。味苦，温，无毒。主产后腹痛，血露不尽。浓煮汁服。

万一藤 〔藏器曰〕生岭南。蔓如小豆。一名万吉。主蛇咬。杵末，水和傅之。

曼游藤 〔藏器曰〕生犍为牙门山谷。状如寄生，着大树。叶如柳，春花色紫,蜀人谓之沉葫藤。味甘,温,无毒。久服长生延年,去久嗽,治癣。

百丈青 〔藏器曰〕生江南林泽。藤蔓紧硬。叶如薯蓣,对生。味苦,平,无毒,解诸毒物,天行瘴疟疫毒。并煮汁服,亦生捣汁服。其根令人下痢。

温藤 〔藏器曰〕生江南山谷。着树不凋。茎叶:味甘,温,无毒。浸酒服,主风血积冷。

蓝藤 〔藏器曰〕生新罗国。根如细辛。味辛,温,无毒。主冷气咳嗽。煮汁服。

瓜藤 宋图经 〔颂曰〕生施州。四时有叶无花。采皮无时。味甘,凉,无毒。主诸热毒恶疮。同刺猪苓洗,去粗皮,焙干,等分,捣罗,用甘草水调贴之。

金棱藤 〔颂曰〕生施州。四时有叶无花,采无时。味辛,温,无毒。主筋骨疼痛。与续筋根、马接脚同洗,去粗皮,焙干,等分为末。酒服二钱。无所忌。

含春藤 〔颂曰〕生台州。其苗延木,冬夏常青。采叶,治诸风有效。

独用藤 〔颂曰〕生施州。四时有叶无花,叶上有倒刺。采皮无时。味苦、辛,热,无毒。主心气痛。和小赤头叶焙,等分,研末。酒服一钱。

祁婆藤 〔颂曰〕生天台山中。蔓延木上。四时常有。土人采叶,治诸风有效。

野猪尾 〔颂曰〕生施州。藤缠大木,四时有叶无花。味苦,涩,凉,无毒。主心气痛,解热毒。同白药头等分,焙研为末。每酒服二钱。

石合草 〔颂曰〕生施州。藤缠木上,四时有叶无花。土人采叶。味甘,凉,无毒。主一切恶疮,敛疮口。焙研,温水调贴。

本草纲目草部目录第十九卷

草之八水草类二十二种

泽泻本经　酸恶附　蕲草唐本　羊蹄本经　酸模日华　牛舌实　羼舌附　龙舌草纲目　菖蒲本经　白昌别录　香蒲　蒲黄本经　菰别录　苦草纲目　水萍本经　蘋吴普　萍蓬草拾遗即水粟　荇菜唐本　莼别录　水藻纲目　海藻本经　海蕴拾遗　海带嘉祐　昆布别录　越王余算拾遗　沙箸附　石帆日华

上附方旧四十九，新六十九

本草纲目草部第十九卷

草之八 ｜ 水草类二十二种

泽泻《本经》上品

【释名】 水泻本经鹄泻本经及泻别录蕍音俞芒芋本经禹孙。〔时珍曰〕去水曰泻，如泽水之泻也。禹能治水，故曰禹孙。余未详。

【集解】〔别录曰〕泽泻生汝南池泽。五月采叶，八月采根，九月采实，阴干。〔弘景曰〕汝南郡属豫州。今近道亦有，不堪用。惟用汉中、南郑、青州、代州者。形大而长，尾间必有两歧为好。此物易朽蠹，常须密藏之。丛生浅水中，叶狭而长。〔恭曰〕今汝南不复采，惟以泾州、华州者为善。〔颂曰〕今山东、河、陕、江、淮亦有之，汉中者为佳。春生苗，多在浅水中。叶似牛舌，独茎而长。秋时开白花，作丛似谷精草。秋末采根暴干。

根

【修治】〔敩曰〕不计多少，细剉，酒浸一宿，取出暴干，任用。

【气味】 **甘，寒，无毒。**〔别录曰〕咸。〔权曰〕苦。〔元素曰〕甘，平，沉而降，阴也。〔杲曰〕甘、咸、寒，降，阴也。〔好古曰〕阴中微阳。入足太阳、少阴经。〔扁鹊曰〕多服，病人眼。〔之才曰〕畏海蛤、文蛤。

【主治】 **风寒湿痹，乳难，养五脏，益气力，肥健，消水。久服，耳目聪明，不饥延年，轻身，面生光，能行水上。** 本经。**补虚损五劳，除五脏痞满，起阴气，止泄精消渴淋沥，逐膀胱三焦停水。** 别录。**主肾虚精自出，治五淋，利膀胱热，宣通水道。** 甄权。**主头旋耳虚鸣，筋骨挛缩，通小肠，止尿血，主难产，补女人血海，令人有子。** 大明。**入肾经，去旧水，养新水，利小便，消肿胀，渗泄止渴。** 元素。**去脬中留垢，心下水痞。** 李杲。**渗湿热，行痰饮，止呕吐泻痢，疝痛脚气。** 时珍。

【发明】〔颂曰〕素问治酒风身热汗出，用泽泻、术；深师方治支饮，亦用泽泻、术，但煮法小别尔。张仲景治杂病，心下有支饮苦冒，有泽泻汤，治伤寒有大小泽泻汤、五苓散辈，皆用泽泻，行利停水，为最要药。〔元素曰〕泽泻乃除湿之圣药，入肾经，治小便淋沥，去阴间汗。无此疾服之，令人目盲。〔宗奭曰〕泽泻之功，长于行水。张仲景治水蓄渴烦，小便不利，或吐或泻，五苓散主之，方用泽泻，故知其长于行水。本草引扁鹊云：多服病人眼。诚为行去其水也。凡服泽泻散人，未有不小便多者。小便既多，肾气焉得复实？今人止泄精，多不敢用之。仲景八味丸用之者，亦不过引接桂、附等，归就肾经，别无他意。〔好古曰〕本经云久服明目，扁鹊云多服昏目，何也？易老云：去脬中留垢，以其味咸能泻伏水故也。泻伏水，去留垢，故明目；小便利，肾气虚，故昏目。〔王履曰〕寇宗奭之说，王好古辨之。窃谓八味丸以地黄为君，余药佐之，非止补血，兼补气也，所谓阳旺则能生阴血也。地黄、山茱萸、茯苓、牡丹皮皆肾经之药，附子、官桂乃右肾命门之药，皆不待泽泻之接引而后至也。则八味丸之用此，盖取其泻肾邪，养五脏，益气力，起阴气，补虚损五劳之功而已。虽能泻肾，从于诸补药群众之中，则亦不能泻矣。〔时珍曰〕泽泻气平，味甘而淡。淡能渗泄，气味俱薄，所以利水而泄下。脾胃有湿热，则头重而目昏耳鸣。泽泻渗去其湿，则热亦随去，而土气得令，清气上行，天气明爽，故泽泻有养五脏、益气力、治头旋、聪明耳目之功。若久服，则降令太过，清气不升，真阴潜耗，安得不目昏耶？仲景地黄丸用茯苓、泽泻者，乃取其泻膀胱之邪气，非引接也。古人用补药必兼泻邪，邪去则补药得力，一辟一阖，此乃玄妙。后世不知此理，专一于补，所以久服必致偏胜之害也。

【正误】〔弘景曰〕仙经服食断谷皆用之。亦云身轻，能步行水上。〔颂曰〕仙方亦单服泽泻一物，捣筛取末，水调，日分服六两，百日体轻而健行。〔时珍曰〕神农书列泽泻于上品，复云久服轻身，面生光，能行水上。典术云：泽泻久服，令人身轻，日行五百里，走水上。一名泽芝。陶、苏皆以为信然。愚窃疑之。泽泻行水泻肾，久服且不可，又安有此神功耶？其谬可知。

【附方】旧三，新四。**酒风汗出**方见蘼衔下。**水湿肿胀**白术、泽泻各一两，为末，或为丸。每服三钱，茯苓汤下。保命集。**冒暑霍乱**小便不利，头运引饮。三白散：用泽泻、白术、白茯苓各三钱，水一盏，姜五片，灯心十茎，煎八分，温服。局方。**支饮苦冒**仲景泽泻汤：用泽泻五两，白术二两，水二升，煮一升，分二服。深师方：先以水二升，煮二物，取一升，又以水一升，煮泽泻取五合，合二汁分再服。病甚欲眩者，服之必瘥。**肾脏风疮**泽泻，皂荚水煮烂，焙研，炼蜜丸如梧子大。空心温酒下十五丸至二十丸。经验方。**疝后怪疾**口鼻中气出，盘旋不散，凝如黑盖色，过十日渐至肩胸，与肉相连，坚胜金石，无由饮食。煎泽泻汤，日饮三盏，连服五日愈。夏子益奇疾方。

叶

【气味】咸，平，无毒。

【主治】大风，乳汁不出，产难，强阴气。久服轻身。别录。壮水脏，通血脉。大明。

实

【气味】　甘，平，无毒。

【主治】　风痹消渴，益肾气，强阴，补不足，除邪湿。久服面生光，令人无子。别录。

【发明】〔时珍曰〕别录言泽泻叶及实，强阴气，久服令人无子；而日华子言泽泻催生，补女人血海，令人有子，似有不同。既云强阴，何以令人无子？既能催生，何以令人有子？盖泽泻同补药，能逐下焦湿热邪垢，邪气既去，阴强海净，谓之有子可也；若久服则肾气大泄，血海反寒，谓之无子可也。所以读书不可执一。

【附录】　酸恶　〔别录有名未用曰〕主恶疮，去白虫。生水旁，状如泽泻。

蕲草《唐本草》

【释名】　蕲菜恭蕲荣。

【集解】〔恭曰〕蕲菜所在有之，生水旁。叶圆，似泽泻而小。花青白色。亦堪蒸啖，江南人用蒸鱼食甚美。五六月采茎叶，暴干用。

【气味】　甘，寒，无毒。

【主治】　暴热喘息，小儿丹肿。恭。

羊蹄《本经》下品

【释名】　蓄别录秃菜弘景败毒菜纲目牛舌菜同羊蹄大黄庚辛玉册鬼目本经东方宿同连虫陆同水黄芹俗子名金荞麦。〔弘景曰〕今人呼为秃菜，即蓄字音讹也。〔时珍曰〕羊蹄以根名，牛舌以叶形，名秃菜以治秃疮名也。诗·小雅云：言采其蓫。陆玑注云：蓫即蓄字，今之羊蹄也。幽州人谓之蓫。根似长芦菔而茎赤。亦可瀹为茹，滑美。郑樵通志指蓫为尔雅之菲及蕡者，误矣。金荞麦以相似名。

【集解】〔别录曰〕羊蹄生陈留川泽。〔保升曰〕所在有之，生下湿地。春生苗，高者三四尺。叶狭长，颇似莴苣而色深。茎节间紫赤。开青白花成穗，结子三棱，夏中即枯。根似牛蒡而坚实。〔宗奭曰〕叶如菜中菠薐，但无歧而色差青白，叶厚，花与子亦相似。叶可洁擦确石。子名金荞麦，烧炼家用以制铅、汞。

〔时珍曰〕近水及湿地极多。叶长尺余，似牛舌之形，不似菠薐。入夏起薹，开花结子，花叶一色。夏至即枯，秋深即生，凌冬不死。根长近尺，赤黄色，如大黄胡萝卜形。

根

【气味】 **苦，寒，无毒。**〔恭曰〕辛、苦，有小毒。〔时珍曰〕能制三黄、砒石、丹砂、水银。

【主治】 **头秃疥瘙，除热，女子阴蚀。**本经。**浸淫疽痔，杀虫。**别录。**疗蛊毒。**恭。**治癣，杀一切虫。醋磨，贴肿毒。**大明。**捣汁二三匙，入水半盏煎之，空腹温服，治产后风秘，殊验。**宗奭。

【发明】〔震亨曰〕羊蹄根属水，走血分。〔颂曰〕新采者，磨醋涂癣速效。亦煎作丸服。采根不限多少，捣绞汁一大升，白蜜半升，同熬如稠饧，更用防风末六两，搜和令可丸，丸如梧子大。用栝楼、甘草煎酒下三二十丸，日二三服。

【附方】 旧六，新七。**大便卒结**羊蹄根一两，水一大盏，煎六分，温服。圣惠方。**肠风下血**败毒菜根洗切，用连皮老姜各半盏，同炒赤，以无灰酒淬之，碗盖少顷，去滓，任意饮。永类方。**喉痹不语**羊蹄独根者，勿见风日及妇人鸡犬，以三年醋研如泥，生布拭喉外令赤，涂之。千金方。**面上紫块**如钱大，或满面俱有。野大黄四两取汁，穿山甲十片烧存性，川椒末五钱，生姜四两取汁和研，生绢包擦。如干，入醋润湿。数次如初，累效。陆氏积德堂方。**疬疡风驳**羊蹄草根，于生铁上磨好醋，旋旋刮涂。入硫黄少许，更妙。日日用之。圣惠。**汗斑癜风**羊蹄根二两，独科扫帚头一两，枯矾五钱，轻粉一钱，生姜半两，同杵如泥。以汤澡浴，用手抓患处起粗皮。以布包药，着力擦之。暖卧取汗，即愈也。乃盐山刘氏方，比用硫黄者更妙。蔺氏经验方。**头风白屑**羊蹄草根曝干杵末，同羊胆汁涂之，永除。圣惠方。**头上白秃**独根羊蹄，勿见妇女、鸡犬、风日，以陈醋研如泥，生布擦赤傅之，日一次。肘后。**癣久不瘥**简要济众方用羊蹄根杵绞汁，入轻粉少许，和如膏，涂之。三五次即愈。永类方治癣经年者。败毒菜根独生者，即羊蹄根，捣三钱，入川百药煎二钱，白梅肉擂匀，以井华水一盏，滤汁澄清。天明空心服之。不宜食热物。其滓抓破擦之。三次即愈。千金方：治细癣。用羊蹄根五升，桑柴灰汁煮三五沸，取汁洗之。仍以羊蹄汁和矾末涂之。**漏瘤湿癣**浸淫日广，痒不可忍，愈后复发，出黄水。羊蹄根捣，和大醋，洗净涂上，一时以冷水洗之，日一次。千金翼。**疥疮有虫**羊蹄根捣，和猪脂，入盐少许，日涂之。外台秘要。

叶

【气味】 甘,滑,寒,无毒。

【主治】 小儿疳虫,杀胡夷鱼、鲑鱼、檀胡鱼毒,作菜。多食,滑大腑。大明。〔时珍曰〕胡夷、鲑鱼皆河豚名。檀胡未详。作菜,止痒。不宜多食,令人下气。诜。连根烂蒸一碗食,治肠痔泻血甚效。时珍。

【附方】 旧一。悬雍舌肿咽生息肉。羊蹄草煮汁,热含,冷即吐之。圣惠。

实

【气味】 苦,涩,平,无毒。

【主治】 赤白杂痢。恭。妇人血气。时珍。

酸模 日华

【释名】 山羊蹄纲目山大黄拾遗蓚芜尔雅酸母纲目蓨同当药。〔时珍曰〕蓚芜乃酸模之音转,酸模又酸母之转,皆以味而名,与三叶酸母草同名。掌禹锡以蓚芜为蔓菁菜,误矣。

【集解】〔弘景曰〕一种极似羊蹄而味酸,呼为酸模,亦疗疥也。〔大明曰〕所在有之,生山冈上。状似羊蹄叶而小黄。茎叶俱细。节间生子,若茺蔚子。〔藏器曰〕即是山大黄,一名当药。其叶酸美,人亦采食其英。尔雅:须,蓚芜。郭璞注云:似羊蹄而叶细,味酸可食。一名蓨也。〔时珍曰〕平地亦有。根叶花形并同羊蹄,但叶小味酸为异。其根赤黄色。连根叶取汁炼霜,可制雄、汞。

【气味】 酸,寒,无毒。〔时珍曰〕叶酸,根微苦。

【主治】 暴热腹胀,生捣汁服,当下利。杀皮肤小虫。藏器。治疥。弘景。疗痢乃佳。保升。去汗斑,同紫萍捣擦,数日即没。时珍。

【附方】 新一。瘭疽毒疮肉中忽生黯子如粟豆,大者如梅李,或赤或黑,或青或白,其中有核,核有深根,应心。肿泡紫黑色,能烂筋骨,毒入脏腑杀人。宜灸黯上百壮。以酸模叶薄其四面,防其长也。内服葵根汁,其毒自愈。千金方。

【附录】 牛舌实〔别录有名未用曰〕味咸,温,无毒。主轻身益气。生水中泽旁。实大,叶长尺。五月采实。一名豕首。〔器曰〕今东土人呼田水中大叶如牛耳者,为牛耳菜。〔时珍曰〕今人呼羊蹄为牛舌菜,恐羊蹄是根,此是其实。否则是羊蹄之生水中者也。

麢舌 〔别录曰〕味辛,微温,无毒。主霍乱腹痛,吐逆心烦。生水中。五月采之。〔弘景曰〕生小小水中。今人五月五日采干,以治霍乱甚良。

龙舌草《纲目》

【集解】〔时珍曰〕龙舌生南方池泽湖泊中。叶如大叶菘菜及荠苣状。根生水底,抽茎出水,开白花。根似胡萝卜根而香,杵汁能软鹅鸭卵,方家用煮丹砂,煅白矾,制三黄。

【气味】 甘,咸,寒,无毒。

【主治】 痈疽,汤火灼伤,捣涂之。时珍。

【附方】 新一。**乳痈肿毒**龙舌草、忍冬藤研烂,蜜和傅之。多能鄙事。

菖蒲《本经》上品

【释名】 **昌阳**别录**尧韭 水剑草**。〔时珍曰〕菖蒲,乃蒲类之昌盛者,故曰菖蒲。又吕氏春秋云:冬至后五十七日,菖始生。菖者百草之先生者,于是始耕。则菖蒲、昌阳又取此义也。典术云:尧时天降精于庭为韭,感百阴之气为菖蒲。故曰尧韭。方士隐为水剑,因叶形也。

【集解】〔别录曰〕菖蒲生上洛池泽及蜀郡严道。一寸九节者良。露根不可用。五月、十二月采根,阴干。〔弘景曰〕上洛郡属梁州,严道县在蜀郡,今乃处处有。生石碛上,概节为好。在下湿地,大根者名昌阳,不堪服食。真菖蒲叶有脊,一如剑刃,四月、五月亦作小厘花也。东间溪泽又有名溪荪者,根形气色极似石上菖蒲,而叶正如蒲,无脊。俗人多呼此为石上菖蒲者,谬矣。此止主咳逆,断蚤虱,不入服食用。诗咏多云兰荪,正谓此也。〔大明曰〕菖蒲,石涧所生坚小,一寸九节者上。出宣州。二月、八月采。〔颂曰〕处处有之,而池州、戎州者佳。春生青叶,长一二尺许,其茎中心有脊,状如剑。无花实。今以五月五日收之。其根盘屈有节,状如马鞭大。一根旁引三四根,旁根节尤密,亦有一寸十二节者。采之初虚软,曝干方坚实。折之中心色微赤,嚼之辛香少滓。人多植于干燥沙石土中,腊月移之尤易活。黔蜀蛮人常将随行,以治卒患心痛。其生蛮谷中者尤佳。人家移种者亦堪用,但干后辛香坚实不及蛮人持来者。此皆医方所用石菖蒲也。又有水菖蒲,生溪涧水泽中,不堪入药。今药肆所货,多以二种相杂,尤难辨也。〔承曰〕今阳羡山中水石间者,其叶逆水而生,根须络石,略无少泥土,根叶极紧细,一寸不啻九节,入药极佳。二浙人家,以瓦石器种之,旦暮易水则茂,水浊及有泥滓则萎。近方多用石菖蒲,必此类也。其池泽所生,肥大节疏粗慢,恐不可入药。唯可作果盘,气味不烈而和淡尔。〔时珍曰〕菖蒲凡五种:生于池泽,蒲叶肥,根高二三尺者,泥菖蒲,白菖也;生于溪涧,蒲叶瘦,根高二三尺者,水菖蒲,溪荪也;生于水石之间,叶有剑脊,瘦根密节,高尺余者,石菖蒲也;人家以砂栽之一年,至春剪洗,愈剪愈细,高四五寸,叶如韭,根如匙柄粗者,亦石菖蒲也;甚则根长二三分,叶长寸许,谓之钱蒲是矣。服食入药须用二种石菖蒲,余皆不堪。此草新旧相代,四时常青。罗浮山记言:山中菖蒲一寸二十节。抱朴子言:服食以一寸九节紫花者尤善。苏颂言:无花实。然今菖蒲,二三月间抽茎开细黄花成穗,而昔人言菖蒲难得见花,非无花也。应劭风俗通云:菖蒲放花,人得食之长年。是矣。

根

【修治】〔敩曰〕凡使,勿用泥菖、夏菖二件,如竹根鞭,形黑、气秽味腥。惟石上生者,根条嫩黄,紧硬节稠,一寸九节者,是真也。采得以铜刀刮去黄黑硬节皮一重,以嫩桑枝条相拌蒸熟,暴干剉用。〔时珍曰〕服食须如上法制。若常用,但去毛微炒耳。

【气味】 辛,温,无毒。〔权曰〕苦、辛,平。〔之才曰〕秦皮、秦艽为之使。恶地胆、麻黄。〔大明曰〕忌饴糖、羊肉。勿犯铁器,令人吐逆。

【主治】 风寒湿痹,咳逆上气,开心孔,补五脏,通九窍,明耳目,出音声。主耳聋痈疮,温肠胃,止小便利。久服轻身,不忘不迷惑,延年。益心智,高志不老。本经。四肢湿痹,不得屈伸,小儿温疟,身积热不解,可作浴汤。别录。治耳鸣头风泪下,鬼气,杀诸虫,恶疮疥瘙。甄权。除风下气,丈夫水脏,女人血海冷败,多忘,除烦闷,止心腹痛,霍乱转筋,及耳痛者,作末炒,乘热裹罨甚验。大明。心积伏梁。好古。治中恶卒死,客忤癫痫,下血崩中,安胎漏,散痈肿。捣汁服,解巴豆、大戟毒。时珍。

【发明】〔颂曰〕古方有单服菖蒲法。蜀人治心腹冷气㽲痛者,取一二寸捶碎,同吴茱萸煎汤饮之。亦将随行,卒患心痛,嚼一二寸,热汤或酒送下,亦效。〔时珍曰〕国初周颠仙对太祖高皇帝常嚼菖蒲饮水。问其故。云服之无腹痛之疾。高皇御制碑中载之。菖蒲气温味辛,乃手少阴、足厥阴之药。心气不足者用之,虚则补其母也。肝苦急以辛补之,是矣。道藏经有菖蒲传一卷,其语粗陋。今略节其要云:菖蒲者,水草之精英,神仙之灵药也。其法采紧小似鱼鳞者一斤,以水及米泔浸各一宿,刮去皮切,暴干捣筛,以糯米粥和匀,更入熟蜜搜和,丸如梧子大,稀葛袋盛,置当风处令干。每旦酒、饮任下三十丸,临卧更服三十丸。服至一月,消食;二月,痰除;服至五年,骨髓充,颜色泽,白发黑，落齿更生。其药以五德配五行：叶青，花赤，节白，心黄，根黑。能治一切诸风，手足顽痹，瘫缓不遂，五劳七伤，填血补脑，坚骨髓，长精神，润五脏，裨六腑，开胃口，和血脉，益口齿，明耳目，泽皮肤，去寒热，除三尸九虫，天行时疾，瘴疫瘦病，泻痢痔漏，妇人带下，产后血运。并以酒服。河内叶敬母中风，服之一年而百病愈。寇天师服之得道，至今庙前犹生菖蒲。郑鱼、曾原等，皆以服此得道也。又按葛洪抱朴子云：韩众服菖蒲十三年，身上生毛，冬袒不寒，日记万言。商丘子不娶，惟食菖蒲根，不饥不老，不知所终。神仙传云：咸阳王典食菖蒲得长生。安期生采一寸九节菖蒲服，仙去。又按瞿仙神隐书云：石菖蒲置一盆于几上，夜间观书，则收烟无害目之患。或置星露之下，至旦取叶尖露水洗目，大能明视，久则白昼见星。端午日以酒服，尤妙。苏东坡云：凡草生石上，必须微土以附其根。惟石菖蒲濯去泥土，渍以清水，置盆中，可数十年不枯。节叶坚瘦，根须连络，苍然于几案间，久更可喜。其延年轻身之功，既非昌阳可比；至于忍寒淡泊，不待泥土而生，又岂昌阳所能仿佛哉。〔杨士瀛曰〕下痢禁口，虽是脾虚，亦热气闭隔心胸所致。俗用木香失之温，用山药失之闭。惟参苓白术散加石菖蒲，粳米饮调下。或用参、苓、石莲肉，少入菖蒲服。胸次一开，自然思食。

【附方】旧九，新一十八。**服食法**甲子日，取菖蒲一寸九节者，阴干百日，为末。每酒服方寸匕，日三服。久服耳目聪明，益智不忘。千金方。**健忘益智**七月七日，取菖蒲为末，酒服方寸匕，饮酒不醉，好事者服而验之。久服聪明。忌铁器。千金方。**三十六风**有不治者，服之悉效。菖蒲薄切日干三斤，盛以绢袋，玄水一斛，即清酒也，悬浸之，密封一百日，视之如菜绿色，以一斗熟黍米纳中，封十四日，取出日饮。夏禹神仙经。**癫痫风疾**九节菖蒲不闻鸡犬声者，去毛，木臼捣末。以黑獖猪心一个批开，砂罐煮汤。调服三钱，日一服。医学正传。**尸厥魇死**尸厥之病，卒死脉犹动，听其耳中如微语声，股间暖者，是也。魇死之病，卧忽不寤。勿以火照，但痛啮其踵及足拇趾甲际，唾其面即苏。仍以菖蒲末吹鼻中，桂末纳舌下，并以菖蒲根汁灌之。肘后方。**卒中客忤**菖蒲生根捣汁灌之，立差。肘后方。**除一切恶**端午日，切菖蒲渍酒饮之。或加雄黄少许。洞天保生录。**喉痹肿痛**菖蒲根嚼汁，烧铁秤锤淬酒一杯，饮之。圣济总录。**霍乱胀痛**生菖蒲锉四两，水和捣汁，分温四服。圣惠方。**诸积鼓胀**食积气积血积之类。石菖蒲八两锉，斑蝥四两去翅足，同炒黄，去斑蝥不用。以布袋盛，拽去蝥末，为末，醋糊丸梧子大。每服三五十丸，温白汤下。治肿胀尤妙。或入香附末二钱。奇效方。**肺损吐血**九节菖蒲末、白面等分。每服三钱，新汲水下，一日一服。圣济录。**解一切毒**石菖蒲、白矾等分，为末，新汲水下，一日一服。事林广记。**赤白带下**石菖蒲、破故纸等分，炒为末。每服二钱，更以菖蒲浸酒调服，日一。妇人良方。**胎动半产**卒动不安，或腰痛胎转抢心，下血不止，或日月未足而欲产。并以菖蒲根捣汁一二升服之。千金。**产后崩中**下血不止。菖蒲一两半，酒二盏，煎取一盏，去滓分三服，食前温服。千金方。**耳卒聋闭**菖蒲根一寸，巴豆一粒去心，同捣作七丸。绵裹一丸，塞耳，日一换。一方不用巴豆，用蓖麻仁。肘后方。**病后耳聋**生菖蒲汁滴之。圣惠方。**蚤虱入耳**菖蒲末炒热，袋盛，枕之即愈。圣济录。**诸般赤眼**攀睛云翳。菖蒲擂自然汁，文武火熬作膏，日点之效。圣济录。**眼睑挑针**独生菖蒲根，同盐研傅。寿域神方。**飞丝入目**石菖蒲捶碎。左目塞右鼻，右目塞左鼻。百发百中。危氏得效方。**头疮不瘥**菖蒲末，油调傅之，日三、夜二次。法天生意。**痈疽发背**生菖蒲捣贴之。疮干者，为末，水调涂之。孙用和秘宝方。**露岐便毒**生菖蒲根捣傅之。证治要诀。**热毒湿疮**〔宗奭曰〕有人遍身生疮，痛而不痒，手足尤甚，粘着衣被，晓夕不得睡。有人教以菖蒲三斗，日干为末，布席上卧之，仍以衣被覆之。既不粘衣，又复得睡，不五七日，其疮如失。后以治人，应手神验。本草衍义。**风癣有虫**菖蒲末五斤，以酒三升渍，釜中蒸之，使味出。先绝酒一日，每服一升或半升。千金方。**阴汗湿痒**石菖蒲、蛇床子等分，为末。日搽二三次。济急仙方。

叶

【主治】 洗疥、大风疮。时珍。

白昌《别录》有名未用

【释名】 **水昌蒲**别录**水宿**别录**茎蒲**别录**昌阳**拾遗**溪荪**拾遗**兰荪**弘景。〔时珍曰〕此即今池泽所生菖蒲，叶无剑脊，根肥白而节疏慢，故谓之白昌。古人以根为菹食，谓之昌本，亦曰昌歜，文王好食之。其生溪涧者，名溪荪。

【集解】〔别录曰〕白昌十月采。〔藏器曰〕即今之溪荪也。一名昌阳。生水畔。人亦呼为菖蒲。与石上菖蒲都别。根大而臭，色正白。〔颂曰〕水菖蒲，生溪涧水泽中甚多，失水则枯。叶似石菖，但中心无脊。其根干后，轻虚多滓，不堪入药。〔时珍曰〕此有二种：一种根大而肥白节疏者，白昌也，俗谓之泥菖蒲；一种根瘦而赤节稍密者，溪荪也，俗谓之水菖蒲。叶俱无剑脊。溪荪气味胜似白昌，并可杀虫，不堪服食。

【气味】 **甘，无毒。**〔别录曰〕甘、辛，温，汁制雄黄、雌黄、砒石。

【主治】　食诸虫。别录。主风湿咳逆，去虫，断蚤虱。弘景。研末，油调，涂疥瘙。苏颂。

香蒲《本经》上品　蒲黄《本经》上品

【释名】　甘蒲苏恭醮石吴普花上黄粉名蒲黄。〔恭曰〕香蒲即甘蒲，可作荐者。春初生，取白为菹，亦堪蒸食。山南人谓之香蒲，以菖蒲为臭蒲也。蒲黄即此蒲之花也。

【集解】　〔别录曰〕香蒲生南海池泽。蒲黄生河东池泽，四月采之。〔颂曰〕香蒲，蒲黄苗也。处处有之，以泰州者为良。春初生嫩叶，未出水时，红白色茸茸然。取其中心入地白蒻，大如匕柄者，生啖之，甘脆。又以醋浸，如食笋，大美。周礼谓之蒲菹，今人罕有食之者。至夏抽梗于丛叶中，花抱梗端，如武士棒杵，故俚俗谓之蒲槌，亦曰蒲厘花。其蒲黄，即花中蕊屑也。细若金粉，当欲开时便取之。市廛以蜜搜作果食货卖。〔时珍曰〕蒲丛生水际，似莞而褊。有脊而柔，二三月苗。采其嫩根，瀹过作鲊，一宿可食。亦可炸食、蒸食及晒干磨粉作饼食。诗云：其蔌伊何，惟笋及蒲。是矣。八九月收叶以为席，亦可作扇，软滑而温。

【正误】　〔弘景曰〕香蒲方药不复用，人无采者，南海人亦不复识。江南贡菁茅，一名香茅，以供宗庙缩酒。或云是薰草，又云是燕麦，此蒲亦相类耳。〔恭曰〕陶氏所引菁茅，乃三脊茅也。香茅、燕麦、薰草，野俗皆识，都非香蒲类也。

蒲蒻一名蒲笋食物蒲儿根野菜谱

【气味】　甘，平，无毒。〔时珍曰〕寒。

【主治】　五脏心下邪气，口中烂臭，坚齿明目聪耳。久服轻身耐老。本经。去热燥，利小便。宁原。生啖，止消渴。汪颖。补中益气，和血脉。正要。捣汁服，治妊妇劳热烦躁，胎动下血。时珍。出产乳。

【附方】　旧二。妒乳乳痈蒲黄草根捣封之，并煎汁饮及食之。昝殷产宝。热毒下痢蒲根二两，粟米二合，水煎服，日二次。圣济总录。

蒲黄本经上品

【修治】　〔斆曰〕凡使勿用松黄并黄蒿。其二件全似，只是味踞及吐人。真蒲黄须隔三重纸焙令色黄，蒸半日，却再焙干用之妙。〔大明曰〕破血消肿者，生用之；补血止血者，须炒用。

【气味】　甘，平，无毒。

【主治】 心腹膀胱寒热，利小便，止血，消瘀血。久服轻身益气力，延年神仙。本经。治痢血，鼻衄吐血，尿血泻血，利水道，通经脉，止女子崩中。甄权。妇人带下，月候不匀，血气心腹痛，妊妇下血坠胎，血运血癥，儿枕气痛，颠扑血闷，排脓疗疮，游风肿毒，下乳汁，止泄精。大明。凉血活血，止心腹诸痛。时珍。

【发明】〔弘景曰〕蒲黄，即蒲厘花上黄粉也。甚疗血。仙经亦用之。〔宗奭曰〕汴人初得，罗去滓，以水调为膏，擘为块。人多食之，以解心脏虚热，小儿尤嗜之。过月则燥，色味皆淡，须蜜水和。不可多食，令人自利，极能虚人。〔时珍曰〕蒲黄，手足厥阴血分药也，故能治血治痛。生则能行，熟则能止。与五灵脂同用，能治一切心腹诸痛，详见禽部寒号虫下。按许叔微本事方云：有士人妻舌忽胀满口，不能出声。一老叟教以蒲黄频掺，比晓乃愈。又芝隐方云：宋度宗欲赏花，一夜忽舌肿满口。蔡御医用蒲黄、干姜末等分，干搽而愈。据此二说，则蒲黄之凉血活血可证矣。盖舌乃心之外候，而手厥阴相火乃心之臣使，得干姜是阴阳相济也。

【附方】 旧十四，新十一。舌胀满口方见上。重舌生疮蒲黄傅之。不过三上瘥。千金方。肺热衄血蒲黄、青黛各一钱，新汲水服之。或去青黛，入油发灰等分，生地黄汁调下。简便单方。吐血唾血蒲黄末二两，每日温酒或冷水服三钱妙。简要济众方。老幼吐血蒲黄末，每服半钱，生地黄汁调下，量人加减。或入发灰等分。圣济总录。小便出血方同上。小便转胞以布包蒲黄裹腰肾，令头致地，数次取通。肘后方。金疮出血闷绝。蒲黄半两，热酒灌下。危氏方。瘀血内漏蒲黄末二两，每服方寸匕，水调下，服尽止。肘后方。肠痔出血蒲黄末方寸匕，水服之，日三服。肘后方。小儿奶痔蒲黄末，空心温酒服方寸匕，日三。塞上方。脱肛不收蒲黄和猪脂傅，日三五度。子母秘录。胎动欲产日月未足者。蒲黄二钱，井华水服。同上。产妇催生蒲黄、地龙洗焙、陈橘皮等分，为末，另收。临时各抄一钱，新汲水调服，立产。此常亲用甚妙。唐慎微方。胞衣不下蒲黄二钱，井水服之。集验方。产后下血羸瘦迫死。蒲黄二两，水二升，煎八合，顿服。产宝方。产后血癥蒲黄三两，水三升，煎一升，顿服。梅师方。儿枕血瘕蒲黄三钱，米饮服。产宝。产后烦闷蒲黄方寸匕，东流水服，极良。产宝。坠伤扑损瘀血在内，烦闷者。蒲黄末，空心温酒服三钱。塞上方。关节疼痛蒲黄八两，熟附子一两，为末。每服一钱，凉水下，日一。肘后方。阴下湿痒蒲黄末，傅三四度瘥。千金方。聤耳出脓蒲黄末掺之。圣惠。口耳大衄蒲黄、阿胶炙各半两。每用二钱，水一盏，生地黄汁一合，煎至六分，温服。急以帛系两乳，止乃已。圣惠方。**耳中出血**蒲黄炒黑研末，掺入。简便方。

蒲黄滓〔大明曰〕蒲黄中筛出赤滓，名曰蒲萼也。

【主治】 **炒用涩肠，止泻血、血痢妙**。大明。

菰《别录》下品

【释名】 **蒋草**说文**蒋草**。〔时珍曰〕按许氏说文菰本作苽，从瓜谐声也。有米谓之彫菰，已见谷部菰米下。江南人呼菰为茭，以其根交结也。蒋义未详。

【集解】〔保升曰〕菰根生水中，叶如蔗、荻，久则根盘而厚。夏月生菌堪啖，名菰菜。三年者，中心生白苔如藕状，似小儿臂而白软，中有黑脉，堪啖者，名菰首也。〔藏器曰〕菰首小者，擘之内有黑灰如墨者，名乌郁，人亦食之。晋·张翰思吴中莼、菰，即此也。〔颂曰〕菰根，江湖陂泽中皆有之。生水中，叶如蒲、苇辈，刈以秣马甚肥。春末生白茅如笋，即菰菜也，又谓之茭白，生熟皆可啖，甜美。其中心如小儿臂者，名菰手。作菰首者，非矣。尔雅云：出隧，蘧蔬。注云：生菰草中，状似土菌，江东人啖之，甜滑。即此也。故南方人至今谓菌为菰，亦缘此义。其根亦如芦根，冷利更甚。二浙下泽处，菰草最多。其根相结而生，久则并土浮于水上，彼人谓之菰葑。刈去其叶，便可耕莳，又名葑田。其苗有茎梗者，谓之菰蒋草。至秋结实，乃雕胡米也。岁饥，人以当粮。〔宗奭曰〕菰乃蒲类。河朔边人，止以饲马作荐。八月开花如苇。结青子，合粟为粥食，甚济饥。杜甫所谓波漂菰米沉云黑者，是也。

菰笋一名**茭笋**日用**茭白**图经**菰菜**同。

【气味】 **甘，冷，滑，无毒**。〔诜曰〕滑中，不可多食。〔颂曰〕菰之各类皆极冷，不可过食，甚不益人，惟服金石人相宜耳。

【主治】 **利五脏邪气，酒齇面赤，白癞疬疡，目赤。热毒风气，卒心痛，可盐、醋煮食之**。孟诜。**去烦热，止渴，除目黄，利大小便，止热痢。杂鲫鱼为羹食，开胃口，解酒毒，压丹石毒发**。藏器。

菰手一名**菰菜**日用**茭白**通志**茭笆**俗名**蘧蔬**音毱毸。

【气味】 **甘，冷，滑，无毒**。〔大明曰〕微毒。〔诜曰〕性滑，发冷气，令人下焦寒，伤阳道。禁蜜食，发痼疾。服巴豆人不可食。

【主治】 **心胸中浮热风气，滋人齿**。孟诜。**煮食，止渴及小儿水痢**。藏器。

菰根

【气味】 **甘，大寒，无毒**。〔颂曰〕菰根亦如芦根，冷利更甚。

【主治】 肠胃痛热，消渴，止小便利。捣汁饮之。别录。烧灰，和鸡子白，涂火烧疮。藏器。

【附方】 旧二。小儿风疮久不愈者。用菰蒋节烧研，傅之。子母秘录。毒蛇伤啮菰蒋草根烧灰，傅之。外台秘要。

叶

【主治】 利五脏。大明。

菰米见谷部。

苦草《纲目》

【集解】〔时珍曰〕生湖泽中，长二三尺，状如茅、蒲之类。

【气味】 缺。

【主治】 妇人白带，煎汤服。又主好嗜干茶不已，面黄无力，为末，和炒脂麻不时干嚼之。时珍。

水萍《本经》中品

【释名】 水花本经水白别录水苏别录水廉吴普。

【集解】〔别录曰〕水萍生雷泽池泽。三月采，暴干。〔弘景曰〕此是水中大萍，非今浮萍子。药对云：五月有花白色。即非今沟渠所生者，楚王渡江所得，乃斯实也。〔藏器曰〕水萍有三种。大者曰蘋，叶圆，阔寸许。小萍子是沟渠间者。本经云水萍，应是小者。〔颂曰〕尔雅云：萍，蓱。其大者蘋。苏恭言有三种：大者曰蘋，中者曰荇，小者即水上浮萍。今医家鲜用大蘋，惟用浮萍。〔时珍曰〕本草所用水萍，乃小浮萍，非大蘋也。陶、苏俱以大蘋注之，误矣。萍之与蘋，音虽相近，字却不同，形亦迥别，今厘正之，互见蘋下。浮萍处处池泽止水中甚多，季春始生。或云杨花所化。一叶经宿即生数叶。叶下有微须，即其根也。一种背面皆绿者。一种面青背紫赤若血者，谓之紫萍，入药为良，七月采之。淮南万毕术云：老血化为紫萍。恐自有此种，不尽然也。小雅：呦呦鹿鸣，食野之苹者，乃蒿属。陆佃指为此萍，误矣。

【修治】〔时珍曰〕紫背浮萍，七月采之，拣净，以竹筛摊晒，下置水一盆映之，即易干也。

【气味】 辛，寒，无毒。〔别录曰〕酸。

【主治】 暴热身痒，下水气，胜酒，长须发，止消渴。久服轻身。本经。下气。以沐浴，生毛发。别录。治热毒、风热、热狂、熻肿毒、汤火伤、风疹。大明。捣汁服，主水肿，利小便。为末，酒服方寸匕，治人中毒。为膏，傅面黚。藏器。主风湿麻痹，脚气，打扑伤损，目赤翳膜，口舌生疮，吐血衄血，癜风丹毒。时珍。

【发明】〔震亨曰〕浮萍发汗，胜于麻黄。〔颂曰〕俗医用治时行热病，亦堪发汗，甚有功。其方用浮萍一两，四月十五日采之，麻黄去根节，桂心，附子炮裂去脐皮，各半两，四物捣细筛。每服一钱，以水一中盏，生姜半分，煎至六分，和滓热服，汗出乃瘥。乃治恶疾疬疮遍身者，浓煮汁渍浴半日，多效。此方甚奇古也。〔时珍曰〕浮萍其性轻浮，入肺经，达皮肤，所以能发扬邪汗也。世传宋时东京开河，掘得石碑，梵书大篆一诗，无能晓者。真人林灵素逐字辨译，乃是治中风方，名去风丹也。诗云：天生灵草无根干，不在山间不在岸。始因飞絮逐东风，泛梗青青飘水面。神仙一味去沉疴，采时须在七月半。选甚瘫风与大风，些小微风都不算。豆淋酒化服三丸，铁镤头上也出汗。其法：以紫色浮萍晒干为细末，炼蜜和丸弹子大。每服一粒，以豆淋酒化下。治左瘫右痪，三十六种风，偏正头风，口眼㖞斜，大风癞风，一切无名风及脚气，并打扑伤折，及胎孕有伤。服过百粒，即为全人。此方，后人易名紫萍一粒丹。

【附方】 旧七，新十八。**夹惊伤寒**紫背浮萍一钱，犀角屑半钱，钓藤钩三七个，为末。每服半钱，蜜水调下，连进三服，出汗为度。圣济录。**消渴饮水**日至一石者。浮萍捣汁服之。又方：用干浮萍、栝楼根等分，为末，人乳汁和丸梧子大。空腹饮服二十丸。三年者，数日愈。千金方。**小便不利**膀胱水气流滞。浮萍日干为末。饮服方寸匕，日二服。千金翼。**水气洪肿**小便不利。浮萍日干为末。每服方寸匕，白汤下，日二服。圣惠方。**霍乱心烦**芦根炙一两半，水萍焙、人参、枇杷叶炙各一两。每服五钱，入薤白四寸，水煎温服。圣惠方。**吐血不止**紫背浮萍焙半两，黄芪炙二钱半，为末。每服一钱，姜蜜水调下。圣济总录。**鼻衄不止**浮萍末，吹之。圣惠方。**中水毒病**手足指冷至膝肘，即是。以浮萍日干为末。饮服方寸匕良。姚僧坦集验方。**大肠脱肛**水圣散：用紫浮萍为末，干贴之。危氏得效方。**身上虚痒**浮萍末一钱，以黄芩一钱同四物汤煎汤调下。丹溪纂要。**风热瘾疹**浮萍蒸过焙干，牛蒡子酒煮晒干炒，各一两，为末。每薄荷汤服一二钱，日二次。古今录验。**风热丹毒**浮萍捣汁，遍涂之。子母秘录。**汗斑癜风**端午日收紫背浮萍晒干。每以四两煎水浴，并以萍擦之。或入汉防己二钱亦可。袖珍方。**少年面疱**圣惠方：用浮萍日接盦之，并饮汁少许。普济方：用紫背萍四两，防己一两，煎浓汁洗之。仍以萍于斑黡上热擦，日三五次。物虽微末，其功甚大，不可小看。普济方。**粉滓面黡**沟渠小萍为末。日傅之。圣惠方。**大风疠疾**浮萍草三月采，淘三五次，窨三五日，焙为末，不得见日。每服三钱，食前温酒下。常持观音圣号。忌猪、鱼、鸡、蒜。又方：七月七日，取紫背浮萍，日干为末。半升，入好消风散五两。每服五钱，水煎频饮，仍以煎汤洗浴之。十便良方。**癞疮入目**浮萍阴干为末，以生羊子肝半个，同水半盏煮熟，捣烂绞汁，调末服。甚者，不过一服；已伤者，十服见效。危氏得效方。**弩肉攀睛**青萍少许，研烂，入片脑少许，贴眼上效。危氏得效方。**毒肿初起**水中萍子草，捣傅之。肘后方。**发背初起**肿焮赤热。浮萍捣和鸡子清贴之。圣惠方。**杨梅疮癣**水萍煎汁，浸洗半日。数日一作。集简方。**烧烟去蚊**五月取浮萍阴干用之。孙真人方。

蘋《吴普本草》

【释名】 **苹菜**拾遗**四叶菜**厄言**田字草**。〔时珍曰〕蘋本作蘋。左传蘋苹蘩蕴藻之菜，可荐于鬼神，可羞于王公。则蘋有宾之之义，故字从宾。其草四叶相合，中折十字，故俗呼为四叶菜、田字草、破铜钱，皆象形也。诸家本草皆以蘋注水萍，盖由蘋、萍二字，音相近也。按韵书：蘋在真韵，蒲真切；萍在庚韵，蒲经切。切脚不同，为物亦异。今依吴普本草别出于此。

【集解】〔普曰〕水萍一名水廉，生池泽水上。叶圆小，一茎一叶，根入水底，五月花白。三月采，日干之。〔弘景曰〕水中大萍，五月有花白色，非沟渠所生之萍。楚王渡江所得，即斯实也。〔恭曰〕萍有三种：大者名蘋；中者名荇，叶皆相似而圆；其小者，即水上浮萍也。〔藏器曰〕蘋叶圆，阔寸许。叶下有一点，如水沫。一名苹菜。曝干可入药用。小萍是沟渠间者。〔禹锡曰〕按尔雅云：萍，蓱也。其大者曰蘋。又诗云：于以采蘋，于涧之滨。陆玑注云：其粗大者谓之蘋，小者为萍。季春始生。可糁蒸为茹，又可以苦酒淹之按酒。今医家少用此蘋，惟用小萍耳。〔时珍曰〕蘋乃四叶菜也。叶浮水面，根连水底。其茎细于莼、荇。其叶大如指顶，面青背紫，有细纹，颇似马蹄决明之叶，四叶合成，中折十字。夏秋开小白花，故称白蘋。其叶攒簇如萍，故尔雅谓大者为蘋也。吕氏春秋云：菜之美者，有昆仑之蘋。即此。韩诗外传谓浮者为藻，沉者为蘋。臞仙谓白花者为蘋，黄花者为荇，即金莲也。苏恭谓大者为蘋，小者为荇。杨慎厄言谓四叶菜为荇。陶弘景谓楚王所得者为蘋。皆无一定之言。盖未深加体审，惟据纸上猜度而已。时珍一一采视，颇得其真云。其叶径一二寸，有一缺而形圆如马蹄者，莼也。似莼而稍尖长者，莕也。其花并有黄白二色。叶径四五寸如小荷叶而黄花，结实如小角黍者，萍蓬草也。楚王所得萍实，乃此萍之实也。四叶合成一叶，如田字形者，蘋也。如此分别，自然明白。又项氏言白蘋生水中，青蘋生陆地。按今之田字草，有水陆二种。陆生者多在稻田沮洳之处，其叶四片合一，与白蘋一样。但茎生地上，高三四寸，不可食。方士取以煅硫结砂煮汞，谓之水田翁。项氏所谓青蘋，盖即此也。或以青蘋为水草，误矣。

【气味】 甘，寒，滑，无毒。

【主治】 暴热，下水气，利小便。吴普。**捣涂热疮。捣汁饮，治蛇伤毒入腹内**。曝干，栝楼等分为末，人乳和丸服，**止消渴**。藏器。**食之已劳**。山海经。

萍蓬草《拾遗》

【释名】 **水粟**纲目**水栗子**。〔时珍曰〕陈藏器拾遗萍蓬草，即今水粟也。其子如粟，如蓬子也。俗呼水粟包，又云水栗子，言其根味也。或作水笠。

【集解】〔藏器曰〕萍蓬草生南方池泽。叶大如荇。花亦黄，未开时状如算袋。其根如藕，饥年可以当谷。〔时珍曰〕水粟三月出水。茎大如指，叶似荇叶而大，径四五寸，初生如荷叶。六七月开黄花，结实状如角黍，长二寸许，内有细子一包，如罂粟。泽农采之，洗擦去皮，蒸曝，舂取米，作粥饭食之。其根大如栗，亦如鸡头子根，俭年人亦食之，作藕香，味如栗子。昔楚王渡江得萍实，大如斗，赤如日，食之甜如蜜者，盖此类也。若水萍，安得有实耶。三四月采茎叶取汁，煮硫黄能拒火。又段公路北户录有睡莲，亦此类也。其叶如荇而大。其花布叶数重，当夏昼开花，夜缩入水，昼复出也。

子
【气味】 甘，涩，平，无毒。
【主治】 **助脾厚肠，令人不饥**。时珍。
根
【气味】 甘，寒，无毒。
【主治】 **煮食，补虚，益气力。久食，不饥，厚肠胃**。藏器。

莕菜《唐本草》

【释名】 **凫葵**唐本 **水葵**马融传 **水镜草**土宿本草 **屫子菜**野菜谱 **金莲子 接余**。〔时珍曰〕按尔雅云：莕，接余也。其叶苻。则凫葵当作苻葵，古文通用耳。或云，凫喜食之，故称凫葵，亦通。其性滑如葵，其叶颇似莕，故曰葵，曰莕。诗经作荇，俗呼荇丝菜。池人谓之莕公须，淮人谓之屫子菜，江东谓之金莲子。许氏说文谓之䓕，音恋。楚辞谓之屏风，云紫茎屏风文绿波，是矣。

【集解】〔恭曰〕凫葵即莕菜也。生水中。〔颂曰〕处处池泽有之。叶似莼而茎涩，根甚长，花黄色。郭璞注尔雅云：丛生水中。叶圆在茎端，长短随水深浅。江东人食之。陆玑诗疏云：荇茎白，而叶紫赤色，正圆，径寸余，浮在水上。根在水底，大如钗股，上青下白，可以按酒。用苦酒浸其白茎，肥美。今人不食，医方亦鲜用之。〔时珍曰〕莕与莼，一类二种也。并根连水底，叶浮水上。其叶似马蹄而圆者，莼也；叶似莼而微尖长者，莕也。夏月俱开黄花，亦有白花者。结实大如棠梨，中有细子。按宁献王庚辛玉册云：凫葵，黄花者是莕菜，白花者是白蘋，即水镜草，一种泡子名水鳖。虽有数种，其用一也。其茎叶根花，并可伏硫，煮砂，制矾。此以花色分别蘋、莕，似亦未稳。详见蘋下。

【正误】〔恭曰〕凫葵，南人名猪莼，堪食，有名未用条中载也。〔志曰〕凫葵即莕菜，叶似莼，根极长。江南人多食之。今云是猪莼，误矣。今以春夏细长肥滑者为丝莼，至冬粗短者为猪莼，亦呼龟莼，与凫葵殊不相似也。而有名未用类，即无凫葵、猪莼之名，盖后人删去也。〔时珍曰〕杨慎卮言以四叶菜为莕者，亦非也。四叶菜乃蘋也。

【气味】 **甘，冷，无毒。**

【主治】 **消渴，去热淋，利小便。**唐本。**捣汁服，疗寒热。**开宝。**捣傅诸肿毒，火丹游肿。**时珍。

【附方】 新四。**一切痈疽及疮疖。**用莕丝菜或根，马蹄草茎或子，即莼也，各取半碗，同苎麻根五寸去皮，以石器捣烂，傅毒四围。春夏秋日换四五次，冬换二三次，换时以荠水洗之，甚效。保生余录。**谷道生疮**荇叶捣烂，绵裹纳之下部，日三次。范汪方。**毒蛇螫伤**牙入肉中，痛不可堪者。勿令人知，私以荇叶覆其上穿，以物包之，一时折牙自出也。肘后方。**点眼去翳**莕丝菜根一钱半，捣烂，即叶如马蹄开黄花者，川楝子十五个，胆矾七分，石决明五钱，皂荚一两，海螵蛸二钱，各为末，同菜根，以水一钟浸二宿，去滓。一日点数次，七日见效也。孙氏集效方。

莼《别录》下品

【释名】 茆卯、柳二音。**水葵**诗疏**露葵**纲目**马蹄草**。〔时珍曰〕蓴字本作莼，从纯。纯乃丝名，其茎似之故也。齐民要术云：莼性纯而易生。种以浅深为候，水深则茎肥而叶少，水浅则茎瘦而叶多。其性逐水而滑，故谓之莼菜，并得葵名。颜之推家训云：蔡朗父讳纯，改莼为露葵。北人不知，以绿葵为之。诗云：薄采其茆，即莼也。或讳其名，谓之锦带。

【集解】〔保升曰〕莼叶似凫葵，浮在水上。采茎堪啖。花黄白色，子紫色。三月至八月，茎细如钗股，黄赤色，短长随水深浅，名为丝莼，味甜体软。九月至十月渐粗硬。十一月萌在泥中，粗短，名瑰莼，味苦体涩。人惟取汁作羹，犹胜杂菜。〔时珍曰〕莼生南方湖泽中，惟吴越人善食之。叶如荇菜而差圆，形似马蹄。其茎紫色，大如箸，柔滑可羹。夏月开黄花。结实青紫色，大如棠梨，中有细子。春夏嫩茎未叶者名稚莼，稚者小也。叶稍舒长者名丝莼，其茎如丝也。至秋老则名葵莼，或作猪莼，言可饲猪也。又讹为瑰蓴、龟莼焉。余见凫葵下。

【气味】 甘、寒，无毒。〔藏器曰〕莼虽水草，而性热拥。〔诜曰〕莼虽冷补，热食及多食亦拥气不下，甚损人胃及齿，令人颜色恶，损毛发。和醋食，令人骨痿。〔李廷飞曰〕多食性滑发痔。七月有虫着上，食之令人霍乱。

【主治】 消渴热痹。别录。和鲫鱼作羹食，下气止呕。多食，压丹石。补大小肠虚气，不宜过多。孟诜。治热疸，厚肠胃，安下焦，逐水，解百药毒并蛊气。大明。

【发明】〔弘景曰〕莼性冷而补，下气。杂鳢鱼羹食，亦逐水。而性滑，服食家不可多用。〔恭曰〕莼久食大宜人。合鲋鱼作羹食，主胃弱不下食者，至效。又宜老人，应入上品。故张翰临秋风思吴中之鲈鱼莼羹也。〔藏器曰〕莼体滑，常食发气，令关节急，嗜睡。脚气论中令人食之，此误极深也。温病后脾弱不能磨化，食者多死。予所居近湖，湖中有莼、藕。年中疫甚，饥人取莼食之，虽病瘥者亦死。至秋大旱，人多血痢，湖中水竭，掘藕食之，阖境无他。莼、藕之功，于斯见矣。

【附方】 新三。**一切痈疽**马蹄草即莼菜，春夏用茎，冬月用子，就于根侧寻取，捣烂傅之。未成即消，已成即毒散。用叶亦可。保生余录。**头上恶疮**以黄泥包豆豉煨熟，取出为末，以莼菜汁调傅之。保幼大全。**数种疔疮**马蹄草又名缺盆草、大青叶、臭紫草各等分，擂烂，以酒一碗浸之，去滓温服，三服立愈。经验良方。

水藻《纲目》

【释名】〔时珍曰〕藻乃水草之有文者，洁净如澡浴，故谓之藻。

【集解】〔颂曰〕藻生水中，处处有之。周南·诗云：于以采藻，于沼于沚，于彼行潦，是也。陆玑注云：藻生水底，有二种：一种叶如鸡苏，茎如箸，长四五尺；一种叶如蓬蒿，茎如钗股，谓之聚藻。二藻皆可食，熟挼去腥气，米面糁蒸为茹，甚滑美。荆扬人饥荒以当谷食。〔藏器曰〕马藻生水中，如马齿相连。〔时珍曰〕藻有二种，水中甚多。水藻，叶长二三寸，两两对生，即马藻也；聚藻，叶细如丝及鱼鳃状，节节连生，即水蕴也，俗名鳃草，又名牛尾蕴，是矣。尔雅云：莙，牛藻也。郭璞注云：细叶蓬茸，如丝可爱，一节长数寸，长者二三十节，即蕴也。二藻皆可食，入药以马藻为胜。左传云：蘋蘩蕴藻之菜，即此。

【气味】 **甘，大寒，滑，无毒。**

【主治】 **去暴热热痢，止渴，捣汁服之。小儿赤白游疹，火焱热疮，捣烂封之。**藏器。

【发明】〔思邈曰〕凡天下极冷，无过藻菜。但有患热毒肿并丹毒者，取渠中藻菜切捣傅之，厚三分，干即易，其效无比。

海藻《本经》中品

【释名】 䔢音单，出尔雅，别录作薄。**落首**本经**海萝**尔雅注。

【集解】〔别录曰〕海藻生东海池泽，七月七日采，暴干。〔弘景曰〕生海岛上，黑色如乱发而大少许，叶大都似藻叶。〔藏器曰〕此有二种：马尾藻生浅水中，如短马尾细，黑色，用之当浸去咸味；大叶藻生深海中及新罗，叶如水藻而大。海人以绳系腰没水取之。五月以后，有大鱼伤人，不可取也。尔雅云，纶似纶，组似组，东海有之，正为二藻也。〔颂曰〕此即水藻生于海中者，今登、莱诸州有之。陶隐居引尔雅纶、组注昆布，谓昆布似组，青苔、紫菜似纶；而陈藏器以纶、组为二藻。陶说似近之。〔时珍曰〕海藻近海诸地采取，亦作海菜，乃立名目，货之四方云。

【修治】〔敩曰〕凡使须用生乌豆，并紫背天葵，三件同蒸伏时，日干用。〔时珍曰〕近人但洗净咸味，焙干用。

【气味】 苦、咸，寒，无毒。〔权曰〕咸，有小毒。〔之才曰〕反甘草。〔时珍曰〕按东垣李氏治瘰疬马刀，散肿溃坚汤，海藻、甘草两用之。盖以坚积之病，非平和之药所能取捷，必令反夺以成其功也。

【主治】 瘿瘤结气，散颈下硬核痛，痈肿癥瘕坚气，腹中上下雷鸣，下十二水肿。本经。疗皮间积聚暴癀，瘤气结热，利小便。别录。辟百邪鬼魅，治气急心下满，疝气下坠，疼痛卵肿，去腹中幽幽作声。甄权。治奔豚气脚气，水气浮肿，宿食不消，五膈痰壅。李珣。

【发明】 〔元素曰〕海藻气味俱厚，纯阴，沉也。治瘿瘤马刀诸疮，坚而不溃者。经云：咸能软坚。营气不从，外为浮肿。随各引经药治之，肿无不消。〔成无己曰〕咸味涌泄。故海藻之咸，以泄水气也。〔诜曰〕海藻起男子阴，消男子癀疾，宜常食之。南方人多食，北方人效之，倍生诸疾，更不宜矣。〔时珍曰〕海藻咸能润下，寒能泄热引水，故能消瘿瘤结核，阴癀坚聚，而除浮肿脚气留饮痰气之湿热，使邪气自小便出也。

【附方】 旧二，新二。海藻酒治瘿气。用海藻一斤，绢袋盛之，以清酒二升浸之，春夏二日，秋冬三日。每服两合，日三。酒尽再作。其滓曝干为末。每服方寸匕，日三服。不过两剂即瘥。范汪方。瘿气初起海藻一两，黄连二两，为末。时时舐咽。先断一切厚味。丹溪方。项下瘰疬如梅李状。宜连服前方海藻酒消之。肘后方。蛇盘瘰疬头项交接者。海藻菜以荞面炒过，白僵蚕炒，等分为末，以白梅泡汤和丸梧子大。每服六十丸，米饮下，必泄出毒气。危氏得效方。

海蕴温、缊、酝三音《拾遗》

校正：自草部移入此。

【释名】 〔时珍曰〕缊，乱丝也。其叶似之，故名。

【气味】 咸，寒，无毒。

【主治】 瘿瘤结气在喉间，下水。藏器。主水癀。苏颂。

海带宋《嘉祐》

【集解】 〔禹锡曰〕海带出东海水中石上，似海藻而粗，柔韧而长。今登州人干之以束器物。医家用以下水，胜于海藻、昆布。

【气味】 咸，寒，无毒。

【主治】 催生，治妇人病，及疗风下水。嘉祐。治水病瘿瘤，功同海藻。

时珍。

昆布 《别录》中品

【释名】 纶布〔时珍曰〕按吴普本草，纶布一名昆布，则尔雅所谓纶似纶，东海有之者，即昆布也。纶音关，青丝绶也，讹而为昆耳。陶弘景以纶为青苔、紫菜辈，谓组为昆布；陈藏器又谓纶、组是二种藻。不同如此。

【集解】〔别录曰〕昆布生东海。〔弘景曰〕今惟出高丽。绳把索之如卷麻，作黄黑色，柔韧可食。尔雅云：纶似纶，组似组，东海有之。今青苔、紫菜皆似纶，而昆布亦似组，恐即是也。〔藏器曰〕昆布生南海，叶如手，大似薄苇，紫赤色。其细叶者，海藻也。〔珣曰〕其草顺流而生。出新罗者叶细，黄黑色。胡人搓之为索，阴干，从舶上来中国。〔时珍曰〕昆布生登、莱者，搓如绳索之状。出闽、浙者，大叶似菜。盖海中诸菜性味相近，主疗一致。虽稍有不同，亦无大异也。

【修治】〔斅曰〕凡使昆布，每一斤，用甑箅大小十个，同剉细，以东流水煮之，从巳至亥，待咸味去，乃晒焙用。

【气味】 咸，寒，滑，无毒。〔普曰〕酸、咸，寒，无毒。〔权曰〕温，有小毒。

【主治】 十二种水肿，瘿瘤聚结气，瘘疮。别录。破积聚。思邈。治阴㿗肿，含之咽汁。藏器。利水道，去面肿，治恶疮鼠瘘。甄权。

【发明】〔杲曰〕咸能软坚，故瘿坚如石者非此不除，此海藻同功。〔诜曰〕昆布下气，久服瘦人，无此疾者不可食。海岛之人爱食之，为无好菜，只食此物，服久相习，病亦不生，遂传说其功于北人。北人食之皆生病，是水土不宜耳。凡是海中菜，皆损人，不可多食。

【附方】 旧四。昆布臛治膀胱结气，急宜下气。用高丽昆布一斤，白米泔浸一宿，洗去咸味。以水一斛，煮熟劈细。入葱白一握，寸断之。更煮极烂，乃下盐酢豉糁姜橘椒末调和食之。仍宜食粱米、粳米饭。极能下气。无所忌。海藻亦可依此法作之。广济方。瘿气结核瘟瘟肿硬。以昆布一两，洗去咸，晒干为散。每以一钱绵裹，好醋中浸过，含之咽津，味尽再易之。圣惠方。项下五瘿方同上。项下卒肿其囊渐大，欲成瘿者。昆布、海藻等分，为末，蜜丸杏核大。时时含之，咽汁。外台。

越王余算 《拾遗》

【释名、集解】〔珣曰〕越王余算生南海水中，如竹算子，长尺许。刘敬叔异苑云：昔晋安越王渡南海，将黑角白骨作算筹，其有余者，弃于水中而生此。故叶白者似骨，黑者似角，遂名之。相传可食。

【气味】　咸，温，无毒。

【主治】　**水肿浮气结聚，宿滞不消，腹中虚鸣，并煮服之。**李珣。

【附录】　**沙箸**〔时珍曰〕按刘恂岭表录异有沙箸，似是余算之类，今附于此。云：海岸沙中生沙箸，春吐苗，其心若骨，白而且劲，可为酒筹。凡欲采者，须轻步向前拔之。不然，闻行声遽缩入沙中，不可得也。（附录一节原在集解下，今移于此。）

石帆《日华》

【集解】　〔弘景曰〕石帆状如柏，水松状如松。〔藏器曰〕石帆生海底，高尺余。根如漆色，至梢上渐软，作交罗纹。〔大明曰〕石帆紫色，梗大者如箸，见风渐硬，色如漆，人以饰作珊瑚装。〔颂曰〕左思吴都赋：草则石帆、水松。刘渊林注云：石帆生海屿石上，草类也。无叶，高尺许，其花离楼相贯连。若死则浮水中，人于海边得之，稀有见其生者。

【气味】　甜、咸，平，无毒。

【主治】　**石淋。**弘景。**煮汁服，主妇人血结月闭。**藏器。

本草纲目草部目录第二十卷

本草纲目草部第二十卷

草之九 | 石草类一十九种

石斛《别录》上品

【释名】 石蓫别录金钗纲目禁生别录林兰本经杜兰别录。〔时珍曰〕石斛名义未详。其茎状如金钗之股,故古有金钗石斛之称。今蜀人栽之,呼为金钗花。盛弘之荆州记云,耒阳龙石山多石斛,精好如金钗,是矣。林兰、杜兰,与木部木兰同名,恐误。

【集解】〔别录曰〕石斛生六安山谷水旁石上。七月、八月采茎,阴干。〔弘景曰〕今用石斛,出始兴。生石上,细实,以桑灰汤沃之,色如金,形如蚱蜢髀者佳。近道亦有,次于宣城者。其生栎木上者,名木斛。其茎至虚,长大而色浅。不入丸散,惟可为酒渍煮之用。俗方最以补虚,疗脚膝。〔恭曰〕今荆襄及汉中、江左又有二种:一种似大麦,累累相连,头生一叶,而性冷,名麦斛;一种茎大如雀髀,叶在茎头,名雀髀斛。其他斛如竹,而节间生叶也。作干石斛法:以酒洗蒸暴成,不用灰汤。或言生者渍酒,胜于干者。〔颂曰〕今荆州、光州、寿州、庐州、江州、温州、台州亦有之,以广南者为佳。多在山谷中。五月生苗,茎似小竹节,节间出碎叶。七月开花,十月结实。其根细长,黄色。惟生石上者为胜。〔宗奭曰〕石斛细若小草,长三四寸,柔韧,折之如肉而实。今人多以木斛混之,亦不能明。木斛中虚如禾草,长尺余,但色深黄光泽耳。〔时珍曰〕石斛丛生石上。其根纠结甚繁,干则白软。其茎叶生皆青色,干则黄色。开红花。节上自生根须。人亦折下,以砂石栽之,或以物盛挂屋下,频浇以水,经年不死,俗称为千年润。石斛短而中实,木斛长而中虚,甚易分别。处处有之,以蜀中者为胜。

【修治】〔敩曰〕凡使,去根头,用酒浸一宿,暴干,以酥拌蒸之,从巳至酉,徐徐焙干,用入补药乃效。

【气味】 甘,平,无毒。〔普曰〕神农:甘,平。扁鹊:酸。李当之:寒。〔时珍曰〕甘、淡、微咸。〔之才曰〕陆英为之使,恶凝水石、巴豆,畏雷丸、僵蚕。

【主治】 伤中,除痹下气,补五脏虚劳羸瘦,强阴益精。久服,厚肠胃。本经。补内绝不足,平胃气,长肌肉,逐皮肤邪热痱气,脚膝疼冷痹弱,定志除惊。轻身延年。别录。益气除热,治男子腰脚软弱,健阳,逐皮肌风痹,骨中久冷,补肾益力。

权。**壮筋骨，暖水脏，益智清气。**日华。**治发热自汗，痈疽排脓内塞。**时珍。

【发明】〔敩曰〕石斛镇涎，涩丈夫元气。酒浸酥蒸，服满一镒，永不骨痛也。〔宗奭曰〕石斛治胃中虚热有功。〔时珍曰〕石斛气平，味甘、淡、微咸，阴中之阳，降也。乃足太阴脾、足少阴右肾之药。深师云：囊湿精少，小便余沥者，宜加之。一法：每以二钱入生姜一片，水煎代茶饮，甚清肺补脾也。

【附方】 新二。**睫毛倒入**川石斛、川芎䓖等分，为末。口内含水，随左右嗜鼻，日二次。袖珍方。**飞虫入耳**石斛数条，去根如筒子，一边纴入耳中，四畔以蜡封闭，用火烧石斛，尽则止。熏右耳，则虫从左出。未出更作。圣济。

骨碎补宋《开宝》

【释名】 **猴姜**拾遗**胡孙姜**志**石毛姜**苏颂**石庵䕡**。〔藏器曰〕骨碎补本名猴姜。开元皇帝以其主伤折，补骨碎，故命此名。或作骨碎布，讹矣。江西人呼为胡孙姜，象形也。〔时珍曰〕庵䕡主折伤破血。此物功同，故有庵䕡之名。

【集解】〔志曰〕骨碎补生江南。根寄树石上，有毛。叶如庵䕡。〔藏器曰〕岭南虔、吉州亦有之。叶似石韦而一根，余叶生于木。〔大明曰〕是树上寄生草，根似姜而细长。〔颂曰〕今淮、浙、陕西、夔路州郡皆有之。生木或石上。多在背阴处，引根成条，上有黄赤毛及短叶附之。又抽大叶成枝。叶面青绿色，有青黄点；背青白色，有赤紫点。春生叶，至冬干黄。无花实。采根入药。〔宗奭曰〕此苗不似姜，亦不似庵䕡。每一大叶两旁，小叶叉牙，两两相对，叶长有尖瓣也。〔时珍曰〕其根扁长，略似姜形。其叶有桠缺，颇似贯众叶，谓叶如䕡者，殊谬；如石韦者，亦差。

根

【修治】〔敩曰〕凡采得，用铜刀刮去黄赤毛，细切，蜜拌润，甑蒸一日，晒干用。急用只焙干，不蒸亦得也。

【气味】 苦，温，无毒。〔大明曰〕平。

【主治】 **破血止血，补伤折。**开宝。**主骨中毒气，风血疼痛，五劳六极，足手不收，上热下冷。**权。**恶疮，蚀烂肉，杀虫。**大明。**研末，猪肾夹煨，空心食，治耳鸣，及肾虚久泄，牙疼。**时珍。

【发明】〔颂曰〕骨碎补，入妇人血气药。蜀人治闪折筋骨伤损，取根捣筛，煮黄米粥，和裹伤处有效。〔时珍曰〕骨碎补，足少阴药也。故能入骨，治牙，及久泄痢。昔有魏刺史子久泄，诸医不效，垂殆。予用此药末入猪肾中煨熟与食，顿住。盖肾主大小便，久泄属肾虚，不可专从脾胃也。雷公炮炙论用此方治耳鸣，耳亦肾之窍也。案戴原礼证治要诀云：痢后下虚，不善调养，或远行，或房劳，或外感，致两足痿软，或痛或痹，遂成痢风。宜用独活寄生汤吞虎骨四斤丸，仍以骨碎补三分之一，同研取汁，酒解服之。外用杜仲、牛膝、杉木节、萆薢、白芷、南星煎汤，频频熏洗。此亦从肾虚骨痿而治也。

【附方】 旧二，新三。**虚气攻牙**齿痛血出，或痒痛。骨碎补二两，铜刀细剉，瓦锅慢火炒黑，为末。如常揩齿，良久吐之，咽下亦可。刘松石云：此法出灵苑方，不独治牙痛，极能坚骨固牙，益精髓，去骨中毒气疼痛。牙动将落者，数擦立住，再不复动，经用有神。**风虫牙痛**骨碎补、乳香等分，为末糊丸，塞孔中。名金针丸。圣济总录。**耳鸣耳闭**骨碎补削作细条，火炮，乘热塞之。苏氏图经。**病后发落**胡孙姜、野蔷薇嫩枝煎汁，刷之。**肠风失血**胡孙姜烧存性五钱，酒或米饮服。仁存方。

石韦《本经》中品

【释名】 **石韉**音蔗**石皮**别录**石兰**。〔弘景曰〕蔓延石上，生叶如皮，故名石韦。〔时珍曰〕柔皮曰韦，韉亦皮也。

【集解】〔别录曰〕石韦生华阴山谷石上，不闻水声及人声者良。二月采叶，阴干。〔弘景曰〕处处有之。出建平者，叶长大而厚。〔恭曰〕此物丛生石旁阴处，亦不作蔓。其生古瓦屋上者名瓦韦，疗淋亦好。〔颂曰〕今晋、绛、滁、海、福州，江宁皆有之。丛生石上，叶如柳，背有毛，而斑点如皮。福州别有一种石皮，三月有花，采作浴汤，治风。〔时珍曰〕多生阴崖险罅处。其叶长者近尺，阔寸余，柔韧如皮，背有黄毛。亦有金星者，名金星草，此凌冬不凋。又一种如杏叶者，亦生石上，其性相同。

【修治】〔别录曰〕凡用去黄毛。毛射人肺，令人咳，不可疗。〔大明曰〕入药去梗，须微炙用。一法：以羊脂炒干用。

【气味】 **苦，平，无毒**。〔别录曰〕甘。〔权曰〕微寒。〔之才曰〕滑石、杏仁、射干为之使，得菖蒲良。制丹砂、矾石。

【主治】 **劳热邪气，五癃闭不通，利小便水道**。本经。**止烦下气，通膀胱满，补五劳，安五脏，去恶风，益精气**。别录。**治淋沥遗溺**。日华。**炒末，冷酒调服，治发背**。颂。主崩漏金疮，清肺气。时珍。

【附方】 新五。**小便淋痛**石韦、滑石等分，为末。每饮服刀圭，最快。圣惠。**小便转脬**石韦去毛、车前子各二钱半,水二盏,煎一盏,食前服。指迷方。
崩中漏下石韦为末。每服三钱,温酒服,甚效。**便前有血**石皮为末。茄子枝煎汤
下二钱。普济方。**气热咳嗽**石韦、槟榔等分,为末。姜汤服二钱。圣济录。

金星草宋《嘉祐》

【释名】 金钏草图经凤尾草纲目**七星草**。〔时珍曰〕即石韦之有金星者。图
经重出七星草,并入。

【集解】〔禹锡曰〕金星草,西南州郡多有之,以戎州者为上。喜生背阴石
上净处,及竹箐中少日色处,或生大木下,及背阴占瓦屋上。初出深绿色,叶长
一二尺,至深冬背生黄星点子,两两相对,色如金,因得金星之名。无花实,凌冬
不凋。其根盘屈如竹根而细,折之有筋,如猪马鬃。五月和根采之,风干用。〔颂
曰〕七星草生江州山谷石上。叶如柳而长,作蔓延,长二三尺。其叶坚硬,背上
有黄点如七星。采无时。

【气味】 苦,寒,无毒。〔颂曰〕微酸。〔崔昉曰〕制三黄、砂、汞、矾石。

【主治】 发背痈疮结核,解硫黄丹石毒,连根半斤,酒五升,银器煎服,先服
石药悉下。亦可作末,冷水服方寸匕。涂疮肿,殊效。根浸油涂头,大生毛发。
嘉祐。乌髭发。颂。**解热,通五淋,凉血**。时珍。

【发明】〔颂曰〕但是疮毒,皆可服之。然性至冷,服后下利,须补治乃平复。
老年不可辄服。〔宗奭曰〕丹石毒发于背,及一切痈肿。以其根叶二钱半,酒一大
盏,煎服,取下黑汁。不惟下所服石药,兼毒去疮愈也。如不饮酒,则为末,以新
汲水服,以知为度。〔时珍曰〕此药大抵治金石发毒者。若忧郁气血凝滞而发毒
者,非所宜也。

【附方】 旧一,新二。**五毒发背**金星草和根净洗,慢火焙干。每四两入生甘
草一钱,捣末,分作四服。每服用酒一升,煎二三沸,更以温酒三二升相和,入瓶
器内封固,时时饮之。忌生冷油肥毒物。经验方。**热毒下血**金星草、陈干姜各三
两,为末。每服一钱,新汲水下。本事方。**脚膝烂疮**金星草背上星,刮下傅之,
即干。集简方。

石长生《本经》下品

【释名】 丹草本经丹沙草。〔时珍曰〕四时不凋,故曰长生。

【集解】〔别录曰〕石长生，生咸阳山谷。〔弘景曰〕俗中时有采者，方药不复用。近道亦有，是细细草叶，花紫色。南中多生石岩下，叶似蕨，而细如龙须，黑如光漆，高尺余，不与余草杂也。〔恭曰〕苗高尺许，五六月采茎叶用。今市人用黔筋草为之，叶似青葙，茎细劲紫色，今太常用者是也。〔时珍曰〕宋祁益部方物记：长生草生山阴蕨地，修茎茸叶，色似桧而泽，经冬不凋。

【气味】 咸，微寒，有毒。〔普曰〕神农：苦。雷公：辛。桐君：甘。〔权曰〕酸，有小毒。

【主治】 寒热恶疮大热，辟鬼气不祥。本经。下三虫。别录。治疥癣，逐诸风，治百邪魅。权。

【附录】 红茂草图经 〔颂曰〕味苦，大凉，无毒。主痈疽疮肿。焙研为末，冷水调贴。一名地没药，一名长生草。生施州，四季枝叶繁，故有长生之名。春采根叶。〔时珍曰〕案庚辛玉册云：通泉草一名长生草，多生古道丘垄荒芜之地。叶似地丁，中心抽一茎，开黄白花如雪，又似麦饭，摘下经年不槁。根入地至泉，故名通泉。俗呼秃疮花。此草有长生之名，不知与石长生及红茂草亦一类否？故并附之。

石苋宋《图经》

【集解】〔颂曰〕生筠州，多附河岸沙石上。春生苗，茎青，高一尺以来，叶如水柳而短。八九月土人采之。

【气味】 辛，苦，有小毒。

【主治】 同甘草煎服，主鮈齡，又吐风涎。颂。

【附录】 石垂 〔颂曰〕生福州山中。三月花，四月采子，生捣为末，丸服，治蛊毒。

景天《本经》上品

【释名】 慎火本经 戒火同 救火同 据火同 护火纲目 辟火同 火母别录。〔弘景曰〕众药之名，景天为丽。人皆盆盛，养于屋上，云可辟火，故曰慎火。方用亦希。

【集解】〔别录曰〕景天生太山川谷。四月四日、七月七日采，阴干。〔颂曰〕今南北皆有之。人家种于中庭，或盆置屋上。春生苗，叶似马齿苋而大，作层而上,茎极脆弱。夏中开红紫碎花,秋后枯死。亦有宿根者。苗、叶、花并可用。〔宗奭曰〕极易种,折枝置土中,浇溉旬日便生也。〔时珍曰〕景天,人多栽于石山上。二月生苗,脆茎,微带赤黄色,高一二尺,折之有汁。叶淡绿色,光泽柔厚,状似长匙头及胡豆叶而不尖。夏开小白花,结实如连翘而小,中有黑子如粟粒。其叶味微甘苦,煠熟水淘可食。

【正误】〔弘景曰〕广州城外有一树,大三四围,名慎火树。〔志曰〕岭表人言,并无此说。盖录书者篡入谬言,非陶氏语也。

【气味】 苦,平,无毒。〔别录曰〕酸。〔大明曰〕寒,有小毒。可煅朱砂。

【主治】 大热火疮,身热烦,邪恶气。本经。诸蛊毒痂疕,寒热风痹,诸不足。别录。疗金疮止血。煎水浴小儿,去烦热惊气。弘景。风疹恶痒,小儿丹毒及发热。权。热狂赤眼,头痛寒热游风,女人带下。日华。

花

【主治】 女人漏下赤白。轻身明目。本经

【附方】 旧五,新二。惊风烦热慎火草煎水浴之。普济方。小儿中风汗出中风,一日头顶腰热,二日手足不屈。用慎火草干者半两,麻黄、丹参、白术各二钱半,为末。每服半钱,浆水调服。三四岁服一钱。圣济录。婴孺风疹在皮肤不出,及疮毒。取慎火苗叶五大两,和盐三大两,同研绞汁。以热手摩涂,日再上之。图经。热毒丹疮千金:用慎火草捣汁拭之。日夜拭一二十遍。一方:入苦酒捣泥涂之。杨氏产乳:治烟火丹毒,从两股两胁起,赤如火。景天草、真珠末一两,捣如泥。涂之,干则易。漆疮作痒按慎火草涂之。外台。眼生花翳涩痛难开。景天捣汁,日点三五次。圣惠。产后阴脱慎火草一斤阴干,酒五升,煮汁一升,分四服。子母秘录。

佛甲草宋《图经》

【集解】〔颂曰〕佛甲草生筠州。多附石向阳而生,似马齿苋而细小且长,有花黄色,不结实,四季皆有。〔时珍曰〕二月生苗成丛,高四五寸,脆茎细叶,柔泽如马齿苋,尖长而小。夏开黄花,经霜则枯。人多栽于石山瓦墙上,呼为佛指甲。救荒本草言高一二尺,叶甚大者,乃景天,非此也。

【气味】 甘,寒,微毒。

【主治】 汤火灼疮,研贴之。颂。

虎耳草《纲目》

【释名】 **石荷叶**见下。

【集解】〔时珍曰〕虎耳生阴湿处，人亦栽于石山上。茎高五六寸，有细毛，一茎一叶，如荷盖状。人呼为石荷叶，叶大如钱，状似初生小葵叶，及虎之耳形。夏开小花，淡红色。

【气味】 微苦、辛，寒，有小毒。〔独孤滔曰〕汁煮砂子。

【主治】 **瘟疫，擂酒服。生用吐利人，熟用则止吐利。又治聤耳，捣汁滴之。痔疮肿痛者，阴干，烧烟桶中熏之。**时珍。

石胡荽《四声本草》

校正：自菜部移入此。

【释名】 **天胡荽**纲目**野园荽**同**鹅不食草**食性**鸡肠草**详见下名。

【集解】〔时珍曰〕石胡荽，生石缝及阴湿处小草也。高二三寸，冬月生苗，细茎小叶，形状宛如嫩胡荽。其气辛熏不堪食，鹅亦不食之。夏开细花，黄色，结细子。极易繁衍，僻地则铺满也。案孙思邈千金方云：一种小草，生近水渠中湿处，状类胡荽，名天胡荽，亦名鸡肠草。即此草也。与繁缕之鸡肠，名同物异。

【气味】 **辛，寒，无毒。**〔时珍曰〕辛，温。汁制砒石、雄黄。

【主治】 **通鼻气，利九窍，吐风痰。**炳。**去目翳，捋塞鼻中，翳膜自落。**藏器。**疗痔病。**诜。**解毒，明目，散目赤肿云翳，耳聋头痛脑酸，治痰疟齁䶌，鼻窒不通，塞鼻息自落，又散疮肿。**时珍。

【发明】〔时珍曰〕鹅不食草，气温而升，味辛而散，阳也，能通于天。头与肺皆天也，故能上达头脑，而治顶痛目病，通鼻气而落息肉；内达肺经，而治齁䶌痰疟，散疮肿。其除翳之功，尤显神妙。人谓陈藏器本草惟务广博，鄙俚之言也。若此药之类，表出殊功，可谓务博已乎。案倪维德原机启微集云：治目翳嗃鼻碧云散，用鹅不食草解毒为君，青黛去热为佐，川芎大辛破留除邪为使，升透之药也。大抵如开锅盖法，常欲邪毒不闭，令有出路。然力小而锐，宜常嗃以聚其力。凡目中诸病，皆可用之。生捋更神。王玺集要诗云：赤眼之余翳忽生，草中鹅不食为名。塞于鼻内频频换，三日之间复旧明。

【附方】 新十。**寒痰齁喘**野园荽研汁，和酒服，即住。集简方。**嗃鼻去翳**

碧云散；治目赤肿胀，羞明昏暗，隐涩疼痛，眵泪风痒，鼻塞头痛脑酸，外翳扳睛诸病。鹅不食草晒干二钱，青黛、川芎各一钱，为细末。噙水一口，每以米许嗜入鼻内，泪出为度。一方：去青黛。倪氏启微集。**贴目取翳**鹅不食草捣汁熬膏一两，炉甘石火煅童便淬三次三钱，上等瓷器末一钱半，熊胆二钱，硇砂少许，为极细末，和作膏。贴在翳上，一夜取下。用黄连、黄柏煎汤洗净，看如有，再贴。孙天仁集效方。**塞鼻治翳**诗见发明。**牙疼嗜鼻**鹅不食草绵裹怀干为末。含水一口，随左右嗜之。亦可按塞。圣济录。**一切肿毒**野园荽一把，穿山甲烧存性七分，当归尾三钱，擂烂，入酒一碗，绞汁服。以渣傅之。集简方。**湿毒胫疮**砖缝中生出野园荽，夏月采取，晒收为末。每以五钱，汞粉五分，桐油调作隔纸膏，周围缝定。以茶洗净，缚上膏药，黄水出，五六日愈。此吴竹卿方也。简便方。**脾寒疟疾**石胡荽一把，杵汁半碗，入酒半碗和服，甚效。集简方。**痔疮肿痛**石胡荽捣，贴之。同上。

螺厣草《拾遗》

【释名】　镜面草。〔时珍曰〕皆象形也。

【集解】〔藏器曰〕蔓生石上，叶状似螺厣，微带赤色，而光如镜，背有少毛，小草也。

【气味】　辛。

【主治】　痛肿风疹，脚气肿，捣烂傅之。亦煮汤洗肿处。藏器。治小便出血，吐血衄血，龋齿痛。时珍。

【发明】〔时珍曰〕案陈日华经验方云：年二十六，忽病小便后出鲜血数点而不疼，如是一月，饮酒则甚。市医张康，以草药汁一器，入少蜜少进，两服而愈。求其方，乃镜面草也。

【附方】　新七。**吐血衄血**镜面草水洗，擂酒服。朱氏集验方。**牙齿虫痛**乾坤生意：用镜面草不拘多少，以水缸下泥同捣成膏，入香油二三点，研匀。贴于痛处腮上。杨氏家藏方：用镜面草半握，入麻油二点，盐半捻，按碎。左疼塞右耳，右疼塞左耳。以薄泥饼贴耳门闭其气，仍仄卧。泥耳一二时，去泥取草放水中，看有虫浮出，久者黑，次者褐，新者白。须于午前用之。徐克安一乳婢，苦此不能食，用之，出数虫而安。**小儿头疮**镜面草日干为末，和轻粉、麻油傅之，立效。杨氏家藏方。**手指肿毒**又指恶疮，消毒止痛。镜面草捣烂，傅之。寿域神方。**蛇缠恶疮**镜面草，入盐杵烂，傅之妙。**解鼠莽毒**镜面草自然汁、清油各一杯和服,即下毒三五次。以肉粥补之,不可迟。张杲医说。

酢浆草《唐本草》

【校正】并入图经赤孙施。

【释名】 酸浆图经三叶酸纲目三角酸纲目酸母纲目醋母苏恭酸箕李当之鸠酸苏恭雀儿酸纲目雀林草纲目小酸茅苏恭赤孙施图经。〔时珍曰〕此小草三叶酸也,其味如醋。与灯笼草之酸浆,名同物异。唐慎微本草以此草之方收入彼下,误矣。闽人郑樵通志言,福人谓之孙施,则苏颂图经赤孙施生福州,叶如浮萍者,即此也。孙施亦酸箕之讹耳。今并为一。

【集解】〔恭曰〕酢浆生道旁阴湿处,丛生。茎头有三叶,叶如细萍。四月、五月采,阴干。〔保升曰〕叶似水萍,两叶并大叶同枝,黄花黑实。〔颂曰〕南中下湿地及人家园圃中多有之,北地亦或有生者。初生嫩时,小儿喜食之。南人用揩碖石器,令白如银。〔时珍曰〕苗高一二寸,丛生布地,极易繁衍。一枝三叶,一叶两片,至晚自合帖,整整如一。四月开小黄花,结小角,长一二分,内有细子。冬亦不凋。方士采制砂、汞、硇、矾、砒石。

【气味】 酸,寒,无毒。

【主治】 杀诸小虫。恶疮瘑瘘,捣傅之。食之,解热渴。唐本。主小便诸淋,赤白带下。同地钱、地龙,治沙石淋。煎汤洗痔痛脱肛甚效。捣涂汤火蛇蝎伤。时珍。赤孙施:治妇人血结,用一搦洗,细研,暖酒服之。苏颂。

【附方】 旧二,新六。小便血淋酸草捣汁,煎五苓散服之。俗名醋啾啾是也。王璆百一选方。诸淋赤痛三叶酸浆草洗,研取自然汁一合,酒一合和匀。空心温服,立通。沈存中灵苑方。二便不通酸草一大把,车前草一握,捣汁,入砂糖一钱,调服一盏。不通再服。摘玄方。赤白带下三叶酸草,阴干为末。空心温酒服三钱匕。千金方。痔疮出血雀林草一大握,水二升,煮一升服。日三次,见效。外台秘要。癣疮作痒雀儿草即酸母草,擦之,数次愈。永类方。蛇虺螫伤酸草捣傅。崔氏方。牙齿肿痛酸浆草一把洗净,川椒四十九粒去目,同捣烂,绢片裹定如箸大,切成豆粒大。每以一块塞痛处,即止。节斋医论。

【附录】 酸草 〔别录有名未用曰〕主轻身延年。生名山醴泉上阴崖。茎有五叶青泽,根赤黄。可以消玉。一名丑草。〔弘景曰〕李当之云:是今酸箕草,布地生者,处处有之。然恐非也。

三叶 〔别录有名未用曰〕味辛。主寒热,蛇蜂螫人。生田中,茎小黑白,高三尺，根黑。三月采，阴干。一名三石，一名当田，一名赴鱼。

地锦宋《嘉祐》

校正：并入有名未用别录地朕。

【释名】 **地朕**吴普**地噤**拾遗**夜光**吴普**承夜**吴普**草血竭**纲目**血见愁**纲目**血风草**纲目**马蚁草**纲目**雀儿卧单**纲目**酱瓣草**玉册**猢狲头草**。〔别录曰〕地朕，三月采之。〔藏器曰〕地朕一名地锦，一名地噤。蔓延着地，叶光净，露下有光。〔时珍曰〕赤茎布地，故曰地锦。专治血病，故俗称为血竭、血见愁。马蚁、雀儿喜聚之，故有马蚁、雀单之名。酱瓣、猢狲头，象花叶形也。

【集解】〔禹锡曰〕地锦草生近道田野，出滁州者尤良。茎叶细弱，蔓延于地。茎赤，叶青紫色，夏中茂盛。六月开红花，结细实。取苗子用之。络石注有地锦，是藤蔓之类，与此同名异物。〔时珍曰〕田野寺院及阶砌间皆有之小草也。就地而生，赤茎黄花黑实，状如蒺藜之朵，断茎有汁。方士秋月采，煮雌雄、丹砂、硫黄。

【气味】 **辛，平，无毒。**〔别录曰〕地朕：苦，平，无毒。

【主治】 **地朕：主心气，女子阴疝血结。**别录。**地锦：通流血脉，亦可治气。**嘉祐。**主痈肿恶疮，金刃扑损出血，血痢下血崩中，能散血止血，利小便。**时珍。

【附方】 旧一，新十一。**脏毒赤白**地锦草洗，暴干为末。米饮服一钱，立止。经验方。**血痢不止**地锦草晒研。每服二钱，空心米饮下。乾坤生意。**大肠泻血**血见愁少许，姜汁和捣，米饮服之。戴原礼证治要诀。**妇人血崩**草血竭嫩者蒸熟，以油、盐、姜淹食之，饮酒一二杯送下。或阴干为末，姜酒调服一二钱，一服即止。生于砖缝井砌间，少在地上也。危亦林得效方。**小便血淋**血风草，井水擂服，三度即愈。刘长春经验方。**金疮出血**不止。血见愁草研烂涂之。危氏得效方。**恶疮见血**方同上。**疮疡刺骨**草血竭捣罨之，自出。本草权度。**痈肿背疮**血见愁一两，酸浆草半两焙，当归二钱半焙，乳香、没药各一钱二分半，为末。每服七钱，热酒调下。如有生者，擂酒热服，以渣傅之亦效。血见愁惟雄疮用之，雌疮不作。杨清叟外科方。**风疮疥癣**血见愁草同满江红草捣末，傅之。乾坤秘韫。**趾间鸡眼**割破出血。以血见愁草捣傅之妙。乾坤秘韫。**脾劳黄疸**如圣丸：用草血竭、羊膻草、桔梗、苍术各一两，甘草五钱，为末。先以陈醋二碗入锅，下皂矾四两煎熬，良久下药末，再入白面不拘多少，和成一块，丸如小豆大。每服三五十丸，空腹醋汤下，一日二服。数日面色复旧也。乾坤秘韫。

【附录】 金疮小草拾遗。〔藏器曰〕味甘,平,无毒。主金疮,止血长肌,断鼻中衄血,取叶挼傅。亦煮汁服,断血瘀及卒下血。又预和石灰杵为丸,日干,临时刮傅之。生江南村落田野间下湿地,高一二寸许,如荠而叶短。春夏间有浅紫花,长一粳米许。

离鬲草《拾遗》

【集解】〔藏器曰〕生人家阶庭湿处,高三二寸,苗叶似幂罨。江东有之,北土无也。

【气味】 辛,寒,有小毒。

【主治】 瘰疬丹毒,小儿无辜寒热,大腹痞满,痰饮膈上热。生研汁服一合,当吐出宿物。去疟为上。藏器。

仙人草《拾遗》

【集解】〔藏器曰〕生阶庭间,高二三寸,叶细有雁齿,似离鬲草。北地不生。

【气味】 缺。

【主治】 小儿酢疮,头小而硬者,煮汤浴,并捣傅。丹毒入腹者必危,可饮冷药,及用此洗之。又挼汁滴目,明目去翳。藏器。

仙人掌草宋《图经》

【集解】〔颂曰〕生合州、筠州,多于石上贴壁而生。如人掌形,故以名之。叶细而长,春生,至冬犹有。四时采之。

【气味】 苦,涩,寒,无毒。

【主治】 肠痔泻血,与甘草浸酒服。苏颂。焙末油调,掺小儿白秃疮。时珍。

崖棕宋《图经》

【集解】〔颂曰〕生施州石崖上。苗高一尺以来,其状如棕,四季有叶无花。

土人采根去粗皮，入药。

【气味】 甘、辛，温，无毒。

【主治】 妇人血气并五劳七伤。以根同半天回、鸡翁藤、野兰根，四味洗焙为末。每服二钱，温酒下。丈夫无所忌，妇人忌鸡、鱼、湿面。苏颂。

【附录】 鸡翁藤 〔颂曰〕生施州。蔓延大木上，有叶无花。味辛，性温，无毒。采无时。

半天回 〔颂曰〕生施州。春生苗，高二尺以来，赤斑色，至冬苗枯。土人夏月采根，味苦、涩，性温，无毒。

野兰根 〔颂曰〕生施州。丛生，高二尺以来，四时有叶无花。其根味微苦，性温，无毒。采无时。方并见上。

紫背金盘草宋《图经》

【集解】 〔颂曰〕生施州。苗高一尺以来，叶背紫，无花。土人采根用。〔时珍曰〕湖湘水石处皆有之，名金盘藤。似醋筒草而叶小，背微紫。软茎引蔓似黄丝，搓之即断，无汁可见。方士用以制汞。他处少有。醋筒草：叶似木芙蓉而偏，茎空而脆，味酸，开白花。广人以盐醋淹食之。

【气味】 辛，涩，热，无毒。

【主治】 妇人血气痛，洗焙研末，酒服半钱。孕妇勿服，能消胎气。忌鸡、鱼、羊血、湿面。苏颂。

白龙须《纲目》

【集解】 〔时珍曰〕刘松石保寿堂方云：白龙须生近水旁有石处，寄生搜风树节，乃树之余精也。细如棕丝，直起无枝叶，最难得真者。一种万缠草，生于白线树根，细丝相类，但有枝茎，稍粗为异。误用不效。愚案所云二树名皆隐语，无从考证。

【气味】 缺。平，无毒。

【主治】 男子妇人风湿腰腿疼痛，左瘫右痪，口目㖞斜，及产后气血流散，胫骨痛，头目昏暗，腰腿痛不可忍，并宜之。惟虚劳瘫痪不可服。研末，每服一钱，气弱者七分，无灰酒下。密室随左右贴床卧，待汗出自干，勿多盖被，三日勿下床见风。一方：得疾浅者，用末三钱，瓷瓶煮酒一壶。每日先服桔梗汤少顷，饮酒二盏。早一服，晚一服。保寿堂方。

【发明】〔时珍曰〕保寿方云：成化十二年，卢玄真道士六十七岁，六月偶得瘫痪，服白花蛇丸，牙齿尽落。三年扶病入山，得此方，服百日，复旧，寿至百岁乃卒。凡男妇风湿腰腿痛，先服小续命汤及渗湿汤后，乃服此。凡女人产后腰腿肿痛，先服四物汤二服，次日服此。若瘫痪年久，痰老气微者，服前药出汗，三日之后，则日服龙须末一分，好酒下。隔一日服二分，又隔一日服三分，又隔一日服四分，又隔一日服五分。又隔一日，复从一分起，如前法，周而复始。至月余，其病渐愈。谓之升阳降气，调髓蒸骨，追风逐邪，排血安神。忌房事、鱼、鹅、鸡、羊、韭、蒜、虾、蟹，及寒冷动风之物。又不可过饮酒及面食，只宜米粥蔬菜。

【附方】 新一。**诸风瘫痪**筋骨不收。用白龙须根皮一两，闹羊花即老虎花七分，好烧酒三斤，封固，煮一炷香，埋土中一夜。能饮者三杯，不能饮者一杯，卧时服。服至三五杯，见效。但知痛者可治。坦仙皆效方。

本草纲目草部目录第二十一卷

白扇根　黄白支　父陛根　疥拍腹　五母麻　五色符　救赦人
者　常吏之生　载　庆　脿　芥

　　本草拾遗　鸩鸟浆　七仙草　吉祥草　鸡脚草　兔肝草
断罐草　千金镉草　土落草　倚待草　药王草　筋子根　卢药
无风独摇草

　　海药本草　宜南草
　　开宝本草　陀得花
　　图经外类　建水草　百药祖　催风使　刺虎　石逍遥　黄
寮郎　黄花了　百两金　地芥草　田母草　田麻　芥心草　苦
芥子　布里草　茆质汗　胡堇草　小儿群　独脚仙　撮石合草
露筋草

　　本草纲目　九龙草　荔枝草　水银草　透骨草　蛇眼草
鹅项草　蛇鱼草　九里香草　白筵草　环肠草　劄耳草　耳环
草　铜鼓草　蚕茧草　野芗草　纤霞草　牛脂芳　鸭脚青　天
仙莲　双头莲　猪蓝子　天芥菜　佛掌花　郭公刺　笾箕柴
碎米柴　羊屎柴　山枇杷柴　三角风　叶下红　满江红　隔山
消　石见穿　醉醒草　墓头回　羊茅　阿只儿　阿息儿　奴哥
撒儿

本草纲目草部第二十一卷

草之十 ｜ 苔类一十六种

陟厘《别录》中品

【释名】 **侧梨**恭**水苔**开宝**石发**同**石衣**广雅**水衣**说文**水绵**纲目**薄**音覃。〔恭曰〕药对云：河中侧梨。侧梨、陟厘，声相近也。王子年拾遗记：晋武帝赐张华侧理纸，乃水苔为之，后人讹陟厘为侧理耳。此乃水中粗苔，作纸青黄色，名苔纸，体涩。范东阳方云：水中石上生者，如毛，绿色。石发之名以此。〔时珍曰〕郭璞曰：薄，水苔也。一名石发。江东食之。案石发有二：生水中者为陟厘，生陆地者为乌韭。

【集解】〔别录曰〕陟厘生江南池泽。〔弘景曰〕此即南人用作纸者，惟合断下药用之。〔志曰〕此即石发也。色类苔而粗涩为异。水苔性冷，浮水中；陟厘性温，生水中石上。〔宗奭曰〕陟厘，今人干之，治为苔脯，堪啖，青苔亦可作脯食，皆利人。汴京市中甚多。〔颂曰〕石发干之作菜，以齑臛啖之尤美。苔之类有井中苔、垣衣、昔邪、屋游，大抵主疗略同。陆龟蒙苔赋云：高有瓦松，卑有泽葵。散岩窦者曰石发，补空田者曰垣衣。在屋曰昔邪，在药曰陟厘。是矣。泽葵，凫葵也。虽异类，而皆感瓦石之气而生，故推类而云耳。〔时珍曰〕陟厘有水中石上生者，蒙茸如发；有水污无石而自生者，缠牵如丝绵之状，俗名水绵。其性味皆同。述异记言：苔钱谓之泽葵。与凫葵同名异物。苏氏指为凫葵者，误矣。苔赋所述，犹未详尽。盖苔衣之类有五：在水曰陟厘，在石曰石濡，在瓦曰屋游，在墙曰垣衣，在地曰地衣。其蒙翠而长数寸者亦有五：在石曰乌韭，在屋曰瓦松，在墙曰土马骏，在山曰卷柏，在水曰薄也。

【气味】 **甘，大温，无毒。**

【主治】 **心腹大寒，温中消谷，强胃气，止泄痢。**别录。**捣汁服，治天行病心闷。**日华。**作脯食，止渴疾，禁食盐。**宗奭。**捣涂丹毒赤游。**时珍。

干苔《食疗》

【集解】〔藏器曰〕干苔，海族之流也。〔时珍曰〕此海苔也。彼人干之为脯。

海水咸，故与陟厘不同。张华博物志云：石发生海中者，长尺余，大小如韭叶，以肉杂蒸食极美。张勃吴录云：江蓠生海水中，正青似乱发，乃海苔之类也。苏恭以此为水苔者，不同。水苔不甚咸。

【气味】 **咸，寒，无毒。**〔大明曰〕温。〔弘景曰〕柔苔寒，干苔热。〔诜曰〕苔脯食多，发疮疥，令人痿黄少血色。〔瑞曰〕有饮嗽人不可食。

【主治】 **瘿瘤结气。**弘景。**治痔杀虫，及霍乱呕吐不止，煮汁服。**孟诜。**心腹烦闷者，冷水研如泥，饮之即止。**藏器。**下一切丹石，杀诸药毒。纳木孔中，杀蠹。**日华。**消茶积。**瑞。**烧末吹鼻，止衄血。汤浸捣，傅手背肿痛。**时珍。

【发明】 〔时珍曰〕洪氏夷坚志云：河南一寺僧尽患瘿疾。有洛阳僧共寮，每食取苔脯同餐。经数月，僧项赘皆消。乃知海物皆能除是疾也。

井中苔及萍蓝《别录》中品

【集解】 〔弘景曰〕废井中多生苔萍，及砖土间多生杂草莱。蓝既解毒，在井中者尤佳，非别一物也。

【气味】 **甘，大寒，无毒。**

【主治】 **漆疮热疮水肿。井中蓝：杀野葛、巴豆诸毒。**别录。**疗汤火伤灼疮。**弘景。

船底苔《食疗》

【气味】 **甘，冷，无毒。**

【主治】 **鼻洪吐血淋疾，同炙甘草、豉汁，浓煎汤呷之。**孟诜。**解天行热病伏热，头目不清，神志昏塞，及诸大毒。以五两，和酥饼末一两半，面糊丸梧子大。每温酒下五十丸。**时珍。

【发明】 〔时珍曰〕案方贤奇效方云：水之精气，渍船板木中，累见风日，久则变为青色。盖因太阳晒之，中感阴阳之气。故服之能分阴阳，去邪热，调脏腑。物之气味所宜也。

【附方】 旧二。**小便五淋**船底苔一团，鸡子大，水煮饮。陈藏器。**乳石发动**小便淋沥，心神闷乱。船底青苔半鸡子大，煎汁温服，日三四次。圣惠方。

石蕊 《拾遗》

校正：并入有名未用别录石濡。

【释名】 **石濡**别录**石芥同云茶**纲目**蒙顶茶**。〔时珍曰〕其状如花蕊，其味如茶，故名。石芥乃茶字之误。

【集解】〔藏器曰〕石蕊生太山石上，如花蕊，为丸散服之。今时无复有此也。王隐晋书：庾褒入林虑山，食木实，饵石蕊，遂得长年。即此也。又曰：石濡生石之阴，如屋游、垣衣之粗，得雨即展，故名石濡。早春青翠，端开四叶。山人名石芥。〔时珍曰〕别录石濡，具其功用，不言形状。陈藏器言是屋游之类，复出石蕊一条，功同石濡。盖不知其即一物也。此物惟诸高山石上者为良。今人谓之蒙顶茶，生兖州蒙山石上，乃烟雾熏染，日久结成，盖苔衣类也。彼人春初刮取曝干馈人，谓之云茶。其状白色轻薄如花蕊，其气香如蕈，其味甘涩如茗。不可煎饮，止宜咀嚼及浸汤啜，清凉有味。庾褒入山饵此，以代茗而已。长年之道，未必尽缘此物也。

【气味】 **甘，温，无毒**。〔时珍曰〕甘、涩，凉。

【主治】 石濡：**明目益精气。令人不饥渴，轻身延年**。别录。石蕊：**主长年不饥**。藏器。**生津润咽，解热化痰**。时珍。

地衣草 《日华》

校正：并入拾遗土部仰天皮。

【释名】 **仰天皮**拾遗**掬天皮**纲目。

【集解】〔大明曰〕此乃阴湿地被日晒起苔藓也。〔藏器曰〕即湿地上苔衣如草状者耳。

【气味】 **苦，冷，微毒**。〔藏器曰〕平，无毒。

【主治】 **卒心痛中恶，以人垢腻为丸，服七粒。又主马反花疮，生油调傅**。大明。**明目**。藏器。**研末，新汲水服之，治中暑**。时珍。

【附方】 新三。**身面丹肿**如蛇状者。以雨滴阶上苔痕水花，涂蛇头上，即愈。危氏得效方。**雀目夜昏**七月七日、九月九日取地衣草，阴干为末。酒服方寸匕，日三服，一月愈。崔知悌方。**阴上粟疮**取停水湿处干卷皮，为末。傅之，神效。外台秘要。

垣衣《别录》中品

【释名】 垣嬴别录天韭别录鼠韭别录昔邪别录。

【集解】〔别录曰〕垣衣生古垣墙阴或屋上。三月三日采,阴干。〔恭曰〕此即古墙北阴青苔衣也。其生石上者名昔邪,一名乌韭;生屋上者名屋游。形并相似,为疗略同。江南少墙,故陶弘景云:方不复用,俗中少见也。〔时珍曰〕此乃砖墙城垣上苔衣也。生屋瓦上者,即为屋游。

【气味】 酸,冷,无毒。

【主治】 黄疸心烦,咳逆血气,暴热在肠胃,暴风口噤,金疮内塞,酒渍服之。久服补中益气,长肌肉,好颜色。别录。捣汁服,止衄血。烧灰油和,傅汤火伤。时珍。

屋游《别录》下品

【释名】 瓦衣纲目瓦苔嘉祐瓦藓纲目博邪。

【集解】〔别录曰〕屋游生屋上阴处。八月、九月采。〔弘景曰〕此古瓦屋上苔衣也。剥取用之。〔时珍曰〕其长数寸者,即为瓦松也。

【气味】 甘,寒,无毒。

【主治】 浮热在皮肤,往来寒热,利小肠膀胱气。别录。止消渴。之才。小儿痫热,时气烦闷。开宝。煎水入盐漱口,治热毒牙龈宣露。研末,新汲水调服二钱,止鼻衄。时珍。

【发明】〔时珍曰〕别录主治之证,与本经乌韭文相同。盖一类,性气不甚辽远也。

【附方】 新一。犬咬旧屋瓦上刮下青苔屑,按之即止。经验方。

昨叶何草《唐本草》

【释名】 瓦松唐本瓦花纲目向天草纲目赤者名铁脚婆罗门草纲目天王铁塔草。〔时珍曰〕其名殊不可解。〔颂曰〕瓦松如松子作层,故名。

【集解】〔恭曰〕昨叶何草生上党屋上,如蓬。初生高尺余,远望如松栽。〔志曰〕处处有之。生年久瓦屋上。六月、七月采苗,日干。

【气味】 酸,平,无毒。〔时珍曰〕按庚辛玉册云:向天草即瓦松,阴草也。生屋瓦上及深山石缝中。茎如漆圆锐,叶背有白毛。有大毒。烧灰淋汁沐发,发即落。误入目,令人瞽。捣汁能结草砂,伏雌、雄、砂、汞、白矾。其说与本草无毒及生眉发之说相反,不可不知。

【主治】 口中干痛,水谷血痢,止血。唐本。生眉发膏为要药。马志。行女子经络。苏颂。大肠下血,烧灰,水服一钱。又涂诸疮不敛。时珍。

【附方】 旧一,新九。小便沙淋瓦松即屋上无根草,煎浓汤乘热熏洗小腹,约两时即通。经验良方。通经破血旧屋阴处瓦花活者五两熬膏,当归须、干漆一两烧烟尽,当门子二钱,为末,枣肉和丸梧子大。每服七十丸,红花汤下。摘玄方。染乌髭发干瓦松一斤半,生麻油二斤,同煎令焦,为末。另以生麻油浸涂,甚妙。圣济录。头风白屑瓦松暴干,烧灰淋汁热洗,不过六七次。圣惠方。牙龈肿痛瓦花、白矾等分,水煎。漱之立效。摘玄方。唇裂生疮瓦花、生姜,入盐少许,捣涂。摘玄方。汤火灼伤瓦松、生柏叶同捣傅。干者为末。医方摘要。灸疮不敛瓦松阴干为末。先以槐枝、葱白汤洗,后掺之,立效。济生秘览。恶疮不敛方同上。风狗咬伤瓦松、雄黄研贴,即不发。生生编。

【附录】 紫衣拾遗 〔藏器曰〕味苦,无毒。主黄疸暴热,目黄沉重,下水痫,亦止热痢,煮服之。作灰淋汁,沐头长发。此古木锦花也,石瓦皆有之,堪染褐。

乌韭《本经》下品

校正:移入有名未用别录鬼丽。

【释名】 石发唐本石衣日华石苔唐本石花纲目石马骏纲目鬼丽与丽同。〔弘景曰〕垣衣亦名乌韭,而为疗异,非此种类也。〔时珍曰〕别录主疗之证,与垣衣相同,则其为一类,通名乌韭,亦无害也。但石发与陟厘同名,则有水陆之性,稍有不同耳。

【集解】 〔别录曰〕乌韭生山谷石上。又曰:鬼丽,生石上。揆之日干,为沐。〔恭曰〕石苔也。又名石发。生岩石之阴,不见日处,与卷柏相类。〔藏器曰〕生大石及木间阴处,青翠茸茸者,似苔而非苔也。〔大明曰〕此即石衣也。长者可四五寸。

【气味】 甘,寒,无毒。〔大明曰〕冷,有毒。垣衣为之使。

【主治】 皮肤往来寒热,利小肠膀胱气。本经。疗黄疸,金疮内塞,补中益气。别录。**烧灰沐头，长发令黑。**大明。

【附方】 新三。**腰脚风冷**石花浸酒，饮之。圣惠方。**妇人血崩**石花、细茶焙为末，旧漆碟烧存性，各一匙。以碗盛酒，放锅内煮一滚，乃入药末，露一宿。侵晨，连药再煮一滚。温服。董炳避水方。**汤火伤灼**石苔焙研，傅之。海上方。

【附录】 **百蕊草**宋图经 〔颂曰〕生河中府、秦州、剑州。根黄白色。形如瓦松，茎叶俱青，有如松叶。无花。三月生苗，四月长及五六寸许。四时采根，晒用。下乳汁，顺血脉，调气甚佳。〔时珍曰〕乌韭，是瓦松之生于石上者；百蕊草，是瓦松之生于地下者也。

土马骏宋《嘉祐》

【集解】〔禹锡曰〕所在背阴古墙垣上有之。岁多雨则茂盛。或以为垣衣，非也。垣衣生垣墙之侧。此生垣墙之上，比垣衣更长，故谓之骏，苔之类也。〔时珍曰〕垣衣乃砖墙上苔衣，此乃土墙上乌韭也。

【气味】 **甘、酸，寒，无毒。**

【主治】 **骨热败烦，热毒壅衄鼻。**嘉祐。**沐发令长黑，通大小便。**时珍。

【附方】 新五。**九窍出血**墙头苔挼塞之。海上方。**鼻衄不止**寸金散：用墙上土马骏二钱半，石州黄药子五钱，为末。新水服二钱，再服立止。卫生宝鉴。**二便不通**土马骏水淘净，瓦焙过，切。每服二钱，水一盏，煎服。普济。**耳上湿疮**土马骏、井中苔等分，为末。灯盏内油和，涂之。圣济录。**少年发白**土马骏、石马骏、五倍子、半夏各一两，生姜二两，胡桃十个，胆矾半两为末，捣作一块。每以绢袋盛一弹子，用热酒入少许，浸汁洗发。一月神效。圣济录。

卷柏《本经》上品

【释名】 **万岁**本经**长生不死草**纲目**豹足**吴普**求股**别录**交时**别录。〔时珍曰〕卷柏、豹足，象形也。万岁、长生，言其耐久也。

【集解】〔别录曰〕卷柏生常山山谷石间。五月、七月采，阴干。〔弘景曰〕今出近道。丛生石土上，细叶似柏，屈藏如鸡足，青黄色。用之，去下近沙石处。〔禹锡曰〕出建康。范子计然曰：出三辅。〔颂曰〕今关陕及沂、兖诸州亦有之。宿根紫色多须。春生苗，似柏叶而细，拳挛如鸡足，高三五寸。无花、子，多生石上。

【修治】〔时珍曰〕凡用，以盐水煮半日，再以井水煮半日，晒干焙用。

【气味】辛，温，无毒。〔别录曰〕甘，平。〔普曰〕神农：辛，平。桐君、雷公：甘，微寒。

【主治】五脏邪气，女子阴中寒热痛，癥瘕血闭绝子。久服轻身和颜色。本经。止咳逆，治脱肛，散淋结，头中风眩，痿蹶，强阴益精，令人好容颜。别录。通月经，治尸疰鬼疰腹痛，百邪鬼魅啼泣。甄权。镇心，除面皯头风，暖水脏。生用破血，炙用止血。大明。

【附方】新二。大肠下血卷柏、侧柏、棕榈等分，烧存性为末。每服三钱，酒下。亦可饭丸服。仁存方。远年下血卷柏、地榆焙等分。每用一两，水一碗，煎数十沸，通口服。百一选方。

【附录】地柏宋图经〔颂曰〕主脏毒下血。与黄芪等分为末，米饮每服二钱。蜀人甚神此方。其草生蜀中山谷，河中府亦有之。根黄，状如丝，茎细，上有黄点子，无花叶。三月生，长四五寸许。四月采，暴干用。蜀中九月采，市多货之。〔时珍曰〕此亦卷柏之生于地上者耳。

含生草拾遗〔藏器曰〕生靺鞨国。叶如卷柏而大。性平，无毒。主妇人难产，含之咽汁，即生。

玉柏《别录》有名未用

【释名】玉遂别录。〔藏器曰〕旧作玉伯，乃传写之误。

【集解】〔别录曰〕生石上，如松，高五六寸，紫花。用茎叶。〔时珍曰〕此即石松之小者也。人皆采置盆中养，数年不死，呼为千年柏、万年松。

【气味】酸，温，无毒。

【主治】轻身，益气，止渴。别录。

石松《拾遗》

【集解】〔藏器曰〕生天台山石上。似松，高一二尺。山人取根茎用。〔时珍曰〕此即玉柏之长者也。名山皆有之。

【气味】苦、辛，温，无毒。

【主治】久患风痹，脚膝疼冷，皮肤不仁，气力衰弱。久服去风血风瘙，好颜色，变白不老。浸酒饮，良。藏器。

桑花《日华》

【释名】 **桑藓**纲目**桑钱**。

【集解】〔大明曰〕生桑树上白藓，如地钱花样。刀刮取炒用。不是桑椹花也。

【气味】 **苦，暖，无毒。**

【主治】 **健脾涩肠，止鼻洪吐血，肠风，崩中带下。**大明。**治热咳。**时珍。

【附方】 新一。**大便后血**桑树上白藓花，水煎服，或末服。亦止吐血。圣惠方。

【附录】 **艾纳** 〔时珍曰〕艾纳生老松树上绿苔衣也。一名松衣。和合诸香烧之，烟清而聚不散。别有艾纳香，与此不同。又岭南海岛中，槟榔木上有苔，如松之艾纳。单烧极臭，用合泥香，则能发香，如甲香也。霏雪录云：金华山中多树衣，僧家以为蔬，味极美。

马勃《别录》下品

【释名】 **马疕**音屁**马窌窌**音庀**灰菰**纲目**牛屎菰**。

【集解】〔别录曰〕马勃生园中久腐处。〔弘景曰〕俗呼马窌勃是也。紫色虚软，状如狗肺，弹之粉出。〔宗奭曰〕生湿地及腐木上，夏秋采之。有大如斗者，小亦如升杓。韩退之所谓牛溲、马勃，俱收并畜者是也。

【修治】〔时珍曰〕凡用以生布张开，将马勃于上摩擦，下以盘承，取末用。

【气味】 **辛，平，无毒。**

【主治】 **恶疮马疥。**别录。**傅诸疮甚良。**弘景。**去膜，以蜜拌揉，少以水调呷，治喉痹咽疼。**宗奭。**清肺散血，解热毒。**时珍。

【发明】〔时珍曰〕马勃轻虚，上焦肺经药也。故能清肺热、咳嗽、喉痹、衄血、失音诸病。李东垣治大头病，咽喉不利，普济消毒饮亦用之。

【附方】 新九。**咽喉肿痛**咽物不得。马勃一分，蛇退皮一条烧末。绵裹一钱，含咽立瘥。圣惠方。**走马喉痹**马屁勃即灰菰、焰消一两，为末。每吹一字，吐涎血即愈。经验良方。**声失不出**马窌勃、马牙消等分，研末，沙糖和丸芡子大。噙之。摘玄方。**久嗽不止**马勃为末，蜜丸梧子大。每服二十丸，白汤下，即愈。普济方。**鱼骨哽咽**马勃末，蜜丸弹子大。噙咽。圣济录。**积热吐血**马屁勃为末，沙糖丸如弹子大。每服半丸，冷水化下。袖珍方。**妊娠吐衄**不止。马勃末，浓米饮服半钱。圣惠方。**斑疮入眼**马屁勃、蛇皮各五钱，皂角子十四个，为末，入罐内，盐泥固济，烧存性，研。每温酒服一钱。阎孝忠集效方。**臁疮不敛**葱盐汤洗净拭干，以马屁勃末傅之，即愈。仇远稗史。

草之十一 | 杂草九种，有名未用一百五十三种

〔时珍曰〕 诸草尾琐或无从考证，不可附属，并本经及别录有名未用诸草难遗者，通汇于此，以备考。

杂 草

百草拾遗 〔藏器曰〕五月五日采一百种草，阴干烧灰，和石灰为团，煅研，傅金疮止血，亦傅犬咬。又烧灰和井华水作团，煅白，以酽醋和作饼，腋下夹之，干即易，当抽一身尽痛闷，疮出即止，以小便洗之，不过三度愈。〔时珍曰〕按千金方治洞注下痢，以五月五日百草灰吹入下部。又治瘰疬已破，五月五日采一切杂草，煮汁洗之。

百草花拾遗 〔藏器曰〕主治百病，长生神仙，亦煮汁酿酒服。按异类云：凤刚者，渔阳人。常采百花水渍，泥封埋百日，煎为丸。卒死者，纳口中即活也。刚服药百余岁，入地肺山。

井口边草拾遗 〔藏器曰〕小儿夜啼。私着席下，勿令母知。〔思邈曰〕五月五日取井中倒生草，烧研水服，勿令知，即恶酒不饮，或饮亦不醉也。

树孔中草纲目 〔时珍曰〕主小儿腹痛夜啼，暗着户上即止。出圣惠方。

产死妇人冢上草拾遗 〔藏器曰〕小儿醋疮。取之勿回顾，作汤浴之，不过三度瘥。

燕蓐草宋嘉祐 〔藏器曰〕即燕窠中草也。无毒。主眠中遗尿。烧黑研末，水进方寸匕。亦止哕呃。〔时珍曰〕千金方：治丈夫妇人无故尿血。用胡燕窠中草，烧末，酒服半钱匕。圣惠方：消渴饮水。燕窠中草烧灰一两，牡蛎煅二两，白羊肺一具，切晒研末。每于食后，新汲水调下三钱。又一切疮痕不灭。用燕蓐草烧灰、鹰屎白等分，人乳和涂，日三五次。又浸淫疮出黄水，烧灰傅之。

鸡窠草 _{宋嘉祐} 〔大明曰〕小儿夜啼。安席下，勿令母知。〔藏器曰〕小儿白秃疮。和白头翁花烧灰，腊月猪脂和傅之。疮先以酸泔洗净。〔时珍曰〕千金方治产后遗尿。烧末，酒服一钱。又不自秘方：治天丝入目。烧灰淋汁，洗之。

　　猪窠草 〔大明曰〕小儿夜啼。密安席下，勿令母知。

　　牛龄草 见兽部牛下。

有 名 未 用

　　《神农本经》已下有名未用。

　　屈草 〔本经曰〕味苦，微寒，无毒。主胸胁下痛，邪气，肠间寒热，阴痹。久服轻身益气耐老。〔别录曰〕生汉中川泽。五月采。

　　别羁 〔本经曰〕味苦，微温，无毒。主风寒湿痹身重，四肢酸疼，寒历节痛。〔别录曰〕一名别枝。生蓝田川谷。二月、八月采。〔弘景曰〕方家时有用处，今亦绝矣。

　　《名医别录》七十八种

　　离楼草 〔别录曰〕味咸，平，无毒。主益气力，多子，轻身长年。生常山。七月、八月采实。

　　神护草 〔别录曰〕生常山北。八月采。可使独守，叱咄人，寇盗不敢入门。〔时珍曰〕物类志谓之护门草，一名灵草。彼人以置门上，人衣过，草必叱之。王筠诗云：霜被守宫槐，风惊护门草。即此也。而不著其形状，惜哉。

　　黄护草 〔别录曰〕无毒。主痹，益气，令人嗜食。生陇西。

　　雀医草 〔别录曰〕味苦，无毒。主轻身益气，洗烂疮，疗风水。一名白气。春生，秋花白，冬实黑。

　　木甘草 〔别录曰〕主疗痈肿盛热，煮洗之。生木间，三月生，大叶如蛇状，四四相值。但折枝种之便生。五月花白，实核赤。三月三日采之。

　　益决草 〔别录曰〕味辛，温，无毒。主咳逆肺伤。生山阴。根如细辛。

　　九熟草 〔别录曰〕味甘，温，无毒。主出汗，止泄疗闷。一名乌粟，一名雀粟。生人家庭中，叶如枣，一岁九熟。七月采。

　　兑草 〔别录曰〕味酸，平，无毒。主轻身益气长年。冬生蔓草木上，叶黄有毛。

　　异草 〔别录曰〕味甘，无毒。主痿痹寒热，去黑子。生篱木上，叶如葵，茎旁有角，汁白。

灌草 〔别录曰〕一名鼠肝。叶滑青白。主痈肿。

岜草 〔别录曰〕味辛,无毒。主伤金疮。岜音起。

莘草 〔别录曰〕味甘,无毒。主盛伤痹肿。生山泽,如蒲黄,叶如芥。

英草华 〔别录曰〕味辛,平,无毒。主痹气,强阴,疗女劳疸,解烦,坚筋骨。疗风头,可作沐药。生蔓木上。一名鹿英。九月采,阴干。

封华 〔别录曰〕味甘,有毒。主疥疮,养肌去恶肉。夏至日采。

腆华音腆 〔别录曰〕味甘,无毒。主上气,解烦,坚筋骨。

节华 〔别录曰〕味苦,无毒。主伤中,瘘痹,溢肿。皮:主脾中客热气。一名山节,一名达节,一名通漆。十月采,暴干。

让实 〔别录曰〕味酸。主喉痹,止泄痢。十月采,阴干。

羊实 〔别录曰〕味苦,寒。主头秃恶疮,疗瘑痂癣。生蜀郡。

桑茎实 〔别录曰〕味酸,温,无毒。主乳孕余病,轻身益气。一名草王。叶如荏,方茎大叶。生园中。十月采。

可聚实 〔别录曰〕味甘,温,无毒。主轻身益气,明目。一名长寿。生山野道中,穗如麦,叶如艾。五月采。

满阴实 〔别录曰〕味酸,平,无毒。主益气,除热止渴,利小便,轻身长年。生深山及园中,茎如芥,叶小,实如樱桃,七月成。〔普曰〕蔓如瓜。

马颠 〔别录曰〕味甘,有毒。疗浮肿。不可多食。

马逢 〔别录曰〕味辛,无毒。主癣虫。

兔枣 〔别录曰〕味酸,无毒。主轻身益气。生丹阳陵地,高尺许,实如枣。

鹿良 〔别录曰〕味咸,臭。主小儿惊痫、贲豚、瘛疭,大人痉。五月采。

鸡涅 〔别录曰〕味甘,平,无毒。主明目,目中寒风,诸不足,水肿邪气,补中,止泄痢,疗女子白沃。一名阴洛。生鸡山,采无时。

犀洛 〔别录曰〕味甘,无毒。主癃疾。一名星洛,一名泥洛。

雀梅 〔别录曰〕味酸,寒,有毒。主蚀恶疮。一名千雀。生海水石谷间。弘景曰:叶与实俱如麦李。

燕齿 〔别录曰〕主小儿痫,寒热。五月五日采。

土齿 〔别录曰〕味甘,平,无毒。主轻身益气长年。生山陵地中,状如马牙。

金茎 〔别录曰〕味苦,平,无毒。主金疮内漏。一名叶金草。生泽中高处。

白背 〔别录曰〕味苦,平,无毒。主寒热,洗恶疮疥。生山陵,根似紫葳,叶如燕卢。采无时。

青雌 〔别录曰〕味苦。主恶疮秃败疮火气，杀三虫。一名虫损，一名孟推。生方山山谷。

白辛 〔别录曰〕味辛，有毒。主寒热。一名脱尾，一名羊草。生楚山，三月采根，白而香。

赤举 〔别录曰〕味甘，无毒。主腹痛。一名羊饴，一名陵渴。生山阴，二月花锐蔓草上，五月实黑中有核。三月三日采叶，阴干。

赤涅 〔别录曰〕味甘，无毒。主痊崩中，止血益气。生蜀郡山石阴地湿处，采无时。

赤赫 〔别录曰〕味苦，寒，有毒。主痂疡恶败疮，除三虫邪气。生益州川谷，二月、八月采。

黄秫 〔别录曰〕味苦，无毒。主心烦，止汗出。生如桐根。

黄辩 〔别录曰〕味甘，平，无毒。主心腹疝瘕，口疮脐伤。一名经辩。

紫给 〔别录曰〕味咸。主毒风头泄注。一名野葵。生高陵下地，三月三日采根，根如乌头。

紫蓝 〔别录曰〕味咸，无毒。主食肉得毒，能消除之。

粪蓝 〔别录曰〕味苦。主微痒疮、白秃、漆疮，洗之。生房陵。

巴朱 〔别录曰〕味甘，无毒。主寒，止血、带下。生洛阳。

柴紫 〔别录曰〕味苦。主小腹痛，利小腹，破积聚，长肌肉。久服轻身长年。生冤句，二月、七月采。

文石 〔别录曰〕味甘。主寒热心烦。一名黍石。生东郡山泽中水下，五色，有汁润泽。

路石 〔别录曰〕味甘、酸，无毒。主心腹，止汗生肌，酒痂，益气耐寒，实骨髓。一名陵石。生草石上，天雨独干，日出独濡。花黄，茎赤黑。三岁一实，赤如麻子。五月、十月采茎叶，阴干。

旷石 〔别录曰〕味甘，平，无毒。主益气养神，除热止渴。生江南，如石草。

败石 〔别录曰〕味苦，无毒。主渴、痹。

石剧 〔别录曰〕味甘，无毒。止渴消中。

石芸 〔别录曰〕味甘，无毒。主目痛淋露，寒热溢血。一名螯烈，一名顾啄。三月、五月采茎叶，阴干。

竹付 〔别录曰〕味甘，无毒。止痛除血。

秘恶 〔别录曰〕味酸，无毒。主疗肝邪气。一名杜逢。

卢精 〔别录曰〕味平。治虫毒。生益州。

唐夷 〔别录曰〕味苦，无毒。主疗踒折。

知杖 〔别录曰〕味甘，无毒。疗疝。

河煎 〔别录曰〕味酸。主结气痛在喉颈者。生海中，八月、九月采。

区余 〔别录曰〕味辛，无毒。主心腹热癖。

王明 〔别录曰〕味苦。主身热邪气，小儿身热，以浴之。生山谷。一名王草。

师系 〔别录曰〕味甘，无毒。主痈肿恶疮，煮洗之。一名臣尧，一名巨骨，一名鬼芭。生平泽，八月采。

并苦 〔别录曰〕主咳逆上气，益肺气，安五脏。一名蛾熏，一名玉荆。三月采，阴干。蛾音或。

索干 〔别录曰〕味苦，无毒。主易耳。一名马耳。

良达 〔别录曰〕主齿痛，止渴轻身。生山阴，茎蔓延，大如葵，子滑小。

弋共 〔别录曰〕味苦，寒，无毒。主惊气伤寒，腹痛羸瘦，皮中有邪气，手足寒无色。生益州山谷。恶玉札、蜚蠊。

船虹 〔别录曰〕味酸，无毒。主下气，止烦满。可作浴汤。药色黄，生蜀郡，立秋取。

姑活 〔别录曰〕味甘，温，无毒。主大风邪气，湿痹寒痛。久服，轻身益寿耐老。一名冬葵子。生河东。〔弘景曰〕药无用者。乃有固活丸，即是野葛之名。冬葵亦非菜之冬葵子是也。恭曰：别本一名鸡精。

白女肠 〔别录曰〕味辛，温，无毒。主泄痢肠澼，疗心痛，破疝瘕。生深山谷，叶如蓝，实赤。赤女肠同。

白扇根 〔别录曰〕味苦，寒，无毒。主疟，皮肤寒热，出汗，令人变。

黄白支 〔别录曰〕生山陵，三月、四月采根，暴干。

父陛根 〔别录曰〕味辛，有毒。以熨痈肿肤胀。一名膏鱼，一名梓藻。

疥拍腹 〔别录曰〕味辛，温，无毒。主轻身疗痹。五月采，阴干。

五母麻 〔别录曰〕味苦，有毒。主痿痹不便，下痢。一名鹿麻，一名归泽麻，一名天麻，一名若草。生田野，五月采。〔时珍曰〕茺蔚之白花者，亦名天麻草。

五色符 〔别录曰〕味苦，微温。主咳逆，五脏邪气，调中益气，明目杀虫。青符、白符、赤符、黑符、黄符，各随色补其脏。白符一名女木，生巴郡山谷。

救赦人者 〔别录曰〕味甘，有毒。主疝痹，通气，诸不足。生人家宫室，五月、十月采，暴干。

常吏之生 蜀本吏作更。〔别录曰〕味苦，平，无毒。主明目。实有刺，大如稻米。

载 〔别录曰〕味酸,无毒。主诸恶气。

庆 〔别录曰〕味苦,无毒。主咳嗽。

瞃音户瓦切。〔别录曰〕味甘,无毒。主益气延年。生山谷中,白顺理,十月采。

芥 〔别录曰〕味苦,寒,无毒。主消渴,止血,女人疾,除痹。一名梨。叶如大青。

《本草拾遗》一十三种

鸺鸟浆 〔藏器曰〕生江南林木下。高一二尺,叶阴紫色,冬不凋,有赤子如珠。味甘,温,无毒。能解诸毒,故名。山人浸酒服,主风血羸老。〔颂曰〕鸺鸟威生信州山野中。春生青叶,九月有花如蓬蒿菜,花淡黄色,不结实。疗痈肿疔毒。采无时。

七仙草 〔藏器曰〕生山足。叶尖细长。主杖疮。捣枝叶傅之。

吉祥草 〔藏器曰〕生西域,胡人将来也。味甘,温,无毒。主明目强记,补心力。〔时珍曰〕今人种一种草,叶如漳兰,四时青翠,夏开紫花成穗,易繁,亦名吉祥草,非此吉祥也。

鸡脚草 〔藏器曰〕生泽畔。赤茎对叶,如百合苗。味苦,平,无毒。主赤白久痢成疳。

兔肝草 〔藏器曰〕初生细叶,软似兔肝。一名鸡肝。味甘,平,无毒。主金疮,止血生肉,解丹石发热。

断罐草 〔藏器曰〕主丁疮。合白牙堇菜、半夏、地骨皮、青苔、蜂窠、小儿发、绯帛等分,五月五日烧灰。每汤服一钱,拔根也。堇音畜,羊蹄根也。

千金镉草 〔藏器曰〕生江南。高二三尺。主蛇蝎虫咬毒。捣傅疮上,生肌止痛。

土落草 〔藏器曰〕生岭南山谷。叶细长。味甘,温,无毒。主腹冷气痛疝癖。酒煎服,亦捣汁温服。

倚待草 〔藏器曰〕生桂州如安山谷。叶圆,高二三尺。八月采。味甘,无毒。主血气虚劳,腰膝疼弱,风缓羸瘦,无颜色,绝伤无子,妇人老血。浸酒服。逐病极速,故名倚待。

药王草 〔藏器曰〕苗茎青色,摘之有乳汁。味甘,平,无毒。解一切毒,止鼻衄血吐血,祛烦躁。

筋子根 〔藏器曰〕生四明山。苗高尺余,叶圆厚光润,冬不凋,根大如指。

亦名根子。味苦,温,无毒。主心腹痛,不问冷热远近,恶鬼气注刺痛,霍乱蛊毒暴下血。酒饮磨服。〔颂曰〕根子生威州山中。味苦、辛,温。主心中结块,久积气攻脐下痛。

卢药 〔藏器曰〕生胡国。似干茅、黄赤色。味咸,温,无毒。主折伤内损血瘀,生肤止痛,治五脏,除邪气,补虚损,产后血病。水煮服之,亦捣傅伤处。〔时珍曰〕外台秘要:治堕马内损,取卢药末一两,牛乳一盏,煎服。

无风独摇草拾遗 〔珣曰〕生大秦国及岭南。五月五日采。诸山野亦往往有之。头若弹子,尾若鸟尾,两片开合,见人自动,故曰独摇。性温,平,无毒。主头面游风,遍身痒。煮汁淋洗。〔藏器曰〕带之令夫妇相爱。〔时珍曰〕羌活、天麻、鬼臼、薇衔四者,皆名无风独摇草,而物不同也。段成式酉阳杂俎言:雅州出舞草。独茎三叶,叶如决明,一叶在茎端,两叶居茎之半相对。人近之歌讴及抵掌,则叶动如舞。按此即虞美人草,亦无风独摇之类也。又按山海经云:姑媱之山,帝女死焉,化为䔄草。其叶相重,花黄,实如兔丝,服之媚人。郭璞注云:一名荒夫草。此说与陈藏器佩之相爱之语相似,岂即一物欤?

唐《海药本草》一种

宜南草 〔珣曰〕生广南山谷。有荚长二尺许,内有薄片似纸,大小如蝉翼。主邪。小男女以绯绢袋盛,佩之臂上,辟恶止惊。此草生南方,故名。与萱草之宜男不同。

宋《开宝本草》一种

陀得花 〔志曰〕味甘,温,无毒。主一切风血,浸酒服。生西国,胡人将来。胡人采此花以酿酒,呼为三勒浆。

宋《图经外类》二十种

建水草 〔颂曰〕生福州。枝叶似桑,四时常有。土人取叶焙干研末,温酒服,治走注风痛。

百药祖 〔颂曰〕生天台山中。冬夏常青。土人冬采叶,治风有效。

催风使 〔颂曰〕生天台山中。冬夏常青。土人秋采叶,治风有效。〔时珍曰〕五加皮亦名催风使。

刺虎 〔颂曰〕生睦州。凌冬不凋。采根、叶、枝入药。味甘。主一切肿痛风疾。剉焙为末,酒服一钱。〔时珍曰〕寿域方:治丹瘤,用虎刺,即寿星草,捣汁涂之。又伏牛花,一名隔虎刺。

石逍遥 〔颂曰〕生常州。冬夏常有,无花实。味苦,微寒,无毒。主瘫痪诸风,手足不遂。为末,炼蜜丸梧子大。酒服二十丸,日二服,百日瘥。久服,益气轻身。初服时微有头痛，无害。

黄寮郎 〔颂曰〕生天台山中。冬夏常青。土人采根，治风有效。〔时珍曰〕按医学正传云：黄寮郎俗名倒摘刺，治喉痛。用根擂汁，入少酒，滴之即愈。又医学集成云：牙痛者，取倒摘刺刀上烧之，取烟煤，绵蘸塞痛处，即止。

黄花了 〔颂曰〕生信州。春生青叶，三月开花，似辣菜花，黄色，秋中结实，采无时。治咽喉口齿病效。

百两金 〔颂曰〕生戎州、河中府、云安军。苗高二三尺，有干如木，凌冬不凋。叶似荔枝，初生背面俱青，秋后背紫面青。初秋开花，青碧色。结实如豆大，生青熟赤。无时采根去心用。味苦，性平，无毒。治壅热，咽喉肿痛，含一寸咽汁。其河中出者，根赤如蔓菁，茎细青色，四月开碎黄花，似星宿花。五月采根，长及一寸，晒干用，治风涎。

地茄子 〔颂曰〕生商州。三月开花结子，五六月采，阴干。味微辛，温，有小毒。主中风痰涎麻痹，下热毒气，破坚积，利膈，消痈肿疮疖，散血堕胎。

田母草 〔颂曰〕生临江军，无花实，三月采根，性凉，主烦热及小儿风热尤效。

田麻 〔颂曰〕生信州田野及沟涧旁。春夏生青叶，七八月中生小荚。冬三月采叶，治痈疖肿毒。

芥心草 〔颂曰〕生淄州。引蔓白色，根黄色。四月采苗叶，捣末，治疮疥甚效。

苦芥子 〔颂曰〕生秦州。苗长一尺余，茎青，叶如柳，开白花似榆荚。其子黑色，味苦，大寒，无毒。明目，治血风烦躁。

布里草 〔颂曰〕生南恩州原野中。茎高三四尺，叶似李而大，至夏不花而实，食之泻人。采根皮焙为末。味苦，寒，有小毒。油和涂，治疮疥，杀虫。

茆质汗 〔颂曰〕生信州。叶青花白。七月采根，治风肿行血，有效。

胡堇草 〔颂曰〕生密州东武山田中，枝叶似小堇菜。花紫色，似翘轺花。一枝七叶，花出两三茎。春采苗。味辛，滑，无毒。主五脏营卫肌肉皮肤中瘀血，止痛散血。捣汁，涂金疮。凡打扑损伤筋骨。恶痈疖肿破，用同松枝、乳香、乱发灰、花桑柴炭同捣，丸弹子大。每酒服一丸，其痛立止。

小儿群 〔颂曰〕生施州。丛高一尺以来，春夏生苗叶，无花，冬枯。其根味辛，性凉，无毒。同左缠草即旋花根焙干，等分为末，每酒服一钱，治淋疾，无忌。

独脚仙 〔颂曰〕生福州，山林旁阴泉处多有之。春生苗，叶圆，上青下紫，脚长三四寸，秋冬叶落。夏连根叶采，焙为末，酒煎半钱服，治妇人血块。

撮石合草 〔颂曰〕生眉州平田中。茎高二尺以来,叶似谷叶。十二月萌芽,二月有花,不结实。其苗味甘,无毒。二月采,疗金疮。

露筋草 〔颂曰〕生施州。株高三尺以来,春生苗,随即开花,结子碧绿色,四时不凋。其根味辛,涩,性凉,无毒。主蜘蛛、蜈蚣伤。焙研,以白矾水调贴之。

《本草纲目》三十九种

九龙草 〔时珍曰〕生平泽。生红子,状如杨梅。其苗解诸毒,治喉痛,捣汁灌之。折伤骨筋者,捣罨患处。蛇虺伤者,捣汁,入雄黄二钱服,其痛立止。又杨清叟外科云:喉风重舌,牙关紧闭者。取九龙草,一名金钗草,单枝上者为妙。只用根,不用皮。打碎,绵裹箸上,擦牙关,即开。乃插深喉中,取出痰涎。乃以火炙热,带盐点之,即愈。

荔枝草 〔时珍曰〕卫生易简方:治蛇咬犬伤及破伤风。取草一握,约三两,以酒二碗,煎一碗服,取汗出效。

水银草 〔时珍曰〕卫生易简方:治眼昏。每服三钱,入木贼少许,水一盏,煎八分服。

透骨草 〔时珍曰〕治筋骨一切风湿,疼痛挛缩,寒湿脚风。孙氏集效方:治疠风,遍身疮癣。用透骨草、苦参、大黄、雄黄各五钱,研末煎汤。于密室中席围,先熏至汗出如雨,淋洗之。普济方:治反胃吐食。透骨草、独科苍耳、生牡蛎各一钱,姜三片,水煎服。杨诚经验方:治一切肿毒初起。用透骨草、漏芦、防风、地榆等分煎汤,绵蘸乘热不住荡之。二三日即消。

蛇眼草 〔时珍曰〕生古井及年久阴下处。形如淡竹叶,背后皆是红圈,如蛇眼状。唐瑶经验方:治蛇咬。捣烂,傅患处。

鹅项草 〔时珍曰〕臞仙寿域方:治咽喉生疮。取花,同白芷、椒根皮研末,吹疮口,即效。

蛇鱼草 〔时珍曰〕戴原礼证治要诀云:治金疮血出不止。捣傅之。

九里香草 〔时珍曰〕傅滋医学集成:治肚痈。捣碎,浸酒服。

白筵草 〔时珍曰〕香草也。虫最畏之。孙真人千金方:治诸虫疮疥癞。取根叶煎水,隔日一洗。

环肠草 〔时珍曰〕张子和儒门事亲方:治蛊胀。晒干煎水,日服,以小便利为度。

刭耳草 〔时珍曰〕王执中资生经,治气聋方中用之。

耳环草 〔时珍曰〕危亦林得效方治五痔,按软纳患处,即效。一名碧蝉儿花。

铜鼓草 〔时珍曰〕范成大虞衡志云：出广西。其实如瓜。治疬毒。

蚕茧草 〔时珍曰〕摘玄方：治肿胀。用半斤，同冬瓜皮半斤，紫苏根叶半斤，生姜皮三两，煎汤熏洗，暖卧取汗。洗三次，小便清长，自然胀退。

野苎草 〔时珍曰〕摘玄方：治痞满。用五斤，以一半安乌盆内，置鸡子十个在草上，以草一半盖之，米醋浸二宿，鸡子壳软，乃取于饭上蒸熟顿食之，块渐消也。经验。

纤霞草 〔时珍曰〕陈巽经验方：元脏虚冷，气攻脐腹痛。用硇砂一两，生乌头去皮二两，纤霞草二两为末。以小沙罐固济，慢火烧赤，以此草拌硇入内，不盖口，顶火一秤煅之。炉冷取出，同乌头末，蒸饼丸梧子大。每服三丸，醋汤下。

牛脂芳 〔时珍曰〕经验良方：治七孔出血。为粗末。每服一勺，瓦器煎服。以纱盖头顶，并扎小指根。

鸭脚青 〔时珍曰〕普济方：治疔疮如连珠者。同鱼苏研烂，糖水拌，刷之。

天仙莲 〔时珍曰〕卫生易简方：治恶毒疮疖。捣叶，傅之。

双头莲 〔时珍曰〕一名催生草。主妇人产难。左手把之，即生。又主肿胀，利小便。卫生易简方：治大人小儿牙疳。捣烂，贴之。

猪蓝子 〔时珍曰〕卫生易简方：治耳内有脓，名通耳。用子为末，筒吹入，不过二三次愈。

天芥菜 〔时珍曰〕生平野。小叶如芥状。味苦。一名鸡痫粘。主蛇伤。同金沸草，入盐捣，傅之。王玺医林集要：治腋下生肿毒。以盐、醋同捣，傅之。散肿止痛，脓已成者亦安。亦治一切肿毒。

佛掌花 〔时珍曰〕普济方：治疔疮如樱桃者。用根，同生姜、蜜研汁，服之。外以天茄叶贴之。

郭公刺 〔时珍曰〕一名光骨刺。取叶捣细，油调，傅天泡疮。虞抟医学正传：治哮喘。取根剉，水煎服，即止。

笾箕柴 〔时珍曰〕生山中。王永辅惠济方：治疬疮。取皮煎汤服。须臾痒不可忍，以手爬破，出毒气即愈。

碎米柴 〔时珍曰〕主痈疽发背。取叶，入傅药用。

羊屎柴 〔时珍曰〕一名牛屎柴。生山野。叶类鹤虱。四月开白花，亦有红花者。结子如羊屎状，名铁草子。根可毒鱼。夏用苗叶，冬用根。主痈疽发背。捣烂傅之，能合疮口，散脓血。干者为末，浆水调傅。又治下血如倾水，取生根一斤，生白酒二斗，煮一斗，空心随量饮。

山枇杷柴 〔时珍曰〕危亦林得效方：治汤火伤。取皮焙研末，蜜调傅之。

三角风 〔时珍曰〕一名三角尖。取石上者尤良。主风湿流注疼痛，及痈疽肿毒。

叶下红 〔时珍曰〕主飞丝入目，肿痛。同盐少许，绢包滴汁入目。仍以塞鼻，左塞右，右塞左。

满江红 〔时珍曰〕主痈疽。入膏用。

隔山消 〔时珍曰〕出太和山。白色。主腹胀积滞。孙天仁集效方：治气膈噎食转食。用隔山消二两，鸡肫皮一两，牛胆南星、朱砂各一两，急性子二钱，为末，炼蜜丸小豆大。每服一钱，淡姜汤下。

石见穿 〔时珍曰〕主骨痛，大风痈肿。

醉醒草 〔时珍曰〕天宝遗事：玄宗于兴庆池边植之。丛生，叶紫而心殷。醉客摘草嗅之，立醒，故名。

墓头回 〔时珍曰〕董炳集验方：治崩中，赤白带下。用一把，酒、水各半盏，童尿半盏，新红花一捻，煎七分，卧时温服。日近者一服，久则三服愈，其效如神。一僧用此治蔡大尹内人，有效。

羊茅 〔时珍曰〕羊喜食之，故名。普济方：治喉痹肿痛。捣汁，咽之。

阿只儿 〔时珍曰〕刘郁西使记云：出西域。状如苦参。主打扑伤损，妇人损胎。用豆许，咽之自消。又治马鼠疮。

阿息儿 〔时珍曰〕西使记云：出西域。状如地骨皮。治妇人产后衣不下，又治金疮脓不出。嚼烂涂之，即出。

奴哥撒儿 〔时珍曰〕西使记云：出西域。状如桔梗。治金疮，及肠与筋断者。嚼烂傅之，自续也。

本草纲目谷部目录第二十二卷

李时珍曰：太古民无粒食，茹毛饮血。神农氏出，始尝草别谷，以教民耕获；又尝草别药，以救民疾夭。轩辕氏出，教以烹饪，制为方剂，而后民始得遂养生之道。周官有五谷、六谷、九谷之名，诗人有八谷、百谷之咏，谷之类可谓繁矣。素问云：五谷为养。麻、麦、稷、黍、豆，以配肝、心、脾、肺、肾。职方氏辨九州之谷，地官辨土宜穜稑之种，以教稼穑树获，皆所以重民天也。五方之气，九州之产，百谷各异其性，岂可终日食之而不知其气味损益乎？于是集草实之可粒食者为谷部，凡七十三种，分为四类：曰麻麦稻，曰稷粟，曰菽豆，曰造酿。旧本米谷部三品共五十九种。今并入九种，移一种入菜部，自草部移入一种。

神农本草经七种梁·陶弘景注　名医别录一十九种陶弘景注　唐本草二种唐·苏恭　药性本草一种唐·甄权　本草拾遗十一种唐·陈藏器　海药本草一种唐·李珣　食疗本草三种唐·孟诜　开宝本草二种宋·马志　嘉祐本草三种宋·掌禹锡　图经本草二种宋·苏颂　日用本草一种元·吴瑞　本草补遗一种元·朱震亨救荒本草一种周定王　食鉴本草一种明·宁原　食物本草三种明·汪颖　本草纲目一十五种明·李时珍

【附注】

魏·李当之药录　吴普本草　宋·雷敩炮炙　齐·徐之才药对　唐·杨损之删繁　萧炳四声　孙思邈千金　南唐·陈士

良食性　蜀·韩保升重注　宋·寇宗奭衍义　金·张元素珍珠囊
元·李杲法象　王好古汤液　明·王纶集要　汪机会编　陈嘉谟
蒙筌

谷之一麻麦稻类一十二种

胡麻本经　即油麻　**亚麻**图经　即壁虱胡麻　**大麻**本经
即麻蕡　**小麦**别录　**大麦**别录　**矿麦**别录　**雀麦**唐本　即燕麦
荞麦嘉祐　**苦荞麦**纲目　**稻**别录　即糯米　**粳**别录　**籼**纲目

上附方旧七十三,新一百六十六

本草纲目谷部第二十二卷

谷之一 ｜ 麻麦稻类十二种

胡麻《别录》上品

校正：今据沈存中、寇宗奭二说，并入本经青蘘及嘉祐新立白油麻、胡麻油为一条。

【释名】**巨胜**本经**方茎**吴普**狗虱**别录**油麻**食疗**脂麻**衍义。俗作芝麻，非。**叶名青蘘**音箱。**茎名麻䕸**音皆，亦作秸。〔时珍曰〕按沈存中笔谈云：胡麻即今油麻，更无他说。古者中国止有大麻，其实为蕡，汉使张骞始自大宛得油麻种来，故名胡麻，以别中国大麻也。寇宗奭衍义，亦据此释胡麻，故今并入油麻焉。巨胜即胡麻之角巨如方胜者，非二物也。方茎以茎名，狗虱以形名，油麻、脂麻谓其多脂油也。按张揖广雅：胡麻一名藤弘。弘亦巨也。别录一名鸿藏者，乃藤弘之误也。又杜宝拾遗记云：隋大业四年，改胡麻曰交麻。

【集解】〔别录曰〕胡麻一名巨胜，生上党川泽，秋采之。青蘘，巨胜苗也，生中原川谷。〔弘景曰〕胡麻，八谷之中，惟此为良。纯黑者名巨胜，巨者大也。本生大宛，故名胡麻。又以茎方者为巨胜，圆者为胡麻。〔恭曰〕其角作八棱者为巨胜，四棱者为胡麻。都以乌者为良，白者为劣。〔诜曰〕沃地种者八棱，山田种者四棱。土地有异，功力则同。〔敩曰〕巨胜有七棱，色赤味酸涩者，乃真。其八棱者，两头尖者，色紫黑者，及乌油麻，并呼胡麻，误矣。〔颂曰〕胡麻处处种之，稀复野生。苗梗如麻，而叶圆锐光泽。嫩时可作蔬，道家多食之。本经谓胡麻一名巨胜。陶弘景以茎之方圆分别，苏恭以角棱多少分别，仙方有服胡麻、巨胜二法，功用小别，是皆以为二物矣。或云即今油麻，本生胡中，形体类麻，故名胡麻。八谷之中最为大胜，故名巨胜，乃一物二名。如此则是一物而有二种，如天雄、附子之类。故葛洪云：胡麻中有一叶两尖者为巨胜。别录·序例云：细麻即胡麻也，形扁扁尔。其茎方者名巨胜，是也。今人所用胡麻之叶，如苴而狭尖。茎高四五尺。黄花，生子成房，如胡麻角而小。嫩时可食，甚甘滑，利大肠。皮亦可作布，类大麻，色黄而脆，俗亦谓之黄麻。其实黑色，如韭子而粒细，味苦如胆，杵末略无膏油。其说各异，此乃服食家要药，乃尔差误，岂复得效也。〔宗奭曰〕胡麻诸说参差不一，止是今人脂麻，更无他义。以其种来自大宛，故名胡麻。今胡地所出者皆肥大，其纹鹊，其色紫黑，取油亦多。嘉祐本草白油麻与此乃一物，但以色言之，比胡地之麻差淡，不全白尔。今人通呼脂麻，故二条治疗大同。如川大黄、上党人参之类，特以其地所宜立名，岂可与他土者为二物乎？〔时珍曰〕胡麻即脂麻也。有迟、早两种，黑、白、赤三色，其茎皆方。秋开白花，亦有带紫艳者。节节结角，长者寸许。有四棱、六棱者，房小而子少；七棱、八棱者，房大而子多，皆随土地肥瘠而然。苏恭以四棱为胡麻，八棱为巨胜，正谓其房胜巨大也。其茎高者三四尺。有一茎独上者，角缠而子少；有开枝四散者，角繁而子多，皆因苗之稀稠而然也。其叶有本团而末锐者，有本团而末分三丫如鸭掌形者，葛洪谓一叶两尖为巨胜者指此。盖不知乌麻、白麻，皆有二种叶也。按本经胡麻一名巨胜，吴普本草一名方茎，抱朴子及五符经并云巨胜一名胡麻，其说甚明。至陶弘景始分茎之方圆。雷敩又以赤麻为巨胜，谓乌麻非胡麻。嘉祐本草复出白油麻，以别胡麻。并不知巨胜即胡麻中丫叶巨胜而子肥者，故承误启疑如此。惟孟诜谓四棱、八棱为土地肥瘠，寇宗奭据沈存中之说，断然以脂麻为胡麻，足以证诸家之误矣。又贾思勰齐民要术种收胡麻法，即今种收脂麻之法，则其为一物尤为可据。今市肆间，因茎分方圆之说，遂以芫蔚子伪为巨胜，以黄麻子及大藜子伪为胡麻，误而又误矣。芫蔚子长一分许，有三棱。黄麻子黑如细韭子，味苦。大藜子状如壁虱及酸枣核仁，味辛甘，并无脂油。不可不辨。梁·简文帝劝医文有云：世误以灰涤菜子为胡麻。则胡麻之讹，其来久矣。〔慎微曰〕俗传胡麻须夫妇同种则茂盛。故本事诗云：胡麻好种无人种，正是归时又不归。

胡麻

【修治】〔弘景曰〕服食胡麻，取乌色者，当九蒸九暴，熬捣饵之。断谷，长生，充饥。虽易得，而学者未能常服，况余药耶？蒸不熟，令人发落。其性与茯苓相宜。俗方用之甚少，时以合汤丸尔。〔敩曰〕凡修事以水淘去浮者，晒干，以酒拌蒸，从巳至亥，出摊晒干。臼中舂去粗皮，留薄皮。以小豆对拌，同炒。豆熟，去豆用之。

【气味】 甘，平，无毒。〔士良曰〕初食利大小肠，久食即否，去陈留新。〔镜源曰〕巨胜可煮丹砂。

【主治】 伤中虚羸，补五内，益气力，长肌肉，填髓脑。久服，轻身不老。本经。坚筋骨，明耳目，耐饥渴，延年。疗金疮止痛，及伤寒温疟大吐后，虚热羸困。别录。补中益气，润养五脏，补肺气，止心惊，利大小肠，耐寒暑，逐风湿气、游风、头风，治劳气，产后羸困，催生落胞。细研涂发令长。白蜜蒸饵，治百病。

日华。**炒食，不生风。病风人久食，则步履端正，语言不謇。**李廷飞。**生嚼涂小儿头疮，煎汤浴恶疮、妇人阴疮，大效。**苏恭。

白油麻_{嘉祐}

【气味】 **甘，大寒，无毒。**〔宗奭曰〕白脂麻，世用不可一日阙者，亦不至于大寒也。〔原曰〕生者性寒而治疾，炒者性热而发病，蒸者性温而补人。〔诜曰〕久食抽人肌肉。其汁停久者，饮之发霍乱。

【主治】 **治虚劳，滑肠胃，行风气，通血脉，去头上浮风，润肌肉。食后生啖一合，终身勿辍。又与乳母服之，孩子永不生病。客热，可作饮汁服之。生嚼，傅小儿头上诸疮，良。**孟诜。**仙方蒸以辟谷。**苏恭。

【发明】〔甄权曰〕巨胜乃仙经所重。以白蜜等分合服，名静神丸。治肺气，润五脏，其功甚多。亦能休粮，填人精髓，有益于男。患人虚虚而吸吸者，加而用之。〔时珍曰〕胡麻取油以白者为胜，服食以黑者为良，胡地者尤妙。取其黑色入通于肾，而能润燥也。赤者状如老茄子，壳厚油少，但可食尔，不堪服食。唯钱乙治小儿痘疮变黑归肾，百祥丸，用赤脂麻煎汤送下，盖亦取其解毒耳。五符经有巨胜丸，云即胡麻，本生大宛，五谷之长也。服之不息，可以知万物，通神明，与世常存。参同契亦云：巨胜可延年，还丹入口中。古以胡麻为仙药，而近世罕用，或者未必有此神验，但久服有益而已耶。刘、阮入天台，遇仙女，食胡麻饭。亦以胡麻同米作饭，为仙家食品焉尔。又按苏东坡与程正辅书云：凡痔疾，宜断酒肉与盐酪、酱菜、厚味及粳米饭，唯宜食淡面一味。及以九蒸胡麻即黑脂麻，同去皮茯苓，入少白蜜为妙食之。日久气力不衰而百病自去，而痔渐退。此乃长生要诀，但易知而难行尔。据此说，则胡麻为脂麻尤可凭矣。其用茯苓，本陶氏注胡麻之说也。近人以脂麻擂烂去滓，入绿豆粉作腐食。其性平润，最益老人。

【附方】 旧十五，新十六。**服食胡麻**抱朴子云：用上党胡麻三斗，淘净甑蒸，令气遍。日干，以水淘去沫再蒸，如此九度。以汤脱去皮，簸净，炒香为末，白蜜或枣膏丸弹子大。每温酒化下一丸，日三服。忌毒鱼、狗肉、生菜。服至百日，能除一切痼疾，一年身面光泽不饥，二年白发返黑，三年齿落更生，四年水火不能害，五年行及奔马，久服长生。若欲下之，饮葵菜汁。孙真人云：用胡麻三升，去黄褐者，蒸三十遍，微炒香为末。入白蜜三升，杵三百下，丸梧桐子大。每旦服五十丸。人过四十以上，久服明目洞视，肠柔如筋也。仙方传云：鲁女生服胡麻、饵术，绝谷八十余年，甚少壮，日行三百里，走及獐麘。**服食巨胜**治五脏虚损，益气力，坚筋骨。用巨胜九蒸九暴，收贮。每服二合，汤浸布裹。挼去皮再研,水滤汁煎饮,和粳米煮粥食之。〔时珍曰〕古有服食胡麻、巨胜二法。方不出于一人,故有二法,其实一物也。**白发返黑**乌麻九蒸九晒,研末,枣膏丸,服之。千金方。**腰脚疼痛**新胡麻一升,熬香杵末。日服一小升,服至一斗永瘥。温酒、蜜汤、姜汁皆可下。千金。**手脚酸痛**微肿。用脂麻熬研五升,酒一升,浸一宿。随意饮。外台。**入水肢肿**作痛。生胡麻捣涂之。千金。**偶感风寒**脂麻炒焦,乘热擂酒饮之。暖卧取微汗出良。**中暑毒死**救生散:用新胡麻一升,微炒令黑,摊冷为末,新汲水调服三钱。或丸弹子大,水下。经验后方。**呕哕不止**白油麻一大合,清油半斤,煎取三合,去麻温服。近效方。**牙齿痛肿**胡麻五升,水一斗,煮汁五升。含漱吐之,不过二剂神良。肘后。**热淋茎痛**乌麻子、蔓菁子各五合,炒黄,绯袋盛,以井华水三升浸之。每食前服一钱。圣惠方。**小儿下痢**赤白。用油麻一合捣,和蜜汤服之。外台。**解下胎毒**小儿初生,嚼生脂麻,绵包,与儿咂之,其毒自下。**小儿急疳**油麻嚼傅之。外台。**小儿软疖**油麻炒焦,乘热嚼烂傅之。谭氏小儿方。**头面诸疮**脂麻生嚼傅之。普济。**小儿瘰疬**脂麻、连翘等分,为末。频频食之。简便方。**疗肿恶疮**胡麻烧灰、针砂等分,为末。醋和傅之,日三。普济方。**痔疮风肿**作痛。胡麻子煎汤洗之,即消。**坐板疮疥**生脂麻嚼傅之。笔峰杂兴。**阴痒生疮**胡麻嚼烂傅之,良。肘后。**乳疮肿痛**用脂麻炒焦,研末。以灯窝油调涂即安。**妇人乳少**脂麻炒研,入盐少许,食之。唐氏。**汤火伤灼**胡麻生研如泥,涂之。外台。**蜘蛛咬疮**油麻研烂傅之。经验后方。**诸虫咬伤**同上。**蚰蜒入耳**胡麻炒研,作袋枕之。梅师。**谷贼尸咽**喉中痛痒,此因误吞谷芒,抢刺痒痛也。谷贼属咽,尸咽属喉,不可不分。用脂麻炒研,白汤调下。三因方。**痈疮不合**乌麻炒黑,捣傅之。千金。**小便尿血**胡麻三升杵末,以东流水二升浸一宿,平旦绞汁,顿热服。千金方。

　　胡麻油即香油 〔弘景曰〕生榨者良。若蒸炒者,止可供食及然灯耳,不入药用。〔宗奭曰〕炒熟乘热压出油,谓之生油,但可点照;须再煎炼,乃为熟油,始可食,不中点照,亦一异也。如铁自火中出而谓之生铁,亦此义也。〔时珍曰〕入药以乌麻油为上,白麻油次之,须自榨乃良。若市肆者,不惟已经蒸炒,而又杂之以伪也。

　　【气味】 甘,微寒,无毒。

　　【主治】 利大肠,产妇胞衣不落。生油摩肿,生秃发。别录。去头面游风。孙思邈。主天行热闷,肠内结热。服一合,取利为度。藏器。主喑哑,杀五黄,下三焦热毒气,通大小肠,治蛔心痛。傅一切恶疮疥癣,杀一切虫。取一合,和鸡子两颗,芒消一两,搅服。少时,即泻下热毒,甚良。孟诜。陈油:煎膏,生肌长肉止痛，消痈肿，补皮裂。日华。**治痈疽热病。**苏颂。**解热毒、食毒、虫毒，杀诸虫蝼蚁。**时珍。

【发明】〔藏器曰〕大寒，乃常食所用，而发冷疾，滑精髓，发脏腑渴，困脾脏。令人体重损声。〔士良曰〕有牙齿疾及脾胃疾人，切不可吃。治饮食物，须逐日熬熟用之。若经宿，即动气也。〔刘完素曰〕油生于麻，麻温而油寒，同质而异性也。〔震亨曰〕香油乃炒熟脂麻所出，食之美，且不致疾。若煎炼过，与火无异矣。〔时珍曰〕张华博物志言：积油满百石，则自能生火。陈霆墨谈言：衣绢有油，蒸热则出火星。是油与火同性矣。用以煎炼食物，尤能动火生痰。陈氏谓之大寒，珍意不然，但生用之，有润燥解毒、止痛消肿之功，似乎寒耳。且香油能杀虫，而病发瘕者嗜油；炼油能自焚，而气尽则反冷。此又物之玄理也。

【附方】旧十，新二十六。**发瘕饮油**外台云：病发瘕者，欲得饮油。用油一升，入香泽煎之。盛置病人头边，令气入口鼻，勿与饮之。疲极眠睡，虫当从口出。急以石灰粉手捉取抽尽，即是发也。初出，如不流水中浓菜形。又云：治胸喉间觉有瘕虫上下，尝闻葱、豉食香，此乃发瘕虫也。二日不食，开口而卧。以油煎葱、豉令香，置口边。虫当出，以物引去之，必愈。**发瘕腰痛**南史云：宋明帝宫人腰痛牵心，发则气绝。徐文伯诊曰：发瘕也。以油灌之。吐物如发，引之长三尺，头已成蛇，能动摇，悬之滴尽，唯一发尔。**吐解蛊毒**以清油多饮，取吐。岭南方。**解河豚毒**一时仓卒无药。急以清麻油多灌，取吐出毒物，即愈。卫生易简方。**解砒石毒**麻油一碗，灌之。卫生方。**大风热疾**近效方云：婆罗门僧疗大风疾，并热风手足不遂，压丹石热毒。用消石一两，生乌麻油二大升，同纳铛中，以土墼盖口，纸泥固济，细火煎之。初煎气腥，药熟则香气发。更以生脂麻油二大升和合，微煎之。以意斟量得所，即内不津器中。凡大风人，用纸屋子坐病人，外面烧火发汗，日服一大合，壮者日二服。三七日，头面疱疮皆灭也。图经。**伤寒发黄**生乌麻油一盏，水半盏，鸡子白一枚，和搅服尽。外台。**小儿发热**不拘风寒饮食时行痘疹，并宜用之。以葱涎入香油内，手指蘸油摩擦小儿五心、头面、项背诸处，最能解毒凉肌。直指。**预解痘毒**外台云：时行暄暖，恐发痘疮。用生麻油一小盏，水一盏，旋旋倾下油内，柳枝搅稠如蜜。每服二三蚬壳，大人二合，卧时服之。三五服，大便快利，疮自不生矣。此扁鹊油剂法也。直指用麻油、童便各半盏，如上法服。**小儿初生**大小便不通。用真香油一两，皮消少许，同煎滚。冷定，徐徐灌入口中，咽下即通。蔺氏经验方。**卒热心痛**生麻油一合，服之良。肘后方。**鼻衄不止**纸条蘸真麻油入鼻取嚏，即愈。有人一夕衄血盈盆，用此而效。普济方。**胎死腹中**清油和蜜等分，入汤顿服。普济方。**漏胎难**

产因血干涩也。用清油半两，好蜜一两，同煎数十沸。温服，胎滑即下。他药无益，以此助血为效。胎产须知。**产肠不收**用油五斤，炼熟盆盛。令妇坐盆中，饭久。先用皂角炙，去皮研末。吹少许入鼻作嚏，立上。斗门。**痈疽发背**初作即服此，使毒气不内攻。以麻油一斤，银器煎二十沸，和醇醋二碗。分五次，一日服尽。直指。**肿毒初起**麻油煎葱黑色，趁热通手旋涂，自消。百一选方。**喉痹肿痛**生油一合灌之，立愈。总录。**丹石毒发**发热者，不得食热物，不用火为使。但着厚衣暖卧，取油一匙，含咽。戒怒二七日也。枕中记云：服丹石人，先宜以麻油一升，薤白三升切，纳油中，微火煎黑，去滓。合酒每服三合，百日气血充盛也。**身面疮疥**方同下。**梅花秃癣**用清油一碗，以小竹子烧火入内煎沸，沥猪胆汁一个和匀，剃头擦之，二三日即愈。勿令日晒。普济方。**赤秃发落**香油、水等分，以银钗搅和。日日擦之，发生乃止。普济方。**发落不生**生胡麻油涂之。普济方。**令发长黑**生麻油桑叶煎过，去滓。沐发，令长数尺。普济。**滴耳治聋**生油日滴三五次。候耳中塞出，即愈。总录。**蚰蜒入耳**刘禹锡传信方用油麻油作煎饼，枕卧，须臾自出。李元淳尚书在河阳日，蚰蜒入耳，无计可为。脑闷有声，至以头击门柱。奏状危困，因发御医疗之。不验。忽有人献此方，乃愈。图经。**蜘蛛咬毒**香油和盐，掺之。普济方。**冬月唇裂**香油频频抹之。相感志。**身面白癜**以酒服生胡麻油一合，一日三服，至五斗瘥。忌生冷、猪、鸡、鱼、蒜等百日。千金。**小儿丹毒**生麻油涂之。千金。**打扑伤肿**熟麻油和酒饮之，以火烧热地卧之，觉即疼肿俱消。松阳民相殴，用此法，经官验之，了无痕迹。赵葵行营杂录。**虎爪伤人**先吃清油一碗，仍以油淋洗疮口。赵原阳济急方。**毒蜂螫伤**清油搽之妙。同上。**毒蛇螫伤**急饮好清油一二盏解毒，然后用药也。济急良方。

灯盏残油

【主治】 能吐风痰食毒，涂痈肿热毒。又治猘犬咬伤，以灌疮口，甚良。时珍。

麻枯饼 〔时珍曰〕此乃榨去油麻滓也。亦名麻粃，音辛。荒岁人亦食之。可以养鱼肥田，亦周礼草人强坚用蕡之义。

【附方】 新二。**揩牙乌须**麻枯八两，盐花三两，用生地黄十斤取汁，同入铛中熬干。以铁盖覆之，盐泥泥之。煅赤，取研末。日用三次，揩毕，饮姜茶。先从眉起，一月皆黑也。养老书。**痘疮有虫**生麻油滓贴之，绵裹，当有虫出。千金方。

青蘘音穰。本经上品 〔恭曰〕自草部移附此。

【释名】梦神,巨胜苗也。生中原山谷。别录。

【气味】甘、寒,无毒。

【主治】五脏邪气,风寒湿痹,益气,补脑髓,坚筋骨。久服,耳目聪明,不饥不老增寿。本经。主伤暑热。思邈。作汤沐头,去风润发,滑皮肤,益血色。日华。治崩中血凝注者,生捣一升,热汤绞汁半升服,立愈。甄权。祛风解毒润肠。又治飞丝入咽喉者,嚼之即愈。时珍。

【发明】〔宗奭曰〕青蘘即油麻叶也。以汤浸,良久涎出,稠黄色,妇人用之梳发,与日华作汤沐发之说法相符,则胡麻之为脂麻无疑。〔弘景曰〕胡麻叶甚肥滑,可沐头。但不知云何服之。仙方并无用此,亦当阴干为丸散尔。〔时珍曰〕按服食家有种青蘘作菜食法,云:秋间取巨胜子种畦中,如生菜之法。候苗出采食,滑美不减于葵。则本草所著者,亦茹蔬之功,非入丸散也。

胡麻花 〔思邈曰〕七月采最上标头者,阴干用之。〔藏器曰〕阴干渍汁,溲面食,至韧滑。

【主治】生秃发。思邈。润大肠。人身上生肉丁者,擦之即愈。时珍。

【附方】新一。**眉毛不生**乌麻花阴干为末,以乌麻油渍之,日涂。外台秘要。

麻秸

【主治】烧灰,入点痣去恶肉方中用。时珍。

【附方】新二。**小儿盐哮**脂麻秸,瓦内烧存性,出火毒,研末。以淡豆腐蘸食之。摘玄方。**聤耳出脓**白麻秸刮取一合,花胭脂一枚,为末。绵裹塞耳中。圣济总录。

亚麻宋《图经》

【释名】鸦麻图经壁虱胡麻纲目。

【集解】〔颂曰〕亚麻子出兖州、威胜军。苗叶俱青,花白色。八月上旬采其实用。〔时珍曰〕今陕西人亦种之,即壁虱胡麻也。其实亦可榨油点灯,气恶不堪食。其茎穗颇似芫荽,子不同。

子

【气味】甘,微温,无毒。

【主治】大风疮癣。苏颂。

大麻《本经》上品

【释名】 **火麻**日用**黄麻**俗名**汉麻**尔雅翼**雄者名枲麻**诗疏**牡麻**同上**雌者名苴麻**同上**荸麻**音字**花名麻蕡**本经**麻勃**。〔时珍曰〕麻从两木在广下，象屋下派麻之形也。木音派，广音俨。余见下注。云汉麻者，以别胡麻也。

【集解】〔正误〕〔本经曰〕麻蕡一名麻勃，麻花上勃勃者。七月七日采之良。麻子九月采。入土者损人。生太山川谷。〔弘景曰〕麻蕡即牡麻，牡麻则无实。今人作布及履用之。〔恭曰〕蕡即麻实，非花也。尔雅云：蕡，枲实。仪礼云：苴，麻之有蕡者。注云：有子之麻为苴。皆谓子也。陶以蕡为麻勃，谓勃勃然如花者，复重出麻子，误矣。既以蕡为米谷上品，花岂堪食乎？〔藏器曰〕麻子，早春种为春麻子，小而有毒；晚春种为秋麻子，入药佳。压油可以油物。〔宗奭曰〕麻子，海东毛罗岛来者，大如莲实，最胜；其次出上郡、北地者，大如豆；南地者子小。〔颂曰〕麻子处处种之，绩其皮以为布者。农家择其子之有斑黑文者，谓之雌麻，种之则结子繁。他子则不然也。本经麻蕡、麻子所主相同，而麻花非所食之物，苏恭之论似当矣。然本草朱字云，麻蕡味辛，麻子味甘，又似二物。疑本草与尔雅、礼记称谓有不同者。又药性论用麻花，云味苦，主诸风、女经不利。然则蕡也、子也、花也，其三物乎？〔时珍曰〕大麻即今火麻，亦曰黄麻。处处种之，剥麻收子。有雌有雄：雄者为枲，雌者为苴。大科如油麻。叶狭而长，状如益母草叶，一枝七叶或九叶。五六月开细黄花成穗，随即结实，大如胡荽子，可取油。剥其皮作麻。其秸白而有棱，轻虚可为烛心。齐民要术云：麻子放勃时，拔去雄者。若未放勃，先拔之，则不成子也。其子黑而重，可捣治为烛。即此也。本经有麻蕡、麻子二条，谓蕡即麻勃，谓麻子入土者杀人。苏恭谓蕡是麻子，非花也。苏颂谓蕡、子、花为三物。疑而不决。谨按吴普本草云：麻勃一名麻花，味辛无毒。麻蓝一名麻蕡，一名青葛，味辛甘有毒。麻叶有毒，食之杀人。麻子中仁无毒，先藏地中者，食之杀人。据此说则麻勃是花，麻蕡是实，麻仁是实中仁也。普三国时人，去古未远，说甚分明。神农本经以花为蕡，以藏土入土杀人，其文皆传写脱误尔。陶氏及唐宋诸家，皆不考究而臆度疑似，可谓疏矣。今依吴氏改正于下。

麻勃 〔普曰〕一名麻花。〔时珍曰〕观齐民要术有放勃时拔去雄者之文，则勃为花明矣。

【气味】 **辛，温，无毒**。〔甄权曰〕苦，微热，无毒。畏牡蛎。入行血药，以麕虫为之使。

【主治】 一百二十种恶风，黑色遍身苦痒，逐诸风恶血，治女人经候不通。药性。治健忘及金疮内漏。时珍。

【发明】〔弘景曰〕麻勃方药少用。术家合人参服之，逆知未来事。〔时珍曰〕按范汪方有治健忘方：七月七日收麻勃一升，人参二两，为末，蒸令气遍。每临卧服一刀圭，能尽知四方之事。此乃治健忘，服之能记四方事也。陶云逆知未来事，过言矣。又外台言生疗肿人，忌见麻勃，见之即死者，用胡麻、针砂、烛烬为末，醋和傅。不知麻勃与疗何故相忌。亦如人有见漆即生疮者，此理皆不可晓。

【附方】旧一，新二。瘰疬初起七月七日麻花，五月五日艾叶，等分，作炷，灸之百壮。外台秘要。金疮内漏麻勃一两，蒲黄二两，为末。酒服一钱匕，日三，夜一。同上。风病麻木麻花四两，草乌一两，炒存性为末，炼蜜调成膏。每服三分，白汤调下。

麻蕡 〔普曰〕一名麻蓝，一名青葛。〔时珍曰〕此当是麻子连壳者，故周礼朝事之笾供蕡。月令食麻，与大麻可食、蕡可供，稍有分别，壳有毒而仁无毒也。

【气味】 辛，平，有毒。〔普曰〕神农：辛。雷公：甘。岐伯：有毒。畏牡蛎、白微。

【主治】 五劳七伤。多服，令人见鬼狂走。本经。〔诜曰〕要见鬼者，取生麻子、菖蒲、鬼臼等分，杵丸弹子大。每朝向日服一丸。满百日即见鬼也。利五脏，下血，寒气，破积止痹散脓。久服，通神明，轻身。别录。

【附方】旧一。风癫百病麻子四升，水六升，猛火煮令芽生，去滓煎取二升，空心服之。或发或不发，或多言语，勿怪之。但令人摩手足，顷定。进三剂愈。千金。

** 麻仁

【修治】〔宗奭曰〕麻仁极难去壳。取帛包置沸汤中，浸至冷出之。垂井中一夜，勿令着水。次日日中曝干，就新瓦上挼去壳，簸扬取仁，粒粒皆完。张仲景麻仁丸，即此大麻子中仁也。

【气味】 甘，平，无毒。〔诜曰〕微寒。〔普曰〕先藏地中者，食之杀人。〔士良曰〕多食损血脉，滑精气，痿阳气。妇人多食即发带疾。畏牡蛎、白微、茯苓。

【主治】 补中益气。久服，肥健不老，神仙。本经。治中风汗出，逐水气，利小便，破积血，复血脉，乳妇产后余疾。沐发，长润。别录。下气，去风痹皮顽，令人心欢，炒香，浸小便，绞汁服之。妇人倒产，吞二七枚即正。藏器。润五脏，利大肠风热结燥及热淋。士良。补虚劳，逐一切风气，长肌肉，益毛发，通乳汁，止消渴，催生难产。日华。取汁煮粥，去五脏风，润肺，治关节不通，发落。孟诜。利女人经脉，调大肠下痢。涂诸疮癣，杀虫。取汁煮粥食，止呕逆。时珍。

【发明】〔弘景曰〕麻子中仁，合丸药并酿酒，大善。但性滑利。〔刘完素曰〕麻，木谷也而治风，同气相求也。〔好古曰〕麻仁，手阳明、足太阴药也。阳明病汗多、胃热、便难，三者皆燥也。故用之以通润也。〔成无己曰〕脾欲缓，急食甘以缓之。麻仁之甘，以缓脾润燥。

【附方】旧二十，新十八。**服食法**麻子仁一升，白羊脂七两，蜜蜡五两，白蜜一合，和杵蒸食之，不饥耐老。食疗。耐老益气久服不饥。麻子仁二升，大豆一升，熬香为末，蜜丸。日二服。药性论。**大麻仁酒**治骨髓风毒疼痛，不可运动。用大麻仁水浸，取沉者一大升曝干，于银器中旋旋慢炒香熟，入木臼中捣至万杵，待细如白粉即止，平分为十帖。每用一帖，取家酿无灰酒一大碗，同麻粉，用柳槌蘸入砂盆中擂之，滤去壳，煎至减半。空腹温服一帖。轻者四五帖见效，甚者不出十帖，必失所苦，效不可言。篋中方。**麻子仁粥**治风水腹大，腰脐重痛，不可转动。用冬麻子半斤研碎，水滤取汁，入粳米二合，煮稀粥，下葱、椒、盐豉。空心食。食医心镜。**老人风痹**麻子煮粥，上法食之。**五淋涩痛**麻子煮粥，如上法食之。同上。**大便不通**麻子煮粥，如上法服之。肘后方。**麻子仁丸**治脾约，大便秘而小便数。麻子仁二升，芍药半斤，厚朴一尺，大黄、枳实各一斤，杏仁一升，熬研，炼蜜丸梧桐子大。每以浆水下十丸，日三服。不知再加。张仲景方。**产后秘塞**许学士云：产后汗多则大便秘，难于用药，惟麻子粥最稳。不惟产后可服，凡老人诸虚风秘，皆得力也。用大麻子仁、紫苏子各二合，洗净研细，再以水研，滤取汁一盏，分二次煮粥啜之。本事方。**产后瘀血**不尽。麻子仁五升，酒一升溃一夜，明旦去滓温服一升。不瘥，再服一升，不吐不下。不得与男子通一月，将养如初。千金方。**胎损腹痛**冬麻子一升，杵碎熬香，水二升煮汁，分服。心镜。**妊娠心痛**烦闷。麻子仁一合研，水二盏，煎六分，去滓服。圣惠。**月经不通**或两三月，或半年、一年者。用麻子仁二升，桃仁二两，研匀，熟酒一升，浸一夜。日服一升。普济。**呕逆不止**麻仁杵熬，水研取汁，着少盐，吃立效。李谏议常用，极妙。外台。**虚劳内热**下焦虚热，骨节烦疼，肌肉急，小便不利，大便数，少气吸吸，口燥热淋。用大麻仁五合研，水二升，煮减半，分服。四五剂瘥。外台。**补下治渴**麻子仁一升，水三升，煮四五沸去滓。冷服半升，日二。药性论。**消渴饮水**日至数斗，小便赤涩。用秋麻子仁一升，水三升，煮三四沸。饮汁，不过五升瘥。肘后方。**乳石发渴**大麻仁三合，水三升，煮二升。时时呷之。外台。

饮酒咽烂口舌生疮。大麻仁二升，黄芩二两，为末，蜜丸。含之。千金方。**脚气肿渴**大麻仁熬香，水研取一升。再入水三升，煮一升，入赤小豆，一升，煮熟，食豆饮汁。外台秘要。**脚气腹痹**大麻仁一升研碎，酒三升，渍三宿。温服大良。外台。**血痢不止**必效方用麻子仁汁煮绿豆。空心食，极效。外台。**小儿痢下**赤白，体弱大困者。麻子仁三合，炒香研细末。每服一钱，浆水服，立效。子母秘录。**截肠怪病**大肠头出寸余，痛苦，干则自落，又出，名为截肠病，若肠尽即不治。但初觉截时，用器盛脂麻油坐浸之，饮大麻子汁数升，即愈也。夏子益奇疾方。**金疮瘀血**在腹中。用大麻仁三升，葱白十四枚，捣熟，水九升，煮一升半，顿服。血出不尽，更服。千金。**腹中虫病**大麻子仁三升，东行茱萸根八升，渍水。平旦服二升，至夜虫下。食疗。**小儿疳疮**嚼麻子傅之，日六七度。秘录。**小儿头疮**麻子五升研细，水绞汁，和蜜傅之。千金。**白秃无发**麻子炒焦研末，猪脂和涂，发生为度。普济方。**发落不生**麻麻子汁煮粥，频食之。圣济总录。**聤耳出脓**麻子一合，花胭脂一分，研匀，作梃子，绵裹塞之。圣惠方。**大风癫疾**大麻仁三升淘晒，以酒一斗浸一夜，研取白汁，滤入瓶中，重汤煮数沸收之。每饮一小盏，兼服茄根散、乳香丸，取效。圣惠方。**卒被毒箭**麻仁数升，杵汁饮。肘后。**解射罔毒**大麻子汁饮之良。千金。**辟穰温疫**麻子仁、赤小豆各二七枚，除夜着井中。饮水良。龙鱼河图。**赤游丹毒**麻仁捣末，水和傅之。千金方。**湿癣肥疮**大麻渣傅之，五日瘥。千金方。**癧疽出汗**生手足肩背，累累如赤豆状。剥净，以大麻子炒研末摩之。千金方。

油

【主治】 熬黑压油，傅头，治发落不生。煎熟，时时啜之，治硫黄毒发身热。时珍。出千金方、外台秘要。

【附方】 新一。尸咽痛痒麻子烧脂，服之。总录。

叶

【气味】 辛，有毒。

【主治】 捣汁服五合，下蛔虫；捣烂傅蝎毒，俱效。苏恭。浸汤沐发长润，令白发不生。〔甄权曰〕以叶一握，同子五升捣和，浸三日，去滓沐发。

【发明】 〔时珍曰〕按郭文疮科心要，乌金散治痈疽疔肿，时毒恶疮。方中用火麻头，同麻黄诸药发汗，则叶之有毒攻毒可知矣。普济方用之截疟，尤可推焉。

【附方】 新二。治疟不止火麻叶，不问荣枯，锅内文武火慢炒香，摵起，以纸盖之，令出汗尽，为末。临发前用茶或酒下。移病人原睡处，其状如醉，醒即愈。又方：火麻叶如上法为末一两，加缩砂、丁香、陈皮各半两，酒糊丸梧子大。每酒、茶任下五七丸。能治诸疟，壮元气。普济方。

黄麻

【主治】 破血，通小便。时珍。

【附方】 新二。**热淋胀痛**麻皮一两，炙甘草三分，水二盏，煎一盏服，日二，取效。圣惠方。**跌扑折伤疼痛**。接骨方：黄麻烧灰、头发灰各一两，乳香五钱，为末。每服三钱，温酒下，立效。王仲勉经验方。

麻根

【主治】 捣汁或煮汁服，主瘀血石淋。陶弘景。治产难衣不出，破血壅胀，带下崩中不止者，以水煮服之，效。苏恭。治热淋下血不止，取三九枚，洗净，水五升，煮三升，分服，血止神验。药性。根及叶捣汁服，治挝打瘀血，心腹满气短，及踠折骨痛不可忍者，皆效。无则以麻煮汁代之。苏颂。出韦宙独行方。

沤麻汁

【主治】 止消渴，治瘀血。苏恭。

小麦 《别录》中品

校正：拾遗麦苗并归为一。

【释名】 来。〔时珍曰〕来亦作秣。许氏说文云：天降瑞麦，一来二𬝣，象芒刺之形，天所来也。如足行来，故麦字从来从夊。夊音绥，足行也。诗云，贻我来牟是矣。又云：来象其实，夊象其根。梵书名麦曰迦师错。

【集解】 〔颂曰〕大小麦秋种冬长，春秀夏实，具四时中和之气，故为五谷之贵。地暖处亦可春种，至夏便收。然比秋种者，四气不足，故有毒。〔时珍曰〕北人种麦漫撒，南人种麦撮撒。北麦皮薄面多，南麦反此。或云：收麦以蚕沙和之，辟蠹。或云：立秋前以苍耳锉碎同晒收，亦不蛀。秋后则虫已生矣。盖麦性恶湿，故久雨水潦，即多不熟也。

小麦

【气味】 甘，微寒，无毒。入少阴、太阳之经。〔甄权曰〕平，有小毒〔恭曰〕小麦作汤，不许皮坼。坼则性温，不能消热止烦也。〔藏器曰〕小麦秋种夏熟，受四时气足，兼有寒热温凉。故麦凉、曲温、麸冷、面热，宜其然也。河渭之西，白麦面亦凉，以其春种，阙二气也。〔时珍曰〕新麦性热，陈麦平和。

【主治】 除客热，止烦渴咽燥，利小便，养肝气，止漏血唾血。令女人易孕。别录。**养心气，心病宜食之。**思邈。**煎汤饮，治暴淋。**宗奭。**熬末服，杀肠中蛔虫。**药性。**陈者煎汤饮，止虚汗。烧存性，油调，涂诸疮汤火伤灼。**时珍。

【发明】〔时珍曰〕按素问云：麦属火，心之谷也。郑玄云：麦有孚甲，属木。许慎云：麦属金，金王而生，火王而死。三说各异。而别录云，麦养肝气，与郑说合。孙思邈云，麦养心气，与素问合。夷考其功，除烦、止渴、收汗、利溲、止血，皆心之病也，当以素问为准。盖许以时，郑以形，而素问以功性，故立论不同尔。〔震亨曰〕饥年用小麦代谷，须晒燥，以少水润，舂去皮，煮为饭食，可免面热之患。

【附方】旧三，新四。**消渴心烦**用小麦作饭及粥食。心镜。**老人五淋**身热腹满。小麦一升，通草二两，水三升，煮一升，饮之即愈。奉亲书。**项下瘿气**用小麦一升，醋一升渍之，晒干为末。以海藻洗，研末三两，和匀。每以酒服方寸匕，日三。小品。**眉炼头疮**用小麦烧存性，为末。油调傅。儒门事亲。**白癜风癣**用小麦摊石上，烧铁物压出油。搽之甚效。医学正传。**汤火伤灼**未成疮者。用小麦炒黑，研入腻粉，油调涂之。勿犯冷水，必致烂。袖珍方。**金疮肠出**用小麦五升，水九升，煮取四升，绵滤取汁，待极冷。令病人卧席上，含汁噀之，肠渐入，噀其背。并勿令病人知，及多人见，傍人语，即肠不入也。乃抬席四角轻摇，使肠自入。十日中，但略食羹物。慎勿惊动，即杀人。刘涓子鬼遗方。

浮麦即水淘浮起者，焙用。

【气味】甘、咸，寒，无毒。

【主治】益气除热，止自汗盗汗，骨蒸虚热，妇人劳热。时珍。

麦麸

【主治】时疾热疮，汤火疮烂，扑损伤折瘀血，醋炒罨贴之。日华。和面作饼，止泄痢，调中去热健人。以醋拌蒸热，袋盛，包熨人马冷失腰脚伤折处，止痛散血。藏器。醋蒸，熨手足风湿痹痛，寒湿脚气，互易至汗出，并良。末服，止虚汗。时珍。

【发明】〔时珍曰〕麸乃麦皮也，与浮麦同性，而止汗之功次于浮麦，盖浮麦无肉也。凡人身体疼痛及疮疡肿烂沾渍，或小儿暑月出痘疮，溃烂不能着席睡卧者，并用夹褥盛麸缝合藉卧，性凉而软，诚妙法也。

【附方】新七。**虚汗盗汗**卫生宝鉴用浮小麦文武火炒，为末。每服二钱半，米饮下，日三服。或煎汤代茶饮。一方：以猪嘴唇煮熟切片，蘸食亦良。**产后虚**

汗小麦麸、牡蛎等分,为末。以猪肉汁调服二钱,日二服。胡氏妇人方。**走气作痛**用酽醋拌麸皮炒热,袋盛熨之。生生编。**灭诸瘢痕**春夏用大麦麸,秋冬用小麦麸,筛粉和酥傅之。总录。**小儿眉疮**小麦麸炒黑,研末,酒调傅之。**小便尿血**面麸炒香,以肥猪肉蘸食之。集玄。

面

【气味】 甘,温,有微毒。不能消热止烦。别录。〔大明曰〕性壅热,小动风气,发丹石毒。〔思邈曰〕多食,长宿澼,加客气。畏汉椒,萝卜。

【主治】 补虚。久食,实人肤体,厚肠胃,强气力。藏器。**养气,补不足,助五脏。**日华。**水调服,治人中暑,马病肺热。**宗奭。**傅痈肿损伤,散血止痛。生食,利大肠。水调服,止鼻衄吐血。**时珍。

【发明】〔诜曰〕面有热毒者,多是陈黟之色,又为磨中石末在内故也。但杵食之,即良。〔藏器曰〕面性热,惟第二磨者凉,为其近麸也。河渭以西,白麦面性凉,以其春种,阙二气也。〔颖曰〕东南卑湿,春多雨水,麦已受湿气,又不曾出汗,故食之作渴,动风气,助湿发热。西北高燥,春雨又少,麦不受湿,复入地窖出汗,北人禀厚少湿,故常食而不病也。〔时珍曰〕北面性温,食之不渴;南面性热,食之烦渴;西边面性凉,皆地气使然也。吞汉椒,食萝卜,皆能解其毒,见萝卜条。医方中往往用飞罗面,取其无石末而性平易尔。陈麦面,水煮食之,无毒。以糟发胀者,能发病发疮,惟作蒸饼和药,取其易消也。按李鹏飞延寿书云:北多霜雪,故面无毒;南方雪少,故面有毒。顾元庆檐曝偶谈云:江南麦花夜发,故发病;江北麦花昼发,故宜人。又曰:鱼稻宜江淮,羊面宜江洛,亦五方有宜不宜也。面性虽热,而寒食日以纸袋盛悬风处,数十年亦不坏,则热性皆去而无毒矣。入药尤良。

【附方】 旧七,新二十一。**热渴心闷**温水一盏,调面一两,饮之。圣济总录。**中暍卒死**井水和面一大抄,服之。千金。**夜出盗汗**麦面作弹丸,空心、卧时煮食之。次早服妙香散一帖取效。**内损吐血**飞罗面略炒,以京墨汁或藕节汁,调服二钱。医学集成。**大衄血出**口耳皆出者,用白面入盐少许,冷水调服三钱。普济方。**中蛊吐血**小麦面二合,水调服。半日当下出。广记。**呕哕不止**醋和面作弹丸二三十枚,以沸汤煮熟,漉出投浆水中,待温吞三两枚。哕定,即不用再吞。未定,至晚再吞。兵部手集。**寒痢白色**炒面,每以方寸匕入粥中食之。能疗日泻百行,师不救者。外台。**泄痢不固**白面一斤,炒焦黄。每日空心温水服一二匙。正要。**诸疟久疟**用三姓人家寒食面各一合,五月五日午时采青蒿,擂自然汁,和丸绿豆大。临发日早,无根水一丸。一方:加炒黄丹少许。德生堂。**头皮虚肿**薄如蒸饼,状如裹水。以口嚼面傅之良。梅师方。**咽喉肿痛**卒不下食。白面和醋,涂喉外肿处。普济方。**妇人吹奶**水调面煮糊欲熟,即投无灰酒一盏,搅匀热饮。令人徐徐按之,药行即瘥。圣惠方。**乳痈不消**白面半斤炒黄,醋煮为糊,涂之即消。圣惠方。**破伤风病**白面、烧盐各一撮,新水调,涂之。普济方。**金疮血出**不止。用生面干傅,五七日即愈。蔺氏经验方。**远行脚趼**成泡者。水调生面涂之,一夜即平。海上。**折伤瘀损**白面、栀子仁同捣,以水调,傅之即散。**火燎成疮**炒面,入栀子仁末,和油傅之。千金。**疮中恶肉**寒食面二两,巴豆五分,水和作饼,烧末掺之。仙传外科。**白秃头疮**白面、豆豉和研,酢和傅之。普济方。**小儿口疮**寒食面五钱,消石七钱,水调半钱,涂足心,男左女右。普济方。**妇人断产**白面一升,酒一升,煮沸去渣,分三服。经水至时前日夜、次日早及天明服之。**阴冷闷痛**渐入腹肿满。醋和面熨之。千金方。一切漏疮盐,面和团,烧研傅之。千金方。**瘰疬出汁**生手足肩背,累累如赤豆。剥净,以酒和面傅之。千金方。**一切疔肿**面和腊猪脂封之良。梅师方。**伤米食积**白面一两,白酒曲二丸,炒为末。每服二匙,白汤调下。如伤肉食,山楂汤下。简便方。

麦粉

【气味】 甘,凉,无毒。

【主治】 补中,益气脉,和五脏,调经络。又炒一合,汤服,断下痢。孟诜。醋熬成膏,消一切痈肿、汤火伤。时珍。

【发明】〔时珍曰〕麦粉乃是麸面、面洗筋澄出浆粉。今人浆衣多用之,古方鲜用。按万表积善堂方云:乌龙膏:治一切痈肿发背,无名肿毒,初发焮热未破者,取效如神。用隔年小粉,愈久者愈佳,以锅炒之。初炒如饧,久炒则干,成黄黑色,冷定研末。陈米醋调成糊,熬如黑漆,瓷罐收之。用时摊纸上,剪孔贴之,即如冰冷,疼痛即止。少顷觉痒,干亦不能动。久则肿毒自消,药力亦尽而脱落,甚妙。此方苏州杜水庵所传,屡用有验。药易而功大,济生者宜收藏之。

面筋

【气味】 甘,凉,无毒。

【主治】 解热和中,劳热人宜煮食之。时珍。宽中益气。宁原。

【发明】〔时珍曰〕面筋,以麸与面水中揉洗而成者。古人罕知,今为素食要物,煮食甚良。今人多以油炒,则性热矣。〔宗奭曰〕生嚼白面成筋,可粘禽、虫。

麦䴬即糗也。以麦蒸,磨成屑。

【气味】 甘,微寒,无毒。

【主治】 消渴,止烦。蜀本。

麦苗拾遗

【气味】 辛,寒,无毒。

【主治】 消酒毒暴热,酒疸目黄,并捣烂绞汁日饮之。又解蛊毒,煮汁滤服。藏器。除烦闷,解时疾狂热,退胸膈热,利小肠。作齑食,甚益颜色。日华。

麦奴 〔藏器曰〕麦穗将熟时,上有黑霉者也。

【主治】 热烦,天行热毒。解丹石毒。藏器。治阳毒温毒,热极发狂大渴,及温疟。时珍

【发明】〔时珍曰〕朱肱南阳活人书:治阳毒温毒、热极发狂、发斑、大渴倍常者,用黑奴丸,水化服一丸,汗出或微利即愈。其方用小麦奴、梁上尘、釜底煤、灶突墨,同黄芩、麻黄、消、黄等分为末,蜜丸弹子大。盖取火化者从治之义也。麦乃心之谷,属火,而奴则麦实将成,为湿热所蒸,上黑霉者,与釜煤、灶墨同一理也。其方出陈延之小品方,名麦奴丸。初虞世古今录验名高堂丸、水解丸,诚救急良药也。

秆

【主治】 烧灰,入去疣痣、蚀恶肉膏中用。时珍。

大麦《别录》中品

【释名】 牟麦。〔时珍曰〕麦之苗粒皆大于来,故得大名。牟亦大也。通作麰。

【集解】〔弘景曰〕今稞麦一名牟麦,似矿麦,惟皮薄尔。〔恭曰〕大麦出关中,即青稞麦,形似小麦而大,皮厚,故谓大麦,不似矿麦也。〔颂曰〕大麦今南北皆能种莳。矿麦有二种:一种类小麦而大,一种类大麦而大。〔藏器曰〕大、矿二麦,前后两出。盖矿麦是连皮者,大麦是麦米,但分有壳、无壳也。苏以青稞为大麦,非矣。青稞似大麦,天生皮肉相离,秦陇巴西种之。今人将当大麦米粜之,不能分也。〔陈承曰〕小麦,今人以磨面日用者为之;大麦,今人以粒皮似稻者为之,作饭滑,饲马良。矿麦,今人以似小麦而大粒,色青黄,作面脆硬,食多胀人,汴洛、河北之间又呼为黄稞。关中一种青稞,比近道者粒微小,色微青,专以饲马,未见入药用。然大、矿二麦,其名差互。今之矿麦似小麦而大者,当谓之大麦;今之大麦不似小麦而矿脆者,当谓之矿麦。不可不审。〔时珍曰〕大、矿

二麦,注者不一。按吴普本草:大麦一名矿麦,五谷之长也。王祯农书云:青稞有大小二种,似大小麦,而粒大皮薄,多面无麸,西人种之,不过与大小麦异名而已。郭义恭广志云:大麦有黑矿麦。有稞麦,出凉州,似大麦。有赤麦,赤色而肥。据此则矿麦是大麦中一种皮厚而青色者也。大抵是一类异种,如粟、粳之种近百,总是一类,但方土有不同尔。故二麦主治不甚相远。大麦亦有粘者,名糯麦,可以酿酒。

【气味】 咸,温、微寒,无毒。为五谷长,令人多热。〔诜曰〕暴食似脚弱,为下气故也。久服宜人。熟则有益,带生则冷而损人。石蜜为之使。

【主治】 消渴除热,益气调中。别录。补虚劣,壮血脉,益颜色,实五脏,化谷食,止泄,不动风气。久食,令人肥白,滑肌肤。为面,胜于小麦,无躁热。士良。面:平胃止渴,消食疗胀满。苏恭。久食,头发不白。和针砂、没石子等,染发黑色。孟诜。宽胸下气,凉血,消积进食。时珍。

【发明】〔宗奭曰〕大麦性平凉滑腻。有人患缠喉风,食不能下。用此面作稀糊。令咽以助胃气而平。三伏中,朝廷作麨,以赐臣下。〔震亨曰〕大麦初熟,人多炒食。此物有火,能生热病,人不知也。〔时珍曰〕大麦作饭食,馨而有益。煮粥甚滑。磨面作酱甚甘美。

【附方】 旧四,新五。食饱烦胀但欲卧者。大麦面熬微香,每白汤服方寸匕,佳。肘后方。膜外水气大麦面、甘遂末各半两,水和作饼,炙熟食,取利。总录。小儿伤乳腹胀烦闷欲睡。大麦面生用,水调一钱服。白面微炒亦可。保幼大全。蟨螋尿疮大麦嚼傅之,日三上。伤寒类要。肿毒已破青大麦去须,炒暴花为末,傅之,成厣,揭去又傅。数次即愈。麦芒入目大麦煮汁洗之,即出。孙真人方。汤火伤灼大麦炒黑,研末,油调搽之。被伤肠出以大麦粥汁洗肠推入,但饮米糜,百日乃可。千金。卒患淋痛大麦三两煎汤,入姜汁、蜂蜜,代茶饮。圣惠方。

麦蘖见蘖米下。

苗

【主治】 诸黄,利小便,杵汁日日服。类要。冬月面目手足皴瘃,煮汁洗之。时珍。

【附方】 新一。小便不通陈大麦秸,煎浓汁,频服。简便方。

大麦奴

【主治】 解热疾,消药毒。藏器。

穬麦 音矿《别录》中品

【释名】〔时珍曰〕穬之壳厚而粗穬也。

【集解】〔弘景曰〕穬麦是马所食者。服食家并食大、穬二麦，令人轻健。〔炳曰〕穬麦西川人种食之。山东、河北人正月种之，名春穬。形状与大麦相似。〔时珍曰〕穬麦有二种：一类小麦而大，一类大麦而大。〔颂曰〕穬麦即大麦一种皮厚者。陈藏器谓即大麦之连壳者，非也。按别录自有穬麦功用，其皮岂可食乎？详大麦下。

【气味】甘，微寒，无毒。〔弘景曰〕此麦性热而云微寒，恐是作屑与合壳异也。〔恭曰〕穬麦性寒，陶云性热，非矣。江东少有故也。〔大明曰〕暴食似动冷气，久即益人。

【主治】轻身除热。久服，令人多力健行。作糵，温中消食。别录。补中，不动风气。作饼食，良。萧炳。

【发明】〔时珍曰〕别录麦糵附见穬麦下，而大麦下无之，则作糵当以穬为良也。今人通用，不复分别矣。

雀麦《唐本草》

校正：自草部移入此。

【释名】燕麦唐本蘥音药杜姥草外台牛星草。〔时珍曰〕此野麦也。燕雀所食，故名。日华本草谓此为瞿麦者，非矣。

【集解】〔恭曰〕雀麦在处有之，生故墟野林下。苗叶似小麦而弱，其实似穬麦而细。〔宗奭曰〕苗与麦同，但穗细长而疏。唐·刘梦得所谓"菟葵燕麦，动摇春风"者也。周定王曰：燕麦穗极细，每穗又分小叉十数个，子亦细小。舂去皮，作面蒸食，及作饼食，皆可救荒。

米
【气味】甘，平，无毒。

【主治】充饥滑肠。时珍。

苗
【气味】甘，平，无毒。

【主治】女人产不出，煮汁饮之。苏恭。

【附方】 旧三。**胎死腹中 胞衣不下**上抢心。用雀麦一把，水五升，煮二升，温服。子母秘录。**齿䘌并虫**积年不瘥，从少至老者。用雀麦，一名杜姥草，俗名牛星草。用苦瓠叶三十枚，洗净。取草剪长二寸，以瓠叶作五包包之，广一寸，厚五分。以三年酢渍之。至日中，以两包火中炮令热，纳口中，熨齿外边，冷更易之。取包置水中解视，即有虫长三分。老者黄色，少者白色。多即二三十枚，少即一二十枚。此方甚妙。外台秘要。

荞麦宋《嘉祐》

【释名】 **荍麦**音翘**乌麦**吴瑞**花荞**。〔时珍曰〕荞麦之茎弱而翘然，易长易收，磨面如麦，故曰荞曰荍，而与麦同名也。俗亦呼为甜荞，以别苦荞。杨慎丹铅录，指乌麦为燕麦，盖未读日用本草也。

【集解】〔炳曰〕荞麦作饭，须蒸使气馏，烈日暴令开口，舂取米仁作之。〔时珍曰〕荞麦南北皆有。立秋前后下种，八九月收刈，性最畏霜。苗高一二尺，赤茎绿叶，如乌桕树叶。开小白花，繁密粲粲然。结实累累如羊蹄，实有三棱，老则乌黑色。王祯农书云：北方多种。磨而为面，作煎饼，配蒜食。或作汤饼，谓之河漏，以供常食，滑细如粉，亚于麦面。南方一种，但作粉饵食，乃农家居冬谷也。

【气味】 **甘，平，寒，无毒。**〔思邈曰〕酸，微寒。食之难消。久食动风，令人头眩。作面和猪、羊肉热食，不过八九顿，即患热风，须眉脱落，还生亦希。泾、邠以北，多此疾。又不可合黄鱼食。

【主治】 **实肠胃，益气力，续精神，能炼五脏滓秽。**孟诜。**作饭食，压丹石毒，甚良。**萧炳。**以醋调粉，涂小儿丹毒赤肿热疮。**吴瑞。**降气宽肠，磨积滞，消热肿风痛，除白浊白带，脾积泄泻。以沙糖水调炒面二钱服，治痢疾。炒焦，热水冲服，治绞肠沙痛。**时珍。

【发明】〔颖曰〕本草言荞麦能炼五脏滓秽。俗言一年沉积在肠胃者，食之亦消去也。〔时珍曰〕荞麦最降气宽肠，故能炼肠胃滓滞，而治浊带泄痢腹痛上气之疾，气盛有湿热者宜之。若脾胃虚寒人食之，则大脱元气而落须眉，非所宜矣。孟诜云益气力者，殆未然也。按杨起简便方云：肚腹微微作痛，出即泻，泻亦不多，日夜数行者，用荞麦面一味作饭，连食三四次即愈。予壮年患此两月，瘦怯尤甚。用消食化气药俱不效，一僧授此而愈，转用皆效，此可征其炼积滞之功矣。普济治小儿天吊及历节风方中亦用之。

【附方】 新十六。**咳嗽上气**荞麦粉四两，茶末二钱，生蜜二两，水一碗，顺手搅千下。饮之，良久下气不止，即愈。儒门事亲。**十水肿喘**生大戟一钱，荞麦面二钱，水和作饼，炙熟为末。空心茶服，以大小便利为度。圣惠。**男子白浊**魏元君济生丹：用荞麦炒焦为末，鸡子白和，丸梧子大。每服五十丸，盐汤下，日三服。**赤白带下**方同上。**禁口痢疾**荞麦面每服二钱，沙糖水调下。坦仙方。**痈疽发背**一切肿毒。荞麦面、硫黄各二两，为末，井华水和作饼，晒收。每用一饼，磨水傅之。痛则令不痛，不痛则令痛，即愈。直指。**疮头黑凹**荞麦面煮食之，即发起。直指。**痘疮溃烂**用荞麦粉频频傅之。痘疹方。**汤火伤灼**用荞麦面炒黄研末，水和傅之，如神。奇效方。**蛇盘瘰疬**围接项上。用荞麦炒去壳、海藻、白僵蚕炒去丝等分，为末。白梅浸汤，取肉减半，和丸绿豆大。每服六七十丸，食后、临卧米饮下，日五服。其毒当从大便泄去。若与淡菜连服尤好。淡菜生于海藻上，亦治此也。忌豆腐、鸡、羊、酒、面。阮氏方。**积聚败血**通仙散：治男子败积，女人败血，不动真气。用荞麦面三钱，大黄二钱半，为末。卧时酒调服之。多能鄙事。**头风畏冷**李楼云：一人头风，首裹重绵，三十年不愈。予以荞麦粉二升，水调作二饼，更互合头上，微汗即愈。怪证奇方。**头风风眼**荞麦作钱大饼，贴眼四角，以米大艾炷灸之，即效如神。**染发令黑**荞麦、针砂二钱，醋和，先以浆水洗净涂之，荷汁包至一更，洗去。再以无食子、诃子皮、大麦面二钱，醋和涂之，荷叶包至天明，洗去即黑。普济。**绞肠沙痛**荞麦面一撮炒，水烹服。简便方。**小肠疝气**荞麦仁炒去尖，胡卢巴酒浸晒干，各四两，小茴香炒一两，为末，酒糊丸梧子大。每空心盐酒下五十丸。两月大便出白脓，去根。孙天仁集效方。

叶

【主治】 作茹食，下气，利耳目。多食即微泄。士良。〔孙曰〕生食，动刺风，令人身痒。

秸

【主治】 烧灰淋汁取碱熬干，同石灰等分，蜜收。能烂痈疽，蚀恶肉，去靥痣，最良。穰作荐，辟壁虱。时珍。〔日华曰〕烧灰淋汁，洗六畜疮，并驴、马躁蹄。

【附方】 新二。**噎食**荞麦秸烧灰淋汁，入锅内煎取白霜一钱，入蓬砂一钱，研末。每酒服半钱。海上方。**壁虱蜈蚣**荞麦秸作荐，并烧烟熏之。

苦荞麦《纲目》

【集解】 〔时珍曰〕苦荞出南方，春社前后种之。茎青多枝，叶似荞麦而尖，开花带绿色，结实亦似荞麦，稍尖而棱角不峭。其味苦恶，农家磨捣为粉，蒸使气馏，滴去黄汁，乃可作为糕饵食之，色如猪肝。谷之下者，聊济荒尔。

【气味】 **甘、苦，温，有小毒**。〔时珍曰〕多食伤胃，发风动气，能发诸病，黄疾人尤当禁之。

【附方】 新一。**明目枕**苦荞皮、黑豆皮、绿豆皮、决明子、菊花，同作枕，至老明目。邓才杂兴方。

稻《别录》下品

【释名】 **秫**音杜。**糯**亦作粳。〔时珍曰〕稻秫者，粳、糯之通称。物理论所谓稻者溉种之总称，是矣。本草则专指糯为稻也。稻从舀，音函，象人在臼上治稻之义。秫则方言稻音之转尔。其性粘软，故谓之糯。〔颖曰〕糯米缓筋，令人多睡，其性懦也。

【集解】〔弘景曰〕道家方药有稻米、粳米俱用者，此则两物也。稻米白如霜，江东无此，故通呼粳为稻耳，不知色类复云何也？〔恭曰〕稻者，矿谷之通名。尔雅云：秫，稻也。秔者不粘之称，一曰籼。氾胜之云：三月种秔稻，四月种秫稻。即并稻也，陶谓为二，盖不可解也。〔志曰〕此稻米即糯米也。其粒大小似秔米，细糠白如雪。今通呼秔、糯二谷为稻，所以惑之。按李含光音义引字书解粳字云：稻也；秔字云：稻属也，不粘。粢字云：稻饼也。粢盖糯也。〔禹锡曰〕尔雅云：秫，稻。郭璞注云：别二名也。今沛国呼秫。周颂云：丰年多黍多秫。礼记云：牛宜秫。豳风云：十月获稻。皆是一物也。说文云：秔，稻属也。沛国谓稻为糯。字林云：糯，粘稻也。秔，不粘稻也。然秔、糯甚相类，以粘不粘为异尔。当依说文以稻为糯。颜师古刊谬正俗云：本草稻米，即今之糯米也。或通呼粳、糯为稻。孔子云：食夫稻。周官有稻人。汉有稻田使者。并通指秔、糯而言。所以后人混称，不知稻即糯也。〔宗奭曰〕稻米，今造酒糯稻也。其性温，故可为酒。酒为阳，故多热。西域天竺土溽热，稻岁四熟，亦可验矣。〔时珍曰〕糯稻，南方水田多种之。其性粘，可以酿酒，可以为粢，可以蒸糕，可以熬饧，可以炒食。其类亦多，其谷壳有红、白二色，或有毛，或无毛。其米亦有赤、白二色，赤者酒多糟少，一种粒白如霜，长三四分者。齐民要术糯有九格、雉木、大黄、马首、虎皮、火色等名是矣。古人酿酒多用秫，故诸说论糯稻，往往费辩也。秫乃糯粟，见本条。

稻米

【气味】 **苦，温，无毒**。〔思邈曰〕味甘。〔宗奭曰〕性温。〔颂曰〕糯米性寒，作酒则热，糟乃温平，亦如大豆与豉、酱之性不同也。〔诜曰〕凉。发风动气，使人多睡，不可多食。〔藏器曰〕久食令人身软，缓人筋也。小猫、犬食之，亦脚屈不能行。马食之，足重。妊妇杂肉食之，令子不利。〔萧炳曰〕拥诸经络气，使四肢不收，发风昏昏。〔士良曰〕久食发心悸，及痈疽疮疖中痛。合酒食之，醉难醒。〔时珍曰〕糯性粘滞难化，小儿、病人，最宜忌之。

【主治】 **作饭温中，令人多热，大便坚。**别录。**能行荣卫中血积，解芫青、斑蝥毒。**士良。**益气止泄。**思邈。**补中益气。止霍乱后吐逆不止，以一合研水服之。**大明。**以骆驼脂作煎饼食，主痔疾。**萧炳。**作糜一斗食，主消渴。**藏器。**暖脾胃，止虚寒泄痢，缩小便，收自汗，发痘疮。**时珍。

【发明】〔思邈曰〕粳米味甘，脾之谷也，脾病宜食之。〔杨士瀛曰〕痘疹用粳米，取其解毒，能酿而发之也。〔时珍曰〕糯米性温，酿酒则热，熬饧尤甚，故脾肺虚寒者宜之。若素有痰热风病，及脾病不能转输，食之最能发病成积。孟诜、苏颂或言其性凉、性寒者，谬说也。别录已谓其温中坚大便，令人多热，是岂寒凉者乎？今人冷泄者，炒食即止。老人小便数者，作粢糕或丸子，夜食亦止。其温肺暖脾可验矣。痘证用之，亦取此义。

【附方】 旧五，新十六。**霍乱烦渴**不止。糯米三合，水五升，蜜一合，研汁分服，或煮汁服。杨氏产乳。**消渴饮水**方同上。**三消渴病**梅花汤：用糯谷炒出白花、桑根白皮等分。每用一两，水二碗，煎汁饮之。三因方。**下痢禁口**糯谷一升炒出白花去壳，用姜汁拌湿再炒，为末。每服一匙，汤下，三服即止。经验良方。**久泄食减**糯米一升，水浸一宿沥干，慢炒熟，磨筛，入怀庆山药一两。每日清晨用半盏，入砂糖二匙，胡椒末少许，以极滚汤调食。其味极佳，大有滋补。久服令人精暖有子，秘方也。松篁经验方。**鼻衄不止**服药不应。独圣散：用糯米微炒黄，为末。每服二钱，新汲水调下。仍吹少许入鼻中。简要济众方。**劳心吐血**糯米半两，莲子心七枚，为末，酒服。孙仲盈云：曾用多效。或以墨汁作丸服之。澹寮方。**自汗不止**糯米、小麦麸同炒，为末，每服三钱，米饮下。或煮猪肉点食。**小便白浊**白糯丸：治人夜小便脚停白浊，老人、虚人多此证，令人卒死，大能耗人精液，主头昏重。用糯米五升炒赤黑，白芷一两，为末，糯粉糊丸梧子大。每服五十丸，木馒头煎汤下。无此，用局方补肾汤下。若后生禀赋怯弱，房室太过，小便太多，水管蹇涩，小便如膏脂，入石菖蒲、牡蛎粉甚效。经验良方。**女人白淫**糙糯米、花椒等分，炒为末，醋糊丸梧子大，每服三四十丸，食前醋汤下。杨起简便方。**胎动不安**下黄水。用糯米一合，黄芪、芎劳各五钱，水一升，煎八合，分服。产宝。**小儿头疮**糯米饭烧灰，入轻粉，清油调傅。普济方。**缠蛇丹毒**

稻

糯米粉和盐，嚼涂之。济急方。**打扑伤损诸疮。**寒食日浸糯米，逐日易水，至小满取出，日干为末，用水调涂之。便民图纂。**金疮痛肿**及竹木签刺等毒，用糯米三升，于端午前四十九日，以冷水浸之。一日两换水，轻淘转，勿令搅碎。至端午日取出阴干，绢袋盛，挂通风处。每用旋取，炒黑为末，冷水调如膏药，随疮大小，裹定疮口，外以布包定勿动，直候疮瘥。若金疮犯生水作脓肿甚者，急裹一二食久，即不作脓肿也。若痈疽初发，才觉焮肿，急贴之，一夜便消。灵苑方。**喉痹吒腮**用前膏贴项下及肿处，一夜便消。干即换之，常令湿为妙。**竹木签刺**用前膏贴之，一夜刺出在药内也。**颠犬咬伤**糯米一合，斑蝥七枚同炒，蝥黄去之；再入七枚，再炒黄去之；又入七枚，待米出烟，去蝥为末。油调傅之，小便利下佳。医方大成。**荒年代粮**稻米一斗淘汰，百蒸百曝，捣末，日食一飧，以水调之。服至三十日止，可一年不食。肘后。**虚劳不足**糯米入猪肚内蒸干，捣作丸子，日日服之。**腰痛虚寒**糯米二升，炒熟袋盛，拴靠痛处。内以八角茴香研酒服。谈野翁试验方。

米泔

【气味】 甘，凉，无毒。

【主治】 益气，止烦渴霍乱，解毒。食鸭肉不消者，顿饮一盏，即消。时珍。

【附方】 旧一。**烦渴不止**糯米泔任意饮之，即定。研汁亦可。外台。

糯稻花

【主治】 阴干，入揩牙、乌须方用。时珍。

稻穰即稻秆

【气味】 辛、甘，热，无毒。

【主治】 黄病如金色，煮汁浸之；仍以谷芒炒黄为末，酒服。藏器。烧灰，治坠扑伤损。苏颂。烧灰浸水饮，止消渴。淋汁，浸肠痔。揉穰藉靴鞋，暖足，去寒湿气。时珍。

【发明】〔颂曰〕稻秆灰方，出刘禹锡传信方。云：湖南李从事坠马扑伤损，用稻秆烧灰，以新熟酒连糟入盐和，淋取汁，淋痛处，立瘥也。〔时珍曰〕稻穰煮治作纸，嫩心取以为鞋，皆大为民利。其纸不可贴疮，能烂肉。按江湖纪闻云：有人壁虱入耳，头痛不可忍，百药不效。用稻秆灰煎汁灌入，即死而出也。

【附方】 旧一，新八。**消渴饮水**取稻穰中心烧灰。每以汤浸一合，澄清饮之。危氏。**喉痹肿痛**稻草烧取墨烟，醋调吹鼻中，或灌入喉中，滚出痰，立愈。普济。**热病余毒**攻手足疼痛欲脱，用稻穰灰煮汁渍之。肘后方。**下血成痔**稻藳烧灰淋汁，热渍三五度，瘥。崔氏纂要。**汤火伤疮**用稻草灰冷水淘七遍，带湿摊上，干即易。若疮湿者，焙干油傅，二三次可愈。卫生易简方。**恶虫入耳**香油合稻秆灰汁，滴入之。圣济总录。**噎食不下**赤稻细梢，烧灰，滚汤一碗，隔绢淋汁三次，取汁，入丁香一枚，白豆蔻半枚，米一盏，煮粥食，神效。摘玄妙方。**小便白浊**糯稻草煎浓汁，露一夜，服之。同上。**解砒石毒**稻草烧灰，淋汁，调青黛三钱服。医方摘要。

谷颖谷芒也。作稳，非。

【主治】 黄病，为末酒服。又解蛊毒，煎汁饮。日华。

糯糠

【主治】 齿黄，烧取白灰，旦旦擦之。时珍。

粳音庚《别录》中品。

【释名】 杭与粳同。〔时珍曰〕粳乃谷稻之总名也。有早、中、晚三收。诸本草独以晚稻为粳者，非矣。粘者为糯，不粘者为粳。糯者懦也，粳者硬也。但入解热药，以晚粳为良尔。

【集解】〔弘景曰〕粳米，即今人常食之米，但有白、赤、小、大异族四五种，犹同一类也。可作糇米。〔诜曰〕淮、泗之间最多。襄、洛土粳米，亦坚实而香。南方多收火稻，最补益人。诸处虽多粳米，但充饥耳。〔时珍曰〕粳有水、旱二稻。南方土下涂泥，多宜水稻。北方地平，惟泽土宜旱稻。西南夷亦有烧山地为畬田种旱稻者；谓之火米。古者惟下种成畦，故祭祀谓稻为嘉蔬，今人皆拔秧栽插矣。其种近百，各各不同，俱随土地所宜也。其谷之光、芒、长、短、大、细，百不同也。其米之赤、白、紫、乌、坚、松、香、否，不同也。其性之温、凉、寒、热，亦因土产形色而异也。真腊有水稻，高丈许，随水而长。南方有一岁再熟之稻。苏颂之香粳，长白如玉，可充御贡。皆粳之稍异者也。

粳米

【气味】 甘、苦，平，无毒。〔思邈曰〕生者寒，燔者热。〔时珍曰〕北粳凉，南粳温。赤粳热，白粳凉，晚白粳寒。新粳热，陈粳凉。凡人嗜生米，久成米瘕，治之以鸡屎白。〔颖曰〕新米乍食，动风气。陈者下气，病人尤宜。〔诜曰〕常食干粳饭，令人热中，唇口干。不可同马肉食，发痼疾。不可和苍耳食，令人卒心痛，急烧仓米灰和蜜浆服之，不尔即死。

【主治】 益气，止烦止渴止泄。别录。温中，和胃气，长肌肉。蜀本。补中，壮筋骨，益肠胃。日华。煮汁，主心痛，止渴，断热毒下痢。孟诜。合芡实作

粳

粥食，益精强志，聪耳明目。好古。通血脉，和五脏，好颜色。时珍。出养生集要。常食干粳饭，令人不噎。孙思邈。

【发明】〔诜曰〕粳米赤者粒大而香，水渍之有味益人。大抵新熟者动气，经年者亦发病。惟江南人多收火稻贮仓，烧去毛，至春舂米食之，即不发病宜人，温中益气，补下元也。〔宗奭曰〕粳以白晚米为第一，早熟米不及也。平和五脏，补益血气，其功莫逮。然稍生则复不益脾，过熟乃佳。〔颖曰〕粳有早、中、晚三收，以晚白米为第一。各处所产，种类甚多，气味不能无少异，而亦不大相远也。天生五谷，所以养人，得之则生，不得则死。惟此谷得天地中和之气，同造化生育之功，故非他物可比。入药之功在所略尔。〔好古曰〕本草言粳米益脾胃，而张仲景白虎汤用之入肺。以味甘为阳明之经，色白为西方之象，而气寒入手太阴也。少阴证桃花汤，用之以补正气。竹叶石膏汤，用之以益不足。〔时珍曰〕粳稻六七月收者为早粳，止可充食，八九月收者为迟粳，十月收者为晚粳。北方气寒，粳性多凉，八九月收者即可入药。南方气热，粳性多温，惟十月晚稻气凉乃可入药。迟粳、晚粳得金气多，故色白者入肺而解热也。早粳得土气多，故赤者益脾而白者益胃。若滇、岭之粳则性热，惟彼土宜之耳。

【附方】旧二，新十。霍乱吐泻烦渴欲绝。用粳米二合研粉，入水二盏研汁，和淡竹沥一合，顿服。普济。赤痢热躁粳米半升，水研取汁，入油瓷瓶中，蜡纸封口，沉井底一夜，平旦服之。吴内翰家乳母病此，服之有效。普济方。自汗不止粳米粉绢包，频频扑之。五种尸病粳米二升，水六升，煮一沸服，日三。肘后。卒心气痛粳米二升，水六升，煮六七沸服。肘后方。米瘕嗜米有人好哑米，久则成瘕，不得米则吐出清水，得米即止，米不消化，久亦毙人。用白米五合，鸡屎一升，同炒焦为末。水一升，顿服。少时吐出瘕，如研米汁，或白沫淡水，乃愈也。千金方。小儿初生三日，应开肠胃、助谷神者。碎米浓作汁饮，如乳酪，频以豆许与儿饮之。二七日可与哺，慎不得与杂药也。肘后。初生无皮色赤，但有红筋，乃受胎未足也。用早白米粉扑之，肌肤自生。圣济方。小儿甜疮生于面耳。令母频嚼白米，卧时涂之。不过三五次，即愈。荒年辟谷粳米一升，酒三升渍之，暴干又渍，酒浸。取出稍食之，可辟三十日。足一斗三升，辟谷一年。肘后方。胎动腹痛急下黄汁。用粳米五升，黄芪六两，水七升，煎二升，分四服。圣惠。赤根丁肿白粉熬黑，和蜜傅之。千金方。

淅二泔

【释名】米泔。〔时珍曰〕淅音锡，洗米也。泔，汁也。泔，甘汁也。第二次者，清而可用，故曰淅二泔。

【气味】甘,寒,无毒。

【主治】清热,止烦渴,利小便。凉血。时珍。

【发明】〔戴原礼曰〕风热赤眼,以淅二泔睡时冷调洗肝散、菊花散之类,服之。

【附方】新四。**吐血不止**陈红米泔水,温服一钟,日三次。普济方。**鼻出衄血**频饮淅二泔,仍以真麻油或萝卜汁滴入之。证治要诀。**鼻上酒皶**以淅二泔食后冷饮。外以硫黄入大菜头内,煨碾涂之。证治要诀。**服药过剂闷乱者。**粳米渖饮之。外台。

炒米汤

【主治】益胃除湿,不去火毒,令人作渴。时珍。

粳谷奴谷穗煤黑者。

【主治】走马喉痹,烧研,酒服方寸匕,立效。时珍。出千金。

禾秆

【主治】解砒毒,烧灰,新汲水淋汁滤清,冷服一碗,毒当下出。时珍。出卫生易简方。

籼音仙《纲目》

【释名】占稻纲目早稻。〔时珍曰〕籼亦粳属之先熟而鲜明之者,故谓之籼。种自占城国,故谓之占。俗作粘者。非矣。

【集解】〔时珍曰〕籼似粳而粒小,始自闽人,得种于占城国。宋真宗遣使就闽取三万斛,分给诸道为种,故今各处皆有之。高仰处俱可种,其熟最早,六七月可收。品类亦多,有赤、白二色,与粳大同小异。

籼米

【气味】甘,温,无毒。

【主治】温中益气,养胃和脾,除湿止泄。时珍。

秆

【主治】反胃,烧灰淋汁温服,令吐。盖胃中有虫,能杀之也。普济。

本草纲目谷部目录第二十三卷

谷之二稷粟类一十八种

稷别录　黍别录　蜀黍食物　玉蜀黍纲目　粱别录　粟别录　秫别录　穇子救荒　稗纲目　狼尾草拾遗　蒯草附　东𪊨拾遗　菰米纲目　蓬草子拾遗　茵草拾遗　𦼫草海药　薏苡仁本经　罂子粟开宝　即御米　丽春花　阿芙蓉纲目

上附方旧二十七，新五十三

本草纲目谷部第二十三卷

谷之二 ｜ 稷粟类一十八种

稷《别录》上品

【释名】 穄音祭　粢音咨。〔时珍曰〕稷从禾从畟，畟音即，谐声也。又进力治稼也。诗云"畟畟良耜"是矣。种稷者必畟畟进力也。南人承北音，呼稷为穄，谓其米可供祭也。礼记：祭宗庙稷曰明粢。尔雅云：粢，稷也。罗愿云：稷、穄、粢皆一物，语音之轻重耳。赤者名穈，白者名芑，黑者名秬。注见黍下。

【集解】〔弘景曰〕稷米人亦不识，书记多云黍与稷相似。又注黍米云：穄米与黍米相似，而粒殊大，食之不宜人，言发宿病。诗云：黍稷稻粱，禾麻菽麦。此八谷也，俗犹莫能辨证，况芝英乎？〔苏恭曰〕吕氏春秋云：饭之美者，有阳山之穄。高诱注云：关西谓之穈，音糜，冀州谓之䅺，音牵去声。广雅云：䅺，穄也。礼记云：稷曰明粢。尔雅云：粢，稷也。说文云：稷乃五谷长，田正也。此乃官名，非谷号也。先儒以稷为粟类，或言粟之上者，皆说其义，而不知其实也。按汜胜之种植书，有黍不言稷。本草有稷不载穄，穄即稷也。楚人谓之稷，关中谓之糜，呼其米为黄米。其苗与黍同类，故呼黍为秫秫。陶言与黍相似者，得之矣。〔藏器曰〕稷、穄一物也，塞北最多，如黍黑色。〔诜曰〕稷在八谷之中，最为下苗。黍乃作酒，此乃作饭，用之殊途。〔颂曰〕稷米，出粟处皆能种之。今人不甚珍此，惟祠事用之。农家惟以备他谷之不熟，则为粮耳。〔宗奭曰〕稷米今谓之穄米，先诸米熟，其香可爱，故取以供祭祀。然发故疾，只堪作饭，不粘，其味淡。〔时珍曰〕稷与黍，一类二种也。粘者为黍，不粘者为稷。稷可作饭，黍可酿酒。犹稻之有粳与糯也。陈藏器独指黑黍为稷，亦偏矣。稷黍之苗似粟而低小有毛，结子成枝而殊散，其粒如粟而光滑。三月下种，五六月可收，亦有七八月收者。其色有赤、白、黄、黑数种，黑者禾稍高，今俗通呼为黍子，不复呼稷矣。北边地寒，种之有补。河西出者，颗粒尤硬。稷熟最早，作饭疏爽香美，为五谷之长而属土，故祠谷神者以稷配社。五谷不可遍祭，祭其长以该之也。上古以厉山氏之子为稷主，至成汤始易以后稷，皆有功于农事者云。

【正误】〔吴瑞曰〕稷苗似芦，粒亦大，南人呼为芦穄。孙炎正义云：稷即粟也。〔时珍曰〕稷黍之苗虽颇似粟，而结子不同。粟穗丛聚攒簇，稷黍之粒疏散成枝。孙氏谓稷为粟，误矣。芦穄即蜀黍也，其茎苗高大如芦。而今之祭祀者，不知稷即黍之不粘者，往往以芦穄为稷，故吴氏亦袭其误也。今并正之。

稷米

【气味】 甘，寒，无毒。〔诜曰〕多食发二十六种冷病气。不与瓠子同食，发冷病，但饮黍穰汁即瘥。又不可与附子同服。

【主治】 益气，补不足。别录。**治热，压丹石毒发热，解苦瓠毒**。日华。**作饭食，安中利胃宜脾**。心镜。**凉血解暑**。时珍。生生编。

【发明】〔时珍曰〕按孙真人云：稷，脾之谷也。脾病宜食之。汜胜之云：烧黍稷则瓠死，此物性相制也。稷米、黍穰，能解苦瓠之毒。淮南万毕术云：祠冢之黍，唻儿令不思母。此亦有所厌耶？

【附方】 新四。**补中益气**羊肉一脚，熬汤，入河西稷米、葱、盐，煮粥食之。饮膳正要。**卒啘不止**粢米粉，井华水服之良。肘后。**痈疽发背**粢米粉熬黑，以鸡子白和涂练上，剪孔贴之，干则易，神效。葛氏方。**辟除瘟疫**令不相染。以稷米为末，顿服之。肘后方。

根

【主治】 心气痛，产难。时珍。

【附方】 新二。**心气疼痛**高粱根煎汤温服，其效。**横生难产**重阳日取高粱根，名爪龙，阴干，烧存性，研末。酒服二钱，即下。

黍《别录》中品

校正：别录中品丹黍米，今并为一。

【释名】 **赤黍曰虋**音门。**曰穈**音糜。**白黍曰芑**音起。**黑黍曰秬**音距。**一稃二米曰秠**音疤。并尔雅。〔时珍曰〕按许慎说文云：黍可为酒，从禾入水为意也。魏子才六书精蕴云：禾下从氽，象细粒散垂之形。汜胜之云：黍者暑也。待暑而生，暑后乃成也。诗云：诞降嘉种，维秬维秠，维穈维芑。穈即虋，音转也。郭璞以虋芑为粱粟，以秠即黑黍之二米者，罗愿以秠为来牟，皆非矣。

【集解】〔弘景曰〕黍，荆、郢州及江北皆种之。其苗如芦而异于粟，粒亦大。今人多呼秫粟为黍，非矣。北人作黍饭，方药酿黍米酒，皆用秫黍也。别录丹黍米，即赤黍米也。亦出北间，江东时有，而非土所宜，多入神药用。又有黑黍名秬，酿酒，供祭祀用。〔恭曰〕黍有数种。其苗亦不似芦，虽似粟而非粟也。

〔颂曰〕今汴、洛、河、陕间皆种之。尔雅云：虋，赤苗。芑，白苗。秬，黑黍。是也。李巡云：秠是黑黍中一稃有二米者。古之定律者，以上党秬黍之中者累之，以生律度衡量。后人取此黍定之，终不能协律。或云：秬乃黍之中者，一稃二米之黍也。此黍得天地中和之气而生，盖不常有。有则一穗皆同，二米粒并均匀无小大，故可定律。他黍则不然。地有肥瘠，岁有凶穰，故米有大小不常矣。今上党民间，或值丰岁，往往得二米者。但稀阔，故不以充贡尔。〔时珍曰〕黍乃稷之粘者。亦有赤、白、黄、黑数种，其苗色亦然。郭义恭广志有赤黍、白黍、黄黍、大黑黍、牛黍、燕颔、马革、驴皮、稻尾诸名。俱以三月种者为上时，五月即熟。四月种者为中时，七月即熟。五月种者为下时，八月乃熟。诗云“秬鬯一卣”，则黍之为酒尚也。白者亚于糯，赤者最粘，可蒸食，俱可作饧。古人以黍粘履，以黍雪桃，皆取其粘也。菰叶裹成粽食，谓之角黍。淮南万毕术云：获黍置沟，即生蚇蠖。

【正误】〔颂曰〕粘者为秫，可以酿酒，北人谓为黄米，亦曰黄糯；不粘者为黍，可食。如稻之有粳、糯。〔时珍曰〕此误以黍为稷，以秫为黍也。盖稷之粘者为黍，粟之粘者为秫，粳之粘者为糯。别录本文著黍、秫、糯、稻之性味功用甚明，而注者不谙，往往谬误如此。今俗不知分别，通呼秫与黍为黄米矣。

黍米此通指诸黍米也。

【气味】甘，温，无毒。久食令人多热烦。别录。〔诜曰〕性寒，有小毒，发故疾。久食昏五脏，令人好睡，缓人筋骨，绝血脉。小儿多食，令久不能行。小猫、犬食之，其脚踹屈。合葵菜食，成痼疾。合牛肉、白酒食，生寸白虫。〔李廷飞曰〕五种黍米，多食闭气。

【主治】**益气，补中。**别录。**烧灰和油，涂杖疮，止痛，不作瘢。**孟诜。**嚼浓汁，涂小儿鹅口疮，有效。**时珍。

【发明】〔思邈曰〕黍米，肺之谷也。肺病宜食之。主益气。〔时珍曰〕按罗愿云：黍者暑也。以其象火，为南方之谷。盖黍最粘滞，与糯米同性，其气温暖，故功能补肺，而多食作烦热，缓筋骨也。孟氏谓其性寒，非矣。

【附方】旧二，新二。**男子阴易**黍米二两，煮薄粥，和酒饮，发汗即愈。圣济总录。**心痛不瘥**四十年者。黍米淘汁，温服随意。经验方。**汤火灼伤**未成疮者。黍米、女曲等分，各炒焦研末，鸡子白调涂之。煮粥亦可。肘后方。**闪肭脱臼**赤黑肿痛。用黍米粉、铁浆粉各半斤，葱一斤，同炒存性，研末。以醋调服三次后，水调入少醋贴之。集成。

丹黍米别录中品即赤黍也。尔雅谓之虋。〔瑞曰〕浙人呼为红莲米。江南

黍

1069

多白黍，间有红者，呼为赤虾米。〔宗奭曰〕丹黍皮赤，其米黄。惟可为糜，不堪为饭，粘着难解。〔原曰〕穗熟色赤，故属火。北人以之酿酒作糕。

【气味】 甘，微寒，无毒。〔思邈曰〕微温。〔大明曰〕温，有小毒。不可合蜜及葵同食。〔宗奭曰〕动风性热，多食难消。余同黍米。

【主治】 咳逆上气霍乱，止泄除热，止烦渴。别录。下气，止咳嗽，退热。大明。治鳖瘕，以新熟者淘泔汁，生服一升，不过三二度愈。孟诜。

【附方】 旧二，新二。男子阴易用丹黍米三两，煮薄酒和饮，令发汗即愈。伤寒类要。小儿鹅口不乳者。丹黍米嚼汁涂之。子母秘录。饮酒不醉取赤黍渍以狐血，阴干。酒饮时，取一丸置舌下含之，令人不醉。万毕术方。令妇不妒取蘩，即赤黍也，同薏苡等分，为丸。常服之。同上。

穰茎并根

【气味】 辛，热，有小毒。〔诜曰〕醉卧黍穰，令人生厉。人家取其茎穗作提拂扫地，用以煮汁入药，更佳。

【主治】 煮汁饮之，解苦瓠毒。浴身，去浮肿。和小豆煮汁服，下小便。孟诜。烧灰酒服方寸匕，治妊娠尿血。丹黍根茎：煮汁服，利小便，止上喘。时珍。

【附方】 旧一，新三。通身水肿以黍茎扫帚煮汤浴之。脚气冲心黍穰一石煮汁，入椒目一升，更煎十沸，渍脚，三四度愈。外台秘要。天行疱疮不拘人畜。用黍穰浓煮汁洗之。一茎者是稷穰，不可用。千金。疮肿伤风中水痛剧者。黍穰烧烟，熏令汗出，愈。千金方。

蜀黍《食物》

【释名】 蜀秫俗名芦穄食物芦粟并俗木稷广雅荻粱同上高粱。〔时珍曰〕蜀黍不甚经见，而今北方最多。按广雅，荻粱，木稷也。盖此亦黍稷之类，而高大如芦荻者，故俗有诸名。种始自蜀，故谓之蜀黍。

【集解】 〔颖曰〕蜀黍北地种之，以备缺粮，余及牛马。谷之最长者。南人呼为芦穄。〔时珍曰〕蜀黍宜下地。春月布种，秋月收之。茎高丈许，状似芦荻而内实。叶亦似芦。穗大如帚。粒大如椒，红黑色。米性坚实，黄赤色。有二种：粘者可和糯秫酿酒作饵；不粘者可以作糕煮粥。可以济荒，可以养畜，梢可作帚，茎可织箔席、编篱、供爨，最有利于民者。今人祭祀用以代稷者，误矣。其谷壳浸水色红，可以红酒。博物志云：地种蜀黍，年久多蛇。

米

【气味】 甘，涩，温，无毒。

【主治】 温中，涩肠胃，止霍乱。粘者与黍米功同。时珍。

根

【主治】 煮汁服，利小便，止喘满。烧灰酒服，治产难有效。时珍。

【附方】 新一。小便不通止喘。红秫散：用红秫黍根二两，扁蓄一两半，灯心百茎。每服各半两，流水煎服。张文叔方。

玉蜀黍《纲目》

【释名】 玉高粱。

【集解】〔时珍曰〕玉蜀黍种出西土，种者亦罕。其苗叶俱似蜀黍而肥矮，亦似薏苡。苗高三四尺。六七月开花成穗如秕麦状。苗心别出一苞，如棕鱼形，苞上出白须垂垂。久则苞拆子出，颗颗攒簇。子亦大如棕子，黄白色。可炸炒食之。炒拆白花，如炒拆糯谷之状。

米

【气味】 甘，平，无毒。

【主治】 调中开胃。时珍。

根叶

【气味】（缺）。

【主治】 小便淋沥沙石，痛不可忍，煎汤频饮。时珍。

粱《别录》中品

校正：别录中品有青粱米、黄粱米、白粱米，今并为一。

【释名】〔时珍曰〕粱者，良也，谷之良者也。或云种出自粱州，或云粱米性凉，故得粱名，皆各执己见也。粱即粟也。考之周礼，九谷、六谷之名，有粱无粟可知矣。自汉以后，始以大而毛长者为粱，细而毛短者为粟。今则通呼为粟，而粱之名反隐矣。今世俗称粟中之大穗长芒，粗粒而有红毛、白毛、黄毛之品者，即粱也。黄白青赤，亦随色命名耳。郭义恭广志有解粱、贝粱、辽东赤粱之名，乃因地命名也。

【集解】〔弘景曰〕凡云粱米，皆是粟类，惟其牙头色异为分别耳。氾胜之云，粱是秫粟，则不尔也。黄粱出青、冀州，东间不见有。白粱处处有之，襄阳竹根者为佳。青粱江东少有。又汉中一种臬粱，粒如粟而皮黑可食，酿酒甚消玉。〔恭曰〕粱虽粟类，细论则别。黄粱出蜀、汉、商、浙间，穗大毛长，谷米俱粗于白粱。而收子少，不耐水旱。食之香美，胜于诸粱，人号竹根黄。陶以竹根为白粱，非矣。白粱穗大多毛且长，而谷粗扁长，不似粟圆也。米亦白而大，食之香美，亚于黄粱。青粱谷穗有毛而粒青，米亦微青而细于黄、白粱，其粒似青稞而少粗，早熟而收薄。夏月食之，极为清凉。但味短色恶，不如黄、白粱，故人少种之。作饧清白，胜于余米。〔颂曰〕粱者，粟类也。粟虽粒细而功用则无别也。今汴、洛、河、陕间多种白粱，而青、黄稀有，因其损地力而收获少也。〔宗奭曰〕黄粱、白粱，西洛农家多种，为饭尤佳。余用不甚相宜。

黄粱米别录中品

【气味】 甘，平，无毒。

【主治】 益气，和中，止泄。别录。去客风顽痹。日华。止霍乱下痢，利小便，除烦热。时珍。

【发明】〔宗奭曰〕青粱、白粱，性皆微凉。独黄粱性味甘平，岂非得土之中和气多耶？〔颂曰〕诸粱比之他谷，最益脾胃。

【附方】 旧四，新一。霍乱烦躁黄粱米粉半升，水升半，和绞如白饮，顿服。外台。霍乱大渴不止，多饮则杀人。黄粱米五升，水一斗，煮清三升，稍稍饮之。肘后。小儿鼻干无涕，脑热也。用黄米粉、生矾末各一两。每以一钱，水调贴囟上，日二次。普济。小儿赤丹用土番黄米粉，和鸡子白涂之。兵部手集。小儿生疮满身面如火烧。以黄粱米研粉，和蜜水调之，以瘥为度。外台。

白粱米别录中品

【气味】 甘，微寒，无毒。

【主治】 除热，益气。别录。除胸膈中客热，移五脏气，缓筋骨。凡患胃虚并呕吐食及水者，以米汁二合，姜汁一合，和服之，佳。孟诜。炊饭食之，和中，止烦渴。时珍。

【附方】 旧二。霍乱不止白粱米五合，水一升，和煮粥食。千金方。手足生疣取白粱米粉，铁铫炒赤研末。以众人唾和涂之，厚一寸，即消。肘后。

青粱米别录中品

【气味】 甘，微寒，无毒。

【主治】 胃痹，热中消渴，止泄痢，利小便，益气补中，轻身长年。煮粥食之。别录。健脾，治泄精。大明。

【发明】〔时珍曰〕今粟中有大而青黑色者是也。其谷芒多米少，禀受金水之气，其性最凉，而宜病人。〔诜曰〕青粱米可辟谷。以纯苦酒浸三日，百蒸百晒，藏之。远行，日一餐之，可度十日；若重餐之，四百九十日不饥也。又方：以米一斗，赤石脂三斤，水渍置暖处，一二日，上青白衣，捣为丸如李大。日服三丸，亦不饥也。按灵宝五符经中，白鲜米，九蒸九暴，作辟谷粮，而此用青粱米，未见出处。

【附方】新七。**补脾益胃**羊肉汤入青粱米、葱、盐，煮粥食。正要。**脾虚泄痢**青粱米半升，神曲一合，日日煮粥食，即愈。养老书。**冷气心痛**桃仁二两去皮，水研绞汁，入青粱米四合，煮粥常食。养老书。**五淋涩痛**青粱米四合，入浆水煮粥，下土苏末三两，每日空心食之。同上。**老人血淋**车前五合，绵裹煮汁，入青粱米四合，煮粥饮汁。亦能明目，引热药下行。**乳石发渴**青粱米煮汁饮之。外台。**一切毒药**及鸩毒，烦懑不止。用甘草三两，水五升，煮取二升，去滓，入黍米粉一两，白蜜三两，煎如薄粥食之。外台。

粟《别录》中品

【释名】籼粟。〔时珍曰〕粟古文作桌，象穗在禾上之形。而春秋题辞云：西乃金所立，米为阳之精，故西字合米为粟。此凿说也。许慎云：粟之为言续也。续于谷也。古者以粟为黍、稷、粱、秫之总称，而今之粟，在古但呼为粱。后人乃专以粱之细者名粟，故唐·孟诜本草言人不识粟，而近世皆不识粱也。大抵粘者为秫，不粘者为粟。故呼此为籼粟，以别秫而配籼。北人谓之小米也。

【集解】〔弘景曰〕粟，江南西间所种皆是。其粒细于粱，熟舂令白，亦当白粱，呼为白粱粟，或呼为粢米。〔恭曰〕粟类多种，而并细于诸粱。北土常食，与粱有别。粢乃稷米，陶注非矣。〔诜曰〕粟，颗粒小者是，今人多不识之。其粱米粒粗大，随色别之。南方多畬田，种之极易。舂粒细香美，少虚怯，只于灰中种之，又不锄治故也。北田所种多锄之，即难舂；不锄即草翳死，都由土地使然尔。〔时珍曰〕粟，即粱也。穗大而毛长粒粗者为粱，穗小而毛短粒细者为粟。苗俱似茅。种类凡数十，有青赤黄白黑诸色，或因姓氏地名，或因形似时令，随义赋名。故早则有赶麦黄、百日粮之类，中则有八月黄、老军头之类，晚则有雁头青、寒露粟之类。按贾思勰齐民要术云：粟之成熟有早晚，苗秆有高下，收实有息耗，质性有强弱，米味有美恶，山泽有异宜。顺天时，量地利，则用力少而成功多；任性返道,劳而无获。大抵早粟皮薄米实,晚粟皮厚米少。

粟米即小米。

【气味】 咸,微寒,无毒。〔时珍曰〕咸、淡。〔宗奭曰〕生者难化。熟者滞气,隔食,生虫。〔藏器曰〕胃冷者不宜多食。粟浸水至败者,损人。〔瑞曰〕与杏仁同食,令人吐泻。雁食粟,翼重不能飞。

【主治】 养肾气,去脾胃中热,益气。陈者:苦,寒,治胃热消渴,利小便。别录。止痢,压丹石热。孟诜。水煮服,治热腹痛及鼻衄。为粉,和水滤汁,解诸毒,治霍乱及转筋入腹,又治卒得鬼打。藏器。解小麦毒,发热。士良。治反胃热痢。煮粥食,益丹田,补虚损,开肠胃。时珍。生生编。

【发明】 〔弘景曰〕陈粟乃三五年者,尤解烦闷,服食家亦将食之。〔宗奭曰〕粟米利小便,故能益脾胃。〔震亨曰〕粟属水与土。陈者最硬难化,得浆水乃化也。〔时珍曰〕粟之味咸淡,气寒下渗,肾之谷也,肾病宜食之。虚热消渴泄痢,皆肾病也。渗利小便,所以泄肾邪也。降胃火,故脾胃之病宜食之。

【附方】 旧五,新四。**胃热消渴**以陈粟米炊饭,食之良。食医心镜。**反胃吐食**脾胃气弱,食不消化,汤饮不下。用粟米半升杵粉,水丸梧子大。七枚煮熟,入少盐,空心和汁吞下。或云:纳醋中吞之,得下便已。心镜。**鼻衄不止**粟米粉,水煮服之。普济。**婴孩初生**七日,助谷神以导达肠胃。研粟米煮粥如饴。每日哺少许。姚和众方。**孩子赤丹**嚼粟米傅之。兵部手集。**小儿重舌**嚼粟米哺之。秘录。**杂物眯目**不出。用生粟米七粒,嚼烂取汁,洗之即出。总录。**汤火灼伤**粟米炒焦投水,澄取汁,煎稠如糖。频傅之,能止痛,灭瘢痕。一方:半生半炒,研末,酒调傅之。崔行功纂要。**熊虎爪伤**嚼粟涂之。葛氏方。

粟泔汁

【主治】 霍乱卒热,心烦渴,饮数升立瘥。臭泔:止消渴,尤良。苏恭。酸泔及淀:洗皮肤瘑疥,杀虫。饮之,主五痔。和臭樗皮煎服,治小儿疳痢。藏器。

【附方】 新二。**眼热赤肿**粟米泔淀极酸者、生地黄等分,研匀摊绢上,方圆二寸,贴目上熨之。干即易。总录,**疳疮月蚀**寒食泔淀,傅之良。千金。

粟糠

【主治】 痔漏脱肛,和诸药薰之。时珍。

粟奴

【主治】 利小肠,除烦懑。时珍。

【发明】 〔时珍曰〕粟奴,即粟苗成穗时生黑煤者。古方不用。圣惠治小肠结涩不通,心烦闷乱,有粟奴汤:用粟奴、苦竹须、小豆叶、炙甘草各一两,灯心十寸，葱白五寸，铜钱七文，水煎分服。取效乃止。

粟廪米见后陈廪米下。

粟蘖米见后蘖米下。

粟糗见后麨下。

<h2 style="text-align:center">秫音术《别录》中品</h2>

【释名】 众音终。尔雅**糯秫**唐本**糯粟**唐本**黄糯**。〔时珍曰〕秫字篆文，象其禾体柔弱之形，俗呼糯粟是矣。北人呼为黄糯，亦曰黄米。酿酒劣于糯也。

【集解】〔恭曰〕秫是稻秫也。今人呼粟糯为秫。北土多以酿酒，而汁少于黍米。凡黍、稷、粟、秫、粳、糯，三谷皆有籼、糯也。〔禹锡曰〕秫米似黍米而粒小，可作酒。〔宗奭曰〕秫米初捣出淡黄白色，亦如糯，不堪作饭，最粘，故宜作酒。〔时珍曰〕秫即粱米、粟米之粘者。有赤、白、黄三色，皆可酿酒、熬糖、作餈糕食之。苏颂图经谓秫为黍之粘者，许慎说文谓秫为稷之粘者，崔豹古今注谓秫为稻之粘者，皆误也。惟苏恭以粟、秫分籼、糯，孙炎注尔雅谓秫为粘粟者，得之。

秫米即黄米。
【气味】 甘，微寒，无毒。〔诜曰〕性平。不可常食，拥五脏气，动风，迷闷人。〔时珍曰〕按养生集云：味酸性热，粘滞，易成黄积病，小儿不宜多食。

【主治】 **寒热，利大肠，疗漆疮。**别录。**治筋骨挛急，杀疮疥毒热。生捣，和鸡子白，傅毒肿，良。**孟诜。**主犬咬，冻疮，嚼傅之。**日华。**治肺疟，及阳盛阴虚，夜不得眠，及食鹅鸭成癥，妊娠下黄汁。**时珍。

【发明】〔弘景曰〕北人以此米作酒煮糖，肥软易消。方药不正用，惟嚼以涂漆疮及酿诸药醪尔。〔时珍曰〕秫者，肺之谷也，肺病宜食之。故能去寒热，利大肠。大肠者肺之合，而肺病多作皮寒热也。千金治肺疟方用之，取此义也。灵枢经岐伯治阳盛阴虚，夜不得瞑，半夏汤中用之，取其益阴气而利大肠也。大肠利则阳不盛矣。方见半夏条。又异苑云：宋元嘉中，有人食鸭成癥瘕。医以秫米研粉调水服之。须臾烦躁，吐出一鸭雏而瘥也。千金方治食鸭肉成病，胸满面赤，不能食，以秫米汤一盏饮之。

【附方】 旧三，新三。**赤痢不止**秫米一把，鲫鱼酢二脔，薤白一虎口，煮粥食之。普济方。**筋骨挛急**〔诜曰〕用秫米一石，曲三斗，地黄一斤，茵陈蒿炙黄半斤，一依酿酒法之，良。**肺疟寒热**痰聚胸中，病至令人心寒，寒甚乃热，善惊如有

秫

所见。恒山三钱,甘草半钱,秫米三十五粒,水煎。未发时,分作三次服。千金。**妊娠下水**黄色如胶,或如小豆汁。秫米、黄芪各一两,水七升,煎三升,分三服。梅师。**浸淫恶疮**有汁,多发于心,不早治,周身则杀人。熬秫米令黄黑,杵末傅之。肘后方。**久泄胃弱**黄米炒为粉。每用数匙,沙糖拌食。简便。

根

【主治】 **煮汤,洗风。**孟诜。

穇子衫、惨二音《救荒》

【释名】 **龙爪粟** **鸭爪稗。**〔时珍曰〕穇乃不粘之称也。又不实之貌也。龙爪、鸭爪,象其穗歧之形。

【集解】〔周定王曰〕穇子生水田中及下湿地。叶似稻,但差短。梢头结穗,仿佛稗子穗。其子如黍粒大,茶褐色。捣米,煮粥、炊饭、磨面皆宜。〔时珍曰〕穇子,山东、河南亦五月种之。苗如菱黍,八九月抽茎,有三棱,如水中蔗草之茎。开细花,簇族结穗如粟穗,而分数歧,如鹰爪之状。内有细子如黍粒而细,赤色。其稃甚薄,其味粗涩。

【气味】 **甘,涩,无毒。**

【主治】 **补中益气,厚肠胃,济饥。**

稗音败《纲目》

【释名】〔时珍曰〕稗乃禾之卑贱者也,故字从卑。

【集解】〔弘景曰〕稗子亦可食。又有乌禾,生野中如稗,荒年可代粮而杀虫,煮以沃地,蝼、蚓皆死。〔藏器曰〕稗有二种,一种黄白色,一种紫黑色。紫黑者似芒有毛,北人呼为乌禾。〔时珍曰〕稗处处野生,最能乱苗。其茎叶穗粒并如黍稷。一斗可得米三升。故曰:五谷不熟,不如稊稗。稊苗似稗而穗如粟,有紫毛,即乌禾也。尔雅谓之芺,音选。〔周定王曰〕稗有水稗、旱稗。水稗生田中。旱稗苗叶似穇子,色深绿,根下叶带紫色。梢头出扁穗,结子如黍粒,茶褐色,味微苦,性温。以煮粥、饮饭、磨面食之皆宜。

稗米

【气味】 **辛、甘、苦,微寒,无毒。**〔颖曰〕辛、脆。

【主治】 **作饭食,益气宜脾,故曹植有芳菰精稗之称。**时珍。

苗根

【主治】 金疮及伤损,血出不已。捣傅或研末掺之即止,甚验。时珍。

狼尾草《拾遗》

【释名】 **稂**音郎**董蓈**尔雅作童粱。**狼茅**尔雅**孟**尔雅**宿田翁**诗疏**守田**诗疏。〔时珍曰〕狼尾,其穗象形也。秀而不成,巋然在田,故有宿田、守田之称。

【集解】〔藏器曰〕狼尾生泽地,似茅作穗。广志云:子可作黍食。尔雅云:孟,狼尾。似茅,可以覆屋,是也。〔时珍曰〕狼尾茎、叶、穗、粒并如粟,而穗色紫黄,有毛。荒年亦可采食。许慎说文云:禾粟之穗,生而不成者,谓之董蓈。其秀而不实者,名狗尾草,见草部。

米

【气味】 甘,平,无毒。

【主治】 作饭食之,令人不饥。藏器。

【附录】 **蒯草** 〔藏器曰〕蒯草苗似茅,可织席为索。子亦堪食,如粳米。

东廧音墙《拾遗》

【释名】 (缺)。

【集解】〔藏器曰〕东廧生河西。苗似蓬,子似葵。九月、十月熟,可为饭食。河西人语曰:贷我东廧,偿尔田粱。广志云:东廧子粒似葵,青黑色。并、凉间有之。〔时珍曰〕相如赋东廧雕胡,即此。魏书云:乌丸地宜东廧,似稷,可作白酒。又广志云:粱禾,蔓生,其子如葵子,其米粉白如面,可作馆粥。六月种,九月收。牛食之尤肥。此亦一谷,似东廧者也。

子

【气味】 甘,平,无毒。

【主治】 益气轻身。久服,不饥,坚筋骨,能步行。藏器。

菰米《纲目》

【释名】 **茭米**文选**雕蓬**尔雅**雕苽**说文。唐韵作**蔄胡**。**雕胡**。〔时珍曰〕菰本作苽,茭草也。其中生菌如瓜形,可食,故谓之苽。其米须霜雕时采之,故谓之调苬。或讹为雕胡。枚乘七发谓之安胡。尔雅:啮,雕蓬;荐,黍蓬也。孙炎注云:雕蓬即菱米。古人以为五饭之一者。郑樵通志云:雕蓬即米菱,可作饭食,故谓之啮。其黍蓬即菱之不结实者,惟堪作荐,故谓之荐。杨慎卮言云:蓬有水、陆二种:雕蓬乃水蓬,雕苽是也。黍蓬乃旱蓬,青科是也。青科结实如黍,羌人食之,今松州有焉。珍按:郑、杨二说不同,然皆有理,盖蓬类非一种故也。

【集解】〔弘景曰〕苽米一名雕胡,可作饼食。〔藏器曰〕雕胡是苽蒋草米,古人所贵。故内则云:鱼宜苽。皆水物也。曹子建七启云:芳苽精稗。谓二草之实,可以为饭也。〔颂曰〕苽生水中,叶如蒲苇。其苗有茎梗者,谓之苽蒋草。至秋结实,乃雕胡米也。古人以为美馔。今饥岁,人犹采以当粮。葛洪西京杂记云:汉太液池边,皆是雕胡、紫箨、绿节、蒲丛之类。盖苽之有米者,长安人谓之雕胡;苽之有首者,谓之绿节;葭芦之未解叶者,谓之紫箨也。〔宗奭曰〕苽蒋花如苇。结青子,细若青麻黄,长几寸。野人收之,合粟为粥食之,甚济饥也。〔时珍曰〕雕胡九月抽茎,开花如苇芀。结实长寸许,霜后采之,大如茅针,皮黑褐色。其米甚白而滑腻,作饭香脆。杜甫诗"波漂苽米连云黑"者,即此。周礼供御乃六谷、九谷之数,管子书谓之雁膳,故收米入此。其菱笋、苽根,别见菜部。

【气味】 甘,冷,无毒。

【主治】 止渴。藏器。解烦热,调肠胃。时珍。

蓬草子《拾遗》

【释名、集解】〔时珍曰〕陈藏器本草载蓬草子,不具形状。珍按蓬类不一:有雕蓬,即苽草,见苽米下;有黍蓬,即青科也;又有黄蓬草、飞蓬草。不识陈氏所指果何蓬也? 以理推之,非黄蓬即青科尔。黄蓬草生湖泽中,叶如苽蒲,秋月结实成穗,子细如雕胡米。饥年人采食之,须浸洗曝舂,乃不苦涩。青科西南夷人种之,叶如菱黍,秋月结实成穗,有子如赤黍而细,其稃甚薄,曝舂炊食。又粟类有七棱青科、八棱青科,麦类有青稞、黄稞,皆非此类,乃物异名同也。其飞蓬乃藜蒿之类,末大本小,风易拔之,故号飞蓬。子如灰藋菜子,亦可济荒。又魏略云:鲍出遇饥岁,采蓬实,日得数斗,为母作食。西京杂记云:宫中正月上辰,出池边盥濯,食蓬饵,以祓邪气。此皆不知所采乃何蓬也? 大抵三种蓬子,亦不甚相远。

子

【气味】 酸、涩,平,无毒。

【主治】 作饭食之,益饥,无异粳米。藏器。

芮草音网《拾遗》

【释名】 皇尔雅守田同上守气同。〔时珍曰〕皇、芮,音相近也。

【集解】〔藏器曰〕芮草生水田中,苗似小麦而小。四月熟,可作饭。〔时珍曰〕尔雅:皇,守田。郭璞云:一名守气,生废田中,似燕麦,子如雕胡,可食。

米

【气味】 甘,寒,无毒。

【主治】 作饭,去热,利肠胃,益气力。久食,不饥。藏器。

蒒草《海药》

【释名】 自然谷海药禹余粮。

【集解】〔藏器曰〕博物志云:东海洲上有草名曰蒒。有实,食之如大麦。七月熟,民敛获至冬乃讫。呼为自然谷,亦曰禹余粮。此非石之禹余粮也。〔珣曰〕蒒实如球子,八月收之。彼民常食,中国未曾见也。〔时珍曰〕按方孝孺集有海米行,盖亦蒒草之类也。其诗云:海边有草名海米,大非蓬蒿小非茅。妇女携篮昼作群,采摘仍于海中洗。归来涤釜烧松枝,煮米为饭充朝饥。莫辞苦涩咽不下,性命聊假须臾时。

子

【气味】 甘,平,无毒。

【主治】 不饥,轻身。藏器。补虚羸损乏,温肠胃,止呕逆。久食健人。李珣。

薏苡仁《本经》上品

校正:据千金方,自草部移入此。

【释名】 解蠡音礼。本经芑实音起。别录赣米别录。音感。陶氏作箪珠,雷氏作穄米。回回米救荒本草薏珠子图经。〔时珍曰〕薏苡名义未详。其叶似蠡实叶而解散。又似芑黍之苗,故有解蠡、芑实之名。赣米乃其坚硬者,有赣强之意。苗名屋菼。救荒本草云:回回米又呼西番蜀秫。俗名草珠儿。

【集解】〔别录曰〕薏苡仁生真定平泽及田野。八月采实,采根无时。〔弘景曰〕真定县属常山郡。近道处处多有,人家种之。出交趾者子最大,彼土呼为簳珠。故马援在交趾饵之，载还为种，人谗以为珍珠也。实重累者为良。取仁用。〔志云〕今多用梁汉者，气劣于真定。取青白色者良。取子于甑中蒸使气馏，曝干揉之，得仁矣。亦可磨取之。〔颂曰〕薏苡所在有之。春生苗茎，高三四尺。叶如黍叶。开红白花，作穗。五六月结实，青白色，形如珠子而稍长，故人呼为薏珠子。小儿多以线穿如贯珠为戏。九月、十月采其实。〔敩曰〕凡使勿用糯米，颗大无味，时人呼为粳糯是也。薏苡仁颗小色青味甘，咬着粘人齿也。〔时珍曰〕薏苡人多种之。二三月宿根自生。叶如初生芭茅。五六月抽茎开花结实。有二种：一种粘牙者，尖而壳薄，即薏苡也。其米白色如糯米，可作粥饭及磨面食，亦可同米酿酒。一种圆而壳厚坚硬者，即菩提子也。其米少，即粳糯也。但可穿作念经数珠，故人亦呼为念珠云。其根并白色，大如匙柄，纠结而味甘也。

薏苡仁

【修治】〔敩曰〕凡使，每一两，以糯米一两同炒熟，去糯米用。亦有更以盐汤煮过者。

【气味】 甘，微寒，无毒。〔诜曰〕平。

【主治】 筋急拘挛，不可屈伸，久风湿痹，下气。久服，轻身益气。本经。除筋骨中邪气不仁，利肠胃，消水肿，令人能食。别录。吹饭作面食，主不饥，温气。煮饮，止消渴，杀蛔虫。藏器。治肺痿肺气，积脓血，咳嗽涕唾，上气。煎服，破毒肿。甄权。去干湿脚气，大验。孟诜。健脾益胃，补肺清热，去风胜湿。炊饭食，治冷气。煎饮，利小便热淋。时珍。

【发明】〔宗奭曰〕薏苡仁本经云微寒，主筋急拘挛。拘挛有两等：素问注中，大筋受热，则缩而短，故挛急不伸，此是因热而拘挛也，故可用薏苡；若素问言因寒则筋急者，不可更用此也。盖受寒使人筋急；寒热使人筋挛；若但受热不曾受寒，亦使人筋缓；受湿则又引长无力也。此药力势和缓，凡用须加倍即见效。〔震亨曰〕寒则筋急，热则筋缩。急因于坚强，缩因于短促。若受湿则弛，弛则引长。然寒与湿未尝不挟热。三者皆因于湿，然外湿非内湿启之不能成病。故湿之为病，因酒而鱼肉继之。甘滑、陈久、烧炙并辛香，皆致湿之因也。〔时珍曰〕薏苡仁属土，阳明药也，故能健脾益胃。虚则补其母，故肺痿、肺痈用之。筋骨之病，以治阳明为本，故拘挛筋急风痹者用之。土能胜水除湿，故泄痢水肿用之。按古方小续命汤注云：中风筋急拘挛，语迟脉弦者，加薏苡仁。亦扶脾抑肝之义。又后汉书云：马援在交趾尝饵薏苡实，云能轻身资欲以胜瘴气也。又张师正倦游录云：辛稼轩忽患疝疾，重坠大如杯。一道人教以薏珠用东壁黄土炒过，水煮为膏服,数服即消。程沙随病此,稼轩授之亦效。本草薏苡乃上品养心药,故此有功。颂曰:薏苡仁心肺之药多用之。故范汪治肺痈,张仲景治风湿、胸痹,并有方法。济生方治肺损咯血,以熟猪肺切,蘸薏苡仁末,空心食之。薏苡补肺,猪肺引经也。赵君猷言屡用有效。

【附方】 旧五,新九。**薏苡仁饭**治冷气。用薏苡仁舂熟,炊为饭食。气味欲如麦饭乃佳。或煮粥亦好。广济方。**薏苡仁粥**治久风湿痹,补正气,利肠胃,消水肿,除胸中邪气,治筋脉拘挛。薏苡仁为末,同粳米煮粥,日日食之,良。**风湿身疼**日晡剧者,张仲景麻黄杏仁薏苡仁汤主之。麻黄三两,杏仁十枚,甘草、薏苡仁各一两,以水四升,煮取二升,分再服。金匮要略。**水肿喘急**用郁李仁二两研,以水滤汁,煮薏苡仁饭,日二食之。独行方。**沙石热淋**痛不可忍。用玉秫,即薏苡仁也,子、叶、根皆可用,水煎热饮,夏月冷饮,以通为度。杨氏经验方。**消渴饮水**薏苡仁煮粥饮,并煮粥食之。**周痹缓急**偏者。薏苡仁十五两,大附子十枚炮,为末。每服方寸匕,日三。张仲景方。**肺痿咳唾脓血**。薏苡仁十两杵破,水三升,煎一升,酒少许,服之。梅师。**肺痈咳唾**心胸甲错者。以淳苦酒煮薏苡仁令浓,微温顿服。肺有血,当吐出愈。范汪方。**肺痈咯血**薏苡仁三合捣烂,水二大盏,煎一盏,入酒少许,分二服。济生。**喉卒痈肿**吞薏苡仁二枚,良。外台。**痈疽不溃**薏苡仁一枚,吞之。姚僧坦方。**孕中有痈**薏苡仁煮汁,频频饮之。妇人良方补遗。**牙齿䘌痛**薏苡仁、桔梗生研末,点服。不拘大人、小儿。永类方。

根

【气味】 甘,微寒,无毒。

【主治】 下三虫。本经。煮汁糜食甚香,去蛔虫,大效。弘景。煮服,堕胎。藏器。治卒心腹烦满及胸胁痛者,锉煮浓汁,服三升乃定。苏颂。出肘后方。捣汁和酒服,治黄疸有效。时珍。

【附方】 旧二,新二。**黄疸如金**薏苡根煎汤频服。**蛔虫心痛**薏苡根一斤切,水七升,煮三升,服之,虫死尽出也。梅师。**经水不通**薏苡根一两,水煎服之。不过数服,效。海上方。**牙齿风痛**薏苡根四两,水煮含漱,冷即易之。延年秘录。

叶

【主治】 作饮气香,益中空膈。苏颂。暑月煎饮,暖胃益气血。初生小儿浴之,无病。时珍。出琐碎录。

薏
苡
仁

1081

罂子粟 宋《开宝》

【释名】 **米囊子** 开宝 **御米** 同上 **象谷**。〔时珍曰〕其实状如罂子，其米如粟，乃象乎谷，而可以供御，故有诸名。

【集解】〔藏器曰〕嵩阳子云：罂粟花有四叶，红白色，上有浅红晕子。其囊形如髇箭头，中有细米。〔颂曰〕处处有之，人多莳以为饰。花有红、白二种，微腥气。其实形如瓶子，有米粒极细。圃人隔年粪地，九月布子，涉冬至春，始生苗，极繁茂。不尔则不生，生亦不茂。俟瓶焦黄，乃采之。〔宗奭曰〕其花亦有千叶者。一罂凡数千万粒。大小如葶苈子而色白。〔时珍曰〕罂粟秋种冬生，嫩苗作蔬食甚佳。叶如白苣，三四月抽薹结青苞，花开则苞脱。花凡四瓣，大如仰盏，罂在花中，须蕊裹之。花开三日即谢，而罂在茎头，长一二寸，大如马兜铃，上有盖，下有蒂，宛然如酒罂。中有白米极细，可煮粥和饭食。水研滤浆，同绿豆粉作腐食尤佳。亦可取油。其壳入药甚多，而本草不载，乃知古人不用之也。江东人呼千叶者为丽春花。或谓是罂粟别种，盖亦不然。其花变态，本自不常。有白者、红者、紫者、粉红者、杏黄者、半红者、半紫者、半白者。艳丽可爱，故曰丽春，又曰赛牡丹，曰锦被花。详见游默斋花谱。

米

【气味】 **甘，平，无毒**。〔宗奭曰〕性寒。多食利二便，动膀胱气。

【主治】 **丹石发动，不下饮食，和竹沥煮作粥食，极美**。开宝。〔寇曰〕服石人研此水煮，加蜜作汤饮，甚宜。**行风气，逐邪热，治反胃胸中痰滞**。颂。**治泻痢，润燥**。时珍。

【附方】 旧一，新一。**反胃吐食罂粟粥**：用白罂粟米三合，人参末三大钱，生山芋五寸细切研。三物以水二升三合，煮取六合，入生姜汁及盐花少许，和匀分服。不计早晚，亦不妨别服汤丸。图经。**泄痢赤白**罂粟子炒，罂粟壳炙，等分为末，炼蜜丸梧子大。每服三十丸，米饮下。有人经验。百一选方。

壳

【修治】〔时珍曰〕凡用以水洗润，去蒂及筋膜，取外薄皮，阴干细切，以米醋拌炒入药。亦有蜜炒、蜜炙者。

【气味】 **酸、涩，微寒，无毒**。〔时珍曰〕得醋、乌梅、橘皮良。

【主治】 **止泻痢，固脱肛，治遗精久咳，敛肺涩肠，止心腹筋骨诸痛**。时珍。

【发明】〔杲曰〕收敛固气。能入肾，故治骨病尤宜。〔震亨曰〕今人虚劳咳嗽，多用粟壳止劫；及湿热泄痢者，用之止涩。其治病之功虽急，杀人如剑，宜深戒之。又曰：治嗽多用粟壳，不必疑，但要先去病根，此乃收后药也。治痢亦同。凡痢须先散邪行滞，岂可遽投粟壳、龙骨之药，以闭塞肠胃。邪气得补而愈甚，所以变症作而淹延不已也。〔时珍曰〕酸主收涩，故初病不可用之。泄泻下痢既久，则气散不固，而肠滑肛脱。咳嗽诸痛既久，则气散不收，而肺胀痛剧。故俱宜此涩之固之，收之敛之。按杨氏直指方云：粟壳治痢，人皆薄之，固矣。然下痢日久，腹中无积痛，当止涩者，岂容不涩？不有此剂，何以对治乎？但要有辅佐耳。又王硕易简方云：粟壳治痢如神。但性紧涩，多令呕逆，故人畏而不敢服。若用醋制，加以乌梅，则用得法矣。或同四君子药，尤不致闭胃妨食而获奇功也。

【附方】 新八。**热痢便血**粟壳醋炙一两，陈皮半两，为末，每服三钱，乌梅汤下。普济方。**久痢不止**罂粟壳醋炙为末，蜜丸弹子大。每服一丸，水一盏，姜三片，煎八分，温服。又方：粟壳十两去膜，分作三分，一分醋炒，一分蜜炒，一分生用。并为末，蜜丸芡子大。每服三十丸，米汤下。集要：百中散：用粟壳蜜炙，厚朴姜制，各四两，为细末。每服一钱，米饮下。忌生冷。**小儿下痢**神仙救苦散：治小儿赤白痢下，日夜百行不止。用罂粟壳半两，醋炒为末，再以铜器炒过，槟榔半两炒赤，研末，各收。每用等分，赤痢蜜汤服，白痢沙糖汤下。忌口味。全幼心鉴。**水泄不止**罂粟壳一枚去蒂膜，乌梅肉、大枣肉各十枚，水一盏，煎七分，温服。经验。**久嗽不止**谷气素壮人用之即效。粟壳去筋，蜜炙为末。每服五分，蜜汤下。危氏方。**久咳虚嗽**贾同知百劳散：治咳嗽多年，自汗。用罂粟壳二两半，去蒂膜，醋炒取一两，乌梅半两，焙为末。每服二钱，卧时白汤下。宣明方。

嫩苗

【气味】 甘，平，无毒。

【主治】 **作蔬食，除热润燥，开胃厚肠。**时珍。

阿芙蓉《纲目》

【释名】 阿片。〔时珍曰〕俗作鸦片，名义未详。或云：阿，方音称我也。以其花色似芙蓉而得此名。

【集解】〔时珍曰〕阿芙蓉前代罕闻，近方有用者，云是罂粟花之津液也。罂粟结青苞时,午后以大针刺其外面青皮,勿损里面硬皮,或三五处,次早津出,以竹刀刮,收入瓷器,阴干用之。故今市者犹有苞片在内。王氏医林集要言是天方国种红罂粟花,不令水淹头,七八月花谢后,刺青皮取之者。案此花五月实枯,安得七八月后尚有青皮?或方土不同乎?

【气味】 **酸,涩,温,微毒。**

【主治】 **泻痢脱肛不止,能涩丈夫精气。**时珍。

【发明】 〔时珍曰〕俗人房中术用之。京师售一粒金丹,云通治百病,皆方伎家之术耳。

【附方】 新四。**久痢**阿芙蓉小豆许,空心温水化下,日一服。忌葱、蒜、浆水。若渴,饮蜜水解之。集要。**赤白痢下**鸦片、木香、黄连、白术各一分,研末,饭丸小豆大。壮者一分,老幼半分,空心米饮下。忌酸物、生冷、油腻、茶、酒、面,无不止者。口渴,略饮米汤。一方:罂粟花未开时,外有两片青叶包之,花开即落,收取为末。每米饮服一钱,神效。赤痢用红花者,白痢用白花者。**一粒金丹**真阿芙蓉一分,粳米饭捣作三丸。每服一丸,未效再进一丸,不可多服。忌醋,令人肠断。风瘫,热酒下。口目㖞邪,羌活汤下。百节痛,独活汤下。正头风,羌活汤下。偏头风,川芎汤下。眩运,防风汤下。阴毒,豆淋酒下。疟疾,桃、柳枝汤下。痰喘,葶苈汤下。久嗽,干姜、阿胶汤下。劳嗽,款冬花汤下。吐泄,藿香汤下。赤痢,黄连汤下。白痢,干姜汤下。禁口痢,白术汤下。诸气痛,木香酒下。热痛,栀子汤下。脐下痛,灯心汤下。小肠气,川楝子汤下。膀胱气,小茴香汤下。血气痛,乳香汤下。胁痛,热酒下。噎食,生姜、丁香汤下。女人血崩,续断汤下。血不止,五灵脂汤下。小儿慢脾风,砂仁汤下。龚云林医鉴。

本草纲目谷部目录第二十四卷

谷之三菽豆类一十四种

大豆本经　大豆黄卷本经　黄大豆食鉴　赤小豆本经　腐婢本经　绿豆开宝　白豆嘉祐　稆豆拾遗　豌豆拾遗　蚕豆食物　豇豆纲目　藊豆别录　刀豆纲目　黎豆拾遗　即狸豆

上附方旧五十一，新一百

本草纲目谷部第二十四卷

谷之三 | 菽豆类一十四种

大豆《本经》中品

校正:〔禹锡曰〕原附大豆黄卷下,今分出。

【释名】 尗俗作菽。〔时珍曰〕豆、尗皆荚谷之总称也。篆文尗,象荚生附茎下垂之形。豆象子在荚中之形。广雅云:大豆,菽也。小豆,荅也。**角曰荚,叶曰藿,茎曰萁。**

【集解】〔别录曰〕大豆生太山平泽,九月采之。〔颂曰〕今处处种之。黑白二种,入药用黑者。紧小者为雄,用之尤佳。〔宗奭曰〕大豆有绿、褐、黑三种。有大小两类:大者出江、浙、湖南、湖北;小者生他处,入药力更佳。又可硙为腐食。〔时珍曰〕大豆有黑、白、黄、褐、青、斑数色:黑者名乌豆,可入药,及充食,作豉;黄者可作腐,榨油,造酱;余但可作腐及炒食而已。皆以夏至前后下种,苗高三四尺,叶团有尖,秋开小白花成丛,结荚长寸余,经霜乃枯。按吕氏春秋云:得时之豆,长茎短足,其荚二七为族,多枝数节,大菽则圆,小菽则团。先时者,必长蔓,浮叶疏节,小荚不实。后时者,必短茎疏节,本虚不实。又氾胜之种植书云:夏至种豆,不用深耕。豆花憎见日,见日则黄烂而根焦矣。知岁所宜,以囊盛豆子,平量埋阴地,冬至后十五日发取量之,最多者种焉。盖大豆保岁易得,可以备凶年,小豆不保岁而难得也。

黑大豆

【气味】 甘,平,无毒。久服,令人身重。〔岐伯曰〕生温,熟寒。〔藏器曰〕大豆生平,炒食极热,煮食甚寒,作豉极冷,造酱及生黄卷则平。牛食之温,马食之冷。一体之中,用之数变。〔之才曰〕恶五参、龙胆,得前胡、乌喙、杏仁、牡蛎、诸胆汁良。〔诜曰〕大豆黄屑忌猪肉。小儿以炒豆、猪肉同食,必壅气致死,十有八九。十岁已上不畏也。〔时珍曰〕服蓖麻子者忌炒豆,犯之胀满致死。服厚朴者亦忌之,动气也。

【主治】 生研,涂痈肿。煮汁饮,杀鬼毒,止痛。本经。逐水胀,除胃中热痹,伤中淋露,下瘀血,散五脏结积内寒。杀乌头毒。炒为屑,主胃中热,除痹去肿，止腹胀消谷。别录。煮食，治温毒水肿。唐本。调中下气，通关脉，制金石药毒，牛马温毒。日华。煮汁，解礜石、砒石、甘遂、天雄、附子、射罔、巴豆、芫青、斑蝥、百药之毒及蛊毒。入药，治下痢脐痛。冲酒，治风痉及阴毒腹痛。牛胆贮之，止消渴。时珍。炒黑，热投酒中饮之，治风痹瘫缓口噤，产后头风。食罢生吞半两，去心胸烦热，热风恍惚，明目镇心，温补。久服，好颜色，变白不老。煮食性寒，下热气肿，压丹石烦热，消肿。藏器。主中风脚弱，产后诸疾。同甘草煮汤饮，去一切热毒气，治风毒脚气。煮食，治心痛筋挛膝痛胀满。同桑柴灰汁煮食，下水鼓腹胀。和饭捣，涂一切毒肿。疗男女人阴肿，以绵裹纳之。孟诜。治肾病，利水下气，制诸风热，活血，解诸毒。时珍。

【发明】〔颂曰〕仙方修治末服之，可以辟谷度饥。然多食令人体重，久则如故也。〔甄权曰〕每食后磨拭吞三十粒，令人长生。初服时似身重，一年以后，便觉身轻，又益阳道也。〔颖曰〕陶华以黑豆入盐煮，常时食之，云能补肾。盖豆乃肾之谷，其形类肾，而又黑色通肾，引之以盐，所以妙也。〔时珍曰〕按养老书云：李守愚每晨水吞黑豆二七枚，谓之五脏谷，到老不衰。夫豆有五色，各治五脏。惟黑豆属水性寒，为肾之谷，入肾功多，故能治水消胀下气，制风热而活血解毒，所谓同气相求也。又按古方称大豆解百药毒，予每试之大不然；又加甘草，其验乃奇。如此之事，不可不知。

【附方】旧三十二，新三十四。**服食大豆**令人长肌肤，益颜色，填骨髓，加气力，补虚能食，不过两剂。大豆五升，如作酱法，取黄捣末，以猪肪炼膏和，丸梧子大。每服五十丸至百丸，温酒下。神验秘方也。肥人不可服之。延年秘录。

救荒济饥博物志云：左慈荒年法：用大豆粒细调匀者，生熟按令光，暖彻豆内。先日不食，以冷水顿服讫。一切鱼肉菜果，不得复经口。渴即饮冷水。初小困，十数日后，体力壮健，不复思食也。黄山谷救荒法：黑豆、贯众各一升，煮熟去众，晒干。每日空心啖五七粒。食百木枝叶皆有味，可饱也。王氏农书云：辟谷之方，见于石刻。水旱虫荒，国有代有，甚则怀金立鹄，易子炊骸。为民父母者，不可不知此法也。昔晋惠帝永宁二年，黄门侍郎刘景先表奏：臣遇太白山隐士，传济饥辟谷仙方。臣家大小七十余口，更不食别物。若不如斯，臣一家甘受刑戮。其方：用大豆五斗淘净，蒸三遍去皮。用大麻子三斗浸一宿，亦蒸三遍，令口开取仁。各捣为末，和捣作团如拳大。入甑内蒸，从戌至子时止，寅时出甑，午时晒干为末。干服之，以饱为度。不得食一切物。第一顿得七日不饥，第二顿得四十九日不饥，第三顿三百日不饥，第四顿得二千四百日不饥，更不必服，永不饥也。不问老少，但依法服食，令人强壮，容貌红白，永不憔悴。口渴，即研大麻子汤饮之，转更滋润脏腑。若要重吃物，用葵子三合研末，煎汤冷服，取下药如金色，任吃诸物，并无所损。前知随州朱颂教民用之有验，序其首尾，勒石于汉阳大别山太平兴国寺。又方：用黑豆五斗淘净，蒸三蒸，晒干，去皮为末。秋麻子三升，浸去皮，晒研。糯米三斗作粥，和捣为剂如拳大，入甑中蒸一宿，取晒为末。用红小枣五斗，煮去皮核，和为剂如拳大，再蒸一夜。服之，至饱为度。如渴，饮麻子水，便滋润脏腑也。脂麻亦可。但不得食一切之物。**炒豆紫汤**〔颂曰〕古方有紫汤，破血去风，除气防热，产后两日，尤宜服之。用乌豆五升，清酒一斗，炒令烟绝，投酒中，待酒紫赤色，去豆。量性服之，可日夜三盏，神验。中风口噤，加鸡屎白二升和炒，投之。**豆淋酒法**〔宗奭曰〕治产后百病，或血热，觉有余血水气，或中风困笃，或背强口噤，或但烦热瘈疭口渴，或身头皆肿，或身痒呕逆直视，或手足顽痹，头旋眼眩，此皆虚热中风也。用大豆三升熬熟，至微烟出，入瓶中，以酒五升沃之，经一日以上。服酒一升，温覆令少汗出，身润即愈。口噤者加独活半斤，微微捶破，同沃之。产后宜常服，以防风气，又消结血。**中风口喝**即上方，日服一升。千金。**头风头痛**即上方，密封七日，温服。千金。**破伤中风**口噤。千金方用大豆一升，熬去腥气，勿使太熟，杵末，蒸令气遍，取下甑，以酒一升淋之。温服一升，取汗。傅膏疮上，即愈。经验方用黑豆四十枚，朱砂二十文，同研末。以酒半盏，调服之。**颈项强硬**不得顾视。大豆一升，蒸变色，囊裹枕之。千金。**暴得风疾**四肢挛缩不能行。取大豆三升，淘净湿蒸，以醋二升，倾入瓶中，铺于地上，设席豆上，令病人卧之。仍重盖五六层衣，豆冷渐渐却衣。仍令一人于被内引挽挛急处。更蒸豆再作，并饮荆沥汤。如此三日三夜即休。崔氏纂要。**风入脏中**治新久肿，风入脏中。以大豆一斗，水五斗，煮取一斗二升，去滓。入美酒斗半，煎取九升。旦服取汗，神验。千金翼。**风毒攻心**烦躁恍惚。大豆半升淘净，以水二升，煮取七合，食后服之。心镜。**卒风不语**大豆煮汁，煎稠如饴，含之，并饮汁。肘后方。**喉痹不语**同上法。千金。**卒然失音**〔诜曰〕用生大豆一升，青竹算子四十九枚，长四寸，阔一分，水煮熟，日夜二服瘥。**热毒攻眼**赤痛睑浮。用黑豆一升，分作十袋，沸汤中蒸过，更互熨之，三遍则愈。普济方。**卒然中恶**大豆二七枚，鸡子黄一个，酒半升，和匀顿服。千金。**阴毒伤寒**危笃者。用黑豆炒干投酒，热饮或灌之。吐则复饮，汗出为度。居家必用。**胁痛如打**大豆半升熬焦，入酒一升煮沸，饮取醉。肘后。**腰胁卒痛**大豆炒二升，酒三升，煮二升，顿服。肘后。**卒然腰痛**大豆六升，水拌湿，炒热，布裹熨之，冷即易。乃张文仲所处方也。延年秘录。**脚气冲心**烦闷不识人。以大豆一升，水三升，浓煮汁服。未定再服。广利方。**身面浮肿**千金用乌豆一升，水五升，煮汁三升，入酒五升，更煮三升，分温三服。不瘥再合。王璆百一选方用乌豆煮至皮干，为末。每服二钱，米饮下。建炎初，吴内翰女孙忽发肿凸，吴检外台得此方，服之立效。**新久水肿**大豆一斗，清水一斗，煮取八升，去豆，入薄酒八升，再煎取八升服之。再三服，水当从小便中出。范汪方。**腹中痞硬**夏秋之交，露坐夜久，腹中痞，如群石在腹。用大豆半升，生姜八分，水三升，煎一升已来，顿服瘥。经验方。**霍乱胀痛**大豆生研，水服方寸匕。普济。**水痢不止**大豆一升，炒白术半两，为末。每服三钱，米饮下。指南方。**赤痢脐痛**黑豆、茱萸子二件，搓摩，吞咽之，良。经验。**赤白下痢**方见猪胆。**男子便血**黑豆一升，炒焦研末，热酒淋之，去豆饮酒，神效。活人心统。**一切下血**雄黑豆紧小者，以皂角汤微浸，炒熟去皮为末，炼猪脂和，丸梧子大。每服三十丸，陈米饮下。华佗中藏经。**小儿沙淋**黑豆一百二十个，生甘草一寸，新水煮热，入滑石末，乘热饮之，良。全幼心鉴。**肾虚消渴**难治者。黑大豆炒、天花粉等分，为末。糊丸梧子大。每黑豆汤下七十丸，日二。名救活丸。普济妙方。**消渴饮水**乌豆置牛胆中，阴干百日，吞尽即瘥。肘后方。**昼夜不眠**以新布火炙熨目，并蒸大豆，更番囊盛枕之，冷即易，终夜常枕之，即愈。肘后方。**疫疠发肿**大黑豆二合炒熟，炙甘草一钱，水一盏煎汁，时时饮之。夷坚志云：靖康二年春，京师大疫。有异人书此方于壁间，用之立验也。**乳石发热**乌豆二升，水九升，铜器煮五升汁，熬稠一升，饮之。外台秘要。**解礜砒毒**大豆煮汁饮之，良。肘后。**酒食诸毒**大豆一升，煮汁服，得吐即愈。广记。**解诸鱼毒**大豆煮汁饮之。卫生方。**解巴豆毒**下利不止。大豆煮汁一升，饮之。肘后方。**恶刺疮痛**大豆煮汁渍之，取瘥。千金方。**汤火灼疮**大豆煮汁饮之，易愈，无斑。子母秘录。**打头青肿**豆黄末傅之。千金方。**折伤堕坠瘀血**在腹，气短。大豆五升，水一斗，煮汁二升，顿服。剧者不过三作。千金方。**豌疮烦躁**大豆煮汁饮之，佳。子母秘录。**痘疮湿烂**黑大豆研末，傅之。**小儿头疮**黑豆炒存性研，水调傅之。普济方。**身面疣目**七月七日，以大豆拭疣上三过。使本人种豆于南向屋东头第二溜中。豆生叶，以热汤沃杀，即愈。外台秘要。**染发令乌**醋煮黑大豆，去豆煎稠，染之。千金。**牙齿不生**不拘大小儿，年多者。用黑豆三十粒，牛粪火内烧令烟尽，研入麝香少许。先以针挑破血出，以少许揩之。不得见风，忌酸咸物。经验方。**牙齿疼痛**黑豆煮酒，频频漱之，良。周密冶然斋抄。**月经不断**用前紫汤服之，佳。**妊娠腰痛**大豆一升，酒三升，煮七合，空心饮之。心镜。**子死腹中**月数未足，母欲闷绝者。用大豆三升，以醋煮浓汁。顿服，立出。产乳。**胞衣不下**大豆半升，醇酒三升，煮一升半，分三服。产书。**辟禳时气**以新布盛大豆一斗，纳井中一宿取出。每服七粒，佳。类要。**菜中蛇蛊**蛇毒入菜果中，食之令人得病，名蛇蛊。大豆为末，酒渍绞汁，服半升。**身如虫行**大豆水渍绞浆，旦旦洗之，或加少面，沐发亦良。千金方。**小儿丹毒**浓煮大豆汁，涂之甚良。千金。**风疽疮疥**凡脚腨及曲瞅中痒，搔则黄汁出者，是也。以青竹筒三尺，着大豆一升在内，以马屎、糠火烧熏，以器两头取汁，搽之。先以泔清和盐洗之。不过三度，极效。千金。**肝虚目暗**迎风下泪。用腊月牯牛胆，盛黑豆悬风处。取出，每夜吞三七粒，久久自明。龙木论。**小儿胎热**黑豆二钱，甘草一钱，入灯心七寸，淡竹叶一片，水煎。全幼心鉴。**天蛇头指**痛臭甚者。黑豆生研末，入茧内，笼之。济急方。

大豆皮

【主治】 生用，疗痘疮目翳。嚼烂，傅小儿尿灰疮。时珍。

豆叶

【主治】 捣傅蛇蛟，频易即瘥。时珍。出广利方。

【发明】〔时珍曰〕按抱朴子内篇云：相国张文蔚庄内有鼠狼穴，养四子为蛇所吞。鼠狼雌雄情切，乃于穴外坋土壅穴。俟蛇出头，度其回转不便，当腰咬断而劈腹，衔出四子，尚有气。置于穴外，衔豆叶嚼而傅之，皆活。后人以豆叶治蛇咬，盖本于此。

【附方】 新二。**止渴急方**大豆苗嫩者三五十茎，涂酥炙黄为末。每服二钱，人参汤下。圣济总录。**小便血淋**大豆叶一把，水四升，煮二升，顿服。圣惠方。

花

【主治】 主目盲，翳膜。时珍。

大豆黄卷《本经》中品

【释名】 豆蘖。〔弘景曰〕黑大豆为蘖牙，生五寸长，便干之，名为黄卷，用之熬过，服食所须。〔时珍曰〕一法：壬癸日以井华水浸大豆，候生芽，取皮，阴干用。

【气味】 甘，平，无毒。〔普曰〕得前胡、杏子、牡蛎、乌喙、天雄、鼠屎，共蜜和良。恶海藻、龙胆。

【主治】 湿痹，筋挛膝痛。本经。**五脏不足，胃气结积，益气止痛，去黑肝，润肌肤皮毛**。别录。**破妇人恶血**。孟诜。〔颂曰〕古方蓐妇药中多用之。**宜肾**。思邈。**除胃中积热，消水病胀满**。时珍。

【附方】 新四。**大豆蘖散**治周痹邪在血脉之中，本痹不痛，上下周身故名。

此药注五脏留滞，胃中结聚，益气出毒，润皮毛，补肾气。用大豆蘖一斤炒香，为末。每服半钱，温酒调下，日三服。宣明方。**头风湿痹**筋挛膝痛，胃中积热，大便秘涩。黄卷散：用大豆黄卷炒一升，酥半两为末，食前温水服一匙，日二服。普济方。**水病肿满喘急**，大小便涩。大豆黄卷醋炒、大黄炒等分，为细末。葱、橘皮汤服二钱，平明以利为度。圣济总录。**小儿撮口**初生豆芽研烂，绞汁和乳，灌少许良。普济方。

黄大豆《食鉴》

【集解】〔时珍曰〕大豆有黑、青、黄、白、斑数色，惟黑者入药，而黄、白豆炒食作腐，造酱笮油，盛为时用，不可不知别其性味也。周定王曰：黄豆苗高一二尺，叶似黑大豆叶而大，结角比黑豆角稍肥大，其荚、叶嫩时可食，甘美。

【气味】**甘，温，无毒**。〔时珍曰〕生温，炒热微毒。多食，壅气生痰动嗽，令人身重，发面黄疮疥。

【主治】**宽中下气，利大肠，消水胀肿毒**。宁原。**研末，熟水和，涂痘后痈**。时珍。

【附方】新一。**痘后生疮**黄豆烧黑研末，香油调涂。

豆油

【气味】**辛、甘，热，微毒**。

【主治】**涂疮疥，解发腒**。时珍。

秸

【主治】**烧灰，入点痣、去恶肉药**。时珍。

赤小豆《本经》中品

校正：自大豆分出。

【释名】**赤豆**恭**红豆**俗荅广雅**叶名藿**。〔时珍曰〕案诗云：黍稷稻粱，禾麻菽麦。此即八谷也。董仲舒注云：菽是大豆，有两种。小豆名荅，有三四种。王祯云：今之赤豆、白豆、绿豆、䜴豆，皆小豆也。此则入药用赤小者也。

【集解】〔颂曰〕赤小豆，今江淮间多种之。〔宗奭曰〕关西、河北、汴洛多食之。〔时珍曰〕此豆以紧小而赤黯色者入药，其稍大而鲜红、淡红色者，并不治病。俱于夏至后下种，苗科高尺许，枝叶似豇豆，叶微圆峭而小。至秋开花，似豇豆花而小淡,银褐色,有腐气。结荚长二三寸,比绿豆荚稍大,皮色微白带红。三青二黄时即收之,可煮可炒,可作粥、饭、馄饨馅并良也。

【气味】 **甘、酸,平,无毒**。〔思邈曰〕甘、咸,冷。合鱼鲊食成消渴,作酱同饭食成口疮。〔藏器曰〕驴食足轻,人食身重。

【主治】 **下水肿,排痈肿脓血**。本经。**疗寒热热中消渴,止泄痢,利小便,下腹胀满,吐逆卒澼**。别录。**治热毒,散恶血,除烦满,通气,健脾胃,令人美食。捣末同鸡子白,涂一切热毒痈肿。煮汁,洗小儿黄烂疮,不过三度**。权。**缩气行风,坚筋骨,抽肌肉。久食瘦人**。士良。**散气,去关节烦热,令人心孔开。暴痢后,气满不能食者,煮食一顿即愈。和鲤鱼煮食,甚治脚气**。诜。**解小麦热毒。煮汁,解酒病。解衣粘缀**。日华。**辟瘟疫,治产难,下胞衣,通乳汁。和鲤鱼、蠡鱼、鲫鱼、黄雌鸡煮食,并能利水消肿**。时珍。

【发明】〔弘景曰〕小豆逐津液,利小便。久服令人肌肤枯燥。〔颂曰〕水气、脚气最为急用。有人患脚气,以袋盛此豆,朝夕践踏展转之,久久遂愈。〔好古曰〕治水者惟知治水,而不知补胃,则失之壅滞。赤小豆消水通气而健脾胃,乃其药也。〔藏器曰〕赤小豆和桑根白皮煮食,去湿气痹肿;和通草煮食,则下气无限,名脱气丸。〔时珍曰〕赤小豆小而色赤,心之谷也。其性下行,通乎小肠,能入阴分,治有形之病。故行津液,利小便,消胀除肿止吐,而治下痢肠澼,解酒病,除寒热痈肿,排脓散血,而通乳汁,下胞衣产难,皆病之有形者。久服则降令太过,津血渗泄,所以令人肌瘦身重也。其吹鼻瓜蒂散以辟瘟疫用之,亦取其通气除湿散热耳。或言共工氏有不才子,以冬至死为疫鬼,而畏赤豆,故于是日作小豆粥厌之,亦傅会之妄说也。又案陈自明妇人良方云:予妇食素,产后七日,乳脉不行,服药无效。偶得赤小豆一升,煮粥食之,当夜遂行。因阅本草载此,谩记之。又朱氏集验方云:宋仁宗在东宫时,患痄腮,命道士赞宁治之。取小豆七七粒为末,傅之而愈。中贵人任承亮后患恶疮近死,尚书郎傅永授以药立愈。叩其方,赤小豆也。予苦胁疽,既至五脏,医以药治之甚验。承亮曰:得非赤小豆耶? 医谢曰:某用此活三十口,愿勿复言。有僧发背如烂瓜,邻家乳婢用此治之如神。此药治一切痈疽疮疥及赤肿,不拘善恶,但水调涂之,无不愈者。但其性粘,干则难揭,入苎根末即不粘,此法尤佳。

【附方】旧十八,新十九。**水气肿胀**〔颂曰〕用赤小豆五合,大蒜一颗,生姜五钱,商陆根一条,并碎破,同水煮烂,去药,空心食豆,旋旋啜汁令尽,肿立消也。韦宙独行方:治水肿从脚起,入腹则杀人。赤小豆一斗,煮极烂,取汁五升,

本草纲目谷部第二十四卷 一 谷之三 菽豆类一十四种

1092

温渍足膝。若已入腹，但食小豆，勿杂食，亦愈。梅师：治水肿。以东行花桑枝烧灰一升，淋汁，煮赤小豆一升，以代饭，良。**水蛊腹大**动摇有声，皮肤黑者。用赤小豆三升，白茅根一握，水煮食豆，以消为度。肘后。**辟禳瘟疫**五行书云：正月朔旦及十五日，以赤小豆二七枚，麻子七枚，投井中，辟瘟疫甚效。又正月七日，新布囊盛赤小豆置井中，三日取出，男吞七枚，女吞二七枚，竟年无病也。**辟厌疾病**正月元旦，面东，以醋水吞赤小豆三七枚，一年无诸疾。又七月立秋日，面西，以井华水吞赤小豆七枚，一秋不犯痢疾。**伤寒狐惑**〔张仲景曰〕狐惑病，脉数，无热微烦，默默但欲卧，汗出。初得三四日，目赤如鸠；七八日，目四眦黄黑。若能食者，脓已成也。赤豆当归散主之。赤小豆三升，水浸令芽出，当归三两，为末。浆水服方寸匕，日三服。金匮要略。**下部卒痛**如鸟啄之状。用小豆、大豆各一升，蒸熟，作二囊，更互坐之，即止。肘后方。**水谷痢疾**小豆一合，熔蜡三两，顿服取效。必效方。**热毒下血**或因食热物发动。赤小豆末，水服方寸匕。梅师方。**肠痔有血**小豆二升，苦酒五升，煮熟日干，再浸至酒尽乃止，为末。酒服一钱，日三服。肘后方。**舌上出血**如簪孔。小豆一升，杵碎，水三升和，绞汁服。肘后方。**热淋血淋**不拘男女。用赤小豆三合，慢火炒为末，煨葱一茎，擂酒热调二钱服。修真秘旨。**重舌鹅口**赤小豆末，醋和涂之。普济方。**小儿不语**四五岁不语者。赤小豆末，酒和，傅舌下。千金。**牙齿疼痛**红豆末，擦牙吐涎，及吹鼻中。一方入铜青少许。一方入花硇少许。家宝方。**中酒呕逆**赤小豆煮汁，徐徐饮之。食鉴本草。**频致堕胎**赤小豆末，酒服方寸匕，日二服。千金。**妊娠行经**方同上。**妇人难产**产宝用赤小豆生吞七枚，佳。集验：治难产日久气乏。用赤小豆一升，以水九升，煮取汁，入炙过黄明胶一两，同煎少时。一服五合，不过三四服，即产。**胞衣不下**用赤小豆，男七枚，女二七枚，东流水吞服之。救急方。**产后目闭**心闷。赤小豆生研，东流水服方匕。不瘥更服。肘后方。**产后闷满**不能食。用小豆二七枚，烧研，冷水顿服佳。千金方。**乳汁不通**赤小豆煮汁饮之。产书。**妇人吹奶**赤小豆酒研，温服，以滓傅之。熊氏。**妇人乳肿**小豆、莽草等分，为末，苦酒和傅佳。梅师。**痈疽初作**赤小豆末，水和涂之，毒即消散，频用有效。小品方。**石痈诸痈**赤小豆五合，纳苦酒中五宿，炒研，以苦酒和涂即消。加栝楼根等分。范汪方。**痘后痈毒**赤小豆末，鸡子白调涂傅之。**腮颊热肿**赤小豆末，和蜜涂之，一夜即消。或加芙蓉叶末尤妙。**丹毒如火**赤小豆末，和鸡子白，时时涂之不已，逐手即消。小品方。**风瘙瘾疹**赤小豆、荆芥穗等分，为末，鸡子清调涂之。**金疮烦满**赤小豆一升，苦酒浸一日，熬燥再浸，满三日，令黑色，为末。每服方寸匕，日三服。千金。**六畜肉毒**小豆一升，烧研。水服三方寸匕，神良。

千金方。

叶

【主治】 去烦热，止小便数。别录。煮食，明目。日华。

【发明】 〔时珍曰〕小豆利小便，而藿止小便，与麻黄发汗而根止汗同意，物理之异如此。

【附方】 旧一，新一。小便频数小豆叶一斤，入豉汁中煮，和作羹食之。心镜。小儿遗尿小豆叶捣汁服之。千金。

芽

【主治】 妊娠数月，经水时来，名曰漏胎；或因房室，名曰伤胎。用此为末，温酒服方寸匕，日三，得效乃止。时珍。出普济。

腐婢《本经》下品

【集解】 〔别录曰〕腐婢生汉中，小豆花也。七月采之，阴干四十日。〔弘景曰〕花与实异用，故不同品。方家不用。未解何故有腐婢之名？本经不言是小豆花，别录乃云，未审是否？今海边有小树，状如栀子，茎叶多曲，气似腐臭。土人呼为腐婢，疗疟有效。以酒渍皮服，疗心腹疾。此当是真，此条应入木部也。〔恭曰〕腐婢相承以为葛花。葛花消酒大胜，而小豆全无此效，当以葛花为真。〔禹锡曰〕按别本云：小豆花亦有腐气。与葛花同服，饮酒不醉。与本经治酒病相合。陶、苏二说并非。〔甄权曰〕腐婢即赤小豆花也。〔颂曰〕海边小树、葛花、赤小豆花，三物皆有腐婢之名，名同物异也。〔宗奭曰〕腐婢既在谷部，豆花为是，不必多辩。〔时珍曰〕葛花已见本条。小豆能利小便，治热中，下气止渴，与腐婢主疗相同，其为豆花无疑。但小豆有数种，甄氏药性论独指为赤小豆，今姑从之。

【气味】 辛，平，无毒。

【主治】 痎疟，寒热邪气，泄痢，阴不起。止消渴，病酒头痛。本经。心镜云：上证，用花同豉汁五味，煮羹食之。消酒毒，明目，下水气，治小儿丹毒热核，散气满不能食，煮一顿食之。药性。治热中积热，痔瘘下血。时珍。宣明葛花丸中用之。

【附方】 新二。饮酒不醉小豆花、叶阴干百日为末，水服方寸匕。或加葛花等分。千金。疗疮恶肿小豆花末，傅之。普济方。

绿豆 宋《开宝》

【释名】〔时珍曰〕绿以色名也。旧本作菉者，非矣。

【集解】〔志曰〕绿豆圆小者佳。粉作饵炙食之良。大者名稙豆，苗、子相似，亦能下气治霍乱也。〔瑞曰〕有官绿、油绿，主疗则一。〔时珍曰〕绿豆处处种之。三四月下种，苗高尺许，叶小而有毛，至秋开小花，荚如赤豆荚。粒粗而色鲜者为官绿；皮薄而粉多、粒小而色深者为油绿；皮厚而粉少早种者，呼为摘绿，可频摘也；迟种呼为拔绿，一拔而已。北人用之甚广，可作豆粥、豆饭、豆酒、炒食、粆食，磨而为面，澄滤取粉，可以作饵顿糕，荡皮搓索，为食中要物。以水浸湿生白芽，又为菜中佳品。牛马之食亦多赖之。真济世之良谷也。

【气味】 甘，寒，无毒。〔藏器曰〕用之宜连皮，去皮则令人少壅气，盖皮寒而肉平也。反榧子壳，害人。合鲤鱼鲊食，久则令人肝黄成渴病。

【主治】 煮食，消肿下气，压热解毒。生研绞汁服，治丹毒烦热风疹，药石发动，热气奔豚。开宝。治寒热热中，止泄痢卒澼，利小便胀满。思邈。厚肠胃。作枕，明目，治头风头痛。除吐逆。日华。补益元气，和调五脏，安精神，行十二经脉，去浮风，润皮肤，宜常食之。煮汁，止消渴。孟诜。解一切药草、牛马、金石诸毒。宁原。治痘毒，利肿胀。时珍。

【发明】〔时珍曰〕绿豆肉平皮寒，解金石、砒霜、草木一切诸毒，宜连皮生研水服。按夷坚志云：有人服附子酒多，头肿如斗，唇裂血流。急求绿豆、黑豆各数合嚼食，并煎汤饮之，乃解也。

【附方】 新十。扁鹊三豆饮治天行痘疮。预服此饮，疏解热毒，纵出亦少。用绿豆、赤小豆、黑大豆各一升，甘草节二两，以水八升，煮极熟。任意食豆饮汁，七日乃止。一方：加黄大豆、白大豆，名五豆饮。痘后痈毒初起，以三豆膏治之神效。绿豆、赤小豆、黑大豆等分，为末。醋调时时扫涂，即消。医学正传。防痘入眼用绿豆七粒，令儿自投井中，频视七遍，乃还。小儿丹肿绿豆五钱，大黄二钱，为末，用生薄荷汁入蜜调涂。全幼心鉴。赤痢不止以大麻子，水研滤汁，煮绿豆食之，极效。粥食亦可。必效方。老人淋痛青豆二升，橘皮二两，煮豆粥，下麻子汁一升，空心渐食之，并饮其汁，甚验。养老书。消渴饮水绿豆煮汁，并作粥食。普济方。心气疼痛绿豆廿一粒，胡椒十四粒，同研，白汤调服即止。多食易饥绿豆、黄麦、糯米各一升，炒熟磨粉。每以白汤服一杯，三五日见效。十种水气用绿豆二合半，大附子一只，去皮脐，切作两片，水三碗，煮熟，空心卧时食豆。次日将附子两片作四片，再以绿豆二合半，如前煮食。第三日别以绿豆、附子如前煮食。第四日如第二日法煮食。水从小便下，肿自消。未消再服。忌生冷、毒物、盐、酒六十日，无不效者。朱氏集验方。

绿豆粉

【气味】 甘，凉、平，无毒。〔原曰〕其胶粘者，脾胃虚人不可多食。〔瑞曰〕勿近杏仁，则烂不能作索。

【主治】 解诸热，益气，解酒食诸毒，治发背痈疽疮肿，及汤火伤灼。吴瑞。痘疮湿烂不结痂疕者，干扑之良。宁原。新水调服，治霍乱转筋，解诸药毒死，心头尚温者。时珍。解菰菌、砒毒。汪颖。

【发明】〔时珍曰〕绿豆色绿，小豆之属木者也，通于厥阴、阳明。其性稍平，消肿治痘之功虽同赤豆，而压热解毒之力过之。且益气，厚肠胃，通经脉，无久服枯人之忌。但以作凉粉，造豆酒，或偏于冷，或偏于热，能致人病，皆人所为，非豆之咎也。豆粉须以绿色粘腻者为真。外科治痈疽有内托护心散，极言其神效，丹溪朱氏有论发挥。〔震亨曰〕外科精要谓内托散，一日至三日进十数服，可免毒气内攻脏腑。窃详绿豆解丹毒，治石毒，味甘，入阳明，性寒能补为君。以乳香去恶肿，入少阴，性温善窜为佐。甘草性缓，解五金、八石、百药毒为使。想此方专为服丹石发疽者设也。若夫年老者、病深者、证备者、体虚者，绿豆虽补，将有不胜其任之患。五香连翘汤亦非必用之剂。必当助气壮胃，使根本坚固，而行经活血为佐，参以经络时令，使毒气外发，此则内托之本意，治施之早，可以内消也。

【附方】 新十二。护心散又名内托散、乳香万全散。凡有疽疾，一日至三日之内，宜连进十余服，方免变证，使毒气出外。服之稍迟，毒气内攻，渐生呕吐，或鼻生疮菌，不食即危矣。四五日后，亦宜间服之。用真绿豆粉一两，乳香半两，灯心同研和匀，以生甘草浓煎汤调下一钱，时时呷之。若毒气冲心，有呕逆之证，大宜服此。盖绿豆压热下气，消肿解毒。乳香消诸痈肿毒。服至一两，则香彻疮孔中，真圣药也。李嗣立外科方。**疮气呕吐**绿豆粉三钱，干胭脂半钱，研匀。新汲水调下，一服立止。普济。**霍乱吐利**绿豆粉、白糖各二两，新汲水调服，即愈。生生编。**解烧酒毒**绿豆粉荡皮，多食之即解。**解鸩酒毒**绿豆粉三合，水调服。**解砒石毒**绿豆粉、寒水石等分，以蓝根汁调服三五钱。卫生易简。**解诸药毒**已死，但心头温者。用绿豆粉调水服。卫生易简方。**打扑损伤**用绿豆粉新铫炒紫，新汲井水调傅，以杉木皮缚定，其效如神。此汀人陈氏梦传之方。澹寮方。**杖疮疼痛**绿豆粉炒研，以鸡子白和涂之，妙。生生编。**外肾生疮**绿豆粉、蚯蚓粪等分,研涂之。**暑月痱疮**绿豆粉二两,滑石一两,和匀扑之。一加蛤粉二两。简易方。**一切肿毒**初起。用绿豆粉炒黄黑色,猪牙皂荚一两,为末,用米醋调敷之。皮破者油调之。邵真人经验方。

豆皮

【气味】 甘,寒,无毒。

【主治】 解热毒,退目翳。时珍。

【附方】 新一。**通神散**治痘痘目生翳。绿豆皮、白菊花、谷精草等分,为末。每用一钱,以干柿饼一枚,粟米泔一盏,同煮干。食柿,日三服。浅者五七日见效,远者半月见效。直指方。

豆荚

【主治】 **赤痢经年不愈,蒸熟,随意食之良**。时珍。出普济。

豆花

【主治】 **解酒毒**。时珍。

豆芽

【气味】 甘,平,无毒。

【主治】 **解酒毒热毒,利三焦**。时珍。

【发明】 〔时珍曰〕诸豆生芽皆腥韧不堪,惟此豆之芽白美独异。今人视为寻常,而古人未知者也。但受湿热郁浥之气,故颇发疮动气,与绿豆之性稍有不同。

豆叶

【主治】 **霍乱吐下,绞汁和醋少许,温服**。开宝。

白豆宋《嘉祐》

【释名】 饭豆。

【集解】 〔诜曰〕白豆苗,嫩者可作菜食,生食亦妙。〔颖曰〕浙东一种味甚胜,用以用酱、作腐极佳。北方水白豆,相似而不及也。〔原曰〕白豆即饭豆也,粥饭皆可拌食。〔时珍曰〕饭豆,小豆之白者也,亦有土黄色者。豆大如绿豆而长。四五月种之。苗叶似赤小豆而略大,可食,荚亦似小豆。一种蓥豆,叶如大豆,可作饭、作腐,亦其类也。

【气味】 甘,平,无毒。〔原曰〕咸,平。

【主治】 **补五脏,调中,助十二经脉**。孟诜。**暖肠胃**。日华。**杀鬼气**。肾之谷，肾病宜食之。思邈。

叶

【主治】 煮食，利五脏，下气。日华。

稆豆《拾遗》。音吕。

【释名】〔时珍曰〕稆乃自生稻名也。此豆原是野生，故名。今人亦种之于下地矣。

【集解】〔藏器曰〕稆豆生田野，小而黑，堪作酱。尔雅戎菽一名驴豆，古名豎豆，是也。〔瑞曰〕稆豆即黑豆中最细者。〔时珍曰〕此即黑小豆也。小科细粒，霜后乃熟。陈氏指为戎菽，误矣。尔雅亦无此文。戎菽乃胡豆。豎豆乃鹿豆，见菜部。并四月熟。

【气味】 甘，温，无毒。

【主治】 去贼风风痹，妇人产后冷血，炒令焦黑，及热投酒中，渐渐饮之。藏器。

豌豆《拾遗》

【释名】 胡豆拾遗戎菽尔雅回鹘豆辽志。饮膳正要作回回豆。回回，即回鹘国也。毕豆唐史。崔寔月令作豍豆。青小豆千金青斑豆别录麻累。〔时珍曰〕胡豆，豌豆也。其苗柔弱宛宛，故得豌名。种出胡戎，嫩时青色，老则斑麻，故有胡、戎、青斑、麻累诸名。陈藏器拾遗虽有胡豆，但云苗似豆，生田野间，米中往往有之。然豌豆、蚕豆皆有胡豆之名。陈氏所云，盖豌豆也。豌豆之粒小，故米中有之。尔雅：戎菽谓之荏菽。管子：山戎出荏菽，布之天下。并注云：即胡豆也。唐史：毕豆出自西戎回鹘地面。张揖广雅：毕豆、豌豆，留豆也。别录序例云：丸药如胡豆大者，即青斑豆也。孙思邈千金方云：青小豆一名胡豆，一名麻累。邺中记云：石虎讳胡，改胡豆为国豆。此数说，皆指豌豆也。盖古昔呼豌豆为胡豆，今则蜀人专呼蚕豆为胡豆，而豌豆名胡豆，人不知矣。又乡人亦呼豌豆大者为淮豆，盖回鹘音相近也。

【集解】〔时珍曰〕豌豆种出西胡，今北土甚多。八九月下种，苗生柔弱如蔓，有须。叶似蒺藜叶，两两对生，嫩时可食。三四月开小花如蛾形，淡紫色。结荚长寸许，子圆如药丸，亦似甘草子。出胡地者大如杏仁。煮、炒皆佳，磨粉面甚白细腻。百谷之中，最为先登。又有野豌豆，粒小不堪，惟苗可茹，名翘摇，见菜部。

【气味】 甘，平，无毒。〔思邈曰〕甘、咸，温、平，涩。〔瑞曰〕多食发气病。

【主治】 消渴，淡煮食之，良。藏器。治寒热热中，除吐逆，止泄痢澼下，利小便、腹胀满。思邈。调营卫，益中平气。煮食，下乳汁。可作酱用。瑞。煮饮，杀鬼毒心病，解乳石毒发。研末，涂痈肿痘疮。作澡豆，去黚黯，令人面光泽。时珍。

【发明】〔时珍曰〕豌豆属土，故其所主病多系脾胃。元时饮膳，每用此豆捣去皮，同羊肉治食，云补中益气。今为日用之物，而唐、宋本草见遗，可谓缺典矣。千金、外台洗面澡豆方，盛用毕豆面，亦取其白腻耳。

【附方】 新三。四圣丹治小儿痘中有疔，或紫黑而大，或黑坏而臭，或中有黑线，此症十死八九，惟牛都御史得秘传此方点之最妙。用豌豆四十九粒烧存性，头发灰三分，真珠十四粒炒研为末，以油燕脂同杵成膏。先以簪挑疔破，咂去恶血，以少许点之，即时变红活色。**服石毒发**胡豆半升捣研，以水八合绞汁饮之，即愈。外台。**霍乱吐利**豌豆三合，香菜三两，为末，水三盏，煎一盏，分二服。圣惠。

蚕豆《食物》

【释名】 胡豆。〔时珍曰〕豆荚状如老蚕，故名。王祯农书谓其蚕时始熟故名，亦通。吴瑞本草以此为豌豆，误矣。此豆种亦自西胡来，虽与豌豆同名、同时种，而形性迥别。太平御览云：张骞使外国，得胡豆种归。指此也。今蜀人呼此为胡豆，而豌豆不复名胡豆矣。

【集解】〔时珍曰〕蚕豆南土种之，蜀中尤多。八月下种，冬生嫩苗可茹。方茎中空。叶状如匙头，本圆末尖，面绿背白，柔厚，一枝三叶。二月开花如蛾状，紫白色，又如豇豆花。结角连缀如大豆，颇似蚕形。蜀人收其子以备荒歉。

【气味】 甘、微辛，平，无毒。

【主治】 快胃，和脏腑。汪颖。

【发明】〔时珍曰〕蚕豆本草失载。万表积善堂方言：一女子误吞针入腹。诸医不能治。一人教令煮蚕豆同韭菜食之，针自大便同出。此亦可验其性之利脏腑也。

苗

【气味】 苦、微甘，温。

【主治】 酒醉不省，油盐炒熟，煮汤灌之，效。颖。

豇豆《纲目》。江、绛二音

【释名】 𧅄𧅄音绛双。〔时珍曰〕此豆红色居多，荚必双生，故有豇、𧅄𧅄之名。广雅指为胡豆，误矣。

【集解】〔时珍曰〕豇豆处处三四月种之。一种蔓长丈余，一种蔓短。其叶俱本大末尖，嫩时可茹。其花有红、白二色。荚有白、红、紫、赤、斑驳数色，长者至二尺，嫩时充菜，老则收子。此豆可菜、可果、可谷，备用最多，乃豆中之上品，而本草失收，何哉？

【气味】 甘、咸，平，无毒。

【主治】 理中益气，补肾健胃，和五脏，调营卫，生精髓，止消渴，吐逆泄痢，小便数，解鼠莽毒。时珍。

【发明】〔时珍曰〕豇豆开花结荚，必两两并垂，有习坎之义。豆子微曲，如人肾形，所谓豆为肾谷者，宜以此当之。昔卢廉夫教人补肾气，每日空心煮豇豆，入少盐食之，盖得此理。与诸疾无禁，但水肿忌补肾，不宜多食耳。又袖珍方云：中鼠莽毒者，以豇豆煮汁饮即解。欲试者，先刈鼠莽苗，以汁泼之，便根烂不生。此则物理然也。

藊豆音扁《别录》中品

【释名】 沿篱豆俗蛾眉豆。〔时珍曰〕藊本作扁，荚形扁也。沿篱，蔓延也。蛾眉，象豆脊白路之形也。

【集解】〔弘景曰〕藊豆人家种之于篱垣，其荚蒸食甚美。〔颂曰〕蔓延而上，大叶细花，花有紫、白二色，荚生花下。其实有黑、白二种，白者温而黑者小冷，入药用白者。黑者名鹊豆，盖以其黑间有白道，如鹊羽也。〔时珍曰〕扁豆二月下种，蔓生延缠。叶大如杯，团而有尖。其花状如小蛾，有翅尾形。其荚凡十余样，或长或团，或如龙爪、虎爪，或如猪耳、刀镰，种种不同，皆累累成枝。白露后实更繁衍，嫩时可充蔬食茶料，老则收子煮食。子有黑、白、赤、斑四色。一种荚硬不堪食。惟豆子粗圆而色白者可入药，本草不分别，亦缺文也。

白扁豆

【修治】〔时珍曰〕凡用取硬壳扁豆子，连皮炒熟，入药。亦有水浸去皮及生用者,从本方。

【气味】 甘,微温,无毒。〔诜曰〕微寒,患冷人勿食。〔弘景曰〕患寒热者不可食。

【主治】 和中,下气。别录。补五脏,主呕逆。久服头不白。孟诜。疗霍乱吐利不止,研末和醋服之。苏恭。行风气,治女子带下,解酒毒、河豚鱼毒。苏颂。解一切草木毒,生嚼及煮汁饮,取效。甄权。止泄痢,消暑,暖脾胃,除湿热,止消渴。时珍。

【发明】 〔时珍曰〕硬壳白扁豆,其子充实,白而微黄,其气腥香,其性温平,得乎中和,脾之谷也。入太阴气分,通利三焦,能化清降浊,故专治中宫之病,消暑除湿而解毒也。其软壳及黑鹊色者,其性微凉,但可供食,亦调脾胃。

【附方】 新九。霍乱吐利扁豆、香薷各一升,水六升,煮二升,分服。千金。霍乱转筋白扁豆为末,醋和服。普济方。消渴饮水金豆丸:用白扁豆浸去皮,为末,以天花粉汁同蜜和,丸梧子大,金箔为衣,每服二三十丸,天花粉汁下,日二服。忌炙煿酒色。次服滋肾药。仁存堂方。赤白带下白扁豆炒为末,用米饮每服二钱。毒药堕胎女人服草药堕胎腹痛者。生白扁豆去皮,为末,米饮服方寸匕。浓煎汁饮。亦可丸服。若胎气已伤未堕者,或口噤手强,自汗头低,似乎中风,九死一生。医多不识,作风治,必死无疑。中砒霜毒白扁豆生研,水绞汁饮。并永类方。六畜肉毒白扁豆烧存性研,冷水服之,良。事林广记。诸鸟肉毒生扁豆末,冷水服之。同上。恶疮痂痒作痛。以扁豆捣封,痂落即愈。肘后。

花

【主治】 女子赤白带下,干末,米饮服之。苏颂。焙研服,治崩带。作馄饨食,治泄痢。擂水饮,解中一切药毒垂死。功同扁豆。时珍。

【附方】 新二。血崩不止白扁豆花焙干,为末。每服二钱,空心炒米煮饮,入盐少许,调下即效。奇效良方。一切泄痢白扁豆花正开者,择净勿洗,以滚汤瀹过,和小猪脊胴肉一条,葱一根,胡椒七粒,酱汁拌匀,就以瀹豆花汁和面,包作小馄饨,炙熟食之。必用食治方。

叶

【主治】 霍乱吐下不止。别录。吐利后转筋,生捣一把,入少酢绞汁服,立瘥。苏恭。醋炙研服,治瘕疾。孟诜。杵傅蛇咬。大明。

藤

【主治】 霍乱,同芦箬、人参、仓米等分,煎服。时珍。

刀豆《纲目》

【释名】 挟剑豆。〔时珍曰〕以荚形命名也。案段成式西阳杂俎云：乐浪有挟剑豆，荚生横斜，如人挟剑。即此豆也。

【集解】〔颖曰〕刀豆长尺许，可入酱用。〔时珍曰〕刀豆人多种之。三月下种，蔓生引一二丈，叶如豇豆叶而稍长大，五六七月开紫花如蛾形。结荚，长者近尺，微似皂荚，扁而剑脊，三棱宛然。嫩时煮食、酱食、蜜煎皆佳。老则收子，子大如拇指头，淡红色。同猪肉、鸡肉煮食，尤美。

【气味】 甘，平，无毒。

【主治】 温中下气，利肠胃，止呃逆，益肾补元。时珍。

【发明】〔时珍曰〕刀豆本草失载，惟近时小书载其暖而补元阳也。又有人病后呃逆不止，声闻邻家。或令取刀豆子烧存性，白汤调服二钱即止。此亦取其下气归元，而逆自止也。

黎豆《拾遗》

校正：自草部移入此。

【释名】 狸豆纲目虎豆。〔藏器曰〕豆子作狸首文，故名。〔时珍曰〕黎亦黑色也。此豆荚老则黑色，有毛露筋，如虎、狸指爪，其子亦有点，如虎、狸之斑，煮之汁黑，故有诸名。

【集解】〔藏器曰〕黎豆生江南，蔓如葛，子如皂荚子，作狸首文。人炒食之，别无功用。陶氏注蚺蛇胆云如黎豆者，即此也。尔雅云：诸虑一名虎涉。又注藨根云：苗如豆。尔雅：摄，虎櫐。郭璞注云：江东呼櫐为藤，似葛而粗大。缠蔓林树，荚有毛刺。一名豆搜，今虎豆也，千岁櫐是矣。〔时珍曰〕尔雅虎櫐，即狸豆也。古人谓藤为櫐，后人讹櫐为狸矣。尔雅山櫐、虎櫐，原是二种。陈氏合而为一，谓诸虑一名虎涉，又以为千岁櫐，并误矣。千岁櫐见草部。狸豆野生，山人亦有种之者。三月下种生蔓。其叶如豇豆叶，但文理偏斜。六七月开花成簇，紫色，状如扁豆花。一枝结荚十余，长三四寸，大如拇指，有白茸毛。老则黑而露筋，宛如干熊指爪之状。其子如刀豆子，淡紫色，有斑点如狸文。煮去黑汁，同猪、鸡肉再煮食，味乃佳。

【气味】 甘、微苦，温，有小毒。多食令人闷。

【主治】 温中，益气。时珍。

本草纲目谷部目录第二十五卷

谷之四造酿类二十九种

大豆豉别录　豆黄食疗　豆腐日用　陈廪米别录　饭拾遗　青精干石馈饭图经　粥拾遗　诸药粥附　麨拾遗　糕纲目　粽纲目　寒具纲目　蒸饼纲目　女曲拾遗　黄蒸拾遗　麹嘉祐　神曲药性　红曲丹溪补遗　蘖米别录　即麦芽　谷芽　饴糖别录　酱别录　榆仁酱食疗　芜荑酱食疗　醋别录　酒别录　诸药酒附　烧酒纲目　葡萄酒纲目　糟纲目　米秕食物　舂杵头细糠别录

上附方旧八十，新一百

本草纲目谷部第二十五卷

谷之四 ｜ 造酿类二十九种

大豆豉《别录》中品

【释名】〔时珍曰〕按刘熙释名云：豉,嗜也。调和五味,可甘嗜也。许慎说文谓豉为配盐幽菽者,乃咸豉也。

【集解】〔弘景曰〕豉出襄阳、钱塘者香美而浓,入药取中心者佳。〔藏器曰〕蒲州豉味咸,作法与诸豉不同,其味烈。陕州有豉汁,经十年不败,入药并不如今之豉心,为其无盐故也。〔诜曰〕陕府豉汁,甚胜常豉。其法以大豆为黄蒸,每一斗,加盐四升,椒四两,春三日、夏二日即成。半熟加生姜五两,既洁净且精也。〔时珍曰〕豉,诸大豆皆可为之,以黑豆者入药。有淡豉、咸豉,治病多用淡豉汁及咸者,当随方法。其豉心乃合豉时取其中心者,非剥皮取心也。此说见外台秘要。造淡豉法：用黑大豆二三斗,六月内淘净,水浸一宿沥干,蒸熟取出摊席上,候微温蒿覆。每三日一看,候黄衣上遍,不可太过。取晒簸净,以水拌干湿得所,以汁出指间为准。安瓮中,筑实,桑叶盖厚三寸,密封泥,于日中晒七日,取出,曝一时,又以水拌入瓮。如此七次,再蒸过,摊去火气,瓮收筑封即成矣。造咸豉法：用大豆一斗,水浸三日,淘蒸摊罨,候上黄取出簸净,水淘晒干。每四斤,入盐一斤,姜丝半斤,椒、橘、苏、茴、杏仁拌匀,入瓮。上面水浸过一寸,以叶盖封口,晒一月乃成也。造豉汁法：十月至正月,用好豉三斗,清麻油熬令烟断,以一升拌豉蒸过,摊冷晒干,拌再蒸,凡三遍。以白盐一斗捣和,以汤淋汁三四斗,入净釜。下椒、葱、橘丝同煎,三分减一,贮于不津器中,香美绝胜也。有麸豉、瓜豉、酱豉诸品皆可为之,但充食品,不入药用也。

淡豉

【气味】 苦,寒,无毒。〔思邈曰〕苦、甘,寒,涩。得醯良。〔杲曰〕阴中之阴也。

【主治】 伤寒头痛寒热,瘴气恶毒,烦躁满闷,虚劳喘吸,两脚疼冷。杀六畜胎子诸毒。别录。治时疾热病发汗。熬末,能止盗汗,除烦。生捣为丸服,治寒热风,胸中生疮。煮服,治血痢腹痛。研涂阴茎生疮。药性。治疟疾骨蒸,中毒药蛊气,犬咬。大明。下气调中,治伤寒温毒发癍呕逆。时珍。千金治温毒黑膏用之。

蒲州豉

【气味】 咸，寒，无毒。

【主治】 解烦热热毒，寒热虚劳，调中发汗，通关节，杀腥气，伤寒鼻塞。陕州豉汁：亦除烦热。藏器。

【发明】〔弘景曰〕豉，食中常用，春夏之气不和，蒸炒以酒渍服之至佳。依康伯法，先以醋、酒溲蒸曝燥，麻油和，再蒸曝之，凡三过，末椒、姜治和进食，大胜今时油豉也。患脚人，常将渍酒饮之，以滓傅脚，皆瘥。〔颂曰〕古今方书用豉治病最多，江南人善作豉，凡得时气，即先用葱豉汤服之取汗，往往便瘥也。〔时珍曰〕陶说康伯豉法，见博物志，云原出外国，中国谓之康伯，乃传此法之姓名耳。其豉调中下气最妙。黑豆性平，作豉则温。既经蒸罯，故能升能散。得葱则发汗，得盐则能吐，得酒则治风，得薤则治痢，得蒜则止血，炒熟则又能止汗，亦麻黄根节之义也。

【附方】 旧三十一，新一十八。**伤寒发汗**〔颂曰〕葛洪肘后方云：伤寒有数种，庸人卒不能分别者，今取一药兼疗之，凡初觉头痛身热，脉洪，一二日，便以葱豉汤治之。用葱白一虎口，豉一升，绵裹，水三升，煮一升，顿服。不汗更作，加葛根三两；再不汗，加麻黄三两。肘后又法：用葱汤煮米粥，入盐豉食之，取汗。又法：用豉一升，小男溺三升，煎一升，分服取汗。**伤寒不解**伤寒汗出不解，已三四日，胸中闷恶者。用豉一升，盐一合，水四升，煮一升半，分服取吐，此秘法也。梅师方。**辟除温疫**豉和白术浸酒，常服之。梅师。**伤寒懊忱**吐下后心中懊忱，大下后身热不去，心中痛者，并用栀子豉汤吐之。肥栀子十四枚，水二盏，煮一盏，入豉半两，同煮至七分，去滓服。得吐，止后服。伤寒论。**伤寒余毒**伤寒后毒气攻手足，及身体虚肿。用豉五合微炒，以酒一升半，同煎五七沸，任性饮之。简要济众。**伤寒目翳**烧豉二七枚，研末吹之。肘后。**伤寒暴痢**〔药性论曰〕以豉一升，薤白一握，水三升，煮薤熟，纳豉更煮，色黑去豉，分为二服。**血痢不止**用豉、大蒜等分，杵丸梧子大。每服三十丸，盐汤下。王氏博济。**血痢如刺**〔药性论曰〕以豉一升，水渍相淹，煎两沸，绞汁顿服。不瘥再作。**赤白重下**葛氏：用豆豉熬小焦，捣服一合，日三。或炒焦，以水浸汁服，亦验。外台：用豉心炒为末一升，分四服，酒下，入口即断也。**脏毒下血**乌犀散：用淡豉十文，大蒜二枚煨，同捣丸梧子大。煎香菜汤服二十丸，日二服，安乃止，永绝根本，无所忌。庐州彭大祥云：此药甚妙，但大蒜九蒸乃佳，仍以冷齑水送下。昔朱元成言其侄及陆子楫提刑皆服此，数十年之疾，更不复作也。究原方。**小便血条**淡豆豉一撮，煎汤空腹饮。或入酒服。危氏得效方。**疟疾寒热**煮豉汤饮数升，得大吐即愈。肘后方。**小儿寒热恶气中人**。以湿豉研丸鸡子大，以摩腮上及手足心六七遍，又摩心、脐上，旋旋咒了，破豉丸看有细毛，弃道中，即便瘥也。食医心镜。**盗汗不止**〔诜曰〕以豉一升微炒香，清酒三升渍三日，取汁冷暖任服。不瘥更作，三两剂即止。**齁喘痰积**凡天雨便发，坐卧不得，饮食不进，乃肺窍久积冷痰，遇阴气触动则发也。用此一服即愈，服至七八次，即出恶痰数升，药性亦随而出，即断根矣。用江西淡豆豉一两，蒸捣如泥，入砒霜末一钱，枯白矾三钱，丸绿豆大。每用冷茶、冷水送下七丸，甚者九丸，小儿五丸，即高枕仰卧。忌食热物等。皆效方。**风毒膝挛**骨节痛。用豉三五升，九蒸九暴，以酒一斗浸经宿，空心随性温饮。食医心镜。**手足不随**豉三升，水九升，煮三升，分三服。又法：豉一升微熬，囊贮渍三升酒中三宿。温服，常令微醉为佳。肘后。**头风疼痛**豉汤洗头，避风取瘥。孙真人方。**卒不得语**煮豉汁，加入美酒服之。肘后。**喉痹不语**煮豉汁一升服，覆取汗；仍着桂末于舌下，咽之。千金。**咽生息肉**盐豉和捣涂之。先刺破出血乃用，神效。圣济总录。**口舌生疮**胸膈疼痛者。用焦豉末，含一宿即瘥。圣惠方。**舌上血出**如针孔者。豉三升，水三升，煮沸。服一升，日三服。葛氏方。**堕胎血下烦满**。用豉一升，水三升，煮三沸，调鹿角末服方寸匕。子母秘录方。**妊娠动胎**豉汁服妙。华佗方也。同上。**妇人难产**乃儿枕破与败血裹其子也。以胜金散逐其败血，即顺矣。用盐豉一两，以旧青布裹了，烧赤乳细，入麝香一钱，为末，取秤锤烧红淬酒，调服一大盏。郭稽中方。**小儿胎毒**淡豉煎浓汁，与三五口，其毒自下。又能助脾气，消乳食。圣惠。**小儿呃乳**用咸豉七个去皮，腻粉一钱，同研，丸黍米大。每服三五丸，藿香汤下。全幼心鉴。**小儿丹毒**作疮出水。豉炒烟尽为末，油调傅之。姚和众方。**小儿头疮**以黄泥裹煨熟取研。以莼菜油调傅之。胜金。**发背痈肿**已溃未溃。用香豉三升，入少水捣成泥，照肿处大小作饼，厚三分。疮有孔，勿覆孔上。铺豉饼，以艾列于上灸之。但使温温，勿令破肉。如热痛，即急易之，患当减快，一日二次灸之。如先有孔，以汁出为妙。千金方。**一切恶疮**熬豉为末傅之，不过三四次。出杨氏产乳。**阴茎生疮**痛烂者。以豉一分，蚯蚓湿泥二分，水研和涂上，干即易之。禁热食、酒、蒜、芥菜。药性论。**蠼螋尿疮**杵豉傅之。良。千金。**虫刺螫人**豉心嚼敷，少顷见豉中有毛即瘥。不见再傅，昼夜勿绝，见毛为度。外台。**蹉跌破伤**筋骨。用豉三升，水三升，渍浓汁饮之，止心闷。千金。**殴伤瘀聚**腹中闷满。豉一升，水三升，煮三沸，分服。不瘥再作。千金。**解蜀椒毒**豉汁饮之。千金方。**中牛马毒**豉汁和人乳频服之，效。卫生易简。**小蛤蟆毒**小蛤蟆有毒，食之令小便秘涩，脐下闷痛，有至死者。以生豉一合，投新汲水半碗，浸浓汁，顿饮之，即愈。葫亭客话。**中酒成病**豉、葱白各半升，水二升，煮一升，顿服。千金方。**服药过剂**闷乱者。豉汁饮之。千金。**杂物眯目**不出。用豉三七枚，浸水洗目，视之即出。总录方。**刺在肉中**嚼豉涂之。千金方。**小儿病淋**方见蒸饼发明下。**肿从脚起**豉汁饮之，以滓傅之。肘后方。

豆黄《食疗》

校正：原附大豆下，今分出。

【释名】〔时珍曰〕造法：用黑豆一斗蒸熟，铺席上，以蒿覆之，如盦酱法，待上黄，取出晒干，捣末收用。

【气味】甘，温，无毒。〔诜曰〕忌猪肉。

【主治】湿痹膝痛，五脏不足气，胃气结积，壮气力，润肌肤，益颜色，填骨髓，补虚损，能食，肥健人。以炼猪脂和丸，每服百丸，神验秘方也。肥人勿服。诜。出延年秘录方。生嚼涂阴痒汗出。时珍。

【附方】新二。脾弱不食饵此当食。大豆黄二升，大麻子三升熬香，为末。每服一合，饮下，日四五服任意。千金方。打击青肿大豆黄为末，水和涂之。外台秘要。

豆腐《日用》

【集解】〔时珍曰〕豆腐之法，始于汉淮南王刘安。凡黑豆、黄豆及白豆、泥豆、豌豆、绿豆之类，皆可为之。造法：水浸磑碎，滤去滓，煎成，以盐卤汁或山矾叶或酸浆、醋淀就釜收之，又有入缸内，以石膏末收者。大抵得咸、苦、酸、辛之物，皆可收敛尔。其面上凝结者，揭取晾干，名豆腐皮，入馔甚佳也。

【气味】甘、咸，寒，有小毒。〔原曰〕性平。〔颂曰〕寒而动气。〔瑞曰〕发肾气、疮疥、头风，杏仁可解。〔时珍曰〕按延寿书云：有人好食豆腐中毒，医不能治。作腐家言：莱菔入汤中则腐不成。遂以莱菔汤下药而愈。大抵暑月恐有人汗，尤宜慎之。

【主治】宽中益气，和脾胃，消胀满，下大肠浊气。宁原。清热散血。时珍。

【附方】新四。休息久痢白豆腐，醋煎食之，即愈。普济方。赤眼肿痛有数种，皆肝热血凝也。用消风热药服之。夜用盐收豆腐片贴之，酸浆者勿用。证治要诀。杖疮青肿豆腐切片贴之，频易。一法：以烧酒煮贴之，色红即易，不红乃已。拔萃方。烧酒醉死心头热者。用热豆腐细切片，遍身贴之，贴冷即换之，苏省乃止。

陈廪米《别录》下品

【释名】陈仓米古名老米俗名火米。〔时珍曰〕有屋曰廪，无屋曰仓，皆官积也。方曰仓，圆曰囷，皆私积也。老亦陈也。火米有三：有火蒸治成者，有火烧治成者，又有畬田火米，与此不同。

【集解】〔弘景曰〕陈廪米即粳米久入仓陈赤者。以廪军人，故曰廪尔。方中多用之。人以作醋，胜于新粳米也。〔藏器曰〕廪米，吴人以粟为良，汉地以粳为善。亦犹吴绫郑缟，贵远贱近之意。确论其功，粟当居前。〔宗奭曰〕诸家注说不言是粳是粟，然二米陈者性皆冷，煎煮亦无膏腻，频食令人自利，与经说稍戾。〔时珍曰〕廪米北人多用粟，南人多作粳及籼，并水浸蒸晒为之，亦有火烧过治成者。入仓陈久，皆气过色变，故古人谓之红粟红腐，陈陈相因也。

【气味】 咸、酸，温，无毒。〔藏器曰〕廪米热食即热，冷食即冷，假以火气也，体自温平。同马肉飡，发痼疾。〔时珍曰〕廪米年久，其性多凉，但炒食则温尔，岂有热食即热者乎。

【主治】 下气，除烦渴，调胃止泄。别录。补五脏，涩肠胃。日华。暖脾，去惫气，宜作汤食。士良。炊饭食，止痢，补中益气，坚筋骨，通血脉，起阳道。以饭和酢捣封毒肿恶疮，立瘥。北人以饭置瓮中，水浸令酸，食之，暖五脏六腑之气。研米服，去卒心痛。孟诜。宽中消食。多食易饥。宁原。调肠胃，利小便，止渴除热。时珍。

【发明】〔时珍曰〕陈仓米煮汁不浑，初时气味俱尽，故冲淡可以养胃。古人多以煮汁煎药，亦取其调肠胃、利小便、去湿热之功也。千金方治洞注下利，炒此米研末饮服者，亦取此义。日华子谓其涩肠胃，寇氏谓其冷利，皆非中论。

【附方】 新五。霍乱大渴能杀人。以黄仓米三升，水一斗，煮汁澄清饮，良。永类钤方。反胃膈气不下食者。太仓散：用仓米或白米，日西时以水微拌湿，自想日气如在米中。次日晒干，袋盛挂风处。每以一撮，水煎，和汁饮之，即时便下。又方：陈仓米饮饭焙研。每五两入沉香末半两，和匀。每米饮服二三钱。普济方。诸般积聚太仓丸：治脾胃饥饱不时生病，及诸般积聚，百物所伤。陈仓米四两，以巴豆二十一粒去皮同炒，至米香豆黑，勿令米焦，择去豆不用，入去白橘皮四两，为末，糊丸梧子大。每姜汤服五丸，日二服。百一选方。暑月吐泻陈仓米二升，麦芽四两，黄连四两切，同蒸熟焙研为末，水丸梧子大。每服百丸，白汤送下。

饭《拾遗》

【释名】

【集解】〔时珍曰〕饭食，诸谷皆可为之，各随米性，详见本条。然有入药诸饭，不可类从者，应当别出。大抵皆取粳、籼、粟米者尔。

新炊饭

【主治】 人尿床，以热饭一盏，倾尿床处，拌与食之，勿令病者知。又乘热傅肿毒，良。时珍。

寒食饭馈饭也。

【主治】 灭瘢痕及杂疮，研末傅之。藏器。烧灰酒服，治食本米饮成积，黄瘦腹痛者，甚效。孙思邈。伤寒食复，用此饭烧研，米饮服二三钱，效。时珍。

祀灶饭

【主治】 卒噎，取一粒食之，即下。烧研，搭鼻中疮。时珍。

盆边零饭

【主治】 鼻中生疮，烧研傅之。时珍。

齿中残饭

【主治】 蝎咬毒痛，傅之即止。时珍。

飧饭飧音孙，即水饭也。

【主治】 热食，解渴除烦。时珍。

荷叶烧饭

【主治】 厚脾胃，通三焦，资助生发之气。时珍。

【发明】〔李杲曰〕易水张洁古枳术丸，用荷叶裹烧饭为丸。盖荷之为物，色青中空，象乎震卦风木。在人为足少阳胆同手少阳三焦，为生化万物之根蒂。用此物以成其化，胃气何由不上升乎。更以烧饭和药，与白术协力，滋养谷气，令胃厚不致再伤，其利广矣大矣。〔时珍曰〕按韩悉医通云：东南人不识北方炊饭无甑，类呼为烧，如烧菜之意，遂讹以荷叶包饭入灰火烧煨，虽丹溪亦未之辩。但以新荷叶煮汤，入粳米造饭，气味亦全也。凡粳米造饭，用荷叶汤者宽中，芥叶汤者豁痰，紫苏汤者行气解肌，薄荷汤者去热，淡竹叶汤者辟暑，皆可类推也。

青精干石𩚫饭 宋《图经》

【释名】 乌饭。〔颂曰〕按陶隐居登真隐诀载：太极真人青精乾石𩚫饭法。𩚫音信。𩚫之为言飧也，谓以酒、蜜、药草辈溲而曝而之也。亦作碨。凡内外诸书并无此字，惟施于此饭之名耳。陈藏器本草名乌饭。

【集解】〔颂曰〕登真隐诀载南烛草木名状，注见木部本条下。其作饭法：以生白粳米一斛五斗舂治，渐取一斛二斗。用南烛木叶五斤，燥者三斤亦可，杂茎皮煮取汁，极令清冷，以溲米，米释炊之。从四月至八月末，用新生叶，色皆深；九月至三月，用宿叶，色皆浅，可随时进退其斤两。又采软枝茎皮，于石臼中捣碎。假令四五月中作，可用十许斤熟舂，以斛二斗汤浸染得一斛也。比来只以水渍一二宿，不必用汤。漉而炊之，初米正作绿色，蒸过便如绀色。若色不好，亦可淘去，更以新汁渍之，洒濩皆用此汁，惟令饭作正青色乃止。高格曝干，当三蒸曝，每一蒸辄以叶汁溲令浥浥。每日可服二升，勿复血食。填胃补髓，消灭三虫。上元宝经云：子服草木之王，气与神通；子食青烛之津，命不复殒。此之谓也。今茅山道士亦作此饭，或以寄远。重蒸过食之，甚香甘也。〔藏器曰〕乌饭法：取南烛茎叶捣碎，渍汁浸粳米，九浸九蒸九曝，米粒紧小，黑如瑿珠，袋盛，可以适远方也。〔时珍曰〕此饭乃仙家服食之法，而今之释家多于四月八日造之，以供佛耳。造者又入柿叶、白杨叶数十枝以助色，或又加生铁一块者，止知取其上色，不知乃服食家所忌也。

【气味】 甘，平，无毒。

【主治】 日进一合，不饥，益颜色，坚筋骨，能行。藏器。益肠胃，补髓，灭三虫，久服变白却老。苏颂。出太极真人法。

粥《拾遗》

【释名】 糜。〔时珍曰〕粥字象米在釜中相属之形。释名云：煮米为糜，使糜烂也。粥浊于糜，育育然也。厚曰饘，薄曰酏。

小麦粥
【主治】 止消渴烦热。时珍。
寒食粥用杏仁和诸花作之。
【主治】 咳嗽，下血气，调中。藏器。
糯米　秫米　黍米粥
【气味】 甘，温，无毒。
【主治】 益气，治脾胃虚寒，泄痢吐逆，小儿痘疮白色。时珍。
粳米　籼米　粟米　粱米粥
【气味】 甘，温、平，无毒。
【主治】 利小便，止烦渴，养脾胃。时珍。
【发明】〔时珍曰〕按罗天益宝鉴云：粳、粟米粥，气薄味淡，阳中之阴也。所以淡渗下行，能利小便。韩𢚩医通云：一人病淋，素不服药。予令专啖粟米粥，绝去他味。旬余减，月余痊。此五谷治病之理也。又张耒粥记云：每晨起，食粥一大碗。空腹胃虚，谷气便作，所补不细。又极柔腻，与肠胃相得，最为饮食之妙诀。齐和尚说：山中僧，每将旦一粥，甚系利害。如不食，则终日觉脏腑燥涸。盖粥能畅胃气，生津液也。大抵养生求安乐，亦无深远难知之事，不过寝食之间尔。故作此劝人每日食粥,勿大笑也。又苏轼帖云:夜饥甚。吴子野劝食白粥,云能推陈致新,利膈益胃。粥既快美,粥后一觉,妙不可言也。此皆著粥之有益如此。诸谷作粥,详见本条。古方有用药物、粳、粟、粱米作粥,治病甚多。今略取其可常食者,集于下方,以备参考云。

赤小豆粥　利小便,消水肿脚气,辟邪疠。

绿豆粥　解热毒,止烦渴。

御米粥　治反胃,利大肠。

薏苡仁粥　除湿热,利肠胃。

莲子粉粥　健脾胃,止泄痢。

芡实粉粥　固精气,明耳目。

菱实粉粥　益肠胃,解内热。

栗子粥　补肾气,益腰脚。

薯蓣粥　补肾精,固肠胃。

芋粥　宽肠胃,令人不饥。

百合粉粥　润肺调中。

萝卜粥　消食利膈。

胡萝卜粥　宽中下气。

马齿苋粥　治痹消肿。

油菜粥　调中下气。

菾莙菜粥　健胃益脾。

菠薐菜粥　和中润燥。

荠菜粥　明目利肝。

芹菜粥　去伏热,利大小肠。

芥菜粥　豁痰辟恶。

葵菜粥　润燥宽肠。

韭菜粥　温中暖下。

葱豉粥　发汗解肌。

茯苓粉粥　清上实下。

松子仁粥　润心肺,调大肠。

酸枣仁粥　治烦热,益胆气。

枸杞子粥　补精血,益肾气。

薤白粥　治老人冷利。

生姜粥　温中辟恶。

花椒粥　辟瘴御寒。

茴香粥　和胃治疝。

胡椒粥　茱萸粥　辣米粥　并治心腹疼痛。

麻子粥　胡麻粥　郁李仁粥　并润肠治痹。

苏子粥　下气利膈。

竹叶汤粥　止渴清心。

猪肾粥　羊肾粥　鹿肾粥　并补肾虚诸疾。

羊肝粥　鸡肝粥　并补肝虚,明目。

羊汁粥　鸡汁粥　并治劳损。

鸭汁粥　鲤鱼汁粥　并消水肿。

牛乳粥　补虚赢。

酥蜜粥　养心肺。

鹿角胶入粥食,助元阳,治诸虚。

炒面入粥食,止白痢。

烧盐入粥食,止血痢。

麨尺沼切《拾遗》

校正:原附粟下,今分出。

【释名】糗去九切。〔时珍曰〕麨以炒成,其臭香。故糗从臭,麨从炒省也。刘熙释名云:糗,齲也。饭而磨之,使齲碎也。

【集解】〔恭曰〕麨蒸米、麦熬过,磨作之。〔藏器曰〕河东人以麦为之,北人以粟为之,东人以粳米为之,炒干饭磨成也。粗者为干糗粮。

米麦麨

【气味】甘、苦,微寒,无毒。〔藏器曰〕酸,寒。

【主治】寒中,除热渴,消石气。苏颂。和水服,解烦热,止泄,实大肠。藏器。炒米汤:止烦渴。时珍。

糕《纲目》

【释名】粢。〔时珍曰〕糕以黍、糯合粳米粉蒸成,状如凝膏也。单糯粉作者曰粢。米粉合豆末、糖、蜜蒸成者曰饵。释名云:粢,慈软也。饵,而也,相粘而也。扬雄方言云:饵谓之糕,或谓之粢,或谓之拎,音令,或谓之馀,音浥。然亦微有分别，不可不知之也。

【气味】　甘，温，无毒。〔时珍曰〕粳米糕易消导。粢糕最难克化，损脾成积，小儿尤宜禁之。

【主治】　粳糕：养胃厚肠，益气和中。粢糕：益气暖中，缩小便，坚大便，效。时珍。

【发明】〔时珍曰〕晚粳米糕，可代蒸饼，丸脾胃药，取其易化也。糯米粢，可代糯糊，丸丹药，取其相粘也。九日登高米糕，亦可入药。按圣惠方治山瘴疟有糕角饮：九月九日取米糕角阴干半两，寒食饭二百粒，豉一百粒，独蒜一枚，恒山一两，以水二盏，浸一夜，五更煎至一盏，顿服，当下利为度。

【附方】　新一。老人泄泻干糕一两，姜汤泡化，代饭。简便方。

粽《纲目》

【释名】　角黍。〔时珍曰〕糉俗作粽。古人以菰芦叶裹黍米煮成，尖角，如棕榈叶心之形，故曰糉，曰角黍。近世多用糯米矣。今俗五月五日以为节物相馈送。或言为祭屈原，作此投江，以饲蛟龙也。

【气味】　甘，温，无毒。

【主治】　五月五日取粽尖，和截疟药，良。时珍。

寒具《纲目》

【释名】　捻头钱乙环饼要术馓。〔时珍曰〕寒具冬春可留数月，及寒食禁烟用之，故名寒具。捻头，捻其头也。环饼，象环钏形也。馓，易消散也。服虔通俗文谓之餲，张揖广雅谓之粁粧，楚辞谓之粔籹，杂字解诂谓之膏环。

【集解】〔时珍曰〕钱乙方中有捻头散，葛洪肘后有捻头汤，医书不载。按郑玄注周礼云：寒具，米食也。贾思勰要术云：环饼一名寒具，以水搜，入牛羊脂和作之，入口即碎。林洪清供云：寒具，捻头也。以糯粉和面，麻油煎成。以糖食之，可留月余，宜禁烟用。观此，则寒具即今馓子也。以糯粉和面，入少盐，牵索纽捻成环钏之形，油煎食之。刘禹锡寒具诗云：纤手搓成玉数寻，碧油煎出嫩黄深。夜来春睡无轻重，压扁佳人缠臂金。

【气味】　甘、咸，温，无毒。

【主治】　利大小便，润肠，温中益气。时珍。

【附方】　新二。钱氏捻头散治小儿小便不通。用延胡索、苦楝子等分，为末。每服半钱或一钱,以捻头汤食前调下。如无捻头,滴油数点代之。钱氏小儿方。**血痢不止**地榆晒研为末。每服二钱,掺在羊血上,炙热食之,以捻头煎汤送下。或以地榆煮汁,熬如饴状,一服三合,捻头汤化下。

蒸饼《纲目》

【释名】〔时珍曰〕按刘熙释名云:饼者,并也,溲面使合并也。有蒸饼、汤饼、胡饼、索饼、酥饼之属,皆随形命名也。

【集解】〔时珍曰〕小麦面修治食品甚多,惟蒸饼其来最古,是酵糟发成单面所造,丸药所须,且能治疾,而本草不载,亦一缺也。惟腊月及寒食日蒸之,至皮裂,去皮悬之风干。临时以水浸胀,擂烂滤过,和脾胃及三焦药,甚易消化。且面已过性,不助湿热。其以果菜、油腻诸物为馅者,不堪入药。

【气味】**甘,平,无毒。**

【主治】**消食,养脾胃,温中化滞,益气和血,止汗,利三焦,通水道。**时珍。

【发明】〔时珍曰〕按爱竹谈薮云:宋宁宗为郡王时,病淋,日夜凡三百起。国医罔措,或举孙琳治之。琳用蒸饼、大蒜、淡豆豉三物捣丸,令以温水下三十丸。曰:今日进三服,病当减三之一,明日亦然,三日病除。已而果然。赐以千缗。或问其说。琳曰:小儿何缘有淋,只是水道不利,三物皆能通利故尔。若琳者,其可与语医矣。

【附方】新六。**积年下血**寒食蒸饼、乌龙尾各一两,皂角七挺去皮酥炙,为末,蜜丸。米饮每服二十丸。圣惠方。**下痢赤白**治营卫气虚,风邪袭入肠胃之间,便痢赤白,脐腹疞痛,里急后重,烦渴胀满,不进饮食。用干蒸饼蜜拌炒二两,御米壳蜜炒四两,为末,炼蜜丸芡子大。每服一丸,水一盏,煎化热服。传信适用妙方。**崩中下血**陈年蒸饼,烧存性,米饮服二钱。**盗汗自汗**每夜卧时,带饥吃蒸饼一枚,不过数日即止。医林集要。**一切折伤**寒食蒸饼为末。每服二钱,酒下,甚验。肘后方。**汤火伤灼**馒头饼烧存性,研末,油调涂傅之。肘后方。

女曲《拾遗》

校正:原附小麦下,今分出。

【释名】**麰子**音桓**黄子**。〔时珍曰〕此乃女人以完麦罨成黄子,故有诸名。

【集解】〔恭曰〕女曲,完小麦为饭,和成罨之,待上黄衣,取晒。

【气味】**甘,温,无毒。**

【主治】 消食下气,止泄痢,下胎,破冷血。苏颂。

黄蒸《拾遗》

校正:原附小麦下,今分出。

【释名】 **黄衣**苏恭**麦黄**。〔时珍曰〕此乃以米、麦粉和罨,待其熏蒸成黄,故有诸名。

【集解】〔恭曰〕黄蒸,磨小麦粉拌水和成饼,麻叶裹,待上黄衣,取晒。〔藏器曰〕黄蒸与麨子不殊。北人以小麦,南人以粳米,六七月作之,生绿尘者佳。〔时珍曰〕女曲蒸麦饭罨成,黄蒸磨米、麦粉罨成,稍有不同也。

【气味】

【主治】 **并同女曲**。苏恭。**温补,能消诸生物**。藏器。**温中下气,消食除烦**。日华。**治食黄、黄汗**。时珍。

【附方】 新一。**阴黄疸疾**或黄汗染衣,涕唾皆黄。用好黄蒸二升,每夜以水二升,浸微暖,于铜器中,平旦绞汁半升,极效。必效方。

麹宋《嘉祐》

【释名】 **酒母**。〔时珍曰〕麹以米、麦包罨而成,故字从麦、从米、从包省文,会意也。酒非麹不生,故曰酒母。书云:若作酒醴,尔惟麹蘗。是矣。刘熙释名云:麹,朽也,郁使生衣败朽也。

【集解】〔藏器曰〕麹,六月作者良。入药须陈久者,炒香用。〔时珍曰〕麹有麦、面、米造者不一,皆酒醋所须,俱能消导,功不甚远。造大小麦麹法:用大麦米或小麦连皮,井水淘净,晒干。六月六日磨碎,以淘麦水和作块,楮叶包扎,悬风处,七十日可用矣。造面麹法:三伏时,用白面五斤,绿豆五升,以蓼汁煮烂。辣蓼末五两,杏仁泥十两,和踏成饼,楮叶裹悬风处,候生黄收之。造白麹法:用面五斤,糯米粉一斗,水拌微湿,筛过踏饼,楮叶包挂风处,五十日成矣。又米麹法:用糯米粉一斗,自然蓼汁和作圆丸,楮叶包挂风处,七七日晒收。此数十麹皆可入药。其各地有入诸药草及毒药者,皆有毒,惟可造酒,不可入药也。

小麦麹

【气味】 **甘,温,无毒**〔震亨曰〕麸皮麹:凉,入大肠经。

【主治】 **消谷止痢**。别录。**平胃气,消食痔,治小儿食痫**。苏恭。**调中下气,开胃,疗脏腑中风寒**。藏器。**主霍乱、心膈气、痰逆、除烦、破癥结**。孟诜。

补虚,去冷气,除肠胃中塞,不下食,令人有颜色。吴瑞。落胎,并下鬼胎。日华。止河鱼之疾。梁简帝劝医文。

大麦麹

【气味】 同前。

【主治】 消食和中,下生胎,破血。取五升,以水一斗煮三沸,分五服,其子如糜,令母肥盛。时珍。

面麹　米麹

【气味】 同前。

【主治】 消食积、酒积、糯米积,研末酒服立愈。余功同小麦麹。时珍。出千金。

【附方】 旧五,新四。**米谷食积**炒麹末,白汤调服二钱,日三服。**三焦滞气**陈麹炒、莱菔子炒等分。每用三钱,水煎,入麝香少许服。普济。**小腹坚大**如盘,胸满,食不能消化。用麹末,汤服方寸匕,日三。千金。**水痢百起**六月六日麹炒黄、马蔺子等分,为末,米饮服方寸匕。无马蔺子,用牛骨灰代之。普济方。**赤白痢下**水谷不消。以麹熬粟米粥,服方寸匕,日四五服。肘后方。**酒毒便血**麹一块,湿纸包煨,为末。空心米饮服二钱,神效。**伤寒食复**麹一饼,煮汁饮之,良。类要方。**胎动不安**或上抢心,下血者。生麹饼研末,水和绞汁,服三升。肘后。**狐刺尿疮**麹末和独头蒜,杵如麦粒,纳疮孔中,虫出愈。古今录验。

神曲《药性论》

【释名、集解】〔时珍曰〕昔人用曲,多是造酒之曲。后医乃造神曲,专以供药,力更胜之。盖取诸神聚会之日造之,故得神名。贾思勰齐民要术虽有造神曲古法,繁琐不便。近时造法,更简易也。叶氏水云录云:五月五日,或六月六日,或三伏日,用白面百斤,青蒿自然汁三升,赤小豆末、杏仁泥各三升,苍耳自然汁、野蓼自然汁各三升,以配白虎、青龙、朱雀、玄武、勾陈、腾蛇六神,用汁和面、豆、杏仁作饼,麻叶或楮叶包罯,如造酱黄法,待生黄衣,晒收之。

【气味】 甘、辛,温,无毒。〔元素曰〕阳中之阳也,入足阳明经。凡用须火炒黄,以助土气。陈久者良。

【主治】 化水谷宿食,癥结积滞,健脾暖胃。药性养胃气,治赤白痢。元素。消食下气,除痰逆霍乱,泄痢胀满诸疾,其功与曲同。闪挫腰痛者,煅过淬酒温服有效。妇人产后欲回乳者,炒研,酒服二钱,日二即止,甚验。时珍。

【发明】〔时珍曰〕按倪维德启微集云：神曲治目病，生用能发其生气，熟用能敛其暴气也。

【附方】旧一，新六。**胃虚不克**神曲半斤，麦芽五升，杏仁一升，各炒为末，炼蜜丸弹子大。每食后嚼化一丸。普济方。**壮脾进食**疗痞满暑泄。曲术丸：用神曲炒，苍术泔制炒，等分为末，糊丸梧子大。每米饮服五十丸。冷者加干姜或吴茱萸。肘后百一方。**健胃思食**消食丸：治脾胃俱虚，不能消化水谷，胸膈痞闷，腹胁膨胀，连年累月，食减嗜卧，口苦无味。神曲六两，麦蘗炒三两，干姜炮四两，乌梅肉焙四两，为末，蜜丸梧子大。每米饮服五十丸，日三服。和剂局方。**虚寒反胃**方同上。**暴泄不止**神曲炒二两，茱萸汤泡炒半两，为末，醋糊丸梧子大，每服五十丸，米饮下。百一选方。**产后运绝**神曲炒为末，水服方寸匕。千金方。**食积心痛**陈神曲一块烧红，淬酒二大碗服之。摘玄方。

红曲 丹溪《补遗》

【集解】〔时珍曰〕红曲本草不载，法出近世，亦奇术也。其法：白粳米一石五斗，水淘浸一宿，作饭。分作十五处，入曲母三斤，搓揉令匀，并作一处，以帛密覆。热即去帛摊开，觉温急堆起，又密覆。次日日中又作三堆，过一时分作五堆，再一时合作一堆，又过一时分作十五堆，稍温又作一堆，如此数次。第三日，用大桶盛新汲水，以竹箩盛曲作五六分，蘸湿完又作一堆，如前法作一次。第四日，如前又蘸。若曲半沉半浮，再依前法作一次，又蘸。若尽浮则成矣，取出日干收之。其米过心者谓之生黄，入酒及鲊醢中，鲜红可爱。未过心者不甚佳。入药以陈久者良。

【气味】甘，温，无毒。〔瑞曰〕酿酒则辛热，有小毒，发肠风痔瘘、脚气、哮喘痰嗽诸疾。

【主治】**消食活血，健脾燥胃，治赤白痢下水谷。**震亨。**酿酒，破血行药势，杀山岚瘴气，治打扑伤损。**吴瑞。**治女人血气痛，及产后恶血不尽，擂酒饮之，良。**时珍。

【发明】〔时珍曰〕人之水谷入于胃，受中焦湿热熏蒸，游溢精气，日化为红，散布脏腑经络，是为营血，此造化自然之微妙也。造红曲者，以白米饭受湿热郁蒸变而为红，即成真色，久亦不渝，此乃人窥造化之巧者也。故红曲有治脾胃营血之功，得同气相求之理。

【附方】新四。**湿热泄痢**丹溪青六丸：用六一散，加炒红曲五钱，为末，蒸饼和丸梧子大。每服五七十丸，白汤下，日三服。丹溪心法。**小儿吐逆**频并，不进乳食，手足心热。用红曲年久者三钱半，白术麸炒一钱半，甘草炙一钱，为末。每服半钱，煎枣子、米汤下。经验。**小儿头疮**因伤湿入水成毒，浓汁不止。用红曲嚼罨之，甚效。百一选方。**心腹作痛**赤曲、香附、乳香等分为末，酒服。摘玄方。

蘖米《别录》中品

【释名】〔弘景曰〕此是以米作蘖，非别米名也。〔恭曰〕蘖犹孽也，生不以理之名也。皆当以可生之物生之，取其蘖中之米入药。按食经用稻蘖，稻即秔谷之总名。陶谓以米作蘖，非矣。米岂能更生乎。

【集解】〔宗奭曰〕蘖米，粟蘖也。〔时珍曰〕别录止云蘖米，不云粟作也。苏恭言凡谷皆可生者，是矣。有粟、黍、谷、麦、豆诸蘖，皆水浸胀，候生芽曝干去须，取其中米，炒研面用。其功皆主消导。今并集于左方。日华子谓蘖米为作醋黄子者，亦误矣。

粟蘖一名粟芽

【气味】 苦，温，无毒。〔宗奭曰〕今谷神散中用之，性温于麦蘖。

【主治】 寒中，下气，除热。别录。**除烦，消宿食，开胃**。日华。**为末和脂傅面，令皮肤悦泽**。陶弘景。

稻蘖一名谷芽

【气味】 甘，温，无毒。

【主治】 **快脾开胃，下气和中，消食化积**。时珍。

【附方】 新一。**启脾进食**谷神丸：用谷蘖四两为禾，入姜汁，盐少许，和作饼，焙干，入炙甘草、砂仁、白术麸炒各一两，为末。白汤点服之，或丸服。澹寮方。

矿麦蘖一名麦芽

【气味】 咸，温，无毒。

【主治】 **消食和中**。别录。**破冷气，去心腹胀满**。药性。**开胃，止霍乱，除烦闷，消痰饮，破癥结，能催生落胎**。日华。**补脾胃虚，宽肠下气，腹鸣者用之**。元素。**消化一切米、面、诸果食积**。时珍。

【发明】〔好古曰〕麦芽、神曲二药，胃气虚人宜服之，以代戊己腐熟水谷。豆蔻、缩砂、乌梅、木瓜、芍药、五味子为之使。〔时珍曰〕麦蘖、谷芽、粟蘖，皆能消导米、面、诸果食积。观造饧者用之，可以类推矣。但有积者能消化，无积而久服，则消人元气也，不可不知。若久服者，须同白术诸药兼用，则无害也矣。

【附方】旧三，新五。**快膈进食**麦蘖四两，神曲二两，白术、橘皮各一两，为末，蒸饼丸梧子大。每人参汤下三五十丸，效。**谷劳嗜卧**饱食便卧，得谷劳病，令人四肢烦重，嘿嘿欲卧，食毕辄甚。用大麦蘖一升，椒一两，并炒，干姜三两，捣末。每服方寸匕，白汤下，日三。肘后。**腹中虚冷**食辄不消，羸瘦弱乏，因生百疾。大麦蘖五升，小麦面半斤，豉五合，杏仁二升，皆熬黄香，捣筛糊丸弹子大。每服一丸，白汤下。肘后方。**产后腹胀**不通，转气急，坐卧不安。以麦蘖一合，为末。和酒服，良久通转，神验。此乃供奉辅太初传与崔郎中方也。李绛兵部手集方。**产后青肿**乃血水积也。干漆、大麦蘖等分，为末。新瓦中铺漆一层，蘖一层，重重令满，盐泥固济，煅赤研末。热酒调服二钱。产后诸疾并宜。妇人经验方。**产后秘塞**五七日不通。不宜妄服药丸。宜用大麦芽炒黄为末，每服三钱，沸汤调下，与粥间服。妇人良方。**妊娠去胎**外台：治妊娠欲去胎。麦蘖一升，蜜一升，服之即下。小品用大麦芽一升，水三升，煮二升，分三服，神效。**产后回乳**产妇无子食乳，乳不消，令人发热恶寒。用大麦蘖二两，炒为末。每服五钱，白汤下，甚良。丹溪纂要方。

饴糖 《别录》上品

【释名】饧音徐盈切。〔时珍曰〕按刘熙释名云：糖之清者曰饴，形怡怡然也。稠者曰饧，强硬如锡也。如饧而浊者曰铺，方言谓之怅餭，音长皇。楚辞云：粗粢蜜饵用怅餭是也。〔嘉谟曰〕因色紫类琥珀，方中谓之胶饴，干枯者名饧。

【集解】〔弘景曰〕方家用饴，乃云胶饴，是湿糖如厚蜜者。其宁结及牵白者饧糖，不入药用。〔韩保升曰〕饴，即软糖也。北人谓之饧，糯米、粳米、秫粟米、蜀秫米、大麻子、枳椇子、黄精、白术并堪熬造。惟以糯米作者入药，粟米者次之，余但可食耳。〔时珍曰〕饴饧用麦蘖或谷芽同诸米熬煎而成，古人寒食多食饧，故医方亦收用之。

【气味】甘，大温，无毒。入太阴经。〔宗奭曰〕多食动脾气。〔震亨曰〕饴糖属土而成于火，大发湿中之热。寇氏谓其动脾风，言末而遗本矣。〔时珍曰〕凡中满吐逆、秘结牙疳、赤目疳病者，切宜忌之，生痰动火最甚。甘属土，肾病毋多食甘，甘伤肾，骨痛而齿落，皆指此类也。

【主治】补虚乏，止渴去血。别录。补虚冷，益气力，止肠鸣咽痛，治唾血，消痰润肺止嗽。思邈。健脾胃，补中，治吐血。打损瘀血者，熬焦酒服，能下恶血。又伤寒大毒嗽，于蔓菁、薤汁中煮一沸，顿服之，良。孟诜。脾弱不思食人少用，能和胃气。亦用和药。寇宗奭。解附子、草乌头毒。时珍。

【发明】〔弘景曰〕古方建中汤多用之。糖与酒皆用米蘖，而糖居上品，酒居中品。是糖以和润为优，酒以醺乱为劣也。〔成无己曰〕脾欲缓，急食甘以缓之。胶饴之甘以缓中也。〔好古曰〕饴乃脾经气分药也。甘能补脾之不足。〔时珍曰〕集异记云：邢曹进，河朔健将也。为飞矢中目，拔矢而镞留于中，钳之不动，痛困俟死。忽梦胡僧令以米汁注之必愈。广询于人，无悟者。一日一僧丐食，肖所梦者。叩之。僧云：但以寒食饧点之。如法用之，清凉，顿减酸楚。至夜疮痒，用力一钳而出。旬日而瘥。

【附方】旧二，新九。**老人烦渴**寒食大麦一升，水七升，煎五升，入赤饧二合，渴即饮之。奉亲书。**蛟龙癥病**凡人正二月食芹菜，误食蛟龙精者，为蛟龙病，发则似痫，面色青黄。每服寒食饧五合，日三服。吐出蛟龙，有两头可验。吐蛔者勿用。金匮要略。**鱼脐疔疮**寒食饧涂之，良。干者烧灰。千金方。**瘰疬毒疮**腊月饴糖，昼夜涂之，数日则愈。千金方。**误吞稻芒**白饧频食。简便方。**鱼骨鲠咽**不能出。用饴糖丸鸡子黄大吞之。不下再吞。肘后。**误吞钱钗**及竹木。取饴糖一斤，渐渐食尽，便出。外台。**箭镞不出**见发明。**服药过剂**闷乱者。饴糖食之。千金。**草乌头毒**及天雄、附子毒。并食饴糖即解。总录。**手足病疮**炒腊月糖，薄之。千金方。**火烧成疮**白糖烧灰，粉之即燥，易瘥。小品方。

酱《别录》下品

【释名】〔时珍曰〕按刘熙释名云：酱者，将也。能制食物之毒，如将之平暴恶也。

【集解】〔时珍曰〕面酱有大麦、小麦、甜酱、麸酱之属，豆酱有大豆、小豆、豌豆及豆油之属。豆油法：用大豆三斗，水煮糜，以面二十四斤，拌罨成黄。每十斤，入盐八斤，井水四十斤，搅晒成油收取之。大豆酱法：用豆炒磨成粉，一斗入面三斗和匀，切片罨黄，晒之。每十斤入盐五斤，井水淹过，晒成收之。小豆酱法：用豆磨净，和面罨黄，次年再磨。每十斤入盐五斤，以腊水淹过，晒成收之。豌豆酱法：用豆水浸，蒸软晒干去皮。每一斗入小麦一斗，磨面和切，蒸过盦黄，晒干。每十斤入盐五斤，水二十斤，晒成收之。麸酱法：用小麦麸蒸熟罨黄，晒干磨碎。每十斤入盐三斤，熟汤二十斤，晒成收之。甜面酱：用小麦面和剂，切片蒸熟，盦黄晒簸。每十斤入盐三斤，熟水二十斤，晒成收之。小麦面酱：用生面水和，布包踏饼，罨黄晒松。每十斤入盐五斤，水二十斤，晒成收之。大麦酱用黑豆一斗炒熟，水浸半日，同煮烂，以大麦面二十斤拌匀，筛下面，用煮豆汁和剂,切片蒸熟,罨黄晒捣。每一斗入盐二斤,井水八斤,晒成黑甜而汁清。又有麻滓酱:用麻枯饼捣蒸,以面和匀罨黄如常,用盐水晒成,色味甘美也。

【气味】 咸,冷利,无毒。〔时珍曰〕面酱:咸。豆酱、甜酱、豆油、大麦酱、麸酱:皆咸、甘。〔诜曰〕多食发小儿无辜,生痰动气。妊娠合雀肉食之,令儿面黑。〔颂曰〕麦酱和鲤鱼食,生口疮。

【主治】 除热,止烦满,杀百药及热汤火毒。别录。杀一切鱼、肉、菜蔬、蕈毒,并治蛇、虫、蜂、虿等毒。日华。酱汁灌入下部,治大便不通。灌耳中,治飞蛾、虫、蚁入耳。涂猘犬咬及汤、火伤灼未成疮者,有效。又中砒毒,调水服即解。出时珍方。

【发明】 〔弘景曰〕酱多以豆作,纯麦者少。入药当以豆酱,陈久者弥好也。又有鱼酱、肉酱,皆呼为醢,不入药用。〔诜曰〕小麦酱杀药力,不如豆酱。又有獐、鹿、兔、雉及鳢鱼酱,皆不可久食也。〔宗奭曰〕圣人不得酱不食,意欲五味和,五脏悦而受之,此亦安乐之一端也。〔时珍曰〕不得酱不食,亦兼取其杀饮食百药之毒也。

【附方】 旧六。**手指掣痛**酱清和蜜,温热浸之,愈乃止。千金方。**疬疡风驳**酱清和石硫黄细末,日日揩之。外台秘要。**妊娠下血**豆酱二升,去汁取豆,炒研。酒服方寸匕,日三。古今录验。**妊娠尿血**豆酱一大盏熬干,生地黄二两,为末。每服一钱,米饮下。普济方。**浸淫疮癣**酱瓣和人尿,涂之。千金翼。**解轻粉毒**服轻粉口破者。以三年陈酱化水,频漱之。濒湖集简方。

榆仁酱《食疗》

校正:原附酱下,今分出。

【集解】〔时珍曰〕造法:取榆仁水浸一伏时,袋盛,揉洗去涎,以蓼汁拌晒,如此七次,同发过面曲,如造酱法下盐晒之。每一升,曲四斤,盐一斤,水五斤。崔寔月令谓之酱𪔂,是也。音牟偷。

【气味】 辛美,温,无毒。

【主治】 利大小便、心腹恶气,杀诸虫。不宜多食。孟诜。

芜荑酱《食疗》

校正:原附酱下,今分出。

【集解】〔时珍曰〕造法与榆仁酱同。

【气味】 辛美微臭,温,无毒。多食落发。

【主治】 杀三虫,功力强于榆仁酱。孟诜。

【发明】 〔张从正曰〕北人亦多食乳酪酥脯甘美之物,皆生虫之萌也。而不生虫者,盖食中多胡荽、芜荑、卤汁,杀九虫之物也。

醋《别录》下品

【释名】 酢音醋醯音兮苦酒。〔弘景曰〕醋酒为用,无所不入,愈久愈良,亦谓之醯。以有苦味,俗呼苦酒。丹家又加余物,谓为华池左味。〔时珍曰〕刘熙释名云:醋,措也。能措置食毒也。古方多用酢字也。

【集解】 〔恭曰〕醋有数种:有米醋、麦醋、曲醋、糠醋、糟醋、饧醋、桃醋,葡萄、大枣、蘡薁等诸杂果醋,会意者亦极酸烈。惟米醋二三年者入药。余止可啖,不可入药也。〔诜曰〕北人多为糟醋,江河人多为米醋,小麦醋不及。糟醋为多妨忌也。大麦醋良。〔藏器曰〕苏言葡萄、大枣诸果堪作醋,缘渠是荆楚人,土地俭啬,果败则以酿酒也。糟醋犹不入药,况于果乎?〔时珍曰〕米醋:三伏时用仓米一斗,淘净蒸饭,摊冷盦黄,晒簸,水淋净。别以仓米二斗蒸饭,和匀入瓮,以水淹过,密封暖处,三七日成矣。糯米醋:秋社日,用糯米一斗淘蒸,用六月六日造成小麦大曲和匀,用水二斗,入瓮封酿,三七日成矣。粟米醋:用陈粟米一斗,淘浸七日,再蒸淘熟,入瓮密封,日夕搅之,七日成矣。小麦醋:用小麦水浸三日,蒸熟盦黄,入瓮水淹,七七日成矣。大麦醋:用大麦米一斗,水浸蒸饭,盦黄晒干,水淋过,再以麦饭二斗和匀,入水封闭,三七日成矣。饧醋:用饧一斤,水三升煎化,入白曲末二两,瓶封晒成。其余糟、糠等醋,皆不入药,不能尽纪也。

米醋

【气味】 酸、苦,温,无毒。〔诜曰〕大麦醋:微寒。余醋并同。〔弘景曰〕多食损人肌脏。〔藏器曰〕多食损筋骨,亦损胃。不益男子,损人颜色。醋发诸药,不可同食。〔时珍曰〕酸属木,脾病毋多食酸。酸伤脾,肉胝而唇揭。服茯苓、丹参人,不可食醋。镜源曰:米醋煮制四黄、丹砂、胆矾、常山诸药也。

【主治】 消痈肿,散水气,杀邪毒。别录。理诸药,消毒。扁鹊。治产后血运,除癥块坚积,消食,杀恶毒,破结气、心中酸水痰饮。藏器。下气除烦,治妇人心痛血气,并产后及伤损金疮出血昏运,杀一切鱼、肉、菜毒。日华。醋磨青木香,止卒心痛、血气痛。浸黄檗含之,治口疮。调大黄末,涂肿毒。煎生大黄服,治疬癣甚良。孟诜。散瘀血,治黄疸、黄汗。〔好古曰〕张仲景治黄汗,有黄芪芍药桂枝苦酒汤;治黄疸,有麻黄醇酒汤,用苦酒、清酒。方见金匮要略。

【发明】〔宗奭曰〕米醋比诸醋最酽，入药多用之，谷气全也，故胜糟醋。产妇房中，常以火炭沃醋气为佳，酸益血也。以磨雄黄，涂蜂虿毒，亦取其收而不散之义。今人食酸则齿软，谓其水生木，水气弱，木气强故如是。造靴皮者，须得醋而纹皱，故知其性收敛，不负酸收之意。〔时珍曰〕按孙光宪北梦琐言云：一婢抱儿落炭火上烧灼，以醋泥傅之，旋愈无痕。又一少年，眼中常见一镜。赵卿谓之曰：来晨以鱼鲙奉候。及期延至，从容久之。少年饥甚，见台上一瓯芥醋，旋旋啜之，遂觉胸中豁然，眼花不见。卿云：君吃鱼鲙太多，鱼畏芥醋，故权诳而愈其疾也。观此二事，可证别录治痈肿、杀邪毒之验也。大抵醋治诸疮肿积块，心腹疼痛，痰水血病，杀鱼、肉、菜及诸虫毒气，无非取其酸收之义，而又有散瘀解毒之功。李鹏飞云：醋能少饮，辟寒胜酒。王戬自幼不食醋，年逾八十，犹能传神也。

【附方】旧二十，新十三。**身体卒肿**醋和蚯蚓屎傅之。千金。**白虎风毒**以三年酽醋五升，煎五沸，切葱白三升，煎一沸漉出，以布染乘热裹之，痛止乃已。外台秘要。**霍乱吐利**盐、醋煎服甚良。如宜方。**霍乱烦胀**未得吐下。以好苦酒三升饮之。千金方。**足上转筋**以故绵浸醋中，甑蒸热裹之，冷即易，勿停，取瘥止。外台。**出汗不滴瘦却腰脚**，并耳聋者。米醋浸荆三棱，夏四日，冬六日，为末。醋汤调下二钱，即瘥。经验后方。**腋下胡臭**三年酽酢和石灰傅之。外台。**病疬风病**酢和硫黄末傅之。外台秘要。**痛疽不溃**苦酒和雀屎如小豆大，傅疮头上，即穿也。肘后方。**舌肿不消**以酢和釜底墨，厚傅舌之上下，脱则更傅，须臾即消。千金方。**木舌肿强**糖醋时时含漱。普济方。**牙齿疼痛**米醋，煮枸杞白皮一升，取半升，含漱即瘥。肘后方。**鼻中出血**酢和胡粉半枣许服。又法：用醋和土，涂阴囊，干即易之。千金方。**塞耳治聋**以醇酢微火炙附子，削尖塞之。千金方。**面點雀卵**苦酒渍术常常拭之。肘后。**中砒石毒**饮酽醋，得吐即愈。不可饮水。广记。**服硫发痈**酢和豉研膏傅之，燥则易。千金方。**食鸡子毒**饮醋少许即消。广记。**浑身虱出**方见石部食盐。**毒蜂伤螫**清醋急饮一二碗，令毒气不散，然后用药。济急方。**蝎刺螫人**酢磨附子汁傅之。医学心镜。**蜈蚣咬毒**醋磨生铁傅之。篋中方。**蜘蛛咬毒**同上方。**蟆蝼尿疮**以醋和胡粉傅之。千金方。**诸虫入耳**凡百节、蚰蜒、蚁入耳，以苦酒注入，起行即出。钱相公篋中方。**汤火伤灼**即以酸醋淋洗，并以醋泥涂之甚妙，亦无瘢痕也。**狼烟入口**以醋少许饮之。秘方。**足上冻疮**以醋洗足，研藕傅之。**胎死不下**月未足者。大豆煮醋服三升，立便分解。未下再服。子母秘录。**胞衣不下**腹满则杀人。以水入醋少许，噀面，神效。圣惠方。**鬼击卒死**吹醋少许入鼻中。千金。**乳痈坚硬**以罐盛醋，烧热石投之二次，温渍之。冷则更烧石投之，不过三次即愈。千金。**疔肿初起**用面围住，以针乱刺疮上。铜器煎醋沸，倾入围中，令容一盏。冷即易，三度根即出也。

酒《别录》中品

校正：拾遗糟笋酒、社酒，今并为一。

【释名】〔时珍曰〕按许氏说文云：酒，就也。所以就人之善恶也。一说：酒字篆文，象酒在卣中之状。饮膳标题云：酒之清者曰酿，浊者曰盎；厚曰醇，薄曰醨；重酿曰酎，一宿曰醴；美曰醑，未榨曰醅；红曰醍，绿曰醽，白曰醝。

【集解】〔恭曰〕酒有秫、黍、粳、糯、粟、曲、蜜、葡萄等色。凡作酒醴须曲，而葡萄、蜜等酒独不用曲。诸酒醇醨不同，惟米酒入药用。〔藏器曰〕凡好酒欲熟时，皆能候风潮而转，此是合阴阳也。〔诜曰〕酒有紫酒、姜酒、桑椹酒、葱豉酒、葡萄酒、蜜酒，及地黄、牛膝、虎骨、牛蒡、大豆、枸杞、通草、仙灵脾、狗肉等，皆可和酿作酒，俱各有方。〔宗奭曰〕战国策云：帝女仪狄造酒，进之于禹。说文云，少康造酒，即杜康也。然本草已著酒名，素问亦有酒浆，则酒自黄帝始，非仪狄矣。古方用酒，有醇酒、春酒、白酒、清酒、美酒、糟下酒、粳酒、秫黍酒、葡萄酒、地黄酒、蜜酒、有灰酒、新熟无灰酒、社坛余胙酒。今人所用，有糯酒、煮酒、小豆曲酒、香药曲酒、鹿头酒、羔儿等酒。江浙、湖南北又以糯粉入众药，和为曲，曰饼子酒。至于官务中，亦有四夷酒，中国不可取以为法。今医家所用，正宜斟酌。但饮家惟取其味，不顾入药何如尔，然久之未见不作疾者。盖此物损益兼行，可不慎欤？汉赐丞相上尊酒，糯为上，稷为中，粟为下。今入药佐使，专用糯米，以清水白面曲所造为正。古人造曲未见入诸药，所以功力和厚，皆胜余酒。今人又以蘖造者，盖止是醴，非酒也。书云：若作酒醴，尔惟曲蘖。酒则用曲，醴则用蘖，气味甚相辽，治疗岂不殊也。〔颖曰〕入药用东阳酒最佳，其酒自古擅名。事林广记所载酿法，其曲亦用药。今则绝无，惟用麸面、蓼汁拌造，假其辛辣之力，蓼亦解毒，清香远达，色复金黄，饮之至醉，不头痛，不口干，不作泻。其水秤之重于他水，邻邑所造俱不然，皆水土之美也。处州金盆露，水和姜汁造曲，以浮饭造酿，醇美可尚，而色香劣于东阳，以其水不及也。江西麻姑酒，以泉得名，而曲有群药。金陵瓶酒，曲米无嫌，而水有硝。且用灰，味太甘，多能聚痰。山东秋露白，色纯味烈。苏州小瓶酒，曲有葱及红豆、川乌之类，饮之头痛口渴。淮南绿豆酒，曲有绿豆，能解毒，然亦有灰不美。〔时珍曰〕东阳酒即金华酒，古兰陵也，李太白诗所谓"兰陵美酒郁金香"即此，常饮入药俱良。山西襄陵酒、蓟州薏苡酒皆清烈，但曲中亦有药物。黄酒有灰。秦、蜀有咂嘛酒，用稻、麦、黍、秫、药曲，小罂封酿而成，以筒吸饮。谷气既杂，酒不清美，并不可入药。

米酒

【气味】 苦、甘、辛、大热、有毒。〔诜曰〕久饮伤神损寿,软筋骨,动气痢。醉卧当风,则成癞风。醉浴冷水成痛痹。服丹砂人饮之,头痛吐热。〔士良曰〕凡服丹砂、北庭、石亭脂、钟乳、诸石、生姜,并不可长用酒下,能引石药气入四肢,滞血化为痈疽。〔藏器曰〕凡酒忌诸甜物。酒浆照人无影,不可饮。祭酒自耗,不可饮。酒合乳饮,令人气结。同牛肉食,令人生虫。酒后卧黍穰,食猪肉,患大风。〔时珍曰〕酒后食芥及辣物,缓人筋骨。酒后饮茶,伤肾脏,腰脚重坠,膀胱冷痛,兼患痰饮水肿、消渴挛痛之疾。一切毒药,因酒得者难治。又酒得咸而解者,水制火也,酒性上而咸润下也。又畏枳椇、葛花、赤豆花、绿豆粉者,寒胜热也。

【主治】 行药势,杀百邪恶毒气。别录。通血脉,厚肠胃,润皮肤,散湿气,消忧发怒,宣言畅意。藏器。养脾气,扶肝,除风下气。孟诜。解马肉、桐油毒,丹石发动诸病,热饮之甚良。时珍。

糟底酒三年腊糟下取之。开胃下食,暖水脏,温肠胃,消宿食,御风寒,杀一切蔬菜毒。日华。止呕哕,摩风瘙、腰膝疼痛。孙思邈。

老酒腊月酿造者,可经数十年不坏。和血养气,暖胃辟寒,发痰动火。时珍。

春酒清明酿造者,亦可经久。常服令人肥白。孟诜。蝼蝈尿疮,饮之至醉,须臾虫出如米也。李绛兵部手集。

社坛余胙酒拾遗 治小儿语迟,纳口中佳。又以喷屋四角,辟蚊子。藏器。饮之治聋。〔时珍曰〕按海录碎事云:俗传社酒治聋,故李涛有"社翁今日没心情,为寄治聋酒一瓶"之句。

糟笋节中酒

【气味】 咸,平,无毒。

【主治】 饮之,主哕气呕逆,或加小儿乳及牛乳同服。又摩痹痿风。藏器。

东阳酒

【气味】 甘、辛,无毒。

【主治】 用制诸药良。

【发明】 〔弘景曰〕大寒凝海,惟酒不冰,明其性热,独冠群物。药家多用以行其势,人饮多则体弊神昏,是其有毒故也。博物志云:王肃、张衡、马均三人,冒雾晨行。一人饮酒,一人饱食,一人空腹。空腹者死,饱食者病,饮酒者健。此酒势辟恶,胜于作食之效也。〔好古曰〕酒能引诸经不止,与附子相同。味之辛者能散,苦者能下,甘者能居中而缓。用为导引,可以通行一身之表,至极高分。味淡者则利小便而速下也。古人惟以麦造曲酿黍,已为辛热有毒。今之酝者加以乌头、巴豆、砒霜、姜、桂、石灰、灶灰之类大毒大热之药,以增其气味。

酒

岂不伤冲和，损精神，涸荣卫，竭天癸，而夭夫人寿耶？〔震亨曰〕本草止言酒热而有毒，不言其湿中发热，近于相火，醉后振寒战栗可见矣。又性喜升，气必随之，痰郁于上，溺涩于下，恣饮寒凉，其热内郁，肺气大伤。其始也病浅，或呕吐，或自汗，或疮疥，或鼻齄，或泄利，或心脾痛，尚可散而去之。其久也病深，或消渴，或内疽，或肺痿，或鼓胀，或失明，或哮喘，或劳瘵，或癫痫，或痔漏，为难名之病，非具眼未易处也。夫醇酒性大热，饮者适口，不自觉也。理宜冷饮，有三益焉。过于肺，入于胃，然后微温，肺得温中之意，可以补气。次得寒中之温，可以养胃。冷酒行迟，传化以渐，人不得恣饮也。今则不然，图取快喉舌焉尔。〔颖曰〕人知戒早饮，而不知夜饮更甚。既醉既饱，睡而就枕，热拥伤心伤目。夜气收敛，酒以发之，乱其清明，劳其脾胃，停湿生疮，动火助欲，因而致病者多矣。朱子云：以醉为节可也。〔机曰〕按扁鹊云：过饮腐肠烂胃，溃髓蒸筋，伤神损寿。昔有客访周颉，出美酒二石。颉饮一石二斗，客饮八斗。次明，颉无所苦，客已胁穿而死矣。岂非犯扁鹊之戒乎。〔时珍曰〕酒，天之美禄也。面曲之酒，少饮则和血行气，壮神御寒，消愁遣兴；痛饮则伤神耗血，损胃亡精，生痰动火。邵尧夫诗云：美酒饮教微醉后。此得饮酒之妙，所谓醉中趣、壶中天者也。若夫沉湎无度，醉以为常者，轻则致疾败行，甚则丧邦亡家而陨躯命，其害可胜言哉？此大禹所以疏仪狄，周公所以著酒诰，为世范戒也。

【附方】旧十一，新六。**惊怖卒死**温酒灌之即醒。**鬼击诸病**卒然着人，如刀刺状，胸胁腹内切痛，不可抑按，或吐血、鼻血、下血，一名鬼排。以醇酒吹两鼻内，良。肘后。**马气入疮**或马汗、马毛入疮，皆致肿痛烦热，入腹则杀人。多饮醇酒，至醉即愈，妙。肘后方。**虎伤人疮**但饮酒，常令大醉，当吐毛出。梅师。**蛇咬成疮**暖酒淋洗疮上，日三次。广利方。**蜘蛛疮毒**同上方。**毒蜂螫人**方同上。**咽伤声破**酒一合，酥一匕，干姜末二匕，和服，日二次。十便良方。**卅年耳聋**酒三升，渍牡荆子一升，七日去滓，任性饮之。千金方。**天行余毒**手足肿痛欲断。作坑深三尺，烧热灌酒，着屐踞坑上，以衣壅之，勿令泄气。类要方。**下部痔䘌**掘地作小坑，烧赤，以酒沃之，纳吴茱萸在内坐之。不过三度良。外台。**产后血闷**清酒一升，和生地黄汁煎服。梅师。**身面疣目**盗酸酒浮，洗而咒之曰：疣疣，不知羞。酸酒浮，洗你头。急急如律令。咒七遍，自愈。外台。**断酒不饮**酒七升，朱砂半两，瓶浸紧封，安猪圈内，任猪摇动，七日取出，顿饮。又方：正月一日酒五升，淋碓头杵下，取饮之。千金方。**丈夫脚冷**不随，不能行者。用淳酒三斗，水三斗，入瓮，灰火温之，渍脚至膝。常着灰火，勿令冷，三日止。千金方。**海水伤裂**凡人为海水咸物所伤，及风吹裂，痛不可忍。用蜜半斤，水酒三十斤，防风、当归、羌活、荆芥各二两为末，煎汤浴之。一夕即愈。使琉球录。

【附诸药酒方】〔时珍曰〕本草及诸书,并有治病酿酒诸方。今辑其简要者,以备参考。药品多者,不能尽录。

愈疟酒　治诸疟疾,频频温饮之。四月八日,水一石,曲一斤为末,俱酘水中。待酢煎之,一石取七斗。待冷,入曲四斤。一宿,上生白沫起。炊秫一石冷酘,三日酒成。贾思勰齐民要术。

屠苏酒　陈延之小品方云:此华佗方也。元旦饮之,辟疫疠一切不正之气。造法:用赤木桂心七钱五分,防风一两,菝葜五钱,蜀椒、桔梗、大黄五钱七分,乌头二钱五分,赤小豆十四枚,以三角绛囊盛之,除夜悬井底,元旦取出置酒中,煎数沸。举家东向,从少至长,次第饮之。药滓还投井中,岁饮此水,一世无病。〔时珍曰〕苏魁,鬼名。此药屠割鬼爽,故名。或云,草庵名也。

逡巡酒　补虚益气,去一切风痹湿气。久服益寿耐老,好颜色。造法:三月三日收桃花三两三钱,五月五日收马蔺花五两五钱,六月六日收脂麻花六两六钱,九月九日收黄甘菊花九两九钱,阴干。十二月八日取腊水三斗。待春分,取桃仁四十九枚好者,去皮尖,白面十斤正,同前花和作曲,纸包四十九日。用时,白水一瓶,曲一丸,面一块,封良久成矣。如淡,再加一丸。

五加皮酒　去一切风湿痿痹,壮筋骨,填精髓。用五加皮洗刮去骨煎汁,和曲、米酿成,饮之。或切碎袋盛,浸酒煮饮。或加当归、牛膝、地榆诸药。

白杨皮酒　治风毒脚气,腹中痰癖如石。以白杨皮切片,浸酒起饮。

女贞皮酒　治风虚,补腰膝。女贞皮切片,浸酒煮饮之。

仙灵脾酒　治偏风不遂,强筋坚骨。仙灵脾一斤,袋盛,浸无灰酒二斗,密封三日,饮之。圣惠方。

薏苡仁酒　去风湿,强筋骨,健脾胃。用绝好薏苡仁粉,同曲、米酿酒,或袋盛煮酒饮。

天门冬酒　润五脏,和血脉。久服除五劳七伤,癫痫恶疾。常令酒气相接,勿令大醉,忌生冷。十日当出风疹毒气,三十日乃已,五十日不知风吹也。冬月用天门冬去心煮汁,同曲、米酿成。初熟微酸,久乃味佳。千金。

百灵藤酒　治诸风。百灵藤十斤,水一石,煎汁三斗,入糯米三斗,神曲九两,如常酿成。三五日,更炊糯饭投之,即熟。澄清日饮,以汗出为效。圣惠方。

白石英酒　治风湿周痹,肢节湿痛,及肾虚耳聋。用白石英、磁石煅醋淬七次各五两,绢袋盛,浸酒中,五六日,温饮。酒少更添之。圣济总录。

地黄酒　补虚弱,壮筋骨,通血脉,治腹痛,变白发。用生肥地黄绞汁,同曲、米封密器中。五七日启之,中有绿汁,真精英也,宜先饮之,乃滤汁藏贮。加牛膝汁效更速,亦有加群药者。

牛膝酒 壮筋骨,治痿痹,补虚损,除久疟。用牛膝煎汁,和曲、米酿酒。或切碎袋盛浸酒,煮饮。

当归酒 和血脉,坚筋骨,止诸痛,调经水。当归煎汁,或酿或浸,并如上法。

菖蒲酒 治三十六风,一十二痹,通血脉,治骨痿,久服耳目聪明。石菖蒲煎汁,或酿或浸,并如上法。

枸杞酒 补虚弱,益精气,去冷风,壮阳道,止目泪,健腰脚。用甘州枸杞子煮烂捣汁,和曲、米酿酒。或以子同生地黄袋盛,浸酒煮饮。

人参酒 补中益气,通治诸虚。用人参末同曲、米酿酒。或袋盛浸酒煮饮。

薯蓣酒 治诸风眩运,益精髓,壮脾胃。用薯蓣粉同曲、米酿酒。或同山茱萸、五味子、人参诸药浸酒煮饮。

茯苓酒 治风头眩,暖腰膝,主五劳七伤。用茯苓粉同曲、米酿酒,饮之。

菊花酒 治头风,明耳目,去痿痹,消百病。用甘菊花煎汁,同曲、米酿酒。或加地黄、当归、枸杞诸药亦佳。

黄精酒 壮筋骨,益精髓,变白发,治百病。用黄精、苍术各四斤,枸杞根、柏叶各五斤,天门冬三斤,煮汁一石,同曲十斤,糯米一石,如常酿酒饮。

桑椹酒 补五脏,明耳目。治水肿,不下则满,下之则虚,入腹则十无一活。用桑椹捣汁煎过,同曲、米如常酿酒饮。

术酒 治一切风湿筋骨诸病,驻颜色,耐寒暑。用术三十斤,去皮捣,以东流水三石,渍三十日,取汁,露一夜,浸曲、米酿成饮。

蜜酒 〔孙真人曰〕治风疹风癣。用沙蜜一斤,糯饭一升,面曲五两,熟水五升,同入瓶内,封七日成酒。寻常以蜜入酒代之,亦良。

蓼酒 久服聪明耳目,脾胃健壮。以蓼煎汁,和曲、米酿酒饮。

姜酒 〔诜曰〕治偏风,中恶痎忤,心腹冷痛,以姜浸酒,暖服一碗即止。一法:用姜汁和曲,造酒如常,服之佳。

葱豉酒 〔诜曰〕解烦热,补虚劳,治伤寒头痛寒热,及冷痢肠痛,解肌发汗。并以葱根、豆豉浸酒煮饮。

茴香酒 治卒肾气痛,偏坠牵引,及心腹痛。茴香浸酒,煮饮之。舶茴尤妙。

缩砂酒 消食和中,下气,止心腹痛。砂仁炒研,袋盛浸酒,煮饮。

莎根酒 治心中客热,膀胱胁下气郁,常忧不乐。以莎根一斤切,熬香,袋盛浸酒。日夜服之,常令酒气相续。

茵陈酒 治风疾,筋骨挛急。用茵陈蒿炙黄一斤,秫米一石,曲三斤,如常酿酒饮。

青蒿酒 治虚劳久疟。青蒿捣汁,煎过,如常酿酒饮。

百部酒 治一切久近咳嗽。百部根切炒,袋盛浸酒,频频饮之。

海藻酒 治瘿气。海藻一斤,洗净浸酒,日夜细饮。

黄药酒 治诸瘿气。万州黄药切片,袋盛浸酒,煮饮。

仙茅酒 治精气虚寒,阳痿膝弱,腰痛痹缓,诸虚之病。用仙茅九蒸九晒,浸酒饮。

通草酒 续五脏气,通十二经脉,利三焦。通草子煎汁,同曲、米酿酒饮。

南藤酒 治风虚,逐冷气,除痹痛,强腰脚。石南藤煎汁,同曲、米酿酒饮。

松液酒 治一切风痹脚气。于大松下掘坑,置瓮承取其津液,一斤酿糯米五斗,取酒饮之。

松节酒 治冷风虚弱,筋骨挛痛,脚气缓痹。松节煮汁,同曲、米酿酒饮。松叶煎汁亦可。

柏叶酒 治风痹历节作痛。东向侧柏叶煮汁,同曲、米酿酒饮。

椒柏酒 元旦饮之,辟一切疫疠不正之气。除夕以椒三七粒,东向侧柏叶七枝,浸酒一瓶饮。

竹叶酒 治诸风热病,清心畅意。淡竹叶煎汁,如常酿酒饮。

槐枝酒 治大麻痿痹。槐枝煮汁,如常酿酒饮。

枳茹酒 治中风身直,口僻眼急。用枳壳刮茹,浸酒饮之。

牛蒡酒 治诸风毒,利腰脚。用牛蒡根切片,浸酒饮之。

巨胜酒 治风虚痹弱,腰膝疼痛。用巨胜子二升炒香,薏苡仁二升,生地黄半斤,袋盛浸酒饮。

麻仁酒 治骨髓风毒痛,不能动者。取大麻子中仁炒香,袋盛浸酒饮之。

桃皮酒 治水肿,利小便。桃皮煎汁,同秫米酿酒饮。

红曲酒 治腹中及产后瘀血。红曲浸酒煮饮。

神曲酒 治闪肭腰痛。神曲烧赤,淬酒饮之。

柘根酒 治耳聋。方具柘根下。

磁石酒 治肾虚耳聋。用磁石、木通、菖蒲等分,袋盛酒浸日饮。

蚕沙酒 治风缓顽痹,诸节不随,腹内宿痛。用原蚕沙炒黄,袋盛浸酒饮。

花蛇酒 治诸风,顽痹瘫缓,挛急疼痛,恶疮疥癞。用白花蛇肉一条,袋盛,同曲置于缸底,糯饭盖之,三七日,取酒饮。又有群药煮酒方甚多。

乌蛇酒 治疗、酿法同上。

蚺蛇酒　治诸风痛痹,杀虫辟瘴,治癞风疥癣恶疮。用蚺蛇肉一斤,羌活一两,袋盛,同曲置于缸底,糯饭盖之,酿成酒饮。亦可浸酒。详见本条。〔颖曰〕广西蛇酒:坛上安蛇数寸,其曲则采山中草药,不能无毒也。

　　蝮蛇酒　治恶疮诸瘘,恶风顽痹癫疾。取活蝮蛇一条,同醇酒一斗,封埋马溺处,周年取出,蛇已消化。每服数杯,当身体习习而愈也。

　　紫酒　治卒风,口偏不语,及角弓反张,烦乱欲死,及鼓胀不消。以鸡屎白一升炒焦,投酒中待紫色,去滓频饮。

　　豆淋酒　破血去风,治男子中风口喝,阴毒腹痛,及小便尿血,妇人产后一切中风诸病。用黑豆炒焦,以酒淋之,温饮。

　　霹雳酒　治疝气偏坠,妇人崩中下血,胎产不下。以铁器烧赤,浸酒饮之。

　　龟肉酒　治十年咳嗽。酿法详见龟条。

　　虎骨酒　治臂胫疼痛,历节风,肾虚,膀胱寒痛。虎胫骨一具,炙黄捶碎,同曲、米如常酿酒饮。亦可浸酒。详见虎条。

　　麋骨酒　治阴虚肾弱,久服令人肥白。麋骨煮汁,同曲、米如常酿酒饮之。

　　鹿头酒　治虚劳不足,消渴,夜梦鬼物,补益精气。鹿头煮烂捣泥,连汁和曲、米酿酒饮。少入葱、椒。

　　鹿茸酒　治阳虚痿弱,小便频数,劳损诸虚。用鹿茸、山药浸酒服。详见鹿茸下。

　　戊戌酒　〔诜曰〕大补元阳。〔颖曰〕其性大热,阴虚无冷病人,不宜饮之。用黄狗肉一只煮糜,连汁和曲、米酿酒饮之。

　　羊羔酒　大补元气,健脾胃,益腰肾。宣和化成殿真方:用米一石,如常浸浆,嫩肥羊肉七斤,曲十四两,杏仁一斤,同煮烂,连汁拌末,入木香一两同酿,勿犯水,十日熟,极甘滑。一法:羊肉五斤蒸烂,酒浸一宿,入消梨七个,同捣取汁,和曲、米酿酒饮之。

　　腽肭脐酒　助阳气,益精髓,破癥结冷气,大补益人。腽肭脐酒浸擂烂,同曲、米如常酿酒饮。

烧酒《纲目》

　　【释名】　**火酒**纲目**阿剌吉酒**饮膳正要。

　　【集解】　〔时珍曰〕烧酒非古法也。自元时始创其法,用浓酒和糟入甑,蒸令气上,用器承取滴露。凡酸坏之酒,皆可蒸烧。近时惟以糯米或粳米或黍或秫或大麦蒸熟，和曲酿瓮中七日，以甑蒸取。其清如水，味极浓烈，盖酒露也。〔颖曰〕暹罗酒以烧酒复烧二次，入珍宝异香。其坛每个以檀香十数斤烧烟熏令如漆，然后入酒蜡封，埋土中二三年，绝去烧气，取出用之。曾有人携至舶，能饮三四杯即醉，价值数倍也。有积病，饮一二杯即愈，且杀虫。予亲见二人饮此，打下活虫长二寸许，谓之鱼蛊云。

【气味】 **辛、甘，大热，有大毒。**〔时珍曰〕过饮败胃伤胆，丧心损寿，甚则黑肠腐胃而死。与姜、蒜同食，令人生痔。盐、冷水、绿豆粉解其毒。

【主治】 **消冷积寒气，燥湿痰，开郁结，止水泄，治霍乱疟疾噎膈，心腹冷痛，阴毒欲死，杀虫辟瘴，利小便，坚大便，洗赤目肿痛，有效。**时珍。

【发明】 〔时珍曰〕烧酒，纯阳毒物也。面有细花者为真。与火同性，得火即燃，同乎焰消。北人四时饮之，南人止暑月饮之。其味辛甘，升扬发散；其气燥热，胜湿祛寒。故能开怫郁而消沉积，通膈噎而散痰饮，治泄疟而止冷痛也。辛先入肺，和水饮之，则抑使下行，通调水道，而小便长白。热能燥金耗血，大肠受刑，故令大便燥结，与姜、蒜同饮即生痔也。若夫暑月饮之，汗出而膈快身凉；赤目洗之，泪出而肿消赤散，此乃从治之方焉。过饮不节，杀人顷刻。近之市沽，又加以砒石、草乌、辣灰、香药，助而引之，是假盗以方矣。善摄生者宜戒之。按刘克用病机赋云：有人病赤目，以烧酒入盐饮之，而痛止肿消。盖烧酒性走，引盐通行经络，使郁结开而邪热散，此亦反治劫剂也。

【附方】 新七。**冷气心痛**烧酒入飞盐饮，即止。**阴毒腹痛**烧酒温饮，汗出即止。**呕逆不止**真火酒一杯，新汲井水一杯，和服甚妙。濒湖。**寒湿泄泻**小便清者。以头烧酒饮之，即止。**耳中有核**如枣核大，痛不可动者。以火酒滴入，仰之半时，即可钳出。李楼奇方。**风虫牙痛**烧酒浸花椒，频频漱之。**寒痰咳嗽**烧酒四两，猪脂、蜜、香油、茶末各四两，同浸酒内，煮成一处。每日挑食，以茶下之，取效。

葡萄酒《纲目》

【集解】 〔诜曰〕葡萄可酿酒，藤汁亦佳。〔时珍曰〕葡萄酒有二样：酿成者味佳，有如烧酒法者有大毒。酿者，取汁同曲，如常酿糯米饭法。无汁，用干葡萄末亦可。魏文帝所谓葡萄酿酒，甘于曲米，醉而易醒者也。烧者，取葡萄数十斤，同大曲酿酢，取入甑蒸之，以器承其滴露，红色可爱。古者西域造之，唐时破高昌,始得其法。按梁四公记云:高昌献葡萄干冻酒。杰公云:葡萄皮薄者味美,皮厚者味苦。八风谷冻成之酒,终年不坏。叶子奇草木子云:元朝于冀宁等路造葡萄酒,八月至太行山辨其真伪。真者下水即流,伪者得水即冰冻矣。久藏者,中有一块,虽极寒,其余皆冰,独此不冰,乃酒之精液也,饮之令人透脓而死。酒至二三年,亦有大毒。饮膳正要云:酒有数等:出哈喇火者最烈,西番者次之,平阳、太原者又次之。或云:葡萄久贮,亦自成酒,芳甘酷烈,此真葡萄酒也。

酿酒

【气味】 甘、辛,热,微毒。〔时珍曰〕有热疾、齿疾、疮疹人,不可饮之。

【主治】 暖腰肾,驻颜色,耐寒。时珍。

烧酒

【气味】 辛,甘,大热,有大毒。〔时珍曰〕大热大毒,甚于烧酒。北人习而不觉,南人切不可轻生饮之。

【主治】 益气调中,耐饥强志。正要。消痰破癖。汪颖。

糟《纲目》

【释名】 粕纲目。

【集解】〔时珍曰〕糯、秫、黍、麦,皆可蒸酿酒、醋,熬煎饧、饴,化成糟粕。酒糟须用腊月及清明、重阳造者,沥干,入少盐收之。藏物不败,揉物能软。若榨干者,无味矣。醋糟用三伏造者良。

酒糟

【气味】 甘、辛,无毒。

【主治】 温中消食,除冷气,杀腥,去草、菜毒,润皮肤,调脏腑。苏恭。罨扑损瘀血,浸水洗冻疮,捣傅蛇咬、蜂叮毒。日华。

【发明】〔时珍曰〕酒糟有曲蘖之性,能活血行经止痛,故治伤损有功。按许叔微本事方云:治跕折,伤筋骨,痛不可忍者。用生地黄一斤,藏瓜姜糟一斤,生姜四两,都炒热,布裹罨伤处,冷即易之。曾有人伤折,医令捕一生龟,将杀用之。夜梦龟传此方,用之而愈也。又类编所载,只用藏瓜姜糟一物,入赤小豆末和匀,罨于断伤处,以杉片或白桐片夹之,云不过三日即痊可也。

【附方】 新四。手足皲裂红糟、腊猪脂、姜汁、盐等分,研烂,炒热擦之,裂内甚痛,少顷即合,再擦数次即安。袖珍方。鹤膝风病酒醅糟四两,肥皂一个去子,芒消一两,五味子一两,砂糖一两,姜汁半瓯研匀,日日涂之。加入烧酒尤妙也。**暴发红肿**痛不可忍者。腊糟糟之。谈野翁试验方。**杖疮青肿**用湿绵纸铺伤处,以烧过酒糟捣烂,厚铺纸上。良久,痛处如蚁行,热气上升即散。简便方。

大麦醋糟

【气味】 酸,微寒,无毒。

【主治】 **气滞风壅,手背脚膝痛,炒热布裹熨之,三两换当愈。**孟诜。

干饧糟

【气味】 甘,温,无毒。

【主治】 **反胃吐食,暖脾胃,化饮食,益气缓中。**时珍。

【发明】〔时珍曰〕饧以蘖成,暖而消导,故其糟能化滞缓中,养脾止吐也。按继洪澹寮方云:甘露汤:治反胃呕吐不止,服此利胸膈,养脾胃,进饮食。用干饧糟六两,生姜四两,二味同捣作饼,或焙或晒,入炙甘草末二两,盐少许,点汤服之。常熟一富人病反胃,往京口甘露寺设水陆,泊舟岸下。梦一僧持汤一杯与之,饮罢,便觉胸快。次早入寺,供汤者乃梦中所见僧,常以此汤待宾,故易名曰甘露汤。予在临汀疗一小吏旋愈,切勿忽之。

【附方】 新一。**脾胃虚弱**平胃散等分末一斤,入干糖糟炒二斤半,生姜一斤半,红枣三百个,煮取肉焙干,通为末。逐日点汤服。摘玄。

米秕《食物》

【释名】 **米皮糠。**〔时珍曰〕秕,亦纰薄之义也。

【集解】〔颖曰〕米秕,即精米上细糠也。昔陈平食糠核而肥也。〔时珍曰〕糠,诸粟谷之壳也。其近米之细者为米秕,味极甜。俭年人多以豆屑或草木花实可食者,和剂蒸煮,以救饥云。

【气味】 甘,平,无毒。

【主治】 **通肠开胃,下气,磨积块。作糗食不饥,充滑肤体,可以颐养。**汪颖。

舂杵头细糠《别录》中品

校正:〔禹锡曰〕自草部移入此。

【集解】〔时珍曰〕凡谷皆有糠,此当用粳、稻、粟、秫之糠也。北方多用杵,南方多用碓,入药并同。丹家言糠火炼物,力倍于常也。

【气味】 **辛、甘,热。**〔震亨曰〕谷壳属金,糠之性则热也。

【主治】 **卒噎,刮取含之。**别录。亦可煎汤呷之。**烧研,水服方寸匕,令妇人易产。**时珍。出子母秘录。

【发明】〔弘景曰〕治噎用此,亦是舂捣义尔。天下事理,多相影响如此。

【附方】旧一,新一。**膈气噎塞**饮食不下。用碓觜上细糠,蜜丸弹子大,时时含咽津液。圣惠。**咽喉妨碍**如有物吞吐不利。杵头糠、人参各一钱,石莲肉炒一钱,水煎服,日三次。圣济总录。

本草纲目菜部目录第二十六卷

李时珍曰：凡草木之可茹者谓之菜。韭、薤、葵、葱、藿，五菜也。《素问》云：五谷为养，五菜为充。所以辅佐谷气，疏通壅滞也。古者三农生九谷，场圃蓺草木，以备饥馑，菜固不止于五而已。我国初周定王图草木之可济生者四百余种，为《救荒本草》，厥有旨哉。夫阴之所生，本在五味；阴之五宫，伤在五味。谨和五味，脏腑以通，气血以流，骨正筋柔，腠理以密，可以长久。是以《内则》有训，食医有方，菜之于人，补非小也。但五气良毒各不同，五味之所入有偏胜，民生日用而不知。乃搜可茹之草，凡一百五种为菜部。分为五类：曰薰辛，曰柔滑，曰蓏，曰水，曰芝栭。旧本菜部三品，共六十五种。今并入五种，移十三种入草部，六种入果部。自草部移入及并二十三种，自谷部移入一种，果部移入一种，外类有名未用移入三种。

神农本草经一十三种梁·陶弘景注　　**名医别录一十七种**梁·陶弘景注　**唐本草七种**唐·苏恭　　**千金·食治二种**唐·孙思邈　**本草拾遗一十三种**唐·陈藏器　　**食疗本草三种**唐·孟诜　张鼎　**食性本草一种**南唐·陈士良　　**蜀本草二种**蜀·韩保升　　**日华本草二种**宋人大明　　**开宝本草六种**宋·马志　　**嘉祐本草十种**宋·掌禹锡　　**图经本草四种**宋·苏颂　　**证类本草一种**宋·唐慎微　　**日用本草三种**元·吴瑞　　**食物本草二种**明·汪颖　　**食鉴本草一种**明·宁

原　救荒本草一种明·周王　　本草纲目一十七种明·李时珍

【附注】　魏·李当之药录　吴普本草　宋·雷敩炮炙齐·徐之才药对　唐·甄权药性　萧炳四声　唐·李珣海药　杨损之删繁　宋·寇宗奭衍义　金·张元素珍珠囊　元·李杲法象王好古汤液　元·朱震亨补遗　明·汪机会编　明·陈嘉谟蒙筌

菜之一荤辛类三十二种

韭别录　山韭千金　孝文韭附　葱别录　茖葱千金　胡葱开宝　薤别录　即藠子　蓼荞附　蒜别录　山蒜拾遗　葫别录　即大蒜　五辛菜拾遗　芸薹唐本　即油菜　菘别录　即白菜　芥别录　白芥开宝　芜菁别录　即蔓菁　莱菔唐本　即萝卜　生姜别录　干姜本经　天竺干姜附　茼蒿嘉祐　邪蒿嘉祐胡荽嘉祐　胡萝卜纲目　水靳本经　即芹菜　堇唐本　即旱芹紫堇图经　马蕲唐本　莳香唐本　即茴香　莳萝开宝　蜀胡烂数低　池德勒　马思荅吉附　罗勒嘉祐　即兰香　白花菜食物䔠菜纲目　草豉拾遗

上附方旧一百五十,新二百九十二

本草纲目菜部第二十六卷

菜之一 | 荤菜类三十二种

韭《别录》中品

【释名】 草钟乳拾遗起阳草侯氏药谱。〔颂曰〕案许慎说文：韭字象叶出地上形。一种而久生，故谓之韭。一岁三四割，其根不伤，至冬壅培之，先春复生，信乎久生者也。〔藏器曰〕俗谓韭是草钟乳，言其温补也。〔时珍曰〕韭之茎名韭白，根名韭黄，花名韭菁。礼记谓韭为丰本，言其美在根也。薤之美在白，非之美在黄，黄乃未出土者。

【集解】〔时珍曰〕韭丛生丰本，长叶青翠。可以根分，可以子种。其性内生，不得外长。叶高三寸便剪，剪忌日中。一岁不过五剪，收子者只可一剪。八月开花成丛，收取腌藏供馔，谓之长生韭，言剪而复生，久而不乏也。九月收子，其子黑色而扁，须风处阴干，勿令浥郁。北人至冬移根于土窖中，培以马屎，暖则即长，高可尺许，不见风日，其叶黄嫩，谓之韭黄，豪贵皆珍之。韭之为菜，可生可熟，可菹可久，乃菜中最有益者也。罗愿尔雅翼云：物久必变，故老韭为苋。〔颂曰〕郑玄言政道得则阴物变为阳，故葱变为韭，可验葱冷而韭温也。

【气味】 辛、微酸，温，涩，无毒。〔时珍曰〕生：辛，涩。熟：甘、酸。〔大明曰〕热。〔宗奭曰〕春食则香，夏食则臭，多食则能昏神暗目，酒后尤忌。〔诜曰〕热病后十日食之，即发困。五月多食，乏气力。冬月多食，动宿饮，吐水。不可与蜜及牛肉同食。

【主治】 归心，安五脏，除胃中热，利病人，可久食。别录。〔时珍曰〕案千金方作可久食，不利病人。叶：煮鲫鱼鲊食，断卒下痢。根：入生发膏用。弘景。根、叶：煮食，温中下气，补虚益阳，调和脏腑，令人能食，止泄血脓，腹中冷痛。生捣汁服，主胸痹骨痛不可触者，又解药毒，疗狂狗咬人数发者，亦涂诸蛇虺、蝎虿、恶虫毒。藏器。煮食，充肺气，除心腹痼冷痃癖。捣汁服，治肥白人中风失音。日华。煮食，归肾壮阳，止泄精，暖腰膝。宁原。炸熟，以盐、醋空心吃十顿，治胸膈噎气。捣汁服，治胸痹刺痛如锥，即吐出胸中恶血甚验。又灌初生小儿，吐去恶水恶血，永无诸病。诜。主吐血唾血，衄血尿血，妇人经脉逆行，打

韭

扑伤损及膈噎病。捣汁澄清，和童尿饮之，能消散胃脘瘀血，甚效。震亨。饮生汁，主上气喘息欲绝，解肉脯毒。煮汁饮，止消渴盗汗。熏产妇血运，洗肠痔脱肛。时珍。

【发明】〔弘景曰〕此菜殊辛臭，虽煮食之，便出犹熏灼，不如葱、薤，熟即无气，最是养生所忌。〔颂曰〕菜中此物最温而益人，宜常食之。昔人正月节食五辛以辟疠气，谓韭、薤、葱、蒜、姜也。〔宗奭曰〕韭黄未出粪土，最不益人，食之滞气，盖含抑郁未申之气故也。孔子曰："不时不食"，正谓此类。花食之亦动风。〔思邈曰〕韭味酸，肝病宜食之，大益人心。〔时珍曰〕韭，叶热根温，功用相同。生则辛而散血，熟则甘而补中。入足厥阴经，乃肝之菜也。素问言心病宜食韭，食鉴本草言归肾，文虽异而理则相贯。盖心乃肝之子，肾乃肝之母，母能令子实，虚则补其母也。道家目为五荤之一，谓其能昏人神而动虚阳也。有一贫叟病噎膈，食入即吐，胸中刺痛。或令取韭汁，入盐、梅、卤汁少许，细呷，得入渐加，忽吐稠涎数升而愈。此亦仲景治胸痹用薤白，皆取其辛温能散胃脘痰饮恶血之义也。〔震亨曰〕心痛有食热物及怒郁，致死血留于胃口作痛者，宜用韭汁、桔梗加入药中，开提气血。有肾气上攻以致心痛者，宜用韭汁和五苓散为丸，空心茴香汤下。盖韭性急，能散胃口血滞也。又反胃宜用韭汁二杯，入姜汁、牛乳各一杯，细细温服。盖韭汁消血，姜汁下气消痰和胃，牛乳能解热润燥补虚也。一人腊月饮刮剁酒三杯，自后食必屈曲下膈，硬涩微痛，右脉甚涩，关脉沉。此污血在胃脘之口，气因郁而成痰，隘塞食道也。遂以韭汁半盏，细细冷呷，尽半斤而愈。

【附方】旧十一，新二十一。**胸痹急痛**〔诜曰〕胸痹痛如锥刺，不得俯仰，白汗出，或痛彻背上，不治或至死。可取生韭或根五斤，洗捣汁，服之。食疗本草。**阴阳易病**男子阴肿，小腹绞痛，头重眼花，宜犭鼠屎汤主之。用犭鼠屎十四枚，韭根一大把，水二盏，煮七分，去滓再煎二沸，温服，得汗愈。未汗再服。南阳活人书。**伤寒劳复**方同上。**卒然中恶**捣韭汁，灌鼻中，便苏。食医心镜。**卧忽不寤**勿以火照之，但痛啮拇指甲际而唾其面则活。取韭捣汁吹入鼻中，冬月则用韭根。肘后方。**风忤邪恶**韭根一把，乌梅十四个，吴茱萸炒半升，水一斗煮之。仍以病人栉内入，煮三沸。栉浮者生，沉者死。煮至三升，分三服。金匮要略。**喘息欲绝**韭汁饮一升，效。**夜出盗汗**韭根四十九根，水二升，煮一升，顿服。千金方。**消渴引饮**韭苗日用三五两，或炒或作羹，勿入盐，入酱无妨。吃至十斤即住，极效。过清明勿吃。有人病此，引饮无度，得此方而愈。秦宪副方。**喉肿难食**韭一把，捣熬傅之，冷即易。千金方。**水谷痢疾**韭叶作羹、粥、炸、炒，任食之，良。食医心镜。**脱肛不收**生韭一斤切，以酥拌炒熟，绵裹作二包，更互熨之，以入为度。圣惠。**痔疮作痛**用盆盛沸汤，以器盖之，留一孔。用洗净韭菜一把，泡汤中。乘热坐孔上，先熏后洗，数次自然脱体也。袖珍方。**小儿胎毒**初生时，以韭汁少许灌之，即吐出恶水恶血，永无诸疾。四声本草。**小儿腹胀**韭根捣汁，和猪肪煎服一合。间日一服，取愈。秘录。**小儿患黄**韭根捣汁，日滴鼻中，取黄水取效。同上。**痘疮不发**韭根煎汤服之。海上方。**产后呕水**产后因怒哭伤肝，呕青绿水。用韭叶一斤取汁，入姜汁少许，和饮，遂愈。摘玄方。**产后血运**韭菜切，安瓶中，沃以热醋，令气入鼻中，即省。丹溪心法。**赤白带下**韭根捣汁，和童尿露一夜，空心温服取效。海上仙方。**鼻衄不止**韭根、葱根同捣枣大，塞入鼻中，频易，两三度即止。千金方。**五般疮癣**韭根炒存性，捣末，以猪脂和涂之。数度愈。经验方。**金疮出血**韭汁和风化石灰日干。每用为末傅之效。濒湖集简方。**刺伤中水**肿痛。煮韭热揾之。千金。**漆疮作痒**韭叶杵傅。斗门方。**猘狗咬伤**七日一发。三七日不发，乃脱也。急于无风处，以冷水洗净，即服韭汁一碗。隔七日以一碗，四十九日共服七碗。须百日忌食酸、咸，一年忌食鱼腥，终身忌食狗肉，方得保全。否则十有九死。徐本斋云：此法出肘后方。有风犬一日咬三人，止一人用此得活，亲见有效。简便。**百虫入耳**韭汁灌之即出。千金方。**聤耳出汁**韭汁日滴三次。圣惠方。**牙齿虫䘌**韭菜连根洗捣，同人家地板上泥和，傅痛处腮上，以纸盖住。一时取下，有细虫在泥上，可除根。又方：韭根十个，川椒二十粒，香油少许，以水桶上泥同捣，傅病牙颊上。良久有虫出，数次即愈也。**解肉脯毒**凡肉密器盖过夜者为郁肉，屋漏沾着者为漏脯，皆有毒。捣韭汁饮之。张文仲备急方。**食物中毒**生韭汁服数升良。千金。

韭子

【修治】〔大明曰〕入药拣净，蒸熟暴干，簸去黑皮，炒黄用。

【气味】 **辛、甘，温，无毒。**〔时珍曰〕阳也。伏石钟乳、乳香。

【主治】 **梦中泄精，溺血。**别录。**暖腰膝，治鬼交，甚效。**日华。**补肝及命门，治小便频数、遗尿，女人白淫、白带。**时珍。

【发明】〔颂曰〕韭子得龙骨、桑螵蛸，主漏精补中。葛洪、孙思邈诸方多用之。〔弘景曰〕韭子入棘刺诸丸，主漏精。〔时珍曰〕棘刺丸方见外台秘要，治诸劳泄，小便数，药多不录。案梅师方治遗精。用韭子五合，白龙骨一两，为末，空心酒服方寸匕。千金方治梦遗，小便数。用韭子二两，桑螵蛸一两，微炒研末，每旦酒服二钱。三因方治下元虚冷，小便不禁，或成白浊，有家韭子丸。盖韭乃肝之菜，入足厥阴经。肾主闭藏，肝主疏泄。素问曰：足厥阴病则遗尿。思想无

韭

穷，入房太甚，发为筋痿，及为白淫。男随溲而下。女子绵绵而下。韭子之治遗精漏泄、小便频数、女人带下者，能入厥阴，补下焦肝及命门之不足。命门者藏精之府，故同治云。

【附方】 旧三，新四。**梦遗溺白**〔藏器曰〕韭子，每日空心生吞一二十粒，盐汤下。圣惠治虚劳伤肾，梦中泄精。用韭子二两，微炒为末。食前温酒服二钱匕。**虚劳溺精**用新韭子二升，十月霜后采之，好酒八合渍一宿。以晴明日，童子向南捣一万杵。平旦温酒服方寸匕，日再服之。外台秘要。**梦泄遗尿**韭子一升，稻米二斗，水一斗七升，煮粥取汁六升，分三服。千金方。**玉茎强中**玉茎强硬不痿，精流不住，时时如针刺，捏之则痛，其病名强中，乃肾滞漏疾也。用韭子、破故纸各一两，为末。每服三钱，水一盏，煎服。日三即住。经验方。**腰脚无力**韭子一升拣净，蒸两炊久，暴干，簸去黑皮，炒黄捣粉。安息香二大两，水煮一二百沸，慢火炒赤色，和捣为丸梧子大。如干，入少蜜。每日空腹酒下三十丸。以饭三五匙压之，大佳。崔元亮海上方。**女人带下**及男子肾虚冷，梦遗。用韭子七升，醋煮千沸，焙研末，炼蜜丸梧子大。每服三十丸，空心温酒下。千金方。**烟熏虫牙**用瓦片煅红，安韭子数粒，清油数点，待烟起，以筒吸引至痛处。良久以温水漱，吐有小虫出为效。未尽再熏。救急易方。

山韭《千金》

【释名】 **葟**音育 **韱**音纤。并未详。

【集解】〔颂曰〕葟，山韭也。山中往往有之，而人多不识。形性亦与家韭相类，但根白，叶如灯心苗耳。韩诗云，六月食郁及薁，谓此也。〔时珍曰〕案尔雅云：葟，山韭也；许慎说文云：韱，山韭也。金幼孜北征录云：北边云台戍地，多野韭、沙葱，人皆采而食之。即此也。苏氏以诗之郁即此，未知是否。又吕忱字林云：菳，音严，水韭也。野生水涯，叶如韭而细长，可食。观此，则知野韭又有山、水二种，气味或不相远也。

【气味】 **咸，寒，涩，无毒。**

【主治】 **宜肾，主大小便数，去烦热，治毛发。**千金。

【发明】〔时珍曰〕葟，肾之菜也，肾病宜食之。诸家本草不载，而孙思邈千金方收之。他书葟字多讹作藿字，藿乃豆叶也。陈直奉亲养老书有葟菜羹，即此也。其方治老人脾胃气弱，饮食不强。用葟菜四两，鲫鱼肉五两，煮羹，下五味并少面食。每三五日一作之。云极补益。

【附录】 **孝文韭**拾遗 〔藏器曰〕辛，温，无毒。主腹内冷胀满，泄痢肠澼，温中补虚，令人能行。生塞北山谷，状如韭，人多食之，云是后魏孝文帝所种。又有诸葛韭，孔明所种，比韭更长，彼人食之。〔时珍曰〕此亦山韭也，但因人命名耳。

葱《别录》中品

【释名】 **茗**纲目**菜伯**同**和事草**同**鹿胎**。〔时珍曰〕葱从忽。外直中空，有忽通之象也。茗者，草中有孔也，故字从孔，茗脉象之。葱初生曰葱针，叶曰葱青，衣曰葱袍，茎曰葱白，叶中涕曰葱苒。诸物皆宜，故云菜伯、和事。

【集解】 〔恭曰〕葱有数种，山葱曰茗葱，疗病似胡葱。其人间食葱有二种：一种冻葱，经冬不死，分茎栽莳而无子；一种汉葱，冬即叶枯。食用入药，冻葱最善，气味亦佳也。〔保升曰〕葱凡四种：冬葱即冻葱也，夏衰冬盛，茎叶俱软美，山南、江左有之；汉葱茎实硬而味薄，冬即叶枯；胡葱茎叶粗硬，根若金灯；茗葱生于山谷，不入药用。〔颂曰〕入药用山葱、胡葱，食品用冬葱、汉葱。又有一种楼葱，亦冬葱类，江南人呼为龙角葱，荆楚间多种之，其皮赤，每茎上出歧如八角，故云。〔瑞曰〕龙角即龙爪葱，又名羊角葱。茎上生根，移下莳之。〔时珍曰〕冬葱即慈葱，或名太官葱。谓其茎柔细而香，可以经冬，太官上供宜之，故有数名。汉葱一名木葱，其茎粗硬，故有木名。冬葱无子。汉葱春末开花成丛，青白色。其子味辛色黑，有皱纹，作三瓣状。收取阴干，勿令泪郁，可种可栽。

葱茎白

【气味】 辛，平。叶：温。根须：平。并无毒。〔弘景曰〕葱有寒热，白冷青热，伤寒汤中不得用青也。〔宗奭曰〕葱主发散，多食昏人神。〔诜曰〕葱宜冬月食。不可过多，损须发，发人虚气上冲，五脏闭绝，为其开骨节出汗之故也。〔思邈曰〕正月食生葱，令人面上起游风。生葱同蜜食，作下利。烧葱同蜜食，壅气杀人。〔张仲景曰〕生葱合枣食，令人病；合犬、雉肉食，多令人病血。〔时珍曰〕服地黄、常山人，忌食葱。

【主治】 **作汤，治伤寒寒热，中风面目浮肿，能出汗。**本经。**伤寒骨肉碎痛，喉痹不通，安胎，归目益目睛，除肝中邪气，安中利五脏，杀百药毒。根：治伤寒头痛。**别录。**主天行时疾，头痛热狂，霍乱转筋，及奔豚气、脚气、心腹痛，目眩，止心迷闷。**大明。**通关节，止衄血，利大小便。**孟诜。**治阳明下痢、下血。**李杲。**达表和里，止血。**宁原。**除风湿，身痛麻痹，虫积心痛，止大人阳脱，阴**

葱

1141

毒腹痛，小儿盘肠内钓，妇人妊娠溺血，通乳汁，散乳痈，利耳鸣，涂猘犬伤，制蚯蚓毒。时珍。杀一切鱼、肉毒。士良。

【发明】〔元素曰〕葱茎白，味辛而甘平，气厚味薄，升也，阳也。入手太阴、足阳明经，专主发散，以通上下阳气。故活人书治伤寒头痛如破，用连须葱白汤主之。张仲景治少阴病，下利清谷，里寒外热，厥逆脉微者，白通汤主之，内用葱白。若面色赤者，四逆汤加葱白。腹中痛者，去葱白。成无己解之云：肾恶燥，急食辛以润之。葱白辛温以通阳气也。〔时珍曰〕葱乃释家五荤之一。生辛散，熟甘温，外实中空，肺之菜也，肺病宜食之。肺主气，外应皮毛，其合阳明。故所治之症多属太阴、阳明，皆取其发散通气之功，通气故能解毒及理血病。气者血之帅也，气通则血活矣。金疮磕损，折伤血出，疼痛不止者，王玠百一方，用葱白、砂糖等分研封之。云痛立止，更无痕瘢也。葱叶亦可用。又葱管吹盐入玉茎内，治小便不通及转脬危急者，极有捷效。余常用治数人得验。

【附方】旧十二，新三十二。**感冒风寒**初起。即用葱白一握，淡豆豉半合，泡汤服之，取汗。濒湖集简方。**伤寒头痛**如破者。连须葱白半斤，生姜二两，水煮温服。活人书。**时疾头痛**发热者。以连根葱白二十根，和米煮粥，入醋少许，热食取汗即解。济生秘览。**数种伤寒**初起一二日，不能分别者，用上法取汗。**伤寒劳复**因交接者，腹痛卵肿。用葱白捣烂，苦酒一盏，和服之。千金方。**风湿身痛**生葱擂烂，入香油数点，水煎，调川芎劳、郁金末一钱服，取吐。丹溪心法。**妊娠伤寒**赤斑变为黑斑，尿血者。以葱白一把，水三升，煮热服汁，食葱令尽，取汗。伤寒类要。**六月孕动**困笃难救者。葱白一大握，水三升，煎一升，去滓顿服。杨氏产乳。**胎动下血**病痛抢心。用葱白煮浓汁饮之。未死即安，已死即出。未效再服。一方：加川芎。一方：用银器同米煮粥及羹食。梅师方。**卒中恶死**或先病，或平居寝卧，奄忽而死，皆是中恶。急取葱心黄刺入鼻孔中，男左女右，入七八寸，鼻、目、血出即苏。又法：用葱刺入耳中五寸，以鼻中血出即活也。如无血出，即不可治矣。相传此扁鹊秘方也。崔氏纂要。**小儿卒死**无故者。取葱白纳入下部，及两鼻孔中，气通或嚏即活。陈氏经验方。**小儿盘肠**内钓腹痛。用葱汤洗儿腹，仍以炒葱捣贴脐上。良久，尿出痛止。汤氏婴孩宝书。**阴毒腹痛**厥逆唇青卵缩，六脉欲绝者。用葱一束，去根及青，留白二寸，烘热安脐上，以熨斗火熨之，葱坏则易，良久热气透入，手足温有汗即瘥，乃服四逆汤。若熨而手足不温，不可治。朱肱南阳活人书。**脱阳危瘪**凡人大吐大泄之后，四肢厥冷，不省人事，或与女子交后，小腹肾痛，外肾搐缩，冷汗出厥逆，须臾不救。先以葱白炒热熨脐，后以葱白三七茎擂烂，用酒煮灌之，阳气即回。此华佗救卒病方也。**卒心急痛**牙关紧闭欲绝。以老葱白五茎去皮须，捣膏，以匙送入咽中，灌以麻油四两，但得下咽即苏。少顷，虫积皆化黄水而下，永不再发。累得救人。瑞竹堂方。**霍乱烦躁**坐卧不安。葱白二十茎，大枣二十枚，水三升，煎二升，分服。梅师方。**蛔虫心痛**用葱茎白二寸，铅粉二钱，捣丸服之，即止。葱能通气，粉能杀虫也。杨氏经验方。**腹皮麻痹**不仁者。多煮葱白食之，即自愈。危氏方。**小便闭胀**不治杀人。葱白三斤，剉炒帕盛，二个更互熨小腹，气透即通也。许学士本事方。**大小便闭**捣葱白和酢，封小腹上。仍灸七壮。外台秘要。**大肠虚闭**匀气散：用连须葱一根，姜一块，盐一捻，淡豉三七粒，捣作饼，烘掩脐中，扎定。良久，气通即通。不通再作。杨氏直指方。**小儿虚闭**葱白三根煎汤，调生蜜、阿胶末服。仍以葱头染蜜，插入肛门。少顷即通。全幼心鉴。**急淋阴肿**泥葱半斤，煨热杵烂，贴脐上。外台。**小便淋涩**或有血者。以赤根楼葱近根截一寸许，安脐中，以艾灸七壮。经验方。**小儿不尿**乃胎热也。用大葱白切四片，用乳汁半盏，同煎片时，分作四服即通。不饮乳者，服之即饮乳。若脐四旁有青黑色及口撮者，不可救也。全幼心鉴。**肿毒尿闭**因肿毒未溃，小便不通。用葱切，入麻油煎至黑色，去葱取油，时涂肿处，即通。普济。**水痫病肿**葱根白皮煮汁，服一盏，当下水出。病已困者，取根捣烂，坐之取气，水自下。圣济录。**阴囊肿痛**葱白、乳香捣涂，即时痛止肿消。又方：用煨葱入盐，杵如泥，涂之。**小便溺血**葱白一握，郁金一两，水一升，煎二合，温服。一日三次。普济方。**肠痔有血**葱白三斤，煮汤熏洗立效。外台。**赤白下痢**葱白一握细切，和米煮粥，日日食之。食医心镜。**便毒初起**葱白炒热，布包熨数次，乃用傅药，即消。永类方用葱根和蜜捣傅，以纸密护之。外服通气药，即愈。**痈疽肿硬**乌金散；治痈疖肿硬无头，不变色者。米粉四两，葱白一两，同炒黑，研末，醋调贴。一伏时又换，以消为度。外科精义。**一切肿毒**葱汁渍之，日四五度。**乳痈初起**葱汁一升，顿服即散。并千金。**疔疮恶肿**刺破，以老葱、生蜜杵贴。两时疔出，以醋汤洗之，神效。圣济录。**小儿秃疮**冷泔洗净，以羊角葱捣泥，入蜜和涂之，神效。杨氏。**刺疮金疮**百治不效。葱煎浓汁渍之，甚良。**金疮瘀血**在腹者。大葱白二十枚，麻子三升，杵碎，水九升，煮一升半，顿服。当吐出脓血而愈。未尽再服。并千金方。**血壅怪病**人遍身忽然肉出如锥，即痒且痛，不能饮食，名血壅。不速治，必溃脓血。以赤皮葱烧灰淋洗，饮豉汤数盏自安。夏子益怪病奇方。**解金银毒**葱白煮汁饮之。外台秘要。**脑破骨折**蜜和葱白捣匀，厚封立效。肘后方。**自缢垂死**葱心刺耳、鼻中有血出，即苏。

叶

【主治】 煨研，傅金疮水入辄肿。盐研，傅蛇、虫伤及中射工、溪毒。日华。主水病足肿。苏颂。利五脏，益目精，发黄疸。思邈。

【发明】〔颂曰〕煨葱治打扑损，见刘禹锡传信方，云得于崔给事。取葱新折者，糖火煨热剥皮，其间有涕，便将罨损处。仍多煨，续续易热者。崔云：顷在泽潞，与李抱真作判官。李相方以球杖按球子。其军将以杖相格，因伤李相拇指并爪甲掰裂。遽索金创药裹之，强索酒饮，而面色愈青，忍痛不止。有军吏言此方，遂用之。三易面色却赤，斯须云已不痛。凡十数度，用热葱并涕缠裹其指，遂毕席笑语。〔时珍曰〕按张氏经验方云：金创折伤血出，用葱白连叶煨热，或锅烙炒热，捣烂傅之，冷即再易。石城尉戴尧臣，试马损大指，血出淋漓。余用此方，再易而痛止。翌日洗面，不见痕迹。宋推官、鲍县尹皆得此方，每有杀伤气未绝者，亟令用此，活人甚众。又凡人头目重闷疼痛，时珍每用葱叶插入鼻内二三寸并耳内，气通即便清爽也。

【附方】旧三，新二。**水病足肿**葱茎叶煮汤渍之，日三五次妙。韦宙独行方。**小便不通**葱白连叶捣烂，入蜜，合外肾上，即通。永类钤方。**疮伤风水肿痛**。取葱青叶和干姜、黄檗等分，煮汤浸洗，立愈。食疗。**蜘蛛咬疮**遍身生疮。青葱叶一茎去尖，入蚯蚓一条在内，待化成水，取点咬处即愈。李绛兵部手集。**代指毒痛**取菱黄葱叶煮汁，热渍之。千金方。

汁

【气味】 辛，温，滑，无毒。

【主治】 溺血，饮之。解藜芦及桂毒。别录。散瘀血，止衄止痛，治头痛耳聋，消痔漏，解众药毒。时珍。能消桂为水，化五石，仙方所用。弘景。

【发明】〔时珍曰〕葱汁即葱涕，功同葱白。古方多用葱涎丸药，亦取其通散上焦风气也。胜金方：取汁入酒少许滴鼻中，治衄血不止，云即觉血从脑散下也。又唐瑶经验方，以葱汁和蜜少许服之，亦佳。云邻媪用此甚效，老仆试之亦验。二物同食害人，何以能治此疾？恐人脾胃不同，非甚急不可轻试也。〔慎微曰〕三洞要录云：葱者菜之伯也，能消金、锡、玉、石。神仙消金王浆法：于冬至日，以壶卢盛葱汁及根茎，埋庭中。次年夏至发出，尽化为水。以法渍金、玉、银青石各三分，自消矣。暴干如饴，食之可休粮，亦曰金浆也。

【附方】旧四，新一。**衄血不止**方见上。**金疮出血**不止。取葱炙热，挼汁涂之即止。梅师方。**火焰丹毒**从头起者。生葱汁涂之。**痔瘘作痛**葱涎、白蜜和涂之，先以木鳖子煎汤熏洗，其冷如冰即效。一人苦此，早间用之，午刻即安也。

唐仲举方。**解钩吻毒**面青口噤欲死。以葱涕啖之，即解。千金。

须

【主治】　**通气。**孟诜。**疗饱食房劳，血渗入大肠，便血肠澼成痔，日干，研末，每服二钱，温酒下。**时珍。

【附方】　旧一。**喉中肿塞**气不通者。葱须阴干为末，每用二钱，入蒲州胆矾末一钱，和匀。每用一字，吹之。杜壬方。

花

【主治】　**心脾痛如锥刀刺，腹胀。用一升，同吴茱萸一升，水八合，煎七合，去滓，分三服，立效。**颂。出崔元亮方。

实

【气味】　**辛，大温，无毒。**

【主治】　**明目，补中气不足。**本经。**温中益精。**日华。**宜肺，归头。**思邈。

【附方】　旧一。**眼暗补中**葱子半升为末，每取一匙，水二升，煎汤一升半，去滓，入米煮粥食之。亦可为末，蜜丸梧子大，食后米汤服一二十丸，日三服。食医心镜。

茖葱音格《千金》

【释名】　**山葱。**

【集解】　〔保升曰〕茖葱生山谷，不入药用。〔颂曰〕尔雅云：茖，山葱也。说文云：茖葱生山中，细茎大叶。食之香美于常葱，宜入药用。〔时珍曰〕茖葱，野葱也，山原平地皆有之。生沙地者名沙葱，生水泽者名水葱，野人皆食之。开白花，结子如小葱头。世俗不察胡葱即蒜葱，误指此为胡葱。详见胡葱下。保升言不入药用，苏颂言入药宜用山葱、胡葱。今考孙思邈千金·食性，自有茖葱功用，而诸本失收，今采补之。

【气味】　**辛，微温，无毒。**〔时珍曰〕佛家以茖葱为五荤之一。见蒜下。

【主治】　**除瘴气恶毒。久食，强志益胆气。**思邈。**主诸恶蛓、狐尿刺毒，山溪中沙虱、射工等毒。煮汁浸，或捣傅，大效。亦兼小蒜、茱萸辈，不独用也。**苏恭。

子

【气味】　**同葱。**

【主治】　**泄精。**思邈。

胡葱宋《开宝》

【释名】 蒜葱纲目回回葱。〔时珍曰〕按孙真人食忌作葫葱,因其根似葫蒜故也。俗称蒜葱,正合此义。元人饮膳正要作回回葱,似言其来自胡地,故曰胡葱耳。

【集解】〔诜曰〕胡葱生蜀郡山谷。状似大蒜而小,形圆皮赤,梢长而锐。五月、六月采。〔保升曰〕葱凡四种:冬葱夏枯;汉葱冬枯;胡葱茎叶粗短,根若金灯;茖葱于生山谷。〔颂曰〕胡葱类食葱,而根茎皆细白。或云:根茎微短如金灯。或云:似大蒜而小,皮赤而锐。〔时珍曰〕胡葱即蒜葱也,孟诜、韩保升所说是矣,非野葱也。野葱名茖葱,似葱而小。胡葱乃人种莳,八月下种,五月收取,叶似葱而根似蒜,其味如薤,不甚臭。江西有水晶葱,蒜根葱叶,盖其类也。李廷飞延寿书,言胡葱即蒚子,盖因相似而误尔。今俗皆以野葱为胡葱,因不识蒜葱,故指茖葱为之,谬矣。

【修治】〔敩曰〕凡采得依纹擘碎,用绿梅子相对拌蒸一伏时,去梅子,砂盆中研如膏,瓦器晒干用。

【气味】 辛,温,无毒。〔时珍曰〕生则辛平,熟则甘温。〔诜曰〕亦是薰物。久食,伤神损性,令人多忘,损目明,绝血脉,发痼疾。患胡臭、蛋齿人,食之转甚。〔思邈曰〕四月勿食葫葱,令人气喘多惊。

【主治】 温中下气,消谷能食,杀虫,利五脏不足气。孟诜。疗肿毒。保升。

【发明】〔时珍曰〕方术煮溪涧白石为粮,及煮牛、马、驴骨令软,皆用胡葱,则亦软坚之物也。陶弘景言葱能化五石,消桂为水,则是诸葱皆能软石。故今人采茖葱煮石,谓之胡葱也。

【附方】 新一。身面浮肿小便不利,喘急。用胡葱十茎,赤小豆三合,消石一两,以水五升,煮葱、豆至熟,同捣成膏,每空心温酒服半匙。圣惠方。

子

【主治】 中诸肉毒,吐血不止,萎黄悴者,以一升,水煮,冷服半升,日一夜一,血定乃止。孟诜。

薤音械《别录》中品

【释名】 蒚子音叫。或作荞者非。茆子音钓火葱纲目菜芝别录鸿荟音会。〔时珍曰〕薤本文作韰,韭类也。故字从韭,从叡,音概,谐声也。今人因其根白,

本草纲目菜部第二十六卷 一 菜之一 荤菜类三十二种

呼为藠子，江南人讹为莜子。其叶类葱而根如蒜，收种宜火熏，故俗人称为火葱。罗愿云：物莫美于芝，故薤为菜芝。苏颂复附莜子于蒜条，误矣。

【集解】〔别录曰〕薤生鲁山平泽。〔恭曰〕薤是韭类。叶似韭而阔，多白而无实。有赤、白二种：白者补而美，赤者苦而无味。〔颂曰〕薤处处有之。春秋分莳，至冬叶枯。尔雅云：荍，山薤也。生山中，茎叶与家薤相类，而根差长，叶差大，仅若鹿葱，体性亦与家薤同。今人少用。〔宗奭曰〕薤叶如金灯叶，差狭而更光。故古人言薤露者，以其光滑难伫之义。〔时珍曰〕薤八月栽根，正月分莳，宜肥壤。数枝一本，则茂而根大。叶状似韭。韭叶中实而扁，有剑脊。薤叶中空，似细葱叶而有棱，气亦如葱。二月开细花，紫白色。根如小蒜，一本数颗，相依而生。五月叶青则掘之，否则肉不满也。其根煮食、笔酒、糟藏、醋浸皆宜。故内则云：切葱、薤实诸醯以柔之。白乐天诗云"酥暖薤白酒"，谓以酥炒薤白投酒中也。一种水晶葱，葱叶蒜根，与薤相似，不臭，亦其类也。按王祯农书云：野薤俗名天薤。生麦原中，叶似薤而小，味益辛，亦可供食，但不多有。即尔雅山薤是也。

薤白

【气味】 辛、苦，温，滑，无毒。〔好古曰〕入手阳明经。〔颂曰〕薤宜去青留白，白冷而青热也。〔诜曰〕发热病，不宜多食。三四月勿食生者。〔大明曰〕生食引涕唾。不可与牛肉同食，令人作癥瘕。

【主治】 **金疮疮败。轻身，不饥耐老。**本经。**归骨，除寒热，去水气，温中散结气。作羹食，利病人。诸疮中风寒水气肿痛，捣涂之。**别录。**煮食，耐寒，调中补不足，止久痢冷泻，肥健人。**日华。**治泄痢下重，能泄下焦阳明气滞。**李杲。〔好古曰〕下重者，气滞也。四逆散加此以泄气滞。**治少阴病厥逆泄痢，及胸痹刺痛，下气散血，安胎。**时珍。**心病宜食之。利产妇。**思邈。**治女人带下赤白，作羹食之。骨哽在咽不去者，食之即下。**孟诜。**补虚解毒。**苏颂。**白者补益，赤者疗金疮及风，生肌肉。**苏恭。**与蜜同捣，涂汤火伤，效甚速。**宗奭。**温补，助阳道。**时珍。

【发明】〔弘景曰〕薤性温补，仙方及服食家皆须之，偏入诸膏用。不可生啖，荤辛为忌。〔诜曰〕薤，白色者最好，虽有辛，不荤五脏。学道人长服之，可通神安魂魄，益气续筋力。〔颂曰〕白薤之白，性冷而补。又曰：莜子，煮与蓐妇饮，易产。亦主脚气。〔时珍曰〕薤味辛气温。诸家言其温补，而苏颂图经独谓其冷补。按杜甫薤诗云：束比青刍色，圆齐玉箸头。衰年关膈冷，味暖并无忧。亦言其温补，与经文相合。则冷补之说，盖不然也。又按王祯云：薤生则气辛，熟则

薤

甘美。种之不蠹，食之有益。故学道人资之，老人宜之。然道家以薤为五荤之一，而诸氏言其不荤何耶？薛用弱齐谐志云：安陆郭坦兄，得天行病后，遂能大餐，每日食至一斛。五年，家贫行乞。一日大饥，至一园，食薤一畦，大蒜一畦。便闷极卧地，吐一物如龙，渐渐缩小。有人撮饭于上，即消成水，而病寻瘳也。按此亦薤散结、蒜消癥之验也。〔宗奭曰〕薤叶光滑，露亦难伫。千金治肺气喘急方中用之，亦取其滑泄之义。

【附方】 旧十五，新八。**胸痹刺痛**张仲景栝楼薤白汤：治胸痹，痛彻心背，喘息咳唾短气，喉中燥痒，寸脉沉迟，关脉弦数，不治杀人。用栝楼实一枚，薤白半升，白酒七升，煮二升，分二服。千金治胸痹，半夏薤白汤用薤白四两，半夏一合，枳实半两，生姜一两，栝楼实半枚，㕮咀，以白蔹浆三升，煮一升，温服，日三。肘后治胸痛，瘥而复发。薤根五升，捣汁饮之，立瘥。蔹音在，酢浆也。**卒中恶死**卒死，或先病，或平居寝卧奄忽而死，皆是中恶。以薤汁灌入鼻中，便省。肘后。**霍乱干呕**不止者。以薤一虎口，以水三升，煮取一半，顿服。不过三作即已。韦宙独行方。**奔豚气痛**薤白捣汁饮之。肘后方。**赤痢不止**薤同黄檗煮汁服之。陈藏器。**赤白痢下**薤白一握，同米煮粥，日食之。食医心镜。**小儿疳痢**薤白生捣如泥，以粳米粉和蜜作饼，炙熟与食。不过三两服。杨氏产乳。**产后诸痢**多煮薤白食，仍以羊肾脂同炒食之。范汪方。**妊娠胎动**腹内冷痛。薤白一升，当归四两，水五升，煮二升，分三服。古今录验。**郁肉脯毒**杵薤汁，服二三升良。葛洪方。**疮犯恶露**甚者杀人。薤白捣烂，以帛裹煨熟，去帛傅之，冷即易换。亦可捣作饼，以艾灸之，热气入疮，水出即瘥也。梅师方。**手指赤色**随月生死。以生薤一把，苦酒煮熟，捣烂涂之，愈乃止。肘后方。**疥疮痛痒**煮薤叶，捣烂涂之。同上。**灸疮肿痛**薤白一升，猪脂一斤，切，以苦酒浸一宿，微火煎三上三下，去滓涂之。梅师方。**手足病疮**生薤一把，以热醋投入，以封疮上取效。千金。**毒蛇螫伤**薤白捣傅。徐王方。**虎犬咬伤**薤白捣汁一升饮之，并涂之。日三服，瘥乃止。葛洪方。**诸鱼骨哽**薤白嚼柔，以绳系中，吞到哽处，引之即出。同上。**误吞钗镮**取薤白曝萎，煮熟勿切，食一大束，钗即随出。葛洪方。**目中风翳**作痛。取薤白截断，安膜上令遍。痛作复为之。范汪方。**咽喉肿痛**薤根醋捣傅肿处。冷即易之。圣惠。

【附录】 **蓼荞**拾遗 〔藏器曰〕味辛，温，无毒。主霍乱腹冷胀满，冷气攻击，腹满不调，产后血攻胸膈刺痛，煮服之。生平泽，其苗如葱、韭。〔时珍曰〕此亦山薤之类，方名不同耳。

蒜《别录》下品

【释名】　**小蒜**别录　**茆蒜**音卯　**荤菜**。〔时珍曰〕蒜字从祘,音蒜,谐声也。又象蒜根之形。中国初惟有此,后因汉人得葫蒜于西域,遂呼此为小蒜以别之。故崔豹古今注云:蒜,茆蒜也,俗谓之小蒜。胡国有蒜,十子一株,名曰胡蒜,俗谓之大蒜是矣。蒜乃五荤之一,故许氏说文谓之荤菜。五荤即五辛,谓其辛臭昏神伐性也。练形家以小蒜、大蒜、韭、芸薹、胡荽为五荤,道家以韭、薤、蒜、芸薹、胡荽为五荤,佛家以大蒜、小蒜、兴渠、慈葱、茖葱为五荤。兴渠,即阿魏也。虽各不同,然皆辛熏之物,生食增恚,熟食发淫,有损性灵,故绝之也。

【集解】〔别录曰〕蒜,小蒜也。五月五日采之。〔弘景曰〕小蒜生叶时,可煮和食。至五月叶枯,取根名乱子,正尔啖之,亦甚熏臭。〔保升曰〕小蒜野生,处处有之。小者一名乱,音乱;一名蒚,音力。苗、叶、根、子皆似葫,而细数倍也。尔雅云:蒚,山蒜也。说文云:蒜,荤菜也。菜之美者,云梦之荤。生山中者,名蒚。〔颂曰〕本草谓大蒜为葫,小蒜为蒜,而说文所谓荤菜者,乃大蒜也,蒚即小蒜也。书传载物之别名不同如此,用药不可不审。〔宗奭曰〕小蒜即蒚也。苗如葱针,根白,大者如乌芋子。兼根煮食,谓之宅蒜。〔时珍曰〕家蒜有二种:根茎俱小而瓣少,辣甚者,蒜也,小蒜也;根茎俱大而瓣多,辛而带甘者,葫也,大蒜也。按孙炎尔雅正义云:帝登蒚山,遭莸芋毒,将死,得蒜啮食乃解,遂收植之,能杀腥膻虫鱼之毒。又孙愐唐韵云:张骞使西域,始得大蒜种归。据此则小蒜之种,自蒚移栽,从古已有。故尔雅以蒚为山蒜,所以别家蒜也。大蒜之种,自胡地移来,至汉始有。故别录以葫为大蒜,所以见中国之蒜小也。又王祯农书云:一种泽蒜,最易滋蔓,随剙随合。熟时采子,漫散种之。吴人调鼎多用此根作菹,更胜葱、韭也。按此正别录所谓小蒜是也。其始自野泽移来,故有泽名,而寇氏误作宅字矣。诸家皆以野生山蒜、泽蒜解家莳之小蒜,皆失于详考。小蒜虽出于蒚,既经人力栽培,则性气不能不移。故不得不辨。

蒜小蒜根也。

【气味】　**辛,温,有小毒**。〔弘景曰〕味辛性热。损人,不可长食。〔思邈曰〕无毒。三月勿久食,伤人志性。黄帝书云:同生鱼食,令人夺气,阴核疼。〔瑞曰〕脚气风病人及时病后,忌食之。

【主治】　**归脾肾,主霍乱,腹中不安,消谷,理胃温中,除邪痹毒气**。别录。**主溪毒**。弘景。**下气,治蛊毒,傅蛇、虫、沙虱疮**。日华。〔恭曰〕此蒜与胡葱相得。

蒜

主恶螫毒、山溪中沙虱、水毒，大效。山人、俚、獠时用之。**涂丁肿甚良。**孟诜。

叶

【主治】 **心烦痛，解诸毒，小儿丹疹。**思邈。

【发明】〔颂曰〕古方多用小蒜治中冷霍乱，煮汁饮之。南齐褚澄治李道念鸡瘕，便瘥。〔宗奭曰〕华佗用蒜齑，即此蒜也。〔时珍曰〕按李延寿南史云：李道念病已五年。丞相褚澄诊之。曰：非冷非热，当是食白瀹鸡子过多也。取蒜一升煮食，吐出一物涎裹，视之乃鸡雏，翅足俱全。澄曰：未尽也。更吐之，凡十二枚而愈。或以蒜字作苏字者，误矣。范晔后汉书云：华佗见一人病噎，食不得下，令取饼店家蒜齑大酢二升饮之，立吐一蛇。病者悬蛇于车，造佗家，见壁北悬蛇数十，乃知其奇。又夏子益奇病方云：人头面上有光，他人手近之如火炽者，此中蛊也。用蒜汁半两，和酒服之，当吐出如蛇状。观三书所载，则蒜乃吐蛊要药，而后人鲜有知者。

【附方】 旧七，新七。**时气温病**初得头痛，壮热脉大。即以小蒜一升，杵汁三合，顿服。不过再作便愈。肘后方。**霍乱胀满**不得吐下，名干霍乱。小蒜一升，水三升，煮一升，顿服。肘后方。**霍乱转筋**入腹杀人。以小蒜、盐各一两，捣傅脐中，灸七壮，立止。圣济录。**积年心痛**不可忍，不拘十年、五年者，随手见效。浓醋煮小蒜食饱勿着盐。曾用之有效，再不发也。兵部手集。**水毒中人**一名中溪，一名中湿，一名水病，似射工而无物。初得恶寒，头目微疼，旦醒暮剧，手足逆冷。三日则生虫，食人下部，肛中有疮，不痒不痛。过六七日虫食五脏，注下不禁。以小蒜三升，煮微热，大热即无力，以浴身。若身发赤斑文者，毋以他病治之也。肘后方。**射工中人**成疮者。取蒜切片，贴疮上，灸七壮。千金。**止截疟疾**小蒜不拘多少，研泥，入黄丹少许，丸如芡子大。每服一丸，面东新汲水下，至妙。唐慎微。**阴肿如刺**汗出者。小蒜一升，韭根一升，杨柳根二斤，酒三升，煎沸乘热熏之。永类方。**恶核肿结**小蒜、吴茱萸等分，捣傅即散。肘后。**五色丹毒**无常，及发足踝者。杵蒜厚傅，频易。葛氏。**小儿白秃**头上团团白色。以蒜切口揩之。子母秘录。**蛇蝎螫人**小蒜捣汁服，以滓傅之。肘后。**蜈蚣咬疮**嚼小蒜涂之。良。肘后方。**蚰蜒入耳**小蒜洗净，捣汁滴之。未出再滴。李绛兵部手集。

山蒜《拾遗》

【释名】蒮音历泽蒜。

【集解】〔颂曰〕江南一种山蒜，似大蒜而臭。〔藏器曰〕泽蒜根如小蒜，叶

如韭。又生石间者名石蒜,与蒜无异。〔时珍曰〕山蒜、泽蒜、石蒜,同一物也,
但分生于山、泽、石间不同耳。人间栽莳小蒜,始自三种移成,故犹有泽蒜之称。
尔雅云:蒚,山蒜也。今京口有蒜山,产蒜是也。处处有之,不独江南。又吕
忱字林云:蒿,水中蒜也。则蒜不但产于山,而又产于水也。别有山慈姑、水仙
花、老鸦蒜、石蒜之类,根叶皆似蒜而不可食,其花亦异。并见草部下。

【气味】 辛,温,无毒。

【主治】 山蒜:治积块,及妇人血瘕,用苦醋磨服傅多效。苏颂。泽蒜、石
蒜:并温补下气,滑水源。藏器。

葫《别录》下品

【释名】 大蒜弘景荤菜。〔弘景曰〕今人谓葫为大蒜,蒜为小蒜,以其气类
相似也。〔时珍曰〕按孙愐唐韵云:张骞使西域,始得大蒜、葫荽。则小蒜乃中土
旧有,而大蒜出胡地,故有胡名。二蒜皆属五荤,故通可称荤。详见蒜下。

【集解】 〔别录曰〕葫,大蒜也。五月五日采,独子者入药尤佳。〔保升曰〕
葫出梁州者,大径二寸,最美少辛;泾阳者,皮赤甚辣。〔颂曰〕今处处园圃种之。
每颗六七瓣,初种一瓣,当年便成独子葫,至明年则复其本矣。其花中有实,亦
作葫瓣状而极小,亦可种之。〔时珍曰〕大、小二蒜皆八月种。春食苗,夏初食
薹,五月食根,秋月收种。北人不可一日无者也。

【气味】 辛,温,有毒。久食损人目。〔弘景曰〕性最熏臭,不可食。俗人作
齑以啖鲙肉,损性伐命,莫此之甚。惟可生食,不中煮也。〔恭曰〕此物煮羹臛为
馔中之俊,而陶云不中煮,当是未经试耳。〔藏器曰〕初食不利目,多食却明。久
食令人血清,使毛发白。〔时珍曰〕久食伤肝损眼。故嵇康养生论云:荤辛害目,
此为甚耳。今北人嗜蒜宿炕,故盲瞽最多。陈氏乃云多食明目,与别录相左何
耶?〔震亨曰〕大蒜属火,性热喜散,快膈,善化肉,暑月人多食之。伤气之祸,积
久自见,养生者忌之。化肉之功,不足论也。〔颂曰〕多食伤肺、伤脾、伤肝胆,生
痰助火昏神。〔思邈曰〕四月、八月食葫,伤神,令人喘悸,口味多爽。多食生葫
行房,伤肝气,令人面无色。生葫合青鱼鲊食,令人腹内生疮,肠中肿,又成疝
瘕,发黄疾。合蜜食,杀人。凡服一切补药,不可食之。

【主治】 归五脏,散痈肿蜃疮,除风邪,杀毒气。别录。下气,消谷,化肉。
苏恭。去水恶瘴气,除风湿,破冷气,烂痃癖,伏邪恶,宣通温补,疗疮癣,杀鬼
去痛。藏器。健脾胃,治肾气,止霍乱转筋腹痛,除邪祟,解温疫,疗劳疟冷风,

傅风损冷痛，恶疮、蛇虫、溪毒、沙虱，并捣贴之。熟醋浸，经年者良。日华。温水捣烂服，治中暑不醒。捣贴足心，止鼻衄不止。和豆豉丸服，治暴下血，通水道。宗奭。捣汁饮，治吐血心痛。煮汁饮，治角弓反张。同鲫鱼丸，治膈气。同蛤粉丸，治水肿。同黄丹丸，治痢疟、孕痢。同乳香丸，治腹痛。捣膏敷脐，能达下焦消水，利大小便。贴足心，能引热下行，治泄泻暴痢及干湿霍乱，止衄血。纳肛中，能通幽门，治关格不通。时珍。

【发明】〔宗奭曰〕葫气极荤，置臭肉中反能掩臭。凡中暑毒人，烂嚼三两瓣，温水送之，下咽即知，但禁饮冷水。又鼻衄不止者，捣贴足心，衄止即拭去。〔时珍曰〕葫蒜入太阴、阳明，其气熏烈，能通五脏，达诸窍，去寒湿，辟邪恶，消痈肿，化癥积肉食，此其功也。故王祯称之云：味久不变，可以资生，可以致远，化臭腐为神奇，调鼎俎，代醯酱。携之旅涂，则炎风瘴雨不能加，食馈腊毒不能害。夏月食之解暑气。北方食肉面尤不可无。乃食经之上品，日用之多助者也。盖不知其辛能散气，热能助火，伤肺损目，昏神伐性之害，茌苒受之而不悟也。尝有一妇，衄血一昼夜不止，诸治不效。时珍令以蒜傅足心，即时血止，真奇方也。又叶石林避暑录云：一仆暑月驰马，忽仆地欲绝。同舍王相教用大蒜及道上热土各一握研烂，以新汲水一盏和取汁，抉齿灌之，少顷即苏。相传徐州市门，忽有版书此方，咸以为神仙救人云。〔藏器曰〕昔有患疟癖者，梦人教每日食大蒜三颗。初服遂至瞑眩吐逆，下部如火。后有人教取数片，合皮截却两头吞之，名曰内灸，果获大效也。〔颂曰〕经言葫散痈肿。按李绛兵部手集方云：毒疮肿毒，号叫卧眠不得，人不能别者。取独头蒜两颗捣烂，麻油和，厚傅疮上，干即易之。屡用救人，无不神效。卢坦侍郎肩上疮作，连心痛闷，用此便瘥。又李仆射患脑痈久不瘥，卢与此方亦瘥。又葛洪肘后方云：风背肿，取独颗蒜横截一分，安肿头上，炷艾如梧子大，灸蒜百壮，不觉渐消，多灸为善。勿令大热，若觉痛即擎起蒜。蒜焦更换新者，勿令损皮肉。洪尝苦小腹下患一大肿，灸之亦瘥。数用灸人，无不应效。又江宁府紫极宫刻石记其事云：但是发背及痈疽恶疮肿核初起有异，皆可灸之，不计壮数。惟要痛者灸至不痛，不痛者灸至痛极而止。疣赘之类灸之，亦便成痂自脱，其效如神。乃知方书无空言者。但人不能以意详审，则不得尽应耳。〔时珍曰〕按李迅论蒜钱灸法云：痈疽之法，着灸胜于用药。缘热毒中膈，上下不通。必得毒气发泄，然后解散。凡初发一日之内，便用大独头蒜切如小钱厚，贴顶上灸之。三壮一易，大概以百壮为率。一使疮不开大，二使内肉不坏，三疮口易合，一举而三得之。但头及项以上，切不可用此，恐引气上，更生大祸也。又史源记蒜灸之功云：母氏背胛作痒，有赤晕半寸，白粒如黍。灸二七壮,其赤随消。信宿,有赤流下长二寸。举家归咎于灸。外医用膏护之,日增一晕,二十二日,横斜约六七寸,痛楚不胜。或言一尼病此,得灸而愈。予奔问之。尼云:剧时昏不知人,但闻范奉议坐守灸八百余壮方苏,约艾一筛。予亟归,以炷如银杏大,灸十数,殊不觉;乃灸四旁赤处,皆痛。每一壮烬则赤随缩入,三十余壮,赤晕收退。盖灸迟则初发处肉已坏,故不痛,直待灸到好肉方痛也。至夜则火焮满背,疮高阜而热,夜得安寝矣。王晓如覆一瓯,高三四寸,上有百数小窍,色正黑,调理而安。盖高阜者,毒外出也。小窍多,毒不聚也。色正黑,皮肉坏也。非艾火出其毒于坏肉之里,则内逼五脏而危矣。庸医傅贴凉冷消散之说,何可信哉?

【附方】 旧十六,新三十一。**背疮灸法**凡觉背上肿硬疼痛,用湿纸贴寻疮头。用大蒜十颗,淡豉半合,乳香一钱,细研。随疮头大小,用竹片作圈围定,填药于内,二分厚,着艾灸之。痛灸至痒,痒灸至痛,以百壮为率。与蒜钱灸法同功。外科精要。**疗肿恶毒**用门臼灰一撮罗细,以独蒜或新蒜薹染灰擦疮口,候疮自然出少汁,再擦,少顷即消散也。虽发背痛肿,亦可擦之。**五色丹毒**无常色,及发足踝者。捣蒜厚傅,干即易之。肘后方。**关格胀满**大小便不通。独头蒜烧熟去皮,绵裹纳下部,气立通也。外台秘要。**干湿霍乱转筋**。用大蒜捣涂足心,立愈,永类钤方。**水气肿满**大蒜、田螺、车前子等分,熬膏摊贴脐中,水从便漩而下,数日即愈。象山民人患水肿,一卜者传此,用之有效。仇远稗史。**山岚瘴气**生、熟大蒜各七片,共食之。少顷腹鸣,或吐血,或大便泄,即愈。摄生众妙方。**疟疾寒热**肘后用独头蒜炭上烧之,酒服方寸匕。简便用桃仁半片,放内关穴上,将独蒜捣烂罨之,缚住,男左女右,即止。邻妪用此治人屡效。普济方:端午日,取独头蒜煨熟,入矾红等分,捣丸芡子大,每白汤嚼下一丸。**寒疟冷痢**端午日,以独头蒜十个,黄丹二钱,捣丸梧子大。每服九丸,长流水下,甚妙。普济方。**泄泻暴痢**大蒜捣贴两足心。亦可贴脐中。千金方。**下痢禁口**及小儿泄痢。方并同上。**肠毒下血**蒜连丸:用独蒜煨捣,和黄连末为丸,日日米汤服之。济生方。**暴下血病**用葫五七枚,去皮研膏,入豆豉捣,丸梧子大。每米饮下五六十丸,无不愈者。寇宗奭本草衍义。**鼻血不止**服药不应。用蒜一枚,去皮研如泥,作钱大饼子,厚一豆许。左鼻血出,贴左足心;右鼻血出,贴右足心;两鼻俱出,俱贴之,立瘥。简要济众方。**血逆心痛**生蒜捣汁,服二升即愈。肘后。**鬼疰腹痛**不可忍者。独头蒜一枚,香墨如枣大,捣和酱汁一合,顿服。永类钤方。**心腹冷痛**法醋浸至二三年蒜,食至数颗,其效如神。李时珍濒湖集简方。**夜啼腹痛**面青,冷证也。用大蒜一枚煨研日干,乳香五分,捣丸芥子大。每服七

葫

1153

丸,乳汁下。危氏得效方。**寒湿气痛**端午日收独蒜,同辰粉捣,涂之。唐瑶经验方。**鬼毒风气**独头蒜一枚,和雄黄、杏仁研为丸,空腹饮下三丸。静坐少时,当下毛出即安。孟诜食疗本草。**狗咽气塞**喘息不通,须臾欲绝。用独头蒜二枚削去两头,塞鼻中。左患塞右,右患塞左。候口中脓血出,立效。圣惠。**喉痹肿痛**大蒜塞耳、鼻中,日二易之。肘后方。**鱼骨哽咽**独头蒜塞鼻中,自出。十便良方。**牙齿疼痛**独头蒜煨,热切熨痛处,转易之。亦主虫痛。外台秘要。**眉毛动摇**目不能交睫,唤之不应,但能饮食。用蒜三两杵汁,调酒饮,即愈。夏子益奇疾方。**脑泻鼻渊**大蒜切片贴足心,取效止。摘玄方。**头风苦痛**易简方用大蒜研汁嗜鼻中。圣济录用大蒜七个去皮,先烧红地,以蒜逐个于地上磨成膏子。却以僵蚕一两,去头足,安蒜上,碗覆一夜,勿令透气。只取蚕研末,嗜入鼻内,口中含水,甚效。**小儿惊风**总录:方同上。**小儿脐风**独头蒜切片,安脐上,以艾灸之。口中有蒜气,即止。黎居士简易方。**小儿气淋**宋宁宗为郡王时病淋,日夜凡三百起。国医罔措。或举孙琳治之。琳用大蒜、淡豆豉、蒸饼三物捣丸,令以温水下三十丸。曰:今日进三服,病当减三之一,明日亦然,三日病除。已而果然,赐以千缗。或问其说。琳曰:小儿何缘有淋?只是水道不利,三物皆能通利故也。爱竹翁谈薮。**产后中风**角弓反张,不语。用大蒜三十瓣,以水三升,煮一升,灌之即苏。张杰子母秘录。**金疮中风**角弓反张。取蒜一升去心,无灰酒四升煮极烂,并滓服之。须臾得汗即瘥。外台秘要。**妇人阴肿**作痒。蒜汤洗之,效乃止。永类钤方。**阴汗作痒**大蒜、淡豉捣丸梧子大,朱砂为衣,每空腹灯心汤下三十丸。**小便淋沥**或有或无。用大蒜一个,纸包煨熟,露一夜,空心新水送下。朱氏集验方。**小儿白秃**团团然。切蒜日日揩之。秘录。**闭口椒毒**气闭欲绝者。煮蒜食之。张仲景方。**射工溪毒**独头蒜切三分厚,贴上灸之,令蒜气射入即瘥。梅师方。**蜈蝎螫伤**独头蒜摩之,即止。梅师。**蛇虺螫伤**孟诜曰:即时嚼蒜封之,六七易。仍以蒜一升去皮,以乳二升煮熟,空心顿服。明日又进。外以去皮蒜一升捣细,小便一升煮三四沸,浸损处。梅师用独头蒜、酸草捣绞傅咬处。**脚肚转筋**大蒜擦足心令热,即安。仍以冷水食一瓣。摄生方。**食蟹中毒**干蒜煮汁饮之。集验方。**蛇瘕面光**发热,如火炙人。饮蒜汁一碗,吐出如蛇状,即安。危氏方。

五辛菜《拾遗》

【集解】〔时珍曰〕五辛菜,乃元旦立春,以葱、蒜、韭、蓼、蒿、芥辛嫩之菜,杂和食之，取迎新之义，谓之五辛盘，杜甫诗所谓"春日春盘细生菜"是矣。

【气味】 辛，温，无毒。〔时珍曰〕热病后食，多损目。

【主治】 **岁朝食之，助发五脏气。常食，温中去恶气，消食下气。**藏器。

芸薹《唐本草》

【释名】 **寒菜**胡居士方**胡菜**同上**薹菜**坤雅**薹芥**沛志**油菜**纲目。〔时珍曰〕此菜易起薹，须采其薹食，则分枝必多，故名芸薹；而淮人谓之薹芥，即今油菜，为其子可榨油也。羌陇氐胡，其地苦寒，冬月多种此菜，能历霜雪，种自胡来，故服虔通俗文谓之胡菜，面胡洽居士百病方谓之寒菜，皆取此义也。或云塞外有地名云台戍，始种此菜，故名，亦通。

【集解】〔恭曰〕别录云：芸薹乃人间所啖菜也。〔宗奭曰〕芸薹不甚香，经冬根不死，辟蠹，于诸菜中亦不甚佳。〔时珍曰〕芸薹方药多用，诸家注亦不明，今人不识为何菜？珍访考之，乃今油菜也。九月、十月下种，生叶形色微似白菜。冬、春采薹心为茹，三月则老不可食。开小黄花，四瓣，如芥花。结荚收子，亦如芥子，灰赤色。炒过榨油黄色，燃灯甚明，食之不及麻油。近人因有油利。种者亦广云。

茎叶

【气味】 辛，温，无毒。〔大明曰〕凉。〔别录曰〕春月食之，能发膝痼疾。〔诜曰〕先患腰脚者，不可多食，食之加剧。又损阳气，发疮及口齿病。胡臭人不可食。又能生腹中诸虫。道家特忌，以为五荤之一。

【主治】 **风游丹肿，乳痈。**唐本草。**破癥瘕结血。**开宝。**治产后血风及瘀血。**日华。**煮食，治腰脚痹。捣叶，傅女人吹奶。**藏器。**治瘰疬、豌豆疮，散血消肿。伏蓬砂。**时珍。

【发明】〔藏器曰〕芸薹破血，故产妇宜食之。〔马志曰〕今俗方言病人得吃芸薹，是宜血病也。〔思邈曰〕贞观七年三月，予在内江县饮多，至夜觉四体骨肉疼痛。至晓头痛，额角有丹如弹丸，肿痛。至午通肿，目不能开。经日几毙。予思本草芸薹治风游丹肿，遂取叶捣傅，随手即消，其验如神也。亦可捣汁服之。

【附方】 新八。**赤火丹毒**方见上。**天火热疮**初起似痱，渐如水泡，似火烧疮，赤色，急速能杀人。芸薹叶捣汁，调大黄、芒消、生铁衣等分，涂之。近效方。**风热肿毒**芸薹苗叶根、蔓菁根各三两，为末，以鸡子清和贴之，即消。无蔓

芸薹

1155

菁，即以商陆根代之，甚效也。近效方。**手足瘰疬**此疬喜着手足肩背，累累如赤豆，剥之汁出。用芸薹叶煮叶煮汁服一升，并食干熟菜数顿，少与盐、酱。冬月用子研水服。千金方。**疬疬似痈**而小有异，脓如小豆汁，今日去，明日满。用芸薹捣熟，布袋盛，于热灰中煨熟，更互熨之，不过三二度。无叶用干者。千金。**豌豆斑疮**芸薹叶煎汤洗之。外台秘要。**血痢腹痛**日夜不止。以芸薹叶捣汁二合，入蜜一合，温服。圣惠方。**肠风下血**。

子

【气味】 辛，温，无毒。

【主治】 **梦中泄精，与鬼交。**思邈。**取油傅头，令发长黑。**藏器。**行滞血，破冷气，消肿散结，治产难、产后心腹诸疾，赤丹热肿，金疮血痔。**时珍。

【发明】〔时珍曰〕芸薹菜子、叶同功。其味辛气温，能温能散。其用长于行血滞，破结气。故古方消肿散结，治产后一切心腹气血痛，诸游风丹毒热肿疮痔诸药咸用之。经水行后，加入四物汤服之，云能断产。又治小儿惊风，贴其顶囟，则引气上出也。妇人方治产难歌云：黄金花结粟米实，细研酒下十五粒。灵丹功效妙如神，难产之时能救急。

【附方】 新十二。**芸薹散**治产后恶露不下，血结冲心刺痛。将来才遇冒寒踏冷，其血必往来心腹间，刺痛不可忍，谓之血母。并治产后心腹诸疾。产后三日，不可无此。用芸薹子炒、当归、桂心、赤芍药等分。每酒服二钱，赶下恶物。杨氏产乳。**产后血运**芸薹子、生地黄等分，为末。每服三钱，姜七片，酒、水各半盏，童便半盏，煎七分，温服即苏。温隐居海上方。**补血破气**追气丸：治妇人血刺，小腹痛不可忍。亦可常服，补血虚、破气块甚效。用芸薹子微炒、桂心各一两，高良姜半两，为末，醋糊丸梧子大，每淡醋汤下五丸。沈存中灵苑方。**肠风脏毒**下血。芸薹子生用，甘草炙，为末。每服二钱，水煎服之。普济方。**头风作痛**芸薹子一分，大黄三分，为末，嗜鼻。**风热牙痛**芸薹子、白芥子、角茴香等分，为末。嗜鼻，左嗜右，右嗜左。圣惠。**小儿天钓**芸薹子、生乌头去皮、尖各二钱，为末。每用一钱，水调涂顶上。各涂顶散。圣济总录。**风疮不愈**陈菜子油，同穿山甲末熬成膏，涂之即愈。摄生众妙方。**热疖肿毒**芸薹子、狗头骨等分，为末，醋和傅之。千金方。**伤损接骨**芸薹子一两，小黄米炒二合，龙骨少许，为末，醋调成膏，摊纸上贴之。乾坤秘韫。**汤火伤灼**菜子油调蚯蚓屎，搽之。杨起简便单方。**蜈蚣螫伤**菜子油倾地上，擦地上油掺之即好。勿令四眼人见。陆氏积德堂方。

菘《别录》上品

【释名】 白菜。〔时珍曰〕按陆佃埤雅云：菘性凌冬晚凋，四时常见，有松之操，故曰菘。今俗谓之白菜，其色青白也。

【集解】〔弘景曰〕菘有数种，犹是一类，正论其美与不美，菜中最为常食。〔宗奭曰〕菘叶如芜菁，绿色差淡，其味微苦，叶嫩稍阔。〔颂曰〕杨州一种菘叶，圆而大，或若箪，啖之无渣，绝胜他土者，疑即牛肚菘也。〔时珍曰〕菘，即今人呼为白菜者，有二种：一种茎圆厚微青，一种茎扁薄而白。其叶皆淡青白色。燕、赵、辽阳、扬州所种者，最肥大而厚，一本有重十余斤者。南方之菘畦内过冬，北方者多入窖内。燕京圃人又以马粪入窖壅培，不见风日，长出苗叶皆嫩黄色，脆美无滓，谓之黄芽菜，豪贵以为嘉品，盖亦仿韭黄之法也。菘子如芸薹子而色灰黑，八月以后种之。二月开黄花，如芥花，四瓣。三月结角，亦如芥。其菜作菹食尤良，不宜蒸晒。

【正误】〔恭曰〕菘有三种：牛肚菘叶最大厚，味甘；紫菘叶薄细，味少苦；白菘似蔓菁也。菘菜不生北土。有人将子北种，初一年即半为芜菁，二年菘种都绝；将芜菁子南种，亦二年都变。土地所宜如此。〔颂曰〕菘，南北皆有之，与蔓菁相类，梗长叶不光者为芜菁，梗短叶阔厚而肥腴者为菘。旧说北土无菘，今京洛种菘都类南种，但肥厚差不及尔。〔机曰〕蔓菁、菘菜恐是一种。但在南土，叶高而大者为菘，秋冬有之；在北土，叶短而小者为蔓菁，春夏有之。〔时珍曰〕白菘即白菜也。牛肚菘即最肥大者。紫菘即芦菔也，开紫花，故曰紫菘。苏恭谓白菘似蔓菁者，误矣。根叶俱不同，而白菘根坚小，不可食。又言南北变种者，盖指蔓菁、紫菘而言。紫菘根似蔓菁而叶不同，种类亦别。又言北土无菘者，自唐以前或然，近则白菘、紫菘南北通有。惟南土不种蔓菁，种之亦易生也。苏颂漫为两可之言，汪机妄起臆断之辨，俱属谬误，今悉正之。

茎叶

【气味】 甘，温，无毒。〔大明曰〕凉，微毒。多食发皮肤风瘙痒。〔诜曰〕发风冷内虚人不可食，有热人食亦不发病，性冷可知。本草言性温，未解其意。〔弘景曰〕性和利人，多食似小冷。张仲景言药中有甘草食菘，即令病不除也。〔颂曰〕有小毒，不可食多，多则以生姜解之。〔瑞曰〕夏至前食，发气动疾。有足疾者忌之。〔时珍曰〕气虚胃冷人多食，恶心吐沫，气壮人则相宜。

【主治】 **通利肠胃，除胸中烦，解酒渴。**别录。**消食下气，治瘴气，止热气**

菘

嗽。**冬汁尤佳**。萧炳。**和中，利大小便**。宁源。

【附方】 旧一，新二。**小儿赤游**行于上下，至心即死。菘菜捣傅之，即止。张杰子母秘录。**漆毒生疮**白菘菜捣烂涂之。**飞丝入目**白菜揉烂帕包，滴汁三二点入目，即出。普济方。

子

【气味】 **甘，平，无毒**。

【主治】 **作油，涂头长发，涂刀剑不锈** 音秀。弘景。

【附方】 旧一。**酒醉不醒**菘菜子二合细研，井华水一盏调，为二服。圣惠方。

芥《别录》上品

【释名】〔时珍曰〕按王安石字说云：芥者，界也。发汗散气，界我者也。王祯农书云：其气味辛烈，菜中之介然者，食之有刚介之象，故字从介。

【集解】〔弘景曰〕芥似菘而有毛，味辣，可生食及作菹。其子可以藏冬瓜。又有莨，音郎，作菹甚辣。〔恭曰〕芥有三种：叶大子粗者，叶可食，子入药用；叶小子细者，叶不堪食，子但作菹；又有白芥子，粗大白色，如白粱米，甚辛美，从西戎来。〔颂曰〕芥处处有之。有青芥，似菘，有毛，味极辣。紫芥，茎叶纯紫可爱，作菹最美。有白芥，见本条。其余南芥、旋芥、花芥、石芥之类，皆菜茹之美者，不能悉录。大抵南土多芥。相传岭南无芜菁，有人携种至彼种之，皆变作芥，地气使然耳。〔时珍曰〕芥有数种：青芥，又名刺芥，似白菘，有柔毛。有大芥，亦名皱叶芥，大叶皱纹，色尤深绿。味更辛辣。二芥宜入药用。有马芥，叶如青芥。有花芥，叶多缺刻，如萝卜英。有紫芥，茎叶皆紫如苏。有石芥，低小。皆以八九月下种。冬月食者，俗呼腊菜；春月食者，俗呼春菜；四月食者，谓之夏芥。芥心嫩薹，谓之芥蓝，瀹食脆美。其花三月开，黄色四出。结荚一二寸，子大如苏子，而色紫味辛，研末泡过为芥酱，以侑肉食，辛香可爱。刘恂岭南异物志云：南土芥高五六尺，子大如鸡子。此又芥之异者也。

茎叶

【气味】 **辛，温，无毒**。〔诜曰〕煮食动气与风，生食发丹石，不可多食。大叶者良，细叶有毛者害人。〔宁原曰〕有疮疡、痔疾、便血者忌之。〔思邈曰〕同兔肉食，成恶邪病。同鲫鱼食，发水肿。

【主治】 **归鼻，除肾经邪气，利九窍，明耳目，安中。久食温中**。别录。**止**

咳嗽上气，除冷气。日华。**主咳逆下气，去头面风**。孟诜。**通肺豁痰，利膈开胃**。时珍。

【发明】〔时珍曰〕芥性辛热而散，故能通肺开胃，利气豁痰。久食则积温成热，辛散太盛，耗人真元，肝木受病，昏人眼目，发人疮痔；而别录谓其能明耳目者，盖知暂时之快，而不知积久之害也。素问云：辛走气，气病无多食辛。多则肉胝而唇褰，此类是矣。陆佃云：望梅生津，食芥堕泪，五液之自外至也。慕而涎垂，愧而汗出，五液之自内生也。

【附方】 新四。**牙龈肿烂**出臭水者。芥菜秆烧存性，研末，频傅之，即愈。**飞丝入目**青菜汁点之如神。摘玄方。**漆疮搔痒**芥菜煎汤，洗之。千金方。**痔疮肿痛**芥叶捣饼，频坐之。谈野翁试验方。

子

【气味】 辛，热，无毒。〔时珍曰〕多食昏目动火，泄气伤精。

【主治】 归鼻，去一切邪恶疰气，喉痹。弘景。**疰气发无常处，及射工毒，丸服之，或捣末醋和涂之，随手有验**。苏恭。**治风毒肿及麻痹，醋研傅之。扑损瘀血，腰痛肾冷，和生姜研涂贴之。又治心痛，酒调服之**。日华。**研末作酱食，香美，通利五脏**。孟诜。**研末水调，涂顶囟，止衄血**。吴瑞。**温中散寒，豁痰利窍，治胃寒吐食，肺寒咳嗽，风冷气痛，口噤唇紧，消散痈肿瘀血**。时珍。

【发明】〔时珍曰〕芥子功与菜同。其味辛，其气散，故能利九窍，通经络，治口噤、耳聋、鼻衄之证，消瘀血、痈肿、痛痹之邪。其性热而温中，故又能利气豁痰，治嗽止吐，主心腹诸痛。白芥子辛烈更甚，治病尤良。见后本条。

【附方】 旧五，新十八。**感寒无汗**水调芥子末填脐内，以热物隔衣熨之，取汗出妙。杨起简便单方。**身体麻木**芥菜子末，醋调涂之。济生秘览。**中风口噤**舌本缩者。用芥菜子一升研，入醋二升，煎一升，傅颔颊下，效。圣惠方。**小儿唇紧**用马芥子捣汁曝浓，揩破，频涂之。崔氏纂要方。**喉痹肿痛**芥子末，水和傅喉下。干即易之。又用辣芥子研末，醋调取汁，点入喉内。待喉内鸣，却用陈麻骨烧烟吸入，立愈。并圣惠方。**耳卒聋闭**芥子末，人乳汁和，以绵裹塞之。外台秘要。**雀目不见**真紫芥菜子，炒黑为末，用羊肝一具，分作八服。每用芥末三钱，捻肝上，笋箨裹定，煮熟冷食，以汁送下。圣济总录。**目中翳膜**芥子一粒，轻手按入眼中。少顷，以井华水、鸡子清洗之。总录。**眉毛不生**芥菜子、半夏等分，为末，生姜自然汁调搽，数次即生。孙氏集效方。**鬼疰劳气**芥子三升研末，绢袋盛，入三斗酒中七日，温服，一日三次。广济方。**热痰烦运**方见白芥。**霍乱吐泻**芥子捣细，水和傅脐上。圣济总录。**反胃吐食**芥子末，酒服方寸匕，日

芥

三服。千金方。**上气呕吐**芥子末，蜜丸梧子大。井华水寅时下七丸，申时再服。千金方。**脐下绞痛**方同上。**腰脊胀痛**芥子末调酒，贴之立效。摘玄方。**走注风毒**作痛。用小芥子末，和鸡子白涂之。圣惠。**一切痈肿**猪胆汁和芥子末贴之，日三上。猪脂亦可。千金翼。**痈肿热毒**家芥子末同柏叶捣涂，无不愈者，大验。得山芥更妙。千金翼。**热毒瘰疬**小芥子末，醋和贴之。看消即止，恐损肉。肘后。**五种瘘疾**芥子末，以水、蜜和傅，干即易之。广济方。**射工中人**有疮。用芥子末和酒厚涂之。半日痛即止。千金方。**妇人经闭**不行，至一年者，脐腹痛，腰腿沉重，寒热往来。用芥子二两，为末。每服二钱，热酒食前服。仁存方。**阴证伤寒**腹痛厥逆。芥菜子研末，水调贴脐上。生生编。

白芥宋《开宝》附

【释名】 **胡芥**蜀本草**蜀芥**。〔时珍曰〕其种来自胡戎而盛于蜀，故名。

【集解】〔恭曰〕白芥子粗大白色，如白粱米，甚辛美，从戎中来。〔藏器曰〕白芥生太原、河东。叶如芥而白，为茹食之甚美。〔保升曰〕胡芥近道亦有之，叶大子白且粗，入药及啖最佳，而人间未多用之。〔时珍曰〕白芥处处可种，但人知莳之者少尔。以八九下种，冬生可食。至春深茎高二三尺，其叶花而有丫，如花芥叶，青白色。茎易起而中空，性脆，最畏狂风大雪，须谨护之，乃免折损。三月开黄花，香郁。结角如芥角，其子大如粱米，黄白色。又有一种茎大而中实者尤高，其子亦大。此菜虽是芥类，迥然别种也，然入药胜于芥子。

茎叶

【气味】 **辛，温，无毒。**〔时珍曰〕肘后方言热病人不可食胡芥，为其性暖也。

【主治】 **冷气。**藏器。**安五脏，功与芥同。**日华。

子

【气味】 **辛，温，无毒。**

【主治】 **发汗，主胸膈痰冷，上气，面目黄赤。又醋研，傅射工毒。**别录。**御恶气遁尸飞尸，及暴风毒肿流四肢疼痛。**弘景。**烧烟及服，辟邪魅。**日华。〔藏器曰〕入镇宅方用。**咳嗽，胸胁支满，上气多唾者，每用温酒吞下七粒。**思邈。**利气豁痰，除寒暖中，散肿止痛，治喘嗽反胃，痹木脚气，筋骨腰节诸痛。**时珍。

【发明】〔震亨曰〕痰在胁下及皮里膜外，非白芥子莫能达。古方控涎丹用白芥子，正此义也。〔时珍曰〕白芥子辛能入肺，温能发散，故有利气豁痰、温中开胃、散痛消肿辟恶之功。按韩悉医通云：凡老人苦于痰气喘嗽，胸满懒食，不可妄投燥利之药，反耗真气。悉因人求治其亲，静中处三子养亲汤治之，随试随效。盖白芥子白色主痰，下气宽中。紫苏子紫色主气，定喘止嗽。萝卜子白种者主食，开痞降气。各微炒研破，看所主为君。每剂不过三四钱，用生绢袋盛入，煮汤饮之，勿煎太过，则味苦辣。若大便素实者，入蜜一匙。冬月加姜一片尤良。南陵未斋子有辞赞之。

【附方】旧一，新八。**反胃上气**白芥子末，酒服一二钱。普济方。**热痰烦运**白芥子、黑芥子、大戟、甘遂、芒消、朱砂等分为末，糊丸梧子大。每服二十丸，姜汤下。名白芥丸。普济方。**冷痰痞满**黑芥子、白芥子、大戟、甘遂、胡椒、桂心等分为末，糊丸梧子大。每服十丸，姜汤下。名黑芥丸。普济方。**腹冷气起**白芥子一升，微炒研末，汤浸蒸饼丸小豆大。每姜汤吞十丸，甚妙。续传信方。**脚气作痛**方见白芷。**小儿乳癖**白芥子研末，水调摊膏贴之，以平为期。本草权度。**防痘入目**白芥子末，水调涂足心，引毒归下，令疮疹不入目。全幼心鉴。**肿毒初起**白芥子末，醋调涂之。濒湖集简方。**胸胁痰饮**白芥子五钱，白术一两，为末，枣肉和捣，丸梧子大，每白汤服五十丸。摘玄方。

芜菁《别录》上品

【释名】蔓菁唐本九英菘食疗诸葛菜。〔藏器曰〕芜菁北人名蔓菁。今并汾、河朔间烧食其根，呼为芜根，犹是芜菁之号。芜菁，南北之通称也。塞北、河西种者，名九英蔓菁，亦曰九英菘。根叶长大而味不美，人以为军粮。〔禹锡曰〕尔雅云：须，葑苁。诗·谷风云：采葑采菲。毛苌注云：葑，须也。孙炎云：葑，一名葑苁。礼坊记云：葑，蔓菁也。陈、宋之间谓之葑。陆玑云：葑，芜菁也。幽州人谓之芥。郭璞云：葑苁似羊蹄，叶细，味酢可食。杨雄方言云：蘴、荛，蔓菁也。陈、楚谓之蘴，齐、鲁谓之荛，关西谓之芜青，赵、魏谓之大芥。然则葑也，须也，芜菁也，蔓菁也，葑苁也，荛也，芥也，七者一物也。〔时珍曰〕按孙愐云：蘴，蔓菁苗也。其说甚通。掌禹锡以葑苁释蔓菁，陈藏器谓葑苁是酸模，当以陈说为优。详见草部酸模下。刘禹锡嘉话录云：诸葛亮所止令兵士独种蔓菁者，取其才出甲，可生啖，一也；叶舒可煮食，二也；久居则随以滋长，三也；弃不令惜，四也；回则易寻而采，五也；冬有根可食，六也。比诸蔬其利甚博。至今蜀人呼为诸葛菜，江陵亦然。又朱辅溪蛮丛话云：苗、僚、瑶、佬地方产马王菜，味涩多刺，即诸葛菜也。相传马殷所遗，故名。又蒙古人呼其根为沙吉木儿。

【集解】〔弘景曰〕别录芜菁、芦菔同条。芦菔是今温菘，其根可食，叶不中啖。芜菁根细于温菘而叶似菘，好食，西川惟种此。其子与温菘甚相似，而俗方无用，惟服食家炼饵之，而不言芦菔子，恐不用也。俗人蒸其根及作菹食，但小薰臭尔。〔恭曰〕芜菁，北人名蔓菁，根、叶及子皆是菘类，与芦菔全别，体用亦殊。陶言芜菁似芦菔，芦菔叶不堪食，是江表不产二物，理丧其真也。菘子黑色，蔓菁子紫赤色，大小相似，芦菔子黄赤色，而大数倍，且不圆也。〔大明曰〕蔓菁比芦菔梗短而细，叶大，连地上生，厚阔短肥而痹，其色红。〔颂曰〕芜菁南北皆有，北土尤多。四时常有，春食苗，夏食心，亦谓之薹子，秋食茎，冬食根。河朔多种，以备饥岁。菜中之最有益者惟此尔。其子夏秋熟时采之。〔宗奭曰〕蔓菁夏月则枯。当此之时，蔬圃复种，谓之鸡毛菜。食心，正在春时。诸菜之中，有益无损，于世有功。采撷之余，收子为油，燃灯甚明，西人食之。河东、太原所出，其根极大，他处不及也。又出西番吐谷浑地。〔机曰〕叶是蔓菁，根是芦菔。〔时珍曰〕别录以芜菁、芦菔同条，遂致诸说猜度。或以二物为一种，或谓二物全别，或谓在南为莱菔，在北为蔓菁，殊无定见。今按二物根、叶、花、子都别，非一类也。蔓菁是芥属，根长而白，其味辛苦而短，茎粗叶大而厚阔；夏初起薹，开黄花，四出如芥，结角亦如芥；其子均圆，似芥子而紫赤色。芦菔是菘属，根圆，亦有长者，有红白二色；其味辛甘而永；叶不甚大而糙，亦有花叶者；夏初起薹，开淡紫花；结角如虫状，腹大尾尖；子似胡卢巴，不均不圆，黄赤色。如此分之，自明白矣。其蔓菁六月种者，根大而叶蠹；八月种者，叶美而根小；惟七月初种者，根叶俱良。拟卖者纯种九英，九英根大而味短，削净为菹甚佳。今燕京人以瓶腌藏，谓之闭瓮菜。

根叶

【气味】 苦，温，无毒。〔时珍曰〕辛、甘、苦。〔宗奭曰〕多食动气。

【主治】 利五脏，轻身益气，可长食之。别录。常食通中，令人肥健。苏颂。消食，下气治嗽，止消渴，去心腹冷痛，及热毒风肿，乳痈妒乳寒热。孟诜。

【发明】〔诜曰〕九英菘出河西，叶大根亦粗长。和羊肉食甚美，常食都不见发病。冬日作菹煮羹食，消宿食，下气治嗽。诸家商略其性冷，而本草云温，恐误也。

【附方】 旧八，新四。**预禳时疾**立春后遇庚子日，温蔓菁汁，合家大小并服之，不限多少，一年可免时疾。神仙教子法。**鼻中衄血**诸葛菜生捣汁饮。十便良方。**大醉不堪**连日病困者。蔓菁菜入少米煮熟，去滓，冷饮之良。肘后方。**饮酒辟气**干蔓菁根二七枚，蒸三遍，碾末。酒后水服二钱，即无酒气也。千金。**一切肿毒**生蔓菁根一握，入盐花少许，同捣封之，日三易之。肘后方用蔓菁叶不中水者,烧灰和腊猪脂封之。**丁肿有根**用大针刺作孔,削蔓菁根如针大,染铁生衣刺入孔中。再以蔓菁根、铁生衣等分,捣涂于上。有脓出即易,须臾根出立瘥。忌油腻、生冷、五辛、粘滑、陈臭。肘后。**乳痈寒热**蔓菁根并叶去土,不用水洗,以盐和捣涂之。热即换,不过三五次即瘥。冬月只用根。此方已救十数人。须避风。李绛兵部手集。**女子妒乳**生蔓菁根捣,和盐、醋、浆水煮汁洗之,五六度良。又捣和鸡子白封之亦妙。食疗。**阴肿如斗**生蔓菁根捣封之,治人所不能治者。集疗方。**豌豆斑疮**蔓菁根捣汁,挑疮研涂之。三食顷,根出矣。肘后方。**犬咬伤疮**重发者,用蔓菁根捣汁服之,佳。肘后。**小儿头秃**芜菁叶烧灰,和脂傅之。千金。**飞丝入眼**蔓菁菜揉烂帕包,滴汁三两点,即出也。普济方。

　　子

【气味】　苦、辛、平,无毒。

【主治】　明目。别录。疗黄疸,利小便。水煮汁服,主癥瘕积聚。少少饮汁,治霍乱心腹胀。末服之,主目暗。为油入面膏,去黑䵟皱文。苏恭。和油傅蜘蛛咬。藏器。压油涂头,能变蒜发。孟诜。入丸药服,令人肥健,尤宜妇人。萧炳。

【发明】　〔藏器曰〕仙经言蔓菁子九蒸九曝,捣末长服,可断谷长生。蜘蛛咬者,恐毒入内,捣末酒服,亦以油和傅之。蔓菁园中无蜘蛛,是其相畏也。〔时珍曰〕蔓菁子可升可降,能汗能吐,能下能利小便,又能明目解毒,其功甚伟,而世罕知用之何哉。夏初采子,炒过榨油,同麻油炼熟一色无异,西人多食之。点灯甚明,但烟亦损目。北魏祖埏囚地窖中,因芜菁子油灯伤明,即此也。

【附方】　旧四,新十八。**明目益气**芜菁子一升,水九升,煮汁尽,日干。如此三度,研细。水服方寸匕,日三。亦可研水和米煮粥食。外台秘要。**常服明目使人洞视、肠肥**。用芜菁子三升,以苦酒三升煮熟日干,研筛末。以井华水服方寸匕,日三,无所忌。抱朴子云:服尽一斗,能夜视有所见物。千金方。**青盲眼障**但瞳子不坏者,十得九愈。用蔓菁子六升,蒸之气遍,合甑取下,以釜中热汤淋之,乃曝干还淋,如是三遍,即收杵为末。食上清酒服方寸匕,日再服。崔元亮海上方。**虚劳目暗**方同上法。普济方。**补肝明目**芜菁子淘过一斤,黄精二斤同和,九蒸九晒为末。每空心米饮服二钱,日再服。又方:蔓菁子二升,决明子一升和匀,以酒五升煮干,曝为末。每服二钱,温水调下,日二。并圣惠。**风邪攻目**视物不明,肝气虚者。用蔓菁子四两,入瓷瓶中烧黑,无声取出,入蛇蜕二两,又烧成炭,为末。每服半钱,食后酒下,日三服。圣济总录。**服食辟谷**芜菁子熟时采之,水煮三过,令苦味尽,曝捣为末。每服二钱,温水下,日三次。

久可辟谷。苏颂图经本草。**黄汗染衣**涕唾皆黄。用蔓菁子捣末，平旦以井华水服一匙，日再服。加至两匙，以知为度。每夜以帛浸小便，逐日看之，渐白则瘥，不过服五升已来也。外台秘要。**黄疸如金**睛黄，小便赤。用生蔓菁子末，热水服方寸匕，日三服。孙真人食忌。**急黄黄疸**及内黄，腹结不通。用蔓菁子捣末，水绞汁服。当得嚏，鼻中出黄水，及下利则愈。以子压油，每服一盏更佳。陈藏器本草拾遗。**热黄便结**用芜菁子捣末，水和绞汁服。少顷当泻一切恶物，沙、石、草、发并出。孟诜食疗本草。**二便关格**胀闷欲绝。蔓菁子油一合，空腹服之即通。通后汗出勿怪。圣惠方。**心腹作胀**蔓菁子一大合拣净捣烂，水一升和研，滤汁一盏，顿服。少顷自利，或自吐，或得汗，即愈。外台秘要。**霍乱胀痛**芜菁子，水煮汁，饮之。濒湖集简方。**妊娠溺涩**芜菁子末，水服方寸匕，日二服。子母秘录。**风疹入腹**身体强，舌干硬。用蔓菁子三两为末，每温酒服一钱。圣惠方。**瘭疽发热**疽着手、足、肩、背，累累如米起，色白，刮之汁出，复发热。用芜菁子熟捣帛裹，展转其上，日夜勿止。肘后方。**骨疽不愈**愈而复发，骨从孔中出者。芜菁子捣傅之，用帛裹定，日一易之。千金方。**小儿头秃**蔓菁子末，和酢傅之。一日三上。千金方。**眉毛脱落**蔓菁子四两炒研，醋和涂之。圣惠。**面黡痣点**蔓菁子研末，入面脂中，夜夜涂之。亦去面皱。圣惠方。

花

【气味】 **辛，平，无毒。**

【主治】 **虚劳眼暗。久服长生，可夜读书。三月三日采花，阴干为末，每服二钱，空心井华水下。**慎微。

莱菔音来北《唐本草》

【释名】 **芦萉**郭璞云：芦音罗。萉，音北。与菔同。**萝卜**音罗北。**雹突**尔雅注**紫花菘**同上**温菘**同上**土酥。**〔保升曰〕莱菔俗名萝卜。按尔雅云：突，芦萉。孙炎注云：紫花菘也。俗呼温菘。似芜菁，大根。俗名雹突，一名芦菔是矣。〔颂曰〕紫花菘、温菘，皆南人所呼。吴人呼楚菘。广南人呼秦菘。〔时珍曰〕按孙愐广韵言：鲁人名菈遝，音拉答。秦人名萝卜。王祯农书言：北人萝卜，一种四名：春曰破地锥，夏曰夏生，秋曰萝卜，冬曰土酥，谓其洁白如酥也。珍按：菘乃菜名，因其耐冬如松、柏也。莱菔乃根名，上古谓之芦萉，中古转为莱菔，后世讹为萝卜，南人呼为萝瓟瓟，与雹同，见晋灼汉书注中。陆佃乃言莱菔能制面毒，是来麰之所服，以菔音服，盖亦就文起义耳。王氏博济方，称干萝卜为仙人骨,亦方士谬名也。

【集解】〔弘景曰〕芦菔是今温菘,其根可食。俗人蒸其根及作菹食,但小薰臭尔。叶不中啖。又有突,根细而过辛,不宜服之。〔恭曰〕莱菔即芦菔也。嫩叶为生菜食,大叶可熟啖。陶氏言不中食,理丧其真也。江北、河北、秦、晋最多,登、莱亦好。〔颂曰〕莱菔南北通有,北土尤多。有大小二种:大者肉坚,宜蒸食;小者白而脆,宜生啖。河朔极有大者,而江南、安州、洪州、信阳者甚大,重至五六斤,或近一秤,亦一时种莳之力也。〔瑞曰〕夏月复种者,名夏萝卜。形小而长者,名蔓菁萝卜。〔时珍曰〕莱菔今天下通有之。昔人以芜菁、莱菔二物混注,已见蔓菁条下。圃人种莱菔,六月下种,秋采苗,冬掘根。春末抽高薹,开小花紫碧色。夏初结角。其子大如大麻子,圆长不等,黄赤色。五月亦可再种。其叶有大者如芜菁,细者如花芥,皆有细柔毛。其根有红、白二色。其状有长、圆二类。大抵生沙壤者脆而甘,生瘠地者坚而辣。根、叶皆可生可熟,可菹可酱,可豉可醋,可糖可腊,可饭,乃蔬中之最有利益者,而古人不深详之,岂因其贱而忽之耶?抑未谙其利耶?

【气味】 根:辛、甘。叶:辛、苦,温,无毒。〔诜曰〕性冷。〔思邈曰〕平。不可与地黄同食,令人发白,为其涩营卫也。〔时珍曰〕多食莱菔动气,惟生姜能制其毒。又伏硇砂。

【主治】 散服及炮煮服食,大下气,消谷和中,去痰癖,肥健人;生捣汁服,止消渴,试大有验。唐本。利关节,理颜色,练五脏恶气,制面毒,行风气,去邪热气。萧炳。利五脏,轻身,令人白净肌细。孟诜。消痰止咳,治肺痿吐血,温中补不足。同羊肉、银鱼煮食,治劳瘦咳嗽。日华。同猪肉食,益人。生捣服,治禁口痢。汪颖。捣汁服,治吐血衄血。吴瑞。宽胸膈,利大小便。生食,止渴宽中;煮食,化痰消导。宁原。杀鱼腥气,治豆腐积。汪机。主吞酸,化积滞,解酒毒,散瘀血,甚效。末服,治五淋。丸服,治白浊。煎汤,洗脚气。饮汁,治下痢及失音,并烟熏欲死。生捣,涂打扑汤火伤。时珍。

【发明】〔颂曰〕莱菔功同芜菁,然力猛更出其右。断下方亦用根,烧熟入药。尤能制面毒。昔有婆罗门僧东来,见食麦面者,惊云:此大热,何以食之。又见食中有芦菔,乃云:赖有此以解其性。自此相传,食面必啖芦菔。〔炳曰〕捣烂制面,作馎饦食之最佳,饱食亦不发热。酥煎食之,下气。凡人饮食过度,生嚼咽之便消。〔慎微曰〕按杨亿谈苑云:江东居民言种芋三十亩,计省米三十斛;种萝卜三十亩,计益米三十斛。则知萝卜果能消食也。〔宗奭曰〕服地黄、何首乌人食莱菔,则令人髭发白。世皆以为此物味辛、下气速也。然生姜、芥子更

莱菔

1165

辛，何止能散而已。盖莱菔辛而又甘，故能散缓，而又下气速也。所以散气用生姜，下气用莱菔。〔震亨曰〕莱菔属土，有金与水。寇氏言其下气速，人往往煮食过多，停滞成溢饮，岂非甘多而辛少乎。〔时珍曰〕莱菔根、叶同功，生食升气，熟食降气。苏、寇二氏言其下气速，孙真人言久食涩营卫，亦不知其生则噫气，熟则泄气，升降之不同也。大抵入太阴、阳明、少阳气分，故所主皆肺、脾、肠、胃、三焦之病。李九华云：莱菔多食渗人血。则其白人髭发，盖亦由此，非独因其下气、涩营卫也。按洞微志云：齐州有人病狂，云梦中见红裳女子引入宫殿中，小姑令歌，每日遂歌云：五灵楼阁晓玲珑，天府由来是此中。惆怅闷怀言不尽，一丸萝卜火吾宫。有一道士云：此犯大麦毒也。少女心神，小姑脾神。医经言萝卜制面毒，故曰火吾宫。火者，毁也。遂以药并萝卜治之果愈。又按张杲医说云：饶民李七病鼻衄甚危，医以萝卜自然汁和无灰酒饮之即止。盖血随气运，气滞故血妄行，萝卜下气而酒导之故也。又云：有人好食豆腐中毒，医治不效。忽见卖豆腐人言其妻误以萝卜汤入锅中，遂致不成。其人心悟，乃以萝卜汤饮之而瘳。物理之妙如此。又延寿书载李师逃难入石窟中，贼以烟熏之垂死，摸得萝卜菜一束，嚼汁咽下即苏。此法备急，不可不知。

【附方】 旧二，新二十一。**食物作酸**萝卜生嚼数片，或生菜嚼之亦佳，绝妙。干者、熟者、盐腌者，及人胃冷者，皆不效。濒湖集简方。**反胃噎疾**萝卜蜜煎浸，细细嚼咽良。普济方。**消渴饮水**独胜散：用出了子萝卜三枚，净洗切片，日干为末。每服二钱，煎猪肉汤澄清调下，日三服，渐增至三钱。生者捣汁亦可，或以汁煮粥食之。图经本草。**肺痿咳血**萝卜和羊肉或鲫鱼，煮熟频食。普济方。**鼻衄不止**萝卜捣汁半盏，入酒少许热服，并以汁注鼻中皆良。或以酒煎沸，入萝卜再煎，饮之。卫生易简方。**下痢禁口**萝卜捣汁一小盏，蜜一盏，水一盏，同煎。早一服，午一服。日晡米饮吞阿胶丸百粒。如无萝卜，以子擂汁亦可。一方：加枯矾七分，同煎。一方：只用萝卜菜煎汤，日日饮之。普济方：用萝卜片，不拘新旧，染蜜嚼之，咽汁。味淡再换。觉思食，以肉煮粥与食，不可过多。**痢后肠痛**方同上。**大肠便血**大萝卜皮烧存性，荷叶烧存性，蒲黄生用，等分为末。每服一钱，米饮下。普济。**肠风下血**蜜炙萝卜，任意食之。昔一妇人服此有效。百一选方。**酒疾下血**连旬不止。用大萝卜二十枚，留青叶寸余，以井水入罐中，煮十分烂，入淡醋，空心任食。寿亲养老方。**大肠脱肛**生莱菔捣，实脐中束之。觉有疮，即除。摘玄方。**小便白浊**生萝卜剜空留盖，入吴茱萸填满，盖定签住，糯米饭上蒸熟，取去茱萸，以萝卜焙研末，糊丸梧子大。每服五十丸，盐汤下，日三服。普济。**沙石诸淋**疼不可忍。用萝卜切片，蜜浸少时，炙干数次,不可过焦。细嚼盐汤下,日三服。名瞑眩膏。普济。**遍身浮肿**出了子萝卜、浮麦等分,浸汤饮之。圣济总录。**脚气走痛**萝卜煎汤洗之。仍以萝卜晒干为末,铺袜内。圣济总录。**偏正头痛**生萝卜汁一蚬壳,仰卧,随左右注鼻中,神效。王荆公病头痛,有道人传此方,移时遂愈也。以此治人,不可胜数。如宜方。**失音不语**萝卜生捣汁,入姜汁同服。普济方。**喉痹肿痛**萝卜汁和皂荚浆服,取吐。同上。**满口烂疮**萝卜自然汁,频漱去涎妙。濒湖集简方。**烟熏欲死**方见发明下。**汤火伤灼**生萝卜捣涂之。子亦可。圣济总录。**花火伤肌**方同上。**打扑血聚**皮不破者。用萝卜或叶捣封之。邵氏方。

子

【气味】 辛、甘,平,无毒。

【主治】 研汁服,吐风痰。同醋研,消肿毒。日华。**下气定喘治痰,消食除胀,利大小便,止气痛,下痢后重,发疮疹。**时珍。

【发明】〔震亨曰〕莱菔子治痰,有推墙倒壁之功。〔时珍曰〕莱菔子之功,长于利气。生能升,熟能降。升则吐风痰,散风寒,发疮疹;降则定痰喘咳嗽,调下痢后重,止内痛,皆是利气之效。予曾用,果有殊绩。

【附方】旧二,新十四。**上气痰嗽喘促唾脓血。**以莱菔子一合,研细煎汤,食上服之。食医心镜。**肺痰咳嗽**莱菔子半升淘净焙干,炒黄为末,以糖和,丸芡子大。绵裹含之,咽汁甚妙。胜金方。**齁喘痰促**遇厚味即发者。萝卜子淘净,蒸熟晒研,姜汁浸蒸饼丸绿豆大。每服三十丸,以口津咽下,日三服。名清金丸。医学集成。**痰气喘息**萝卜子炒,皂荚烧存性,等分为末,姜汁和,炼蜜丸梧子大。每服五七十丸,白汤下。简便单方。**久嗽痰喘**萝卜子炒,杏仁去皮尖炒,等分,蒸饼丸麻子大。每服三五丸,时时津咽。医学集成。**高年气喘**萝卜子炒,研末,蜜丸梧子大。每服五十丸,白汤下。济生秘览。**宣吐风痰**胜金方:用萝卜子末,温水调服三钱。良久吐出涎沫。如是摊缓风者,以此吐后用紧疏药,疏后服和气散取瘥。丹溪吐法:用萝卜子半升擂细,浆水一碗滤取汁,入香油及蜜些须,温服。后以桐油浸过晒干鹅翎探吐。**中风口噤**萝卜子、牙皂荚各二钱,以水煎服,取吐。丹溪方。**小儿风寒**萝卜子生研末一钱,温葱酒服之,取微汗大效。卫生易简方。**风秘气秘**萝卜子炒一合擂水,和皂荚末二钱服,立通。寿域神方。**气胀气蛊**莱菔子研,以水滤汁,浸缩砂一两一夜,炒干又浸又炒,凡七次,为末。每米饮服一钱,如神。朱氏集验方。**小儿盘肠**气痛。用萝卜子炒黄研末,乳香汤服半钱。杨仁斋直指方。**年久头风**莱菔子、生姜等分,捣取汁,入麝香少许,搐入鼻中,立止。普济方。**牙齿疼痛**萝卜子十四粒生研,以人乳和之。左疼点右鼻,右疼点左鼻。**疮疹不出**萝卜子生研末,米饮服二钱,良。卫生易简方。

花

【主治】 用糟下酒藏,食之甚美,明目。士良。

生姜《别录》中品

校正:原附干姜下,今分出。今自草部移入此。

【释名】〔时珍曰〕按许慎说文,姜作薑,云御湿之菜也。王安石字说云:薑能彊御百邪,故谓之薑。初生嫩者其尖微紫,名紫姜,或作子姜;宿根谓之母姜也。

【集解】〔别录曰〕生姜、干姜生犍为山谷及荆州、扬州。九月采之。〔颂曰〕处处有之,以汉、温、池州者为良。苗高二三尺。叶似箭竹而长,两两相对。苗青根黄。无花实。秋时采根。〔时珍曰〕姜宜原隰沙地。四月取母姜种之。五月生苗如初生嫩芦,而叶稍阔似竹叶,对生,叶亦辛香。秋社前后新芽顿长,如列指状,采食无筋,谓之子姜。秋分后者次之,霜后则老矣。性恶湿洳而畏日,故秋热则无姜。吕氏春秋云:和之美者,有杨朴之姜。杨朴地名,在西蜀。春秋运斗枢云:璇星散而为姜。

【气味】 辛,微温,无毒。〔藏器曰〕生姜温,要热则去皮,要冷则留皮。〔元素曰〕辛而甘温,气味俱厚,浮而升,阳也。〔之才曰〕秦椒为之使。杀半夏、莨菪毒。恶黄芩、黄连、天鼠粪。〔弘景曰〕久服少志少智,伤心气。今人啖辛辣物,惟此最常。故论语云,每食不撤姜。言可常食,但不可多尔。有病者是所宜矣。〔恭曰〕本经言姜久服通神明,主痰气,即可常啖。陶氏谬为此说,检无所据。〔思邈曰〕八九月多食姜,至春多患眼,损寿减筋力。孕妇食之,令儿盈指。〔杲曰〕古人言:秋不食姜,令人泻气。盖夏月火旺,宜汗散之,故食姜不禁。辛走气泻肺,故秋月则禁之。晦庵语录亦有秋姜夭人天年之语。〔时珍曰〕食姜久,积热患目,珍屡试有准。凡病痔人多食兼酒,立发甚速。痈疮人多食,则生恶肉。此皆昔人所未言者也。相感志云:糟姜瓶内入蝉蜕,虽老姜无筋。亦物性有所伏耶。

【主治】 久服去臭气,通神明。本经。归五脏,除风邪寒热,伤寒头痛鼻塞,咳逆上气,止呕吐,去痰下气。别录。去水气满,疗咳嗽时疾。和半夏,主心下急痛。又和杏仁作煎,下急痛气实,心胸拥隔冷热气,神效。捣汁和蜜服,治中热呕逆不能下食。甄权。散烦闷,开胃气。汁作煎服,下一切结实,冲胸膈恶气,神验。孟诜。破血调中,去冷气。汁,解药毒。藏器。除壮热,治痰喘胀满,冷痢腹痛,转筋心满,去胸中臭气、狐臭,杀腹内长虫。张鼎。益脾胃,散风寒。元素。解菌蕈诸物毒。吴瑞。生用发散,熟用和中。解食野禽中毒成喉痹。浸汁,点赤眼。捣汁和黄明胶熬,贴风湿痛甚妙。时珍。

干生姜

【主治】治嗽温中,治胀满,霍乱不止,腹痛,冷痢,血闭。病人虚而冷,宜加之。甄权。姜屑,和酒服,治偏风。孟诜。肺经气分之药,能益肺。好古。

【发明】〔成无己曰〕姜、枣味辛、甘,专行脾之津液而和营卫。药中用之,不独专于发散也。〔杲曰〕生姜之用有四:制半夏、厚朴之毒,一也;发散风寒,二也;与枣同用,辛温益脾胃元气,温中去湿,三也;与芍药同用,温经散寒,四也。孙真人云,姜为呕家圣药,盖辛以散之。呕乃气逆不散,此药行阳而散气也。或问:生姜辛温入肺,何以云入胃口。曰:俗以心下为胃口者,非矣。咽门之下,受有形之物,乃胃之系,便是胃口,与肺系同行,故能入肺而开胃口也。曰:人云夜间勿食生姜,令人闭气,何也?曰:生姜辛温主开发。夜则气本收敛,反开发之,则违天道矣。若有病人,则不然也。生姜屑,比之干姜则不热,比之生姜则不湿。以干生姜代干姜者,以其不僭故也。俗言上床萝卜下床姜。姜能开胃,萝卜消食也。〔时珍曰〕姜辛而不荤,去邪辟恶,生啖熟食,醋、酱、糟、盐、蜜煎调和,无不宜之。可蔬可和,可果可药,其利博矣。凡早行山行,宜含一块,不犯雾露清湿之气,及山岚不正之邪。案方广心法附余云:凡中风、中暑、中气、中毒、中恶、干霍乱、一切卒暴之病,用姜汁与童尿服,立可解散。盖姜能开痰下气,童尿降火也。〔颂曰〕崔元亮集验方载:敕赐姜茶治痢方:以生姜切细,和好茶一两碗,任意呷之,便瘥。若是热痢,留姜皮;冷痢,去皮,大炒。〔杨士瀛曰〕姜能助阳,茶能助阴,二物皆消散恶气,调和阴阳,且解湿热及酒食暑气之毒,不问赤、白通宜用之。苏东坡治文潞公有效。

【附方】旧二十,新三十。**痰澼卒风**生姜二两,附子一两,水五升,煮取二升,分再服。忌猪肉、冷水。千金。**胃虚风热**不能食。用姜汁半杯,生地黄汁少许,蜜一匙,水二合,和服之。食疗本草。**疟疾寒热**脾胃聚痰,发为寒热。生姜四两,捣自然汁一酒杯,露一夜。于发日五更而北立,饮即止。未止再服。易简。**寒热痰嗽**初起者。烧姜一块,含咽之。本草衍义。**咳嗽不止**生姜五两,饧半升,火煎熟,食尽愈。段侍御用之有效。初虞世必效方。**久患咳噫**生姜汁半合,蜜一匙煎,温呷三服愈。外台秘要方。**小儿咳嗽**生姜四两,煎汤浴之。千金方。**暴逆气上**嚼姜两三片,屡效。寇氏衍义。**干呕厥逆**频嚼生姜,呕家圣药也。**呕吐不止**生姜一两,醋浆二合,银器中煎取四合,连滓呷之。又杀腹内长虫。食医心镜。**心痞呕哕**心下痞坚。生姜八两,水三升,煮一升。半夏五合洗,水五升,煮一升,取汁同煮一升半,分再服。千金。**反胃羸弱**兵部手集用母姜二斤,捣汁作粥食。传信适用方用生姜切片,麻油煎过为末,软柿蘸末嚼咽。**霍乱欲死**生姜五两,牛儿屎一升,水四升,煎二升,分再服,即止。梅师方。**霍乱转筋**入腹欲死。生姜三两捣,酒一升,煮三两沸服。仍以姜捣贴痛处。外台秘要。**霍乱腹胀**不得吐下。用生姜一斤,水七升,煮二升,分三服。肘后方。**腹中胀满**绵裹煨姜,内下部。冷即易之。梅师。**胸胁满痛**凡心胸胁下有邪气结实,硬痛胀满者。生姜一斤,捣渣留汁,慢炒待润,以绢包于患处,款款熨之。冷再以汁炒再熨,良久豁然宽快也。陶华伤寒槌法。**大便不通**生姜削,长二寸,涂盐内下部,立通。外台。**冷痢不止**生姜煨研为末,共干姜末等分,以醋和面作馄饨,先以水煮,又以清饮煮过,停冷,吞二七枚,以粥送下,日一度。食疗。**消渴饮水**干生姜末一两,以鲫鱼胆汁和,丸梧子大。每服七丸,米饮下。圣惠。**湿热发黄**生姜时时周身擦之,其黄自退也。一方:加茵陈蒿,尤妙。伤寒槌法。**暴赤眼肿**〔宗奭曰〕用古铜钱刮姜取汁,于钱唇点之,泪出。今日点,明日愈,勿疑。一治暴风客热,目赤睛痛肿者。腊月取生姜捣绞汁,阴干取粉,入铜青末等分。每以少许沸汤泡,澄清温洗,泪出妙。**舌上生胎**诸病舌胎,以布染井水抹,后用姜片时时擦之,自去。陶华方。**满口烂疮**生姜自然汁,频频漱吐。亦可为末擦之,甚效。**牙齿疼痛**老生姜瓦焙,入枯矾末同擦之。有人日夜呻吟,用之即愈。普济方。**喉痹毒气**生姜二斤捣汁,蜜五合,煎匀。每服一合,日五服。**食鸠中毒　食竹鸡毒　食鹧鸪毒**方并见禽部本条。**中莨菪毒　中诸药毒　猘犬伤人**并饮生姜汁即解。小品。**虎伤人疮**内服生姜汁。外以汁洗之,用白矾末傅上。秘览。**蝮蛇螫人**姜末傅之,干即易。千金。**蜘蛛咬人**炮姜切片贴之,良。千金。**刀斧金疮**生姜嚼傅,勿动。次日即生肉,甚妙。扶寿方。**闪拗手足**生姜、葱白捣烂,和面炒热,盦之。**跌扑伤损**姜汁和酒调生面贴之。**百虫入耳**姜汁少许滴之。**腋下狐臭**姜汁频涂,绝根。**赤白癜风**生姜频擦,良。并易简。**两耳冻疮**生姜自然汁熬膏涂。暇日记。**发背初起**生姜一块,炭火炙一层,刮一层,为末,以猪胆汁调涂。海上方。**疔疮肿毒**方见白芷下。**诸疮痔漏**久不结痂。用生姜连皮切大片,涂白矾末,炙焦研细,贴之勿动,良。普济。**产后血滞**冲心不下。生姜五两,水八升,煮服。**产后肉线**一妇产后用力,垂出肉线长三四尺,触之痛引心腹欲绝。一道人令买老姜连皮三斤捣烂,入麻油二斤拌匀炒干。先以熟绢五尺,折作方结。令人轻轻盛起肉线,使之屈曲作三团,纳入产户。乃以绢袋盛姜,就近熏之,冷则更换,熏一日夜缩入大半,二日尽入也。云此乃魏夫人秘传怪病方也。

但不可使线断，断则不可治之矣。**脉溢怪瘕**有人毛窍节次血出不止，皮胀如鼓，须臾目、鼻、口被气胀合，此名脉溢。生姜自然汁和水各半盏服，即安。并夏子益奇疾方。

姜皮

【气味】 辛，凉，无毒。

【主治】 消浮肿腹胀痞满，和脾胃，去翳。时珍。

【附方】 旧一。**拔白换黑**刮老生姜皮一大升，于久用油腻锅内，不须洗刷，固济勿令通气。令精细人守之，文武火煎之，不得火急，自旦至夕即成矣，研为末。拔白后，先以小物点麻子大入孔中。或先点须下，然后拔之，以指捻入。三日后当生黑者，神效。季卿用之有验。苏颂图经本草。

叶

【气味】 辛，温，无毒。

【主治】 食鲙成癥，捣汁饮，即消。张机。

【附方】 新一。**打伤瘀血**姜叶一升，当归三两，为末。温酒服方寸匕，日三。范汪东阳方。

干姜《本经》中品

校正：自草部移附此。

【释名】 白姜见下。

【集解】〔弘景曰〕干姜今惟出临海、章安，数村作之。蜀汉姜旧美，荆州有好姜，而不能作干者，凡作干姜法：水淹三日，去皮置流水中六日，更刮去皮，然后晒干，置瓷缸中酿三日，乃成。〔颂曰〕造法：采根于长流水洗过，日晒为干姜。以汉、温、池州者为良。陶说乃汉州干姜法也。〔时珍曰〕干姜以母姜造之。今江西、襄、均皆造，以白净结实者为良，故人呼为白姜，又曰均姜。凡入药并宜炮用。

【气味】 辛，温，无毒。〔裻曰〕苦、辛。〔好古曰〕大热。〔保升曰〕久服令人目暗。余同生姜。〔时珍曰〕太清外术言：孕妇不可食干姜，令胎内消。盖其性热而辛散故也。

【主治】 胸满咳逆上气，温中止血，出汗，逐风湿痹，肠澼下痢。生者尤良。本经。寒冷腹痛，中恶霍乱胀满，风邪诸毒，皮肤间结气，止唾血。别录。治腰肾中疼冷、冷气，破血去风，通四肢关节，开五脏六腑，宣诸络脉，去风毒冷痹，

干姜

1171

夜多小便。甄权。**消痰下气，治转筋吐泻，腹脏冷，反胃干呕，瘀血扑损，止鼻红，解冷热毒，开胃，消宿食。**大明。**主心下寒痞，目睛久赤。**好古。

【发明】〔元素曰〕干姜气薄味厚，半沉半浮，可升可降，阳中之阴也。又曰：大辛大热，阳中之阳。其用有四：通心助阳，一也；去脏腑沉寒痼冷，二也；发诸经之寒气，三也；治感寒腹痛，四也。肾中无阳，脉气欲绝，黑附子为引，水煎服之，名姜附汤。亦治中焦寒邪，寒淫所胜，以辛散之也。又能补下焦，故四逆汤用之。干姜本辛，炮之稍苦，故止而不移，所以能治里寒，非若附子行而不止也。理中汤用之者，以其回阳也。〔李杲曰〕干姜生辛炮苦，阳也。生则逐寒邪而发表，炮则除胃冷而守中。多用则耗散元气，辛以散之，是壮火食气故也，须以生甘草缓之。辛热以散里寒，同五味子用以温肺，同人参用以温胃也。〔好古曰〕干姜，心、脾二经气分药也，故补心气不足。或言：干姜辛热而言补脾。今理中汤用之，言泄不言补，何也？盖辛热燥湿，泄脾中寒湿邪气，非泄正气也。又云：服干姜以治中者，必僭上，不可不知。〔震亨曰〕干姜入肺中利肺气，入肾中燥下湿，入肝经引血药生血，同补阴药亦能引血药入气分生血，故血虚发热、产后大热者用之。止唾血、痢血，须炒黑用之。有血脱色白而夭不泽脉濡者，此大寒也。宜干姜之辛温以益血，大热以温经。〔时珍曰〕干姜能引血药入血分，气药入气分，又能去恶养新，有阳生阴长之意，故血虚者用之；而人吐血、衄血、下血，有阴无阳者，亦宜用之。乃热因热用，从治之法也。

【附方】旧十六，新十二。**脾胃虚冷**不下食，积久羸弱成瘵者。用温州白干姜，浆水煮透，取出焙干捣末，陈廪米煮粥饮丸梧子大。每服三五十丸，白汤下。其效如神。苏颂图经。**脾胃虚弱**饮食减少，易伤难化，无力肌瘦。用干姜频研四两，以白饧切块，水浴过，入铁铫溶化，和丸梧子大。每空心米饮下三十丸。十便方。**头运吐逆**胃冷生痰也。用川干姜炮二钱半，甘草炒一钱二分，水一钟半，煎减半服。累用有效。传信适用方。**心脾冷痛**暖胃消痰。二姜丸：用干高良姜等分，炮研末，糊丸梧子大。每食后，猪皮汤下三十丸。和剂局方。**心气卒痛**干姜末，米饮服一钱。外台秘要。**阴阳易病**伤寒后，妇人得病虽瘥，未满百日，不可与男合。为病拘急，手足拳，腹痛欲死，丈夫名阴易，妇人名阳易，速宜汗之即愈。满四日，不可治也。用干姜四两，为末。每用半两，白汤调服。覆衣被出汗后，手足伸即愈。伤寒类要方。**中寒水泻**干姜炮研末，粥饮服二钱，即效。千金方。**寒痢青色**干姜切大豆大。每米饮服六七枚，日三夜一。累用得效。肘后方。**血痢不止**干姜烧黑存性，放冷为末。每服一钱。米饮下，神妙。姚氏集验。**脾寒疟疾**外台用干姜、高良姜等分，为末。每服一钱，水一盏,煎至七分服。又:干姜炒黑为末,临发时以温酒服三钱匕。**冷气咳嗽**结胀者。干姜末,热酒调服半钱。或饧糖丸噙。姚僧坦方。**咳嗽上气**用合州干姜炮、皂荚炮、去皮子及蛀者,桂心紫色者去皮,并捣筛等分,炼白蜜和捣三千杵,丸梧子大。每饮服三丸,嗽发即服,日三五服。禁食葱、面、油腻。其效如神。禹锡在淮南与李亚同幕府,李每治人而不出方,或诮其吝。李曰:凡人患嗽,多进冷药。若见此方用药热燥,必不肯服,故但出药即多效也。试之信然。刘禹锡传信方。**虚劳不眠**干姜为末,汤服三钱,取微汗出。千金方。**吐血不止**干姜为末,童子小便调服一钱良。**鼻衄不止**干姜削尖煨,塞鼻中即止。**𩩽鼻不通**干姜末,蜜调塞鼻中。广利方。**冷泪目昏**干姜粉一字炮,汤点洗之。圣济录。**赤眼涩痛**白姜末,水调贴足心,甚妙。普济方。**目忽不见**令人嚼母姜,以舌日舐六七次,以明为度。圣济录。**目中卒痛**干姜削圆滑,内眦中,有汁出拭之。味尽更易。千金。**牙痛不止**川姜炮、川椒等分为末,掺之。御药院方。**斑豆厥逆**斑豆服凉药多,手足厥冷,脉微。用干姜炮二钱半,粉甘草炙一钱半,水二钟,煎一钟服。庞安常伤寒论。**痈疽初起**干姜一两,炒紫研末,醋调傅四围,留头,自愈。此乃东昌申一斋奇方也。诸疮辨疑。**瘰疬不敛**干姜为末,姜汁打糊和作剂,以黄丹为衣。每日随疮大小,入药在内,追脓尽,生肉口合为度。如不合以葱白汁调大黄末擦之,即愈。救急方。**虎狼伤人**干姜末傅之。肘后。**猘犬伤人**干姜末,水服二匕,生姜汁服亦良,并以姜炙热熨之。**蛇蝎螫人**干姜、雄黄等分为末,袋盛佩之。遇螫即以傅之,便定。广利方。

【附录】 **天竺干姜**拾遗 〔藏器曰〕味辛,温,无毒。主冷气寒中,宿食不消,腹胀下痢,腰背痛,疝癖气块,恶血积聚。生婆罗门国,一名胡干姜,状似姜,小黄色也。

茼蒿 宋《嘉祐》

【释名】 蓬蒿。〔时珍曰〕形气同乎蓬蒿,故名。

【集解】 〔机曰〕本草不著形状,后人莫识。〔时珍曰〕茼蒿八九月下种,冬春采食肥茎。花、叶微似白蒿,其味辛甘,作蒿气。四月起薹,高二尺余。开深黄色花,状如单瓣菊花。一花结子近百成球,如地菘及苦荬子,最易繁茂。此菜自古已有,孙思邈载在千金方菜类,至宋嘉祐中始补入本草,今人常食者。而汪机乃不能识,辄敢擅自修纂,诚可笑慨。

【气味】 甘,辛,平,无毒。〔禹锡曰〕多食动风气,熏人心,令人气满。

【主治】 安心气,养脾胃,消痰饮。利肠胃。思邈。

邪蒿宋《嘉祐》

【释名】〔时珍曰〕此蒿叶纹皆邪,故名。

【集解】〔藏器曰〕邪蒿根、茎似青蒿而细软。〔时珍曰〕三四月生苗,叶似青蒿,色浅不臭。根、叶皆可茹。

【气味】 辛,温、平,无毒。〔诜曰〕生食微动风,作羹食良。不与胡荽同食,令人汗臭气。

【主治】 胸膈中臭烂恶邪气,利肠胃,通血脉,续不足气。孟诜。煮熟和酱、醋食,治五脏恶邪气厌谷者,治脾胃肠澼,大渴热中,暴疾恶疮。食医心镜。

胡荽宋《嘉祐》

【释名】 香荽拾遗胡菜外台蒝荽。〔时珍曰〕荽,许氏说文作葰,云姜属,可以香口也。其茎柔叶细而根多须,绥绥然也。张骞使西域始得种归,故名胡荽。今俗呼蒝荽,蒝乃茎叶布散之貌。俗作芫花之芫,非矣。〔藏器曰〕石勒讳胡,故并、汾人呼胡荽为香荽。

【集解】〔时珍曰〕胡荽处处种之。八月下种,晦日尤良。初生柔茎圆叶,叶有花歧,根软而白。冬春采之,香美可食,亦可作菹。道家五荤之一。立夏后开细花成簇,如芹菜花,淡紫色。五月收子,子如大麻子,亦辛香。按贾思勰齐民要术云:六七月布种者,可竟冬食。春月接子沃水生芽种者,小小共食而已。王祯农书云:胡荽于蔬菜中,子、叶皆可用,生、熟俱可食,甚有益于世者。宜肥地种之。

【正误】〔李廷飞曰〕胡荽,莳子也。〔吴瑞曰〕胡荽俗呼蒝子,根、苗如蒜。〔时珍曰〕莳子即蒝子,乃蘹也。李吴二氏云并作胡荽,误矣。

根叶

【气味】 辛,温,微毒。〔诜曰〕平、微寒,无毒。可和生菜食。此是荤菜,损人精神。华佗云:胡臭、口臭、䘌齿及脚气、金疮人,皆不可食,病更加甚。〔藏器曰〕久食令人多忘。根,发痼疾。不可同邪蒿食,令人汗臭难瘥。〔时珍曰〕凡服一切补药及药中有白术、牡丹者,不可食此。伏石钟乳。

【主治】 消谷，治五脏，补不足，利大小肠，通小腹气，拔四肢热，止头痛，疗沙疹、豌豆疮不出，作酒喷之，立出。通心窍。嘉祐。补筋脉，令人能食。治肠风，用热饼裹食，甚良。孟诜。合诸菜食，气香，令人口爽，辟飞尸、鬼疰、蛊毒。吴瑞。辟鱼、肉毒。宁原。

【发明】〔时珍曰〕胡荽辛温香窜，内通心脾，外达四肢，能辟一切不正之气。故痘疮出不爽快者，能发之。诸疮皆属心火，营血内摄于脾，心脾之气，得芳香则运行，得臭恶则壅滞故尔。按杨士瀛直指方云：痘疹不快，宜用胡荽酒喷之，以辟恶气。床帐上下左右皆宜挂之，以御汗气、胡臭、天癸、淫佚之气。一应秽恶，所不可无。若儿虚弱，及天时阴寒，用此最妙。如儿壮实，及春夏晴暖、阳气发越之时，加以酒曲助虐，以火益火，胃中热炽，毒血聚畜，则变成黑陷矣，不可不慎。

【附方】 旧五，新四。**疹痘不快**用胡荽二两切，以酒二大盏煎沸沃之，以物盖定，勿令泄气。候冷去滓，微微含喷，从项背至足令遍。勿喷头面。经验后方。**热气结滞**经年数发者，胡荽半斤，五月五日采，阴干，水七升，煮取一升半，去滓分服。未瘥更服。春夏叶、秋冬根茎并可用。必效方。**孩子赤丹**胡荽汁涂之。谭氏方。**面上黑子**蒝荽煎汤，日日洗之。小说。**产后无乳**干胡荽煎汤饮之效。经验方。**小便不通**胡荽二两，葵根一握，水二升，煎一升，入滑石末一两，分三四服。圣济总录。**肛门脱出**胡荽切一升，烧烟熏之，即入。子母秘录。**解中蛊毒**胡荽根捣汁半升，和酒服，立下神验。必效方。**蛇虺螫伤**胡荽苗、合口椒等分，捣涂之。千金方。

子

【气味】 辛、酸，平，无毒。炒用。

【主治】 消谷能食。思邈。**蛊毒五痔，及食肉中毒，吐下血，煮汁冷服。又以油煎，涂小儿秃疮。藏器。发痘疹，杀鱼腥。时珍。

【附方】 旧三，新四。**食诸肉毒**吐下血不止，痿黄者。胡荽子一升煮令发裂，取汁冷服半升，日、夜各一服，即止。食疗本草。**肠风下血**胡荽子和生菜，以热饼裹食之。普济方。**痢及泻血**胡荽子一合，炒捣末。每服二钱，赤痢砂糖水下，白痢姜汤下，泻血白汤下，日二。普济方。**五痔作痛**胡荽子炒，为末。每服二钱，空心温酒下。数服见效。海上仙方。**痔漏脱肛**胡荽子一升，粟糠一升，乳香少许，以小口瓶烧烟熏之。儒门事亲。**肠头挺出**秋冬捣胡荽子，醋煮熨之，甚效。孟诜食疗本草。**牙齿疼痛**胡菜子，即胡荽子五升，以水五升，煮取一升，含漱。外台秘要。

胡萝卜《纲目》

【释名】〔时珍曰〕元时始自胡地来，气味微似萝卜，故名。

【集解】〔时珍曰〕胡萝卜今北土、山东多莳之，淮、楚亦有种者。八月下种，生苗如邪蒿，肥茎有白毛，辛臭如蒿，不可食。冬月掘根，生、熟皆可啖，兼果、蔬之用。根有黄、赤二种，微带蒿气，长五六寸，大者盈握，状似鲜掘地黄及羊蹄根。三四月茎高二三尺，开碎白花，攒簇如伞状，似蛇床花。子亦如蛇床子，稍长而有毛，褐色，又如莳萝子，亦可调和食料。按周定王救荒本草云：野胡萝卜苗、叶、花、实，皆同家胡萝卜，但根细小，味甘，生食、蒸食皆宜。花、子皆大于蛇床。又金幼孜北征录云：交河北有沙萝卜，根长二尺许，大者径寸，下支生小者如箸。其色黄白，气味辛而微苦，亦似萝卜气。此皆胡萝卜之类也。

根

【气味】 **甘、辛，微温，无毒。**

【主治】 **下气补中，利胸膈肠胃，安五脏，令人健食，有益无损。**时珍。

子

【主治】 **久痢。**时珍。

水靳音芹《本经》下品

【释名】 **芹菜**别录**水英**本经**楚葵。**〔弘景曰〕靳字俗作芹字。论其主治，合在上品，未解何意乃在下品？二月、三月作英时，可作菹及熟瀹食。故名水英。〔时珍曰〕靳当作薪，从中、靳，谐声也。后省作芹，从斤，亦谐声也。其性冷滑如葵，故尔雅谓之楚葵。吕氏春秋：菜之美者，有云梦之芹。云梦，楚地也。楚有蕲州、蕲县，俱音淇。罗愿尔雅翼云：地多产芹，故字从芹。蕲亦音芹。徐锴注说文，薪字，从中、靳。诸书无靳字，惟说文别出菥字音银，疑相承误出也。据此，则薪字亦当从靳，作薪字也。

【集解】〔别录曰〕水靳生南海池泽。〔恭曰〕水靳即芹菜也。有两种：荻芹白色取根，赤芹取茎、叶。并堪作菹及生菜。〔保升曰〕芹生水中，叶似芎䓖，其花白色而无实，根亦白色。〔诜曰〕水芹生黑滑地，食之不如高田者宜人，置酒酱中香美。高田者名白芹。余田者皆有虫子在叶间，视之不见，食之令人为患。〔弘景曰〕又有渣芹，可为生菜，亦可生啖。〔时珍曰〕芹有水芹、旱芹。水芹生江湖陂泽之涯；旱芹生平地，有赤、白二种。二月生苗，其叶对节而生，似芎䓖。其茎有节棱而中空，其气芬芳。五月开细白花，如蛇床花。楚人采以济饥，其利不小。诗云：觱沸槛泉，言采其芹。杜甫诗云：饭煮青泥坊底芹。又云：香芹碧涧羹。皆美芹之功。而列子言乡豪尝芹，蜇口惨腹，盖未得食芹之法耳。

茎

【气味】 **甘，平，无毒。**〔思邈曰〕苦、酸，冷，涩，无毒。〔诜曰〕和醋食，损齿。鳖瘕不可食。〔李廷飞曰〕赤芹害人，不可食。

【主治】 **女子赤沃，止血养精，保血脉，益气，令人肥健嗜食。**本经。**去伏热，杀石药毒，捣汁服。**孟诜。**饮汁，去小儿暴热，大人酒后热，鼻塞身热，去头中风热，利口齿，利大小肠。**藏器。**治烦渴，崩中带下，五种黄病。**大明。

【发明】〔张仲景曰〕春秋二时，龙带精入芹菜中。人误食之为病，面青手青，腹满如妊，痛不可忍，作蛟龙病。俱服硬饧三二升，日三度。吐出蜥蜴便瘥。〔时珍曰〕芹菜生水涯。蛟龙虽云变化莫测，其精那得入此？大抵是蜥蜴、虺蛇之类，春夏之交，遗精于此故尔。且蛇喜嗜芹，尤为可证。别有马芹见后。

【附方】 旧一，新二。**小儿吐泻**芹菜切细，煮汁饮之，不拘多少。子母秘录。**小便淋痛**水芹菜白根者，去叶捣汁，井水和服。圣惠方。**小便出血**水芹捣汁，日服六七合。圣惠方。

花

【气味】 **苦，寒，无毒。**

【主治】 **脉溢。**苏恭。

堇音勤《唐本草》

【释名】 **苦堇**尔雅**堇葵**唐本**旱芹**纲目。〔禹锡曰〕尔雅云：啮，苦堇也。郭璞云：即堇葵。本草言味甘，而此云苦堇，古人语倒，犹甘草谓之大苦也。〔时珍曰〕其性滑如葵，故得葵名。

【集解】〔恭曰〕堇菜野生，非人所种。叶似蕺菜，花紫色。〔禹锡曰〕说文云：堇，根如荠，叶如细柳，子如米，蒸汋食之，甘滑。内则云：堇、荁、枌、榆。是矣。〔时珍曰〕此旱芹也。其性滑利。故洪舜俞赋云：烈有椒、桂，滑有堇、榆。一种黄花者，有毒杀人，即毛芹也。见草部毛茛。又乌头苗亦名堇，有毒。各见本条下。

菜

【气味】 甘,寒,无毒。

【主治】 捣汁,洗马毒疮,并服之。又涂蛇蝎毒及痈肿。唐本。久食,除心下烦热。主寒热鼠瘘,瘰疬生疮,结核聚气,下瘀血,止霍乱。又生捣汁半升服,能杀鬼毒,即吐出。孟诜。

【发明】 〔诜曰〕堇叶止霍乱,与香菜同功。香菜即香薷也。

【附方】 旧二,新一。**结核气**堇菜日干为末,油煎成膏。摩之,日三五度,便瘥。孟诜食疗。**湿热气**旱芹菜日干为末,糊丸梧子大。每服四十丸,空心温酒下。大杀百虫毒。寿域神方。**蛇咬疮**生杵堇汁涂之。万毕术。

紫堇音芹。宋《图经》

【释名】 **赤芹**纲目**蜀芹**图经**楚葵**同上**苔菜**同上**水萄菜**。〔时珍曰〕堇、蕲、芹、菦,四字一义也。详下。

【集解】 〔颂曰〕紫堇生江南吴兴郡。淮南名楚葵,宜春郡名蜀芹,豫章郡名苔菜,晋陵郡名水萄菜也。〔时珍曰〕苏颂之说,出于唐玄宗天宝单方中,不具紫堇形状。今按轩辕述宝藏论云:赤芹即紫芹也,生水滨。叶形如赤芍药,青色,长三寸许,叶上黄斑,味苦涩。其汁可以煮雌、制汞、伏朱砂、擒三黄。号为起贫草。又土宿真君本草云:赤芹生阴崖陂泽近水石间,状类赤芍药。其叶深绿而背甚赤,茎叶似荞麦,花红可爱,结实亦如貌荞麦。其根似蜘蛛,嚼之极酸苦涩。江淮人三四月采苗,当蔬食之。南方颇少,太行、王屋诸山最多也。

苗

【气味】 酸,平,微毒。

花

【气味】 酸,微温,无毒。

【主治】 **大人、小儿脱肛**。苏颂。

【附方】 旧一。**脱肛**凡大人、小儿脱肛,每天冷及吃冷食,即暴痢不止,肛则下脱,久疗不瘥者。春间收紫堇花二斤,曝干为散,加磁毛末七两,相和研细。涂肛上纳入,即使人嘻冷水于面上,即吸入肠中。每日一涂药嘻面,不过六七度即瘥矣。又以热酒半升,和散一方寸匕,空腹服之,日再服。渐加至二方寸匕,以瘥为度。若五岁以下小儿,即以半杏子许,和酒服之。忌生冷、陈仓米等物。天宝单方。

马蕲 音芹 《唐本草》

【释名】 牛蕲 尔雅 胡芹 通志 野茴香 纲目。〔时珍曰〕凡物大者多以马名，此草似芹而大故也。俗称野茴香，以其气味子形微似也。金光明经三十二品香药，谓之叶婆你。

【集解】〔恭曰〕马蕲生水泽旁。苗似鬼针、荙菜等，嫩时可食。花青白色。子黄黑色，似防风子，调食味用之，香似橘皮而无苦味。〔保升曰〕花若芹花，子如防风子而扁大。尔雅云：茭，牛蕲也。孙炎释云：似芹而叶细锐，可食菜也。一名茭，一名马蕲子，入药用。〔时珍曰〕马蕲与芹同类而异种，处处卑湿地有之。三四月生苗，一本丛出如蒿，白毛蒙茸，嫩时可茹。叶似水芹而微小，似芎劳叶而色深。五六月开碎花，攒簇如蛇床及莳萝花，青白色。结实亦似莳萝子，但色黑而重尔。其根白色，长者尺许，气亦香而坚硬，不可食。苏恭所谓鬼针，即鬼钗草也。方茎桠叶，子似钗脚，着人衣如针。与此稍异。

苗
【气味】 甘、辛，温，无毒。
【主治】 益脾胃，利胸膈，去冷气，作茹食。时珍。

子
【气味】 甘、辛，温，无毒。
【主治】 心腹胀满，开胃下气消食，调味用之。唐本。炒研醋服，治卒心痛，令人得睡。孟诜。温中暖脾，治反胃。时珍。

【附方】 新一。慢脾惊风马芹子、丁香、白僵蚕等分，为末。每服一钱，炙橘皮煎汤下。名醒脾散。普济方。

莳香 《唐本草》

校正：自草部移入此。

【释名】 茴香 八月珠。〔颂曰〕莳香，北人呼为茴香，声相近也。〔弘景曰〕煮臭肉，下少许，即无臭气，臭酱入末亦香，故曰回香。〔时珍曰〕俚俗多怀之衿衽咀嚼，恐莳香之名，或以此也。

【集解】〔颂曰〕今交、广诸地及近郡皆有之。入药多用番舶者，或云不及近处者有力。三月生叶似老胡荽，极疏细，作丛。至五月茎粗，高三四尺。

七月生花，头如伞盖，黄色。结实如麦而小，青色。北人呼为土茴香。八九月采实阴干。今近道人家园圃种之甚多。川人多煮食其茎叶。〔宗奭曰〕云似老胡荽者误矣，胡荽叶如蛇床。虽有叶之名，但散如丝发，特异诸草也。〔时珍曰〕茴香宿根，深冬生苗作丛，肥茎丝叶，五六月开花，如蛇床花而色黄。结子大如麦粒，轻而有细棱，俗呼为大茴香，今惟以宁夏出者第一。其他处小者，谓之小茴香。自番舶来者，实大如柏实，裂成八瓣，一瓣一核，大如豆，黄褐色，有仁，味更甜，俗呼舶茴香，又曰八角茴香，广西左右江峒中亦有之，形色与中国茴香迥别，但气味同尔。北人得之，咀嚼荐酒。

子

【气味】 辛，平，无毒。〔思邈曰〕苦、辛，微寒，涩。〔权曰〕苦、辛。得酒良。炒黄用。〔好古曰〕阳也，浮也。入手、足少阴、太阳经。

【主治】 诸瘘、霍乱及蛇伤。唐本。**膀胱胃间冷气及育肠气，调中，止痛、呕吐。**马志。**治干湿脚气，肾劳癞疝阴疼，开胃下气。**大明。**补命门不足。**李杲。**暖丹田。**吴绶。

【发明】〔诜曰〕茴香国人重之，云有助阳道，未得其方法也。〔好古曰〕茴香本治膀胱药，以其先丙，故曰小肠也，能润丙燥；以其先戊，故从丙至壬，又手、足少阴二药，以开上下经之通道，所以壬与丙交也。〔时珍曰〕小茴香性平，理气开胃，夏月祛蝇辟臭，食料宜之。大茴香性热，多食伤目发疮，食料不宜过用。古方有去铃丸；用茴香二两，连皮生姜四两，同入坩器内淹一伏时，慢火炒之，入盐一两，为末，糊丸梧子大。每服三五十丸，空心盐酒下。此方本治脾胃虚弱病。茴香得盐则引入肾经，发出邪气。肾不受邪，病自不生也。亦治小肠疝气有效。

【附方】 旧四，新十六。**开胃进食**茴香二两，生姜四两，同捣匀，入净器内，湿纸盖一宿。次以银、石器中，文武火炒黄焦为末，酒糊丸梧子大。每服十九至二十五丸，温酒下。经验方。**瘴疟发热**连背项者。茴香子捣汁服之。孙真人方。**大小便闭**鼓胀气促。八角茴香七个，大麻仁半两，为末。生葱白三七根，同研煎汤。调五苓散末服之，日一服。普济。**小便频数**茴香不以多少，淘净，入盐少许，炒研为末，炙糯米糕蘸食之。**伤寒脱阳**小便不通。用茴香末，以生姜自然汁调傅腹上。外用茴香末，入益元散服之。摘玄方。**肾消饮水**小便如膏油。用茴香炒，苦楝子炒，等分为末。每食前酒服二钱。保命集。**肾邪冷气**力弱者。用大茴香六两，分作三分；用生附子一个去皮，分作三分。第一度：用附子一分，茴香一分，同炒黄，出火毒一夜，去附子，研茴香为末，空心盐酒下一钱。第二度：用二味各一分，同炒存性，出火毒，以附子去一半，留一半，同茴香为末，如前服。第三度：各一分，同炒存性，出火毒，全研为末，如前服之。朱氏集验方。**肾虚腰痛**茴香炒研，以猪腰子批开，掺末入内，湿纸裹煨熟。空心食之，盐酒送下。戴原礼要诀。**腰痛如刺**简便方用八角茴香炒研，每服二钱，食前盐汤下。外以糯米一二升，炒热袋盛，拴于痛处。活人心统：思仙散：用八角茴香、杜仲各炒研三钱，木香一钱，水一钟，酒半钟，煎服。**腰重刺胀**八角茴香炒为末，食前酒服二钱。直指方。**疝气入肾**茴香炒作二包，更换熨之。简便方。**小肠气坠**直指用八角茴香、小茴香各三钱，乳香少许，水服取汗。孙氏集效方：治小肠疝气，痛不可忍。用大茴香、荔枝核炒黑各等分，研末。每服一钱，温酒调下。濒湖集简方用大茴香一两，花椒五钱，炒研。每酒服一钱。**膀胱疝痛**本事方用舶茴香、杏仁各一两，葱白焙干五钱，为末。每酒服二钱，嚼胡桃送下。集要：治疝气膀胱小肠痛。用茴香盐炒，晚蚕沙盐炒，等分为末，炼蜜丸弹子大。每服一丸，温酒嚼下。**疝气偏坠**大茴香末一两，小茴香末一两，用牙猪尿胞一个，连尿入二末于内系定，罐内以酒煮烂，连胞捣，丸如梧子大。每服五十丸，白汤下。仙方也。邓才笔峰杂兴。**胁下刺痛**小茴香一两炒，枳壳五钱麸炒，为末。每服二钱，盐酒调服，神效。袖珍方。**辟除口臭**茴香煮羹及生食，并得。昝殷食医心镜。**蛇咬久溃**小茴香捣末，傅之。千金。

茎叶

【气味】 与子同。

【主治】 **煮食，治卒恶心，腹中不安。**甄权。**治小肠气，卒肾气冲胁，如刀刺痛，喘息不得。生捣汁一合，投热酒一合，和服。**孟诜。

【发明】〔颂曰〕范汪方：疗恶毒痈肿，或连阴卵髀间疼痛挛急，牵入小腹不可忍，一宿即杀人者。用茴香苗叶，捣汁一升服之，日三四服。其滓以贴肿上，冬月用根。此是外国神方，永嘉以来用之，起死回生神验。

莳萝 宋《开宝》

校正：自草部移入此。

【释名】 **慈谋勒**开宝**小茴香。**〔时珍曰〕莳萝、慈谋勒，皆番言也。

【集解】〔藏器曰〕莳萝生佛誓国，实如马芹子，辛香。〔珣曰〕按广州记云：生波斯国。马芹子色黑而重，莳萝子色褐而轻，以此为别。善滋食味，多食无损。即不可与阿魏同食，夺其味也。〔颂曰〕今岭南及近道皆有之。三月、四月生苗，花实大类蛇床而簇生，辛香，六七月采实。今人多用和五味，不闻入药用。〔时珍曰〕其子簇生，状如蛇床子而短，微黑，气辛臭，不及茴香。〔嘉谟曰〕俗呼莳萝椒。内有黑子，但皮薄色褐不红耳。

苗

【气味】 辛，温，无毒。

【主治】 下气利膈。时珍。

子

【气味】 辛，温，无毒。

【主治】 小儿气胀，霍乱呕逆，腹冷不下食，两肋痞满。藏器。健脾，开胃气，温肠，杀鱼、肉毒，补水脏，治肾气，壮筋骨。日华。主膈气，消食，滋食味。李珣。

【附方】 新二。**闪挫腰痛**莳萝作末，酒服二钱匕。永类钤方。**牙齿疼痛**舶上莳萝、芸薹子、白芥子等分，研末。口中含水，随左右嗜鼻，神效。圣惠方。

【附录】

蜀胡烂拾遗 〔藏器曰〕子：味辛，平，无毒。主冷气心腹胀满，补肾，除妇人血气，下痢，杀牙齿虫。生安南，似茯香子，可和食。

数低拾遗 〔藏器曰〕子：味甘，温，无毒。主冷风冷气，下宿食不消，胀满。生西番、北土，兼似茯香，胡人以作羹食之。

池德勒拾遗 〔藏器曰〕根：辛，温，无毒。破冷气，消食。生西国，草根也，胡人食之。

马思荅吉 〔时珍曰〕味苦，温，无毒。去邪恶气，温中利膈，顺气止痛，生津解渴，令人口香。元时饮膳用之，云极香料也，不知何状。故附之。

罗勒 宋《嘉祐》附

【释名】 兰香嘉祐香菜纲目翳子草。〔禹锡曰〕北人避石勒讳，呼罗勒为兰香。〔时珍曰〕按邺中记云：石虎讳言勒，改罗勒为香菜。今俗人呼为翳子草，以其子治翳也。

【集解】〔禹锡曰〕罗勒处处有之。有三种：一种似紫苏叶；一种叶大，二十步内即闻香；一种堪作生菜。冬月用干者。子可安入目中去翳，少顷湿胀，与物俱出也。〔时珍曰〕香菜须三月枣叶生时种之乃生，否则不生。常以鱼腥水、米泔水、泥沟水浇之，则香而茂。不宜粪水。臞仙神隐书言：园旁水侧宜广种之，饥年亦可济用。其子大如蚤，褐色而不光，七月收之。〔弘景曰〕术家取羊角、马蹄烧作灰，撒湿地遍踏之，即生罗勒。俗呼为西王母菜，食之益人。

【气味】 辛，温，微毒。〔禹锡曰〕不可多食，壅关节，涩营卫，令人血脉不行，又动风，发脚气。

【主治】 调中消食，去恶气，消水气，宜生食。疗齿根烂疮，为灰用之甚良。患呃呕者，取汁服半合，冬月用干者煮汁。其根烧灰，傅小儿黄烂疮。禹锡。主辟飞尸、鬼疰、蛊毒。吴瑞。

【发明】〔时珍曰〕按罗天益云：兰香味辛气温，能和血润燥，而掌禹锡言，多食涩营卫，血脉不行，何耶？又东垣李氏治牙疼口臭，神功丸中用兰香，云无则以藿香代之，此但取其去恶气而已。故饮膳正要云，与诸菜同食，味辛香能辟腥气，皆此意也。

【附方】 新二。**鼻疳赤烂**兰香叶烧灰二钱，铜青五分，轻粉二字，为末，日傅三次。钱乙小儿方。**反胃咳噎**生姜四两捣烂，入兰香叶一两，椒末一钱，盐和面四两，裹作烧饼，煨熟。空心吃，不过两三度数。反胃，入甘蔗汁和之。普济方。

子
【主治】 目翳及尘物入目，以三五颗安目中，少顷当湿胀，与物俱出。又主风赤眵泪。嘉祐。

【发明】〔时珍曰〕按普济方云：昔庐州知录彭大辨在临安，暴得赤眼后生翳。一僧用兰香子洗晒，每纳一粒入眦内，闭目少顷，连膜而出也。一方：为末点之。时珍常取子试之水中，亦胀大。盖此子得湿即胀，故能染惹眵泪浮膜尔。然目中不可着一尘，而此子可纳三五颗亦不妨碍，盖一异也。

【附方】 新二。**目昏浮翳**兰香子每用七个，睡时水煎服之，久久有效也。海上名方。**走马牙疳**小儿食肥甘，肾受虚热，口作臭息，次第齿黑，名曰崩砂；渐至龈烂，名曰溃槽；又或血出，名曰宣露；重则齿落，名曰腐根。用兰香子末、轻粉各一钱，密陀僧醋淬研末半两，和匀。每以少许傅齿及龈上，立效。内服甘露饮。活幼口议。

白花菜《食物》

【释名】 羊角菜。
【集解】〔时珍曰〕白花菜三月种之。柔茎延蔓，一枝五叶，叶大如拇指。秋间开小白花，长蕊。结小角，长二三寸。其子黑色而细，状如初眠蚕沙，不光泽。菜气膻臭，惟宜盐菹食之。〔颖曰〕一种黄花者，名黄花菜，形状相同，但花黄也。

【气味】 苦、辛，微毒。〔颖曰〕多食，动风气，滞脏腑，令人胃中闷满，伤脾。

【主治】 下气。汪颖。**煎水洗痔，捣烂敷风湿痹痛，擂酒饮止疟**。时珍。

蒳菜 音罕《纲目》

校正：并入草部拾遗蒳菜。

【释名】 蒳菜音罩**辣米菜**。〔时珍曰〕蒳味辛辣，如火焊人，故名。亦作蒳。陈藏器本草有蒳菜，云辛菜也，南人食之。不著形状。今考唐韵、玉篇并无蒳字，止有蒳字，云辛菜也。则蒳乃蒳字之讹尔。

【集解】〔时珍曰〕蒳菜生南地，田园间小草也。冬月布地丛生，长二三寸，柔梗细叶。三月开细花，黄色。结细角长一二分，角内有细子。野人连根、叶拔而食之，味极辛辣，呼为辣米菜。沙地生者尤伶仃。故洪舜俞老圃赋云：蒳有拂士之风。林洪山家清供云：朱文公饮后，辄以蒳茎供蔬品。盖盱江、建阳、严陵人皆喜食之也。

【气味】 辛，温，无毒。〔李廷飞曰〕蒳菜细切，以生蜜洗伴或略沟食之，爽口消食。多食，发痼疾，生热。

【主治】 去冷气，腹内久寒，饮食不消，令人能食。藏器。**利胸膈，豁冷痰，心腹痛**。时珍。

草豉《拾遗》

校正：自草部移入此。

【集解】〔藏器曰〕生巴西诸国。草似韭状，豉出花中，彼人食之。

【气味】 辛，平，无毒。

【主治】 恶气，调中，益五脏，开胃，令人能食。藏器。

本草纲目菜部目录第二十七卷

菜之二柔滑类四十一种

菠薐嘉祐 即赤根 蕹菜嘉祐 蕺菜别录 即茳芏 东风菜开宝 荠别录 菥蓂本经 即大荠 繁缕别录 鸡肠草别录 苜蓿别录 苋本经 马齿苋蜀本 苦菜本经 即苦荬 白苣嘉祐 即生菜 莴苣食疗 水苦荬图经 翻白草救荒 仙人杖草拾遗 蒲公英唐本 即地丁 黄瓜菜食物 生瓜菜图经 落葵别录 即藤菜 蕺菜别录 即鱼腥草 蕨拾遗 水蕨纲目 薇拾遗 翘摇拾遗 即巢菜 鹿藿本经 即野绿豆 灰藋嘉祐 藜纲目 秦荻藜唐本 醍醐菜证类 茅膏菜 鸡侯菜 孟娘菜优殿附 芋别录 野芋附 土芋拾遗 即土卵 薯蓣本经 即山药 零余子拾遗 甘薯纲目 百合本经 山丹日华 即红花菜 草石蚕拾遗 即甘露子 竹笋蜀本 酸笋纲目

上附方旧三十四，新一百一十

本草纲目菜部第二十七卷

菜之二 ｜ 柔滑类四十一种

菠薐宋《嘉祐》

【释名】 **菠菜**纲目**波斯草**纲目**赤根菜**。〔慎微曰〕按刘禹锡嘉话录云：菠薐种出自西国。有僧将其子来，云本是颇陵国之种。语讹为波棱耳。〔时珍曰〕按唐会要云：太宗时尼波罗国献波棱菜，类红蓝，实如蒺藜，火熟之能益食味。即此也。方士隐名为波斯草云。

【集解】〔时珍曰〕波棱八月、九月种者，可备冬食；正月、二月种者，可备春蔬。其茎柔脆中空。其叶绿腻柔厚直出一尖，旁出两尖，似鼓子花叶之状而长大。其根长数寸，大如桔梗而色赤，味更甘美。四月起薹尺许。有雄雌。就茎开碎红花，丛簇不显。雌者结实，有刺，状如蒺藜子。种时须砑开，易浸胀。必过月朔乃生，亦一异也。

菜及根

【气味】 **甘，冷，滑，无毒。**〔士良曰〕微毒。多食令人脚弱，发腰痛，动冷气。先患腹冷者，必破腹。不与鳝鱼同食，发霍乱。取汁炼霜，制砒、汞，伏雌黄、硫黄。

【主治】 **利五脏，通肠胃热，解酒毒。服丹石人食之佳。**孟诜。**通血脉，开胸膈，下气调中，止渴润燥。根尤良。**时珍。

【发明】〔诜曰〕北人食肉、面，食之即平；南人食鱼、鳖、水米，食之即冷，故多食冷大小肠也。〔时珍曰〕按张从正儒门事亲云：凡人久病，大便涩滞不通，及痔漏之人，宜常食菠薐、葵菜之类，滑以养窍，自然通利。

【附方】 新一。**消渴引饮**日至一石者。菠薐根、鸡内金等分，为末。米饮服一钱，日三。经验方。

蕹菜蕹，去声。宋《嘉祐》

【释名】〔时珍曰〕蕹与壅同。此菜惟以壅成，故谓之壅。

【集解】〔藏器曰〕蕹菜岭南种之。蔓生，开白花，堪茹。〔时珍曰〕蕹菜今金陵及江夏人多莳之。性宜湿地，畏霜雪。九月藏入土窖中，三四月取出，壅以粪土，即节节生芽，一本可成一畦也。干柔如蔓而中空，叶似菠薐及銎头形。味短，须同猪肉煮，令肉色紫乃佳。段公路北户录，言其叶如柳者，误矣。按嵇含草木状云：蕹菜叶如落葵而小。南人编苇为筏，作小孔，浮水上。种子于水中，则如萍根浮水面。及长成茎叶，皆出于苇筏孔中，随水上下，南方奇蔬也。则此菜，水、陆皆可生之也。

【气味】 甘，平，无毒。

【主治】 **解胡蔓草毒，即野葛毒，煮食之。亦生捣服。**藏器。**捣汁和酒服，治产难。**时珍。出唐瑶方。

【发明】〔藏器曰〕南人先食蕹菜，后食野葛，二物相伏，自然无苦。取汁滴野葛苗，当时萎死，相杀如此。张华博物志云：魏武帝啖野葛至一尺。应是先食此菜也。

菾菜菾音甜《别录》中品

校正： 并入嘉祐莙荙菜。

【释名】 **莙荙菜。**〔时珍曰〕菾菜，即莙荙也。菾与甜通，因其味也。莙荙之义未详。

【集解】〔弘景曰〕菾菜，即今以作鲊蒸者。〔恭曰〕菾菜叶似升麻苗，南人蒸炮食之，大香美。〔保升曰〕苗高三四尺，茎若蒴藋，有细棱，夏盛冬枯。其茎烧灰淋汁洗衣，白如玉色。〔士良曰〕叶似紫菊而大，花白。〔时珍曰〕菾菜正二月下种，宿根亦自生。其叶青白色，似白菘菜叶而短，茎亦相类，但差小耳。生、熟皆可食，微作土气。四月开细白花。结实状如茱萸梂而轻虚，土黄色，内有细子。根白色。

【气味】 **甘、苦，大寒，滑，无毒。**〔禹锡曰〕平，微毒。冷气人不可多食，动气，先患腹冷人食之，必破腹。

【主治】 **时行壮热，解风热毒，捣汁饮之便瘥。**别录。**夏月以菜作粥食，解热，止热毒痢。捣烂，傅灸疮，止痛易瘥。**苏恭。**捣汁服，主冷热痢。又止血生肌，及诸禽兽伤，傅之立愈。**藏器。**煎汤饮，开胃，通心膈，宜妇人。**大明。**补中下气，理脾气，去头风，利五脏。**嘉祐。

根

【气味】 甘，平，无毒。

【主治】 **通经脉，下气，开胸膈。**正要。

子

【主治】 煮半生，捣汁服，治小儿热。孟诜。醋浸揩面，去粉滓，润泽有光。藏器。

【附方】 新一。**痔瘘下血**苦荬子、芸薹子、荆芥子、芫荽子、莴苣子、蔓菁子、萝卜子、葱子等分，以大鲫鱼一个去鳞、肠，装药在内，缝合，入银、石器内，上下用火炼熟，放冷为末。每服二钱，米饮下，日二服。

东风菜宋《开宝》

【释名】 冬风〔志曰〕此菜先春而生，故有东风之号。一作冬风，言得冬气也。

【集解】〔志曰〕东风菜生岭南平泽。茎高二三尺，叶似杏叶而长，极厚软，上有细毛，煮食甚美。〔时珍曰〕按裴渊广州记云：东风菜，花、叶似落妊娠，茎紫。宜肥肉作羹食，香气似马兰，味如酪。

【气味】 甘，寒，无毒。

【主治】 风毒壅热，头痛目眩，肝热眼赤，堪入羹臛食。开宝。

荠《别录》上品

【释名】 护生草。〔时珍曰〕荠生济济，故谓之荠。释家取其茎作挑灯杖，可辟蚊、蛾，谓之护生草，云能护众生也。

【集解】〔普曰〕荠生野中。〔弘景曰〕荠类甚多，此是今人所食者。叶作菹、羹亦佳。诗云"谁谓荼苦，其甘如荠"是也。〔时珍曰〕荠有大、小数种。小荠叶花茎扁，味美。其最细小者，名沙荠也。大荠科、叶皆大，而味不及。其茎硬有毛者，名菥蓂，味不甚佳。并以冬至后生苗，二三月起茎五六寸。开细白花，整整如一。结荚如小萍，而有三角。荚内细子，如葶苈子。其子名蒫，音嵯，四月收之。师旷云：岁欲甘，甘草先生，荠是也。菥蓂、葶苈皆是荠类。葶苈见草部隰草类。

【气味】 甘，温，无毒。

【主治】 利肝和中。别录。利五脏。根：治目痛。大明。明目益胃。时珍。根、叶：烧灰，治赤白痢极效。甄权。

【附方】 旧一，新二。**暴赤眼痛胀碜涩。**荠菜根杵汁滴之。圣惠。**眼生翳**

膜莽菜和根、茎、叶洗净，焙干为细末。每夜卧时先洗眼，挑末米许，安两大眦头。涩痛忍之，久久膜自落也。圣济总录。**肿满腹大**四肢枯瘦，尿涩。用甜葶苈炒、莽菜根等分，为末，炼蜜丸弹子大。每服一丸，陈皮汤下。只二三丸，小便清；十余丸，腹如故。三因。

葽实　〔普曰〕三月三日采，阴干。〔士良曰〕亦名菥蓂子。四月八日收之，良。〔周王曰〕饥岁采子，水调成块，煮粥、作饼甚粘滑。

【气味】　**甘，平，无毒**。〔权曰〕患气人食之，动冷气。〔诜曰〕不与面同食，令人背闷。服丹石人不可食。

【主治】　**明目，目痛**。别录。**青盲不见物，补五脏不足**。甄权。**治腹胀**。吴普。**去风毒邪气，治壅去翳，解热毒。久服，视物鲜明**。士良。

花

【主治】　**布席下，辟虫。又辟蚊、蛾**。士良。**阴干研末，枣汤日服二钱，治久痢**。大明。

菥蓂音锡觅《本经》上品

校正：自草部移入此。

【释名】　**大荠**别录**大蕺**本经**马辛**。〔时珍曰〕诸名不可解。吴普本草又云：一名析目，一名荣目，一名马驹。

【集解】　〔别录曰〕菥蓂生咸阳山泽及道旁。四月、五月采，暴干。〔弘景曰〕今处处有之。是大荠子也。方用甚希少。〔保升曰〕似荠叶而细，俗呼为老荠。〔恭曰〕尔雅云：菥蓂，大荠也。注云：似荠，俗呼为老荠。然其味甘而不辛也。〔藏器曰〕本经菥蓂一名大荠。苏氏引尔雅为注。案大芥即葶苈，非菥蓂也，蓂大而扁，葶苈细而圆，二物殊别也。〔颂曰〕尔雅葶苈谓之革，音典，子、叶皆似荠，一名狗荠。菥蓂即大荠。大抵二物皆荠类，故人多不能细分，乃尔致疑也。古今眼目方多用之。〔时珍曰〕荠与菥蓂一物也，但分大、小二种耳。小者为荠，大者为菥蓂，菥蓂有毛。故其子功用相同，而陈士良之本草，亦谓荠实一名菥蓂也。葶苈与菥蓂同类，但菥蓂味甘花白，葶苈味苦花黄为异耳。或言菥蓂即甜葶苈，亦通。

苗

【气味】　**甘，平，无毒**。

【主治】　**和中益气，利肝明目**。时珍。

蕲蒉子

【气味】 辛，微温，无毒。〔恭曰〕甘而不辛。〔普曰〕神农、雷公：辛。李当之：小温。〔之才曰〕得蔓荆实、细辛良。恶干姜、苦参。一云：苦参为之使。

【主治】 明目目痛泪出，除痹，补五脏，益精光。久服轻身不老。本经。疗心腹腰痛。别录。治肝家积聚，眼目赤肿。甄权。

【附方】 旧一，新一。眼目热痛泪出不止。蕲蒉子捣筛为末。卧时铜箸点少许入目，当有热泪及恶物出，甚佳。眼中弩肉方同上，夜夜点之。崔元亮海上方。

繁缕《别录》下品

【释名】 薂缕尔雅薂音敖蓫缕郭璞滋草千金鹅肠菜。〔时珍曰〕此草茎蔓甚繁，中有一缕，故名。俗呼鹅儿肠菜，象形也。易于滋长，故曰滋草。古乐府云：为乐当及时，何能待来滋。滋乃草名，即此也。

【集解】〔别录曰〕繁缕五月五日日中采。干用。〔恭曰〕此即是鸡肠也。多生湿地坑渠之侧。流俗通谓鸡肠，雅士总名繁缕。〔诜曰〕繁缕即藤也。又恐白软草是之。〔保升曰〕叶青花白，采苗入药。〔颂曰〕即鸡肠也。南中多有之，生于田野间。近汴下湿地亦或有之。叶似荇菜而小。夏秋间生小白黄花。其茎梗作蔓，断之有丝缕。又细而中空，似鸡肠，因得此名。本草繁缕、鸡肠作两条，苏恭以为一物。谨按郭璞注尔雅云：薂缕一名鸡肠草，实一物也。今南北所生，或肥瘠不同，故人疑为二物。而葛洪肘后方治卒淋云：用鸡肠及繁缕。如此又似是二物。其用大概主血，故人宜食之。〔时珍曰〕繁缕即鹅肠，非鸡肠也。下湿地极多。正月生苗，叶大如指头。细茎引蔓，断之中空，有一缕如丝。作蔬甘脆。三月以后渐老。开细瓣白花。结小实大如稗粒，中有细子如葶苈子。吴瑞本草谓黄花者为繁缕，白花者为鸡肠，亦不然。二物盖相似。但鹅肠味甘，茎空有缕，花白色；鸡肠味微苦，咀之涎滑，茎中无缕，色微紫，花亦紫色，以此为别。

【气味】 酸，平，无毒。〔权曰〕苦。〔时珍曰〕甘，微咸。〔诜曰〕温。〔思邈曰〕黄帝云：合鳝鲊食，发消渴，令人多忘。

【主治】 积年恶疮，痔不愈。别录。破血，下乳汁，产妇宜食之。产后腹有块痛，以酒炒绞汁温服。又暴干为末，醋糊和丸，空腹服五十丸，取下恶血。藏器。

【发明】〔弘景曰〕此菜五月五日采，暴干，烧作屑，疗杂疮有效。亦杂百草服之，不止此一种也。〔诜曰〕治恶疮有神效之功，捣汁涂之。作菜食，益人。须五月五日者乃验。〔诜曰〕能去恶血。不可久食，恐血尽。

【附方】 旧一，新三。**食治乌髭**繁缕为齑，久久食之，能乌髭发。圣惠方。**小便卒淋**繁缕草满两手，水煮，常常饮之。范汪东阳方。**产妇有块作痛**。繁缕方见上。**丈夫阴疮**茎及头溃烂，痛不可忍，久不瘥者。以五月五日繁缕烧焦五分，入新出蚯蚓屎二分，入少水，和研作饼，贴之。干即易。禁酒、面、五辛及热食等物。甚效。扁鹊方。

鸡肠草《别录》下品

校正：原在草部，唐本移入此。

【集解】〔弘景曰〕人家园庭亦有此草。小儿取挼汁以捋蜘蛛网，至粘，可掇蝉。〔恭曰〕此即繁缕也，剩出此条。〔时珍曰〕鸡肠生下湿地。二月生苗，叶似鹅肠而色微深。茎带紫，中不空，无缕。四月有小茎开五出小紫花。结小实，中有细子。其苗作蔬，不如鹅肠。故别录列繁缕于菜部，而列此于草部，以此故也。苏恭不识，疑为一物，误矣。生嚼涎滑，故可掇蝉。鹅肠生嚼无涎，亦自可辨。郑樵通志谓鸡肠似蓼而小，其味小辛，非繁缕者，得之。又石胡荽亦名鸡肠草，与此不同。

【气味】 微辛、苦，平，无毒。〔权曰〕苦。〔之才曰〕微寒。

【主治】 **毒肿，止小便利**。别录。**疗蠼螋溺疮**。弘景。**主遗溺，洗手足伤水烂**。甄权。**五月五日作灰和盐，疗一切疮及风丹遍身痒痛；亦可捣封，日五六易之。作菜食，益人，去脂膏毒气。又烧傅疳䘌。取汁和蜜服，疗小儿赤白痢，甚良**。孟诜。**研末或烧灰，揩齿，去宣露**。苏颂。

【附方】 旧二，新七。**止小便利**鸡肠草一斤，于豆豉汁中煮，和米作羹及粥，频食之。食医心镜。**小儿下痢**赤白。鸡肠草捣汁一合，和蜜服，甚良。孟诜食疗。**气淋胀痛**鸡肠草三两，石韦去毛一两。每用三钱，水一盏，煎服。圣济总录。**风热牙痛**浮肿发歇，元脏气虚，小儿疳蚀。鸡肠草、旱莲草、细辛等分，为末。每日擦三次。名祛痛散。普济方。**发背欲死**鸡肠草捣傅之。肘后方。**反花恶疮**鸡肠草研汁拂之。或为末，猪脂调搽，极效。医林正宗。**一切头疮**鸡肠草烧灰，和盐傅之。孟诜食疗。**漆疮瘑痒**鸡肠草捣涂之。肘后方。**射工中人**成疮者。以鸡肠草捣涂之，经日即愈。卢氏方。

苜蓿《别录》上品

【释名】 **木粟**纲目**光风草**。〔时珍曰〕苜蓿,郭璞作牧宿。谓其宿根自生,可饲牧牛马也。又罗愿尔雅翼作木粟,言其米可炊饭也。葛洪西京杂记云:乐游苑多苜蓿。风在其间,常萧萧然。日照其花有光采。故名怀风,又名光风。茂陵人谓之连枝草。金光明经谓之塞鼻力迦。

【集解】〔弘景曰〕长安中乃有苜蓿园。北人甚重之。江南不甚食之,以无味故也。外国复有苜蓿草,以疗目,非此类也。〔诜曰〕彼处人采其根作土黄芪也。〔宗奭曰〕陕西甚多,用饲牛马,嫩时人兼食之。有宿根,刈讫复生。〔时珍曰〕杂记言苜蓿原出大宛,汉使张骞带归中国。然今处处田野有之,陕、陇人亦有种者,年年自生。刈苗作蔬,一年可三刈。二月生苗,一科数十茎,茎颇似灰藋。一枝三叶,叶似决明叶,而小如指顶,绿色碧艳。入夏及秋,开细黄花。结小荚圆扁,旋转有刺,数荚累累,老则黑色。内有米如穄米,可为饭,亦可酿酒,罗愿以此为鹤顶草,误矣。鹤顶,乃红心灰藋也。

【气味】 **苦,平,涩,无毒**。〔宗奭曰〕微甘、淡。〔诜曰〕凉。少食好。多食令冷气入筋中,即瘦人。〔李廷飞曰〕同蜜食,令人下利。

【主治】 **安中利人,可久食**。别录。**利五脏,轻身健人,洗去脾胃间邪热气,通小肠诸恶热毒,煮和酱食,亦可作羹**。孟诜。**利大小肠**。宗奭。**干食益人**。苏颂。

根

【气味】 **寒,无毒**。

【主治】 **热病烦满,目黄赤,小便黄,酒疸,捣服一升,令人吐利即愈**。苏恭。**捣汁煎饮,治沙石淋痛**。时珍。

苋《本经》上品

【释名】〔时珍曰〕按陆佃埤雅云:苋之茎叶,皆高大而易见,故其字从见,指事也。

【集解】〔别录曰〕苋实一名莫实,细苋亦同。生淮阳川泽及田中。叶如蓝。十一月采。〔李当之曰〕苋实即苋菜也。〔弘景曰〕苋实当是白苋。所以云细苋亦同,叶如蓝也。细苋即是糠苋,食之乃胜,而并冷利。被霜乃熟,故云十一月采。又有赤苋，茎纯紫，不堪食。马苋别一种，布地生，实至微细，俗呼马齿苋，恐非苋实也。〔恭曰〕赤苋一名䔖，音匮。经言苋实一名莫实，疑莫字误矣。〔保升曰〕苋凡六种：赤苋、白苋、人苋、紫苋、五色苋、马苋也。惟人、白二苋，实可入药用。赤苋味辛，别有功用。〔颂曰〕人苋、白苋俱大寒，亦谓之糠苋，又谓之胡苋，或谓之细苋，其实一也。但大者为白苋，小者为人苋耳。其子霜后方熟，细而色黑。紫苋茎叶通紫，吴人用染爪者，诸苋中惟此无毒，不寒。赤苋亦谓之花苋，茎叶深赤，根茎亦可糟藏，食之甚美，味辛。五色苋今亦稀有。细苋俗谓之野苋，猪好食之，又名猪苋。〔时珍曰〕苋并三月撒种。六月以后不堪食。老则抽茎如人长，开细花成穗。穗中细子，扁而光黑，与青葙子、鸡冠子无别，九月收之。细苋即野苋也，北人呼为糠苋，柔茎细叶，生即结子，味比家苋更胜。俗呼青葙苗为鸡冠苋，亦可食。见草部。

菜

【气味】 **甘，冷利，无毒。**〔恭曰〕赤苋：辛，寒。〔鼎曰〕苋动气，令人烦闷，冷中损腹。不可与鳖同食，生鳖癥。又取鳖肉如豆大，以苋菜封裹置土坑内，以土盖之，一宿尽变成小鳖也。〔机曰〕此说屡试不验。

【主治】 **白苋：补气除热，通九窍。**孟诜。**赤苋：主赤痢，射工、沙虱。**苏恭。**紫苋：杀虫毒，治气痢。**藏器。**六苋：并利大小肠，治初痢，滑胎。**时珍。

【发明】 〔弘景曰〕人苋、细苋并冷利。赤苋疗赤下而不堪食。方用苋菜甚稀，断谷方中时用之。〔颂曰〕赤苋微寒，故主血痢；紫苋不寒，比诸苋无毒，故主气痢。〔诜曰〕五月五日收苋菜，和马齿苋为细末，等分，与妊娠人常服，令易产也。〔震亨曰〕红苋入血分善走，故与马苋同服，能下胎。或煮食之，令人易产。

【附方】 旧三，新四。**产后下痢**赤白者。用紫苋菜一握切煮汁，入粳米三合，煮粥，食之立瘥也。寿亲养老书。**小儿紧唇**赤苋捣汁洗之，良。圣惠。**漆疮搔痒**苋菜煎汤洗之。**蜈蚣螫伤**取灰苋叶擦之即止。谈野翁方。**蜂虿螫伤**野苋挼擦之。**诸蛇螫人**紫苋捣汁饮一升，以滓涂之。集验方。**射工中人**状如伤寒，寒热，发疮偏在一处，有异于常者。取赤苋合茎、叶捣汁饮一升，日再服之。集验方。

苋实

【气味】 **甘，寒，无毒。**

【主治】 **青盲，明目除邪，利大小便，去寒热。久服益气力，不饥轻身。**本经。**治白翳，杀蛔虫。**别录。**益精。**大明。**肝风客热，翳目黑花。**时珍。

【发明】〔时珍曰〕苋实与青葙子同类异种,故其治目之功亦仿佛也。

【附方】新一。**利大小便**苋实为末半两,分二服,新汲水下。圣惠。

根

【主治】**阴下冷痛,入腹则肿满杀人,捣烂傅之。**时珍。

【附方】新一。**牙痛**苋根晒干,烧存性为末,揩之。再以红灯笼草根煎汤漱之。孙氏集效方。

马齿苋《蜀本草》

【释名】**马苋**别录**五行草**图经**五方草**纲目**长命菜**同上**九头狮子草**。〔时珍曰〕其叶比并如马齿,而性滑利似苋,故名。俗呼大叶者为狗耳草,小叶者为鼠齿苋,又名九头狮子草。其性耐久难燥,故有长命之称。宝藏论及八草灵变篇并名马齿龙芽,又名五方草,亦五行之义。〔颂曰〕马齿苋虽名苋类,而苗、叶与苋都不相似。一名五行草,以其叶青、梗赤、花黄、根白、子黑也。〔藏器曰〕别录以马齿与苋同类,二物既殊,今从别品。

【集解】〔弘景曰〕马苋与苋别是一种,布地生,实至微细,俗呼马齿苋,亦可食,小酸。〔保升曰〕此有二种:叶大者不堪用;叶小者节间有水银,每十斤八两至十两已来。然至难燥,当以槐木捶碎,向日东作架晒之,三两日即干如隔年矣。入药须去茎,其茎无效。〔敩曰〕凡使勿用大叶者,不是马齿苋,亦无水银。〔时珍曰〕马齿苋处处园野生之。柔茎布地,细叶对生。六七月开细花,结小尖实,实中细子如葶苈子状。人多采苗煮晒为蔬。方士采取,伏砒结汞,煮丹砂,伏硫黄,死雄制雌,别有法度。一种水马齿,生水中,形状相类,亦可汋食。见王西楼菜谱。

菜

【气味】**酸,寒,无毒。**〔恭曰〕辛,温。〔宗奭曰〕人多食之,然性寒滑。

【主治】**诸肿瘘疣目,捣揩之。破痃癖,止消渴。**藏器。**能肥肠,令人不思食。治女人赤白下。**苏颂。**饮汁,治反胃诸淋,金疮流血,破血癖癥瘕,小儿尤良。用汁治紧唇面疱,解马汗、射工毒,涂之瘥。**苏恭。**治自尸脚阴肿。**保升。**作膏,涂湿癣、白秃、杖疮。又主三十六种风。煮粥,止痢及疳痢,治腹痛。**孟诜。**服之长年不白。治痈疮,杀诸虫。生捣汁服,当利下恶物,去白虫。和梳垢,封丁肿。又烧灰和陈醋滓,先灸后封之,即根出。**开宝。**散血消肿,利肠滑胎,解毒通淋,治产后虚汗。**时珍。

【发明】〔时珍曰〕马齿苋所主诸病，皆只取其散血消肿之功也。〔颂曰〕多年恶疮，百方不瘥，或痛焮不已者。并捣烂马齿傅上，不过三两遍。此方出于武元衡相国。武在西川，自苦胫疮焮痒不可堪，百医无效。及到京，有厅吏上此方，用之便瘥也。李绛记其事于兵部手集。

【附方】旧十五，新二十三。**三十六风结疮。**马齿苋一石，水二石，煮取汁，入蜜蜡三两，重煎成膏，涂之。食疗。**诸气不调**马齿苋煮粥，食之。食医心镜。**禳解疫气**六月六日，采马齿苋晒干。元旦煮熟，同盐、醋食之，可解疫疠气。唐瑶经验方。**筋骨疼痛**不拘风湿气、杨梅疮及女人月家病，先用此药止疼，然后调理。干马齿苋一斤，湿马齿苋二斤，五加皮半斤，苍术四两，舂碎，以水煎汤洗澡。急用葱、姜擂烂，冲热汤三碗，服之。暖处取汗，立时痛止也。海上名方。**脚气浮肿**心腹胀满，小便涩少。马齿草和少粳米，酱汁煮食之。食医心镜。**男女疟疾**马齿苋捣，扎手寸口，男左女右。**产后虚汗**马齿苋研汁三合服。如无，以干者煮汁。妇人良方。**产后血痢**小便不通，脐腹痛。生马齿苋菜杵汁三合，煎沸入蜜一合，和服。产宝。**小儿血痢**方同上。心镜。**肛门肿痛**马齿苋叶、三叶酸草等分，煎汤熏洗，一日二次，有效。濒湖方。**痔疮初起**马齿苋不拘鲜干，煮熟急食之。以汤熏洗。一月内外，其孔闭，即愈矣。杨氏经验方。**赤白带下**不问老、稚、孕妇悉可服。取马齿苋捣绞汁三大合，和鸡子白二枚，先温令热，乃下苋汁，微温顿饮之。不过再作即愈。崔元亮海上方。**小便热淋**马齿苋汁服之。圣惠方。**阴肿痛极**马齿苋捣傅之，良。永类钤方。**中蛊欲死**马齿苋捣汁一升饮，并傅之。日四五次。寿域。**腹中白虫**马齿苋水煮一碗，和盐、醋空腹食之。少顷白虫尽出也。孟诜食疗。**紧唇面疱**马齿苋煎汤日洗之。圣惠方。**目中息肉淫肤**、赤白膜。马齿苋一大握洗净，和芒消末少许，绵裹安上。频易之。龙木论。**风齿肿痛**马齿苋一把，嚼汁渍之。即日肿消。本事方。**漏耳诸疮**治耳内外恶疮，及头疮、肥疮、痼疮。黄马散：用黄檗半两，干马齿苋一两，为末。傅之。圣惠。**项上疬疮**外台用马齿苋阴干烧研，腊猪脂合，以暖泔洗拭，傅之。简便：治瘰疬未破。马齿苋同靛花捣掺，日三次。**腋下胡臭**马齿苋杵，以蜜和作团，纸裹泥固半寸厚，日干，烧过研末。每以少许和蜜作饼，先以生布揩之，以药夹胁下，令极痛，久忍，然后以手巾勒两臂。日用一次，以瘥为度。千金方。**小儿火丹**热如火，绕脐即损人。马苋捣涂。广利方。**小儿脐疮**久不瘥者。马齿菜烧研傅之。千金。**豌豆癍疮**马齿苋烧研傅之，须臾根逐药出。不出更傅。肘后。**丁疮肿毒**马齿菜二分，石灰三分，为末，鸡子白和，傅之。**反花恶疮**马齿苋一斤烧研，猪脂和傅。**蛀脚臁疮**干马齿苋研末，蜜调傅上。一宿其虫自出，神效。海上方。**足趾甲疽**肿烂者。屋上马齿苋、昆仑青木香、印成盐，等分和匀，烧存性，入光明朱砂少许，傅之。外台秘要。**疮久不瘥**积年者。马齿苋捣烂封之。取汁煎稠傅亦可。千金。**马咬人疮**入心者。马齿苋煮，食之。圣惠。**射工溪毒**马齿苋捣汁一升服，以滓傅之，日四五次良。崔元亮海上方。**毛虫螫人**赤痛不止。马齿苋捣熟封之，妙。灵苑方。**蜂虿螫人**方同上。张文仲方。**蜈蚣咬伤**马苋汁涂之。肘后。**小儿白秃**马齿苋煎膏涂之。或烧灰，猪脂和涂。圣惠方。**身面瘢痕**马齿苋汤日洗二次。圣惠方。**杂物眯目**不出。用东墙上马齿苋烧灰研细，点少许于眯头，即出也。圣惠方。

子

【主治】 明目，仙经用之。开宝。延年益寿。孟诜。**青盲白翳，除邪气，利大小肠，去寒热。以一升捣末，每以一匙用葱、豉煮粥食。或着米糁、五味作羹食。**心镜。

【附方】 新一。**目中出泪**或出脓。用马齿苋子、人苋子各半两为末，绵裹铜器中蒸熟，熨大眦头脓水出处。每熨以五十度为率，久久自绝。圣惠。

苦菜《本经》上品

校正：并入嘉祐苦苣、苦荬。

【释名】 荼音茶本经苦苣嘉祐苦荬纲目游冬别录褊苣日用老鹳菜救荒天香菜。〔时珍曰〕苦荼以味名也。经历冬春，故曰游冬。许氏说文苣作蕒。吴人呼为苦荬，其义未详。嘉祐本草言岭南、吴人植苣供馔名苦苣，而又重出苦苣及苦荬条。今并并之。

【集解】〔别录曰〕苦菜生益州川谷、山陵、道旁。凌冬不死。三月三日采，阴干。〔桐君药录曰〕苦菜三月生，扶疏。六月花从叶出，茎直花黄。八月实黑，实落根复生，冬不枯。〔恭曰〕尔雅云：荼，苦菜也。易通卦验玄图云：苦菜生于寒秋，经冬历春，得夏乃成。一名游冬。叶似苦苣而细，断之有白汁，花黄似菊，所在有之。其说与桐君略同。苦蕒俗亦名苦菜，非此荼也。〔保升曰〕春花夏实，至秋复生花而不实，经冬不凋。〔宗奭曰〕此月令四月小满节后苦菜秀者也。四方皆有，在北道者则冬方凋，生南方者冬夏常青。叶如苦苣而狭，绿色差淡。折之白乳汁出，味苦。花似野菊，春夏秋皆旋开。〔时珍曰〕苦菜即苦荬也，家栽者呼为苦苣，实一物也。春初生苗，有赤茎、白茎二种。其茎中空而脆，折之有白汁。胼叶似花萝卜菜叶而色绿带碧，上叶抱茎，梢叶似鹳嘴，每叶分叉,撺挺如穿叶状,开黄花,如初绽野菊。一花结子一丛,如同蒿子及鹤虱子,花罢则收敛,子上有白毛茸茸,随风飘扬,落处即生。〔士良曰〕蚕蛾出时不可折取,令蛾子青烂。蚕妇亦忌食之。然野苣若五六回拗后,味反甘滑,胜于家苦荬也。

【正误】〔弘景曰〕苦菜疑即茗也。茗一名茶,凌冬不凋,作饮能令人不眠。〔恭曰〕诗云"谁谓茶苦",即苦菜异名也。陶氏谓茶为茗,茗乃木类。按尔雅·释草云:荼,苦菜也。音途。释木云:槚,苦茶也。音迟遐切。二物全别,不得比例,陶说误矣。

菜

【气味】 苦。寒,无毒。〔张机曰〕野苣不可共蜜食,令人作内痔。〔时珍曰〕脾胃虚寒人,不可食。

【主治】 五脏邪气,厌谷胃痹,伏也。谷胃痹。久服安心益气,聪察少卧,轻身耐老。本经。肠澼渴热,中疾恶疮。久服耐饥寒,豪气不老。别录。调十二经脉,霍乱后胃气烦逆。久服强力,虽冷甚益人。嘉祐。捣汁饮,除面目及舌下黄。其白汁,涂丁肿,拔根。滴痈上,立溃。藏器。点瘊子,自落。衍义。傅蛇咬。大明。明目,主诸痢。汪机。血淋痔瘘。时珍。

【发明】〔宗奭曰〕苦苣捣汁傅丁疮,殊验。青苗阴干,以备冬月为末,水调傅之。〔时珍曰〕按洞天保生录云:夏三月宜食苦荬,能益心和血通气也。又陆文量菽园杂记云:凡病痔者,宜用苦苣菜,或鲜或干,煮至熟烂,连汤置器中,横安一板坐之,先熏后洗,冷即止。日洗数次,屡用有效。

【附方】 新六。血淋尿血苦荬菜一把,酒、水各半,煎服。资生经。血脉不调苦荬菜晒干,为末。每服二钱,温酒下。卫生易简方。喉痹肿痛野苦荬捣汁半盏,灯心以汤浸,捻汁半盏,和匀服。普济方。对口恶疮野苦荬擂汁一钟,入姜汁一匙,和酒服。以渣傅。一二次即愈。唐瑶经验方。中沙虱毒沙虱在水中,人澡浴则着人身,钻入皮里。初得皮上正赤,如小豆、黍、粟,摩之痛如刺,三日后寒热发疮毒,若入骨杀人,岭南多此。即以茅叶刮去,以苦菜汁涂之,佳。肘后方。壶蜂叮螫苦荬汁涂之,良。摘玄方。

根

【主治】 赤白痢及骨蒸,并煮服之。嘉祐。治血淋,利小便。时珍。

花子

【气味】 甘,平,无毒。

【主治】 去中热,安心神。宗奭。黄疸疾,连花、子研细二钱,水煎服,日二次，良。汪颖。

白苣宋《嘉祐》

【释名】 石苣纲目生菜。〔时珍曰〕白苣、苦苣、莴苣俱不可煮烹，皆宜生接去汁，盐、醋拌食，通可曰生菜，而白苣稍美，故独得专称也。王氏农书谓之石苣。陆玑诗疏云：青州谓之芭。可生食，亦可蒸茹。

【集解】〔藏器曰〕白苣似莴苣，叶有白毛。〔时珍曰〕处处有之。似莴苣而叶色白，折之有白汁。正二月下种。四月开黄花如苦荬，结子亦同。八月、十月可再种。故谚云：生菜不离园。按事类合璧云：苣有数种：色白者为白苣，色紫者为紫苣，味苦者为苦苣。

菜

【气味】 苦，寒，无毒。〔炳曰〕平。患冷气人食之即腹冷，亦不至苦损人。产后不可食，令人寒中，小肠痛。〔思邈曰〕不可共酪食，生虫䘌。

【主治】 补筋骨，利五脏，开胸膈拥气，通经脉，止脾气，令人齿白，聪明少睡，可煮食之。孟诜。解热毒、酒毒，止消渴，利大小肠。宁原。

【附方】 旧一。鱼脐疮其头白似肿，痛不可忍，先以针刺破头及四畔，以白苣滴孔中，良。外台秘要。

莴苣《食疗》

【释名】 莴菜 千金菜。〔时珍曰〕按彭乘墨客挥犀云：莴菜自呙国来，故名。

【集解】〔藏器曰〕莴苣有白者、紫者。紫者入烧炼药用。〔时珍曰〕莴苣正二月下种，最宜肥地。叶似白苣而尖，色稍青，折之有白汁粘手。四月抽薹，高三四尺。剥皮生食，味如胡瓜。糟食亦良。江东人盐晒压实，以备方物，谓之莴笋也。花、子并与白苣同。

菜

【气味】 苦，冷，微毒。〔李廷飞曰〕久食昏人目。患冷人不宜食。〔时珍曰〕按彭乘云：莴苣有毒，百虫不敢近。蛇虺触之，则目瞑不见物。人中其毒，以姜汁解之。〔藏器曰〕紫莴苣有毒，入烧炼用。〔丹房镜源曰〕莴苣用硫黄种，结砂子，制朱砂。又曰：紫色莴苣和土作器，火煅如铜也。

【主治】 利五脏，通经脉，开胸膈，功同白苣。藏器。利气，坚筋骨，去口气，白齿牙，明眼目。宁原。通乳汁，利小便，杀虫、蛇毒。时珍。

【附方】 旧一，新五。**乳汁不通**莴苣菜煎酒服。海上方。**小便不通**莴苣菜捣傅脐上即通。卫生易简方。**小便尿血**同上方，甚效。杨氏。**沙虱水毒**莴苣菜捣汁涂之，良。肘后方。**蚰蜒入耳**莴苣叶干者一分，雄黄一分，为末，糊丸枣核大。蘸生油塞耳中，引出。圣惠方。**百虫入耳**莴苣捣汁滴入，自出也。圣济总录。

子入药妙用。

【主治】 下乳汁，通小便，治阴肿、痔漏下血、伤损作痛。时珍。

【附方】 旧一，新五。**乳汁不行**莴苣子三十枚，研细酒服。又方：莴苣子一合，生甘草三钱，糯米、粳米各半合，煮粥频食之。**小便不通**莴苣子捣饼，贴脐中，即通。海上仙方。**肾黄如金**莴苣子一合细研，水一盏，煎五分服。外台秘要。**阴囊癫肿**莴苣子一合捣末，水一盏，煎五沸，温服。**闪损腰痛**趁痛丸：用白莴苣子炒三两，白粟米炒一撮，乳香、没药、乌梅肉各半两，为末，炼蜜丸弹子大。每嚼一丸，热酒下。玉机微义。**髭发不生**疔疮疤上不生髭发。先以竹刀刮损，以莴苣子拗狲狲姜末，频频擦之。摘玄方。

水苦荬 宋《图经》

校正：自外类移入此。

【释名】 **谢婆菜**图经**半边山**。

【集解】〔颂曰〕水苦荬生宜州溪涧侧。叶似苦荬而厚，光泽。根似白术而软。二、八、九月采其根食之。

根

【气味】 微苦、辛，寒，无毒。

【主治】 风热上壅，咽喉肿痛，及项上风疬，以酒磨服。苏颂。

翻白草 《救荒》

【释名】 **鸡腿根**救荒**天藕**野菜谱。〔时珍曰〕翻白以叶之形名，鸡腿、天藕以根之味名也。楚人谓之湖鸡腿，淮人谓之天藕。

【集解】〔周宪王曰〕翻白草高七八寸。叶硬而厚，有锯齿，背白，似地榆而细长。开黄花。根如指大，长三寸许，皮赤肉白，两头尖峭。生食、煮熟皆宜。

〔时珍曰〕鸡腿儿生近泽田地，高不盈尺。春生弱茎，一茎三叶，尖长而厚，有皱纹锯齿，面青背白。四月开小黄花。结子如胡荽子，中有细子。其根状如小白术头，剥去赤皮，其内白色如鸡肉，食之有粉。小儿生食之，荒年人掘以和饭食。

根

【气味】 甘、微苦，平，无毒。

【主治】 吐血下血崩中，疟疾痈疮。时珍。

【附方】 新七。**崩中下血**用湖鸡腿根一两捣碎，酒二盏，煎一盏服。濒湖集简方。**吐血不止**翻白草，每用五七科咬咀，水二钟，煎一钟，空心服。**疟疾寒热**翻白草根五七个，煎酒服之。**无名肿毒**方同上。**疔毒初起**不拘已成未成。用翻白草十科，酒煎服，出汗即愈。**浑身疥癞**端午日午时采翻白草，每用一握，煎水洗之。**臁疮溃烂**端午日午时采翻白草，洗收。每用一握，煎汤盆盛，围住熏洗，效。刘松石保寿堂方。

仙人杖草《拾遗》

校正：自草部移入此。

【集解】〔藏器曰〕仙人杖生剑南平泽。叶似苦苣，丛生。陈子昂观玉篇序云：予从补阙乔公北征，夏四月次于张掖。河洲草木无他异者，惟有仙人杖往往丛生。予家世代服食者，昔常饵之。因为乔公言其功，甘心食之。人或谓乔公曰，此白棘也。公乃讥予。因作观玉篇焉。〔颂曰〕仙人杖有三物同名：一种是菜类，一种是枯死竹笋之色黑者，枸杞一名仙人杖是也。此仙人杖乃作菜茹者，白棘木类，何因相似。或曰：乔公所谓白棘乃枸棘，是枸杞之有针者。本经枸棘无白棘之名，又其味苦，此菜味甘。乃知草木之类，多而难识，使人惑疑似之言，以真为伪，宜乎子昂论著之详也。〔时珍曰〕别有仙人草，生阶除间，高二三寸。又有仙人掌草，生于石壁上。皆与此名同物异，不可不审。并见石草类。

【气味】 甘，小温，无毒。

【主治】 作茹食，去痰癖，除风冷。大明。**久服长生，坚筋骨，令人不老**。藏器。

蒲公英《唐本草》

校正：自草部移入此。

【释名】 **耩褥草**音搆糯**金簪草**纲目**黄花地丁**。〔时珍曰〕名义未详。孙思邈千金方作凫公英，苏颂图经作仆公罂，庚辛玉册作鹁鸪英。俗呼蒲公丁，又呼黄花地丁。淮人谓之白鼓钉，蜀人谓之耳瘢草，关中谓之狗乳草。按土宿本草云：金簪草一名地丁，花如金簪头，独脚如丁，故以名之。

【集解】〔保升曰〕蒲公英草生平泽田园中。茎、叶似苦苣，断之有白汁，堪生啖。花如单菊而大。四月、五月采之。〔颂曰〕处处有之。春初生苗，叶如苦苣，有细刺。中心抽一茎，茎端出一花，色黄如金钱。俗讹为仆公罂是也。〔宗奭曰〕即今地丁也。四时常有花，花罢飞絮，絮中有子，落处即生。所以庭院间皆有者，因风而来。〔时珍曰〕地丁江之南北颇多，他处亦有之，岭南绝无。小科布地，四散而生，茎、叶、花、絮并似苦苣，但小耳。嫩苗可食。庚辛玉册云：地丁叶似小莴苣，花似大旋葍，一茎耸上三四寸，断之有白汁。二月采花，三月采根。可制汞，伏三黄。有紫花者，名大丁草，出太行、王屋诸山。陈州亦有，名烧金草。能煅朱砂。一种相类而无花者，名地胆草，亦可伏三黄、砒霜。

苗

【气味】 甘，平，无毒。

【主治】 **妇人乳痈水肿，煮汁饮及封之，立消。**恭。**解食毒，散滞气，化热毒，消恶肿、结核、丁肿。**震亨。**掺牙，乌须发，壮筋骨。**时珍。**白汁：涂恶刺、狐尿刺疮，即愈。**颂。

【发明】〔杲曰〕蒲公英苦寒，足少阴肾经君药也，本经必用之。〔震亨曰〕此草属土，开黄花，味甘。解食毒，散滞气，可入阳明、太阴经。化热毒，消肿核，有奇功。同忍冬藤煎汤，入少酒佐服，治乳痈，服罢欲睡，是其功也。睡觉微汗，病即安矣。〔颂曰〕治恶刺方，出孙思邈千金方。其序云：邈以贞观五年七月十五日夜，以左手中指背触着庭木，至晓遂患痛不可忍。经十日，痛日深，疮日高大，色如熟小豆色。常闻长者论有此方，遂用治之。手下则愈，痛亦除，疮亦即瘥，未十日而平复如故。杨炎南行方亦著其效云。〔时珍曰〕萨谦斋瑞竹堂方，有擦牙乌须发还少丹，甚言此草之功，盖取其能通肾也。故东垣李氏言其为少阴本经必用之药，而著本草者不知此义。

【附方】 新五。**还少丹**昔日越王曾遇异人得此方，极能固齿牙，壮筋骨，生肾水。凡年未及八十者，服之须发返黑，齿落更生。年少服之，至老不衰。得遇此者，宿有仙缘，当珍重之，不可轻泄。用蒲公英一斤，一名耩耨草，又名蒲公罂，生平泽中，三四月甚有之，秋后亦有放花者，连根带叶取一斤洗净，勿令见天日，晾干，入斗子。解盐一两，香附子五钱，二味为细末，入蒲公草内淹一宿，分为二十团，用皮纸三四层裹扎定，用六一泥即蚯蚓粪如法固济，入灶内焙干，乃以武火煅通红为度，冷定取出，去泥为末。早晚擦牙漱之，吐、咽任便，久久方效。瑞竹堂方。**乳痈红肿**蒲公英一两，忍冬藤二两，捣烂，水二钟，煎一钟，食前服。睡觉病即去矣。积德堂方。**疳疮疔毒**蒲公英捣烂覆之，即黄花地丁也。别更捣汁，和酒煎服，取汗。唐氏方。**多年恶疮**蒲公英捣烂贴。救急方。**蛇螫肿痛**方同上。

黄瓜菜《食物》

【释名】 **黄花菜**。〔时珍曰〕其花黄，其气如瓜，故名。

【集解】〔颖曰〕黄瓜菜野生田泽。形似油菜，但味少苦。取为羹茹，甚香美。〔时珍曰〕此菜二月生苗，田野遍有，小科如荠。三、四、五月开黄花，花与茎、叶并同地丁，但差小耳。一科数花，结细子，不似地丁之花成絮也。野人茹之，亦采以饲鹅儿。

【气味】 甘、微苦，微寒，无毒。

【主治】 **通结气，利肠胃**。汪颖。

生瓜菜宋《图经》

【释解】〔颂曰〕生瓜菜生资州平田阴畦间。春生苗，长三四寸，作丛生。叶青而圆，似白苋菜。夏开紫白花，结细实，黑色。其味作生瓜气，故以为名。

【气味】 甘，微寒，无毒。

【主治】 **走注攻头面四肢，及阳毒伤寒，壮热头痛，心神烦躁，利胸膈，捣汁饮之。又生捣贴肿**。苏颂。

落葵《别录》下品

【释名】 **蔠葵**尔雅**藤葵**食鉴**藤菜**纲目**天葵**别录**繁露**同**御菜**俗**燕脂菜**。〔志曰〕落葵一名藤葵，俗呼为胡燕脂。〔时珍曰〕落葵叶冷滑如葵，故得葵名。释家呼为御菜，亦曰藤儿菜。尔雅云：蔠葵，繁露也。一名承露。其叶最能承露，其子垂垂亦如缀露，故得露名，而葵、落二字相似，疑落字乃葵字之讹也。案考工记云：大圭，终葵首也。注云：齐人谓椎曰终葵。圭首六寸为椎。然则此菜亦以其叶似椎头而名之乎？

【集解】〔弘景曰〕落葵又名承露。人家多种之。叶惟可蒸鲊食，冷滑。其子紫色，女人以渍粉傅面为假色，少入药用。〔保升曰〕蔓生，叶圆厚如杏叶。子似五味子，生青熟黑。所在有之。〔时珍曰〕落葵三月种之，嫩苗可食。五月蔓延，其叶似杏叶而肥厚软滑，作蔬、和肉皆宜。八九月开细紫花，累累结实，大如五味子，熟则紫黑色。揉取汁，红如燕脂，女人饰面、点唇及染布物，谓之胡燕脂，亦曰染绛子，但久则色易变耳。

叶

【气味】 酸，寒，滑，无毒。〔时珍曰〕甘、微酸，冷滑。脾冷人不可食。〔弘景曰〕曾为狗啮者，食之终身不瘥。

【主治】 滑中，散热。别录。利大小肠。时珍。

子

【主治】 悦泽人面。别录。可作面脂。苏颂。〔诜曰〕取子蒸过，烈日中暴干，挼去皮，取仁细研，和白蜜涂面，鲜华立见。

<h2 style="text-align:center">蕺音戢《别录》下品</h2>

【释名】 菹菜恭鱼腥草。〔时珍曰〕蕺字，段公路北户录作蕸，音戢。秦人谓之菹子。菹、蕺音相近也。其叶腥气，故俗呼为鱼腥草。

【集解】〔恭曰〕蕺菜生湿地山谷阴处，亦能蔓生。叶似荞麦而肥，茎紫赤色。山南、江左人好生食之。关中谓之菹菜。〔保升曰〕茎、叶俱紫，赤英，有臭气。〔时珍曰〕案赵叔文医方云：鱼腥草即紫蕺。叶似荇，其状三角，一边红，一边青。可以养猪。又有五蕺，即五毒草，花、叶相似，但根似狗脊。见草部。

叶

【气味】 辛，微温，有小毒。〔别录曰〕多食，令人气喘。〔弘景曰〕俗传食蕺不利人脚，恐由闭气故也。今小儿食之，便觉脚痛。〔诜曰〕小儿食之，三岁不行。久食，发虚弱，损阳气，消精髓。〔思邈曰〕素有脚气人食之，一世不愈。

【主治】 蠼螋尿疮。别录。淡竹筒内煨熟，捣傅恶疮、白秃。大明。散热毒痛肿，疮痔脱肛，断痁疾，解硇毒。时珍。

【附方】 旧一，新六。背疮热肿蕺菜捣汁涂之，留孔以泄热毒，冷即易之。经验方。痔疮肿痛鱼腥草一握，煎汤熏洗，仍以草挹痔即愈。一方：洗后以枯矾入片脑少许，傅之。救急方。疔疮作痛鱼腥草捣烂傅之。痛一二时，不可去草，痛后一二日即愈。徽人所传方也。陆氏积德堂方。小儿脱肛鱼腥草擂如

蕺

泥,先以朴消水洗过,用芭蕉叶托住药坐之,自入也。永类方。**虫牙作痛**鱼腥草、花椒、菜子油等分,捣匀,入泥少许,和作小丸如豆大。随牙左右塞耳内,两边轮换,不可一齐用,恐闭耳气。塞一日夜,取看有细虫为效。简便方。**断截疟疾**紫葳一握,捣烂绢包,周身摩擦,得睡有汗即愈。临发前一时作之。救急易方。**恶蛇虫伤**鱼腥草、皱面草、槐树叶、草决明,一处杵烂,傅之甚效。同上。

蕨《拾遗》

【释名】 鳖。〔时珍曰〕尔雅云:蕨,鳖也。菜名。陆佃埤雅云:蕨初生无叶,状如雀足之拳,又如人足之蹶,故谓之蕨。周秦曰蕨,齐鲁曰鳖,初生亦类鳖脚故也。其苗谓之蕨其。

【集解】〔藏器曰〕蕨生山间。根如紫草。人采茹食之。〔时珍曰〕蕨处处山中有之。二三月生芽,拳曲状如小儿拳。长则展开如凤尾,高三四尺。其茎嫩时采取,以灰汤煮去涎滑,晒干作蔬,味甘滑,亦可醋食。其根紫色,皮内有白粉,捣烂再三洗澄,取粉作粔籹,荡皮作线食之,色淡紫,而甚滑美也。野人饥年掘取,治造不精,聊以救荒,味即不佳耳。诗云:陟彼南山,言采其蕨。陆玑谓其可以供祭,故采之。然则蕨之为用,不独救荒而已。一种紫其,似蕨有花而味苦,谓之迷蕨,初生亦可食,尔雅谓之月尔,三苍谓之紫蕨。郭璞云:花繁曰尔。紫蕨拳曲繁盛,故有月尔之名。

其及根

【气味】 甘,寒,滑,无毒。〔诜曰〕久食,令人目暗、鼻塞、发落。又冷气人食,多腹胀。小儿食之,脚弱不能行。〔思邈曰〕久食成瘕。

【主治】 去暴热,利水道,令人睡。藏器。**补五脏不足,气壅经络筋骨间,毒气。**孟诜。**根烧灰油调,傅蛇、蝘伤。**时珍。蝘音萧,虫名。

【发明】〔藏器曰〕多食消阳气,故令人睡、弱人脚。四皓食之而寿,夷齐食蕨而夭,固非良物。干宝搜神记云:郗鉴镇丹徒,二月出猎,有甲士折蕨一枝,食之,觉心中淡淡成疾。后吐一小蛇,悬屋前,渐干成蕨。遂明此物不可生食也。〔时珍曰〕蕨之无益,为其性冷而滑,能利水道,泄阳气,降而不升,耗人真元也。四皓采之而心逸,夷齐采蕨而心忧,其寿其夭,于蕨何与焉? 陈公之言,可谓迂哉。然饥人濒死,赖蕨延活,又不无济世之功。

【附方】 新一。**肠风热毒**蕨菜花焙,为末。每服二钱,米饮下。圣惠。

水蕨《纲目》

【集解】〔时珍曰〕水蕨似蕨,生水中。吕氏春秋云:菜之美者,有云梦之芹。即此菜也。芹音岂。

【气味】 甘、苦,寒,无毒。

【主治】 腹中痞积,淡煮食,一二日即下恶物。忌杂食一月余乃佳。时珍。卫生方。

薇《拾遗》

校正:自草部移入此。

【释名】 **垂水**尔雅**野豌豆**纲目**大巢菜**。〔时珍曰〕案许慎说文云:薇,似藿。乃菜之微者也。王安石字说云:微贱所食,因谓之薇。故诗以采薇赋戍役。孙炎注尔雅云:薇草生水旁而枝叶垂于水,故名垂水也。巢菜见翘摇下。

【集解】〔藏器曰〕薇生水旁,叶似萍,蒸食利人。三秦记云:夷、齐食之三年,颜色不异。武王诫之,不食而死。〔李珣曰〕薇生海、池、泽中,水菜也。〔时珍曰〕薇生麦田中,原泽亦有,故诗云"山有蕨、薇",非水草也。即今野豌豆,蜀人谓之巢菜。蔓生,茎叶气味皆似豌豆,其藿作蔬、入羹皆宜。诗云:采薇采薇,薇亦柔止。礼记云:芼豕以薇。皆此物也。诗疏以为迷蕨,郑氏通志以为金樱芽,皆谬矣。项氏云:巢菜有大、小二种:大者即薇,乃野豌豆之不实者;小者即苏东坡所谓元修菜也。此说得之。

【气味】 甘,寒,无毒。

【主治】 久食不饥,调中,利大小肠。藏器。利水道,下浮肿,润大肠。珣。

翘摇《拾遗》

【释名】 **摇车**尔雅**野蚕豆**纲目**小巢菜**。〔藏器曰〕翘摇,幽州人谓之苕摇。尔雅云杜夫摇车,俗呼翘车是矣。蔓生细叶,紫花可食。〔时珍曰〕翘摇言其茎叶柔婉,有翘然飘摇之状,故名。苏东坡云:菜之美者,蜀乡之巢。故人巢元修嗜之,因谓之元修菜。陆放翁诗序云:蜀蔬有两巢:大巢即豌豆之不实者;小巢生稻田中,吴地亦多,一名漂摇草,一名野蚕豆。以油炸之,缀以米糁,名草花,食之佳,作羹尤美。

【集解】〔藏器曰〕翘摇生平泽。蔓生如壹豆,紫花。〔时珍曰〕处处皆有。蜀人秋种春采,老时耕转壅田。故薛田诗云:剩种豌巢沃晚田。蔓似壹豆而细,叶似初生槐芽及蒺藜,而色青黄。欲花未萼之际,采而蒸食,点酒上盐,苦羹作馅,味如小豆藿。至三月开小花,紫白色。结角,子似豌豆而小。

【气味】 辛,平,无毒。〔诜曰〕煮食佳,生食令人吐水。

【主治】 破血,止血生肌。捣汁服之,疗五种黄病,以瘥为度。藏器。利五脏,明耳目,去热风,令人轻健,长食不厌,甚益人。孟诜。止热疟,活血平胃。时珍。

【附方】 新二。活血明目漂摇豆为末,甘草汤服二钱,日二服。卫生易简方。热疟不止翘摇杵汁服之。广利方。

鹿藿《本经》下品

校正:自草部移入此。

【释名】 鹿豆郭璞壹豆音劳。亦作蹽。野绿豆。〔时珍曰〕豆叶曰藿,鹿喜食之,故名。俗呼壹豆,壹、鹿音相近也。王磐野菜谱作野绿豆。尔雅云蔨,音卷,鹿藿也。其实莥,音纽。即此。

【集解】〔别录曰〕鹿藿生汶山山谷。〔弘景曰〕方药不用,人亦无识者。但葛苗一名鹿藿。〔恭曰〕此草所在有之。苗似豌豆,而引蔓长粗。人采为菜,亦微有豆气,山人名为鹿豆也。〔保升曰〕鹿豆可生啖。五月、六月采苗,日干之。郭璞注尔雅云:鹿豆叶似大豆,蔓延生,根黄而香。是矣。〔时珍曰〕鹿豆即野绿豆,又名壹豆,多生麦地田野中。苗叶似绿豆而小,引蔓生,生、熟皆可食。三月开淡粉紫花,结小荚。其子大如椒子,黑色。可煮食,或磨面作饼蒸食。

【气味】 苦,平,无毒。

【主治】 蛊毒,女子腰腹痛不乐,肠痈瘰疬,疡疡气。本经。止头痛。梁简文劝医文。

灰藋音狄。宋《嘉祐》

校正:原自草部移入谷部,今复移入此。

【释名】　灰涤菜_{纲目}金锁天。〔时珍曰〕此菜茎叶上有细灰如沙，而枝叶翘趨，故名。梁简文帝劝医文作灰藋菜，俗讹为灰条菜。雷公炮炙论谓之金锁天。

【集解】〔藏器曰〕灰藋生于熟地。叶心有白粉，似藜。但藜心赤茎大，堪为杖，入药不如白藋也。其子炊为饭，香滑。〔时珍曰〕灰藋处处原野有之。四月生苗，茎有紫红线棱。叶尖有刻，面青背白。茎心、嫩叶背面皆有白灰。为蔬亦佳。五月渐老，高者数尺。七八月开细白花。结实簇簇如球，中有细子，蒸暴取仁，可软饭及磨粉食。救荒本草云：结子成穗者味甘，散穗者微苦，生墙下、树下者不可用。

【修治】〔敩曰〕灰藋即金锁天叶，扑蔓翠，往往有金星，堪用。若白青色者，是妓女茎，不中用也。若使金锁天，茎高二尺五六寸为妙。若长若短，皆不中使。凡用勿令犯水，去根日干，以布拭去肉毛令尽，细剉，焙干用之。〔时珍曰〕妓女茎即地肤子苗，与灰藋茎相似而叶不同，亦可为蔬。详见本条。

茎叶

【气味】　甘，平，无毒。

【主治】　恶疮，虫、蚕、蜘蛛等咬，捣烂和油傅之。亦可煮食。作汤，浴疥癣风瘙。烧灰纳齿孔中，杀虫䘌。含漱，去甘疮。以灰淋汁，蚀息肉，除白癜风、黑子、面皯。着肉作疮。_{藏器。}

【附方】　新一。**疗疮恶肿**野灰藋菜叶烧灰，拨破疮皮，唾调少许点之，血出为度。_{普济。}

子仁

【气味】　甘，平，无毒。

【主治】　炊饭磨面食，杀三虫。_{藏器。}

藜《纲目》

【释名】　莱_{诗疏}红心灰藋_{玉册}鹤顶草_{土宿本草}胭脂菜_{详下文。}

【集解】〔时珍曰〕藜处处有之。即灰藋之红心者，茎、叶稍大。河朔人名落藜，南人名胭脂菜，亦曰鹤顶草，皆因形色名也。嫩时亦可食，故昔人谓藜藿与膏粱不同。老则茎可为杖。诗云：南山有台，北山有莱。陆玑注云：莱即藜也。初生可食。谯、沛人以鸡苏为莱，三苍以荣萸为莱，皆名同物异也。韵府谓藜为落帚，亦误矣。宝藏论云：鹤顶龙芽，其顶如鹤，八九月和子收之，入外丹用。

叶

【气味】 甘,平,微毒。〔时珍曰〕按庚辛玉册云:鹤顶,阴草也。捣汁煮粉霜,烧灰淋汁煎粉霜,伏矾石,结草砂,制硫,伏汞及雌黄、砒石。

【主治】 杀虫。藏器。煎汤,洗虫疮,漱齿蜃。捣烂,涂诸虫伤,去瘢风。时珍。

【附方】 新一。白瘢风红灰藋五斤,茄子根、茎三斤,苍耳根、茎五斤,并晒干烧灰,以水一斗煎汤淋汁熬成膏,别以好乳香半两,铅霜一分,腻粉一分,炼成牛脂二两,和匀,每日涂三次。圣惠。

茎

【主治】 烧灰,和荻灰、蒿灰等分,水和蒸,取汁煎膏。点疣赘、黑子,蚀恶肉。时珍。

秦荻藜 《唐本草》附

【释名】〔时珍曰〕按山海经云:秦山有草,名曰藜,如荻,可以为菹。此即秦荻藜也。盖亦藜类,其名亦由此得之。

【集解】〔恭曰〕秦荻藜生下湿地,所在有之。人所啖者。〔诜曰〕此物于生菜中最香美。

【气味】 辛,温,无毒。

【主治】 心腹冷胀,下气消食,和酱、醋食之。唐本。破气甚良。又末之和酒服,疗心痛,悒悒,塞满气。孟诜。

子

【主治】 肿毒,捣末和醋封之,日三易。孟诜。

醍醐菜 《证类》

【集解】〔时珍曰〕唐慎微证类本草收此,而形状莫考。惟雷敩炮炙论云:形似牛皮蔓,掐之有乳汁出,香甜入顶。采得以苦竹刀细切,入砂盆中研如膏,用生绢接汁出,暖饮。然亦不云治何病也。

【气味】 甘,温,无毒。

【主治】 月水不利,捣叶绞汁,和酒煎服一盏。千金。

【附方】 旧一。伤中崩赤醍醐杵汁,拌酒煎沸,空心服一盏。千金方。

【附录】 **茅膏菜**拾遗 〔藏器曰〕味甘，平，无毒。煮服，主赤白久痢。生茅中，高一尺，有毛如油腻，粘人手，子作角生。

鸡侯菜 〔又曰〕味辛，温，无毒。久食，温中益气。顾微广州记云：生岭南，似艾，二月生苗，宜鸡羹食之，故名。

孟娘菜 〔又曰〕味苦，小温，无毒。主妇人腹中血结羸瘦，男子阴囊湿痒，强阳道，令人健行不睡，补虚，去痔瘘、瘰疬、瘿瘤。生四明诸山，冬夏常有叶，似升麻，方茎，山人采茹之。

优殿 〔又曰〕味辛，温，无毒。温中，去恶气，消食。生安南，人种为茹。南方草木状云：合浦有优殿，人种之，以豆酱食之，芳香好味。

芋《别录》中品

校正：自果部移入此。

【释名】 **土芝**别录**蹲鸱**。〔时珍曰〕按徐铉注说文云：芋犹吁也。大叶实根，骇吁人也。吁音芋，疑怪貌。又史记：卓文君云：岷山之下，野有蹲鸱，至死不饥。注云：芋也。盖芋魁之状，若鸱之蹲坐故也。芋魁，东汉书作芋渠。渠、魁义同。

【集解】〔弘景曰〕芋，钱塘最多。生则有毒，味蓝不可食。种芋三年，不采则成梠芋。又别有野芋，名老芋，形叶相似如一，根并杀人。〔恭曰〕芋有六种：青芋、紫芋、真芋、白芋、连禅芋、野芋也。其类虽多，苗并相似。茎高尺余，叶大如扇，似荷叶而长，根类薯蓣而圆。其青芋多子，细长而毒多，初煮须灰汁，更易水煮熟，乃堪食尔。白芋、真芋、连禅、紫芋，并毒少，正可煮啖之，兼肉作羹甚佳。蹲鸱之饶，盖谓此也。野芋大毒，不可啖之。关陕诸芋遍有，山南、江左惟有青、白、紫三芋而已。〔颂曰〕今处处有之，闽、蜀、淮、楚尤多植之。种类虽多，大抵性效相近。蜀川出者，形圆而大，状若蹲鸱，谓之芋魁。彼人种以当粮食而度饥年。江西、闽中出者，形长而大。其细者如卵，生于魁旁，食之尤美。凡食芋并须栽莳者。其野芋有大毒，不可食。〔宗奭曰〕江浙、二川者最大而长。京洛者差圆小，然味佳，他处不及也。当心出苗者为芋头，四边附之而生者为芋子，八九月已后掘食之。〔时珍曰〕芋属虽多，有水、旱二种：旱芋山地可种，水芋水田莳之。叶皆相似，但水芋味胜。茎亦可食。芋不开花，时或七八月间有开者，抽茎生花黄色，旁有一长萼护之，如半边莲花之状也。按郭义恭广志云：芋凡十四种：君子芋，魁大如斗；赤鹥

芋

芋,即连禅芋,魁大子少;白果芋,魁大子繁,亩收百斛;青边芋、旁巨芋、车毂芋三种,并魁大子少,叶长丈余;长味芋,味美,茎亦可食;鸡子芋,色黄;九面芋,大而不美;青芋、曹芋、象芋,皆不可食,惟茎可作菹;旱芋,九月熟;蔓芋,缘枝生,大者如二三升也。

芋子

【气味】 辛,平,滑,有小毒。〔大明曰〕冷。〔弘景曰〕生则有毒,味莶不可食。性滑下石,服饵家所忌。〔恭曰〕多食动宿冷。〔宗奭曰〕多食难克化,滞气困脾。

【主治】 宽肠胃,充肌肤,滑中。别录。冷啖,疗烦热,止渴。苏恭。令人肥白,开胃通肠闭。产妇食之,破血;饮汁,止血渴。藏器。破宿血,去死肌。和鱼煮食,甚下气,调中补虚。大明。

【发明】 〔诜曰〕芋,白色者无味,紫色者破气。煮汁啖之,止渴。十月后晒干收之,冬月食不发病。他时月不可食之。又和鲫鱼、鳢鱼作臛良。久食,治人虚劳无力。又煮汁洗腻衣,白如玉也。〔大明曰〕芋以姜同煮过,换水再煮,方可食之。

【附方】 旧二,新二。**腹中癖气**生芋子一斤压破,酒五斤渍二七日。空腹每饮一升,神良。韦宙独行方。**身上浮风**芋煮汁浴之。慎风半日。孟诜食疗。**疮冒风邪**肿痛。用白芋烧灰傅之。干即易。千金方。**头上软疖**用大芋捣傅之,即干。简便方。

叶茎

【气味】 辛,冷,滑,无毒。

【主治】 除烦止泻,疗妊妇心烦迷闷,胎动不安。又盐研,傅蛇虫咬,并痛肿毒痛,及署毒箭。大明。梗:擦蜂螫尤良。宗奭。汁:涂蜘蛛伤。时珍。

【发明】 〔慎微曰〕沈括笔谈云:处士刘阳隐居王屋山,见一蜘蛛为蜂所螫,坠地,腹鼓欲裂,徐行入草,啮破芋梗,以疮就啮处磨之,良久腹消如故。自后用治蜂螫有验,由此。

【附方】 新一。**黄水疮**芋苗晒干,烧存性研搽。邵真人经验方。

【附录】 **野芋** 〔弘景曰〕野芋形叶与芋相似,芋种三年不采成枸芋,音吕,并能杀人。误食之烦闷垂死者,惟以土浆及粪汁、大豆汁饮之,则活矣。〔藏器曰〕野芋生溪涧侧,非人所种者,根、叶相似。又有天荷,亦相似而大。〔时珍曰〕小者为野芋;大者为天荷,俗名海芋。详见草部毒草类。野芋根辛冷,有大毒。醋摩傅虫疮恶癣。其叶捣涂毒肿初起无名者即消,亦治蜂、虿螫,涂之良。

土芋《拾遗》

校正：自草部移入此。

【释名】　**土卵**拾遗**黄独**纲目**土豆**。

【集解】〔藏器曰〕土芋蔓生，叶如豆，其根圆如卵。鸱鸮食后弥吐，人不可食。又云：土卵蔓生，如芋，人以灰汁煮食之。〔恭曰〕土卵似小芋，肉白皮黄。梁、汉人名为黄独。可蒸食之。

根

【气味】　甘、辛，寒，有小毒。

【主治】　解诸药毒，生研水服，当吐出恶物便止。煮熟食之，甘美不饥，厚人肠胃，去热嗽。藏器。

薯蓣《本经》上品

校正：自草部移入此。

【释名】　**薯蓣**音诸预**土薯**音除**山薯**图经**山芋**吴普**山药**衍义**玉延**。〔吴普曰〕薯蓣一名诸薯，一名儿草，一名修脆。齐、鲁名山芋，郑、越名土诸，秦、楚名玉延。〔颂曰〕江、闽人单呼为诸，音若殊及韶，亦曰山诸。山海经云：景山北望少泽，其草多诸藇，音同薯蓣。则是一种，但字或音殊，或音诸不一，或语有轻重，或相传之讹耳。〔宗奭曰〕薯蓣因唐代宗名预，避讳改为薯药；又因宋英宗讳署，改为山药，尽失当日本名。恐岁久以山药为别物，故详著之。

【集解】〔别录曰〕薯蓣生嵩高山谷。二月、八月采根暴干。〔普曰〕亦生临朐钟山。始生赤茎细蔓。五月开白花。七月结实青黄，八月熟落。其根内白外黄，类芋。〔弘景曰〕近道处处有之，东山、南江皆多。掘取食之以充粮。南康间最大而美，服食亦用之。〔恭曰〕此有两种：一者白而且佳，日干捣粉食大美，且愈疾而补；一者青黑，味殊不美。蜀道者尤良。〔颂曰〕处处有，以北都、四明者为佳。春生苗，蔓延篱援。茎紫，叶青有三尖，似白牵牛叶，更厚而光泽。夏开细白花，大类枣花。秋生实于叶间，状如铃。今人冬春采根，刮之白色者为上，青黑者不堪。近汴洛人种之极有息。春取宿根头，以黄沙和牛粪作畦种之。苗生似竹稍作援，高一二尺。夏月频溉之。当年可食，极肥美。南中一种生山中，根细如指，极紧实，刮磨入汤煮之，作块不散，味更真美，云食之尤益人，过于家园种者。又江湖、闽中一种,根如姜、芋之类而皮紫。极有大者,一枚可重数斤。削去皮,煎、煮食俱美,但性冷于北地者耳。彼土人呼为薯。南北之产或有不同,故形类差别也。〔甄权曰〕按刘敬叔异苑云:薯蓣,野人谓之土薯。根既入药,又复可食。人植之者,随所种之物而像之也。〔时珍曰〕薯蓣入药,野生者为胜;若供馔,则家种者为良。四月生苗延蔓,紫茎绿叶。叶有三尖,似白牵牛叶而更光润。五六月开花成穗,淡红色。结荚成簇,荚凡三棱合成,坚而无仁。其子别结于一旁,状似雷丸,大小不一,皮色土黄而肉白,煮食甘滑,与其根同。王旻山居录云:曾得山芋子如荆棘子者,食之更愈于根。即此也。霜后收子留种,或春月采根截种,皆生。

【修治】〔颂曰〕采白根刮去黄皮,以水浸之,糁白矾末少许入水中,经宿净洗去涎,焙干用。〔宗奭曰〕入药贵生干之,故古方皆用干山药。盖生则性滑,不可入药;熟则滞气,只堪啖耳。其法:冬月以布裹手,用竹刀剐去皮,竹筛盛,置檐风处,不得见日,一夕干五分,候全干收之。或置焙笼中,微火烘干亦佳。〔敩曰〕凡使勿用平田生二三记者,须要山中生经十纪者。皮赤,四面有须者妙。采得以铜刀刮去赤皮,洗皮涎,蒸过暴干用。

根

【气味】**甘,温、平,无毒。**〔普曰〕神农:甘,小温。桐君、雷公:甘,凉,无毒。〔之才曰〕紫芝为之使。恶甘遂。

【主治】**伤中,补虚羸,除寒热邪气,补中,益气力,长肌肉,强阴,久服,耳目聪明,轻身不饥延年。**本经。**主头面游风,头风眼眩,下气,止腰痛,治虚劳羸瘦,充五脏,除烦热。**别录。**补五劳七伤,去冷风,镇心神,安魂魄,补心气不足,开达心孔,多记事。**甄权。**强筋骨,主泄精健忘。**大明。**益肾气,健脾胃,止泄痢,化痰涎,润皮毛。**时珍。**生捣贴肿硬毒,能消散。**震亨。

【发明】〔权曰〕凡患人体虚羸者,宜加而用之。〔诜曰〕利丈夫,助阴力。熟煮和蜜,或为汤煎,或为粉,并佳。干之入药更妙。惟和面作馎饦则动气,为不能制面毒也。〔李杲曰〕山药入手太阴。张仲景八味丸用干山药,以其凉而能补也。亦治皮肤干燥,以此润之。〔时珍曰〕按吴绶云:山药入手、足太阴二经,补其不足,清其虚热。又按王履溯洄集云:山药虽入手太阴,然肺为肾之上源,源既有滋,流岂无益,此八味丸所以用其强阴也。为按曹毗杜兰香传云:食薯蓣可以辟雾露。

【附方】旧一,新十。**补益虚损**益颜色,补下焦虚冷,小便频数,瘦损无力。用薯蓣于沙盆中研细,入铫中,以酒一大匙熬令香,旋添酒一盏搅令匀,空心饮之。每旦一服。圣惠方。**心腹虚胀**手足厥逆，或饮苦寒之剂多，未食先呕，不思饮食。山药半生半炒，为末。米饮服二钱，一日二服，大有功效。忌铁器、生冷。普济方。**小便数多**山药以矾水煮过、白茯苓等分，为末。每水饮服二钱。儒门事亲。**下痢禁口**山药半生半炒，为末。每服二钱，米饮下。卫生易简方。**痰气喘急**生山药捣烂半碗，入甘蔗汁半碗，和匀。顿热饮之，立止。简便单方。**脾胃虚弱**不思饮食。山芋、白术一两，人参七钱半，为末，水糊丸小豆大，每米饮下四五十丸。普济方。**湿热虚泄**山药、苍术等分，饭丸，米饮服。大人小儿皆宜。濒湖经验方。**肿毒初起**带泥山药、蓖麻子、糯米等分，水浸研，傅之即散也。普济方。**胯眼臁疮**山药、沙糖同捣，涂上即消。先以面涂四围，乃上此。简便单方。**项后结核**或赤肿硬痛。以生山药一挺去皮，蓖麻子二个同研，贴之如神。救急易方。**手足冻疮**山药一截磨泥，傅之。儒门事亲。

零余子《拾遗》

校正：自草部移入此。

【集解】〔藏器曰〕零余子，大者如鸡子，小者如弹丸，在叶下生。晒干功用强于薯蓣。薯蓣有数种，此其一也。〔时珍曰〕此即山药藤上所结子也。长圆不一，皮黄肉白。煮熟去皮食之，胜于山药，美于芋子。霜后收之。坠落在地者，亦易生根。

【气味】 **甘，温，无毒。**

【主治】 **补虚损，强腰脚，益肾，食之不饥。**藏器。

甘薯《纲目》

【集解】〔时珍曰〕按陈祈畅异物志云：甘薯出交广南方。民家以二月种，十月收之。其根似芋，亦有巨魁。大者如鹅卵，小者如鸡、鸭卵。剥去紫皮，肌肉正白如脂肪。南人用当米谷、果食，蒸炙皆香美。初时甚甜，经久得风稍淡也。又按嵇含草木状云：甘薯，薯蓣之类，或云芋类也。根、叶亦如芋。根大如拳、瓯，蒸煮食之，味同薯蓣，性不甚冷。珠崖之不业耕者惟种此，蒸切晒收，以充粮糇，名薯粮。海中之人多寿，亦由不食五谷，而食甘薯故也。

【气味】 **甘，平，无毒。**

【主治】补虚乏，益气力，健脾胃，强肾阴，功同薯蓣。时珍。

百合《本经》中品

校正：自草部移入此。

【释名】䗚音藩强瞿别录蒜脑薯。〔别录曰〕一名摩罗，一名香箱，一名中逢花。〔吴普曰〕一名重迈，一名中庭。〔弘景曰〕百合，俗人呼为强仇，仇即瞿也，声之讹耳。〔时珍曰〕百合之根，以众瓣合成也。或云专治百合病故名，亦通。其根如大蒜，其味如山薯，故俗称蒜脑薯。顾野王玉篇亦云：䗚乃百合蒜也。此物花、叶、根皆四向，故曰强瞿。凡物旁生谓之瞿，义出韩诗外传。

【集解】〔别录曰〕百合生荆州山谷。二月、八月采根，阴干。〔弘景曰〕近道处处有之。根如葫蒜，数十斤相累。人亦蒸煮食之，乃云是蚯蚓相缠结变作之，亦堪服食。〔恭曰〕此有二种：一种叶大茎长，根粗花白者，宜入药；一种细叶，花红色。〔颂曰〕百合三月生苗，高二三尺。簳粗如箭，四面有叶如鸡距，又似柳叶，青色，近茎处微紫，茎端碧白。四五月开红白花，如石榴嘴而大。根如葫蒜，重叠生二三十瓣。又一种花红黄，有黑斑点，细叶，叶间有黑子者，不堪入药。按徐锴岁时广记：二月种百合，法宜鸡粪。或云百合是蚯蚓化成，而反好鸡粪，理不可知也。〔时珍曰〕百合一茎直上，四向生叶。叶似短竹叶，不似柳叶。五六月茎端开大白花，长五寸，六出，红蕊四垂向下，色亦不红。红者叶似柳，乃山丹也。百合结实略似马兜铃，其内子亦似之。其瓣种之，如种蒜法。山中者，宿根年年自生。未必尽是蚯蚓化成也。蚯蚓多处，不闻尽有百合，其说恐亦浪传耳。

【正误】〔宗奭曰〕百合茎高三尺许。叶如大柳叶，四向攒枝而上。其颠即开淡黄白花，四垂向下覆长蕊，花心有檀色。每一枝颠，须五六花。子紫色，圆如梧子，生于枝叶间。每叶一子，不在花中，亦一异也。根即百合，白色，其形如松子，四向攒生，中间出苗。〔时珍曰〕寇氏所说，乃卷丹，非百合也，苏颂所传不堪入药者，今正其误。叶短而阔，微似竹叶，白花四垂者，百合也。叶长而狭，尖如柳叶，红花，不四垂者，山丹也。茎叶似山丹而高，红花带黄而四垂，上有黑斑点，其子先结在枝叶间者，卷丹也。卷丹以四月结子，秋时开花，根似百合。其山丹四月开花，根小少瓣。盖一类三种也。吴瑞本草言白花者名百合，红花者名强仇，不知何所据也。

根

【气味】甘，平，无毒。〔权曰〕有小毒。

【主治】 邪气腹胀心痛，利大小便，补中益气。本经。除浮肿胪胀，痞满寒热，通身疼痛，及乳难喉痹，止涕泪。别录。百邪鬼魅，涕泣不止，除心下急满痛，治脚气热咳。甄权。安心定胆益志，养五脏，治颠邪狂叫惊悸，产后血狂运，杀蛊毒气，胁痈乳痈发背诸疮肿。大明。心急黄，宜蜜蒸食之。孟诜。治百合病。宗奭。温肺止嗽。元素。

【发明】〔颂曰〕张仲景治百合病，有百合知母汤、百合滑石代赭汤、百合鸡子汤、百合地黄汤，凡四方。病名百合而用百合治之，不识其义。〔颖曰〕百合新者，可蒸可煮，和肉更佳；干者作粉食，最益人。〔时珍曰〕按王维诗云：冥搜到百合，真使当重肉。果堪止泪无，欲纵望江目。盖取本草百合止涕泪之说。

【附方】 旧三，新十三。**百合病**百合知母汤：治伤寒后百合病，行住坐卧不定，如有鬼神状，已发汗者。用百合七枚，以泉水浸一宿，明旦更以泉水，煮取一升，却以知母三两，同泉水二升煮一升，同百合汁再煮取一升半，分服。百合鸡子汤：治百合病已经吐后者。用百合七枚，泉水浸一宿，明旦更以泉水二升，煮取一升，入鸡子黄一个，分再服。百合代赭汤：治百合病已经下后者。用百合七枚，泉水浸一宿，明旦更以泉水二升，煮取一升，却以代赭石一两，滑石三两，水二升，煮取一升，同百合汁再煮取一升半，分再服。百合地黄汤：治百合病未经汗吐下者。用百合七枚，泉水浸一宿，明旦更以泉水二升，煮取一升，入生地黄汁一升，同煎取一升半，分再服。并仲景金匮要略方。**百合变渴**病已经月，变成消渴者。百合一升，水一斗，渍一宿，取汁温浴病人。浴毕食白汤饼。陈延之小品方。**百合变热**者。用百合一两，滑石三两，为末，饮服方寸匕。微利乃良。小品方。**百合腹满**作痛者。用百合炒为末，每饮服方寸匕，日二。小品。**阴毒伤寒**百合煮浓汁，服一升良。孙真人食忌。**肺脏壅热**烦闷咳嗽者。新百合四两，蜜和蒸软，时时含一片，吞津。圣惠方。**肺病吐血**新百合捣汁，和水饮之。亦可煮食。卫生易简。**耳聋耳痛**干百合为末，温水服二钱，日二服。千金方。**拔白换黑**七月七日，取百合熟捣，用新瓷瓶盛之，密封挂门上，阴干百日。每拔去白者掺之，即生黑者也。便民图纂。**游风隐疹**以楮叶掺动，用盐泥二两，百合半两，黄丹二钱，醋一分，唾四分，捣和贴之。摘玄方。**疮肿不穿**野百合同盐捣泥，傅之良。应验方。**天泡湿疮**生百合捣涂，一二日即安。濒湖集简方。**鱼骨哽咽**百合五两研末，蜜水调围颈项包住，不过三五次即下。圣济。

花
【主治】 小儿天泡湿疮，暴干研末，菜子油涂，良。时珍。

子

【主治】 酒炒微赤，研末汤服，治肠风下血。思邈。

山丹《日华》

【释名】 红百合日华连珠同川强瞿通志红花菜。

【集解】〔诜曰〕百合红花者名山丹。其根食之不甚良，不及白花者。〔时珍曰〕山丹根似百合，小而瓣少，茎亦短小。其叶狭长而尖，颇似柳叶，与百合迥别。四月开红花，六瓣不四垂，亦结小子。燕、齐人采其花跗未开者，干而货之，名红花菜。卷丹茎叶虽同而稍长大。其花六瓣四垂，大于山丹。四月结子在枝叶间，入秋开花在颠顶，诚一异也。其根有瓣似百合，不堪食，别一种也。

根

【气味】 甘，凉，无毒。正要云：平。

【主治】 疮肿、惊邪。大明。女人崩中。时珍。

花

【气味】 同根。

【主治】 活血。其蕊，傅疗疮恶肿。时珍。

草石蚕《拾遗》

校正：自草部移入此。

【释名】 地蚕日用土蛹余冬录甘露子食物滴露纲目地瓜儿。〔时珍曰〕蚕蛹皆以根形而名，甘露以根味而名。或言叶上滴露则生，珍常莳之，无此说也。其根长大者，救荒本草谓之地瓜儿。

【集解】〔藏器曰〕陶氏注虫部石蚕云：今俗用草根黑色。按草石蚕生高山石上，根如簪，上有毛，节如蚕，叶似卷柏。山人取食之。〔颂曰〕草根之似蚕者，亦名石蚕。出福州及信州山石上，四时常有。其苗青，亦有节。三月采根用。〔机曰〕草石蚕徽州甚多，土人呼为地蚕。肥白而促节，大如三眠蚕。生下湿地及沙碛间。秋时耕犁，遍地皆是。收取以醋淹作菹食。冬月亦掘取之。〔颖曰〕地蚕生郊野麦地中。叶如薄荷，少狭而尖，文微皱，欠光泽。根白色，状如蚕。四月采根，水瀹和盐为菜茹之。〔时珍曰〕草石蚕即今甘露子也。荆湘、江淮以南野中有之，人亦栽莳。二月生苗，长者近尺，方茎对节，狭叶有齿，并如鸡苏，但叶邹有毛耳。四月开小花成穗，一如紫苏花穗。结子如荆芥子。其根连珠，状如老蚕。五月掘根蒸煮食之，味如百合。或以萝卜卤及盐渍水收之，则不黑。亦可酱渍、密藏。既可为菜，又可充果。陈藏器言石蚕叶似卷柏者，若与此不同也。

根

【气味】 甘，平，无毒。〔时珍曰〕不宜生食及多食，生寸白虫。与诸鱼同食，令人吐。

【主治】 浸酒，除风破血。煮食，治溪毒。藏器。焙干，主走注风，散血止痛。其节亦可捣末酒服。苏颂。和五脏，下气清神。正要。

竹笋《蜀本草》

校正：并入木部拾遗桃竹笋。

【释名】 竹萌尔雅竹芽笋谱竹胎说文竹子神异经。〔时珍曰〕笋从竹、旬，谐声也。陆佃云：旬内为笋，旬外为竹，故字从旬。今谓竹为妒母草，谓笋生旬有六日而齐母也。僧赞宁笋谱云：笋一名萌，一名箁，一名蘿，一名茁，一名初篁。皆会意也。俗作笋者，非。

【集解】 〔弘景曰〕竹类甚多。笋以实中竹、篁竹者为佳。于药无用。〔颂曰〕竹笋，诸家惟以苦竹笋为最贵。然苦竹有二种：一种出江西者，本极粗大，笋味殊苦，不可啖；一种出江浙及近道者，肉厚而叶长阔，笋味微苦，俗呼甜苦笋，食品所宜，亦不闻入药用也。〔时珍曰〕晋·武昌戴凯之、宋·僧赞宁皆著竹谱，凡六十余种。其所产之地，发笋之时，各各不同。详见木部竹下。其笋亦有可食、不可食者。大抵北土鲜竹，惟秦、蜀、吴、楚以南则多有之。竹有雌雄，但看根上第一枝双生者，必雌也，乃有笋。土人于竹根行鞭时掘取嫩者，谓之鞭笋。江南、湖南人冬月掘大竹根下未出土者为冬笋，东观汉记谓之苞笋。并可鲜食，为珍品。其他则南人淡干者为玉版笋、明笋、火笋，盐曝者为盐笋，并可为蔬食也。按赞宁云：凡食笋者譬如治药，得法则益人，反是则有损。采之宜避风日，见风则本坚，入水则肉硬，脱壳煮则失味，生着刃则失柔。煮之宜久，生必损人。苦笋宜久煮，干笋宜取汁为羹茹。蒸之最美，煨之亦佳。味荙者戟人咽，先以灰汤煮过，再煮乃良。或以薄荷数片同煮，亦去荙味。诗云：其蔌伊何，惟笋及蒲。礼云：加豆之实，笋菹鱼醢。则笋之为蔬，尚之久矣。

诸竹笋

【气味】 甘，微寒，无毒。〔藏器曰〕诸笋皆发冷血及气。〔瑞曰〕笋同羊肝食,令人目盲。

【主治】 消渴,利水道,益气,可久食。别录。利膈下气,化热消痰爽胃。宁原。

苦竹笋

【气味】 苦、甘,寒。

【主治】 不睡,去面目并舌上热黄,消渴,明目,解酒毒,除热气,健人。藏器。理心烦闷,益气力,利水道,下气化痰,理风热脚气,并蒸煮食之。心镜。治出汗中风失音。汪颖。干者烧研入盐,擦牙疳。时珍。

【发明】〔时珍曰〕四川·叙州·宜宾、长宁所出苦笋,彼人重之。宋·黄山谷有苦笋赋云:僰道苦笋,冠冕两川。甘脆惬当,小苦而成味;温润缜密,多啖而不痁。食肴以之启迪,酒客为之流涎。其许之也如此。

箽竹笋

【主治】 消渴风热,益气力,消腹胀,蒸、煮、炒食皆宜。宁原。

淡竹笋

【气味】 甘,寒。

【主治】 消痰,除热狂壮热,头痛头风,并妊妇头旋,颠仆惊悸,温疫迷闷,小儿惊痫天吊。汪颖。

冬笋　笙笋

【气味】 甘,寒。

【主治】 小儿痘疹不出,煮粥食之,解毒,有发生之义。汪颖。

【发明】〔诜曰〕淡竹笋及中母笋虽美,然发背闷脚气。箭竹笋新者可食,陈者不宜。诸竹笋多食皆动气发冷癥,惟苦竹笋主逆气,不发疾。〔颖曰〕笋与竹沥功近。有人素患痰病,食笋而愈也。〔瑞曰〕淡笋、甘笋、苦笋、冬笋、鞭笋皆可久食。其他杂竹笋性味不一,不宜多食。〔宗奭曰〕笋难化,不益人,脾病不宜食之。一小儿食干笋三寸许,噎于喉中,壮热喘粗如惊。服惊药不效,后吐出笋,诸证乃定。其难化也如此。〔时珍曰〕赞宁笋谱云:笋虽甘美,而滑利大肠,无益于脾,俗谓之刮肠篦。惟生姜及麻油能杀其毒。人以麻滓沃竹丛,则次年凋疏,可验矣。其蕲州丛竹、毛斑竹、匡庐扁竹、沣州方竹、岭南箃竹、筹竹、月竹诸笋,皆苦韧不堪食也。时珍常见俗医治痘,往往劝饮笋汤,云能发痘。盖不知痘疮不宜大肠滑利,而笋有刮肠之名,则暗受其害者,不知若干人也。戒之哉,戒之哉。

桃竹笋拾遗 〔藏器曰〕南人谓之黄笋。灰汁煮之可食,不尔戟人喉。其竹丛生,丑类非一。〔时珍曰〕桃枝竹出川、广中。皮滑而黄,犀纹瘦骨,四寸有节,可以为席。

【气味】 苦，有小毒。

【主治】 六畜疮中蛆，捣碎纳之，蛆尽出。藏器。

刺竹笋 〔时珍曰〕生交广中。丛生，大者围二尺，枝节皆有刺。夷人种以为城，伐竹为弓。根大如车辐。一名芭竹。

【气味】 甘、苦，有小毒。食之落人发。竹谱。

酸笋《纲目》

【集解】 〔时珍曰〕酸笋出粤南。顾玠海槎录云：笋大如臂。摘至用沸汤泡去苦水，投冷井水中，浸二三日取出，缕如丝绳，醋煮可食。好事者携入中州，成罕物云。

【气味】 酸，凉，无毒。

【主治】 作汤食，止渴解酲。利膈。时珍。

本草纲目菜部目录第二十八卷

菜之三蓏菜类一十一种

茄开宝　苦茄拾遗　壶卢日华　苦瓠本经　败瓢纲目　冬瓜本经　南瓜纲目　越瓜开宝　即梢瓜　胡瓜嘉祐　即黄瓜　丝瓜纲目　天罗勒附　苦瓜救荒

上附方旧二十五，新一百零八

菜之四水菜类六种

紫菜食疗　石莼拾遗　石花菜食鉴　鹿角菜食性　龙须菜纲目　睡菜纲目

菜之五芝栭类一十五种

芝本经　木耳本经　杉菌图经　皂荚蕈纲目　香蕈日用　葛花菜纲目　天花蕈日用　蘑菰蕈纲目　鸡㙡纲目　舵菜纲目　土菌拾遗　鬼盖　地芩　鬼笔附　竹蓐食疗　雚菌本经　蜀格附　地耳别录　石耳日用

上附方旧七，新二十六

互考诸菜

本草纲目菜部第二十八卷

菜之三 ｜ 蓏菜类一十一种

茄 音伽。宋《开宝》

【释名】 落苏拾遗昆仑瓜御览草鳖甲。〔颂曰〕按段成式云：茄音加，乃莲茎之名。今呼茄菜，其音若伽，未知所自也。〔时珍曰〕陈藏器本草云：茄一名落苏。名义未详。按五代贻子录作酪酥，盖以其味如酥酪也，于义似通。杜宝拾遗录云：隋炀帝改茄曰昆仑紫瓜。又王隐君养生主论治疟方用干茄，讳名草鳖甲。盖以鳖甲能治寒热，茄亦能治寒热故尔。

【集解】〔颂曰〕茄子处处有之。其类有数种：紫茄、黄茄，南北通有；白茄、青水茄，惟北土有之。入药多用黄茄，其余惟可作菜茹尔。江南一种藤茄，作蔓生，皮薄似壶卢，亦不闻中药。〔宗奭曰〕新罗国出一种茄，形如鸡子，淡光微紫色，蒂长味甘。今中国已遍有之。〔时珍曰〕茄种宜于九月黄熟时收取，洗净曝干，至二月下种移栽。株高二三尺，叶大如掌。自夏至秋，开紫花，五瓣相连，五棱如缕，黄蕊绿蒂，蒂包其茄。茄中有瓤，瓤中有子，子如脂麻。其茄有团如栝楼者，长四五寸者。有青茄、紫茄、白茄。白茄亦名银茄，更胜青者。诸茄至老皆黄，苏颂以黄茄为一种，似未深究也。王祯农书云：一种渤海茄，白色而坚实。一种番茄，白而扁，甘脆不涩，生熟可食。一种紫茄，形紫，蒂长味甘。一种水茄，形长味甘，可以止渴。洪容斋随笔云：浙西常茄皆皮紫，其白者为水茄；江西常茄皆皮白，其紫者为水茄。亦一异也。刘恂岭表录云：交岭茄树，经冬不凋，有二三年渐成大树者，其实如瓜也。茄叶摘布路上，以灰围之，则子必繁，谓之嫁茄。

茄子
【气味】 甘，寒，无毒。〔志曰〕凡久冷人不可多食，损人动气，发疮及痼疾。〔李鹏飞曰〕秋后食，多损目。〔时珍曰〕按生生编云：茄性寒利，多食必腹痛下利，女人能伤子宫也。

【主治】 寒热，五脏劳。孟诜。治温疾传尸劳气。醋摩，傅肿毒。大明。老裂者烧灰，治乳裂。震亨。散血止痛，消肿宽肠。时珍。

【发明】〔宗奭曰〕蔬圃中惟此无益。开宝本草并无主治，止说损人。后人

茄

虽有处治之法,终与正文相失。圃人又下于暖处,厚加粪壤,遂于小满前后求贵价以售。既不以时,损人益多。不时不食,乌可忽也。〔震亨曰〕茄属土,故甘而喜降,大肠易动者忌之。老实治乳头裂,茄根煮汤渍冻疮,折蒂烧灰治口疮,俱获奇效,皆甘以缓火之意也。〔时珍曰〕段成式酉阳杂俎言茄厚肠胃,动气发疾。盖不知茄之性滑,不厚肠胃也。

【附方】 旧五,新十。**妇人血黄**黄茄子竹刀切,阴干为末。每服二钱,温酒调下。摘玄方。**肠风下血**经霜茄连蒂烧存性为末,每日空心温酒服二钱匕。灵苑方。**久患下血**大茄种三枚,每用一枚,湿纸包煨熟,安瓶内,以无灰酒一升半沃之,蜡纸封闭三日,去茄暖饮。普济方。**腹内鳖癥**陈酱茄儿烧存性,入麝香、轻粉少许,脂调贴之。寿域方。**卵癀偏坠**用双蒂茄子悬于房门上,出入用眼视之。茄蔫所患亦蔫,茄干亦干矣。又法:用双茄悬门上,每日抱儿视之,二三次钉针于上,十余日消矣。刘松石保寿堂方。**大风热痰**用黄老茄子大者不计多少,以新瓶盛,埋土中,经一年尽化为水,取出入苦参末,同丸梧子大。食已及卧时酒下三十丸,甚效。此方出江南人传。苏颂图经本草。**腰脚拘挛**腰脚风血积冷,筋急拘挛疼痛者。取茄子五十斤切洗,以水五斗煮取浓汁,滤去滓,更入小铛中,煎至一升以来,即入生粟粉同煎,令稀稠得所,取出搜和,更入麝香、朱砂末,同丸如梧子大。每旦用秫米酒送下三十丸,近暮再服,一月乃瘥。男子、女人通用皆验。图经本草。**磕扑青肿**老黄茄极大者,切片如一指厚,新瓦焙研为末。欲卧时温酒调服二钱匕,一夜消尽,无痕迹也。胜金。**坠损跌扑**散血止痛。重阳日收老茄子百枚,去蒂四破切之,消石十二两捣碎,以不津器先铺茄子一重,乃下消石一重,如此间铺令尽,以纸数层密封,安置净处,上下以新砖承覆,勿犯地气。至正月后取出,去纸两重,日中曝之。逐日如此,至二三月,度茄已烂,开瓶倾出,滤去滓,别入新器中,以薄绵盖头,又曝,至成膏乃可用。每以酒调半匙,空腹饮之,日再,恶血散则痛止而愈矣。若膏久干硬,即以饭饮化动用之。图经本草。**发背恶疮**用上方以酒服半匙,更以膏涂疮口四围,觉冷如冰雪,疮干便瘥。其有根本在肤腠者,亦可内消。同上。**热毒疮肿**生茄子一枚,割去二分,去瓤二分,似罐子形,合于疮上即消也。如已出脓,再用取瘥。圣济总录。**牙齿肿痛**隔年糟茄,烧灰频频干擦,立效。海上名方。**虫牙疼痛**黄茄种烧灰擦之,效。摘玄方。**喉痹肿痛**糟茄或酱茄,细嚼咽汁。德生堂方。**妇人乳裂**秋月冷茄子裂开者,阴干烧存性研末,水调涂。补遗方。

　　蒂

【主治】 烧灰,米饮服二钱,治肠风下血不止及血痔。吴瑞。烧灰,治口齿疮蜃。生切，擦癜风。时珍。

【发明】〔时珍曰〕治癜风，用茄蒂蘸硫、附末掺之，取其散血也。白癜用白茄蒂，紫癜用紫茄蒂，亦各从其类耳。

【附方】新一。**风蛀牙痛**茄蒂烧灰掺之。或加细辛末等分，日用之。仁存方。

花

【主治】**金疮牙痛**。时珍。

【附方】新一。**牙痛**秋茄花干之，旋烧研涂痛处，立止。海上名方。

根及枯茎叶

【主治】**冻疮皱裂，煮汤渍之良**。开宝。**散血消肿**，治血淋下血，血痢阴挺，齿蜃口蕈。时珍。

【附方】新八。**血淋疼痛**茄叶熏干为末，每服二钱，温酒或盐汤下。隔年者尤佳。经验良方。**肠风下血**方同上，米饮下。**久痢不止**茄根烧灰、石榴皮等分为末，以沙糖水服之。简便单方。**女阴挺出**茄根烧存性，为末。油调在纸上，卷筒安入内。一日一上。乾坤生意。**口中生蕈**用醋漱口，以茄母烧灰、飞盐等分，米醋调稀，时时擦之。摘玄方。**牙齿蜃痛**茄根捣汁，频涂之。陈茄树烧灰傅之。先以露蜂房煎汤漱过。海上名方。**牙痛取牙**茄科以马尿浸三日，晒炒为末。每用点牙即落，真妙。鲍氏方。**夏月趾肿**不能行走者。九月收茄根悬檐下，逐日煎汤洗之。简便。

苦茄《拾遗》

【集解】〔藏器曰〕苦茄野生岭南。树小有刺。

子

【主治】**醋摩，涂痈肿。根，亦可作汤浴。又主瘴气**。藏器。

壶卢《日华》

【释名】**瓠瓜**说文**匏瓜**论语。〔时珍曰〕壶，酒器也。卢，饭器也。此物各象其形，又可为酒饭之器，因以名之。俗作葫芦者，非矣。葫乃蒜名，芦乃苇属也。其圆者曰匏，亦曰瓢，因其可以浮水如泡、如漂也。凡蓏属皆得称瓜，故曰瓠瓜、匏瓜。古人壶、瓠、匏三名皆可通称，初无分别。故孙愐唐韵云：瓠音壶，又音护。瓠瓟，瓢也。陶隐居本草作瓠瓟，云是瓠类也。许慎说文云：瓠，匏也。又云：瓢，瓠也。匏，大腹瓠也。陆玑诗疏云：壶，瓠也。又云：匏，瓠也。庄子云：有五石之瓠。诸书所言，其字皆当与壶同音。而后世以长如越瓜首尾如一者为瓠，音护；瓠之一头有腹长柄者为悬瓠，无柄而圆大形扁者为匏，匏之有短柄大腹者为壶，壶之细腰者为蒲芦，各分名色，迥异于古。以今参详，其形状虽各不同，则苗、叶、皮、子性味则一，故兹不复分条焉。悬瓠，今人所谓茶酒瓢者是也。蒲芦，今之药壶卢是也。郭义恭广志谓之约腹壶，以其腹有约束也。亦有大、小二种也。

【集解】〔弘景曰〕瓠与冬瓜气类同辈。又有瓠瓟，亦是瓠类。小者名瓢，食之乃胜瓠。此等皆利水道，所以在夏月食之，大约不及冬瓜也。〔恭曰〕瓠与瓠瓟、冬瓜全非类例。三物苗、叶相似，而实形则异。瓠形似越瓜，长尺余，头尾相似，夏中便熟，秋末便枯。瓠瓟形状大小非一，夏末始实，秋中方熟，取其为器，经霜乃堪。瓠与甜瓠瓟体性相类，啖之俱胜冬瓜，陶言不及，是未悉此等原种各别也。〔时珍曰〕长瓠、悬瓠、壶卢、匏瓜、蒲卢，名状不一，其实一类各色也。处处有之，但有迟早之殊。陶氏言瓠与冬瓜气类同辈，苏氏言瓠与瓠瓟全非类例，皆未可凭。数种并以正二月下种，生苗引蔓延缘。其叶似冬瓜叶而稍团，有柔毛，嫩时可食。故诗云：幡幡瓠叶，采之烹之。五六月开白花，结实白色，大小长短，各有种色。瓠中之子，齿列而长，谓之瓠犀。窃谓壶匏之属，既可烹晒，又可为器。大者可为瓮盎，小者可为瓢樽，为舟可以浮水，为笙可以奏乐，肤瓤可以养豕，犀瓣可以浇烛，其利溥矣。

壶瓠

【气味】 甘，平，滑，无毒。〔恭曰〕甘冷。多食令人吐利。〔扁鹊曰〕患脚气虚胀冷气者食之，永不除也。

【主治】 消渴恶疮，鼻口中肉烂痛。思邈。利水道。弘景。消热，服丹石人宜之。孟诜。除烦，治心热，利小肠，润心肺，治石淋。大明。

【发明】〔时珍曰〕按名医录云：浙人食匏瓜，多吐泻，谓之发暴。盖此物以暑月壅成故也。惟与香菜同食则可免。

【附方】 新一。腹胀黄肿用亚腰壶卢连子烧存性，每服一个，食前温酒下。不饮酒者，白汤下。十余日见效。简便方。

叶

【气味】 甘，平，无毒。

【主治】 为茹耐饥。思邈。

蔓须花

【主治】 解毒。时珍。

【附方】 新一。**预解胎毒**七八月，或三伏日，或中秋日，剪壶卢须如环子脚者，阴干，于除夜煎汤浴小儿，则可免出痘。唐瑶经验方。

子

【主治】 齿龂或肿或露，齿摇疼痛，用八两同牛膝四两，每服五钱，煎水含漱，日三四次。御药院方。

苦瓠《本经》下品

【释名】 苦匏国语苦壶卢。

【集解】〔别录曰〕苦瓠生晋地。〔弘景曰〕今瓠忽有苦者，如胆不可食，非别生一种也。又有瓠䕛，亦是瓠类。〔恭曰〕本经所论，都是苦瓠䕛尔。陶谓瓠中苦者，大误矣。瓠中时有苦者，不入药用，无所主疗，亦不堪啖。瓠与瓠䕛，原种各别，非甘者变为苦也。〔保升曰〕瓠即匏也。有甘、苦二种：甘者大，苦者小。〔机曰〕瓠壶有原种是甘，忽变为苦者。俗谓以鸡粪壅之，或牛马踏践则变为苦。陶说亦有所见，未可尽非也。〔时珍曰〕诗云：匏有苦叶。国语云：苦匏不材，于人共济而已。皆指苦壶而言，即苦瓠也。瓠、壶同音，陶氏以瓠作护音释之，所以不稳也。应劭风俗通云：烧穰可以杀瓠。或云畜瓠之家不烧穰，种瓜之家不焚漆。物性相畏也。苏恭言，服苦瓠过分，吐利不止者，以黍穰灰汁解之。盖取乎此。凡用苦瓠，须细理莹净无黡翳者乃佳，不尔有毒。

瓠及子

【气味】 苦，寒，有毒。

【主治】 大水，面目四肢浮肿，下水，令人吐。本经。利石淋，吐呀嗽囊结，痤蛊痰饮。又煮汁渍阴，疗小便不通。苏恭。煎汁滴鼻中，出黄水，去伤冷鼻塞，黄疸。藏器。吐蛔虫。大明。治痈疽恶疮，疥癣龋齿有虫蟸者。又可制汞。时珍。

【附方】 旧八，新十七。**急黄病**苦瓠一枚，开孔，以水煮之，搅取汁，滴入鼻中。去黄水。陈藏器。**黄疸肿满**苦壶卢瓠如大枣许，以童子小便二合，浸之一时，取两酸枣大，纳两鼻中，深吸气，待黄水出良。又方：用瓠瓢熬黄为末，每服半钱，日一服，十日愈。然有吐者当详之。伤寒类要。**大水胀满**头面洪大。用莹净好苦瓠白瓢，捻如豆粒，以面裹煮一夜，空心服七枚。至午当出水一斗。二日水自出不止，大瘦及瘥。二年内忌咸物。圣惠用苦壶卢瓢一两，微炒为末，每日粥饮服一钱。**通身水肿**苦瓠膜炒二两，苦葶苈五分，捣合丸小豆大。每服五丸，日三，水下止。又用苦瓠膜五分，大枣七枚，捣丸。一服三丸，如人行十里许，又服三丸，水出更服一丸，即止。并千金方。**石水腹肿**四肢皆瘦削。用苦瓠膜炒一两，杏仁半两炒去皮尖，为末，糊丸小豆大。每饮下十丸，日三，水下止。圣济总录。**水蛊洪肿**苦瓠瓢一枚，水二升，煮至一升，煎至可丸，如小豆大，每米饮下十丸。待小便利，作小豆羹食。勿饮水。**小便不通**胀急者。用苦瓠子三十枚炒，蝼蛄三个焙，为末，每冷水服一钱。并圣济总录。**小儿闪癖**取苦瓠未破者，煮令热，解开熨之。陈藏器本草。**风痰头痛**苦瓠膜取汁，以苇管灌入鼻中，其气上冲脑门，须臾恶涎流下，其病立愈除根，勿以昏运为疑。干者浸汁亦效，其子为末吹入亦效。年久头风皆愈。普济方。**鼻窒气塞**苦壶卢子为末，醇酒浸之，夏一日，冬七日。日日少少点之。圣惠方。**眼目昏暗**七月七日，取苦瓠白瓢绞汁一合，以酢二升，古钱七文，同以微火煎减半。每日取沫纳眦中，神效。千金。**胬肉血翳**秋间取小柄壶卢，或小药壶卢，阴干，于紧小处锯断，内宛一小孔如眼孔大。遇有此病，将眼皮上下用手掙开，将壶卢孔合定。初虽甚痛苦，然瘀肉、血翳皆渐下，不伤睛也。刘松石经验方。**齿䘌口臭**苦瓠子为末，蜜丸半枣大。每旦漱口了，含一丸，仍涂齿龂上，涎出，吐去妙。圣惠方。**风虫牙痛**壶卢子半升，水五升，煎三升，含漱之。茎叶亦可。不过三度。圣惠方。**恶疮癣癞**十年不瘥者。苦瓠一枚，煮汁搽之，日三度。肘后方。**九瘘有孔**苦瓠四枚，大如盏者，各穿一孔如指大，汤煮十数沸，取一竹筒长一尺，一头插瓠孔中，一头注疮孔上，冷则易之，用遍乃止。千金方。**痔疮肿痛**苦壶卢、苦荬菜煎汤，先熏后洗，乃贴熊胆、密陀僧、胆矾、片脑末，良。摘玄方。**下部悬痈**择人神不在日，空心用井华水调百药煎末一碗服之。微利后，却用秋壶卢，一名苦不老，生在架上而苦者，切片置疮上，灸二七壮。萧端式病此连年，一灸遂愈。永类钤方。**卒中蛊毒**或吐血，或下血，皆如烂肝者。苦瓠一枚，水二升，煮一升服，立吐即愈。又方，用苦酒一升煮令消，服之取吐，神验。肘后方。**死胎不下**苦壶卢烧存性，研末，每服一钱，空心热酒下。海上名方。**聤耳出脓**干瓠子一分，黄连半钱，为末。以绵先缴净，吹入半字，日二次。圣惠方。**鼻中息肉**苦壶卢子、苦丁香等分，入麝香少许，为末，纸捻点之。圣惠方。

花

【主治】 一切瘘疮，霜后收曝，研末傅之。时珍。

蔓

【主治】 麻疮，煎汤浴之即愈。时珍。出仇远稗史。

【附方】 新一。小儿白秃瓠藤同裹盐荷叶煎浓汁洗，三五次愈。总录。

败瓢《纲目》

【集解】〔时珍曰〕瓢乃匏壶破开为之者，近世方药亦时用之，当以苦瓠者为佳，年久者尤妙。

【气味】 苦，平，无毒。

【主治】 消胀杀虫，治痔漏下血，崩中带下赤白。时珍。

【附方】 新六。中满鼓胀用三五年陈壶卢瓢一个，以糯米一斗作酒，待熟，以瓢于炭火上炙热，入酒浸之，如此三五次，将瓢烧存性，研末，每服三钱，酒下，神效。余居士选奇方。大便下血败瓢烧存性、黄连等分研末，每空心温酒服二钱。简便方。赤白崩中旧壶卢瓢炒存性，莲房煅存性，等分研末。每服二钱，热水调服。三服，有汗为度，即止。甚者五服止，最妙。忌房事、发物、生冷。海上方。脑漏流脓破瓢、白鸡冠花、白螺蛳壳各烧存性，等分，血竭、麝香各五分，为末。以好酒洒湿熟艾，连药揉成饼，贴在顶门上，以熨斗熨之，以愈为度。孙氏集效方。腋下瘤瘿用长柄茶壶卢烧存性，研末搽之，以消为度。一府校老妪右腋生一瘤，渐长至尺许，其状如长瓠子，久而溃烂。一方士教以此法用之，遂出水，消尽而愈。濒湖集简方。汤火伤灼旧壶卢瓢烧灰傅之。同上。

冬瓜《本经》上品

校正：今并入白瓜子。

【释名】 白瓜本经水芝同上地芝广雅。〔志曰〕冬瓜经霜后，皮上白如粉涂，其子亦白，故名白冬瓜，而子云白瓜子也。〔时珍曰〕冬瓜，以其冬熟也。又贾思勰云：冬瓜正二三月种之。若十月种者，结瓜肥好，乃胜春种。则冬瓜之名或又以此也。别录白冬瓜原附于本经瓜子之下。宋开宝本草加作白瓜子，复分白冬瓜为别录一种。遂致诸注辩说纷纷。今并为一。

【集解】〔别录曰〕白瓜子生嵩高平泽，冬瓜仁也。八月采之。〔颂曰〕今处处园圃莳之。其实生苗蔓下，大者如斗而更长，皮厚而有毛，初生正青绿，经霜则白粉。人家多藏蓄弥年，作菜果，入药须霜后取，置之经年，破出核洗，燥乃擂取仁用之。亦堪单作服饵。〔时珍曰〕冬瓜三月生苗引蔓，大叶团而有尖，茎叶皆有刺毛。六七月开黄花，结实大者径尺余，长三四尺，嫩时绿色有毛，老则苍色有粉，其皮坚厚，其肉肥白。其瓤谓之瓜练，白虚如絮，可以浣练衣服。其子谓之瓜犀，在瓤中成列。霜后取之，其肉可煮为茹，可蜜为果。其子仁亦可食。盖兼蔬、果之用。凡收瓜忌酒、漆、麝香及糯米，触之必烂。

白冬瓜

【气味】 甘，微寒，无毒。〔弘景曰〕冷利。

【主治】 小腹水胀，利小便，止渴。**别录**。**捣汁服，止消渴烦闷，解毒**。弘景。**益气耐老，除心胸满，去头面热**。孟诜。**消热毒痈肿**。切片摩痱子，甚良。大明。**利大小肠，压丹石毒**。苏颂。

【发明】 〔诜曰〕热者食之佳，冷者食之瘦人。煮食练五脏，为其下气故也。欲得体瘦轻健者，则可长食之；若要肥，则勿食也。〔宗奭曰〕凡患发背及一切痈疽者，削一大块置疮上，热则易之，分散热毒气甚良。〔震亨曰〕冬瓜性走而急。寇氏谓其分散热毒气，盖亦取其走而性急也。久病者、阴虚者忌之。孙真人言：九月勿食，令人反胃。须被霜食之乃佳。〔诜曰〕取瓜一颗和桐叶与猪食之，一冬更不要与诸物食，自然不饥，长三四倍也。

【附方】 旧八，新六。**积热消渴**白瓜去皮，每食后吃三二两，五七度良。孟诜食疗。**消渴不止**冬瓜一枚削皮，埋湿地中，一月取出，破开取清水日饮之。或烧熟绞汁饮之。圣济总录。**消渴骨蒸**大冬瓜一枚去瓤，入黄连末填满，安瓮内，待瓜消尽，同研，丸梧子大。每服三四十丸，煎冬瓜汤下。经验。**产后痢渴**久病津液枯竭，四肢浮肿，口舌干燥。用冬瓜一枚，黄土泥厚五寸，煨熟绞汁饮。亦治伤寒痢渴。古今录验。**小儿渴利**冬瓜汁饮之。千金。**小儿魃病**寒热如疟。用冬瓜、萹蓄各四两，水二升，煎汤浴之。千金方。**婴孩寒热**冬瓜炮熟，绞汁饮。子母秘录。**水病危急**冬瓜不拘多少，任意吃之，神效无比。兵部手集。**十种水气**浮肿喘满。用大冬瓜一枚，切盖去瓤，以赤小豆填满，盖合签定，以纸筋泥固济，日干，用糯糠两大箩，入瓜在内，煨至火尽，取出切片，同豆焙干为末，水糊丸梧子大。每服七十丸，煎冬瓜子汤下，日三服，小便利为度。杨氏家藏方。**发背欲死**冬瓜截去头，合疮上。瓜烂，截去更合之。瓜未尽，疮已小敛矣。乃用膏贴之。肘后方。**痔疮肿痛**冬瓜煎汤洗之。袖珍方。**马汗入疮**干冬瓜烧研，洗净傅之。**食鱼中毒**冬瓜汁饮之，良。小品方。**面黑令白**冬瓜一个，竹刀去皮切片，酒一升半，水一升，煮烂滤去滓，熬成膏，瓶收，每夜涂之。圣济总录。

瓜练瓤也。

【气味】 甘,平,无毒。

【主治】 绞汁服,止烦躁热渴,利小肠,治五淋,压丹石毒。甄权。洗面澡身,去黚䵟,令人悦泽白皙。时珍。

【附方】 新二。消渴烦乱冬瓜瓤干者一两,水煎饮。圣惠方。水肿烦渴小便少者。冬瓜白瓤,水煮汁,淡饮之。圣济总录。

白瓜子〔别录曰〕冬瓜仁也。八月采之。

【正误】 〔恭曰〕此甘瓜也。甘字似白字,后人误写耳。当改从甘字。〔志曰〕本草注:白瓜子,冬瓜仁也。苏氏所言,殊为孟浪。且甘瓜即甜瓜,亦有青、白二种。其子色黄,主疗与冬瓜全异。但冬瓜经霜有白衣,其子亦白,白瓜之号因斯而得。况诸方惟用冬瓜子,不见用甘瓜子者。苏说不可凭也。

【气味】 甘,平,无毒〔别录曰〕寒。久服寒中。

【主治】 令人悦泽好颜色,益气不饥。久服,轻身耐老。本经。除烦满不乐。可作面脂。别录。去皮肤风及黑䵟,润肌肤。大明。治肠痈。时珍。

【发明】 〔颂曰〕冬瓜仁,亦堪单作服饵。又研末作汤饮,及作面脂药,并令人好颜色光泽。宗懔荆楚岁时记云:七月,采瓜犀以为面脂。即瓜瓣也。亦堪作澡豆。〔宗奭曰〕服食方亦稀用之。

【附方】 旧二,新五。服食法取冬瓜仁七升,以绢袋盛,投三沸汤中,须臾取曝干,如此三度,又与清苦酒渍之二宿,曝干为末,日服方寸匕。令人肥悦明目,延年不老。又法:取子三五升,去皮为丸,空心日服三十丸。令人白净如玉。孟诜食疗。补肝明目治男子五劳七伤,明目。用冬瓜仁,方同上。外台秘要。悦泽面容白瓜仁五两,桃花四两,白杨皮二两,为末。食后饮服方寸匕,日三服。欲白加瓜仁,欲红加桃花。三十日面白,五十日手足俱白。一方有橘皮,无杨皮。肘后方。多年损伤不瘥者。瓜子末,温酒服之。孙真人方。消渴不止小便多。用干冬瓜子、麦门冬、黄连各二两,水煎饮之。冬瓜苗叶俱治消渴,不拘新干。摘玄方。男子白浊陈冬瓜仁炒为末,每空心米饮服五钱。救急易方。女子白带方同上。

瓜皮

【主治】 可作丸服,亦入面脂。苏颂。主驴马汗入疮肿痛,阴干为末涂之。又主折伤损痛。时珍。

【附方】 新二。跌扑伤损用干冬瓜皮一两,真牛皮胶一两,剉入锅内炒存性,研末。每服五钱,好酒热服。仍饮酒一瓯,厚盖取微汗。其痛即止,一宿如初,极效。摘玄方。损伤腰痛冬瓜皮烧研,酒服一钱。生生编。

叶

【主治】 治肿毒,杀蜂,疗蜂叮。大明。**主消渴,疟疾寒热。又焙研,傅多年恶疮。**时珍。

【附方】 新一。**积热泻痢**冬瓜叶嫩心,拖面煎饼食之。海上名方。

藤

【主治】 烧灰,可出绣黡。煎汤洗黑䵟并疮疥。大明。**捣汁服,解木耳毒。**煎水,洗脱肛。烧灰,可淬铜、铁,伏砒石。时珍。

南瓜《纲目》

【集解】〔时珍曰〕南瓜种出南番,转入闽、浙,今燕京诸处亦有之矣。三月下种,宜沙沃地。四月生苗,引蔓甚繁,一蔓可延十余丈,节节有根,近地即着。其茎中空。其叶状如蜀葵而大如荷叶。八九月开黄花,如西瓜花。结瓜正圆,大如西瓜,皮上有棱如甜瓜。一本可结数十颗,其色或绿或黄或红。经霜收置暖处,可留至春。其子如冬瓜子。其肉厚色黄,不可生食,惟去皮瓤瀹食,味如山药。同猪肉煮食更良,亦可蜜煎。按王祯农书云:浙中一种阴瓜,宜阴地种之。秋熟色黄如金,皮肤稍厚,可藏至春,食之如新。疑此即南瓜也。

【气味】 **甘,温,无毒。**〔时珍曰〕多食发脚气、黄疸。不可同羊肉食,令人气壅。

【主治】 **补中益气。**时珍。

越瓜宋《开宝》

【释名】 **梢瓜**食物**菜瓜。**〔时珍曰〕越瓜以地名也,俗名梢瓜,南人呼为菜瓜。

【集解】〔藏器曰〕越瓜生越中。大者色正白。越人当果食之,亦可糟藏。〔时珍曰〕越瓜南北皆有。二三月下种生苗,就地引蔓,青叶黄花,并如冬瓜花叶而小。夏秋之间结瓜,有青、白二色,大如瓠子。一种长者至二尺许,俗呼羊角瓜。其子状如胡瓜子,大如麦粒。其瓜生食,可充果、蔬、酱、豉、糖、醋藏浸皆宜,亦可作菹。

【气味】 **甘,寒,无毒。**〔诜曰〕生食多冷中动气,令人心痛,脐下癥结,发诸疮。又令人虚弱不能行,不益小儿。天行病后不可食。又不得与牛乳酪及鲊同食。〔时珍曰〕按萧了真云，菜瓜能暗人耳目。观驴马食之即眼烂，可知矣。

【主治】 **利肠胃，止烦渴。**开宝。**利小便，去烦热，解酒毒，宣泄热气。烧灰，傅口吻疮及阴茎热疮。**藏器。**和饭作鲊，久食益肠胃。**心镜。

胡瓜宋《嘉祐》

【释名】 **黄瓜。**〔藏器曰〕北人避石勒讳，改呼黄瓜，至今因之。〔时珍曰〕张骞使西域得种，故名胡瓜。按杜宝拾遗录云：隋大业四年避讳，改胡瓜为黄瓜。与陈氏之说微异。今俗以月令王瓜生即此，误矣。王瓜，土瓜也。见草部。

【集解】〔时珍曰〕胡瓜处处有之。正二月下种，三月生苗引蔓。叶如冬瓜叶，亦有毛。四五月开黄花，结瓜围二三寸，长者至尺许，青色，皮上有瘟瘟如疣子，至老则黄赤色。其子与菜瓜子同。一种五月种者，霜时结瓜，白色而短，并生熟可食，兼蔬菰之用，糟酱不及菜瓜也。

【气味】 **甘，寒，有小毒。**〔诜曰〕不可多食，动寒热，多疟病，积瘀热，发疰气，令人虚热上逆少气，损阴血，发疮疥脚气，虚肿百病。天行病后，不可食之。小儿切忌，滑中生疳虫。不可多用醋。

【主治】 **清热解渴，利水道。**宁原。

【附方】 旧一，新五。**小儿热痢**嫩黄瓜同蜜食十余枚，良。海上名方。**水病肚胀**四肢浮肿。用胡瓜一个破开，连子以醋煮一半至烂，空心俱食之，须臾下水也。千金髓。**小儿出汗**香瓜丸：用黄连、胡黄连、黄檗、川大黄煨熟、鳖甲醋炙、柴胡、芦荟、青皮等分为末。用大黄瓜黄色者一个，割下头，填药至满，盖定签住，慢火煨熟，同捣烂，入面糊丸绿豆大。每服二三丸，大者五七丸至十丸，食后新水下。钱乙小儿方。**咽喉肿痛**老黄瓜一枚去子，入消填满，阴干为末。每以少许吹之。医林集要。**杖疮焮肿**六月六日，取黄瓜入瓷瓶中，水浸之。每以水扫于疮上，立效。医林集要。**火眼赤痛**五月取老黄瓜一条，上开小孔，去瓤，入芒消令满，悬阴处，待消透出刮下，留点眼甚效。寿域神方。**汤火伤灼**五月五日，掐黄瓜入瓶内封，挂檐下，取水刷之，良。医方摘要。

叶

【气味】 **苦，平，有小毒。**

【主治】 **小儿闪癖，一岁用一叶，生挼搅汁服，得吐、下良。**藏器。

根

【主治】 **捣傅狐刺毒肿。**大明。

丝瓜《纲目》

【释名】 **天丝瓜**本事**天罗**事类合璧**布瓜**同上**蛮瓜**本事**鱼鰦**。〔时珍曰〕此瓜老则筋丝罗织,故有丝罗之名。昔人谓之鱼鰦,或云虞刺。始自南方来,故曰蛮瓜。

【集解】〔时珍曰〕丝瓜,唐宋以前无闻,今南北皆有之,以为常蔬。二月下种,生苗引蔓,延树竹,或作棚架。其叶大于蜀葵而多丫尖,有细毛刺,取汁可染绿。其茎有棱。六七月开黄花,五出,微似胡瓜花,蕊瓣俱黄。其瓜大寸许,长一二尺,甚则三四尺,深绿色,有皱点,瓜头如鳖首。嫩时去皮,可烹可曝,点茶充蔬。老则大如杵,筋络缠纽如织成,经霜乃枯,惟可藉靴履,涤釜器,故村人呼为洗锅罗瓜。内有隔,子在隔中,状如栝楼子,黑色而扁。其花苞及嫩叶、卷须,皆可食也。

瓜

【气味】 甘,平,无毒。入药用老者。

【主治】 痘疮不快,枯者烧存性,入朱砂研末,蜜水调服,甚妙。震亨。煮食,除热利肠。老者烧存性服,去风化痰,凉血解毒,杀虫,通经络,行血脉,下乳汁,治大小便下血,痔漏崩中,黄积,疝痛卵肿,血气作痛,痈疽疮肿,齿䘌,痘疹胎毒。时珍。暖胃补阳,固气和胎。生生编。

【发明】〔颖曰〕丝瓜本草诸书无考,惟痘疮及脚痈方中烧灰用之,亦取其性冷解毒耳。〔时珍曰〕丝瓜老者,筋络贯串,房隔联属。故能通人脉络脏腑,而去风解毒,消肿化痰,祛痛杀虫,及治诸血病也。

【附方】 新二十八。**痘疮不快**初出或未出,多者令少,少者令稀。老丝瓜近蒂三寸连皮烧存性,研末,砂糖水服。直指。**痈疽不敛**疮口太深。用丝瓜捣汁频抹之。直指方。**风热腮肿**丝瓜烧存性,研末,水调搽之。严月轩方。**肺热面疮**苦丝瓜、牙皂荚并烧灰,等分,油调搽。摘玄方。**玉茎疮溃**丝瓜连子捣汁,和五倍子末,频搽之。丹溪方。**坐板疮疥**丝瓜皮焙干为末,烧酒调搽之。摄生众妙方。**天泡湿疮**丝瓜汁调辰粉,频搽之。**手足冻疮**老丝瓜烧存性,和腊猪脂涂之。海上方。**肛门酒痔**丝瓜烧存性,研末,酒服二钱。严月轩方。**痔漏脱肛**丝瓜烧灰、多年石灰、雄黄各五钱为末,以猪胆、鸡子清及香油和调,贴之,收上乃止。孙氏集效方。**肠风下血**霜后干丝瓜烧存性,为末,空心酒服二钱。一名蛮瓜,一名天罗,一名天丝瓜是矣。许叔微本事方。**下血危笃**不可救者。丝瓜即天罗一个烧存性，槐花减半，为末，每空心米饮服二钱。普济方。**酒痢便血**腹痛，或如鱼脑五色者。干丝瓜一枚，连皮烧研，空心酒服二钱。一方煨食之。俗名鱼鲮是也。经验良方。**血崩不止**老丝瓜烧灰、棕榈烧灰等分，盐酒或盐汤服。奇效良方。**经脉不通**干丝瓜一个为末，用白鸽血调成饼，日干研末，每服二钱，空心酒下。先服四物汤三服。海上名方。**乳汁不通**丝瓜连子烧存性研，酒服一二钱，被覆取汗即通。简便单方。**干血气痛**妇人血气不行，上冲心膈，变为干血气者。用丝瓜一枚烧存性，空心温酒服。寿域神方。**小肠气痛**绕脐冲心。连蒂老丝瓜烧存性，研末。每服三钱，热酒调下。甚者不过二三服即消。**卵肿偏坠**丝瓜架上初结者，留下，待瓜结尽叶落取下，烧存性为末，炼蜜调成膏，每晚好酒服一匙。如在左左睡，在右右睡。刘松石保寿堂方。**腰痛不止**天罗布瓜子仁炒焦，擂酒服，以渣傅之。熊氏补遗。**喉闭肿痛**天罗瓜研汁灌之。普济。**卒然中风**防风、荆芥一两，升麻半两，姜三片，水一盏，煎半盏，以丝瓜子研，取浆半盏，和匀灌之。如手足麻痹，以羌活煎汤洗之。唐瑶经验方。**化痰止嗽**天罗即丝瓜烧存性为末，枣肉和，丸弹子大。每服一丸，温酒化下。摄生众妙方。**风虫牙痛**经霜干丝瓜烧存性，为末，擦之。直指方。**风气牙痛**百药不效者用此，大能去风，惟蛀牙不效。天罗即生丝瓜一个，擦盐火烧存性，研末频擦，涎尽即愈。腮肿，以水调贴之。马敏叔云：此乃严月轩家传屡效之方，一试即便可睡也。**食积黄疸**丝瓜连子烧存性，为末。每服二钱，因面得病面汤下，因酒得病温酒下，连进数服愈。卫生易简方。**小儿浮肿**天罗、灯草、葱白等分，煎浓汁服，并洗之。普济。**水蛊腹胀**老丝瓜去皮一枚煎碎，巴豆十四粒同炒，豆黄去豆，以瓜同陈仓米再炒熟，去瓜，研米为末，糊丸梧子大。每服百丸，白汤下。盖米收胃气，巴豆逐水，丝瓜象人脉络，借其气以引之也。此乃元时杭州名医宋会之之方。鲜于枢钩玄。

叶

【主治】 癣疮，频挼掺之。疗痈疽丁肿卵癫。时珍。

【附方】 新六。**虫癣**清晨采露水丝瓜叶七片，逐片擦七下，如神。忌鸡、鱼、发物。摄生众妙方。**阴子偏坠**丝瓜叶烧存性三钱，鸡子壳烧灰二钱，温酒调服。余居士选奇方。**头疮生蛆**头皮内时有蛆出，以刀切破，挤丝瓜叶汁搽之。蛆出尽，绝根。小山怪证方。**汤火伤灼**丝瓜叶焙研，入辰粉一钱，蜜调搽之。生者捣傅。一日即好也。海上名方。**鱼脐丁疮**丝瓜叶即虞刺叶也。连须葱白、韭菜等分，同入石钵内，研烂取汁，以热酒和服。以渣贴腋下，病在左手贴左腋，右手贴右腋；病在左脚贴左胯，右脚贴右胯；在中贴心、脐。用帛缚住，候肉下红线处皆白则散矣。如有潮热，亦用此法。却令人抱住，恐其颤倒则难救矣。危氏得效方。**刀疮神药**古石灰、新石灰、丝瓜根叶初种放两叶者、韭菜根各等分，捣一千下作饼，阴干为末，擦之。止血定痛生肌，如神效。侍御苏海峰所传。董炳集验方。

藤根

【气味】 同叶。

【主治】 **齿䘌脑漏，杀虫解毒**。时珍。

【附方】 新七。**预解痘毒**五六月取丝瓜蔓上卷须阴干，至正月初一日子时，用二两半煎汤，父母只令一人知，温浴小儿身面上下，以去胎毒，永不出痘，纵出亦少也。体仁汇编。**诸疮久溃**丝瓜老根熬水扫之，大凉即愈。应验方。**喉风肿痛**丝瓜根，以瓦瓶盛水浸，饮之。海上名方。**脑崩流汁**鼻中时时流臭黄水，脑痛，名控脑砂，有虫食脑中也。用丝瓜藤近根三五尺，烧存性。每服一钱，温酒下，以愈为度。医学正传。**牙宣露痛**海上妙方用丝瓜藤阴干，临时火煅存性，研搽即止，最妙。德生堂方用丝瓜藤一握，川椒一撮，灯心一把，水煎浓汁，漱吐，其痛立住如神。**咽喉骨鲠**七月七日，取丝瓜根阴干，烧存性。每服二钱，以原鲠物煮汤服之。笔峰杂兴。**腰痛不止**丝瓜根烧存性，为末。每温酒服二钱，神效甚捷。邓笔峰杂兴。

【附录】 **天罗勒**拾遗 〔藏器曰〕生江南平地。主溪毒，挼碎傅之。〔时珍曰〕陈氏注此不详。又江南呼丝瓜为天罗，疑即此物，然无的据，姑附之。

苦瓜《救荒》

【释名】 **锦荔枝**救荒**癞葡萄**。〔时珍曰〕苦以味名，瓜及荔枝、葡萄，皆以实及茎、叶相似得名。

【集解】 〔周定王曰〕锦荔枝即癞葡萄，蔓延草木。茎长七八尺，茎有毛涩。叶似野葡萄，而花又开黄花。实大如鸡子，有皱纹，似荔枝。〔时珍曰〕苦瓜原出南番，今闽、广皆种之。五月下子，生苗引蔓，茎叶卷须，并如葡萄而小。七八月开小黄花，五瓣如碗形。结瓜长者四五寸，短者二三寸，青色，皮上痱瘟如癞及荔枝壳状，熟则黄色自裂，内有红瓤裹子。瓤味甘可食。其子形扁如瓜子，亦有痱瘟。南人以青皮煮肉及盐酱充蔬，苦涩有青气。按费信星槎胜览云：苏门答剌国一等瓜，皮若荔枝，未剖时甚臭如烂蒜，剖开如囊，味如酥，香甜可口。疑此即苦瓜也。

瓜

【气味】 甘,寒,无毒。

【主治】 除邪热,解劳乏,清心明目。时珍。生生编。

子

【气味】 苦,甘,无毒。

【主治】 益气壮阳。时珍。

菜之四 | 水菜类六种

紫菜《食疗》

【释名】 紫萸音软。

【集解】〔诜曰〕紫菜生南海中,附石。正青色,取而干之则紫色。〔时珍曰〕闽、越海边悉有之。大叶而薄。彼人揍成饼状,晒干货之,其色正紫,亦石衣之属也。

【气味】 甘,寒,无毒。〔藏器曰〕多食令人腹痛发气,吐白沫。饮热醋少许,即消。

【主治】 热气烦塞咽喉,煮汁饮之。孟诜。病瘿瘤脚气者,宜食之。时珍。

【发明】〔震亨曰〕凡瘿结积块之疾,宜常食紫菜,乃咸能软坚之义。

石莼《拾遗》

校正:自草部移入此。

【集解】〔藏器曰〕石莼生南海,附石而生。似紫菜,色青。

【气味】 甘,平,无毒。

【主治】 下水,利小便。藏器。主风秘不通,五膈气,并脐下结气,煮汁饮之。胡人用治疳疾。李珣。

石花菜《食鉴》

【释名】 琼枝。〔时珍曰〕并以形名也。

【集解】〔时珍曰〕石花菜生南海沙石间。高二三寸,状如珊瑚,有红、白二色,枝上有细齿。以沸汤泡去砂屑,沃以姜、醋,食之甚脆。其根埋沙中,可再生枝也。一种稍粗而似鸡爪者,谓之鸡脚菜,味更佳。二物久浸皆化成胶冻也。郭璞海赋所谓水物则玉珧海月,土肉石华,即此物也。

【气味】 甘、咸,大寒,滑,无毒。

【主治】 去上焦浮热,发下部虚寒。宁原。

鹿角菜《食性》

【释名】 猴葵。〔时珍曰〕按沈怀远南越志云:猴葵一名鹿角。盖鹿角以形名,猴葵因其性滑也。

【集解】〔士良曰〕鹿角菜生海州、登、莱、沂、密诸处海中。〔时珍曰〕鹿角菜生东南海中石崖间。长三四寸,大如铁线,分丫如鹿角状,紫黄色。土人采曝,货为海错。以水洗醋拌,则胀起如新,味极滑美。若久浸则化如胶状,女人用以梳发,粘而不乱。

【气味】 甘,大寒,滑,无毒。〔诜曰〕微毒。丈夫不可久食,发痼疾,损腰肾、经络、血气,令人脚冷痹,少颜色。

【主治】 下热风气,疗小儿骨蒸热劳。服丹石人食之,能下石力。士良。解面热。大明。

龙须菜《纲目》

【集解】〔时珍曰〕龙须菜生东南海边石上。丛生无枝,叶状如柳,根须长者尺余,白色。以醋浸食之,和肉蒸食亦佳。博物志一种石发似指此物,与石衣之石发同名也。

【气味】 甘,寒,无毒。

【主治】 瘿结热气,利小便。时珍。

睡菜《纲目》

【释名】 瞑菜瞑音眠 绰菜 醉草 懒妇箴记事朱。

【集解】〔时珍曰〕按嵇含南方草木状云:绰菜夏生池沼间。叶类慈菇,根如藕条。南海人食之，令人思睡，呼为瞑菜。段公路北户录云：瞑菜五六月生田塘中。土人采根为盐菹，食之好睡。郭宪洞冥记有却睡草，食之令人不睡，与此相反也。珍按：苦菜、龙葵皆能使人不睡。却睡之草，其此类乎？

【气味】 甘、微苦，寒，无毒。

【主治】 心膈邪热不得眠。时珍。

菜之五 ｜ 芝栭类一十五种

芝《本经》上品

校正：并入本经青、赤、黄、白、黑、紫之芝。

【释名】 茵音囷。〔时珍曰〕芝本作之，篆文象草生地上之形。后人借之字为语辞，遂加草以别之也。尔雅云：茵，芝也。注云：一岁三华瑞草。或曰生于刚处曰菌，生于柔处曰芝。昔四皓采芝，群仙服食，则芝亦菌属可食者，故移入菜部。

【集解】 〔别录曰〕青芝生泰山，赤芝生霍山，黄芝生嵩山，白芝生华山，黑芝生常山，紫芝生高夏山谷。六芝皆六月、八月采。〔弘景曰〕南岳本是衡山，汉武帝始以小霍山代之，此赤芝当生衡山也。郡县无高夏名，恐是山名也。此六芝皆仙草之类，俗所稀见，族类甚多，形色环异，并载芝草图中。今俗所用紫芝，乃是朽木株上所生，状如木檽，名为紫芝，止疗痔，不宜合诸补丸药也。凡得芝草，便正尔食之，无余节度，故皆不云服法也。〔恭曰〕五芝经云：皆以五色生于五岳。诸方所献，白芝未必华山，黑芝又非常岳。且多黄、白，稀有黑、青者。然紫芝最多，非五芝类。但芝自难得，纵获一二，岂得终久服耶？〔禹锡曰〕王充论衡云：芝生于土。土气和，故芝草生。瑞命礼云：王者仁慈，则芝草生。是也。〔时珍曰〕芝类甚多，亦有花实者。本草惟以六芝标名，然其种属不可不识。神农经云：山川云雨、四时五行、阴阳昼夜之精，以生五色神芝，为圣王休祥。瑞应图云：芝草常以六月生，春青夏紫，秋白冬黑。葛洪抱朴子云：芝有石芝、木芝、肉芝、菌芝，凡数百种也。石芝石象，生于海隅石山岛屿之涯。肉芝状如肉，附于大石，头尾具有，乃生物也。赤者如珊瑚，白者如截肪，黑者如泽漆，青者如翠羽，黄者如紫金，皆光明洞彻如坚冰也。大者十余斤，小者三四斤。凡求芝草，

芝

入名山，必以三月、九月，乃山开出神药之月。必以三辅时，出三奇吉门。到山须六阴之日，明堂之时。带灵宝符，牵白犬，抱白鸡，包白盐一斗，及开山符檄，着大石上。执吴唐草一把入山，山神喜，必得见芝。须禹步往采。以王相专和、支干相生之日，刻以骨刀，阴干为末服，乃有功效。若人不致精久斋，行秽德薄，又不晓入山之术，虽得其图，鬼神不以与，人终不可得见也。曰菌芝，生深山之中，大木之下，泉水之侧。其状或如宫室，如龙虎，如车马，如飞鸟，五色无常。凡百二十种，自有图也。曰木威喜芝，乃松脂沦地，千年化为茯苓，万岁其上生小木，状似莲花，夜视有光，持之甚滑，烧之不焦，带之辟兵，服之神仙。曰飞节芝，生千岁老松上，皮中有脂，状如飞形，服之长生。曰木渠芝，寄生大木上，状如莲花，九茎一丛，味甘而辛。曰黄櫱芝，生于千岁黄櫱根下，有细根如缕，服之地仙。曰建木芝，生于都广，其皮如缨，其实如鸾。曰参成芝，赤色有光，扣其枝叶，如金石之音。曰樊桃芝，其木如笼，其花如丹萝，其实如翠鸟，并可服食。曰千岁芝，生枯木下，根如坐人，刻之有血，血涂二足，可行水隐形，又可治病。已上皆木芝也。曰独摇芝，无风自动，其茎大如手指，叶似苋，根有大魁如斗，周绕有细子十二枚绕之，相去丈许，生高山深谷，服之神仙。曰牛角芝，生虎寿山及吴陵上，状似葱而特出如牛角，长三四尺，青色。曰龙仙芝，似升龙相负之形。曰紫珠芝，茎黄叶赤，实如李而紫色。曰白符芝，似梅，大雪而花，季冬而实。曰朱草芝，九曲三叶，叶有实也。其茎如针。曰五德芝，状似楼殿，五色各具，方茎紫气。已上皆草芝也，有百二十种，人得服之神仙。曰玉脂芝，生于有玉之山，状似鸟兽，色无常彩，多似山水苍玉，亦如鲜明水晶。曰七孔九光芝，生于临水石崖之间，状如盘碗，有茎叶，此芝叶有七孔，夜见其光，食至七枚，七孔洞彻，一名萤火芝。曰石蜜芝，生少室石户中石上，终难得。曰桂芝，生石穴中，似桂树，乃石也，光明味辛。曰石脑芝、石中黄，皆石芝类也。千岁燕、千岁蝙蝠、千岁龟、万岁蟾蜍、山中见小人，皆肉芝类也。凡百二十种。又按采芝图云：凤凰芝，生名山金玉间，服食一年，与凤凰俱也。曰燕胎芝，形如葵，紫色，有燕象。曰黑云芝，生山谷之阴，黑盖赤理黑茎，味咸苦。又有五色龙芝、五方芝、天芝、地芝、人芝、山芝、土芝、石芝、金芝、水芝、火芝、雷芝、甘露芝、青云芝、云气芝、白虎芝、车马芝、太一芝等，名状不一。张华博物志云：名山生神芝不死之草。上芝为车马，中芝人形，下芝六畜形。又按段成式酉阳杂俎云：屋柱无故生芝者：白主丧，赤主血，黑主贼，黄主喜；形如人面者亡财，如牛马者远役，如龟蛇者蚕耗。时珍尝疑：芝乃腐朽余气所生，正如人生瘤赘，而古今皆以为瑞草，又云服食可仙，诚为迂谬。近读成式之言，始知先得我所欲言，其揆一也。又方士以木积湿处,用药傅之,即生五色芝。嘉靖中王金尝生以献世宗。此昔人所未言者,不可不知。

青芝一名龙芝别录

【气味】 酸,平,无毒。〔时珍曰〕五色之芝,配以五行之味,盖亦据理而已,未必其味便随五色也。即如五畜以羊属火,五果以杏配心,皆云味苦之义。〔之才曰〕青、赤、黄、白、黑、紫六芝,并以薯蓣为之使,得发良,得麻子仁、白瓜子、牡桂甚益人,恶常山,畏扁青、茵陈蒿。

【主治】 明目,补肝气,安精魂,仁恕。久食,轻身不老,延年神仙。本经。不忘强志。唐本。

赤芝一名丹芝本经

【气味】 苦,平,无毒。

【主治】 胸中结,益心气,补中,增智慧,不忘。久食,轻身不老,延年神仙。本经。

黄芝一名金芝本经

【气味】 甘,平,无毒。

【主治】 心腹五邪,益脾气,安神,忠信和乐。久食,轻身不老,延年神仙。本经。

白芝一名玉芝本经　素芝

【气味】 辛,平,无毒。

【主治】 咳逆上气,益肺气,通利口鼻,强志意,勇悍,安魄。久食,轻身不老,延年神仙。本经。

黑芝一名玄芝本经

【气味】 咸,平,无毒。

【主治】 癃,利水道,益肾气,通九窍,聪察。久食,轻身不老,延年神仙。本经。

紫芝一名木芝本经

【气味】 甘,温,无毒。〔甄权曰〕平。

【主治】 耳聋,利关节,保神,益精气,坚筋骨,好颜色。久服,轻身不老延年。本经。疗虚劳,治痔。时珍。

【附方】 新一。**紫芝丸**治虚劳短气,胸胁苦伤,手足逆冷,或时烦躁口干,目视肮肮,腹内时痛,不思饮食,此药安神保精也。紫芝一两半,山芋焙,天雄炮去皮、柏子仁炒、巴戟天去心、白茯苓去皮、枳实去瓤麸炒各三钱五分,生地黄

芝

焙、麦门冬去心焙、五味子炒、半夏制炒、附子炒去皮、牡丹皮、人参各七钱五分，远志去心、蓼实各二钱五分，瓜子仁炒、泽泻各五钱，为末，炼蜜丸梧子大。每服十五丸，渐至三十丸，温酒下，日三服。圣济总录。

木耳《本经》中品

校正：自桑根白皮条分出。

【释名】 **木檽**而、软二音。**木菌**窘、卷二音。**木枞**音纵**树鸡**韩文**木蛾**。〔时珍曰〕木耳生于朽木之上，无枝叶，乃湿热余气所生。曰耳曰蛾，象形也。曰檽，以软湿者佳也。曰鸡曰枞，因味似也。南楚人谓鸡为枞。曰菌，犹蜎也，亦象形也。蜎乃贝子之名。或曰：地生为菌，木生为蛾。北人曰蛾，南人曰蕈。

【集解】〔别录曰〕五木耳生犍为山谷。六月多雨时采，即暴干。〔弘景曰〕此云五木耳，而不显言是何木。惟老桑树生桑耳，有青、黄、赤、白者。软湿者人采以作菹，无复药用。〔恭曰〕桑、槐、楮、榆、柳，此为五木耳。软者并堪啖。楮耳人常食，槐耳疗痔。煮浆粥安诸木上，以草覆之，即生蕈尔。〔时珍曰〕木耳各木皆生，其良毒亦必随木性，不可不审。然今货者，亦多杂木，惟桑、柳、楮、榆之耳为多云。

【气味】 **甘，平，有小毒。**〔权曰〕蕈耳，古槐、桑树上者良，柘木者次之。其余树上，多动风气，发痼疾，令人肋下急，损经络背膊。闷人。〔藏器曰〕木耳，恶蛇、虫从下过者，有毒。枫木上生者，令人笑不止。采归色变者有毒，夜视有光者、欲烂不生虫者并有毒。并生捣冬瓜蔓汁解之。〔时珍曰〕按张仲景云：木耳赤色及仰生者，并不可食。

【主治】 **益气不饥，轻身强志。**本经。**断谷治痔。**时珍。

【发明】〔颖曰〕一人患痔，诸药不效，用木耳煮羹食之而愈，极验。〔时珍曰〕按生生编云：柳蛾补胃，木耳衰精。言老柳之蛾能补胃理气。木耳乃朽木所生，得一阴之气，故有衰精冷肾之害也。

【附方】 新六。**眼流冷泪**木耳一两烧存性，木贼一两，为末。每服二钱，以清米泔煎服。惠济方。**血注脚疮**桑耳、楮耳、牛屎菰各五钱，胎发灰男用女，女用男三钱，研末，油和涂之，或干涂之。奇效良方。**崩中漏下**木耳半斤，炒见烟，为末，每服二钱一分，头发灰三分，共二钱四分，以应二十四气。好酒调服，出汗。孙氏集效方。**新久泄痢**干木耳一两炒，鹿角胶二钱半炒，为末，每服三钱，温酒调下，日二。御药院方。**血痢下血**木耳炒研五钱，酒服即可。亦用井花水服。或以水煮盐、醋食之，以汁送下。普济方。**一切牙痛**木耳、荆芥等分，煎汤频漱。普济方。

桑耳

【释名】 桑檽唐本桑蛾宋本桑鸡纲目桑黄药性桑臣药性桑上寄生。〔弘景曰〕断谷方：桑檽又呼为桑上寄生。名同物异也。〔时珍曰〕桑檽以下皆软耳之名，桑黄以下皆硬菰之名，其功性则一也。

【气味】 甘，平，有毒。〔诜曰〕寒，无毒。〔大明曰〕温，微毒。〔权曰〕桑、槐耳：甘、辛，平，无毒。

【主治】 黑者，主女人漏下赤白汁，血病癥瘕积聚，阴痛，阴阳寒热，无子。本经。**疗月水不调。其黄熟陈白者，止久泄，益气不饥。其金色者，治癖饮积聚，腹痛金疮。**别录。**治女子崩中带下，月闭血凝，产后血凝，男子痃癖。**甄权。**止血衄，肠风泻血，妇人心腹痛。**大明。**利五脏，宣肠胃气，排毒气。压丹石人热发，和葱、豉作羹食。**孟诜。

【附方】 旧四，新十。**少小鼻衄**小劳辄出。桑耳熬焦捣末，每发时，以杏仁大塞鼻中，数度即可断。肘后方。**五痔下血**桑耳作羹，空心饱食，三日一作。待孔卒痛如鸟啄状，取大、小豆各一升合捣，作两囊蒸之，及热，更互坐之即瘥。圣惠方。**脱肛泻血**不止，用桑黄一两，熟附子一两，为末，炼蜜丸梧子大，每米饮下二十丸。圣惠。**血淋疼痛**桑黄、槲白皮各二钱，水煎服，日一次。圣惠方。**月水不断**肉色黄瘦，血竭暂止，数日复发，小劳辄剧，久疾失治者，皆可服之。桑黄焙研，每服二钱，食前热酒下，日二服。普济方。**崩中漏下**桑耳炒黑为末，酒服方寸匕，日三服取效。千金方。**赤白带下**桑耳切碎，酒煎服。苏颂图经。**遗尿且涩**桑耳为末，每酒下方寸匕，日三服。圣济总录。**留饮宿食**桑耳二两，巴豆一两去皮，五升米下蒸过，和枣膏捣丸麻子大。每服一二丸，取利止。范汪方。**心下急痛**桑耳烧存性，热酒服二钱。集简方。**瘰疬溃烂**桑黄菰五钱，水红豆一两，百草霜三钱，青苔二钱，片脑一分，为末，鸡子白调傅，以车前、艾叶、桑皮煎汤洗之。纂奇方。**咽喉痹痛**五月五日，收桑上木耳，白如鱼鳞者，临时捣碎，绵包弹子大，蜜汤浸，含之立效。便民方。**面上黑斑**桑耳焙研，每食后热汤服一钱，一月愈。摘玄方。**足趾肉刺**先以汤浸，刮去一层，用黑木耳贴之，自消烂不痛。近效方。

槐耳

【释名】 槐檽唐本槐菌唐本槐鸡蜀本赤鸡纲目槐蛾。〔恭曰〕此槐树上菌也。当取坚如桑耳者。〔权曰〕煮浆粥安槐木上，草覆之，即生蕈耳。

【气味】 苦、辛，平，无毒。

【主治】 五痔脱肛，下血心痛，妇人阴中疮痛。苏恭。治风破血，益力。甄权。

【附方】 旧二，新四。肠痔下血槐树上木耳，为末。饮服方寸匕，日三服。肘后方。崩中下血不问年月远近。用槐耳烧存性，为末。每服方寸匕，温酒下。产宝方。产后血疼欲死者。槐鸡半两为末，酒浓煎饮服，立愈。妇人良方。蛔虫心痛槐木耳烧存性，为末，水服枣许。若不止，饮热水一升，蛔虫立出。张文仲备急方。月水不断劳损黄瘦，暂止复发，小劳辄剧者。槐蛾炒黄、赤石脂各一两，为末，食前热酒服二钱。桑黄亦可。圣惠方。脏毒下血槐耳烧二两，干漆烧一两，为末。每服一钱，温酒下。圣济总录。

榆耳八月采之。

【主治】 令人不饥。时珍。

【附方】 新一。服食方淮南万毕术云：八月榆栭，以美酒渍曝，同青粱米、紫苋实蒸熟为末。每服三指撮，酒下，令人辟谷不饥。

柳耳

【主治】 补胃理气。时珍。

【附方】 新一。反胃吐痰柳树蕈五七个，煎汤服即愈。活人心统。

柘耳

【释名】 柘黄。

【主治】 肺痈咳唾脓血腥臭，不问脓成未成。用一两研末，同百齿霜二钱，糊丸梧子大。米饮下三十丸，效甚捷。时珍。

杨栌耳〔藏器曰〕出南山。

【气味】 平，无毒。

【主治】 老血结块，破血止血，煮服之。藏器。

杉菌宋《图经》

【集解】〔颂曰〕杉菌出宜州。生积年杉木上，状若菌。采无时。

【气味】 甘、辛微温，无毒。

【主治】 心脾气疼，及暴心痛。苏颂。

皂荚蕈《纲目》

【集解】〔时珍曰〕生皂荚树上木耳也。不可食。采得焙干备用。

【气味】 辛，有毒。

【主治】 积垢作痛，泡汤饮之，微泄效。未已再服。又治肿毒初起，磨醋涂之，良。时珍。

【附方】 新一。**肠风泻血**皂角树上蕈，瓦焙为末。每服一钱，温酒下。许学士本事方。

香蕈《日用》

【释名】〔时珍曰〕蕈从覃。覃，延也。蕈味隽永，有覃延之意。

【集解】〔瑞曰〕蕈生桐、柳、枳椇木上。紫色者名香蕈，白色者名肉蕈，皆因湿气熏蒸而成。生山僻处者，有毒杀人。〔颖曰〕香蕈生深山烂枫木上。小于菌而薄，黄黑色，味甚香美，最为佳品。〔时珍曰〕蕈品不一。宋人陈仁玉著菌谱甚详。今录其略于此云：芝、菌，皆气苃也。自商山茹芝，而五台天花，亦甲群汇。仙居介乎天台、括苍之间，丛山入天，仙灵所宫，爰产异菌。林居岩栖者，左右笔之，乃藜苋之至腴。近或以羞王公，登玉食矣。一曰合蕈，又名台蕈，生台之韦羌山。寒极雪收，春气欲动，土松芽活，此菌候也。其质外褐色，肌理玉洁，芳香韵味，一发釜鬲，闻于百步。山人曝干以售，香味减于生者。他山虽产，其柄高而香劣，不及矣。二曰稠膏蕈，生孟溪诸山。秋中雨零露浸，酿山膏木腴，发为菌花，生绝顶树杪，初如蕊珠，圆莹类轻酥滴乳，浅黄白色，味尤甘。已乃张伞大若掌，味顿渝矣。春时亦生而膏液少。食之之法，下鼎似沸，漉起参和众味，而特全于酒。切勿搅动，则涎腥不可食矣。亦可蒸熟致远。三曰松蕈，生松阴，采无时。凡物松出，无不可爱者。四曰麦蕈，生溪边沙壤中。味殊美，绝类蘑菰。五曰玉蕈，初寒时生，洁皙可爱。作羹微韧。俗名寒蒲蕈。六曰黄蕈，丛生出中。黄色，俗名黄缵蕈，又名黄狙。七曰紫蕈，赭紫色，产山中，为下品。八曰四季蕈，生林木中，味甘而肌理粗峭。九曰鹅膏蕈，生高山中，状类鹅子，久而伞开。味殊甘滑，不减稠膏。然与杜蕈相乱，不可不慎。杜蕈，土菌也。

【气味】 甘，平，无毒。

【主治】 益气不饥，治风破血。吴瑞。**松蕈：治溲浊不禁，食之有效。**菌谱。

葛花菜《纲目》

【释名】 葛乳。〔时珍曰〕诸名山皆有之，惟太和山采取，云乃葛之精华也。

秋霜浮空,如芝、菌涌生地上,其色赤脆,盖蕈类也。

【气味】 苦、甘,无毒。

【主治】 醒神,治酒积。时珍。太和志。

天花蕈《日用》

【释名】 天花菜。

【集解】〔瑞曰〕天花菜出山西五台山。形如松花而大,香气如蕈,白色,食之甚美。〔时珍曰〕五台多蛇蕈,感其气而生,故味美而无益,其价颇珍。段成式酉阳杂俎云:代北有树鸡,如柸棬,俗呼胡孙眼,其此类欤?

【气味】 甘,平,无毒。〔时珍曰〕按正要云:有毒。

【主治】 益气,杀虫。吴瑞。

蘑菰蕈《纲目》

【释名】 肉蕈。

【集解】〔时珍曰〕蘑菰出山东、淮北诸处。埋桑、楮诸木于土中,浇以米泔,待菰生采之。长二三寸,本小末大,白色柔软,其中空虚,状如未开玉簪花。俗名鸡腿蘑菰,谓其味如鸡也。一种状如羊肚,有蜂窠眼者,名羊肚菜。

【气味】 甘,寒,无毒。〔正要曰〕有毒。动气发病,不可多食。

【主治】 益肠胃,化痰理气。时珍。出生生编。

鸡㙡《纲目》

【释名】 鸡菌。〔时珍曰〕南人谓为鸡㙡,皆言其味似之也。

【集解】〔时珍曰〕鸡㙡出云南,生沙地间丁蕈也。高脚伞头。土人采烘寄远,以充方物。点茶、烹肉皆宜。气味皆似香蕈,而不及其风韵也。又广西横州出雷菌,遇雷过即生,须疾采之,稍迟则腐或老,故名。作羹甚美,亦如鸡㙡之属。此数种其价并珍。

【气味】 甘,平,无毒。

【主治】 益胃清神,治痔。时珍。

舵菜《纲目》

【集解】〔时珍曰〕此即海舶舵上所生菌也。亦不多得。

【气味】 咸、甘,寒,无毒。

【主治】 瘿结气,痰饮。时珍。

土菌《拾遗》

校正:自草部移入此。

【释名】 杜蕈菌谱地蕈拾遗菰子食物地鸡尔雅獐头。〔藏器曰〕地生者为菌,木生者为檽。江东人呼为蕈。尔雅云:中馗,菌也。孙炎注云:地蕈子也。或云地鸡,亦云獐头。郭璞注云:地蕈似钉盖,江东名为土菌,可啖。凡菌从地中出者,皆主疮疥,牛粪上黑菌尤佳。若烧灰地上经秋雨,生菌重台者,名仙人帽,大主血病。〔时珍曰〕中馗神名,又槌名也。此菌钉上若伞,其状如槌及中馗之帽,故以名之。

【气味】 甘,寒,有毒。〔诜曰〕菌子有数般,槐树上者良。野田中者有毒杀人,又多发冷气,令人腹中微微痛,发五脏风,拥经脉,动痔病,令人昏昏多睡,背膊四肢无力。〔藏器曰〕菌,冬春无毒,夏秋有毒,有蛇、虫从下过也。夜中有光者,欲烂无虫者,煮之不熟者,煮讫照人无影者,上有毛下无纹者,仰卷赤色者,并有毒杀人。中其毒者,地浆及粪汁解之。〔颖曰〕凡煮菌,投以姜屑、饭粒,若色黑者杀人,否则无毒。〔时珍曰〕按菌谱云:杜蕈生土中,与山中鹅膏蕈相乱。俗言毒蠚之气所成,食之杀人。甚美有恶,食肉不食马肝,未为不知味也。凡中其毒者,必笑不止。解之以苦茗、白矾,勺新水并咽之,无不立愈。又按杨士瀛直指方云:广南人杀毒蛇,覆之以草,以水洒之,数日菌生。采干为末,入酒毒人。遇再饮酒,毒发立死。又陈氏拾遗云:南夷以胡蔓草毒人至死,悬尸于树,汁滴地上,生菌子收之,名菌药,毒人至烈。此皆不可不知,故并记之。马勃亦菌类,见草部。

【主治】 烧灰,傅疮疥。藏器。

【附方】 新一。疗肿黑牯牛抛粪石上,待生菌子,焙干,稀莶草等分为末。以竹筒去两头,紧缚,合住疗上。用水和末一钱,入筒内。少顷沸起,则根拔出。未出,再作二三次。医学正传。

【附录】 **鬼盖** 〔别录有名未用曰〕味甘,平,无毒。主小儿寒热痫。丛生垣墙下,赤色,旦生暮死。一名地盖。〔弘景曰〕一名朝生,即今鬼伞也。〔藏器曰〕一名鬼屋。生阴湿处,如菌,其盖黑而茎赤。和醋,傅肿毒、恶疮、马脊肿。〔杜正伦曰〕鬼伞有小毒。夏日得雨,聚生粪堆,见日即消黑。〔时珍曰〕此亦土菌之类,朝生夕死者。烧灰治疔肿,以针刺破四边,纳灰入内,经宿出根。

地芩 〔别录曰〕味苦,无毒。主小儿痫,除邪养胎,风痹洗洗寒热,目中青翳,女子带下。生腐木积草处。天雨生盖,如朝生,黄白色。四月采之。〔时珍曰〕此即鬼盖之色黄白者,其功亦相近。

鬼笔拾遗 〔藏器曰〕鬼笔生粪秽处。头如笔,紫色。朝生暮死,名朝生暮落花。小儿呼为狗溺薹。主治疮疽蟨疥痈瘘。并日干研末,和油涂之。凡菌从地出者,皆主疮疥,牛粪上黑菌尤佳。〔时珍曰〕此亦鬼盖之类而无伞者。红紫松虚,如花之状,故得花名。研末,傅下疳疮。

竹蓐《食疗》

校正:并入拾遗竹肉。

【释名】 **竹肉**拾遗**竹菰**纲目**竹蕈**。〔时珍曰〕草更生曰蓐,得溽湿之气而成也。陈藏器本草作竹肉,因其味也。

【集解】 〔诜曰〕慈竹林夏月逢雨,滴汁着地生蓐。似鹿角,白色,可食。〔藏器曰〕竹肉生苦竹枝上。如鸡子,似肉脔,有大毒。以灰汁煮三度炼讫,然后依常菜茹食之。炼不熟者,戟人喉出血,手爪尽脱。应别有功,人未尽识之。〔时珍曰〕此即竹菰也。生朽竹根节上。状如木耳,红色。段成式西阳杂俎云:江淮有竹肉,大如弹丸,味如白树鸡。即此物也。惟苦竹生者有毒耳。

【气味】 **甘,咸,寒,无毒**。〔藏器曰〕苦竹肉:有大毒。

【主治】 **一切赤白痢,和姜、酱食之**。孟诜。**苦竹肉:灰汁炼过食,杀三虫毒邪气,破老血**。藏器。

雚菌音桓郡《本经》下品

校正:自草部移入此。

【释名】 **雚芦**本经。〔时珍曰〕雚当作萑,乃芦苇之属,此菌生于其下,故名也。若蒮(音观),乃鸟名,与萑芦无关。

【集解】〔别录曰〕雚菌生东海池泽及渤海章武。八月采,阴干。〔弘景曰〕出北来,此亦无有。形状似菌,云鹳屎所化生,一名鹳菌。单末之,猪肉臛和食,可以遣蛔虫。〔恭曰〕雚菌今出渤海芦苇泽中碱卤地,自然有此菌尔,非鹳屎所化生也。其菌色白轻虚,表里相似,与众菌不同。疗蛔有效。〔保升曰〕今出沧州。秋雨以时即有,天旱久霖即稀。日干者良。

【气味】 咸,平,有小毒。〔别录曰〕甘,微温。〔权曰〕苦。得酒良,畏鸡子。

【主治】 心痛,温中,去长虫白癣蛲虫,蛇螫毒,癥瘕诸虫。本经。疽蜗,去蛔虫寸白,恶疮。别录。除腹内冷痛,治白秃。甄权。

【附方】 旧一。蛔虫攻心如刺,吐清汁者。雚菌一两杵末,羊肉臛和食之,日一顿,大效。外台秘要。

【附录】 蜀格 〔别录曰〕味苦,平,无毒。主寒热痿痹,女子带下痈肿。生山阳,如雚菌而有刺。

地耳《别录》

校正:自有名未用移入此。

【释名】 地踏菰纲目。

【集解】〔别录曰〕地耳生丘陵,如碧石青也。〔时珍曰〕地耳亦石耳之属,生于地者也。状如木耳。春夏生雨中,雨后即早采之,见日即不堪。俗名地踏菰是也。

【气味】 甘,寒,无毒。

【主治】 明目益气,令人有子。别录。

石耳《日用》

【释名】 灵芝灵苑方。

【集解】〔瑞曰〕石耳生天台、四明、河南、宣州、黄山、巴西、边徼诸山石崖上,远望如烟。〔时珍曰〕庐山亦多,状如地耳。山僧采曝馈远。洗去沙土,作茹胜于木耳,佳品也。

【气味】 甘,平,无毒。〔颖曰〕冷。〔段成式曰〕热。

【主治】 久食益色,至老不改,令人不饥,大小便少。吴瑞。明目益精。时珍。

【附方】 新一。**泻血脱肛**石耳五两炒，白枯矾一两，密陀僧半两，为末，蒸饼丸梧子大，每米饮下二十丸。普济方。

互 考 诸 菜

香薷　紫苏　紫菀　蓥菜　牛膝苗　防风苗　薄荷　荏苏　马兰　蒌蒿 泽兰根　地黄苗　诸葵　薢菜　酸模　菖蒲　牛蒡苗　青葙苗　龙葵　决明 甘蓝　萝藦　红花苗　车前苗　萱草　芦笋　茭笋　蕨　海苔菜　独帚苗　羊 蹄　蒲笋　莼菜　荅　齐头蒿　昆布苗　昆布　地菘　蓼芽　海藻　王瓜　百 部　藕丝　蘘荷　蒴头　芡茎　菱茎　豆藿　豆芽　豆荚　豆腐　罂粟苗　椿 芽　槐芽　芜荑　枸杞　皂荚苗　榆芽　槿芽　棕笋　五加

本草纲目果部目录第二十九卷

李时珍曰：木实曰果，草实曰蓏。熟则可食，干则可脯。丰俭可以济时，疾苦可以备药。辅助粒食，以养民生。故《素问》云：五果为助。五果者，以五味、五色应五脏，李、杏、桃、栗、枣是矣。《占书》欲知五谷之收否，但看五果之盛衰。李主小豆，杏主大麦，桃主小麦，栗主稻，枣主禾。《礼记·内则》列果品菱、棋、榛、瓜之类。《周官》职方氏辨五地之物，山林宜皂物，柞、栗之属。川泽宜膏物，菱、芡之属。丘陵宜核物。梅、李之属。甸师掌野果蓏。场人树果蓏珍异之物，以时藏之。观此，则果蓏之土产常异，性味良毒，岂可纵嗜欲而不知物理乎？于是集草木之实号为果蓏者为果部，凡一百二十七种。分为六类：曰五果，曰山，曰夷，曰味，曰蓏，曰水。旧本果部三品共五十三种。今移一种入菜部，四种入草部。自木部移入并附三十一种，草部移入四种，菜部移入一种，外类移入四种。

神农本草经一十一种梁·陶弘景注　名医别录一十七种同上　唐本草一十一种唐·苏恭　本草拾遗二十种唐·陈藏器　海药本草一种唐·李珣　食性本草一种唐·陈士良　食疗本草一种唐·孟诜　开宝本草一十九种宋·马志　嘉祐本草二种宋·掌禹锡　图经本草五种宋·苏颂　日华本草二种宋人大明　食物本草一种明·汪颖　日用本草一种元·吴瑞　本草会编一种明·汪机　本草纲目三十三种明·李时珍

【附注】

魏·吴普本草　李当之本草　宋·雷敩炮炙论　齐·徐之才
药对　唐·甄权药性　孙思邈千金　唐·萧炳四声　杨损之删繁
蜀·韩保升重注　宋·寇宗奭衍义　唐慎微证类　金·张元素珍
珠囊　元·李杲法象　王好古汤液　朱震亨补遗　明·宁原食鉴
周定王救荒　陈嘉谟蒙筌

果之一五果类一十一种

李别录　徐李附　杏别录　巴旦杏纲目　梅本经　榔梅纲
目　桃本经　栗别录　天师栗纲目　枣本经　仲思枣开宝　苦
枣食性

上附方旧一百一十三，新一百零八

本草纲目果部第二十九卷

果之一 | 五果类一十一种

李《别录》下品

【释名】嘉庆子。〔时珍曰〕按罗愿尔雅翼云：李乃木之多子者，故字从木、子。窃谓木之多子者多矣，何独李称木子耶。按素问言李味酸属肝，东方之果也。则李于五果属木，故得专称尔。今人呼干李为嘉庆子。按韦述两京记云：东都嘉庆坊有美李，人称为嘉庆子。久之称谓既熟，不复知其所自矣。梵书名李曰居陵迦。

【集解】〔弘景曰〕李类甚多。京口有麦李，麦秀时熟，小而肥甜，核不入药。姑熟有南居李，解核如杏子形者，入药为佳。〔志曰〕李有绿李、黄李、紫李、牛李、水李，并甘美堪食，核不中用。有野李，味苦，核仁入药。〔颂曰〕李处处有之。郭璞注尔雅，休，乃无实李也。一名赵李。痤，音磋，乃接虑李也。一名麦李。细熟有沟道，与麦同熟。驳，乃赤李也。陶氏所谓南居李，今不复识。医家但用核若杏核者。〔宗奭曰〕李树大者高丈许。一种御李子，大如樱桃，红黄色，先诸李熟，医家用者亦少。〔时珍曰〕李，绿叶白花，树能耐久，其种近百。其子大者如怀如卵，小者如弹如樱。其味有甘、酸、苦、涩数种。其色有青、绿、紫、朱、黄、赤、缥绮、胭脂、青皮、紫灰之殊。其形有牛心、马肝、奈李、杏李、水李、离核、合核、无核、匾缝之异。其产有武陵、房陵诸李。早则麦李、御李，四月熟。迟则晚李、冬李，十月、十一月熟。又有季春李，冬花春实也。按王祯农书云：北方一种御黄李，形大而肉厚核小，甘香而美。江南建宁一种均亭李，紫而肥大，味甘如蜜。有擘李，熟则自裂。有糕李，肥粘如糕。皆李之嘉美者也。今人用盐曝、糖藏、蜜煎为果，惟曝干白李有益。其法：夏李色黄时摘之，以盐挼去汁，合盐晒萎，去核复晒干，荐酒、作饤皆佳。

实

【气味】苦、酸，微温，无毒。〔时珍曰〕李味甘酸，其苦涩者不可食。不沉水者有毒，不可食。〔大明曰〕多食令人胪胀，发虚热。〔诜曰〕临水食之，令发痰疟。不可合雀肉食。合蜜食，损五脏。〔宗奭曰〕不可合浆水食，发霍乱，涩气而

李

然。服术人忌之。

【主治】 曝食，去痼热，调中。别录。去骨节间劳热。孟诜。肝病宜食之。思邈。

核仁

【气味】 苦，平，无毒。

【主治】 僵仆踒折，瘀血骨痛。别录。令人好颜色。吴普。治女子少腹肿满。利小肠，下水气，除浮肿。甄权。治面䵟黑子。苏颂。

【附方】 旧一，新一。女人面䵟用李核仁去皮细研，以鸡子白和如稀饧涂之。至旦以浆水洗去，后涂胡粉。不过五六日效。忌见风。崔元亮海上方。蝎虿螫痛苦李仁嚼涂之，良。古今录验。

根白皮

【修治】 〔时珍曰〕李根皮取东行者，刮去皱皮，炙黄入药用。别录不言用何等李根，亦不言其味。但药性论云：入药用苦李根皮，味咸。而张仲景治奔豚气，奔豚汤中用甘李根白皮。则甘、苦二种皆可用欤？

【气味】 大寒，无毒。〔大明曰〕凉，无毒。

【主治】 消渴，止心烦逆奔豚气。别录。治疮。吴普。煎水含漱，治齿痛。弘景。煎汁饮，主赤白痢。大明。炙黄煎汤，日再饮之。治女人卒赤白下，有验。孟诜。治小儿暴热，解丹毒。时珍。苦李根皮：味咸，治脚下气。主热毒烦躁。煮汁服，止消渴。甄权。

【附方】 新二。小儿丹毒从两股走及阴头。用李根烧为末，以田中流水和涂之。千金。咽喉卒塞无药处，以皂角末吹鼻取嚏。仍以李树近根皮，磨水涂喉外，良验。菽园杂记。

花

【气味】 苦，香，无毒。

【主治】 令人面泽，去粉滓䵟黵。时珍。

【附方】 新一。面黑粉滓用李花、梨花、樱桃花、白葵花、白莲花、红莲花、旋覆花、秦椒各六两，桃花、木瓜花、丁香、沉香、青木香、钟乳粉各三两，珍珠、玉屑各二两，蜀水花一两，大豆末七合，为细末瓶收。每日盥靧，用洗手面，百日光洁如玉也。普济方。

叶

【气味】 甘、酸，平，无毒。

【主治】 小儿壮热，痁疾惊痫，煎汤浴之，良。大明。

【附方】 新一。**恶刺疮痛**李叶、枣叶捣汁点之，效。千金。

树胶

【气味】 苦，寒，无毒。

【主治】 目翳，定痛消肿。时珍。

【附录】 **徐李**〔别录有名未用曰〕生太山之阴。树如李而小。其实青色。无核。熟则采食之，轻身益气延年。〔时珍曰〕此即无核李也。唐崔奉国家有之，乃异种也。谬言龙耳血堕地所生。

杏《别录》下品

【释名】 **甜梅**。〔时珍曰〕杏字篆文象子在木枝之形。或云从口及从可者，并非也。江南录云：杨行密改杏名甜梅。

【集解】 〔别录曰〕杏生晋川山谷。五月采之。〔颂曰〕今处处有之。有数种：黄而圆者名金杏，相传种出自济南郡之分流山，彼人谓之汉帝杏，言汉武帝上苑之种也。今近汴洛皆种之，熟最早。其扁而青黄者名木杏，味酢不及之。山杏不堪入药。杏仁今以从东来人家种者为胜。〔宗奭曰〕金杏深赭色，核大而扁，乃接成者，其味最胜。又有白杏，熟时色青白或微黄，味甘淡而不酢。生杏可晒脯作干果食之。山杏辈只可收仁用耳。〔时珍曰〕诸杏，叶皆圆而有尖，二月开红花，亦有千叶者，不结实。甘而有沙者为沙杏，黄而带酢者为梅杏，青而带黄者为奈杏。其金杏大如梨，黄如橘。西京杂记载蓬莱杏花五色，盖异种也。按王祯农书云：北方肉杏甚佳，赤大而扁，谓之金刚拳。凡杏熟时，榨浓汁，涂盘中晒干，以手摩刮收之。可和水调炒食，亦五果为助之义也。

实

【气味】 酸，热，有小毒。**生食多伤筋骨**。别录。〔颂曰〕杏之类梅者味酢，类桃者味甘。〔宗奭曰〕凡杏性皆热。小儿多食，致疮痈膈热。〔扁鹊曰〕多食动宿疾，令人目盲、须眉落。〔源曰〕多食，生痰热，昏精神。产妇尤忌之。

【主治】 **曝脯食，止渴，去冷热毒**。心之果，心病宜食之。思邈。

**核仁

【修治】 〔别录曰〕五月采之。〔弘景曰〕凡用杏仁，以汤浸去皮尖，炒黄。或用面麸炒过。〔敩曰〕凡用，以汤浸去皮尖。每斤入白火石一斤，乌豆三合，以东流水同煮，从巳至午，取出晒干用。〔时珍曰〕治风寒肺病药中，亦有连皮尖用者，取其发散也。

【气味】 甘（苦），温（冷利），有小毒。**两仁者杀人，可以毒狗。**〔震亨曰〕杏仁性热，因寒者可用。〔思邈曰〕杏仁作汤如白沫不解者，食之令气壅身热。汤经宿者动冷气。〔时珍曰〕凡杏、桃诸花皆五出。若六出必双仁，为其反常，故有毒也。〔徐之才曰〕得火良。恶黄芩、黄芪、葛根，畏蘘草。

【主治】 **咳逆上气雷鸣，喉痹，下气，产乳金疮，寒心贲豚。**本经。**惊痫，心下烦热，风气往来。时行头痛，解肌，消心下急满痛，杀狗毒。**别录。**解锡毒。**之才。**治腹痹不通，发汗，主温病脚气，咳嗽上气喘促。入天门冬煎，润心肺。和酪作汤，润声气。**甄权。**除肺热，治上焦风燥，利胸膈气逆，润大肠气秘。**元素。**杀虫，治诸疮疥，消肿，去头面诸风气鼓疱。**时珍。

【发明】〔元素曰〕杏仁气薄味厚，浊而沉坠，降也、阴也。入手太阴经。其用有三：润肺也，消食积也，散滞气也。〔杲曰〕杏仁散结润燥，除肺中风热咳嗽。杏仁下喘，治气也；桃仁疗狂，治血也。俱治大便秘，当分气、血。昼则便难，行阳气也；夜则便难，行阴血也。故虚人便闭，不可过泄。脉浮者属气，用杏仁、陈皮；脉沉者属血，用桃仁、陈皮。手阳明与手太阴为表里。贲门主往来，魄门主收闭，为气之通道，故并用陈皮佐之。〔好古曰〕张仲景麻黄汤，及王朝奉治伤寒气上喘逆，并用杏仁者，为其利气、泻肺、解肌也。〔时珍曰〕杏仁能散能降，故解肌散风、降气润燥、消积治伤损药中用之。治疮杀虫，用其毒也。按医余云：凡索面、豆粉近杏仁则烂。顷一兵官食粉成积，医师以积气丸、杏仁相半研为丸，熟水下，数服愈。又野人闲话云：翰林学士辛士逊，在青城山道院中，梦皇姑谓曰：可服杏仁，令汝聪明，老而健壮，心力不倦。求其方，则用杏仁一味，每盥漱毕，以七枚纳口中，良久脱去皮，细嚼和津液顿咽。日日食之，一年必换血，令人轻健。此申天师方也。又杨士瀛直指方云：凡人以水浸杏仁五枚，五更端坐，逐粒细嚼至尽，和津吞下。久则能润五脏，去尘滓，驱风明目，治肝肾风虚，瞳人带青，眼翳风痒之病。珍按：杏仁性热降气，亦非久服之药。此特其咀嚼吞纳津液，以消积秽则可耳。古有服杏丹法，云是左慈之方。唐慎微收入本草，云久服寿至千万。其说妄诞可鄙，今删其纰谬之辞，存之于下，使读者毋信其诳也。

【附方】 旧三十五，新十八。**杏金丹**左慈秘诀云：亦名草金丹。方出浑皇子，服之长年不死。夏姬服之，寿年七百，乃仙去也。世人不信，皆由不肯精心修治故也。其法：须人罕到处。寅月镬钁杏树地下，通阳气。二月除树下草。三月离树五步作畦垄，以通水。亢旱则引泉灌溉。有霜雪则烧火树下，以救花苞。至五月杏熟自落，收仁六斗，以汤浸去皮及双仁者，用南流水三石和研，取汁两石八斗，去滓。以新铁釜用酥三斤，以糠火及炭然釜，少少磨酥至尽，乃内汁入釜。釜上安盆，盆上钻孔，用弦悬车辖至釜底，以纸塞孔，勿令泄气。初着糠火，一日三动车辖，以衮其汁。五日有露液生，十日白霜起，又二日白霜尽，即金花出，丹乃成也。开盆炙干，以翎扫下，枣肉和，丸梧子大。每服三丸，空心暖酒下。至七日宿疾皆除，喑盲挛跛、疝痔瘿痫疮肿，万病皆愈。久服通灵不死云云。衍文不录。〔颂曰〕古方用杏仁修治如法，自朝蒸至午，便以慢火微炒，至七日乃收之。每旦空腹啖之，久久不止，驻颜延年，云是夏姬之法。然杏仁能使人血溢，少误必出血不已，或至委顿，故近人少有服者。或云服至二三年，往往或泻，或脐中出物，皆不可治也。**杏酥法**〔颂曰〕去风虚，除百病。捣烂杏仁一石，以好酒二石，研滤取汁一石五斗，入白蜜一斗五升搅匀，封于新瓮中，勿泄气。三十日看酒上酥出，即掠取纳瓷器中贮之。取其酒滓团如梨大，置空屋中，作格安之。候成饴脯状，旦服一枚，以前酒下。〔藏器曰〕杏酪服之，润五脏，去痰嗽。生、熟吃俱可，若半生半熟服之杀人。**又法**〔宗奭曰〕治肺燥喘热，大肠秘，润五脏。用杏仁去皮研细，每一升，入水一升半，捣稠汁。入生姜四两，甘草一寸，银、石器中慢火熬成稀膏，入酥二两同收。每夜沸汤，点服一匙。衍义。**万病丸**治男妇五劳七伤，一切诸疾。杏仁一斗二升，童子小便煮七次，以蜜四两拌匀，再以童便五升于碗内重蒸，取出日晒夜露数日。任意嚼食，即愈。**补肺丸**治咳嗽。用杏仁二大升，山中者不用，去双仁者，以童子小便二斗浸之，春夏七日，秋冬二七日，连皮尖于砂盆中研滤取汁，煮令鱼眼沸，候软如面糊即成。以粗布摊曝之，可丸即丸服之。食前后总须服三五十丸，茶、酒任下。忌白水粥。刘禹锡传信方。**咳嗽寒热**旦夕加重，少喜多嗔，面色不润，忽进忽退，积渐少食，脉弦紧者。杏仁半斤去皮尖，童子小便浸七日，漉出温水淘洗，砂盆内研如泥，以小便三升煎如膏。每服一钱，熟水下。妇人室女服之，尤妙。千金方。**久患肺气喘急**至效。甚者不过一剂，永瘥。杏仁去皮尖二两，童子小便浸，一日一换，夏月三四换，满半月取出，焙干研细。每服一枣大，薄荷一叶，蜜一鸡子大，水一钟，煎七分，食后温服。忌腥物。胜金方。**咳逆上气**不拘大人小儿。以杏仁三升去皮尖，炒黄研膏，入蜜一升，杵熟。每食前含之，咽汁。千金。**上气喘急**杏仁、桃仁各半两，去皮尖炒研，用水调生面和，丸梧子大。每服十丸，姜、蜜汤下，微利为度。圣济总录。**喘促浮肿**小便淋沥。用杏仁一两，去皮尖熬研，和米煮粥，空心吃二合妙。心镜。**头面风肿**杏仁捣膏，鸡子黄和杵，涂帛上，厚裹之。干则又涂，不过七八次愈也。千金方。**风虚头痛**欲破者。杏仁去皮尖，晒干研末，水九升研滤汁，煎如麻腐状，取和羹粥食。七日后大汗出，诸风渐减。此法神妙，可深秘之。慎风、冷、猪、鸡、鱼、蒜、醋。千金方。**头面诸风**眼瞤鼻塞，眼

杏

1255

出冷泪。用杏仁三升研细，水煮四五沸，洗头。待冷汗尽，三度愈。千金。**偏风不遂**失音不语。生吞杏仁七枚，不去皮尖，逐日加至七七枚，周而复始。食后仍饮竹沥，以瘥为度。外台秘要。**破伤风肿**杏仁杵膏厚涂上，然烛遥炙之。千金方。**金疮中风**角弓反张。用杏仁杵碎，蒸令气溜，绞脂服一小升，兼摩疮上良。必效方。**温病食劳**杏仁五两，酢二升，煎取一升，服之取汗瘥。类要。**心腹结气**杏仁、桂枝、橘皮、诃黎勒皮等分，为丸。每服三十丸，白汤下。无忌。孟诜食疗。**喉痹痰嗽**杏仁去皮熬黄三分，和桂末一分，研泥，裹含之，咽汁。陈藏器本草。**喉热生疮**方同上。**卒失音声**方同上。文潞公药准。**肺病咯血**杏仁四十个，以黄蜡炒黄，研入青黛一钱，作饼。用柿饼一个，破开包药，湿纸裹煨熟食之，取效。丹溪方。**卒不小便**杏仁二七枚，去皮尖，炒黄研末，米饮服之。古今录验方。**血崩不止**诸药不效，服此立止。用甜杏仁上黄皮，烧存性，为末。每服三钱，空心热酒服。保寿堂方。**五痔下血**杏仁去皮尖及双仁者，水三升，研滤汁，煎减半，同米煮粥食之。食医心镜。**谷道蠹痛**肿痒。杏仁杵膏，频频傅之。肘后方。**阴疮烂痛**杏仁烧黑研成膏，时时傅之。钤方。**产门虫疽**痛痒不可忍。用杏仁去皮烧存性，杵烂绵裹，纳入阴中，取效。孟诜食疗本草。**身面疣目**杏仁烧黑研膏，擦破，日日涂之。千金方。**面上皯疱**杏仁去皮，捣和鸡子白。夜涂之，旦以暖酒洗去。孟诜食疗。**两颊赤痒**其状如痹，名头面风。以杏仁频频揩之。内服消风散。证治要诀。**耳卒聋闭**杏仁七枚，去皮拍碎，分作三分，以绵裹之，着盐如小豆许，以器盛于饭上蒸熟。令病人侧卧，以一裹捻油滴耳中。良久又以一裹滴之，取效。外台。**耳出脓汁**杏仁炒黑，捣膏绵裹纳入，日三四易之妙。梅师方。**鼻中生疮**杏仁研末，乳汁和傅。千金方。**疳疮蚀鼻**杏仁烧，压取油傅之。千金方。**牙齿虫蠹**杏仁烧存性，研膏发裹，纳虫孔中。杀虫去风，其痛便止。重者不过再上。食疗。**牙龂痒痛**杏仁一百枚，去皮，以盐方寸匕，水一升，煮令汁出，含漱吐之。三度愈。千金方。**风虫牙痛**杏仁针刺于灯上烧烟，乘热搭病牙上。又复烧搭七次。绝不疼，病牙逐时断落也。普济方。**目中赤脉**痒痛，时见黑花。用初生杏子仁一升，古五铢钱七文，入瓶内密封，埋门限下，一百日化为水。每夕点之。圣济总录。**胎赤眼疾**杏仁压油半鸡子壳，食盐一钱，入石器中，以柳枝一握紧束，研至色黑，以熟艾一团安碗内烧烘之，令气透火尽即成。每点少许入两眦，甚效。圣济总录。**目中翳遮**但瞳子不破者，用杏仁三升去皮，面裹作三包，糖火煨熟，去面研烂，压去油。每用一钱，入铜绿一钱，研匀点之。同上。**目生弩肉**或痒或痛，渐覆瞳人。用杏仁去皮二钱半，腻粉半钱，研匀，绵裹箸头点之。同上。**伤目生弩**广利方用生杏仁七枚，去皮细嚼，吐于掌中，乘热以绵裹箸头点弩肉上，不过四五度愈。总录用杏仁研膏，人乳化开，日点三次。**小儿血眼**儿初生艰难，血瘀眦睚，遂溅渗其睛，不见瞳人。轻则外胞赤肿，上下弦烂。用杏仁二枚去皮尖，嚼乳汁三五匙，入腻粉少许，蒸熟，绢包频点。重者加黄连、朴消最良。全幼心鉴。**小儿脐烂**成风。杏仁去皮研傅。子母秘录。**小儿咽肿**杏仁炒黑，研烂含咽。普济方。**针入肉内**不出者。双杏仁捣烂，以车脂调贴。其针自出。瑞竹堂方。**箭镞在咽**或刀刃在咽膈诸隐处。杵杏仁傅之。肘后方。**狐尿疮痛**杏仁研烂，煮一两沸，及热浸之。冷即易。必效方。**狗咬伤疮**烂嚼杏仁涂之。寇氏。**食狗不消**心下坚胀，口干发热妄语。杏仁一升去皮尖，水二升煎沸，去渣取汁分三服，下肉为度。梅师方。**解狼毒毒**杏仁捣烂，水和服之。千金方。**一切食停**气满膨胀，用红杏仁三百粒，巴豆二十粒同炒，色变去豆不用，研杏为末，橘皮汤调下。杨氏家藏方。**白癜风斑**杏仁连皮尖，每早嚼二七粒，揩令赤色。夜卧再用。圣济总录。**诸疮肿痛**杏仁去皮，研滤取膏，入轻粉，麻油调搽神效。不拘大人、小儿。鲍氏。**小儿头疮**杏仁烧研傅之。事林广记。**蛆虫入耳**杏仁捣泥，取油滴入。非出则死。扶寿精方。

花

【气味】　苦，温，无毒。

【主治】　补不足，女子伤中，寒热痹厥逆。别录。

【附方】　新二。**妇人无子**二月丁亥日，取杏花、桃花阴干为末。戊子日和井华水服方寸匕，日三服。卫生易简方。**粉滓面黯**杏花、桃花各一升，东流水浸七日，洗面三七遍，极妙。圣济总录。

叶

【主治】　人卒肿满，身面洪大，煮浓汁热渍，亦少少服之。肘后。

枝

【主治】　堕伤，取一握，水一升煮减半，入酒三合和匀，分服，大效。苏颂。

【附方】　旧一。**坠扑瘀血**在内，烦闷者。用东引杏树枝三两，细剉微熬，好酒一升煎十余沸，分二服。塞上方。

根

【主治】　食杏仁多，致迷乱将死，切碎煎汤服，即解。时珍。

巴旦杏《纲目》

【释名】　八担杏正要忽鹿麻。

【集解】〔时珍曰〕巴旦杏,出回回旧地,今关西诸土亦有。树如杏而叶差小,实亦小而肉薄。其核如梅核,壳薄而仁甘美。点茶食之,味如榛子。西人以充方物。

【气味】 甘,平、温,无毒。

【主治】 止咳下气,消心腹逆闷。时珍。出饮膳正要。

梅《本经》中品

【释名】〔时珍曰〕梅,古文作呆,象子在木上之形。梅乃杏类,故反杏为呆。书家讹为甘木。后作梅,从每,谐声也。或云:梅者媒也。媒合众味。故书云:若作和羹,尔惟盐梅。而梅字亦从某也。陆佃埤雅言梅入北方变为杏,郭璞注尔雅以柟为梅,皆误矣。柟即楠木,荆人呼为梅,见陆玑草木疏。

【集解】〔别录曰〕梅实生汉中山谷。五月采实,火干。〔颂曰〕今襄汉、川蜀、江湖、淮岭皆有之。〔时珍曰〕按陆玑诗疏云:梅,杏类也。树、叶皆略似杏。叶有长尖,先众木而花。其实酢,曝干为脯,入羹臛齑中,又含之可以香口。子赤者材坚,子白者材脆。范成大梅谱云:江梅,野生者,不经栽接。花小而香,子小而硬。消梅,实圆松脆,多液无滓,惟可生啖,不入煎造。绿萼梅,枝趺皆绿。重叶梅,花叶重叠,结实多双。红梅,花色如杏。杏梅,色淡红,实扁而斑,味全似杏。鸳鸯梅,即多叶红梅也。一蒂双实。一云:苦楝接梅,则花带黑色。谭子化书云:李接桃而本强者其实毛,梅接杏而本强者其实甘。梅实采半黄者,以烟熏之为乌梅;青者盐淹曝干为白梅。亦可蜜煎、糖藏,以充果饤。熟者笮汁晒收为梅酱。惟乌梅、白梅可入药。梅酱复月可调渴水饮之。

实

【气味】 酸,平,无毒。〔大明曰〕多食损齿伤筋,蚀脾胃,令人发膈上痰热。服黄精人忌食之。食梅齿䐉者,嚼胡桃肉解之。物类相感志云:梅子同韶粉食,则不酸、不软牙。

【发明】〔宗奭曰〕食梅则津液泄者,水生木也。津液泄则伤肾,肾属水,外为齿故也。〔时珍曰〕梅,花开于冬而实熟于夏,得木之全气,故其味最酸,所谓曲直作酸也。肝为乙木,胆为甲木。人之舌下有四窍,两窍通胆液,故食梅则津生者,类相感应也。故素问云:味过于酸,肝气以津。又云:酸走筋,筋病无多食酸。不然,物之味酸者多矣,何独梅能生津耶?

乌梅

【修治】〔弘景曰〕用须去核，微炒之。〔时珍曰〕造法：取青梅篮盛，于突上熏黑。若以稻灰淋汁润湿蒸过，则肥泽不蠹。

【气味】酸，温、平，涩，无毒。〔杲曰〕寒。忌猪肉。

【主治】下气，除热烦满，安心，止肢体痛，偏枯不仁，死肌，去青黑痣，蚀恶肉。本经。去痹，利筋脉，止下痢，好唾口干。别录。水渍汁饮，治伤寒烦热。弘景。止渴调中，去痰治疟瘴，止吐逆霍乱，除冷热痢。藏器。治虚劳骨蒸，消酒毒，令人得睡。和建茶、干姜为丸服，止休息痢，大验。大明。敛肺涩肠，止久嗽泻痢，反胃噎膈，蛔厥吐利，消肿涌痰，杀虫，解鱼毒、马汗毒、硫黄毒。时珍。

白梅

【释名】盐梅　霜梅。

【修治】取大青梅以盐汁渍之，日晒夜渍，十日成矣。久乃上霜。

【气味】酸、咸，平，无毒。

【主治】和药点痣，蚀恶肉。弘景。刺在肉中者，嚼傅之即出。孟诜。治刀箭伤，止血，研烂傅之。大明。乳痈肿毒，杵烂贴之，佳。汪颖。除痰。苏颂。治中风惊痫，喉痹痰厥僵仆，牙关紧闭者，取梅肉揩擦牙龈，涎出即开。又治泻痢烦渴，霍乱吐下，下血血崩，功同乌梅。时珍。

【发明】〔弘景曰〕生梅、乌梅、白梅，功应相似。〔好古曰〕乌梅，脾、肺二经血分药也。能收肺气，治燥嗽。肺欲收，急食酸以收之。〔时珍曰〕乌梅、白梅所主诸病，皆取其酸收之义。惟张仲景治蛔厥乌梅丸及虫䘌方中用者，取虫得酸即止之义，稍有不同耳。医说载：曾鲁公痢血百余日，国医不能疗。陈应之用盐水梅肉一枚研烂，合腊茶，入醋服之，一啜而安。大丞梁庄肃公亦痢血，应之用乌梅、胡黄连、灶下土等分为末，茶调服，亦效。盖血得酸则敛，得寒则止，得苦则涩故也。其蚀恶疮弩肉，虽是酸收，却有物理之妙。说出本经。其法载于刘涓子鬼遗方用乌梅肉烧存性研，傅恶肉上，一夜立尽。圣惠用乌梅和蜜作饼贴者，其力缓。按杨起简便方云：起臂生一疽，脓溃百日方愈，中有恶肉突起，如蚕豆大，月余不消，医治不效。因阅本草得此方，试之，一日夜去其大半，再上一日而平。乃知世有奇方如此，遂留心搜刻诸方，始基于此方也。

【附方】旧十三，新二十。诸疮弩肉方见上。痈疽疮肿已溃未溃皆可用。盐白梅烧存性为末，入轻粉少许，香油调，涂四围。王氏简易方。喉痹乳蛾冰梅丸：用青梅二十枚，盐十二两，淹五日，取梅汁，入明矾三两，桔梗、白芷、防风各二两，猪牙皂角三十条，俱为细末，拌汁和梅入瓶收之。每用一枚，噙咽津液。凡中风痰厥，牙关不开，用此擦之尤佳。总录用白梅包生矾末作丸含咽，或纳吞之。**消渴烦闷**乌梅肉二两，微炒为末。每服二钱，水二盏，煎一盏，去滓，入豉二百粒，煎至半盏，温服。简要济众方。**泄痢口渴**乌梅煎汤，日饮代茶。扶寿精方。**产后痢渴**乌梅肉二十个，麦门冬十二分，每以一升，煮七合，细呷之。必效方。**赤痢腹痛**直指用陈白梅同真茶、蜜水各半，煎饮之。圣惠用乌梅肉炒、黄连各四两，为末，炼蜜丸梧子大。每米饮服二十丸，日三服。**便痢脓血**乌梅一两去核，烧过为末。每服二钱，米饮下，立止。圣济总录。**久痢不止肠垢已出。**肘后用乌梅肉二十个，水一盏，煎六分，食前分二服。袖珍用乌梅肉、白梅肉各七个捣烂，入乳香末少许，杵丸梧桐子大。每服二三十丸，茶汤下，日三。**大便下血及酒痢、久痢不止。**用乌梅三两，烧存性为末，醋煮米糊和，丸梧子大。每空心米饮服二十丸，日三。济生方。**小便尿血**乌梅烧存性研末，醋糊丸梧子大。每服四十丸，酒下。**血崩不止**乌梅肉七枚，烧存性研末。米饮服之，日二。**大便不通气奔欲死者。**乌梅十颗，汤浸去核，丸枣大。纳入下部，少时即通。食疗本草。**霍乱吐利**盐梅煎汤，细细饮之。如宜方。**蛔虫上行**出于口鼻。乌梅煎汤频饮，并含之，即安。食鉴本草。**水气满急**乌梅、大枣各三枚，水四升，煮二升。纳蜜和匀，含咽之。圣济总录。**梅核膈气**取半青半黄梅子，每个用盐一两淹一日夜，晒干又浸又晒，至水尽乃止。用青钱三个，夹二梅，麻线缚定，通装磁罐内封埋地下，百日取出。每用一枚，含之咽汁，入喉即消。收一年者治一人，二年者治二人，其妙绝伦。龚氏经验方。**心腹胀痛**短气欲绝者。乌梅二七枚，水五升，煮一沸，纳大钱二七枚，煮二升半，顿服之。肘后。**劳疟劣弱**乌梅十四枚，豆二合，桃、柳枝各一虎口，甘草三寸，生姜一块，以童子小便二升，煎一半，温服即止。图经本草。**久咳不已**乌梅肉微炒，罂粟壳去筋膜蜜炒，等分为末。每服二钱，睡时蜜汤调下。**痰厥头痛**如破者。乌梅肉三十个，盐三撮，酒三升，煮一升，顿服取吐即愈。肘后。**伤寒头痛**壮热，胸中烦痛，四五日不解。乌梅十四枚，盐五合，水一升，煎半升，温服取吐。吐后避风良。梅师方。**折伤金疮**干梅烧存性傅之，一宿瘥。千金方。**马汗入疮**作痛。用乌梅连核捣烂，以头醋和傅。仍先刺疮，出去紫血，乃傅之系定。经验方。**猘犬伤毒**乌梅末，酒服二钱。千金。**指头肿毒**痛甚者。乌梅肉和鱼鲊捣，封之妙。李楼奇方。**伤寒䘌疮**生下部者。乌梅肉三两炒为末，炼蜜丸梧子大。以石榴根皮煎汤，食前下三十丸。圣惠方。**小儿头疮**乌梅烧末，生油调涂。圣济录。**香口去臭**曝干梅脯，常时含之。**硫黄毒发**令人背膊疼闷，目暗漠漠。乌梅肉焙一两，沙糖半两，浆水一大盏，煎七分，呷之。总录。

核仁

【气味】 酸，平，无毒。

【主治】 明目，益气，不饥。吴普。除烦热。孟诜。治代指忽然肿痛，捣烂，和醋浸之。时珍。肘后方。

花

【气味】 微酸，涩，无毒。

【发明】〔时珍曰〕白梅花古方未见用者。近时有梅花汤：用半开花，溶蜡封花口，投蜜罐中，过时以一两朵同蜜一匙点沸汤服。又有蜜渍梅花法：用白梅肉少许，浸雪水，润花，露一宿，蜜浸荐酒。又梅花粥法：用落英入熟米粥再煮食之。故杨诚斋有"蜜点梅花带露餐"及"脱蕊收将熬粥吃"之句，皆取其助雅致、清神思而已。

叶

【气味】 酸，平，无毒。

【主治】 休息痢及霍乱，煮浓汁饮之。大明。〔藏器曰〕嵩阳子言：清水揉梅叶，洗蕉葛衣，经夏不脆。有验。〔时珍曰〕夏衣生霉点，梅叶煎汤洗之即去，甚妙。

【附方】 旧一，新二。中水毒病初起头痛恶寒，心烦拘急，旦醒暮剧。梅叶捣汁三升饮之良。肘后。下部虫䘌梅叶、桃叶一斛，杵烂蒸极热，内小器中，隔布坐蒸之，虫尽死也。外台秘要。月水不止梅叶焙，棕榈皮灰，各等分为末。每服二钱，酒调下。圣济总录。

根

【主治】 风痹。别录。出土者杀人。初生小儿，取根同桃、李根煮汤浴之，无疮热之患。崔氏纂要。煎汤饮，治霍乱，止休息痢。大明。

榔梅《纲目》

【集解】〔时珍曰〕榔梅出均州太和山。相传真武折梅枝插于榔树。誓曰：吾道若成，花开果结。后果如其言。今树尚在五龙宫北，榔木梅实，杏形桃核。道士每岁采而蜜煎，以充贡献焉。榔乃榆树也。

实

【气味】 甘、酸，平，无毒。

【主治】 生津止渴，清神下气，消酒。时珍。

桃《本经》下品

校正：木部有拾遗桃橛，今并入此。

【释名】〔时珍曰〕桃性早花，易植而子繁，故字从木、兆。十亿曰兆，言其多也。或云从兆谐声也。

【集解】〔别录曰〕桃生太山川谷。〔弘景曰〕今处处有之。核仁入药，当取解核者种之为佳，山桃仁不堪用。〔颂曰〕汴东、陕西者尤大而美。大抵佳果肥美者，皆圃人以他木接成，殊失本性。入药当用本生者为佳。今市卖者，多杂接核之仁，为不堪也。〔宗奭曰〕山中一种桃，正合月令桃始华者，花多子少，不堪啖，惟堪取仁入药。汴中有油桃，小于众桃，光如涂油，不益脾胃。太原有金桃，色深黄。洛中有昆仑桃，肉深红紫色。又有饼子桃，状如香饼子。其味皆甘。〔时珍曰〕桃品甚多，易于栽种，且早结实。五年宜以刀椰劙其皮，出其脂液，则多延数年。其花有红、紫、白、千叶、二色之殊，其实有红桃、绯桃、碧桃、緗桃、白桃、乌桃、金桃、银桃、胭脂桃，皆以色名者也。有绵桃、油桃、御桃、方桃、匾桃、偏核桃，皆以形名者也。有五月早桃、十月冬桃、秋桃、霜桃，皆以时名者也。并可供食。惟山中毛桃，即尔雅所谓褫桃者，小而多毛，核粘味恶。其仁充满多脂，可入药用，盖外不足者内有余也。冬桃一名西王母桃，一名仙人桃，即昆仑桃，形如栝楼，表里彻赤，得霜始熟。方桃形微方。匾桃出南番，形匾肉涩，核状如盒，其仁甘美。番人珍之，名波淡树，树甚高大。偏核桃出波斯，形薄而尖，头偏，状如半月，其仁酷似新罗松子，可食，性热。又杨维桢、宋濂集中并载元朝御库蟠桃，核大如碗，以为神异。按王子年拾遗记载汉明帝时，常山献巨核桃，霜下始花，隆暑方熟。玄中记载积石之桃，大如斗斛器。西阳杂俎载九疑有桃核，半扇可容米一升；及蜀后主有桃核杯，半扇容水五升，良久如酒味可饮。此皆桃之极大者。昔人谓桃为仙果，殆此类欤？生桃切片瀹过，曝干为脯，可充果食。又桃酢法：取烂熟桃纳瓮中，盖口七日，滤去皮核，密封二七日酢成，香美可食。种树书云：柿接桃则为金桃，李接桃则为李桃，梅接桃则脆。桃树生虫，煮猪头汁浇之即止。皆物性之微妙也。

实

【气味】 **辛、酸、甘，热，微毒。多食令人有热。**〔诜曰〕能发丹石毒，生者尤损人。〔思邈曰〕黄帝书云：食桃饱，入水浴，令人成淋及寒热病。〔时珍曰〕生桃多食，令人膨胀及生痈疖，有损无益。五果列桃为下以此。〔瑞曰〕桃与鳖同食，患心痛。服术人忌食之。

【主治】 **作脯食，益颜色。**大明。**肺之果，肺病宜食之。**思邈。

冬桃，食之解劳热。时珍。出尔雅注。

核仁

【修治】〔别录曰〕七月采，取仁阴干。〔敩曰〕凡使须去皮，用白术、乌豆二味，同于坩锅中煮二伏时，漉出劈开，心黄如金色乃用。〔时珍曰〕桃仁行血，宜连皮、尖生用。润燥活血，宜汤浸去皮、尖炒黄用。或麦麸同炒，或烧存性，各随本方。双仁者有毒，不可食，说见杏仁下。

【气味】 **苦、甘，平，无毒。**〔思邈曰〕苦、甘、辛，平。〔诜曰〕温。〔弘景曰〕桃仁作酪，性冷。香附为之使。

【主治】 **瘀血血闭，癥瘕邪气，杀小虫。**本经。**止咳逆上气，消心下坚硬，除卒暴击血，通月水，止心腹痛。**别录。**治血结、血秘、血燥，通润大便，破畜血。**元素。**杀三虫，又每夜嚼一枚和蜜，涂手、面良。**孟诜。**主血滞风痹骨蒸，肝疟寒热，鬼注疼痛，产后血病。**时珍。

【发明】〔杲曰〕桃仁苦重于甘，气薄味厚，沉而降，阴中之阳，手、足厥阴经血分药也。苦以泄滞血，甘以生新血，故破凝血者用之。其功有四：治热入血室，一也；泄腹中滞血，二也；除皮肤血热燥痒，三也；行皮肤凝聚之血，四也。〔成无己曰〕肝者血之源，血聚则肝气燥，肝苦急，急食甘以缓之。桃仁之甘以缓肝散血，故张仲景抵当汤用之，以治伤寒八九日，内有畜血，发热如狂，小腹满痛，小便自利者，又有当汗失汗，热毒深入，吐血及血结胸，烦躁谵语者，亦以此汤主之。与虻虫、水蛭、大黄同用。

【附方】 旧十九，新十二。**延年去风令人光润。**用桃仁五合去皮，用粳米饭浆同研，绞汁令尽，温温洗面极妙。千金翼。**偏风不遂及癖疾。**用桃仁二千七百枚，去皮、尖、双仁，以好酒一斗三升，浸二十一日，取出晒干杵细，作丸如梧子大。每服二十丸，以原酒吞之。外台秘要。**风劳毒肿**挛痛，或牵引小腹及腰痛。桃仁一升去皮尖，熬令黑烟出，热研如脂膏，以酒三升搅和服，暖卧取汗。不过三度瘥。食医心镜。**疟疾寒热**桃仁一百枚去皮尖，乳钵内研成膏，不得犯生水，入黄丹三钱。丸梧子大。每服三丸，当发日面北温酒吞下。五月五日午时合之，忌鸡、犬、妇人。见唐慎微本草。**骨蒸作热**桃仁一百二十枚，留尖去皮及双仁，杵为丸，平旦井花水顿服之。令尽量饮酒至醉，仍须任意吃水。隔日一剂。百日不得食肉。外台秘要。**上气喘急方见杏仁。上气咳嗽胸满气喘。**桃仁三两去皮尖，以水一大升研汁，和粳米二合煮粥食之。心镜。**卒**

桃

得咳嗽桃仁三升去皮杵，着器中密封，蒸熟日干，绢袋盛，浸二斗酒中，七日可饮，日饮四五合。**尸疰鬼疰**乃五尸之一，又挟鬼邪为祟。其病变动，有三十六种至九十九种。大略使人寒热淋沥，沉沉默默，不知所苦而无处不恶。累年积月，以至于死。死后复传傍人。急以桃仁五十枚研泥，水煮取四升，服之取吐。吐不尽，三四日再吐。肘后方。**传尸鬼气**咳嗽疰癖注气，血气不通，日渐消瘦。桃仁一两去皮尖杵碎，水一升半煮汁，入米作粥，空心食之。**鬼疰心痛**桃仁一合烂研，煎汤服之。急救方。**卒然心痛**桃仁七枚去皮尖研烂，水一合服之。肘后方。**人好魇寐**桃仁熬去皮尖三七枚，以小便服之。千金方。**下部虫蜃**病人齿龈无色，舌上白，喜睡愦愦不知痛痒处。或下痢，乃下部生虫食肛也。桃仁十五枚，苦酒二升。盐一合，煮六合服之。肘后方。**崩中漏下**不止者。桃核烧存性研细，酒服方寸匕，日三。千金。**妇人难产**数日不出。桃仁一个劈开，一片书可字，一片书出字，吞之即生。删繁方。**产后百病**千金桃仁煎：治妇人产后百病诸气。取桃仁一千二百枚，去皮、尖、双仁，熬捣极细，以清酒一斗半，研如麦粥，纳小瓶中，面封，入汤中煮一伏时。每服一匙，温酒和服，日再。图经本草。**产后身热如火**，皮如粟粒者，桃仁三研泥，同腊猪脂傅之。日日易之。千金方。**产后血闭**桃仁二十枚去皮尖，藕一块，水煎服之良。唐瑶经验方。**产后阴肿**桃仁烧研傅之。**妇人阴痒**桃仁杵烂，绵裹塞之。肘后方。**男子阴肿作痒**。用桃仁炒香为末，酒服方寸匕。日二。仍捣傅之。外台。**小儿卵癫**方同上。**小儿烂疮**初起肿浆似火疮，桃仁研烂傅之。秘录。**小儿聤耳**桃仁炒研绵裹，日日塞之。千金方。**风虫牙痛**针刺桃仁，灯上烧烟出吹灭。安痛齿上咬之。不过五六次愈。卫生家宝方。**唇干裂痛**桃仁捣和猪脂傅。海上。**大便不快**里急后重。用桃仁三两去皮，吴茱萸二两，食盐一两，同炒熟，去盐、茱，每嚼桃仁五七粒。总录。**急劳咳嗽烦热**。用桃仁三两去皮尖，猪肝一枚，童子小便五升，同煮干，于木臼内捣烂，入蒸饼和，丸梧子大。每温水下三十丸。圣惠方。**冷劳减食**渐至黑瘦。用桃仁五百颗，吴茱萸三两，同入铁铛中，微火炒一炊久，将桃仁去皮，微黄色即渐加火，待微烟出，即乘热收入新瓶内，厚纸封住，勿令泄气。每日空心取桃仁二十粒去皮嚼之，以温酒下。至重者服五百粒愈。圣惠方。**预辟瘴疠**桃仁一斤，吴茱萸、青盐各四两，同炒热，以新瓶密封一七，取出拣去茱、盐，将桃仁去皮尖，每嚼一二十枚。山居尤宜之。余居士选奇方。

桃毛毛桃实上毛也，刮取用之。

【气味】　辛，平，微毒。

【主治】　破血闭，下血瘕，寒热积聚，无子，带下诸疾。别录。疗崩中，破癖气。大明。**治恶鬼邪气。**孟诜。

桃枭

【释名】 **桃奴**别录**桃景**同上**神桃。**〔别录曰〕此是桃实着树经冬不落者，正月采之，中实者良。〔时珍曰〕桃子干悬如枭首磔木之状，故名。奴者，言其不能成实也。家宝方谓之神桃，言其辟恶也。千叶桃花结子在树不落者。名鬼髑髅。雷敩炮炙论有修治之法，而方书未见用者。〔敩曰〕鬼髑髅十一月采得，以酒拌蒸之，从巳至未，焙干，以铜刀切，焙取肉用。

【气味】 苦，微温，有小毒。

【主治】 **杀百鬼精物。**本经。**杀精魅五毒不祥，疗中恶腹痛。**别录。〔颂曰〕胡洽治治中恶毒气蛊疰有桃枭汤。**治肺气腰痛，破血，疗心痛，酒磨暖服之。**大明。**主吐血诸药不效，烧存性，研末，米汤调服，有验。**汪颖。**治小儿虚汗，妇人妊娠下血，破伏梁结气，止邪疟。烧烟熏痔疮。烧黑油调，傅小儿头上肥疮软疖。**时珍。

【附方】 旧三，新五。**伏梁结气**在心下不散。桃奴三两为末，空心温酒，每服二钱。圣惠。**鬼疟寒热**树上自干桃子二七枚为末，滴水丸梧子大，朱砂为衣。每服一丸，侵晨面东井华水下，良。圣济总录。**五种病疾**家宝通神丸：用神桃即桃奴十四枚，巴豆七粒，黑豆一两，研匀，以冷水和，丸梧子大，朱砂为衣。发日五更念药王菩萨七遍，井华水下一丸，立瘥。不过二次，妙不可言。王隐君养生主论。**妊娠下血**不止。用桃枭烧存性研，水服取瘥。葛洪方。**盗汗不止**树上干桃子一个，霜梅二个，葱根七个，灯心二茎，陈皮一钱，稻根、大麦芽各一撮，水二钟，煎服。经验方。**白秃头疮**干桃一两，黑豆一合。为末，腊猪脂调搽。圣惠。**小儿头疮**树上干桃烧研，入腻粉，麻油调搽。圣惠。**食桃成病**桃枭烧灰二钱，水服取吐即愈。陆光禄说有人食桃不消化作病时，于林间得槁桃烧服，登时吐出即愈，此以类相攻也。张文仲备急方。

花

【修治】 〔别录曰〕三月三日采，阴干之。〔敩曰〕桃花勿用千叶者，令人鼻衄不止，目黄。收花拣净，以绢袋盛，悬檐下令干用。

【气味】 苦，平，无毒。

【主治】 **杀疰恶鬼，令人好颜色。**本经。**悦泽人面，除水气，破石淋，利大小便，下三虫。**别录。**消肿满，下恶气。**苏恭。**治心腹痛及秃疮。**孟诜。**利宿水痰饮积滞，治风狂。研末，傅头上肥疮，手足病疮。**时珍。

【发明】 〔弘景曰〕肘后方言服三树桃花尽，则面色红润悦泽如桃花也。〔颂曰〕太清草木方言：酒渍桃花饮之，除百疾，益颜色。〔时珍曰〕按欧阳询初学记，载北齐崔氏以桃花、白雪与儿靧面，云令面妍华光悦，盖得本草令人好颜色、悦泽人面之义；而陶、苏二氏乃引服桃花法，则因本草之言而谬用者也。桃花性走泄下降，利大肠甚快，用以治气实人病水饮肿满积滞、大小便闭塞者，则有功无害。若久服，即耗人阴血，损元气，岂能悦泽颜色耶。按张从正儒门事亲载：一妇滑泻数年，百治不效。或言：此伤饮有积也。桃花落时，以棘针刺取数十萼，勿犯人手。以面和作饼，煨熟食之，米饮送下。不一二时，泻下如倾。六七日，行至数百行，昏困，惟饮凉水而平。观此，则桃花之峻利可征矣。又苏鹗杜阳编载：范纯佑女丧夫发狂，闭之室中，夜断窗棂，登桃树上食桃花几尽。及旦，家人接下，自是遂愈也。珍按：此亦惊怒伤肝，痰夹败血，遂致发狂。偶得桃花利痰饮、散滞血之功，与张仲景治积热发狂用承气汤，畜血发狂用桃仁承气汤之意相同；而陈藏器乃言桃花食之患淋何耶？

【附方】 旧三，新十三。**大便艰难**桃花为末，水服方寸匕，即通。千金。**产后秘塞**大小便不通。用桃花、葵子、滑石、槟榔等分，为末。每空心葱白汤服二钱，即利。集验方。**心腹积痛**三月三日采桃花，晒干杵末，以水服二钱匕，良。孟诜食疗本草。**疟疾不已**桃花为末，酒服方寸匕，良。梅师方。**痰饮宿水**桃花散：收桃花阴干为末，温酒服一合，取利。觉虚，食少粥。不似转下药也。崔行功纂要方。**脚气肿痛**桃花一升，阴干为末。每温酒细呷之，一宿即消。外台秘要。**腰脊作痛**三月三日取桃花一斗一升，井华水三斗，曲六升，米六斗，炊熟，如常酿酒。每服一升，日三服。神良。千金。**脓瘘不止**桃花为末，猪脂和傅之，日二。千金。**头上秃疮**三月三日收未开桃花阴干，与桑椹赤者等分作末，以猪脂和。先取灰汁洗去痂，即涂之。食疗。**头上肥疮**一百五日寒食节，收桃花为末。食后以水半盏调服方寸匕，日三，甚良。崔元亮海上方。**黄水面疮**方同上。**足上病疮**桃花、食盐等分杵匀，醋和傅之。肘后方。**雀卵面疱**桃花、冬瓜仁研末等分，蜜调傅之。圣惠。**干粪塞肠**胀痛不通。用毛桃花湿者一两，和面三两，作馄饨煮熟，空心食之。日午腹鸣如雷，当下恶物也。圣惠方。**面上粉刺**疱子如米粉。用桃花、丹砂各三两为末。每服一钱，空心井水下。日三服。十日知，二十日小便当出黑汁，面色莹白也。圣惠方。**令面光华**三月三日收桃花，七月七日收鸡血，和涂面上。三二日后脱下，则光华颜色也。圣济总录。

叶 〔颂曰〕采嫩者名桃心，入药尤胜。

【气味】 苦，平，无毒。

【主治】 除尸虫，出疮中小虫。别录。治恶气，小儿寒热客忤。大明。疗伤寒、时气、风痹无汗，治头风，通大小便，止霍乱腹痛。时珍。

【发明】〔颂曰〕桃叶蒸汗法：张文仲备急方治天行病，有支太医桃叶汤熏法：用水二石煮桃叶，取七斗，安床箦下，厚被盖卧床上，乘热熏之。少时当雨汗，汗遍去汤，速粉之，并灸大椎穴，则愈。又陈廪丘小品方，有阮河南桃叶蒸法云：连发汗，汗不出者死，可蒸之，如中风法。烧地令热，去火，以水少洒之，布干桃叶于上厚二三寸，安席叶上卧之，温覆得大汗，被中傅粉极燥，便瘥也。凡柏叶、麦麸、蚕沙皆可如此法用。张苗言：曾有人疲极汗出，卧簟受冷，但苦寒倦，四日凡八发汗，汗不出，用此法而瘥也。〔时珍曰〕按许叔微本事方云：伤寒病，医者须顾表里，循次第。昔范云为梁武帝属官，得时疫热疾，召徐文伯诊之。是时武帝有九锡之命，期在旦夕。云恐不预，求速愈。文伯曰：此甚易，政恐二年后不复起尔。云曰：朝闻道，夕死可矣，况二年乎？文伯乃以火煅地，布桃、柏叶于上，令云卧之。少顷汗出粉之，翌日遂愈。后二年云果卒。取汗先期，尚能促寿；况不顾表里时日，便欲速愈者乎？夫桃叶发汗妙法也，犹有此戒，可不慎欤？

【附方】旧十，新一。**风袭项强**不得顾视。穿地作坑，煅赤，以水洒之令冷，铺生桃叶于内。卧席上，以项着坑上，蒸至汗出，良久即瘥。千金方。**小儿伤寒**时气。用桃叶三两，水五升，煮十沸取汁，日五六遍淋之。后烧雄鼠粪二枚服之，妙。伤寒类要。**二便不通**桃叶杵汁半升服。冬用榆皮。孙真人方。**霍乱腹痛**桃叶三升切，水五升，煮一升，分二服。外台。**除三尸虫**桃叶杵汁，服一升。外台秘要。**肠痔出血**桃叶一斛杵。纳小口器中坐，蒸之，有虫自出。肘后方。**女人阴疮**如虫咬痒痛者。生捣桃叶，绵裹纳之，日三四易。食疗本草。**足上病疮**桃叶捣，和苦酒傅之。肘后方。**鼻内生疮**桃叶嫩心杵烂塞之。无叶用枝。简便方。**身面癣疮**日午捣桃叶，取汁搽之。千金。**诸虫入耳**桃叶挼熟塞之。或捣汁滴之。或作枕，枕一夕自出。梅师方。

茎及白皮

【修治】〔时珍曰〕树皮、根皮皆可，用根皮尤良。并取东行者，刮去粗皮，取白皮入药。

【气味】苦，平，无毒。

【主治】除邪鬼中恶腹痛，去胃中热。别录。治痃忤心腹痛，解蛊毒，辟疫疠，疗黄疸身目如金，杀诸疮虫。时珍。

【附方】旧十四，新五。**天行疫疠**常以东行桃枝煎熬汤浴之，佳。类要。**黄疸如金**晴明时，清晨勿令鸡、犬、妇人见，取东引桃根细如箸、若钗股者一握，

桃

切细，以水一大升，煎一小升，空腹顿服。后三五日，其黄离离如薄云散开，百日方平复也。黄散后，可时时饮清酒一杯，则眼中易散，否则散迟。忌食热面、猪、鱼等物。此是徐之才家秘方也。初虞世必效方。**肺热喘急**集验治肺热闷喘急，客热往来。欲死，不堪服药者。用桃皮、芫花各一升，以水四升，煮取一升，以故布纳汁中，取薄胸口，温四肢，盈数刻即止。图经。**喉痹塞痛**桃皮煮汁三升服。千金翼。**心虚健忘**令耳目聪明。用戊子日，取东引桃枝二寸枕之。又方：五月五日日未出时，取东引桃枝刻作三寸木人，着衣领带中佩之。千金翼。**卒得心痛**东引桃枝一把切，以酒一升，煎半升，顿服大效。肘后方。**鬼疰心痛**东引桃枝一握，去粗皮切，水二升，煎半升。频服。崔氏。**解中蛊毒**用东引桃白皮烘干、大戟、斑蝥去足翅熬，三物等分为末。以冷水服半方寸匕，即出。不出更服。或因酒得以酒服，因食得以食服。初虞世云：此乃李饶州法也。亦可以米泔丸服。苏颂图经。**卒得恶疮**人不识者。取桃皮作屑纳之。孙真人方。**卒患瘰疬**不痛者。取桃树白皮贴疮上，灸二七壮良。孙真人方。**热病口疮**成蟹，桃枝煎浓汁含之。下部有疮，纳入之。类要。**下部蟹疮**桃白皮煮取浓汁如稀饧，入熊胆少许，以绵蘸药纳入下部疮上。梅师。**五痔作痛**桃根，水煎汁浸洗之，当有虫出。**小儿湿癣**桃树青皮为末，和醋频傅之。子母秘录。**狂狗咬伤**桃白皮一握，水三升，煎一升服。梅师方。**水肿尿短**桃皮三斤去内外皮，秫米一斗，女曲一升，以水二斗煮桃皮，取汁一斗，以一半渍曲，一半渍秫饭，如常酿成酒。每服一合，日三次，以体中有热为候。小便多是病去。忌生冷、一切毒物。圣济总录。**妇人经闭**数年不通，面色萎黄，唇口青白，腹内成块，肚上筋起，腿胫或肿，桃根煎主之。用桃树根、牛蒡根、马鞭草根、牛膝、蓬蘽各一斤剉，以水三斗，煎一斗去滓，更以慢火煎如饧状收之。每以热酒调服一匙。圣惠。**牙疼颊肿**桃白皮、柳白皮、槐白皮等分，煎酒热漱。冷则吐之。圣惠方。**小儿白秃**桃皮五两煎汁，入白面沐之。并服。同上。

桃胶

【修治】〔时珍曰〕桃茂盛时，以刀割树皮，久则胶溢出，采收，以桑灰汤浸过，曝干用。如服食，当依本方修炼。

【气味】 苦，平，无毒。

【主治】 炼服，保中不饥，忍风寒。别录。**下石淋，破血，治中恶疰忤。**苏恭。**主恶鬼邪气。**孟诜。**和血益气，治下痢，止痛。**时珍。

【发明】〔颂曰〕本草言桃胶炼服，保中不饥。按仙方服胶法：取胶二十斤，绢袋盛，于栎木灰汁一石中，煮三五沸，取挂高处，候干再煮，如此三度，曝干研筛，蜜和丸梧子大，每空腹酒服二十丸。久服身轻不老。〔时珍曰〕按抱朴子云：桃胶以桑灰汁渍过服之，除百病，数月断谷，久则晦夜有光如月。又列仙传云：高丘公服桃胶得仙。古方以桃胶为仙药，而后人不复用之，岂其功亦未必如是之殊耶？

【附方】旧二，新三。**虚热作渴**桃胶如弹丸大，含之佳。外台。**石淋作痛**桃木胶如枣大，夏以冷水三合，冬以汤三合，和服，日三服。当下石，石尽即止。古今录验。**血淋作痛**桃胶炒、木通、石膏各一钱，水一盏，煎七分，食后服。杨氏家藏方。**产后下痢**赤白，里急后重，疞痛。用桃胶焙干、沉香、蒲黄炒各等分，为末。每服二钱，食前米饮下。妇人良方。**痘𤵆发搐**黑陷者。用桃胶煎汤饮之。或水熬成膏，酒化服之，大效。总微论。

桃符

【主治】**中恶，精魅邪气，水煮汁服之。**孟诜。

【发明】〔时珍曰〕典术云：桃乃西方之木，五木之精，仙木也。味辛气恶，故能厌伏邪气，制百鬼。今人门上用桃符以此。玉烛宝典云：户上着桃板辟邪，取山海经神荼、郁垒居东海蟠桃树下，主领众鬼之义。许慎云：羿死于桃棓。棓，杖也。故鬼畏桃，而今人用桃梗作杙橛以辟鬼也。礼记云：王吊则巫祝以桃茢前引，以辟不祥。茢者，桃枝作帚也。博物志云：桃根为印，可以召鬼。甄异传云：鬼但畏东南枝尔。据此诸说，则本草桃之枝、叶、根、核、桃枭、桃橛，皆辟鬼祟产𧏖，盖有由来矣。钱乙小儿方，疏取积热及结胸，用巴豆、硇、汞之药，以桃符煎汤下，亦是厌之之义也。

桃橛 拾遗 〔时珍曰〕橛音掘，即杙也。人多钉于地上，以镇家宅，三载者良。

【主治】**卒心腹痛，鬼疰，破血，辟邪恶气胀满，煮汁服之，与桃符同功。**藏器。

【附方】新一。**风虫牙痛**门下桃橛烧取汁，少少纳孔中，以蜡固之。圣惠方。

桃寄生 见木部。

桃蠹虫 移入虫部。

栗《别录》上品

【释名】〔时珍曰〕栗，说文作㮚，从卤，音条，象花实下垂之状也。梵书名笃迦。

【集解】〔别录曰〕栗生山阴，九月采。〔弘景曰〕今会稽诸暨栗，形大皮厚，不美；剡及始丰栗，皮薄而甜，乃佳。〔颂曰〕栗处处有之，而兖州、宣州者最胜。木高二三丈，叶极类栎。四月开花青黄色，长条似胡桃花。实有房汇，大者若拳，中子三四；小者若桃李，中子惟一二。将熟则罅拆子出。栗类亦多。按陆玑诗疏云：栗，五方皆有之，周、秦、吴、扬特饶。惟濮阳及范阳栗甜美味长，他方者不及也。倭、韩国诸岛上栗大如鸡子，味短不美。桂阳有莘栗，丛生，实大如杏仁，皮、子形色与栗无异，但小耳。又有奥栗，皆与栗同，子圆而细，惟江湖有之，或云即莘也。莘音榛，诗云"树之莘栗"是矣。〔恭曰〕板栗、锥栗二树皆大。茅栗似板栗而细如橡子，其树虽小，叶亦不殊，但春生夏花、秋实冬枯为异耳。〔宗奭曰〕湖北一种旋栗，顶圆末尖，即榛栗，象榛子形也。栗欲干收，莫如曝之；欲生收，莫如润沙藏之，至夏初尚如新也。〔时珍曰〕栗但可种成，不可移栽。按事类合璧云：栗木高二三丈，苞生多刺如猬毛，每枝不下四五个苞，有青、黄、赤三色。中子或单或双，或三或四。其壳生黄熟紫，壳内有膜裹仁，九月霜降乃熟。其苞自裂而子坠者，乃可久藏，苞未裂者易腐也。其花作条，大如箸头，长四五寸，可以点灯。栗之大者为板栗，中心扁子为栗楔。稍小者为山栗。山栗之圆而末尖者为锥栗。圆小如橡子者为莘栗。小如指顶者为茅栗，即尔雅所谓栭栗也，一名栵栗，可炒食之。刘恂岭表录云：广中无栗。惟靳州山中有石栗，一年方熟，圆如弹子，皮厚而味如胡桃。得非栗乃水果，不宜于炎方耶？

实

【气味】 **咸，温，无毒。**〔诜曰〕吴栗虽大味短，不如北栗。凡栗日中曝干食，即下气补益；不尔犹有木气，不补益也。火煨去汗，亦杀木气。生食则发气，蒸炒热食则壅气。凡患风水人不宜食，味咸生水也。〔恭曰〕栗作粉食，胜于菱、芡；但以饲孩儿，令齿不生。〔宗奭曰〕小儿不可多食。生则难化，熟则滞气，膈食生虫，往往致病。

【主治】 **益气，厚肠胃，补肾气，令人耐饥。**别录。**生食，治腰脚不遂。**思邈。**疗筋骨断碎，肿痛瘀血，生嚼涂之，有效。**苏恭。

栗楔音屑 〔时珍曰〕一球三颗，其中扁者栗楔也。

【主治】 **筋骨风痛。**士良。**活血尤效。**〔颂曰〕今衡山合活血丹用之。**每日生食七枚，破冷痃癖。又生嚼，署恶刺，出箭头，傅瘰疬肿毒痛。**大明。

【发明】 〔思邈曰〕栗，肾之果也。肾病宜食之。〔弘景曰〕相传有人患腰脚弱，往栗树下食数升，便能起行。此是补肾之义，然应生啖。若服饵则宜蒸曝之。〔宗奭曰〕栗之补肾，为其味咸，又滞其气也。〔时珍曰〕栗于五果属水。水潦之年则栗不熟，类相应也。有人内寒，暴泄如注，令食煨栗二三十枚，顿愈。肾主大便，栗能通肾，于此可验。经验方治肾虚腰脚无力，以袋盛生栗悬干，每旦吃十余颗，次吃猪肾粥助之，久必强健。盖风干之栗，胜于日曝，而火煨油炒，胜于煮蒸。乃须细嚼，连液吞咽，则有益。若顿食至饱，反致伤脾矣。按苏子由诗云：老去自添腰脚病，山翁服栗旧传方。客来为说晨兴晚，三咽徐收白玉浆。此得食栗之诀也。王祯农书云：史记载秦饥，应侯请发五苑枣、栗。则本草栗厚肠胃、补肾气、令人耐饥之说，殆非虚语矣。

【附方】 旧三，新五。**小儿疳疮**生嚼栗子傅之。外台。**苇刺入肉方同上**。**马汗入肉**成疮者。方同上。胜金方。**马咬成疮**独颗栗子烧研傅之。医说。**熊虎爪伤方同上**。**小儿口疮**大栗煮熟，日日与食之，甚效。普济。**衄血不止**宣州大栗七枚刺破，连皮烧存性，出火毒，入麝香少许研匀。每服二钱，温水下。圣济总录。**金刃斧伤**用独壳大栗研傅，或仓卒嚼傅亦可。集简方。

栗荴音孚 〔恭曰〕栗内薄皮也。

【气味】 甘，平，涩，无毒。

【主治】 捣散，和蜜涂面，令光急去皱文。苏恭。

【附方】 新一。**骨鲠在咽**栗子内薄皮烧存性，研末，吹入咽中即下。圣济总录用栗子肉上皮半两为末，鲇鱼肝一个，乳香二钱半，同捣，丸梧子大。看鲠远近，以线系绵裹一丸，水润吞之，提线钓出也。

栗壳栗之黑壳也。

【气味】 同荴。

【主治】 反胃消渴，煮汁饮之。孟诜。煮汁饮，止泻血。大明。

【附方】 新一。**鼻衄不止**累医不效。栗壳烧存性，研末，粥饮服二钱。圣惠方。

毛球栗外刺包也。

【主治】 煮汁，洗火丹毒肿。苏恭。

花

【主治】 瘰疬。吴瑞。

树皮

【主治】 煮汁，洗沙虱、溪毒。苏恭。疗疮毒。苏颂。治丹毒五色无常。剥皮有刺者，煎水洗之。孟诜。出肘后方。

根

【主治】 偏肾气，酒煎服之。汪颖。

天师栗《纲目》

【集解】〔时珍曰〕按宋祁益州方物记云：天师栗，惟西蜀青城山中有之，他处无有也。云张天师学道于此所遗，故名。似栗而味美，惟独房若橡为异耳。今武当山所卖娑罗子，恐即此物也。

【气味】 甘，温，无毒。

【主治】 久食，已风挛。时珍。出益州记。

枣《本经》上品

【释名】〔时珍曰〕按陆佃埤雅云：大曰枣，小曰棘。棘，酸枣也。枣性高，故重束；棘性低，故并束。束音次。枣、棘皆有刺针，会意也。

【集解】〔别录曰〕枣生河东平泽。〔弘景曰〕世传河东猗氏县枣特异。今青州出者形大而核细，多膏甚甜。郁州互市者亦好，小不及耳。江东临沂、金城枣形大而虚，少脂，好者亦可用之。南枣大恶，不堪啖。〔颂曰〕近北州郡皆出枣，惟青州之种特佳。晋州、绛州者虽大，而不及青州肉厚也。江南出者，坚燥少脂。今园圃种莳者，其种甚多。美者有水菱枣、御枣之类，皆不堪入药，盖肌肉轻虚故也。南郡人煮而曝干，皮薄而皱，味更甘于他枣，谓之天蒸枣，亦不入药。按郭璞注尔雅云：壶枣大而锐，犹壶瓠也。边，腰枣也，细腰，今谓之辘轳枣。桥，白枣也，子白乃熟。洗，大枣也，出河东猗氏县，大如鸡卵。遵，羊枣也，实小紫黑，俗名羊矢枣。樲，酸枣也，木小而实酢。还味，棯枣也，其味短。蹶泄，苦枣也，其味苦。晰，无实枣也。〔宗奭曰〕大枣先青州，次恶州，皆可晒曝入药，益脾胃。余者止可充食用耳。青州人以枣去皮核，焙干为枣圈，以为奇果。有御枣，甘美轻脆，后众枣熟而易生虫，今人所谓扑落酥者是也。又有牙枣，先众枣熟，亦甘美，微酸而尖长。二枣皆可啖，不堪收曝。〔时珍曰〕枣木赤心有刺。四月生小叶，尖觥光泽。五月开小花，白色微青。南北皆有，惟青、晋所出者肥大甘美，入药为良。其类甚繁，尔雅所载之外，郭义恭广志有狗牙、鸡心、牛头、羊角、狝猴、细腰、赤心、三星、骈白之名，又有木枣、氏枣、桂枣、夕枣、灌枣、墟枣、蒸枣、白枣、丹枣、棠枣，及安邑、信都诸枣。谷城紫枣长二寸，羊角枣长三寸。密云所出小枣，脆润核细，味亦甘美，皆可充果食，不堪入药。入药须用青州及晋地晒干大枣为良。按贾思勰齐民要术云：凡枣全赤时，日日撼而收曝，则红皱若半赤收者，肉未充满，干即色黄赤收者，味亦不佳。食经作干枣法：须治净地，铺菰箔之类承枣，日晒夜露，择去胖烂，曝干收之。切而晒干者为枣脯。煮熟榨出者为枣膏，亦曰枣瓤。蒸熟者为胶枣，加以糖、蜜拌蒸则更甜；以麻油叶同蒸，则色更润泽。捣枣胶晒干者为枣油，其法取红软干枣入釜，以水仅淹平，煮沸漉出，砂盆研细，生布绞取汁，涂盘上晒干，其形如油，以手摩刮为末收之。每以一匙，投汤碗中，酸甜味足，即成美浆，用和米籺，最止饥渴、益脾胃也。卢谌祭法云：春祀用枣油。即此。

生枣

【气味】 甘、辛，热，无毒。多食令人寒热。凡羸瘦者不可食。〔思邈曰〕多食令人热渴膨胀，动脏腑，损脾元，助湿热。

大枣

【释名】 干枣别录美枣别录良枣。〔别录曰〕八月采，曝干。〔瑞曰〕此即晒干大枣也。味最良美，故宜入药。今人亦有用胶枣之肥大者。

【气味】 甘，平，无毒。〔思邈曰〕甘、辛，热，滑，无毒。〔杲曰〕温。〔大明曰〕有齿病、疳病、虫䘌人不宜啖枣，小儿尤不宜食。又忌与葱同食，令人五脏不和；与鱼同食，令人腰腹痛。〔时珍曰〕今人蒸枣多用糖、蜜拌过，久食最损脾、助湿热也。啖枣多，令人齿黄生䘌，故嵇康养生论云：齿处晋而黄，虱处头而黑。

【主治】 心腹邪气，安中，养脾气，平胃气，通九窍，助十二经，补少气、少津液、身中不足，大惊四肢重，和百药。久服轻身延年。本经。〔宗奭曰〕煮取肉，和脾胃药甚佳。补中益气，坚志强力，除烦闷，疗心下悬，除肠澼。久服不饥神仙。别录。润心肺，止嗽，补五脏，治虚损，除肠胃癖气。和光粉烧，治疳痢。大明。小儿患秋痢，与虻枣食之良。孟诜。杀乌头、附子、天雄毒。之才。和阴阳，调荣卫，生津液。李杲。

【发明】〔弘景曰〕道家方药，以枣为佳饵。其皮利，肉补虚，所以合汤皆擘之也。〔杲曰〕大枣气味俱厚，阳也。温以补不足，甘以缓阴血。〔成无己曰〕邪在荣卫者，辛甘以解之。故用姜、枣以和荣卫，生发脾胃升腾之气。张仲景治奔豚，用大枣滋脾土以平肾气也。治水饮胁痛有十枣汤，益土而胜水也。〔震亨曰〕枣属土而有火，味甘性缓。甘先入脾，补脾者未尝用甘。故今人食甘多者，脾必受病也。〔时珍曰〕素问言枣为脾之果，脾病宜食之。谓治病和药，枣为脾经血分药也。若无故频食，则生虫损齿，贻害多矣。按王好古云：中满者勿食甘，甘令人满。故张仲景建中汤心下痞者，减饧、枣，与甘草同例，此得用枣之方矣。又按许叔微本事方云：一妇病脏燥悲泣不止，祈祷备至。予忆古方治此证用大枣汤，遂治与服，尽剂而愈。古人识病治方，妙绝如此。又陈自明妇人良方云：程虎卿内人妊娠四五个月，遇昼则惨戚悲伤，泪下数欠，如有所凭，医巫兼治皆无益。管伯周说：先人曾语此，治须大枣汤乃愈。虎卿借方治药，一投而愈。方见下条。又摘玄方治此证，用红枣烧存性，酒服三钱，亦大枣汤变法也。

【附方】旧七，新十二。**调和胃气**以干枣去核，缓火逼燥为末。量多少入少生姜末，白汤点服。调和胃气甚良。衍义。**反胃吐食**大枣一枚去核，用斑蝥一枚去头翅，入在内，煨熟去蝥，空心食之，白汤下良。**小肠气痛**大枣一枚去核，用斑蝥一枚去头、翅、入枣内，纸包煨熟，去蝥食枣，以桂心、毕澄茄汤下。直指。**伤寒热病**后，口干咽痛，喜唾。大枣二十枚，乌梅十枚，捣入蜜丸。含一杏仁，咽汁甚效。千金方。**妇人脏燥**悲伤欲哭，象若神灵，数欠者，大枣汤主之。大枣十枚，小麦一升，甘草二两，每服一两，水煎服之。亦补脾气。**妊娠腹痛**大红枣十四枚，烧焦为末，以小便服之。梅师。**大便燥塞**大枣一枚去核，入轻粉半钱缚定，煨熟食之，仍以枣汤送下。直指。**咒枣治疟**执枣一枚，咒曰：吾有枣一枚，一心归大道。优他或优降，或劈火烧之。念七遍，吹枣上，与病人食之，即愈。岣嵝神书。**烦闷不眠**大枣十四枚，葱白七茎，水三升，煮一升，顿服。千金。**上气咳嗽**治伤中筋脉急，上气咳嗽者。用枣二十枚去核，以酥四两微火煎，入枣肉中泣尽酥，取收之。常含一枚，微微咽之取瘥。圣惠方。**肺疽吐血**因啖辛辣、热物致伤者。用红枣连核烧存性，百药煎煅过，等分为末。每服二钱，米饮下。三因。**耳聋鼻塞**不闻音声、香臭者。取大枣十五枚去皮核，蓖麻子三百枚去皮，和捣。绵裹塞耳、鼻，日一度。三十余日，闻声及香臭也。先治耳，后治鼻，不可并塞。孟诜食疗。**久服香身**用大枣肉和桂心、白瓜仁、松树皮为丸，久服之。食疗本草。**走马牙疳**新枣肉一枚，同黄檗烧焦为末，油和傅之。若加砒少许更妙。王氏博济。**诸疮久坏**不愈者。枣膏三升，煎水频洗，取愈。千金。**痔疮疼痛**大肥枣一枚剥去皮，取水银掌中，以唾研令极熟，傅枣瓤上，纳入下部良。外台。**下部虫痒**蒸大枣取膏，以水银和捻，长三寸，以绵裹，夜纳下部中，明日虫皆出也。肘后。**卒急心疼**海上方诀云：一个乌梅二个枣，七枚杏仁一处捣。男酒女醋送下之，不害心疼直到老。**食椒闭气**京枣食之即解也。百一选方。

三岁陈枣核中仁

【气味】燔之，苦，平，无毒。

【主治】**腹痛邪气**。别录。**恶气卒疰忤**。孟诜。**核烧研，掺胫疮良**。时珍。

【发明】〔时珍曰〕按刘根别传云：道士陈孜如痴人，江夏袁仲阳敬事之。孜曰：今春当有疾，可服枣核中仁二十七枚。后果大病，服之而愈。又云：常服枣仁，百邪不复干也。仲阳服之有效，则枣果有治邪之说矣。又道书云：常含枣核治气，令口行津液，咽之佳。谢承后汉书亦云：孟节能含枣核，不食可至十年也。此皆藉枣以生津受气，而咽之又能达黄宫，以交离坎之义耳。

叶

【气味】 甘，温，微毒。〔别录曰〕散服使人瘦，久则呕吐。

【主治】 **覆麻黄，能令出汗**。本经。**和葛粉，揩热痱疮良**。别录。**治小儿壮热，煎汤浴之**。大明。

【附方】 新二。小儿伤寒五日已后热不退。用枣叶半握，麻黄半两，葱白、豆豉各一合，童子小便二钟，煎一钟，分二服，取汗。总录。**反胃呕哕**干枣叶一两，藿香半两，丁香二钱半，每服二钱，姜三片，水一盏煎服。圣惠方。

木心

【气味】 甘，涩，温，有小毒。

【主治】 **中蛊腹痛，面目青黄，淋露骨立**。剉取一斛，水淹三寸，煮至二斗澄清，煎五升，旦服五合，取吐即愈。又煎红水服之，能通经脉。时珍。出小品方。

根

【主治】 **小儿赤丹从脚跌起**，煎汤频浴之。时珍。出千金。

【附方】 旧一。令发易长取东行枣根三尺，横安甑上蒸之，两头汗出，收取傅发，即易长。圣惠方。

皮

【主治】 **同老桑树皮**，并取北向者，等分，烧研。每用一合，井水煎，澄取清，洗目。一月三洗，昏者复明。忌荤、酒、房事。时珍。

仲思枣宋《开宝》

【释名】 仙枣。〔志曰〕北齐时有仙人仲思得此枣种之，因以为名。

【集解】 〔志曰〕仲思枣形如大枣，长二寸，正紫色，细文小核，味甘。今亦少有。〔时珍曰〕按杜宝大业拾遗记云：隋时信都郡献仲思枣，长四寸，围五寸，肉肥核小有味，胜于青州枣，亦名仙枣。观此，则广志之西王母枣、谷城紫枣，皆此类也。

【气味】 甘,温,无毒。

【主治】 补虚益气,润五脏,去痰嗽冷气。久服令人肥健,好颜色,神仙不饥。开宝。

苦枣《食性》

【释名】 蹶泄尔雅。名义未详。

【集解】 〔士良曰〕苦枣处处有之。色青而小,味苦不堪,人多不食。

实

【气味】 苦,大寒,无毒。

【主治】 伤寒热伏在脏腑,狂荡烦满,大小便闭涩。取肉煮研,和蜜丸服。士良。

本草纲目果部目录第三十卷

果之二山果类三十四种

梨别录　鹿梨图经　棠梨纲目　海红纲目　木瓜别录　楂子食疗　楧楂图经　榲桲开宝　山楂唐本　即山查　庵罗果开宝　奈别录　林檎开宝　梯别录　椑柿开宝　君迁子拾遗　即牛奶柿　安石榴别录　橘本经　柑开宝　橙开宝　柚日华　枸橼图经　即香橼　金橘纲目　枇杷别录　杨梅开宝　樱桃别录　山婴桃别录　银杏日用　即白果　胡桃开宝　榛子开宝　阿月浑子拾遗　樏子拾遗　钩栗拾遗　橡实唐本　即栎子　槲实唐本　即槲若

上附方旧五十二,新一百七十四

本草纲目果部第三十卷

果之二 | 山果类三十四种

梨《别录》下品

【释名】 **快果 果宗 玉乳 密父。**〔震亨曰〕梨者,利也。其性下行流利也。〔弘景曰〕梨种殊多,并皆冷利,多食损人,故俗人谓之快果,不入药用。

【集解】〔颂曰〕梨处处皆有,而种类殊别。医方相承,用乳梨、鹅梨。乳梨出宣城,皮厚而肉实,其味极长。鹅梨河之南北州郡皆有之,皮薄而浆多,味差短,其香则过之。其余水梨、消梨、紫糜梨、赤梨、青梨、茅梨、甘棠梨、御儿梨之类甚多,俱不入药也。一种桑梨,惟堪蜜煮食之,止口干,生食不益人,冷中。又有紫花梨,疗心热。唐武宗有此疾,百药不效。青城山邢道人以此梨绞汁进之,帝疾遂愈。复求之,不可得。常山郡忽有一株,因缄封以进。帝多食之,解烦燥殊效。岁久木枯,不复有种,今人不得而用之矣。〔时珍曰〕梨树高二三丈,尖叶光腻有细齿,二月开白花如雪六出。上巳无风则结实必佳。故古语云:上巳有风梨有蠹,中秋无月蚌无胎。贾思勰言梨核每颗有十余子,种之惟一二子生梨,余皆生杜,此亦一异也。杜即棠梨也。梨品甚多,必须棠梨、桑树接过者,则结子早而佳。梨有青、黄、红、紫四色。乳梨即雪梨,鹅梨即绵梨,消梨即香水梨也。俱为上品,可以治病。御儿梨即玉乳梨之讹。或云御儿一作语儿,地名也,在苏州嘉兴县,见汉书注。其他青皮、早谷、半斤、沙糜诸梨,皆粗涩不堪,止可蒸煮及切烘为脯尔。一种醋梨,易水煮熟,则甜美不损人也。昔人言梨,皆以常山真定、山阳钜野、梁国睢阳、齐国临淄、钜鹿、弘农、京兆、邺都、洛阳为称。盖好梨多产于北土,南方惟宣城者为胜。故司马迁史记云:淮北、荥南、河济之间,千株梨其人与千户侯等也。又魏文帝诏云:真定御梨大如拳,甘如蜜,脆如菱,可以解烦释悁。辛氏三秦记云:含消梨大如五升器,坠地则破,须以囊承取之。汉武帝尝种于上苑。此又梨之奇品也。物类相感志言:梨与萝卜相间收藏,或削梨蒂种于萝卜上藏之,皆可经年不烂。今北人每于树上包裹,过冬乃摘,亦妙。

实

【气味】 甘、微酸,寒,无毒。多食令人寒中萎困。金疮、乳妇、血虚者,尤不可食。〔志曰〕别本云：梨：甘寒，多食成冷痢。桑梨：生食冷中，不益人。

【主治】热嗽，止渴。切片贴汤火伤，止痛不烂。苏恭。治客热，中风不语，治伤寒热发，解丹石热气、惊邪，利大小便。开宝。除贼风，止心烦气喘热狂。作浆，吐风痰。大明。卒暗风不语者，生捣汁频服。胸中痞塞热结者，宜多食之。孟诜。润肺凉心，消痰降火，解疮毒、酒毒。时珍。

【发明】〔宗奭曰〕梨多食动脾，少则不及病，用梨者当斟酌之。惟病酒烦渴人食之甚佳，终不能却疾。〔慎微曰〕孙光宪北梦琐言云：有一朝士见奉御梁新诊之，曰：风疾已深，请速归去。复见郧州马医赵鄂诊之，言与梁同，但请多吃消梨，咀龁不及，绞汁而饮。到家旬日，唯吃消梨顿爽也。〔时珍曰〕别录著梨，止言其害，不著其功。陶隐居言梨不入药。盖古人论病多主风寒，用药皆是桂、附，故不知梨有治风热、润肺凉心、消痰降火、解毒之功也。今人痰病、火病，十居六七。梨之有益，盖不为少，但不宜过食尔。按类编云：一士人状若有疾，厌厌无聊，往谒杨吉老诊之。杨曰：君热证已极，气血消铄，此去三年，当以疽死。士人不乐而去。闻茅山有道士医术通神，而不欲自鸣。乃衣仆衣，诣山拜之，愿执薪水之役。道士留置弟子中。久之以实白道士。道士诊之，笑曰：汝便下山，但日日吃好梨一颗。如生梨已尽，则取干者泡汤，食滓饮汁，疾自当平。士人如其戒，经一岁复见吉老。见其颜貌腴泽，脉息和平，惊曰：君必遇异人，不然岂有痊理？士人备告吉老。吉老具衣冠望茅山设拜，自咎其学之未至。此与琐言之说仿佛。观夫二条，则梨之功岂小补哉？然惟乳梨、鹅梨、消梨可食，余梨则亦不能去病也。

【附方】旧六，新三。消渴饮水用香水梨、或鹅梨、或江南雪梨皆可，取汁以蜜汤熬成瓶收。无时以热水或冷水调服，愈乃止。普济方。卒得咳嗽〔颂曰〕崔元亮海上方用好梨去核，捣汁一碗，入椒四十粒，煎一沸去滓，纳黑饧一大两，消讫，细细含咽立定。〔诜曰〕用梨一颗，刺五十孔，每孔纳椒一粒，面裹灰火煨熟，停冷去椒食之。又方：去核纳酥、蜜，面裹烧熟，冷食。又方：切片，酥煎食之。又方：捣汁一升，入酥、蜜各一两，地黄汁一升，煎成含咽。凡治嗽须喘急定时冷食之。若热食反伤肺，令嗽更剧，不可救也。若反，可作羊肉汤饼饱食之，即佳。痰喘气急梨剜空，纳小黑豆令满，留盖合住系定，糠火煨熟，捣作饼。每日食之，至效。摘玄。暗风失音生梨捣汁一盏饮之，日再服。食疗本草。小儿风热昏懵躁闷，不能食。用消梨三枚切破，以水二升，煮取汁一升，入粳米一合，煮粥食之。圣惠方。赤目弩肉日夜痛者。取好梨一颗捣绞汁，以绵裹黄连片一钱浸汁，仰卧点之。图经。赤眼肿痛鹅梨一枚捣汁，黄连末半两，腻粉一字，和匀绵裹浸梨汁中，日日点之。圣惠。**反胃转食**药物不下。用大雪梨一个，以丁香十五粒刺入梨内，湿纸包四五重，煨熟食之。总录。

花

【主治】 **去面黑粉滓**。时珍。方见李花下。

叶

【主治】 **霍乱吐利不止**，煮汁服。**作煎，治风**。苏恭。**治小儿寒疝**。苏颂。**捣汁服，解中菌毒**。吴瑞。

【附方】 旧三，新一。**小儿寒疝**腹痛大汗出。用梨叶浓煎七合，分作数服，饮之大良。此徐王经验方也。图经本草。**中水毒病**初起头痛恶寒，拘急心烦。用梨叶一把捣烂，以酒一盏搅饮。肘中方。**蝼蛄尿疮**出黄水。用梨叶汁涂之。干即易。肘中方。**食梨过伤**梨叶煎汁解之。黄记。

木皮

【主治】 **解伤寒时气**。时珍。

【附方】 新四。**伤寒温疫**已发未发。用梨木皮、大甘草各一两，黄秫谷一合，为末，锅底煤一钱。每服三钱，白汤下，日二服，取愈。此蔡医博方也。黎居士简易方。**霍乱吐利**梨枝煮汁饮。圣惠。**气积郁冒**人有气从脐左右起上冲，胸满气促，郁冒厥者。用梨木灰、伏出鸡卵壳中白皮、紫菀、麻黄去节，等分为末，糊丸梧子大，每服十丸，酒下。亦可为末服方寸匕，或煮汤服。总录。**结气咳逆**三十年者服之亦瘥。方同上。

鹿梨《图经》

校正：原附梨下，今分出。

【释名】 **鼠梨**诗疏**山梨**毛诗**阳檖**尔雅**罗**。〔时珍曰〕尔雅云：檖，罗也。其木有纹如罗，故名。诗云：隰有树檖。毛苌注云：檖一名赤罗。一名山梨，一名树梨。今人谓之阳檖。陆玑诗疏云：檖即鹿梨也，一名鼠梨。

【集解】 〔颂曰〕江宁府信州一种小梨名鹿梨，叶如茶，根如小拇指。彼人取皮治疮，八月采之。近处亦有，但采实作干，不知入药也。〔时珍曰〕山梨，野梨也。处处有之。梨大如杏，可食。其木文细密，赤者文急，白者文缓。按陆玑云：鹿梨，齐郡尧山、鲁国、河内皆有，人亦种之。实似梨而酢，亦有美脆者。

实

【气味】 **酸,涩,寒,无毒。**

【主治】 **煨食治痢。**苏颂。

根皮

【气味】 同实。

【主治】 **疮疥,煎汁洗之。**苏颂。

【附方】 新二。**一切疮**鹿梨散:用鹿梨根、蛇床子各半斤,真剪草四两,硫黄三钱,轻粉一钱,为末,麻油调傅之。小儿,涂于绢衣上着之,七日不解,自愈。仁存方。**一切癣**鹿梨根刮皮捣烂,醋和麻布包擦之。干者为末,以水和捣。唐瑶经验方。

棠梨《纲目》

【释名】 **甘棠。**〔时珍曰〕尔雅云:杜,甘棠也。赤者杜,白者棠。或云:牝曰杜,牡曰棠。或云:涩者杜,甘者棠。杜者涩也,棠者糖也。三说俱通,末说近是。

【集解】〔时珍曰〕棠梨,野梨也。处处山林有之。树似梨而小。叶似苍术叶,亦有团者,三叉者,叶边皆有锯齿,色颇黪白。二月开白花,结实如小楝子大,霜后可食。其树接梨甚嘉。有甘、酢,赤、白二种。按陆玑诗疏云:白棠,甘棠也,子多酸美而滑。赤棠子涩而酢,木理亦赤,可作弓材。救荒本草云:其叶味微苦,嫩时炸熟,水浸淘净,油、盐调食,或蒸晒代茶。其花亦可炸食,或晒干磨面作烧饼食以济饥。又杨慎丹铅录言:尹伯奇采樗花以济饥。注者言樗即山梨,乃今棠梨也。未知是否。

实

【气味】 **酸、甘,涩,无毒。**

【主治】 **烧食,止滑痢。**时珍。

枝叶

【气味】 同实。

【主治】 **霍乱吐泻不止,转筋腹痛,取一握,同木瓜二两煎汁,细呷之。**时珍。圣惠方。

【附方】 新一。**反胃吐食**棠梨叶油炒去刺,为末,每旦酒服一钱。山居四要。

海红《纲目》

【释名】 海棠梨。〔时珍曰〕按李德裕花木记云：凡花木名海者，皆从海外来，如海棠之类是也。又李白诗注云：海红乃花名，出新罗国甚多。则海棠之自海外有据矣。

【集解】〔时珍曰〕饮膳正要果类有海红，不知出处，此即海棠梨之实也。状如木瓜而小，二月开红花，实至八月乃熟。郑樵通志云：海棠子名海红，即尔雅赤棠也。沈立海棠谱云：棠有甘棠、沙棠、棠梨，皆非海棠也。海棠盛于蜀中。其出江南者名南海棠，大抵相类，而花差小。棠性多类梨。其核生者长慢，数十年乃花。以枝接梨及木瓜者易茂。其根色黄而盘劲，且木坚而多节，外白中赤。其枝叶密而条畅。其叶类杜，大者缥绿色，小者浅紫色。二月开花五出，初如胭脂点点然，开则渐成缬晕，落则有若宿妆淡粉。其蒂长寸余，淡紫色，或三萼、五萼成丛。其蕊如金粟，中有紫须。其实状如梨，大如樱桃，至秋可食，味甘酸。大抵海棠花以紫绵色者为正，余皆棠梨耳。海棠花不香，惟蜀之嘉州者有香而木大。有黄海棠，花黄。贴干海棠，花小而鲜。垂丝海棠，花粉红向下。皆无子，非真海棠也。

子

【气味】 酸、甘，平，无毒。

【主治】 泄痢。时珍。出正要。

木瓜《别录》中品

【释名】 楙音茂。〔时珍曰〕按尔雅云：楙，木瓜。郭璞注云：木实如小瓜，酢而可食。则木瓜之名，取此义也。或云：木瓜味酸，得木之正气故名。亦通。楙从林、矛，谐声也。

【集解】〔弘景曰〕木瓜，山阴兰亭尤多，彼人以为良果。又有榠楂，大而黄。有楂子，小而涩。礼云：楂、梨钻之。古亦以楂为果，今则不也。〔保升曰〕其树枝状如柰，花作房生子，形似栝楼，火干甚香。楂子似梨而酢，江外常为果食。〔颂曰〕木瓜处处有之，而宣城者为佳。木状如柰。春末开花，深红色。其实大者如瓜，小者如拳，上黄似着粉。宣人种莳尤谨，遍满山谷。始实成则镞纸花粘于上，夜露日烘，渐变红，花色其文如生。本州以充土贡，故有宣城花木瓜之称。榠楂酷类木瓜，但看蒂间别有重蒂如乳者为木瓜，无者为榠楂也。〔敩曰〕真木瓜皮薄，色赤黄，香而甘酸不涩，其向里子头尖，一面方，食之益人。有和圆子，色微黄，蒂粗，其子小圆，味涩微酸，能伤人气。有蔓子，颗小，味绝涩，不堪用。有土伏子，味绝苦涩不堪，子如大样油麻，饵之令人目涩、多赤筋痛也。〔宗奭曰〕西洛大木瓜，其味和美，至熟止青白色，入药绝有功，胜宣州者，味淡。〔时珍曰〕木瓜可种可接，可以枝压。其叶光而厚，其实如小瓜而有鼻。津润味不木者为木瓜。圆小于木瓜，味木而酢涩者为木桃。似木瓜而无鼻，大于木桃，味涩者为木李，亦曰木梨，即榠楂及和圆子也。鼻乃花脱处，非脐蒂也。木瓜性脆，可蜜渍之为果。去子蒸烂，捣泥入蜜与姜作煎，冬月饮尤佳。木桃、木李性坚，可蜜煎及作糕食之。木瓜烧灰散池中，可以毒鱼，说出淮南万毕术。又广志云：木瓜枝，一尺有百二十节，可为数号。

实

【修治】〔敩曰〕凡使木瓜，勿犯铁器，以铜刀削去硬皮并子，切片晒干，以黄牛乳汁拌蒸，从巳至未，待如膏煎，乃晒用也。〔时珍曰〕今人但切片晒干入药尔。按大明会典：宣州岁贡乌烂虫蛀木瓜入御药局。亦取其陈久无木气，如栗子去木气之义尔。

【气味】**酸，温，无毒。**〔思邈曰〕酸、咸，温，涩。〔诜曰〕不可多食，损齿及骨。

【主治】**湿痹脚气，霍乱大吐下，转筋不止。**别录。**治脚气冲心，取嫩者一颗，去子煎服佳。强筋骨，下冷气，止呕逆，心膈痰唾，消食，止水利后渴不止，作饮服之。**藏器。**止吐泻奔豚，及水肿冷热痢，心腹痛。**大明。**调营卫，助谷气。**雷敩。**去湿和胃，滋脾益肺，治腹胀善噫，心下烦痞。**好古。

【发明】〔杲曰〕木瓜入手、足太阴血分，气脱能收，气滞能和。〔弘景曰〕木瓜最疗转筋。如转筋时，但呼其名及书上作木瓜字皆愈，此理亦不可解。俗人挂木瓜杖，云利筋脉也。〔宗奭曰〕木瓜得木之正，酸能入肝，故益筋与血。病腰肾脚膝无力，皆不可缺也。人以铅霜或胡粉涂之，则失酢味，且无渣，盖受金之制也。〔时珍曰〕木瓜所主霍乱吐利转筋脚气，皆脾胃病，非肝病也。肝虽主筋，而转筋则由湿热、寒湿之邪袭伤脾胃所致，故筋转必起于足腓。腓及宗筋皆属阳明。木瓜治转筋，非益筋也，理脾而伐肝也。土病则金衰而木盛，故用酸温以收脾肺之耗散，而借其走筋以平肝邪，乃土中泻木以助金也。木平则土得令而金受荫矣。素问云：酸走筋，筋病无多食酸。孟诜云：多食木瓜，损齿及骨。皆伐肝之明验，而木瓜入手、足太阴为脾、肺药，非肝药，益可征矣。又针经云：多食酸，令人癃。酸入于胃，其气涩以收，两焦之气不能出入，流入胃中，下去膀胱，胞薄以软，得酸则缩卷，约而不通，故水道不利而癃涩也。罗天益宝鉴云：太保刘仲海日食蜜煎木瓜三五枚，同伴数人皆病淋疾，以问天益。天益曰：此食酸所致也，但夺食则已。阴之所生，本在五味。阴之所营，伤在五味。五味太过，皆能伤人，不独酸也。又陆佃埤雅云：俗言梨百损一益，楙百益一损。故诗云：投我以木瓜，取其有益也。

【附方】旧二，新十。**项强筋急**不可转侧，肝、肾二脏受风也。用宣州木瓜二个取盖去瓤，没药二两，乳香二钱半，二味入木瓜内缚定，饭上蒸三四次，烂研成膏。每用三钱，入生地黄汁半盏，无灰酒二盏，暖化温服。许叔微云：有人患此，自午后发，黄昏时定。予谓此必先从足起。少阴之筋自足至项。筋者肝之合。今日中至黄昏，阳中之阴，肺也。自离至兑，阴旺阳弱之时。故灵宝毕法云：离至乾，肾气绝而肝气弱。肝、肾二脏受邪，故发于此时。予授此及都梁丸服之而愈。本事方。**脚气肿急**用木瓜切片，囊盛踏之。广德顾安中，患脚气筋急腿肿。因附舟以足阁一袋上，渐觉不痛。乃问舟子：袋中何物？曰：宣州木瓜也。及归，制木瓜袋用之，顿愈。名医录。**脚筋挛痛**用木瓜数枚，以酒、水各半，煮烂捣膏，乘热贴于痛处，以帛裹之。冷即换，日三五度。食疗本草。**脐下绞痛**木瓜三片，桑叶七片，大枣三枚，水三升，煮半升，顿服即愈。食疗。**小儿洞痢**木瓜捣汁服之。千金方。**霍乱转筋**木瓜一两，酒一升，煎服。不饮酒者，煎汤服。仍煎汤浸青布裹其足。圣惠。**霍乱腹痛**木瓜五钱，桑叶三片，枣肉一枚，水煎服。圣惠方。**四蒸木瓜圆**治肝、肾、脾三经气虚，为风寒暑湿相搏，流注经络。凡遇六化更变，七情不和，必至发动，或肿满，或顽痹，憎寒壮热，呕吐自汗，霍乱吐利。用宣州大木瓜四个，切盖剜空听用。一个入黄芪、续断末各半两于内。一个入苍术、橘皮各半两于内，一个入乌药、黄松节末各半两于内，黄松节即茯神中心木也，一个入威灵仙、苦葶苈末各半两于内，以原盖簪定，用酒浸透，入甑内蒸熟晒，三浸、三蒸、三晒，捣末，以榆皮末、水和糊，丸如梧子大。每服五十丸，温酒、盐汤任下。御药院方。**肾脏虚冷**气攻腹胁，胀满疼痛。用大木瓜三十枚，去皮、核，剜空，以甘菊花末、青盐末各一斤填满，置笼内蒸熟，捣成膏，入新艾茸二斤搜和，丸如梧子大。每米饮下三十丸，日二。圣济总录。**发槁不泽**木瓜浸油梳头。圣惠方。**反花痔疮**木瓜为末，以鳝鱼身上涎调，贴之，以纸护住。医林集要。**辟除壁虱**以木瓜切片，铺于席下。瞿仙神隐。

木瓜核
【主治】霍乱烦燥气急，每嚼七粒，温水咽之。时珍。出圣惠。

枝 叶 皮 根

【气味】 并酸,涩,温,无毒。

【主治】 煮汁饮,并止霍乱吐下转筋,疗脚气。别录。枝作杖,利筋脉。根、叶煮汤淋足,可以已蹶。木材作桶濯足,甚益人。苏颂。枝、叶煮汁饮,治热痢。时珍。出千金。

花

【主治】 面黑粉滓。方见李花。

楂子音渣《食疗》

校正:原附木瓜下,今分出。

【释名】 木桃埤雅和圆子。〔时珍曰〕木瓜酸香而性脆,木桃酢涩而多渣,故谓之楂,雷公炮炙论和圆子即此也。

【集解】〔藏器曰〕楂子生中都,似楒梓而小,江外常为果食,北土无之。〔颂曰〕处处有之,孟州特多。〔弘景曰〕礼云:楂梨钻之。谓钻去核也。郑玄不识,以为梨之不臧者。郭璞以为似梨而酢涩。古以为果,今不入例矣。〔时珍曰〕楂子乃木瓜之酢涩者,小于木瓜,色微黄,蒂、核皆粗,核中之子小圆也。按王祯农书云:楂似小梨,西川、唐、邓间多种之。味劣于梨与木瓜,而入蜜煮汤,则香美过之。庄子云:楂、梨、橘、柚皆可于口。淮南子云:树楂、梨、橘,食之则美,嗅之则香。皆指此也。

【气味】 酸,涩,平,无毒。〔诜曰〕多食伤气,损齿及筋。

【主治】 断痢。弘景。去恶心咽酸,止酒痰黄水。藏器。煮汁饮,治霍乱转筋,功与木瓜相近。孟诜。

榠楂音冥渣。宋《图经》

校正:原附木瓜下,今分出。

【释名】 蛮楂通志瘙楂拾遗木李诗经木梨埤雅。〔时珍曰〕木李生于吴越,故郑樵通志之蛮楂。云俗呼为木梨,则榠楂盖蛮楂之讹也。

【集解】〔颂曰〕榠楂木、叶、花、实酷类木瓜,但比木瓜大而黄色。辨之惟看蒂间别有重蒂如乳者为木瓜,无此则榠楂也。可以进酒去痰。道家生压取汁,和甘松、玄参末作湿香,云甚爽神也。〔诜曰〕榠楂气辛香,致衣箱中杀蠹虫。〔时珍曰〕榠楂乃木瓜之大而黄色无重蒂者也。楂子乃木瓜之短小而味酢涩者

楂
子
榠
楂

也。榅桲则楂类之生于北土者也。三物与木瓜皆是一类各种，故其形状功用不甚相远，但木瓜得木之正气为可贵耳。

【气味】 酸，平，无毒。

【主治】 解酒去痰。弘景。食之去恶心，止心中酸水。藏器。煨食，止痢。浸油梳头，治发白、发赤。大明。煮汁服，治霍乱转筋。吴瑞。

榅桲 音温孛。宋《开宝》

【释名】〔时珍曰〕榅桲性温而气馞，故名。馞音孛，香气也。

【集解】〔志曰〕榅桲生北土，似楂而小。〔颂曰〕今关陕有之，沙苑出者更佳。其实大抵类楂，但肤慢而多毛，味尤甘。其气芬馥，置衣笥中亦香。〔藏器曰〕树如林檎，花白绿色。〔宗奭曰〕食之须净去浮毛，不尔损人肺。花白色，亦香。最多生虫，少有不蛀者。〔时珍曰〕榅桲盖榠楂之类生于北土者，故其形状功用皆相仿佛。李珣南海药录言：关中谓林檎为榅桲。按述征记云：林檎佳美。榅桲微大而状丑有毛，其味香，关辅乃有，江南甚希。观此则林檎、榅桲，盖相似而二物也。李氏误矣。

【气味】 酸、甘，微温，无毒。〔士良曰〕发毒热，秘大小肠，聚胸中痰，壅涩血脉，不宜多食。〔瑞曰〕同车螯食，发疝气。

【主治】 温中，下气消食，除心间酸水，去臭，辟衣鱼。开宝。去胸膈积食，止渴除烦。将卧时，啖一、两枚，生、熟皆宜。苏颂。〔宗奭曰〕卧时啖此太多，亦痞塞胃脘也。主水泻肠虚烦热，散酒气，并宜生食。李珣。

木皮

【主治】 捣末，傅疮。苏颂。

山楂 音渣《唐本草》

校正：唐本草木部赤爪木，宋图经外类棠球子，丹溪补遗山查，皆一物也。今并于一，但以山楂标题。

【释名】 赤爪子侧巧切。唐本鼠楂唐本猴楂危氏茅楂日用朹子音求檕梅音计。并尔雅。羊梂唐本棠球子图经山里果食鉴。〔时珍曰〕山楂味似楂子，故亦名楂。世俗皆作查字，误矣。查，音槎，乃水中浮木，与楂何关？郭璞注尔雅云：朹，音求，树如梅。其子大如指头，赤色似小柰，可食。此即山楂也，世俗作棣字亦误矣。梂乃栎实,于杬何关。楂、杬之名,见于尔雅。自晋、宋以来,不知其原,但用查、梂耳。此物生于山原茅林中,猴、鼠喜食之,故又有诸名也。唐本草赤爪木当作赤枣,盖枣、爪音讹也,楂状似赤枣故尔。范成大虞衡志有赤枣子。王璆百一选方云:山里红果,俗名酸枣,又名鼻涕团。正合此义矣。

【集解】〔恭曰〕赤爪木,赤楂也。出山南、申、安、随诸州。小树高五六尺,叶似香薷。子似虎掌,大如小林檎,赤色。〔藏器曰〕赤爪草,即鼠楂梂也。生高原。梂似小楂而赤,人食之。〔颂曰〕棠梂子生滁州。二月开白花,随便结实,采无时。彼人用治下痢及腰疼有效。他处亦有,不入药用。〔时珍曰〕赤爪、棠梂、山楂,一物也。古方罕用,故唐本虽有赤爪,后人不知即此也。自丹溪朱氏始著山楂之功,而后遂为要药。其类有二种,皆生山中。一种小者,山人呼为棠杬子、茅楂、猴楂,可入药用。树高数尺,叶有五尖,桠间有刺。三月开五出小白花。实有赤、黄二色,肥者如小林檎,小者如指头,九月乃熟,小儿采而卖之。闽人取熟者去皮核,捣和糖、蜜,作为楂糕,以充果物。其核状如牵牛子,黑色甚坚。一种大者,山人呼为羊杬子。树高丈余,花叶皆同,但实稍大则色黄绿,皮涩肉虚为异尔。初甚酸涩,经霜乃可食。功应相同,而采药者不收。

实

【修治】〔时珍曰〕九月霜后取带熟者,去核曝干,或蒸熟去皮核,捣作饼子,日干用。

【气味】 **酸,冷,无毒**。〔时珍曰〕酸、甘、微温。生食多令人嘈烦易饥,损齿,齿龋人尤不宜也。

【主治】 **煮汁服,止水痢。沐头洗身,治疮痒**。唐本。**煮汁洗漆疮,多瘥**。弘景。**治腰痛有效**。苏颂。**消食积,补脾,治小肠疝气,发小儿疮疹**。吴瑞。**健胃,行结气。治妇人产后儿枕痛,恶露不尽,煎汁入沙糖服之,立效**。震亨。**化饮食,消内积癥瘕,痰饮痞满吞酸,滞血痛胀**。时珍。**化血块气块,活血**。宁原。

【发明】〔震亨曰〕山楂大能克化饮食。若胃中无食积,脾虚不能运化,不思食者,多服之,则反克伐脾胃生发之气也。〔时珍曰〕凡脾弱食物不克化,胸腹酸刺胀闷者,于每食后嚼二三枚,绝佳。但不可多用,恐反克伐也。按物类相感志言:煮老鸡、硬肉,入山楂数颗即易烂。则其消肉积之功,益可推矣。珍邻家一小儿,因食积黄肿,腹胀如鼓。偶往羊杬树下,取食之至饱。归而大吐痰水,其病遂愈。羊杬乃山楂同类,医家不用而有此效,则其功应相同矣。

【附方】 新六。**偏坠疝气**山棠梂肉、茴香炒各一两为末,糊丸梧子大。每服一百丸,空心白汤下。卫生易简方。**老人腰痛**及腿痛。用棠梂子、鹿茸炙等分为末,蜜丸梧子大。每服百丸,日二服。**肠风下血**用寒药、热药及脾弱药具不效者。独用山里果,俗名酸枣,又名鼻涕团,干者为末,艾汤调下,应手即愈。百一选方。**痘疹不快**干山楂为末,汤点服之,立出红活。又法:猴楂五个,酒煎入水,温服即出。危氏得效方。**痘疮干黑**危困者。用棠梂子为末,紫草煎酒调服一钱。全幼心鉴。**食肉不消**山楂肉四两,水煮食之,并饮其汁。简便方。

核

【主治】 吞之,化食磨积,治癫疝。时珍。

【附方】 新二。难产山楂核七七粒,百草霜为衣,酒吞下。海上方。**阴肾癫肿**方见橄榄。

赤爪木

【气味】 苦,寒,无毒。

【主治】 水痢,头风身痒。唐本。

根

【主治】 消积,治反胃。时珍。

茎 叶

【主治】 煮汁,洗漆疮。时珍。出肘后。

庵罗果宋《开宝》

【释名】 阉摩罗迦果出佛书 香盖。〔时珍曰〕庵罗,梵音二合者也。庵摩罗,梵音三合者也。华言清净是也。

【集解】 〔志曰〕庵罗果树生,若林檎而极大。〔宗奭曰〕西洛甚多,梨之类也。其状亦梨,先诸梨熟,七夕前后已堪啖。色黄如鹅梨,才熟便松软,入药亦希。〔时珍曰〕按一统志云:庵罗果俗名香盖,乃果中极品。种出西域,亦柰类也。叶似茶叶。实似北梨,五六月熟,多食亦无害。今安南诸地亦有之。

【气味】 甘,温,无毒。〔士良曰〕酸,微寒。〔志曰〕动风疾。凡天行病及食饱后,俱不可食。同大蒜、辛物食,令人患黄病。

【主治】 食之止渴。开宝。主妇人经脉不通,丈夫营卫中血脉不行。久食,令人不饥。士良。

叶

【主治】 渴疾,煎汤饮。士良。

柰《别录》下品

【释名】 频婆音波。〔时珍曰〕篆文柰字,象子缀于木之形。梵言谓之频婆,今北人亦呼之,犹云端好也。

【集解】〔弘景曰〕柰,江南虽有,而北国最丰。作脯食之,不宜人。林檎相似而小,俱不益人。〔士良曰〕此有三种:大而长者为柰,圆者为林檎,皆夏熟;小者味涩为棂,秋熟,一名楸子。〔时珍曰〕柰与林檎,一类二种也。树、实皆似林檎而大,西土最多,可栽可压。有白、赤、青三色。白者为素柰,赤者为丹柰,亦曰朱柰,青者为绿柰,皆夏熟。凉州有冬柰,冬熟,子带碧色。孔氏六帖言:凉州白柰,大如兔头。西京杂记言:上林苑紫柰,大如升,核紫花青。其汁如漆,著衣不可浣,名脂衣柰。此皆异种也。郭义恭广志云:西方例多柰,家家收切,暴干为脯,数十百斛,以为蓄积,谓之频婆粮。亦取柰汁为豉用。其法:取熟柰纳瓮中,勿令蝇入。六七日待烂,以酒腌,痛拌令如粥状,下水更拌,滤去皮子。良久去清汁,倾布上,以灰在下引汁尽,划开日干为末,调物甘酸得所也。刘熙释名载:柰油,以柰捣汁涂缯上,暴燥取干,色如油也。今关西人以赤柰、楸子取汁涂器中,暴干名果单是矣。味甘酸,可以馈远。杜恕笃论云:日给之花似柰,柰实而日给零落,虚伪与真实相似也。则日给乃柰之不实者。而王羲之帖云:来禽、日给,皆囊盛为佳果。则又似指柰为日给矣。木槿花亦名日及,或同名耳。

实

【气味】 苦,寒,有小毒。多食令人肺壅胪胀,有病人尤甚。别录。〔思邈曰〕酸、苦,寒,涩,无毒。〔时珍曰〕案正要云:频婆:甘,无毒。

【主治】 补中焦诸不足气,和脾。治卒食饱气壅不通者,捣汁服。孟诜。益心气,耐饥。千金。生津止渴。正要。

林檎宋《开宝》

校正:并入拾遗文林郎果。

【释名】 来禽法帖文林郎果。〔藏器曰〕文林郎生渤海间。云其树从河中浮来,有文林郎拾得种之,因以为名。〔珣曰〕文林郎,南人呼为楸梓是矣。〔时珍曰〕案洪玉父云:此果味甘,能来众禽于林,故有林禽、来禽之名。又唐高宗时,纪王李谨得五色林檎似朱柰以贡。帝大悦,赐谨为文林郎。人因呼林檎为文林郎果。又述征记云：林檎实佳美。其楂楙微大而状丑，有毛而香，关辅乃有，江南甚希。据此，则林檎是文林郎，非楂楙矣。

【集解】〔志曰〕林檎在处有之。树似柰，皆二月开粉红花。子亦如柰而差圆，六月、七月熟。〔颂曰〕亦有甘、酢二种：甘者早熟而味脆美；酢者差晚，须烂熟乃堪啖。今医家干之，入治伤寒药，谓之林檎散。〔时珍曰〕林檎即柰之小而圆者。其味酢者，即楸子也。其类有金林檎、红林檎、水林檎、蜜林檎、黑林檎，皆以色味立名。黑者色似紫柰。有冬月再实者。林檎熟时，晒干研末点汤服甚美，谓之林檎麨。僧赞宁物类相感志云：林檎树生毛虫，埋蚕蛾于下，或以洗鱼水浇之即止。皆物性之妙也。

【气味】 酸、甘，温，无毒。〔思邈曰〕酸、苦，平，涩，无毒。多食令人百脉弱。〔志曰〕多食发热及冷痰涩气，令人好睡，或生疮疖，闭百脉。其子食之，令人烦心。

【主治】 下气消痰，治霍乱肚痛。大明。消渴者，宜食之。苏颂。疗水谷痢、泄精。孟诜。小儿闪癖。时珍。

【附方】 旧三。水痢不止林檎半熟者十枚，水二升，煎一升，并林檎食之。食医心镜。小儿下痢林檎、构子同杵汁，任意服之。子母秘录。小儿闪癖头发竖黄，瘰疬瘦弱者。干林檎脯研末，和醋傅之。同上。

东行根

【主治】 白虫、蛔虫，消渴好睡。孟诜。

柿音士《别录》中品

【释名】〔时珍曰〕柿从枾，音滓，谐声也。俗作柿非矣。枾，音肺，削木片也。胡名镇头迦。

【集解】〔颂曰〕柿南北皆有之，其种亦多。红柿所在皆有。黄柿生汴、洛诸州。朱柿出华山，似红柿而圆小，皮薄可爱，味更甘珍。椑柿色青，可生啖。诸柿食之皆美而益人。又有一种小柿，谓之软枣，俗呼为牛奶柿。世传柿有七绝：一多寿，二多阴，三无鸟巢，四无虫蠹，五霜叶可玩，六嘉宾，七落叶肥滑，可以临书也。〔宗奭曰〕柿有数种：着盖柿，于蒂下别有一重。又有牛心柿，状如牛心。蒸饼柿，状如市卖蒸饼。华州朱柿，小而深红。塔柿，大于诸柿。去皮挂木上，风日干之佳。火干者味不甚佳。其生者可以温水养去涩味也。〔时珍曰〕柿高树大叶，圆而光泽。四月开小花，黄白色。结实青绿色，八九月乃熟。生柿置器中自红者谓之烘柿，日干者谓之白柿，火干者谓之乌柿，水浸藏者谓之醂柿。其核形扁，状如木鳖子仁而硬坚。其根甚固，谓之柿盘。案事类合璧云：柿，朱果也。大者如碟，八棱稍扁；其次如拳；小或如鸡子、鸭子、牛心、鹿心之状。一种小而如拆二钱者，谓之猴枣。皆以核少者为佳。

烘柿 〔时珍曰〕烘柿，非谓火烘也。即青绿之柿，收置器中，自然红熟如烘成，涩味尽去，其甘如蜜。欧阳修归田录言襄、邓人以榠樝或榅桲或橘叶中则熟，亦不必。

【气味】 甘，寒，涩，无毒。〔弘景曰〕生柿性冷，鹿心柿尤不可食，令人腹痛。〔宗奭曰〕凡柿皆凉，不至大寒。食之引痰，为其味甘也。日干者食多动风。凡柿同蟹食，令人腹痛作泻，二物俱寒也。〔时珍曰〕按王璆百一选方云：一人食蟹，多食红柿，至夜大吐，继之以血，昏不省人。一道者云：惟木香可解。乃磨汁灌之，即渐苏醒而愈也。

【主治】 通耳鼻气，治肠澼不足。**解酒毒，压胃间热，止口干。**别录。**续经脉气。**诜。

【发明】 〔藏器曰〕饮酒食红柿，令人易醉或心痛欲死。别录言解酒毒。失之矣。

白柿　柿霜

【修治】 〔时珍曰〕白柿即干柿生霜者。其法用大柿去皮捻扁，日晒夜露至干，内瓮中，待生白霜乃取出。今人谓之柿饼，亦曰柿花。其霜谓之柿霜。

【气味】 甘，平，涩，无毒。〔弘景曰〕日干者性冷，生柿弥冷。火熏者性热。

【主治】 **补虚劳不足，消腹中宿血，涩中厚肠，健脾胃气。**诜。**开胃涩肠，消痰止渴，治吐血，润心肺，疗肺痿心热咳嗽，润声喉，杀虫。**大明。**温补。多食，去面䵟。**藏器。**治反胃咯血，血淋肠澼，痔漏下血。**时珍。**霜：清上焦心肺热，生津止渴，化痰宁嗽，治咽喉口舌疮痛。**时珍。

【发明】 〔震亨曰〕干柿属金而有土，属阴而有收意。故止血治咳，亦可为助也。〔时珍曰〕柿乃脾、肺血分之果也。其味甘而气平，性涩而能收，故有健脾涩肠、治嗽止血之功。盖大肠者，肺之合而胃之子也。真正柿霜，乃其精液，入肺病上焦药尤佳。按方勺泊宅编云：外兄刘掾云，病脏毒下血，凡半月，自分必死。得一方，只以干柿烧灰，饮服二钱，遂愈。又王璆百一方云：曾通判子病下血十年，亦用此方一服而愈。为散、为丸皆可，与本草治肠澼、消宿血、解热毒之义相合。则柿为太阴血分之药，益可征矣。又经验方云：有人三世死于反胃病，至孙得一方：用干柿饼同干饭日日食之，绝不用水饮。如法食之，其病遂愈。此

柿

又一征也。

【附方】旧四，新十。**肠风脏毒**方说见上。**小便血淋**叶氏：用干柿三枚烧存性，研末，陈米饮服。经验方用白柿、乌豆、盐花煎汤，入墨汁服之。**热淋涩痛**干柿、灯心等分，水煎日饮。朱氏方。**小儿秋痢**以粳米煮粥，熟时入干柿末，再煮三两沸食之。奶母亦食之。食疗。**反胃吐食**干柿三枚，连蒂捣烂，酒服甚效。切勿以他药杂之。**腹薄食减**凡男女脾虚腹薄，食不消化，面上黑点者。用干柿三斤，酥一斤，蜜半斤，以酥、蜜煎匀，下柿煮十余沸，用不津器贮之。每日空腹食三五枚，甚良。孟诜食疗。**痰嗽带血**青州大柿饼，饭上蒸熟批开。每用一枚，掺真青黛一钱，卧时食之，薄荷汤下。丹溪纂要。**产后咳逆气乱心烦**。用干柿切碎，水煮汁呷。产宝。**妇人蒜发**干柿五枚，以茅香煮熟，枸杞子酒浸焙研，各等分，捣丸梧子大。每服五十丸，茅香汤下，日三。普济。**面生黡贈**干柿日日食之。普济方。**鼻窒不通**干柿同粳米煮粥，日食。圣济。**耳聋鼻寒**干柿三枚细切，以粳米三合，豆豉少许煮粥，日日空心食之。圣惠。**痘疮入目**白柿日日食之良。**臁胫烂疮**用柿霜、柿蒂等分烧研，傅之甚效。笔峰杂兴。**解桐油毒**干柿饼食之。普济。

乌柿火熏干者。

【气味】甘，温，无毒。

【主治】杀虫，疗金疮、火疮，生肉止痛。别录。治狗啮疮，断下痢。弘景。服药口苦及呕逆者，食少许即止。藏器。

酥柿音览。

【修治】〔瑞曰〕水藏者性冷，盐藏者有毒。〔时珍曰〕酥，藏柿也。水收、盐浸之外，又有以熟柿用灰汁澡三四度，令汁尽着器中，经十余日即可食，治病非宜。

【主治】涩下焦，健脾胃，消宿血。诜。

柿糕

【修治】〔时珍曰〕案李氏食经云：用糯米洗净一斗，大干柿五十个，同捣粉蒸食。如干，入煮枣泥和拌之。

【主治】作饼及糕与小儿食，治秋痢。诜。黄柿和米粉作糗蒸，与小儿食，止下痢、下血有效。藏器。

柿蒂

【气味】涩，平，无毒。

【主治】咳逆哕气，煮汁服。诜。

【发明】〔震亨曰〕人之阴气，依胃为养。土伤则木挟相火，直冲清道而上作咳逆。古人以为胃寒，既用丁香、柿蒂，不知其孰为补虚，孰为降火？不能清气利痰，惟有助火而已。〔时珍曰〕咳逆者，气自脐下冲脉直上至咽膈，作呃忒塞逆之声也。朱肱南阳书以哕为咳逆，王履溯洄集以咳嗽为咳逆，皆误矣。哕者干呕有声也。咳逆有伤寒吐下后，及久病产后，老人虚人，阴气大亏，阳气暴逆，自下焦逆至上焦而不能出者。有伤寒失下，及平人痰气抑遏而然者。当视其虚实阴阳，或温或补，或泄热，或降气，或吐或下可也。古方单用柿蒂煮汁饮之，取其苦温能降逆气也。济生柿蒂散，加以丁香、生姜之辛热，以开痰散郁，盖从治之法，而昔人亦常用之收效矣。至易水张氏又益以人参，治病后虚人咳逆，亦有功绩。丹溪朱氏但执以寒治热之理，而不及从治之法，矫枉之过矣。若陈氏三因又加以良姜之类，是真以为胃寒而助其邪火者也。

【附方】 新一。**咳逆不止济生柿蒂散**：治咳逆胸满。用柿蒂、丁香各二钱，生姜五片，水煎服。或为末，白汤点服。洁古加人参一钱，治虚人咳逆。三因加良姜、甘草等分。卫生宝鉴加青皮、陈皮。王氏易简加半夏、生姜。

木皮

【主治】 **下血。晒焙研末，米饮服二钱，两服可止。**颂。**汤火疮，烧灰，油调傅。**时珍。

根

【主治】 **血崩，血痢，下血。**时珍。

椑柿音卑士。宋《开宝》

【释名】 **漆柿**日华**绿柿**日用**青椑**广志**乌椑**开宝**花椑**日用**赤棠椑**。〔时珍曰〕椑乃柿之小而卑者，故谓之椑。他柿至熟则黄赤，惟此虽熟亦青黑色。捣碎浸汁谓之柿漆，可以染罾、扇诸物，故有漆柿之名。

【集解】〔志曰〕椑柿生江淮以南，似柿而青黄。潘岳闲居赋所谓"梁侯乌椑之柿"是也。〔颂曰〕椑柿出宣歙、荆襄、闽广诸州。柿大如杏，惟堪生啖，不可为干也。

【气味】 **甘，寒，涩，无毒。**〔弘景曰〕椑生啖性冷，服石家宜之，不入药用。不可与蟹同食。

【主治】 **压丹石药发热，利水，解酒毒，去胃中热。久食，令人寒中。**开宝。

止烦渴,润心肺,除腹脏冷热。日华。

君迁子《拾遗》

【释名】 **㮕枣**千金作软枣。**㮕枣**广志音逞**牛奶柿**名苑**丁香柿**日用**红蓝枣**齐民要术。〔时珍曰〕君迁之名,始见于左思吴都赋,而著其状于刘欣期交州记,名义莫详。㮕枣,其形似枣而软也。司马光名苑云:君迁子似马奶,即今牛奶柿也,以形得名。崔豹古今注云:牛奶柿即㮕枣,叶如柿,子亦如柿而小。唐宋诸家,不知君迁、㮕枣、牛奶柿皆一物,故详证之。

【集解】〔藏器曰〕君迁子生海南。树高丈余。子中有汁,如乳汁甜美。吴都赋"平仲君迁"是也。〔时珍曰〕君迁即㮕枣,其木类柿而叶长。但结实小而长,状如牛奶,干熟则紫黑色。一种小圆如指顶大者,名丁香柿,味尤美。救荒本草以为羊矢枣,误矣。其树接大柿最佳。广志云:㮕枣,小柿也。肌细而厚,少核,可以供御。即此。

【气味】 甘,涩,平,无毒。

【主治】 止消渴,去烦热,令人润泽。藏器。镇心。久服,悦人颜色,令人轻健。㺷。

安石榴《别录》下品

【释名】 **若榴**广雅**丹若**古今注**金罂**。〔时珍曰〕榴者瘤也,丹实垂垂如赘瘤也。博物志云:汉张骞出使西域,得涂林安石国榴种以归,故名安石榴。又按齐民要术云:凡植榴者须安僵石枯骨于根下,即花实繁茂。则安石之名义或取此也。若木乃扶桑之名,榴花丹赪似之,故亦有丹若之称。傅玄榴赋所谓"灼若旭日栖扶桑"者是矣。笔衡云:五代吴越王钱镠改榴为金罂。酉阳杂俎言榴甜者名天浆。道家书谓榴为三尸酒,言三尸虫得此果则醉也。故范成大诗云:玉池咽清肥,三彭迹如扫。

【集解】〔弘景曰〕石榴花赤可爱,故人多植之,尤为外国所重。有甜、酢二种,医家惟用酢者之根、壳。榴子乃服食者所忌。〔颂曰〕安石榴本生西域,今处处有之。木不甚高大,枝柯附干,自地便生作丛。种极易息,折其条盘土中便生也。花有黄、赤二色。实有甘、酢二种,甘者可食,酢者入药。又一种山石榴,形颇相类而绝小,不作房生,青齐间甚多,不入药,但蜜渍以当果甚美。〔宗奭曰〕

石榴有酸、淡二种。旋开单叶花，旋结实，实中红，孙枝甚多，秋后经霜，则自坼裂。一种子白，莹澈如水晶者，味亦甘，谓之水晶石榴。惟酸石榴入药，须老木所结，收留陈久者乃佳。〔时珍曰〕榴五月开花，有红、黄、白三色。单叶者结实，千叶者不结实，或结亦无子也。实有甜、酸、苦三种。抱朴子言苦者出积石山，或云即山石榴也。酉阳杂俎言南诏石榴皮薄如纸。琐碎录言河阴石榴名三十八者，其中只有三十八子也。又南中有四季榴，四时开花，秋月结实，实方绽，随复开花。有火石榴赤色如火。海石榴高一二尺即结实。皆异种也。案事类合璧云：榴大如杯，赤色有黑斑点，皮中如蜂窠，有黄膜隔之，子形如人齿，淡红色，亦有洁白如雪者。潘岳赋云：榴者，天下之奇树，九州之名果。千房同膜，千子如一。御饥疗渴，解酲止醉。

甘石榴

【气味】 甘、酸，温，涩，无毒。多食损人肺。别录。〔诜曰〕多食损齿令黑。凡服食药物人忌食之。〔震亨曰〕榴者留也。其汁酸性滞，恋膈成痰。

【主治】 咽喉燥渴。别录。能理乳石毒。孟诜。制三尸虫。时珍。

酸石榴

【气味】 酸，温，涩，无毒。

【主治】 赤白痢腹痛，连子捣汁，顿服一枚。孟诜。止泻痢崩中带下。时珍。

【发明】〔时珍曰〕榴受少阳之气，而荣于四月，盛于五月，实于盛夏，熟于深秋。丹花赤实，其味甘酸，其气温涩，具木火之象。故多食损肺、齿而生痰涎。酸者则兼收敛之气，故入断下、崩中之药。或云白榴皮治白痢，红榴皮治红痢，亦通。

【附方】 新五。肠滑久痢黑神散：用酸石榴一个煅烟尽，出火毒一夜，研末，仍以酸榴一块煎汤服，神效无比。久泻不止方同上。并普济方。痢血五色或脓或水，冷热不调。酸石榴五枚，连子捣汁二升。每服五合，神妙。圣济。小便不禁酸石榴烧存性，无则用枝烧灰代之，每服二钱，用柏白皮切焙四钱，煎汤一盏，入榴灰再煎至八分，空心温服，晚再服。圣惠。捻须令黑酸石榴结成时，就东南枝上拣大者一个，顶上开一孔，内水银半两于中，原皮封之，麻扎定，牛屎封护，待经霜摘下，倾出壳内水，以鱼鳔笼指蘸水捻须，久久自黑也。普济方。

酸榴皮

【修治】〔敩曰〕凡使榴皮、叶、根勿犯铁，并不计干湿，皆以浆水浸一夜，取出用，其水如墨汁也。

安石榴

【气味】 同实。

【主治】 **止下痢漏精**。别录。**治筋骨风，腰脚不遂，行步挛急疼痛，涩肠。取汁点目，止泪下**。权。**煎服，下蛔虫**。藏器。**止泻痢，下血脱肛，崩中带下**。时珍。

【附方】 旧六，新四。**赤白痢下腹痛**，食不消化者。食疗本草用醋榴皮炙黄为末，枣肉或粟米饭和，丸梧子大。每空腹米饮服三十丸，日三服，以知为度。如寒滑，加附子、赤石脂各一倍。肘后方用皮烧存性，为末。每米饮服方寸匕，日三服，效乃止。**粪前有血**令人面黄。用酢石榴皮炙，研末。每服二钱，用茄子枝煎汤服。孙真人方。**肠滑久痢**神妙无比方也。用石榴一个劈破，炭火簇烧存性，出火毒，为末。每服一钱，别以酸石榴一瓣，水一盏，煎汤调服。经验方。**久痢久泻**陈石榴皮酢者，焙研细末。每服二钱，米饮下。患二三年或二三月，百方不效者，服之便止，不可轻忽之也。普济方。**小儿风痫**大生石榴一枚，割去顶，剜空，入全蝎五枚，黄泥固济，煅存性为末。每服半钱，乳汁调下。或防风汤下亦可。圣济录。**卒病耳聋**八九月间，取石榴一个，上作孔如球子大，内米醋令满，以原皮盖之，水和面裹煨熟，取起去盖，入少黑李子、仙沼子末，取水滴耳中勿动。脑中若痛，勿惊。如此三夜。再作必通。案唐慎微本草收采此方，云出孙真人，而黑李子不知为何物也。其仙沼子即预知子。**食榴损齿**石榴黑皮炙黄研末，枣肉和，丸梧子大。每日空腹三丸，白汤下，日二服。普济。**丁肿恶毒**以针刺四畔，用榴皮着疮上，以面围四畔炙之，以痛为度。仍内榴末傅上急裹，经宿连根出也。肘后百一方。**脚肚生疮**初起如粟，搔之渐开，黄水浸淫，痒痛溃烂，遂致绕胫而成痼疾。用酸榴皮煎汤冷定，日日扫之，取愈乃止。医学正宗。

酸榴东行根

【气味】 同皮。

【主治】 **蛔虫、寸白**。别录。**青者，入染须用**。权。**治口齿病**。颂。**止涩泻痢、带下，功与皮同**。时珍。

【附方】 旧三，新二。**金蚕蛊毒**唅白矾味甘，嚼黑豆不腥者，即是中蛊也。石榴根皮煎浓汁服，即吐出活蛊，无不愈者。丹溪摘玄方。**寸白蛔虫**酢石榴东引根一握洗剉，用水三升，煎取半碗，五更温服尽，至明取下虫一大团，永绝根本，食粥补之。崔元亮海上方用榴皮煎水，煮米作粥食之，亦良。**女子经闭不通**。用酢榴根东生者一握炙干，水二大盏，浓煎一盏，空心服之。未通再服。斗门。**赤白下痢**方同上。

榴花

【主治】 阴干为末,和铁丹服,一年变白发如漆。藏器。铁丹,飞铁为丹也,亦铁粉之属。千叶者,治心热吐血。又研末吹鼻,止衄血立效。亦傅金疮出血。苏颂。

【附方】 旧一,新二。**金疮出血**榴花半斤,石灰一升,捣和阴干。每用少许傅之,立止。崔元亮方。**鼻出衄血**酢榴花二钱半,黄蜀葵花一钱,为末。每服一钱,水一盏,煎服,效乃止。圣济录。**九窍出血**石榴花揉,塞之取效。叶亦可。

橘《本经》上品

校正:〔志曰〕自木部移入此。

【释名】〔时珍曰〕橘从矞,音鹬,谐声也。又云,五色为庆,二色为矞。矞云外赤内黄,非烟非雾,郁郁纷纷之象。橘实外赤内黄,剖之香雾纷郁,有似乎矞云。橘之从矞,又取此意也。

【集解】〔别录曰〕橘柚生江南及山南山谷,十月采。〔恭曰〕柚之皮厚味甘,不似橘皮味辛苦。其肉亦如橘,有甘有酸。酸者名胡柑。今俗谓橙为柚,非矣。案郭璞云:柚似橙而实酢,大于橘。孔安国云:小曰橘,大曰柚,皆为柑也。〔颂曰〕橘柚今江浙、荆襄、湖岭皆有之。木高一二丈,叶与枳无辨,刺出茎间。夏初生白花,六七月成实,至冬黄熟。旧说小为橘,大为柚。今医家用乃用黄橘、青橘,不言柚。岂青橘是柚之类乎?〔宗奭曰〕橘、柚自是两种。本草云:一名橘皮。后人误加柚字,妄生分别。且青橘、黄橘治疗尚殊,况柚为别种乎?惟郭璞所言,乃真识橘、柚者。若不如此分别,误以柚皮为橘皮,是贻无穷之患矣。〔时珍曰〕橘、柚,苏恭所说甚是。苏颂不知青橘即橘之未黄者,乃以为柚,误矣。夫橘、柚、柑三者相类而不同。橘实小,其瓣味微酢,其皮薄而红,味辛而苦。柑大于橘,其瓣味甘,其皮稍厚而黄,味辛而甘。柚大小皆如橙,其瓣味酢,其皮最厚而黄,味甘而不甚辛。如此分之,即不误矣。按事类合璧云:橘树高丈许,枝多生刺。其叶两头尖,绿色光面,大寸余,长二寸许。四月着小白花,甚香。结实至冬黄熟,大者如杯,包中有瓣,瓣中有核也。宋·韩彦直著橘谱三卷甚详,其略云:柑橘出苏州、台州,西出荆州,南出闽、广、抚州,皆不如温州者为上也。柑品有八,橘品十有四,多是接成。惟种成者,气味尤胜。黄橘扁小而多香雾,乃橘之上品也。朱橘小而色赤如火。绿色绀碧可爱,不待霜后,色味已佳,隆冬采之,生意如新。乳橘状似乳柑,皮坚瓤多,味绝酸芳。塌橘状大而扁,外绿心红,

橘

瓣巨多液，经春乃甘美。包橘外薄内盈，其脉瓣隔皮可数。绵橘微小，极软美可爱，而不多结。沙橘细小甘美。油橘皮似油饰，中坚外黑，乃橘之下品也。早黄橘秋半已丹。冻橘八月开花，冬结春采。穿心橘实大皮光，而心虚可穿。荔枝橘出横阳，肤理皱密如荔子也。俗传橘下埋鼠，则结实加倍。故物类相感志曰：橘见尸而实繁。涅槃经云：如橘见鼠，其果实多。周礼言橘逾淮而北变为枳，地气然也。余见柑下。

橘实

【气味】 甘、酸，温，无毒。〔弘景曰〕食之多痰，恐非益也。〔原曰〕多食恋膈生痰，滞肺气。〔瑞曰〕同螃蟹食，令人患软痈。

【主治】 **甘者润肺，酸者聚痰。**藏器。**止消渴，开胃，除胸中膈气。**大明。

【发明】〔时珍曰〕橘皮下气消痰，其肉生痰聚饮，表里之异如此，凡物皆然。今人以蜜煎橘充果食甚佳，亦可酱菹也。

**黄橘皮

【释名】 **红皮**汤液**陈皮**食疗。〔弘景曰〕橘皮疗气大胜。以东橘为好，西江者不如。须陈久者为良。〔好古曰〕橘皮以色红日久者为佳，故曰红皮、陈皮。去白者曰橘红也。

【修治】〔敩曰〕凡使勿用柚皮、皱子皮，二件用不得。凡修事，须去白膜一重，剉细，以鲤鱼皮裹一宿，至明取用。〔宗奭曰〕本草橘柚作一条，盖传误也。后世不知，以柚皮为橘皮，是贻无穷之患矣。此乃六陈之一，天下日用所须。今人又多以乳柑皮乱之，不可不择也。柑皮不甚苦，橘皮极苦，至熟亦苦。或以皮之紧慢分别，又因方土不同，亦互有紧慢也。〔时珍曰〕橘皮纹细色红而薄，内多筋脉，其味苦辛。柑皮纹粗色黄而厚，内多白膜，其味辛甘。柚皮最厚而虚，纹更粗，色黄，内多膜无筋，其味甘多辛少。但以此别之，即不差矣。橘皮性温，柑、柚皮性冷，不可不知。今天下多以广中来者为胜，江西者次之。然亦多以柑皮杂之。柑皮犹可用，柚皮则悬绝矣。凡橘皮入和中理胃药则留白，入下气消痰药则去白，其说出于圣济经。去白者，以白汤入盐洗润透，刮去筋膜，晒干用。亦有煮焙者，各随本方。

【气味】 苦、辛，温，无毒。

【主治】 **胸中瘕热逆气，利水谷。久服去臭，下气通神。**本经。**下气，止呕咳，治气冲胸中，吐逆霍乱，疗脾不能消谷，止泄，除膀胱留热停水，五淋，利小便，去寸白虫。**别录。**清痰涎，治上气咳嗽，开胃，主气痢，破癥瘕痃癖。**甄权。**疗呕哕反胃嘈杂，时吐清水，痰痞疟疟，大肠闷塞，妇人乳痈。入食料，解鱼腥

毒。时珍。

【发明】〔杲曰〕橘皮气薄味厚，阳中之阴也。可升可降，为脾、肺二经气分药。留白则补脾胃，去白则理肺气。同白术则补脾胃，同甘草则补肺。独用则泻肺损脾。其体轻浮，一能导胸中寒邪，二破滞气，三益脾胃。加青皮减半用之去滞气，推陈致新。但多用久服，能损元气也。〔原曰〕橘皮能散能泻，能温能补能和，化痰治嗽，顺气理中，调脾快膈，通五淋，疗酒病，其功当在诸药之上。〔时珍曰〕橘皮，苦能泄能燥，辛能散，温能和。其治百病，总是取其理气燥湿之功。同补药则补，同泻药则泻，同升药则升，同降药则降。脾乃元气之母，肺乃摄气之籥，故橘皮为二经气分之药，但随所配而补泻升降也。洁古张氏云，陈皮、枳壳利其气而痰自下，盖此义也。同杏仁治大肠气闷，同桃仁治大肠血闷，皆取其通滞也。详见杏仁下。按方勺泊宅编云：橘皮宽膈降气，消痰饮，极有殊功。他药贵新，惟此贵陈。外舅莫强中令丰城时得疾，凡食已辄胸满不下，百方不效。偶家人合橘红汤，因取尝之，似相宜，连日饮之。一日忽觉胸中有物坠下，大惊目瞪，自汗如雨。须臾腹痛，下数块如铁弹子，臭不可闻。自此胸次廓然，其疾顿愈，盖脾之冷积也。其方：用橘皮去穰一斤，甘草、盐花各四两，水五碗，慢火煮干，焙研为末，白汤点服。名二贤散，治一切痰气特验。世医徒知半夏、南星之属，何足以语此哉？珍按：二贤散，丹溪变之为润下丸，用治痰气有效。惟气实人服之相宜，气不足者不宜用之也。

【附方】旧七，新二十一。**润下丸**治湿痰，因火泛上，停滞胸膈，咳唾稠粘。陈橘皮半斤，入砂锅内，下盐五钱，化水淹过煮干，粉甘草二两，去皮蜜炙，各取净末，蒸饼和丸梧桐子大。每服百丸，白汤下。丹溪方。**宽中丸**治脾气不和，冷气客于中，壅遏不通，是为胀满。用橘皮四两，白术二两，为末，酒糊丸梧子大。每食前木香汤下三十丸，日三服。是斋指迷方。**橘皮汤**治男女伤寒并一切杂病呕哕，手足逆冷者。用橘皮四两，生姜一两，水二升，煎一升，徐徐呷之即止。仲景方。**嘈杂吐水**真橘皮去白为末，五更安五分于掌心舐之，即睡，三日必效。皮不真则不验。怪证奇方。**霍乱吐泻**不拘男女，但有一点胃气存者，服之再生。广陈皮去白五钱，真藿香五钱，水二盏，煎一盏，时时温服。出百一选方。圣惠用陈橘皮末二钱，汤点服。不省者灌之。仍烧砖沃醋，布裹砖，安心下熨之，便活。**反胃吐食**真橘皮，以日照西壁土炒香为末。每服二钱，生姜三片，枣肉一枚，水二钟，煎一钟，温服。直指方。**卒然食噎**橘皮一两，汤浸去瓤，焙为末。以水一大盏，煎半盏，热服。食医心镜。**诸气呃噫**橘皮二两去瓤，水一升，煎五合，顿服。或加枳壳尤良。孙尚药方。**痰膈气胀**陈皮三钱，水煎热服。

橘

杨氏简便方。**卒然失声**橘皮半两，水煎徐呷。肘后方。**经年气嗽**橘皮、神曲、生姜焙干等分，为末，蒸饼和，丸梧子大。每服三五十丸，食后、夜卧各一服。有人患此服之，兼旧患膀胱气皆愈也。寇氏衍义。**化食淡痰**胸中热气。用橘皮半两微熬，为末。水煎代茶，细呷。心镜。**下焦冷气**干陈橘皮一斤为末，蜜丸梧子大，每食前温酒下三十丸。食疗本草。**脚气冲心**或心下结硬，腹中虚冷。陈皮一斤和杏仁五两去皮尖熬，少加蜜捣和，丸如梧桐子大，每日食前米饮下三十丸。食疗。**老人气闷**方同上。济生。**大肠闷塞**陈皮连白，酒煮焙研末，每温酒服二钱。米饮下。普济。**途中心痛**橘皮去白，煎汤饮之，甚良。谈野翁方。**食鱼蟹毒**方同上。肘后。**风痰麻木**凡手及十指麻木，大风麻木，皆是湿痰死血。用橘红一斤，逆流水五碗，煮烂去渣，再煮至一碗，顿服取吐，乃吐痰圣药也。不吐，加瓜蒂末。摘玄方。**脾寒诸疟**不拘老少孕妇，只两服便止。真橘皮去白切，生姜自然汁浸过一指，银器内重汤煮，焙干研末。每服三钱，用隔年青州枣十个，水一盏，煎半盏，发前服，以枣下之。适用方。**小儿疳瘦**久服消食和气，长肌肉。用陈橘皮一两，黄连以米泔水浸一日，一两半，研末，入麝三分，用猪胆盛药，以浆水煮熟取出，用粟米饭和，丸绿豆大。每服一二十丸，米饮下。钱氏小儿方。**产后尿闷**不通者。陈皮一两去白为末，每空心温酒服二钱，一服即通。此张不愚方也。妇人良方。**产后吹奶**陈皮一两，甘草一钱，水煎服，即散。**妇人乳痈**未成者即散，已成者即溃，痛不可忍者即不疼，神验不可云喻也。用真陈橘皮汤浸去白晒，面炒微黄，为末。每服二钱，麝香调酒下。初发者一服见效。名橘香散。张氏方。**聤耳出汁**陈皮烧研一钱，麝香少许，为末日掺。名立效散。**鱼骨鲠咽**橘皮常含，咽汁即下。圣惠方。**嵌甲作痛**不能行履者。浓煎陈皮汤浸良久，甲肉自离，轻手剪去，以虎骨末傅之即安。医林集要。

△青橘皮

【修治】〔时珍曰〕青橘皮乃橘之未黄而青色者，薄而光，其气芳烈。今人多以小柑、小橙伪为之，不可不慎辨之。入药以汤浸去瓤，切片醋拌，瓦炒过用。

【气味】苦、辛，温，无毒。

【主治】气滞，下食，破积结及膈气。颂。破坚癖，散滞气，去下焦诸湿，治左胁肝经积气。元素。治胸膈气逆，胁痛，小腹疝痛，消乳肿，疏肝胆，泻肺气。时珍。

【发明】〔元素曰〕青橘皮气味俱厚，沉而降，阴也。入厥阴、少阳经，治肝胆之病。〔杲曰〕青皮乃足厥阴引经之药，能引食入太阴之仓。破滞削坚，皆治在下之病。有滞气则破滞气，无滞气则损真气。〔好古曰〕陈皮治高，青皮治低，与枳壳治胸膈,枳实治心下同意。〔震亨曰〕青皮乃肝胆二经气分药,故人多怒有滞气,胁下有郁积,或小腹疝疼,用之以疏通二经,行其气也。若二经实者,当先补而后用之。又云:疏肝气加青皮,炒黑则入血分也。〔时珍曰〕青橘皮古无用者,至宋时医家始用之。其色青气烈,味苦而辛,治之以醋,所谓肝欲散,急食辛以散之,以酸泄之,以苦降之也。陈皮浮而升,入脾、肺气分。青皮沉而降,入肝、胆气分。一体二用,物理自然也。小儿消积多用青皮,最能发汗,有汗者不可用。说出杨仁斋直指方,人罕知之。〔嘉谟曰〕久疟热甚,必结癖块,宜多服清脾汤。内有青皮疏利肝邪,则癖自不结也。

【附方】 旧二,新七。**快膈汤**治冷膈气及酒食后饱满。用青橘皮一斤作四分:四两用盐汤浸,四两用白沸汤浸,四两用醋浸,四两用酒浸。各三日取出,去白切丝,以盐一两炒微焦,研末。每用二钱,以茶末五分,水煎温服。亦可点服。**理脾快气**青橘皮一斤日干焙研末,甘草末一两,檀香末半两,和匀收之。每用一二钱,入盐少许,白汤点服。**法制青皮**常服安神调气,消食解酒益胃,不拘老人小儿。宋仁宗每食后咀数片,乃邢和璞真人所献,名万年草。刘跂改名延年草,仁宗以赐吕丞相。用青皮一斤浸去苦味,去瓤炼净,白盐花五两,炙甘草六两,舶茴香四两,甜水一斗煮之。不住搅,勿令著底。候水尽慢火焙干,勿令焦。去甘草、茴香,只取青皮密收用。王氏易简方。**疟疾寒热**青皮一两烧存性,研末。发前温酒服一钱,临时再服。圣惠方。**伤寒呃逆**声闻四邻。四花青皮全者,研末。每服二钱,白汤下。医林集要。**产后气逆**青橘皮为末,葱白、童子小便煎二钱服。经验后方。**妇人乳癌**因久积忧郁,乳房内有核如指头,不痛不痒,五七年成痛,名乳癌,不可治也。用青皮四钱,水一盏半,煎一盏,徐徐服之,日一服。或用酒服。丹溪方。**聤耳出汁**青皮烧研末,绵包塞之。**唇燥生疮**青皮烧研,猪脂调涂。

橘瓤上筋膜

【主治】 口渴、吐酒,炒熟煎汤饮,甚效。大明。

橘核

【修治】 〔时珍曰〕凡用须以新瓦焙香,去壳取仁,研碎入药。

【气味】 苦,平,无毒。

【主治】 肾疰腰痛,膀胱气痛,肾冷。炒研,每温酒服一钱,或酒煎服之。大明。治酒䵟风鼻赤。炒研,每服一钱,胡桃肉一个,擂酒服,以知为度。宗奭。小肠疝气及阴核肿痛。炒研五钱,老酒煎服,或酒糊丸服,甚效。时珍。

【发明】 〔时珍曰〕橘核入足厥阴,与青皮同功,故治腰痛癀疝在下之病,不

橘

独取象于核也。和剂局方治诸疝痛及内癀,卵肿偏坠,或硬如石,或肿至溃,有橘核丸,用之有效。品味颇多,详见本方。

【附方】 新一。**腰痛**橘核、杜仲各二两炒,研末。每服二钱,盐酒下。简便方。

叶

【气味】 **苦,平,无毒。**

【主治】 **导胸膈逆气,入厥阴,行肝气,消肿散毒,乳痈胁痛,用之行经。**震亨。

【附方】 新一。**肺痈**绿橘叶洗,捣绞汁一盏服之。吐出脓血即愈。经验良方。

柑宋《开宝》

【释名】 **木奴。**〔志曰〕柑未经霜时犹酸,霜后甚甜,故名柑子。〔时珍曰〕汉李衡种柑于武陵洲上,号为木奴焉。

【集解】〔颂曰〕乳柑出西戎者佳。〔志曰〕柑生岭南及江南。树似橘,实亦似橘而圆大,皮色生青熟黄。惟乳柑皮入药,山柑皮疗咽痛,余皆不堪用。又有沙柑、青柑,体性相类。〔藏器曰〕柑有朱柑、黄柑、乳柑、石柑、沙柑。橘有朱橘、乳橘、塌橘、山橘、黄淡子。此辈皮皆去气调中,实俱堪食,就中以乳柑为上也。〔时珍曰〕柑,南方果也,而闽、广、温、台、苏、抚、荆州为盛,川蜀虽有不及之。其树无异于橘,但刺少耳。柑皮比橘色黄而稍厚,理稍粗而味不苦。橘可久留,柑易腐败。柑树畏冰雪,橘树略可。此柑、橘之异也。柑、橘皮今人多混用,不可不辨,详见橘下。案韩彦直橘谱云:乳柑,出温州诸邑,惟泥山者为最,以其味似乳酪故名。彼人呼为真柑,似以它柑为假矣。其木婆娑,其叶纤长,其花香韵,其实圆正,肤理如泽蜡,其大六七寸,其皮薄而味珍,脉不粘瓣,食不留滓,一颗仅二三核,亦有全无者,擘之香雾噀人,为柑中绝品也。生枝柑,形不圆,色青肤粗,味带微酸,留之枝间,可耐久也,俟味变甘,乃带叶折,故名。海红柑,树小而颗极大,有围及尺者,皮厚色红,可久藏,今狮头柑亦是其类也。洞庭柑,种出洞庭山,皮细味美,其熟最早也。甜柑,类洞庭而大,每颗必八瓣,不待霜而黄也。木柑,类洞庭,肤粗顽,瓣大而少液,故谓之木也。朱柑,类洞庭而大,色绝嫣红,其味酸,人不重之。馒头柑,近蒂起如馒头尖,味香美也。

【气味】 甘,大寒,无毒。〔颂曰〕冷。〔志曰〕多食令人肺冷生痰,脾冷发痼癖,大肠泻利,发阴汗。

【主治】 利肠胃中热毒,解丹石,止暴渴,利小便。开宝。

【附方】 新一。难产柑橘瓤阴干、烧存性,研末,温酒服二钱。集效。

皮

【气味】 辛,甘,寒,无毒。〔时珍曰〕橘皮苦辛温,柑皮辛甘寒。外形虽似,而气味不同。〔诜曰〕多食令肺燥。

【主治】 下气调中。藏器。解酒毒及酒渴,去白焙研末,点汤入盐饮之。大明。治产后肌浮,为末酒服。雷敩。伤寒饮食劳复者,浓煎汁服。时珍。山柑皮:治咽喉痛效。开宝。

核

【主治】 作涂面药。苏颂。

叶

【主治】 聤耳流水或脓血。取嫩头七个,入水数滴,杵取汁滴之,即愈。蔺氏。

橙宋《开宝》

【释名】 金球 鹄壳。〔时珍曰〕案陆佃埤雅云:橙,柚属也。可登而成之,故字从登。又谐声也。

【集解】 〔志曰〕橙,树似橘而叶大,其形圆,大于橘而香,皮厚而皱,八月熟。〔时珍曰〕橙产南土,其实似柚而香,叶有两刻缺如两段,亦有一种气臭者。柚乃柑属之大者,早黄难留;橙乃橘属之大者,晚熟耐久。皆有大小二种。案事类合璧云:橙树高枝,叶不甚类橘,亦有刺。其实大者如碗,颇似朱栾,经霜早熟,色黄皮厚,蹙衄如沸,香气馥郁。其皮可以熏衣,可以芼鲜,可以和菹醢,可以为酱齑,可以蜜煎,可以糖制为橙丁,可以蜜制为橙膏。嗅之则香,食之则美,诚佳果也。〔宗奭曰〕橙皮今止以为果,或合汤待宾,未见入药。宿酒未解者,食之速醒。

【气味】 酸,寒,无毒。〔士良曰〕暖。多食伤肝气,发虚热。与猍肉同食,发头旋恶心。〔时珍曰〕猍乃水獭之属也。诸家本草皆作槟榔,误矣。

【主治】 洗去酸汁,切和盐、蜜,煎成贮食,止恶心,能去胃中浮风恶气。开宝。行风气,疗瘿气,发瘰疬,杀鱼、蟹毒。士良。

皮

【气味】 苦、辛，温，无毒。

【主治】 **作酱、醋香美，散肠胃恶气，消食下气，去胃中浮风气。**开宝。**和盐贮食，止恶心，解酒病。**孟诜。**糖作橙丁，甘美，消痰下气，利膈宽中，解酒。**时珍。

【附方】 新二。**香橙汤**宽中快气，消酒。用橙皮二斤切片，生姜五两切焙擂烂，入炙甘草末一两，檀香末半两，和作小饼。每嚼一饼，沸汤入盐送下。奇效良方。**痔疮肿痛**隔年风干橙子，桶内烧烟熏之，神效。医方摘要。

核

【主治】 **面䵟粉刺，湿研，夜夜涂之。**时珍。

【附方】 新一。**闪挫腰痛**橙子核炒研，酒服三钱即愈。摄生方。

柚音又《日华》

【释名】 **櫾**与柚同条**尔雅壶柑**唐本**臭橙**食性**朱栾**。〔时珍曰〕柚色油然，其状如卤，故名。壶亦象形。今人呼其黄而小者为蜜筒，正此意也。其大者谓之朱栾，亦取团栾之象。最大者谓之香栾。尔雅谓之櫠，音废，又曰椵，音贾。广雅谓之镭柚，镭亦壶也。桂海志谓之臭柚，皆一物。但以大小古今方言称呼不同耳。

【集解】 〔恭曰〕柚皮厚味甘，不似橘皮薄味辛而苦。其肉亦如橘，有甘有酸，酸者名壶柑。今俗人谓橙为柚，非矣。案吕氏春秋云：果之美者，江浦之橘，云梦之柚。郭璞云：柚出江南，似橙而实酢，大如橘。禹贡云：扬州厥包橘、柚。孔安国云：小曰橘，大曰柚，皆为柑也。〔颂曰〕闽中、岭外、江南皆有柚，比橘黄白色而大。襄、唐间柚，色青黄而实小。其味皆酢，皮厚，不堪入药。〔时珍曰〕柚，树、叶皆似橙。其实有大、小二种：小者如柑如橙；大者如瓜如升，有围及尺余者，亦橙之类也。今人呼为朱栾，形色圆正，都类柑、橙。但皮厚而粗，其味甘，其气臭，其瓣坚而酸恶不可食，其花甚香。南人种其核，长成以接柑、橘，云甚良也。盖橙乃橘属，故其皮皱厚而香，味苦而辛；柚乃柑属，故其皮粗厚而臭，味甘而辛。如此分柚与橙、橘自明矣。郭璞云：櫠，大柚也。实大如盏，皮厚二三寸，子似枳，食之少味。范成大云：广南臭柚大如瓜，可食，其皮甚厚，染墨打碑，可代毡刷，且不损纸也。列子云：吴越之间有木焉，其名为櫾。碧树而冬青，实丹而味酸。食其皮汁，已愤厥之疾。渡淮而北，化而为枳。此言地气之不同如此。

【气味】 酸,寒,无毒。

【主治】 消食,解酒毒,治饮酒人口气,去肠胃中恶气,疗妊妇不思食口淡。
大明。

皮

【气味】 甘、辛,平,无毒。

【正误】〔时珍曰〕案沈括笔谈云:本草言橘皮苦,柚皮甘,误矣。柚皮极
苦,不可入口,甘者乃橙也。此说似与今柚不同,乃沈氏自误也。不可为据。

【主治】 下气。宜食,不入药。弘景。消食快膈,散愤懑之气,化痰。
时珍。

【附方】 新一。痰气咳嗽用香栾去核切,砂瓶内浸酒,封固一夜,煮烂,蜜
拌匀,时时含咽。

叶

【主治】 头风痛,同葱白捣,贴太阳穴。时珍。

花

【主治】 蒸麻油作香泽面脂,长发润燥。时珍。

枸橼音矩员。宋《图经》

校正:原附豆蔻下,今分出。

【释名】 香橼俗作圆佛手柑。〔时珍曰〕义未详。佛手,取象也。

【集解】〔藏器曰〕枸橼生岭南,柑、橘之属也。其叶大,其实大如盏,味辛
酸。〔颂曰〕今闽广、江南皆有之,彼人呼为香橼子。形长如小瓜状,其皮若橙
而光泽可爱,肉甚厚,白如萝卜而松虚。虽味短而香芬大胜,置衣笥中,则数日
香不歇。寄至北方,人甚贵重。古作五和糁用之。〔时珍曰〕枸橼产闽广间。木
似朱栾而叶尖长,枝间有刺。植之近水乃生。其实状如人手,有指,俗呼为佛手
柑。有长一尺四五寸者。皮如橙柚而厚,皱而光泽。其色如瓜,生绿熟黄。其核
细。其味不甚佳而清香袭人。南人雕镂花鸟,作蜜煎果食。置之几案,可供玩
赏。若安芋片于蒂而以湿纸围护,经久不瘪。或捣蒜罨其蒂上,则香更充溢。异
物志云:浸汁浣葛纻,胜似酸浆也。

皮瓤

【气味】 辛、酸,无毒。〔弘景曰〕性温。〔恭曰〕性冷。陶说误矣。〔藏器曰〕

枸
橼

性温不冷。

【主治】 下气,除心头痰水。藏器。煮酒饮,治痰气咳嗽。煎汤,治心下气痛。时珍。

根叶

【主治】 同皮。橘谱。

金橘《纲目》

【释名】 **金柑**橘谱**卢橘**汉书**夏橘**广州志**山橘**北户录**给客橙**魏王花木志。〔时珍曰〕此橘生时青卢色,黄熟则如金,故有金橘、卢橘之名。卢,黑色也。或云,卢,酒器之名,其形肖之故也。注文选者以枇杷为卢橘,误矣。按司马相如上林赋云:卢橘夏熟,枇杷橪柿。以二物并列,则非一物明矣。此橘夏冬相继,故云夏熟,而裴渊广州志谓之夏橘。给客橙者,其芳香如橙,可供给客也。

【集解】〔时珍曰〕金橘生吴粤、江浙、川广间。或言出营道者为冠,而江浙者皮甘肉酸,次之。其树似橘,不甚高大。五月开白花结实,秋冬黄熟,大者径寸,小者如指头,形长而皮坚,肌理细莹,生则深绿色,熟乃黄如金。其味酸甘,而芳香可爱,糖造、蜜煎皆佳。案魏王花木志云:蜀之成都、临邛、江源诸处,有给客橙,一名卢橘。似橘而非,若柚而香。夏冬花实常相继,或如弹丸,或如樱桃,通岁食之。又刘恂岭表录异云:山橘子大如土瓜,次如弹丸,小树绿叶,夏结冬熟,金色薄皮而味酸,偏能破气。容、广人连枝藏之,入脍醋尤加香美。韩彦直橘谱云:金柑出江西,北人不识。景祐中始至汴都,因温成皇后嗜之,价遂贵重。藏绿豆中可经时不变,盖橘性热、豆性凉也。又有山金柑,一名山金橘,俗名金豆。木高尺许,实如樱桃,内止一核。俱可蜜渍,香味清美。已上诸说,皆指今之金橘,但有一类数种之异耳。

【气味】 酸、甘,温,无毒。

【主治】 下气快膈,止渴解酲,辟臭。皮尤佳。时珍。

枇杷《别录》中品

【释名】〔宗奭曰〕其叶形似琵琶,故名。

【集解】〔颂曰〕枇杷旧不著所出州土,今襄、汉、吴、蜀、闽、岭、江西南、湖南北皆有之。木高丈余,肥枝长叶,大如驴耳,背有黄毛,阴密婆娑可爱,四时不润。盛冬开白花，至三四月成实作梂，生大如弹丸，熟时色如黄杏，微有毛，皮肉甚薄，核大如茅栗，黄褐色。四月采叶，暴干用。〔时珍曰〕案郭义恭广志云：枇杷易种，叶微似栗，冬花春实。其子簇结有毛，四月熟，大者如鸡子，小者如龙眼，白者为上，黄者次之。无核者名焦子，出广州。又杨万里诗云：大叶耸长耳，一枝堪满盘。荔支分与核，金橘却无酸。颇尽其状。注文选者以枇杷为卢橘，误矣。详金橘。

实

【气味】 **甘、酸，平，无毒**。〔志曰〕寒。〔诜曰〕温。多食发痰热，伤脾。同炙肉及热面食，令人患热黄疾。

【主治】 **止渴下气，利肺气，止吐逆，主上焦热，润五脏**。大明。

叶

【修治】 〔恭曰〕凡用须火炙，以布拭去毛。不尔射人肺，令咳不已。或以粟秆作刷刷之，尤易洁净。〔敩曰〕凡采得，秤湿叶重一两，干者三叶重一两，乃为气足，堪用。粗布拭去毛，以甘草汤洗一遍，用绵再拭干。每一两以酥二钱半涂上，炙过用。〔时珍曰〕治胃病以姜汁涂炙，治肺病以蜜水涂炙，乃良。

【气味】 **苦，平，无毒**。〔权曰〕甘、微辛，〔弘景曰〕煮汁饮之，则小冷。

【主治】 **卒哕不止，下气，煮汁服**。别录。〔弘景曰〕若不暇煮，但嚼汁咽，亦瘥。**治呕哕不止，妇人产后口干**。大明。**煮汁饮，主渴疾，治肺气热嗽，及肺风疮，胸面上疮**。诜。**和胃降气，清热解暑毒，疗脚气**。时珍。

【发明】 〔时珍曰〕枇杷叶气薄味厚，阳中之阴。治肺胃之病，大都取其下气之功耳。气下则火降痰顺，而逆者不逆，呕者不呕，渴者不渴，咳者不咳矣。〔宗奭曰〕治肺热嗽甚有功。一妇人患肺热久嗽，身如火炙，肌瘦将成劳。以枇杷叶、木通、款冬花、紫菀、杏仁、桑白皮各等分，大黄减半，如常治讫，为末，蜜丸樱桃大。食后、夜卧各含化一丸，未终剂而愈矣。

【附方】 **新七**。**温病发哕**因饮水多者。枇杷叶去毛炙香、茅根各半斤，水四升，煎二升，稍稍饮之。庞安常方。**反胃呕哕**枇杷叶去毛炙、丁香各一两，人参二两，为末。每服三钱，水一盏，姜三片，煎服。圣惠。**衄血不止**枇杷叶去毛，焙研末。茶服一二钱，日二。同上。**酒齄赤鼻**枇杷叶、栀子仁等分，为末。每服二钱，温酒调下，日三服。本事。**面上风疮**方同上。**痔疮肿痛**枇杷叶蜜炙，乌梅汤肉焙，为末。先以乌梅汤洗，贴之。集要。**痘疮溃烂**枇杷叶煎汤洗之。摘玄。

花

【主治】 头风，鼻流清涕。辛夷等分，研末，酒服二钱，日二服。时珍。

木白皮

【主治】 生嚼咽汁，止吐逆不下食，煮汁冷服尤佳。思邈。

杨梅宋《开宝》

【释名】 机子音求。〔时珍曰〕其形如水杨子而味似梅，故名。段氏北户录名机子。扬州人呼白杨梅为圣僧。

【集解】〔志曰〕杨梅生江南、岭南山谷。树若荔枝树，而叶细阴青。子形似水杨子，而生青熟红，肉在核上，无皮壳。四月、五月采之。南人腌藏为果，寄至北方。〔时珍曰〕杨梅树叶如龙眼及紫瑞香，冬月不凋。二月开花结实，形如楮实子，五月熟，有红、白、紫三种，红胜于白，紫胜于红，颗大则核细，盐藏、蜜渍、糖收皆佳。东方朔林邑记云：邑有杨梅，其大如杯碗，青时极酸，熟则如蜜。用以酿酒，号为梅香酎，甚珍重之。赞宁物类相感志云：桑上接杨梅则不酸。杨梅树生癞，以甘草钉钉之则无。皆物理之妙也。〔藏器曰〕张华博物志言地瘴处多生杨梅，验之信然。

实

【气味】 酸、甘，温，无毒。〔诜曰〕热，微毒。久食令人发热，损齿及筋。忌生葱同食。〔瑞曰〕发疮致痰。

【主治】 盐藏食，去痰止呕哕，消食下酒。干作屑，临饮酒时服方寸匕，止吐酒。开宝。止渴，和五脏，能涤肠胃，除烦愦恶气。烧灰服，断下痢甚验。盐者常含一枚，咽汁，利五脏下气。诜。

【附方】 旧一，新三。下痢不止杨梅烧研，每米饮服二钱，日二服。普济。头痛不止杨梅为末，以少许嗜鼻取嚏妙。头风作痛杨梅为末，每食后薄荷茶服二钱。或以消风散同煎服。或同捣末，以白梅肉和，丸弹子大，每食后葱茶嚼下一丸。朱氏集验。一切损伤止血生肌，令无瘢痕。用盐藏杨梅和核捣如泥，做成挺子，以竹筒收之。凡遇破伤，研末傅之，神圣绝妙。经验方。

核仁

【主治】 脚气。〔时珍曰〕案王性之挥麈录云：会稽杨梅为天下冠。童贯苦脚气，或云杨梅仁可治之。郡守王巑馈五十石，贯用之而愈。取仁法：以柿漆拌核暴之，则自裂出也。

树皮及根

【主治】 煎汤，洗恶疮疥癣。大明。煎水，漱牙痛。服之，解砒毒。烧灰油调，涂汤火伤。时珍。

【附方】 新二。**中砒毒**心腹绞痛，欲吐不吐，面青肢冷。用杨梅树皮煎汤二三碗，服之即愈。王硕易简方。**风虫牙痛**普济方用杨梅根皮厚者焙一两，川芎劳五钱，麝香少许，研末。每用半钱，鼻内嗑之，口中含水，涎出痛止。摘要方用杨梅根皮、韭菜根、厨案上油泥，等分捣匀，贴于两腮上，半时辰，其虫从眼角出也。屡用有效之方。

樱桃《别录》上品

【释名】 莺桃礼注含桃月令荆桃。〔宗奭曰〕孟诜本草言此乃樱，非桃也。虽非桃类，以其形肖桃，故曰樱桃，又何疑焉？如沐猴梨、胡桃之类，皆取其形相似耳。礼记仲春，天子以含桃荐宗庙即此。故王维诗云：才是寝园春荐后，非干御苑鸟衔残。药中不甚用。〔时珍曰〕其颗如璎珠，故谓之樱。而许慎作莺桃，云莺所含食，故又曰含桃，亦通。案尔雅云：楔，音戛，荆桃也。孙炎注云：即今樱桃。最大而甘者，谓之崖蜜。

【集解】〔颂曰〕樱桃处处有之，而洛中者最胜。其木多阴，先百果熟，故古人多贵之。其实熟时深红色者，谓之朱樱。紫色，皮里有细黄点者，谓之紫樱，味最珍重。又有正黄明者，谓之蜡樱；小而红者，谓之樱珠，味皆不及。极大者，有若弹丸，核细而肉厚，尤难得。〔时珍曰〕樱桃树不甚高。春初开白花，繁英如雪。叶团，有尖及细齿。结子一枝数十颗，三月熟时须守护，否则鸟食无遗也。盐藏、蜜煎皆可，或同蜜捣作糕食，唐人以酪荐食之。林洪山家清供云：樱桃经雨则虫自内生，人莫之见。用水浸良久，则虫皆出，乃可食也。试之果然。

【气味】 甘，热，涩，无毒。〔大明曰〕平，微毒。多食令人吐。〔诜曰〕食多无损，但发虚热耳。有暗风人不可食，食之立发。〔李鹏飞曰〕伤筋骨，败血气。有寒热病人不可食。

【主治】 调中，益脾气，令人好颜色，美志。别录。止泄精、水谷痢。孟诜。

【发明】〔宗奭曰〕小儿食之过多，无不作热。此果三月末、四月初熟，得正阳之气，先诸果熟，故性热也。〔震亨曰〕樱桃属火，性大热而发湿。旧有热病及喘嗽者，得之立病，且有死者也。〔时珍曰〕案张子和儒门事亲云：舞水一富家有二子，好食紫樱，每日啖一二升。半月后，长者发肺痿，幼者发肺痈，相继而死。呜呼！百果之生，所以养人，非欲害人。富贵之家，纵其嗜欲，取死是何？天耶命耶？邵尧夫诗云：爽口物多终作疾，真格言哉。观此，则寇、朱二氏之言，益可证矣。王维诗云：饱食不须愁内热，大官还有蔗浆寒。盖谓寒物同食，犹可解其热也。

叶

【气味】 甘，平，无毒。煮老鹅，易软熟。

【主治】 蛇咬，捣汁饮，并傅之。颂。

东行根

【主治】 煮汁服，立下寸白蛔虫。大明。

枝

【主治】 雀卵斑黚，同紫萍、牙皂、白梅肉研和，日用洗面。时珍。

花

【主治】 面黑粉泽。方见李花。

山婴桃《别录》上品

校正：唐本退入有名未用，今移入此。

【释名】 朱桃别录麦樱吴普英豆别录李桃。〔诜曰〕此婴桃俗名李桃，又名柰桃。前樱桃名樱，非桃也。

【集解】〔别录曰〕婴桃实大如麦，多毛。四月采，阴干。〔弘景曰〕樱桃即今朱樱，可煮食者。婴桃形相似而实乖异，山间时有之，方药不用。〔时珍曰〕树如朱婴，但叶长尖不团。子小而尖，生青熟黄赤，亦不光泽，而味恶不堪食。

实

【气味】 辛，平，无毒。

【主治】 止泄、肠澼，除热，调中益脾气，令人好颜色，美志。别录。止泄精。孟诜。

银杏《日用》

【释名】 白果日用鸭脚子。〔时珍曰〕原生江南，叶似鸭掌，因名鸭脚。宋初始入贡，改呼银杏，因其形似小杏而核色白也。今名白果。梅尧臣诗：鸭脚类绿李，其名因叶高。欧阳修诗：绛囊初入贡，银杏贵中州。是矣。

【集解】〔时珍曰〕银杏生江南，以宣城者为胜。树高二三丈。叶薄纵理，俨如鸭掌形,有刻缺,面绿背淡。二月开花成簇,青白色,二更开花,随即卸落,人罕见之。一枝结子百十,状如楝子,经霜乃熟烂,去肉取核为果。其核两头尖,三棱为雄,二棱为雌。其仁嫩时绿色,久则黄。须雌雄同种,其树相望,乃结实;或雌树临水亦可;或凿一孔,内雄木一块泥之亦结。阴阳相感之妙如此。其树耐久,肌理白腻。术家取刻符印,云能召使也。文选·吴都赋注:平仲果,其实如银。未知即此果否?

核仁

【气味】 **甘、苦,平,涩,无毒。**〔时珍曰〕熟食,小苦微甘,性温有小毒。多食令人胪胀。〔瑞曰〕多食壅气动风。小儿食多昏霍,发惊引疳。同鳗鲡鱼食,患软风。

【主治】 **生食引疳解酒,熟食益人。**李廷飞。**熟食温肺益气,定喘嗽,缩小便,止白浊。生食降痰,消毒杀虫。嚼浆涂鼻面手足,去皶疱黩黵皴皱,及疥癣疳䘌阴虱。**时珍。

【发明】〔时珍曰〕银杏宋初始著名,而修本草者不收。近时方药亦时用之。其气薄味厚,性涩而收,色白属金。故能入肺经,益肺气,定喘嗽,缩小便。生捣能浣油腻,则其去痰浊之功,可类推矣。其花夜开,人不得见,盖阴毒之物,故又能杀虫消毒。然食多则收令太过,令人气壅胪胀昏顿。故物类相感志言银杏能醉人,而三元延寿书言白果食满千个者死。又云:昔有饥者,同以白果代饭食饱,次日皆死也。

【附方】 新十七。**寒嗽痰喘**白果七个煨熟,以熟艾作七丸,每果入艾作一丸,纸包再煨香,去艾吃。秘韫方。**哮喘痰嗽**鸭掌散:用银杏五个,麻黄二钱半,甘草炙二钱,水一钟半,煎八分,卧时服。又金陵一铺治哮喘,白果定喘汤,服之无不效者,其人以此起家。其方:用白果二十一个炒黄,麻黄三钱,苏子二钱,款冬花、法制半夏、桑白皮蜜炙各二钱,杏仁去皮尖、黄芩微炒各一钱半,甘草一钱,水三钟,煎二钟,随时分作二服。不用姜。并摄生方。**咳嗽失声**白果仁四两,白茯苓、桑白皮二两,乌豆半升炒,蜜半斤,煮熟日干为末,以乳汁半碗拌湿,九蒸九晒,丸如绿豆大。每服三五十丸,白汤下,神效。余居士方。**小便频数**白果十四枚,七生七煨,食之,取效止。**小便白浊**生白果仁十枚,擂水饮,日一服。取效止。**赤白带下**下元虚惫。白果、莲肉、江米各五钱,胡椒一钱半,为末。用乌骨鸡一只,去肠盛药,瓦器煮烂,空心食之。集简方。**肠风下血**银杏煨熟,出火气,食之,米饮下。**肠风脏毒**银杏四十九枚,去壳生研,入百药煎末和,丸弹子大。每服二三丸,空心细嚼,米饮送下。戴原礼证治要诀。**牙齿虫䘌**生银杏，每食后嚼一二个，良。永类铃方。**手足皴裂**生白果嚼烂，夜夜涂之。**鼻面酒齄**银杏、酒浮糟同嚼烂，夜涂旦洗。医林集要。**头面癣疮**生白果仁切断，频擦取效。邵氏经验方。**下部疳疮**生白果杵，涂之。赵原阳。**阴虱作痒**阴毛际肉中生虫如虱，或红或白，痒不可忍者。白果仁嚼细，频擦之，取效。刘长春方。**狗咬成疮**白果仁嚼细涂之。**乳痈溃烂**银杏半斤，以四两研酒服之，以四两研傅之。救急易方。**水疔暗疔**水疔色黄，麻木不痛；暗疔疮凸色红，使人昏狂，并先刺四畔，后用银杏去壳浸油中年久者，捣盦之。普济方。

胡桃宋《开宝》

【释名】 **羌桃**名物志**核桃**。〔颂曰〕此果本出羌胡，汉时张骞使西域始得种还，植之秦中，渐及东土，故名之。〔时珍曰〕此果外有青皮肉包之，其形如桃，胡桃乃其核也。羌音呼核如胡，名或以此。或作核桃。梵书名播罗师。

【集解】〔颂曰〕胡桃生北土，今陕、洛间甚多。大株厚叶多阴。实亦有房，秋冬熟时采之。出陈仓者薄皮多肌。出阴平者大而皮脆，急捉则碎。汴州虽有而实不佳。江表亦时有之，南方则无。〔时珍曰〕胡桃树高丈许。春初生叶，长四五寸，微似大青叶，两两相对，颇作恶气。三月开花如栗花，穗苍黄色。结实至秋如青桃状，熟时沤烂皮肉，取核为果。人多以榉柳接之。案刘恂岭表录云：南方有山胡桃，底平如槟榔，皮厚而大坚，多肉少穰。其壳甚厚，须椎之方破。然则南方亦有，但不佳耳。

核仁
【气味】 **甘，平、温，无毒**。〔颂曰〕性热，不可多食。〔思邈曰〕甘冷滑。多食动痰饮，令人恶心、吐水、吐食物。〔志曰〕多食动风，脱人眉。同酒食，多令人咯血。〔颖曰〕多食生痰，动肾火。

【发明】〔震亨曰〕胡桃属土而有火，性热。本草云甘平，是无热矣。然又云动风脱人眉，非热何以伤肺耶？〔时珍曰〕胡桃仁味甘气热，皮涩肉润。孙真人言其冷滑，误矣。近世医方用治痰气喘嗽醋心及疠风诸病，而酒家往往醉后嗜之。则食多吐水吐食脱眉，及酒同食咯血之说，亦未必尽然也。但胡桃性热，能入肾肺，惟虚寒者宜之。而痰火积热者，不宜多食耳。

【主治】 **食之令人肥健，润肌，黑须发。多食利小便，去五痔。捣和胡粉，拔白须发，内孔中，则生黑毛。烧存性，和松脂研，傅瘰疬疮。开宝。食之令人**

能食，通润血脉，骨肉细腻。诜。方见下。**治损伤、石淋。同破故纸蜜丸服，补下焦。**颂。**补气养血，润燥化痰，益命门，利三焦，温肺润肠，治虚寒喘嗽，腰脚重痛，心腹疝痛，血痢肠风，散肿毒，发痘疮，制铜毒。**时珍。

油胡桃

【气味】辛，热，有毒。

【主治】**杀虫攻毒，治痈肿、疬风、疥癣、杨梅、白秃诸疮，润须发。**时珍。

【发明】〔韩𢘅曰〕破故纸属火，能使心包与命门之火相通。胡桃属水，主润血养血，血属阴，阴恶燥，故油以润之。佐破故纸，有木火相生之妙。故古有云：黄檗无知母，破故纸无胡桃，犹水母之无虾也。〔时珍曰〕三焦者，元气之别使。命门者，三焦之本原。盖一原一委也。命门指所居之府而名，为藏精系胞之物。三焦指分治之部而名，为出纳腐熟之司。盖一以体名，一以用名。其体非脂非肉，白膜裹之，在七节之旁，两肾之间。二系著脊，下通二肾，上通心肺，贯属于脑。为生命之原，相火之主，精气之府。人物皆有之，生人生物，皆由此出。灵枢·本脏论已著其厚薄缓结之状。而扁鹊难经不知原委体用之分，以右肾为命门，谓三焦有名无状。而高阳生伪撰脉诀，承其谬说，以误后人。至朱肱南阳活人书、陈言三因方论、戴起宗脉诀刊误，始著说辟之，而知之者尚鲜。胡桃仁颇类其状，而外皮水汁皆青黑。故能入北方，通命门，利三焦，益气养血，与破故纸同为补下焦肾命之药。夫命门气与肾通，藏精血而恶燥。若肾、命不燥，精气内充，则饮食自健，肌肤光泽，肠腑润而血脉通。此胡桃佐补药，有令人肥健能食，润肌黑发固精，治燥调血之功也。命门既通则三焦利，故上通于肺而虚寒喘嗽者宜之，下通于肾而腰脚虚痛者宜之，内而心腹诸痛可止，外而疮肿之毒可散矣。洪氏夷坚志止言胡桃治痰嗽能敛肺，盖不知其为命门三焦之药也。油胡桃有毒，伤人咽肺，而疮科取之，用其毒也。胡桃制铜，此又物理之不可晓者。洪迈云：迈有痰疾，因晚对，上遣使谕令以胡桃肉三颗，生姜三片，卧时嚼服，即饮汤两三呷，又再嚼桃、姜如前数，即静卧，必愈。迈还玉堂，如旨服之，及旦而痰消嗽止。又溧阳洪辑幼子，病痰喘，凡五昼夜不乳食。医以危告。其妻夜梦观音授方，令服人参胡桃汤。辑急取新罗人参寸许，胡桃肉一枚，煎汤一蚬壳许，灌之，喘即定。明日以汤剥去胡桃皮用之，喘复作。仍连皮用，信宿而瘳。此方不载书册，盖人参定喘，胡桃连皮能敛肺故也。

【附方】旧五，新二十八。**服胡桃法**〔诜曰〕凡服胡桃不得并食，须渐渐食之。初日服一颗，每五日加一颗，至二十颗止，周而复始。常服令人能食，骨肉细腻光润，须发黑泽，血脉通润，养一切老痔。**青娥丸**方见草部补骨脂。**胡桃丸**

益血补髓，强筋壮骨，延年明目，悦心润肌，能除百病。用胡桃仁四两捣膏，入破故纸、杜仲、萆薢末各四两杵匀，丸梧子大。每空心温酒、盐汤任下五十丸。御药院方。**消肾溢精**胡桃丸：治消肾病，因房欲无节，及服丹石，或失志伤肾，遂致水弱火强，口舌干，精自溢出，或小便赤黄，大便燥实，或小便大利而不甚渴。用胡桃肉、白茯苓各四两，附子一枚去皮切片，姜汁、蛤粉同焙为末，蜜丸梧子大。每服三十丸，米饮下。普济方。**小便频数**胡桃煨熟，卧时嚼之，温酒下。**石淋痛楚**便中有石子者。胡桃肉一升，细米煮浆粥一升，相和顿服即瘥。崔元亮海上方。**风寒无汗**发热头痛。核桃肉、葱白、细茶、生姜等分，捣烂，水一钟，煎七分，热服。覆衣取汗。谈野翁方。**痰喘咳嗽**方见发明。老人喘嗽气促，睡卧不得，服此立定。胡桃肉去皮、杏仁去皮尖、生姜各一两，研膏，入炼蜜少许和，丸弹子大。每卧时嚼一丸，姜汤下。普济方。**产后气喘**胡桃肉、人参各二钱，水一盏，煎七分，顿服。**久嗽不止**核桃仁五十个煮熟去皮，人参五两，杏仁三百五十个麸炒汤浸去皮，研匀，入炼蜜。丸梧子大。每空心细嚼一丸，人参汤下。临卧再服。萧大尹方。**食物醋心**胡桃烂嚼，以生姜汤下，立止。传信适用方。**食酸齿齼**细嚼胡桃即解。日华子本草。**误吞铜钱**多食胡桃，自化出也。胡桃与铜钱共食，即成粉，可证矣。李楼方。**揩齿乌须**胡桃仁烧过、贝母各等分，为散，日用之。圣惠。**眼目暗昏**四月内取风落小胡桃，每日午时食饱，以无根水吞下，偃卧，觉鼻孔中有泥腥气为度。卫生易简。**赤痢不止**胡桃仁、枳壳各七个，皂角不蛀者一挺，新瓦上烧存性，研为细末，分作八服。每临卧时一服，二更一服，五更一服，荆芥茶下。总录。**血崩不止**胡桃肉十五枚，灯上烧存性，研作一服，空心温酒调下，神效。**急心气痛**核桃一个，枣子一枚，去核夹桃，纸裹煨熟，以生姜汤一钟，细嚼送下。永久不发，名盏落汤。赵氏经验。**小肠气痛**胡桃一枚，烧炭研末，热酒服之。奇效良方。**便毒初起**子和儒门事亲用胡桃七个，烧研酒服，不过三服，见效。杨氏经验用胡桃三枚，夹铜钱一个，食之即愈。**鱼口毒疮**端午日午时，取树上青胡桃筐内阴干，临时全烧为末，黄酒服。少行一二次，有脓自大便出，无脓即消，二三服平。杨氏经验。**一切痈肿**背痈、附骨疽，未成脓者。胡桃十个煨熟去壳，槐花一两研末，杵匀，热酒调服。古今录验。**疔疮恶肿**胡桃一个平破，取仁嚼烂，安壳内，合在疮上，频换甚效。普济。**痘疮倒陷**胡桃肉一枚烧存性，干胭脂半钱，研匀，胡荽煎酒调服。儒门事亲。**小儿头疮**久不愈。胡桃和皮，灯上烧存性，碗盖出火毒，入轻粉少许，生油调搽，一二次愈。保幼大全。**酒齄鼻赤**方见橘核。**聤耳出汁**胡桃仁烧研，狗胆汁和作挺子，绵裹塞之。普济方。**伤耳成疮**出汁者。用胡桃杵取油纳入。同上。**火烧成疮**

胡桃仁烧黑研傅。**压扑伤损**胡桃仁捣，和温酒顿服便瘥。图经本草。**疥疮瘙痒**
油核桃一个，雄黄一钱，艾叶杵熟一钱，捣匀绵包，夜卧裹阴囊，历效。勿洗。集
简方。

胡桃青皮

【气味】 苦，涩，无毒。

【主治】 **染髭及帛，皆黑。**〔志曰〕仙方取青皮压油，和詹糖香，涂毛发，色
如漆也。

【附方】 新四。**乌髭发**胡桃皮、蝌蚪等分，捣泥涂之，一染即黑。总录用青
胡桃三枚和皮捣细，入乳汁三盏，于银石器内调匀，搽须发三五次，每日用胡桃
油润之，良。**疬疡风**青胡桃皮捣泥，入酱清少许、硇砂少许合匀。先以泔洗，后
傅之。外台。**白癜风**青胡桃皮一个，硫黄一皂子大，研匀。日日掺之，取效。**嵌
甲**胡桃皮烧灰贴。

皮

【主治】 **止水痢。春月斫皮汁，沐头至黑。煎水，可染褐。**开宝。

【附方】 新一。**染须发**胡桃根皮一秤，莲子草十斤，切，以瓮盛之，入水五
斗，浸一月去滓，熬至五升，入芸薹子油一斗，慢火煎取五升收之。凡用，先以炭
灰汁洗，用油涂之，外以牛蒡叶包住，绢裹一夜洗去，用七日即黑也。总录。

壳

【主治】 **烧存性，入下血、崩中药。**时珍。

榛宋《开宝》

【释名】 亲古榛字。〔时珍曰〕案罗氏尔雅翼云：礼记郑玄注云：关中甚多此
果。关中，秦地也。榛之从秦，盖取此意。左传云：女贽不过榛、栗、枣、脩，以
告虔也。则榛有臻至之义，以其名告己之虔也。古作亲，从辛，从木。俗作莘，
误矣。莘音诜。

【集解】 〔志曰〕榛生辽东山谷。树高丈许。子如小栗，军行食之当粮。中
土亦有。郑玄云：关中鄜、坊甚多。〔颂曰〕桂阳有亲栗丛生，实大如杏子中仁，
皮子形色与栗无异，但小耳。〔大明曰〕新罗榛子肥白，最良。〔时珍曰〕榛树低小
如荆，丛生。冬末开花如栎花，成条下垂，长二三寸。二月生叶如初生樱桃叶，
多皱文而有细齿及尖。其实作苞，三五相粘，一苞一实。实如栎实，下壮上锐，
生青熟褐，其壳厚而坚，其仁白而圆，大如杏仁，亦有皮尖。然多空者，故谚云十　榛

榛九空。按陆玑诗疏云：榛有两种：一种大小枝叶皮树皆如栗，而子小，形如橡子，味亦如栗，枝茎可以为烛，诗所谓"树之榛、栗"者也；一种高丈余，枝叶如木蓼，子作胡桃味，辽、代、上党甚多，久留亦易油坏者也。

仁

【气味】 甘，平，无毒。

【主治】 益气力，实肠胃，令人不饥健行。开宝。止饥，调中开胃，甚验。大明。

阿月浑子《拾遗》

校正：自木部移入此，并入海药无名木皮。

【释名】 胡榛子拾遗无名子海药。

【集解】〔藏器曰〕阿月浑子生西国诸番，与胡榛子同树，一岁胡榛子，二岁阿月浑子也。〔珣曰〕按徐表南州记云：无名木生岭南山谷，其实状若榛子，号无名子，波斯家呼为阿月浑子也。

仁

【气味】 辛，温，涩，无毒。

【主治】 诸痢，去冷气，令人肥健。藏器。治腰冷阴，肾虚痿弱，房中术多用之，得木香、山茱萸良。李珣。

无名木皮海药

【气味】 辛，大温，无毒。

【主治】 阴肾萎弱，囊下湿痒，并煎汁小浴，极妙。珣。

楮子《拾遗》

校正：原附钩栗，今析出。

【集解】〔藏器曰〕楮子生江南。皮、树如栗，冬月不凋，子小于橡子。〔颖曰〕楮子有苦、甜二种，治作粉食、糕食，褐色甚佳。〔时珍曰〕楮子处处山谷有之。其木大者数抱，高二三丈。叶长大如栗，叶稍尖而厚坚光泽，锯齿峭利，凌冬不凋。三四月开白花成穗，如栗花。结实大如槲子，外有小苞，霜后苞裂子坠。子圆褐而有尖，大如菩提子。内仁如杏仁，生食苦涩，煮、炒乃带甘，亦可磨粉。甜櫧子粒小，木文细白，俗名面櫧。苦櫧子粒大，木文粗赤，俗名血櫧。其色黑者名铁櫧。按山海经云：前山有木，其名曰櫧。郭璞注曰：櫧子似柞子可食，冬月采之。木作屋柱、棺材，难腐也。

仁

【气味】 甘，涩，平，无毒。〔时珍曰〕案正要云：酸、甘，微寒。不可多食。

【主治】 食之不饥，令人健行，止泄痢，破恶血，止渴。藏器。

皮 叶

【主治】 煮汁饮，止产妇血。藏器。嫩叶：贴臁疮，一日三换，良。吴瑞。

钩栗《拾遗》

【释名】 巢钩子拾遗甜櫧子。〔瑞曰〕钩栗即甜櫧子。〔时珍曰〕钩、櫧二字，方音相近。其状如栎，当作钩栎。

【集解】〔藏器曰〕钩栗生江南山谷。木大数围，冬月不凋，其子似栗而圆小。又有雀子，相似而圆黑，久食不饥。详櫧子下。

仁

【气味】 甘，平，无毒。

【主治】 食之不饥，厚肠胃，令人肥健。藏器。

橡实音象《唐本草》

校正：自木部移入

【释名】 橡斗说文皂斗同栎梂音历求柞子音作芋杼同。序、暑二音。栩音许。〔禹锡曰〕案尔雅云：栩，杼也。又曰：栎，其实梂。孙炎注云：栩，一名杼也。栎，似樗之木也。梂，盛实之房也。其实名橡，有梂猬自裹之。诗·唐风云：集于苞栩。秦风云：山有苞栎。陆玑注云：即柞栎也。秦人谓之栎，徐人谓之杼，或谓之栩。其子谓之皂，亦曰皂斗。其壳煮汁可染皂也。今京洛、河内亦谓之杼。盖五方通语，皆一物也。〔时珍曰〕栎，柞木也。实名橡斗、皂斗，谓其斗剜剜象斗，可以染皂也。南人呼皂如柞，音相近也。

【集解】〔颂曰〕橡实，栎木子也。所在山谷皆有。木高二三丈。三四月开花黄色，八九月结实。其实为皂斗，槲、栎皆有斗，而以栎为胜。〔宗奭曰〕栎叶如栗叶，所在有之。木坚而不堪充材，亦木之性也。为炭则他木皆不及。其壳虽可染皂,若曾经雨水者,其色淡,槲亦有壳,但小而不及栎也。〔时珍曰〕栎有二种:一种不结实者,其名曰棫,其木心赤,诗云"瑟彼作棫"是也;一种结实者,其名曰栩,其实为橡。二者树小则耸枝,大则偃蹇。其叶如槠叶,而文理皆斜勾。四五月开花如栗花,黄色。结实如荔枝核而有尖。其蒂有斗,包其半截。其仁如老莲肉,山人俭岁采以为饭,或捣浸取粉食,丰年可以肥猪。北人亦种之。其木高二三丈,坚实而重,有斑文点点。大者可作柱栋,小者可为薪炭。周礼职方氏"山林宜皂物,柞、栗之属"即此也。其嫩叶可煎饮代茶。

实

【修治】〔雷曰〕霜后收采,去壳蒸之,从巳至未,剉作五片,日干用。〔周定王曰〕取子换水,浸十五次,淘去涩味,蒸极熟食之,可以济饥。

【气味】 苦,微温,无毒。

【主治】 **下痢,厚肠胃,肥健人。**苏恭。**涩汤止泻。煮食,止饥,御歉岁。**大明。

【发明】〔思邈曰〕橡子非果非谷而最益人,服食未能断谷,啖之尤佳。无气而受气,无味而受味,消食止痢,令人强健不极。〔时珍曰〕木实为果,橡盖果也。俭岁,人皆取以御饥,昔挚虞入南山,饥甚拾橡实而食;唐·杜甫客秦州,采橡、栗自给,是矣。

【附方】 新五。**水谷下痢**日夜百余行者。橡实二两,楮叶炙一两,为末。每服一钱,食前乌梅汤调下。圣惠方。**血痢不止**上方加缩砂仁半两。**下痢脱肛**橡斗子烧存性研末,猪脂和傅。直指方。**痔疮出血**橡子粉、糯米粉各一升,炒黄,滚水调作果子,饭上蒸熟食之。不过四五次效。李楼奇方。**石痈坚硬**如石,不作脓。用橡子一枚,以醋于青石上磨汁涂之。干则易,不过十度即平。千金方。

斗壳

【修治】〔大明曰〕入药并宜捣细,炒焦或烧存性研用。

【气味】 涩,温,无毒。

【主治】 **为散及煮汁服,止下痢。并可染皂。**恭。**止肠风崩中带下,冷热泻痢。并染须发。**大明。

【附方】 新四。**下痢脱肛**橡斗壳烧存性,研末。猪脂和搽,并煎汁洗之。直指方。**肠风下血**橡斗子壳,用白梅肉填满,两个合定,铁线扎住,煅存性,研末。每服二钱,米饮下。一方:用硫黄填满,煅研酒服。余居士选奇方。**走马牙疳**橡斗壳入盐填满,合定烧透,出火毒,研末,入麝香少许。先以米泔漱过,搽之。全幼心鉴。**风虫牙痛**橡斗五个入盐在内,皂荚一条入盐在内,同煅过研末,日擦三五次,荆芥汤漱之,良。经验良方。

木皮 根皮拾遗

【气味】 苦,平,无毒。

【主治】 **恶疮,因风犯露致肿者,煎汁日洗,令脓血尽乃止。亦治痢。**藏器。**止水痢,消瘰疬。**大明。

【附方】 新一。**蚀烂痈肿及疣赘瘤痣。**柞栎木灰四斗,桑柴灰四斗,石灰一斗五升,以沸汤调湿,甑中蒸一日,取釜中沸汤七斗,合甑灰淋之取汁,再熬至一升,投乱头发一鸡子大消尽,又剪五色彩投入消尽,瓶盛密收。每以少许,挑破点之。煎时勿令鸡、犬、妇人、小儿见。普济方。

槲实音斛《唐本草》

校正:自木部移附此。

【释名】 **槲㯉**音速**朴㯉**并尔雅**大叶栎**俗**栎橿子**。〔时珍曰〕槲㯉犹觳觫也。栗子绽悬,有颤栗之象,故谓之栗;槲叶摇动,有觳觫之态,故曰槲㯉也。朴㯉者,婆娑、蓬然之貌。其树偃蹇,其叶芃芃故也。俗称衣物不整者为朴㯉,本此。其实木彊,故俗谓之栎橿子。史言武后挂赦书于槲树,人遂呼为金鸡树云。

【集解】 〔颂曰〕槲,处处山林有之。木高丈余,与栎相类。亦有斗,但小不中用耳。不拘时采。其皮、叶入药。〔宗奭曰〕槲亦有斗,木虽坚而不堪充材,止宜作柴,为炭不及栎木。〔时珍曰〕槲有二种:一种丛生小者名枹,音孚,见尔雅。一种高者名大叶栎。树、叶俱似栗,长大粗厚,冬月凋落。三四月开花亦如栗,八九月结实似橡子而稍短小,其蒂亦有斗。其实僵涩味恶,荒岁人亦食之。其木理粗不及橡木,所谓樗栎之材者指此。

仁

【气味】 苦,涩,平,无毒。

【主治】 **蒸煮作粉,涩肠止痢,功同橡子。**时珍。

槲若

【修治】 〔颂曰〕若即叶之名也。入药须微炙令焦。

【气味】 甘,苦,平,无毒。

【主治】 **疗痔,止血及血痢,止渴。**恭。**活血,利小便,除面上皶赤。**时珍。

【附方】 旧五,新三。**卒然吐血**槲叶为末,每服二钱,水一盏,煎七分,和滓服。简要济众。**鼻衄不止**槲叶捣汁一小盏,顿服即止。圣惠方。**肠风血痔**

热多者尤佳。槲叶微炙研末一钱，槐花炒研末一钱，米饮调服。未止再服。寇氏衍义。**冷淋茎痛**槲叶研末，每服三钱，水一盏，葱白七寸，煎六分，去滓，食前温服。日二。**孩子淋疾**槲叶三片，煎汤服一鸡子壳，小便即时下也。孙真人方。**蝼蛄漏疾**槲叶烧存性研，以米泔别浸槲叶，取汁洗疮后，乃纳灰少许于疮中。圣惠方。**鼻上齇疱**出脓血者，以泔水煮槲叶，取汁洗之，拭干，纳槲叶灰少许于中，良。圣惠。**腋下胡臭**槲若三升切，水煮浓汁，洗毕，即以甘苦瓠壳烟熏之。后用辛夷、细辛、杜衡末，醋浸一夜，傅之。千金方。

木皮俗名赤龙皮。

【气味】 苦，涩，无毒。

【主治】 煎服，除虫及漏，甚效。恭。煎汤，洗恶疮良。权。能吐瘰疬，涩五脏。大明。止赤白痢，肠风下血。时珍。

【附方】 旧四，新五。**赤龙皮汤**治诸败烂疮、乳疮。用槲皮切三升，水一斗，煮五升，春夏冷用，秋冬温用，洗之。洗毕乃傅诸膏。肘后。**附骨疽疮**槲皮烧研，米饮每服方寸匕。千金方。**下部生疮**槲皮、樗皮煮汁，熬如饴糖，以导下部。肘后方。**一切瘰疾**千金用槲树北阴白皮三十斤剉，以水一石，煮一斗，去滓煎如饴，又取通都厕上雄鼠屎、雌鼠屎各十四枚，烧汁尽研和之，纳温酒一升和匀。瘦人食五合，当有虫出也。崔氏纂要用槲白皮切五升，水八升煮令泣尽，去滓，再煎成膏。日服枣许，并涂疮上。宜食苜蓿、盐、饭以助之。以瘥为度。**小儿瘰病**槲树皮去粗皮切，煎汤频洗之。圣惠方。**蛊毒下血**槲木北阴白皮一大握，长五寸，以水三升，煮取一升，空腹分服，即吐毒出也。**赤白久痢**不拘大人、小儿。用新槲皮一斤，去黑皮切，以水一斗，煎取五升，去滓煎膏，和酒服。**久痢不止**槲白皮姜汁炙五度一两，干姜炮半两，为末。每服二钱，米饮酒调下。圣济总录。**久疮不已**槲木皮一尺，阔六寸，切，以水一斗，煮取五升，入白沙糖十挺，煎取一升，分三服，即吐而愈。肘后方。

本草纲目果部目录第三十一卷

本草纲目果部第三十一卷

果之三 ｜ 夷果类三十一种

荔枝宋《开宝》

【释名】 **离枝**纲目**丹荔**。〔颂曰〕按朱应扶南记云：此木结实时，枝弱而蒂牢，不可摘取，必以刀斧劙取其枝，故以为名。劙，音利，与荔同。〔时珍曰〕司马相如上林赋作离支。按白居易云：若离本枝，一日色变，三日味变。则离支之名，又或取此义也。

【集解】〔颂曰〕荔枝生岭南及巴中。今闽之泉、福、漳州、兴化军，蜀之嘉、蜀、渝、涪州，及二广州郡皆有之。其品以闽中为第一，蜀州次之，岭南为下。其木高二三丈，自径尺至于合抱，类桂木、冬青之属。绿叶蓬蓬然，四时荣茂不凋。其木性至坚劲，土人取其根，作阮咸槽及弹棋局。其花青白，状若冠之緌绥。其子喜双实，状如初生松球。壳有皱纹如罗，初青渐红。肉色淡白如肪玉，味甘而多汁。夏至将中，则子翕然俱赤，乃可食也。大树下子至百斛，五六月盛熟时，彼方皆燕会其下以赏之，极量取啖，虽多亦不伤人，少过则饮蜜浆便解。荔枝始传于汉世，初惟出岭南，后出蜀中。故左思蜀都赋云：旁挺龙目，侧生荔枝。唐·白居易图序论之详矣。今闽中四郡所出特奇，蔡襄谱其种类至三十余品，肌肉甚厚，甘香莹白，非广、蜀之比也。福唐岁贡白曝荔枝、蜜煎荔枝肉，俱为上方珍果。白曝须嘉实乃堪，其市货者，多用杂色荔枝入盐、梅曝成，皮色深红，味亦少酸，殊失本真。经曝则可经岁，商贩流布，遍及华夏，味犹不歇，百果之盛，皆不及此。又有焦核荔枝，核如鸡舌香，味更甜美。或云是木生背阳，结实不完就者。又有绿色、蜡色，皆其品之奇者，本土亦自难得。其蜀、岭荔枝，初生小酢，肉薄核大，不堪白曝。花及根亦入药。〔藏器曰〕顾微广州记云：荔枝冬夏常青，其实大如鸡卵，壳朱肉白，核黄黑色，似半熟莲子，精者核如鸡舌香，甘美多汁，极益人也。〔时珍曰〕荔枝炎方之果，性最畏寒，易种而根浮。其木甚耐久，有经数百年犹结实者。其实生时肉白，干时肉红。日晒火烘，卤浸蜜煎，皆可致远。成朵晒干者谓之荔锦。按白居易荔枝图序云：荔枝生巴、峡间。树形团团如帷盖，叶如冬青。花如橘而春荣，实如丹而夏熟。朵如蒲桃，核如枇杷。壳如红缯，膜如紫绡。瓤肉洁白如冰雪，浆液甘酸如醴酪。大略如彼，其实过之。若离本枝，一日而色变，二日而香变，三日而味变，四五日外，色香味尽去矣。又蔡襄荔枝谱云：广、蜀所出，早熟而肉薄，味甘酸，不及闽中下等者。闽中惟四郡有之，福州最多，兴化最奇，泉、漳次之。福州延亘原野，一家甚至万株。兴化上品，大径寸余，香气清远，色紫壳薄，瓤厚膜红，核如丁香母。剥之如水精，食之如绛雪。荔枝以甘为味，虽百千树莫有同者，过甘与淡，皆失于中。若夫厚皮尖刺，肌理黄色，附核而赤，食之有渣，食已而涩，虽无酢味，亦自下等矣。最忌麝香，触之花、实尽落也。又洪迈夷坚志云：莆田荔枝名品，皆出天成，虽以其核种之，亦失本体，形状百出，不可以理求也。沈括笔谈谓焦核荔枝，乃土人去其大根，燔焦种成者，大不然也。〔珣曰〕荔枝树似青木香。熟时人未采，则百虫不敢近。人才采之，乌鸟、蝙蝠之类，无不伤残之也。故采荔枝者，必日中而众采之。一日色变，二日味变，三日色味俱变。故古诗云，色味不逾三日变也。

实

【气味】 **甘**，**平**，**无毒**。〔珣曰〕甘、酸，热。多食令人发虚热。〔李廷飞曰〕生荔枝多食，发热烦渴，口干衄血。〔颂曰〕多食不伤人。如少过度，饮蜜浆一杯便解也。〔时珍曰〕荔枝气味纯阳，其性为热。鲜者食多，即龈肿口痛，或衄血也。病齿䘌及火病人尤忌之。开宝本草言其性平，苏氏谓多食无伤，皆谬说也。按物类相感志云：食荔枝多则醉，以壳浸水饮之即解。此即食物不消，还以本物消之之意。

【主治】 **止渴，益人颜色**。开宝。**食之止烦渴，头重心躁，背膊劳闷**。李珣。**通神，益智，健气**。孟诜。**治瘰疬瘤赘，赤肿疔肿，发小儿痘疮**。时珍。

【发明】〔震亨曰〕荔枝属阳，主散无形质之滞气，故消瘤赘赤肿者用之。苟不明此，虽用之无应。

【附方】 新六。**痘疮不发**荔枝肉浸酒饮，并食之。忌生冷。闻人规痘疹论。**疔疮恶肿**普济方用荔枝五个或三个，不用双数，以狗粪中米淘净为末，与糯米粥同研成膏，摊纸上贴之。留一孔出毒气。济生秘览用荔枝肉、白梅各三个，捣作饼子。贴于疮上，根即出也。**风牙疼痛**普济用荔枝连壳烧存性，研末，擦牙即止。乃治诸药不效仙方也。孙氏集效方用大荔枝一个，剔开填盐满壳。煅研，搽之即愈。**呃逆不止**荔枝七个，连皮核烧存性，为末。白汤调下，立止。杨拱医方摘要。

核

【气味】 **甘**，**温**，**涩**，**无毒**。

荔
枝

1323

【主治】 心痛、小肠气痛，以一枚煨存性，研末，新酒调服。宗奭。**治癫疝气痛，妇人血气刺痛。**时珍。

【发明】〔时珍曰〕荔枝核入厥阴，行散滞气，其实双结而核肖睾丸，故其治癫疝卵肿，有述类象形之义。

【附方】 新六。**脾痛不止**荔枝核为末，醋服二钱。数服即愈。卫生易简方。**妇人血气刺痛。**用荔枝核烧存性半两，香附子炒一两，为末。每服二钱，盐汤、米饮任下。名蠲痛散。妇人良方。**疝气癫肿**孙氏用荔枝核炒黑色、大茴香炒等分，为末。每服一钱，温酒下。皆效方：玉环来笑丹：用荔枝核四十九个，陈皮连白九钱，硫黄四钱，为末，盐水打面糊丸绿豆大。遇痛时，空心酒服九丸，良久再服。不过三服，甚效如神。亦治诸气痛。**阴肾肿痛**荔枝核烧研，酒服二钱。**肾肿如斗**荔枝核、青橘皮、茴香等分，各炒研。酒服二钱，日三。

壳

【主治】 **痘疮出不爽快，煎汤饮之。又解荔枝热，浸水饮。**时珍。

【附方】 新一。**赤白痢**荔枝壳、象斗壳炒、石榴皮炒、甘草炙，各等分。每以半两，水一盏半，煎七分，温服，日二服。普济方。

花及皮根

【主治】 **喉痹肿痛，用水煮汁。细细含咽，取瘥止。**苏颂。出崔元亮海上方。

龙眼《别录》中品

校正：自木部移入此。〔宗奭曰〕龙眼专为果，未见入药。本草编入木部，非矣。

【释名】 **龙目**吴普**圆眼**俗名**益智**别录**亚荔枝**开宝**荔枝奴**　**骊珠**　**燕卵**　**蜜脾**　**鲛泪**　**川弹子**南方草木状。〔时珍曰〕龙眼、龙目，象形也。吴普本草谓之龙目，又曰比目。曹宪博雅谓之益智。〔弘景曰〕广州有龙眼，非益智也，恐彼人别名耳。〔志曰〕甘味归脾，能益人智，故名益智，非今之益智子也。〔颂曰〕荔枝才过，龙眼即熟，故南人目为荔枝奴。又名木弹。晒干寄远，北人以为佳果，目为亚荔枝。

【集解】〔别录曰〕龙眼生南海山谷。一名益智。其大者似槟榔。〔恭曰〕龙眼树似荔枝，叶若林檎，花白色。子如槟榔，有鳞甲，大如雀卵。〔颂曰〕今闽、广、蜀道出荔枝处皆有之。嵇含南方草木状云：木高一二丈，似荔枝而枝叶微小，凌冬不凋。春末夏初，开细白花。七月实熟，壳青黄色，文作鳞甲，形圆，大如弹丸，核若木梡子而不坚，肉薄于荔枝，白而有浆，其甘如蜜。实极繁，每枝三二十颗，作穗如蒲桃。汉时南海常贡之，大为民害。临武长唐羌上书言状。和帝感其言，下诏止之。〔时珍曰〕龙眼正圆，别录、苏恭比之槟榔，殊不类也。其木性畏寒，白露后方可采摘，晒焙令干，成朵干者名龙眼锦。按范成大桂海志有山龙眼，出广中，色青，肉如龙眼，夏月实熟可啖，此亦龙眼之野生者欤？

实

【气味】 甘，平，无毒。〔恭曰〕甘，酸，温。〔李廷飞曰〕生者沸汤瀹过食，不动脾。

【主治】 **五脏邪气，安志厌食。除蛊毒，去三虫。久服强魂聪明，轻身不老，通神明。**别录。**开胃益脾，补虚长智。**时珍。

【发明】 〔时珍曰〕食品以荔枝为贵，而资益则龙眼为良。盖荔枝性热，而龙眼性和平也。严用和济生方，治思虑劳伤心脾有归脾汤，取甘味归脾、能益人智之义。

【附方】 新一。**归脾汤**治思虑过度，劳伤心脾，健忘怔忡，虚烦不眠，自汗惊悸。用龙眼肉、酸枣仁炒、黄芪炙、白术焙、茯神各一两，木香半两，炙甘草二钱半，㕮咀。每服五钱，姜三片，枣一枚，水二钟，煎一钟。温服。济生方。

核

【主治】 **胡臭。六枚，同胡椒二七枚研，遇汗出即擦之。**时珍。

龙荔《纲目》

【释名】 见下。

【集解】 〔时珍曰〕按范成大桂海志云：龙荔出岭南。状如小荔枝，而肉味如龙眼，其木之身、叶亦似二果，故名曰龙荔。三月开小白花，与荔枝同时熟，不可生啖，但可蒸食。

实

【主治】 **甘，热，有小毒。生食令人发痫，或见鬼物。**时珍。出桂海志。

橄榄宋《开宝》

【释名】 **青果**梅圣俞集**忠果**记事珠**谏果**出农书〔时珍曰〕橄榄名义未详。

此果虽熟，其色亦青，故俗呼青果。其有色黄者不堪，病物也。王祯云：其味苦涩，久之方回甘味。王元之作诗，比之忠言逆耳，世乱乃思之，故人名为谏果。

【集解】〔志曰〕橄榄生岭南。树似木樨子树而高，端直可爱。结子形如生诃子，无棱瓣，八月、九月采之。又有一种波斯橄榄，生邕州。色类相似，但核作两瓣，蜜渍食之。〔诜曰〕其树大数围。实长寸许，先生者向下，后生者渐高。熟时生食味酢，蜜渍极甜。〔珣曰〕按南州异物志云：闽、广诸郡及缘海浦屿间皆有之。树高丈馀，叶似榉柳。二月开花，八月成实，状如长枣，两头尖，青色。核亦两头尖而有棱，核内有三窍，窍中有仁，可食。〔颂曰〕按刘恂岭表录云：橄榄树枝皆高耸。其子深秋方熟，南人重之，生咀嚼之，味虽苦涩，而芬香胜于含鸡舌香也。有野生者，子繁而树峻不可梯缘，但刻根下方寸许，纳盐入内。一夕子皆自落，木亦无损。其枝节间有脂膏如桃胶，南人采取和皮、叶煎汁，熬如黑饧，谓之榄糖，用泥船隙，牢如胶漆，着水益干也。〔时珍曰〕橄榄树高，将熟时以木钉钉之，或纳盐少许于皮内，其实一夕自落，亦物理之妙也。其子生食甚佳，蜜渍、盐藏皆可致远。其木脂状如黑胶者，土人采取，蒸之清烈，谓之榄香。杂以牛皮胶者，即不佳矣。又有绿榄，色绿。乌榄，色青黑，肉烂而甘。取肉捶碎干放，自有霜如白盐，谓之榄酱。青榄核内仁干小。惟乌榄仁最肥大，有文层叠如海螵蛸状而味甘美，谓之榄仁。又有一种方榄，出广西两江峒中，似橄榄而有三角或四角，即是波斯橄榄之类也。

实

【气味】 **酸、甘，温，无毒。**〔宗奭曰〕味涩，良久乃甘。〔震亨曰〕味涩而甘，醉饱宜之。然性热，多食能致上壅。〔时珍曰〕橄榄盐过则不苦涩，同栗子食甚香。按延寿书云：凡食橄榄必去两头，其性热也。过白露摘食，庶不病痁。

【主治】 **生食、煮饮，并消酒毒，解鲀鲌鱼毒。** 开宝。**嚼汁咽之，治鱼鲠。**宗奭。**生啖、煮汁，能解诸毒。**苏颂。**开胃下气，止泻。**大明。**生津液，止烦渴，治咽喉痛。咀嚼咽汁，能解一切鱼、鳖毒。**时珍。

【发明】〔志曰〕鲀鲌鱼，即河豚也。人误食其肝及子，必迷闷至死，惟橄榄及木煮汁能解之。其木作舟楫，拨着鱼皆浮出，故知物有相畏如此者。〔时珍曰〕按名医录云：吴江一富人，食鳜鱼被鲠，横在胸中，不上不下，痛声动邻里，半月余几死。忽遇渔人张九，令取橄榄与食。时无此果，以核研末，急流水调服，骨遂下而愈。张九云：我父老相传，橄榄木作取鱼棹篦，鱼触着即浮出，所以知鱼畏橄榄也。今人煮河豚、团鱼，皆用橄榄，乃知橄榄能治一切鱼、鳖之毒也。

【附方】 新四。**初生胎毒**小儿落地时，用橄榄一个烧研，朱砂末五分和匀，嚼生脂麻一口,吐唾和药,绢包如枣核大,安儿口中,待咂一个时顷,方可与乳。此药取下肠胃秽毒,令儿少疾,及出痘稀少也。孙氏集效方。**唇裂生疮**橄榄炒研,猪脂和涂之。**牙齿风疳**脓血有虫。用橄榄烧研,入麝香少许,贴之。圣惠方。**下部疳疮**橄榄烧存性,研末,油调敷之。或加孩儿茶等分。乾坤生意。

榄仁

【气味】 甘,平,无毒。

【主治】 **唇吻燥痛,研烂傅之。**开宝。

核

【气味】 甘,涩,温,无毒。

【主治】 **磨汁服,治诸鱼骨鲠,及食鲙成积,又治小儿痘疮倒靥。烧研服之,治下血。**时珍。

【附方】 新三。**肠风下血**橄榄核,灯上烧存性,研末。每服二钱,陈米饮调下。仁斋直指方。**阴肾癀肿**橄榄核、荔枝核、山楂核等分,烧存性,研末。每服二钱,空心茴香汤调下。**耳足冻疮**橄榄核烧研,油调涂之。乾坤生意。

木威子《拾遗》

【释名】 未详。

【集解】 〔藏器曰〕木威生岭南山谷。树高丈馀,叶似楝叶。子如橄榄而坚,亦似枣,削去皮可为粽食。〔时珍曰〕木威子,橄榄之类也。陈氏说出顾微广州记中。而梁元帝金楼子云:橄榄树之南向者为橄榄,东向者为木威。此亦传闻谬说也。

实

【气味】 酸、辛,无毒。〔时珍曰〕按广州记云:苦,涩。

【主治】 **心中恶水,水气。**藏器。

庵摩勒《唐本》

校正:自木部移入此。

【释名】 **余甘子**唐本**庵摩落迦果。**〔藏器曰〕梵书名庵摩勒,又名摩勒落迦果。其味初食苦涩,良久更甘,故曰余甘。

【集解】 〔恭曰〕庵摩勒生岭南交、广、爱等州。树叶细似合昏。其花黄。

实似李、柰，青黄色，核圆有棱，或六或七，其中仁亦入药用。〔珣曰〕生西国者，大小如枳橘子状。〔颂曰〕余甘子，今二广诸郡及西川、戎、泸、蛮界山谷皆有之。木高一二丈，枝条甚软。叶青细密，朝开暮敛如夜合，而叶微小，春生冬凋。三月有花，着条而生，如粟粒，微黄。随即结实作莛，每条三两子，至冬而熟，如李子状，青白色，连核作五六瓣，干即并核皆裂，俗作果子啖之。〔时珍曰〕余甘，泉州山中亦有之。状如川楝子，味类橄榄，亦可蜜渍、盐藏。其木可制器物。按陈祈畅异物志云：余甘树叶如夜合及槐叶，其枝如柘，其花黄。其子圆，大如弹丸，色微黄，有文理如定陶瓜，核有五六棱，初入口苦涩，良久饮水更甘，盐而蒸之尤美。其说与两苏所言相合。而临海异物志云：余甘子如梭形，大如梅子，其核两头锐，与橄榄一物异名也。然橄榄形长头尖，余甘形圆，稍有不同，叶形亦异，盖二物也。又苏恭言其仁可入药，而未见主治何病，岂亦与果同功耶？

实

【气味】 甘，寒，无毒。〔珣曰〕苦、酸、甘，微寒，涩。

【主治】 风虚热气。唐本。补益强气。合铁粉一斤用，变白不老。取子压汁，和油涂头，生发去风痒，令发生如漆黑也。藏器。主丹石伤肺，上气咳嗽。久服，轻身延年长生。服乳石人，宜常食之。李珣。为末点汤服，解金石毒。宗奭。解硫黄毒。时珍。出益部方物图。

【发明】 〔宗奭曰〕黄金得余甘则体柔，亦物类相感相伏也，故能解金石之毒云。

仁

毗梨勒《唐本草》

校正：自木部移入此。

【释名】 三果。〔珣曰〕木似诃梨勒，而子亦相似，但圆而毗，故以名之。毗即脐也。

【集解】 〔恭曰〕毗梨勒出西域及南海诸国、岭南交、爱等州，戎人谓之三果。树似胡桃，子形亦似胡桃。核似诃梨勒，而圆短无棱，用亦同法。番人以此作浆甚热。

实

【气味】 苦，寒，无毒。〔珣曰〕味苦带涩，微温无毒。作浆性热。

【主治】 风虚热气，功同庵摩勒。唐本。暖肠腹，去一切冷气。作浆染须发，变黑色。甄权。下气，止泻痢。大明。烧灰，干血有效。李珣。

【发明】〔时珍曰〕毗梨勒古方罕用，惟千金方补肾鹿角丸用三果浆吞之，云无则以酒代之。则此果亦余甘之类，而性稍温涩也。

【附方】 新一。**大风发脱**毗梨勒烧灰，频擦有效。圣惠方。

五敛子《纲目》

【释名】 **五棱子**桂海志**阳桃**。〔时珍曰〕按嵇含草木状云：南人呼棱为敛，故以为名。

【集解】〔时珍曰〕五敛子出岭南及闽中，闽人呼为阳桃。其大如拳，其色青黄润绿，形甚诡异，状如田家碌碡，上有五棱如刻起，作剑脊形。皮肉脆软，其味初酸久甘，其核如柰。五月熟，一树可得数石，十月再熟。以蜜渍之，甘酢而美，俗亦晒干以充果食。又有三廉子，盖亦此类也。陈祈畅异物志云：三廉出熙安诸郡。南人呼棱为廉，虽名三廉，或有五六棱者，食之多汁，味甘且酸，尤宜与众果参食。

实

【气味】 **酸、甘，涩，平，无毒。**

【主治】 **风热，生津止渴。**时珍。

五子实《纲目》

【集解】〔时珍曰〕五子树今潮州有之。按裴渊广州记云：五子实，大如梨而内有五核，故名。

实

【气味】 **甘，温，无毒。**

【主治】 **霍乱金疮，宜食之。**时珍。潮州志。

榧实《别录》下品

校正：〔时珍曰〕别录木部有榧实，又有柀华。神农本草鱼虫部有柀子，宋开宝本草退柀子入有名未用。今据苏恭之说，合并于下。

【释名】 **柀子**音彼。神农**赤果**日用**玉榧**日用**玉山果**。〔时珍曰〕榧亦作棑，其木名文木,斐然章采,故谓之榧。信州玉山县者为佳。故苏东坡诗云:彼美玉山果,粲为金盘实。柀子见下。〔瑞曰〕土人呼为赤果,亦曰玉榧。

【集解】〔别录曰〕榧实生永昌。柀子生永昌山谷。〔弘景曰〕柀子亦名罴子,从来无用者,古今诸医不复识之。榧实出东阳诸郡。〔恭曰〕柀子当从木作柀子。误入虫部也。尔雅柀亦名粘。其叶似杉,木如柏而微软。子名榧子,宜入果部。又注榧实云:即虫部柀子也。其木大连抱,高数仞,其叶似杉,其木如柏,其理似松,肌细软,堪为器用。〔宗奭曰〕榧实大如橄榄,壳色紫褐而脆,其中子有一重黑粗衣,其仁黄白色,嚼久渐甘美也。〔藏器曰〕棑华即榧子之华也。棑与榧同。榧树似杉,子如长槟榔,食之肥美。本经虫部有柀子,陶氏复于木部出榧实、棑华,皆一物也。〔颖曰〕榧有一种粗榧。其木与榧相似,但理粗色赤耳。其子稍肥大,仅圆不尖。神农本草柀子即粗榧也。〔时珍曰〕榧生深山中,人呼为野杉。按罗愿尔雅翼云:柀似杉而异于杉。彼有美实而木有文采,其木似桐而叶似杉,绝难长。木有牝牡,牡者华而牝者实。冬月开黄圆花,结实大小如枣。其核长如橄榄核,有尖者、不尖者,无棱而壳薄,黄白色。其仁可生啖,亦可焙收。以小而心实者为佳,一树不下数十斛。陶氏不识柀子,惟苏恭能辨为一物也。

榧实别录

【气味】 甘,平,涩,无毒。〔瑞曰〕性热,同鹅肉食,生断节风,又上壅人,忌火气。〔时珍曰〕按物类相感志云:榧煮素羹,味更甜美。猪脂炒榧,黑皮自脱。榧子同甘蔗食,其渣自软。又云:榧子皮反绿豆,能杀人也。

【主治】 常食,治五痔,去三虫蛊毒,鬼疰恶毒。别录。食之,疗寸白虫。弘景。消谷,助筋骨,行营卫,明目轻身,令人能食。多食一二升,亦不发病。孟诜。多食滑肠,五痔人宜之。宗奭。治咳嗽白浊,助阳道。生生编。

柀子本经。旧作彼。

【气味】 甘,温,有毒。

【主治】 腹中邪气,去三虫,蛇螫蛊毒,鬼疰伏尸。本经。

【发明】〔震亨曰〕榧子,肺家果也。火炒食之,香酥甘美。但多食则引火入肺,大肠受伤尔。〔原曰〕榧子杀腹间大小虫,小儿黄瘦有虫积者宜食之。苏东坡诗云:驱除三彭虫,已我心腹疾,是矣。〔时珍曰〕榧实、柀子,治疗相同,当为一物无疑。但本经柀子有毒,似有不同,亦因其能杀虫蛊尔。汪颖以粗榧为柀子,终是一类,不甚相远也。

【附方】 旧一,新五。寸白虫〔诜曰〕日食榧子七颗,满七日,虫皆化为水也。外台秘要用榧子一百枚,去皮火燃,啖之,经宿虫消下也。胃弱者啖五十枚。**好食茶叶**面黄者。每日食榧子七枚,以愈为度。杨起简便方。**令发不落榧**子三个,胡桃二个,侧柏叶一两,捣浸雪水梳头,发永不落且润也。圣惠方。**卒吐血出**先食蒸饼两三个,以榧子为末,白汤服三钱,日三服。圣济总录。**尸咽痛痒**语言不出。榧实半两,芜荑一两,杏仁、桂各半两,为末,蜜丸弹子大,含咽。圣济总录。

枇华别录　春月生采之。〔藏器曰〕即榧子华也。

【气味】　苦。

【主治】　水气,去赤虫,令人好色,不可久服。别录。

海松子宋《开宝》

【释名】　新罗松子。

【集解】〔志曰〕海松子,状如小栗,三角。其中仁香美,东夷当果食之,亦代麻腐食之,与中国松子不同。〔炳曰〕五粒松一丛五叶如钗,道家服食绝粒,子如巴豆,新罗往往进之。〔颂曰〕五粒字当作五鬣,音传讹也。五鬣为一丛,或有两鬣、七鬣者。松岁久则实繁。中原虽有,小而不及塞上者佳好也。〔瑞曰〕松子有南松、北松。华阴松形小壳薄,有斑极香;新罗者肉甚香美。〔时珍曰〕海松子出辽东及云南,其树与中国松树同,惟五叶一丛者,球内结子,大如巴豆而有三棱,一头尖尔,久收亦油。马志谓似小栗,殊失本体。中国松子大如柏子,亦可入药,不堪果实,详见木部松下。按段成式西阳杂俎云:予种五鬣松二株,根大如碗,结实与新罗、南诏者无别。其三鬣者,俗呼孔雀松。亦有七鬣者。或云:三针者为栝子松,五针者为松子松。

仁

【气味】　甘,小温,无毒。〔珣曰〕新罗松子甘美大温,去皮食之甚香,与云南松子不同。云南松子似巴豆,其味不及。与卑占国偏桃仁相似。多食发热毒。〔时珍曰〕按医说云:食胡羊肉不可食松子;而物类相感志云:凡杂色羊肉入松子则无毒。其说不同,何哉。

【主治】　骨节风,头眩,去死肌,变白,散水气,润五脏,不饥。开宝。**逐风痹寒气,虚羸少气,补不足,润皮肤。肥五脏。别录。主诸风,温肠胃。久服,轻身延年不老。**李珣。**润肺,治燥结咳嗽。**时珍。**同柏子仁,治虚秘。**宗奭。

【发明】〔时珍曰〕服食家用松子皆海松子,曰:中国松子,肌细力薄,只可入药耳。按列仙传云:偓佺好食松实,体毛数寸,走及奔马。又犊子少在黑山食松子、茯苓，寿数百岁。又赤松子好食松实、天门冬、石脂，齿落更生，发落更出，莫知所终。皆指此松子也。

【附方】旧一，新三。**服松子法**七月取松实，过时即落，难收也。去木皮，捣如膏收之。每服鸡子大，酒调下，日三服。百日身轻，三百日行五百里、绝谷，久服神仙。渴即饮水。亦可以炼过松脂同服之。圣惠方。**肺燥咳嗽**苏游凤髓汤：用松子仁一两，胡桃仁二两，研膏，和熟蜜半两收之。每服二钱，食后沸汤点服。外台秘要。**小儿寒嗽**或作壅喘。用松子仁五个，百部炒、麻黄各三分，杏仁四十个，去皮尖，以少水略煮三五沸，化白砂糖丸芡子大。每食后含化十丸，大妙。钱乙小儿方。**大便虚秘**松子仁、柏子仁、麻子仁等分，研泥，溶白蜡和，丸梧子大。每服五十丸，黄芪汤下。寇宗奭。

槟榔《别录》中品

校正：自木部移入此。

【释名】**宾门**李当之药对**仁频**音宾**洗瘴丹**。〔时珍曰〕宾与郎皆贵客之称。嵇含南方草木状言：交广人凡贵胜族客，必先呈此果。若邂逅不设，用相嫌恨。则槟榔名义，盖取于此。雷敩炮炙论谓尖者为槟，圆者为榔，亦似强说。又颜师古注上林赋云：仁频即槟榔也。〔诜曰〕闽中呼为橄榄子。

【集解】〔别录曰〕槟榔生南海。〔弘景曰〕此有三四种。出交州者，形小味甘。广州以南者，形大味涩。又有大者名猪槟榔，皆可作药。小者名蒳子，俗呼为槟榔孙，亦可食。〔恭曰〕生交州、爱州及昆仑。〔颂曰〕今岭外州郡皆有之。木大如桃榔，而高五七丈，正直无枝，皮似青桐，节似桂枝。叶生木颠，大如盾头，又似巴蕉叶。其实作房，从叶中出，旁有刺若棘针，重叠其下。一房数百实，如鸡子状，皆有皮壳。其实春生，至夏乃熟，肉满壳中，色正白。苏恭言其肉极易烂，不经数日。今入北者，皆先以灰煮熟，焙熏令干，始可留久也。小而味甘者，名山槟榔。大而味涩核亦大者，名猪槟榔。最小者名蒳子。雷氏言尖长而有紫文者名槟，圆大而矮者名榔，榔力大而槟力小。今医家亦不细分，但以作鸡心状、正稳心不虚、破之作锦文者为佳尔。岭南人啖之以当果食，言南方地湿，不食此无以祛瘴疠也。生食其味苦涩，得扶留藤与瓦屋子灰同咀嚼之，则柔滑甘美也。刘恂岭表录异云：真槟榔来自舶上，今交广生者皆大腹子也，彼中悉呼为槟榔。或云：槟榔难得真者，今贾人所货者，皆是大腹槟榔也，与槟榔相似，但茎、叶干小异尔，连皮收之。〔时珍曰〕槟榔树初生若笋竿积硬，引茎直上。茎干颇似桄榔、椰子而有节，旁无枝柯，条从心生。端顶有叶如甘蕉，条派开破，风至则如羽扇扫天之状。三月叶中肿起一房，因自拆裂，出穗凡数百颗，大如桃李。又生刺重累于下，以护卫其实。五月成熟，剥去其皮，煮其肉而干之。皮皆筋丝，与大腹皮同也。按汉·喻益期与韩康伯笺云：槟榔，子既非常，木亦特异。大者三围，高者九丈。叶聚树端，房结叶下。华秀房中，子结房外。其擢穗似黍，其缀实似谷。其皮似桐而厚，其节似竹而概。其内空，其外劲。其屈如伏虹，其申如缒绳。本不大，末不小。上不倾，下不斜。调直亭亭，千百如一。步其林则寥朗，庇其阴则萧条。信可长吟远想。但性不耐霜，不得北植。必当遐树海南，辽然万里。弗遇长者之目，令人恨深也。又竺法真罗山疏云：山槟榔一名蒳子，生日南，树似栟榈而小，与槟榔同状。一丛十余干，一干十余房，一房数百子。子长寸余，五月采之，味近苦甘。观此，则山槟榔即蒳子，猪槟榔即大腹子也。苏颂以味甘者为山槟榔，涩者为猪槟榔，似欠分明。

槟榔子

【修治】〔敩曰〕头圆矮毗者为榔，形尖紫文者为槟。槟力小，榔力大。凡使用白槟及存坐稳正、心坚有锦文者为妙。半白半黑并心虚者，不入药用。以刀刮去底，细切之。勿令经火，恐无力。若熟使，不如不用。〔时珍曰〕近时方药亦有以火煨焙用者。然初生白槟榔，须本境可得。若他处者，必经煮熏，安得生者耶？又槟榔生食，必以扶留藤、古贲灰为使，相合嚼之。叶去红水一口，乃滑美不涩，下气消食。此三物相去甚远，为物各异，而相成相合如此，亦为异矣。俗谓"槟榔为命赖扶留"以此。古贲灰即蛎蚌灰也。贲乃蚌字之讹。瓦屋子灰亦可用。

【气味】 苦、辛，温，涩，无毒。〔甄权曰〕味甘，大寒。〔大明曰〕味涩。〔弘景曰〕交州者味甘，广州者味涩。〔珣曰〕白者味甘，赤者味苦。〔元素曰〕味辛而苦，纯阳也。无毒。〔诜曰〕多食亦发热。

【主治】 消谷逐水，除痰澼，杀三虫、伏尸、寸白。别录。治腹胀，生捣末服，利水谷道。傅疮，生肌肉止痛。烧灰，傅口吻白疮。苏恭。宣利五脏六腑壅滞，破胸中气，下水肿，治心痛积聚。甄权。除一切风，下一切气，通关节，利九窍，补五劳七伤，健脾调中，除烦，破癥结。大明。主贲豚膀胱诸气，五膈气，风冷气，脚气，宿食不消。李珣。治冲脉为病，气逆里急。好古。治泻痢后重，心腹诸痛，大小便气秘，痰气喘急，疗诸疟，御瘴疠。时珍。

【发明】〔元素曰〕槟榔味厚气轻，沉而降，阴中阳也。苦以破滞，辛以散邪，泄胸中至高之气，使之下行，性如铁石之沉重，能坠诸药至于下极，故治诸气、后重如神也。〔时珍曰〕按罗大经鹤林玉露云：岭南人以槟榔代茶御瘴，其功有四：一曰醒能使之醉，盖食之久，则熏然颊赤，若饮酒然，苏东坡所谓"红潮登颊醉槟榔"也。二曰醉能使之醒，盖酒后嚼之，则宽气下痰，余醒顿解，朱晦庵所谓"槟榔收得为祛痰"也。三曰饥能使之饱。四曰饱能使之饥。盖空腹食之，则充然气盛如饱；饱后食之，则饮食快然易消。又且赋性疏通而不泄气，禀味严正而更有余甘，有是德故有是功也。又按吴兴章杰瘴说云：岭表之俗，多食槟榔，日至十数。夫瘴疠之作，率因饮食过度，气痞积结，而槟榔最能下气消食祛痰，故人狃于近利，而暗于远患也。夫峤南地热，四时出汗，人多黄瘠，食之则脏器疏泄，一旦病瘴，不敢发散攻下，岂尽气候所致，槟榔盖亦为患，殆未思尔。又东阳卢和云：闽广人常服槟榔，云能祛瘴。有瘴服之可也，无瘴而服之，宁不损正气而有开门延寇之祸乎？南人喜食此果，故备考诸说以见其功过焉。又朱晦庵槟榔诗云：忆昔南游日，初尝面发红。药囊知有用，茗碗讵能同？蛊疾收殊效，修真录异功。三彭如不避，糜烂七非中。亦与其治疾杀虫之功，而不满其代茶之俗也。

【附方】旧十三，新十四。**痰涎为害**槟榔为末，白汤每服一钱。御药院方。**呕吐痰水**白槟榔一颗，烘热，橘皮二两半炙，为末。水一盏，煎半盏，温服。千金。**醋心吐水**槟榔四两，橘皮一两，为末。每服方寸匕，空心生蜜汤调下。梅师方。**伤寒痞满**阴病下早成痞，按之虚软而不痛。槟榔、枳实等分，为末。每服二钱，黄连煎汤下。宣明方。**伤寒结胸**已经汗、下后者。槟榔二两，酒二盏，煎一盏，分二服。庞安时伤寒论。**蛔厥腹痛**方同上。**心脾作痛**鸡心槟榔、高良姜各一钱半，陈米百粒，同以水煎，服之。直指。**膀胱诸气**槟榔十二枚，一生一熟，为末。酒煎服之，良。此太医秦鸣鹤方也。海药本草。**本脏气痛**鸡心槟榔，以小便磨半个服。或用热酒调末一钱服之。斗门方。**腰重作痛**槟榔为末，酒服一钱。斗门方。**脚气壅痛**以沙牛尿一盏，磨槟榔一枚，空心暖服。梅师脚气论。**脚气冲心**闷乱不识人。用白槟榔十二分，为末，分二服，空心暖小便五合调下，日二服。或入姜汁、温酒同服。广利。**脚气胀满**非冷非热，或老人、弱人病此。用槟榔仁为末，以槟榔壳煎汁或茶饮、苏汤或豉汁调服二钱，甚利。外台秘要。**干霍乱病**心腹胀痛，不吐不利，烦闷欲死。用槟榔末五钱，童子小便半盏，水一盏，煎服。圣济总录。**大肠湿闷**肠胃有湿，大便秘塞。大槟榔一枚，麦门冬煎汤磨汁温服。或以蜜汤调末二钱服亦可。普济。**大小便闷**槟榔为末，蜜汤调服二钱。或以童子小便、葱白同煎，服之亦良。普济方。**小便淋痛**面煨槟榔、赤芍药各半两，为末。每服三钱，入灯心，水煎，空心服，日二服。十便良方。**血淋作痛**槟榔一枚，以麦门冬煎汤，细磨浓汁一盏，顿热，空心服，日二服。**虫痔里**

急槟榔为末，每日空心以白汤调服二钱。**寸白虫病**槟榔二七枚，为末。先以水二升半，煮槟榔皮，取一升，空心调末方寸匕服之，经日虫尽出。未尽再服，以尽为度。千金方。**诸虫在脏久不瘥者。**槟榔半两炮，为末，每服二钱，以葱蜜煎汤调服一钱。圣惠方。**金疮恶心**白槟榔四两，橘皮一两，为末。每空心生蜜汤服二钱。圣惠方。**丹从脐起**槟榔末，醋调傅之。本事方。**小儿头疮**水磨槟榔，晒取粉，和生油涂之。圣惠方。**口吻生疮**槟榔烧研，入轻粉末，傅之良。**聤耳出脓**槟榔末吹之。鲍氏方。

大腹子宋《开宝》

校正：自木部移入此。

【释名】 **大腹槟榔**图经**猪槟榔**。〔时珍曰〕大腹以形名，所以别鸡心槟榔也。

【集解】〔志曰〕大腹生南海诸国，所出与槟榔相似，茎、叶、根、干小异耳。〔弘景曰〕向阳者为槟榔，向阴者为大腹。〔时珍曰〕大腹子出岭表、滇南，即槟榔中一种腹大形扁而味涩者，不似槟榔尖长味良耳，所谓猪槟榔者是矣。盖亦土产之异，今人不甚分别。陶氏分阴阳之说，亦是臆见。按刘恂岭表录异云：交广生者，非舶上槟榔，皆大腹子也，彼中悉呼为槟榔。自嫩及老，采实啖之。以扶留藤、瓦屋灰同食之，以祛瘴疠。收其皮入药，皮外黑色，皮内皆筋丝如椰子皮。又云南记云：大腹槟榔每枝有三二百颗，青时剖之，以一片蒌叶及蛤粉卷和食之，即减涩味。观此二说，则大腹子与槟榔皆可通用，但力比槟榔稍劣耳。

大腹子

【气味】 **辛，涩，温，无毒。**

【主治】 **与槟榔同功。**时珍。

大腹皮

【修治】〔思邈曰〕鸩鸟多集槟榔树上。凡用槟榔皮，宜先以酒洗，后以大豆汁再洗过，晒干入灰火烧煨，切用。

【气味】 **辛，微温，无毒。**

【主治】 **冷热气攻心腹，大肠虫毒，痰膈醋心，并以姜、盐同煎，入疏气药用之，良。**开宝。**下一切气，止霍乱，通大小肠，健脾开胃调中。**大明。**降逆气，消肌肤中水气浮肿，脚气壅逆，瘴疟痞满，胎气恶阻胀闷。**时珍。

【附方】 新二。**漏疮恶秽**大腹皮煎汤洗之。直指。**乌癞风疮**大腹子生者或干者，连全皮勿伤动，以酒一升浸之，慢火熬干为末，腊猎脂和傅。圣济总录。

椰子 宋《开宝》

校正: 自木部移入此。

【释名】 越王头 纲目 胥余。〔时珍曰〕按嵇含南方草木状云:相传林邑王与越王有怨,使刺客乘其醉,取其首,悬于树,化为椰子,其核犹有两眼,故俗谓之越王头,而其浆犹如酒也。此说虽谬,而俗传以为口实。南人称其君长为爷,则椰名盖取于爷之义也。相如上林赋作胥余,或作胥耶。

【集解】 〔志曰〕椰子生安南,树如棕榈,子中有浆,饮之得醉。〔颂曰〕椰子岭南州郡皆有之。郭义恭广志云:木似桃榔无枝条,高数丈。叶在木末如束蒲。其实大如瓠,垂于枝间,如挂物然。实外有粗皮,如棕包。皮内有坚壳,圆而微长。壳内有肤,白如猪肪,厚半寸许,味如胡桃。肤内裹浆四五合如乳,饮之冷而动气醺人。壳可为器。肉可糖煎寄远,作果甚佳。〔珣曰〕按刘欣期交州记云:椰树状若海棕。实大如碗,外有粗皮,如大腹子、豆蔻之类。内有浆似酒,饮之不醉。生云南者亦好。〔宗奭曰〕椰子开之,有汁白色如乳,如酒极香,别是一种气味,强名为酒。中有白瓤,形圆如栝楼,上起细坬,亦白色而微虚,其纹若妇人裙褶,味亦如汁。与着壳一重白肉,皆可糖煎为果。其壳可为酒器,如酒中有毒,则酒沸起或裂破。今人漆其里,即失用椰子之意。〔时珍曰〕椰子乃果中之大者。其树初栽时,用盐置根下则易发。木至斗大方结实,大者三四围,高五六丈,木似桃榔、槟榔之属,通身无枝。其叶在木顶,长四五尺,直耸指天,状如棕榈,势如凤尾。二月着花成穗,出于叶间,长二三尺,大如五斗器。仍连着实,一穗数枚,小者如栝楼,大者如寒瓜,长七八寸,径四五寸,悬着树端。六七月熟,有粗皮包之。皮内有核,圆而黑润,甚坚硬,厚二三分。壳内有白肉瓤如凝雪,味甘美如牛乳。瓤肉空处,有浆数合,钻蒂倾出,清美如酒。若久者,则混浊不佳矣。其壳磨光,有斑缬点纹,横破之可作壶爵,纵破之可作瓢杓也。又唐史言番人以其花造酒,饮之亦醉也。类书有青田核、树头酒、严树酒,皆椰酒、椰花之类,并附于下。

椰子瓤
【气味】 甘,平,无毒。

【主治】 益气。开宝。治风。汪颖。食之不饥,令人面泽。时珍。出异物志。

椰子浆
【气味】 甘,温,无毒。〔珣曰〕多食,冷而动气。〔时珍曰〕其性热,故饮之者多昏如醉状。异物志云：食其肉则不饥，饮其浆则增渴。

【主治】 **止消渴。涂头，益发令黑。**开宝。**治吐血水肿，去风热。**李珣。

【发明】〔震亨曰〕椰子生海南极热之地，土人赖此解夏月毒渴，天生之物。各因其材也。

椰子皮

【修治】〔颂曰〕不拘时月采其根皮，入药炙用。一云：其实皮亦可用。

【气味】 **苦，平，无毒。**

【主治】 **止血，疗鼻衄，吐逆霍乱，煮汁饮之。**开宝。**治卒心痛，烧存性，研，以新汲水服一钱，极验。**时珍。出龚氏方。

壳

【主治】 **杨梅疮筋骨痛。烧存性，临时炒热，以滚酒泡服二三钱，暖覆取汗，其痛即止，神验。**时珍。

【附录】 **青田核** 崔豹古今注云：乌孙国有青田核，状如核桃，不知其树。核大如数斗，剖之盛水，则变酒味，甚醇美。饮尽随即注水，随尽随成。但不可久，久则苦涩尔。谓之青田酒，汉末蜀王刘璋曾得之。

树头酒 寰宇志云：缅甸在滇南，有树类棕，高五六丈，结实如椰子。土人以罐盛曲，悬于实下，汁流于罐中以成酒，名树头酒。或不用曲，惟取汁熬为白糖。其树即贝树也，缅人取其叶写书。

严树酒 一统志云：琼州有严树，捣其皮叶，浸以清水，和以粳酿，或入石榴花汁，数日成酒，能醉人。又梁书云：顿逊国有酒树，似安石榴，取花汁贮杯中，数日成酒。盖此类也。又有文章草，可以成酒。

无漏子《拾遗》

【释名】 **千年枣**开宝**万年枣**一统志**海枣**草木状**波斯枣**拾遗**番枣**岭表录异**金果**辍耕录**木名海棕**岭表录异**凤尾蕉。**〔时珍曰〕无漏名义未详。千年、万岁，言其树性耐久也。曰海，曰波斯，曰番，言其种自外国来也。金果，贵之也。曰棕，曰蕉，象其干、叶之形也。番人名其木曰窟莽，名其实曰苦鲁麻枣。苦麻、窟莽，皆番音相近也。

【集解】〔藏器曰〕无漏子即波斯枣，生波斯国，状如枣。〔珣曰〕树若栗木。其实若橡子，有三角。〔颂曰〕按刘恂岭表录异云：广州有一种波斯枣，木无旁枝，直耸三四丈，至巅四向，共生十余枝，叶如棕榈，彼土人呼为海棕木。三五年一着子，每朵约三二十颗，都类北方青枣，但小尔。舶商亦有携本国者至中国，色类沙糖，皮肉软烂，味极甘，似北地天蒸枣，而其核全别，两头不尖，双卷而圆，如小块紫矿，种之不生，盖蒸熟者也。〔时珍曰〕千年枣虽有枣名，别是一物。南番诸国皆有之，即杜甫所赋海棕也。按段成式西阳杂俎云：波斯枣生波斯国，彼人呼为窟莽。树长三四丈，围五六尺。叶似土藤，不凋。二月生花，状如蕉花。有两脚，渐渐开罅，中有十余房。子长二寸，黄白色，状如楝子，有核。六七月熟则子黑，状类干枣，食之味甘如饴也。又陶九成辍耕录云：四川成都有金果树六株，相传汉时物也。高五六十丈，围三四寻，挺直如矢，木无枝柯。顶上有叶如棕榈，皮如龙鳞，叶如凤尾，实如枣而大。每岁仲冬，有司具祭收采，令医工以刀剥去青皮，石灰汤瀹过，入冷熟蜜浸换四次，瓶封进献。不如此法，则生涩不可食。番人名为苦鲁麻枣，盖凤尾蕉也。一名万岁枣，泉州有万年枣，即此物也。又嵇含草木状云：海枣大如杯碗，以比安期海上如瓜之枣，似未得其详也。巴旦杏亦名忽鹿麻，另是一物也。

实

【气味】 甘，温，无毒。

【主治】 补中益气，除痰嗽，补虚损，好颜色，令人肥健。藏器。消食止咳，治虚羸，悦人。久服无损。李珣。

桄榔子 宋《开宝》

校正：自木部移入此。

【释名】 木名姑榔木 临海异物志 面木 伽蓝记 董棕 杨慎卮言 铁木。〔时珍曰〕其木似槟榔而光利，故名桄榔。姑榔，其音讹也。面言其粉也，铁言其坚也。

【集解】〔颂曰〕桄榔木，岭南二广州郡皆有之，人家亦植之庭院间。其木似栟榈而坚硬，斫其内取面，大者至数石，食之不饥。其皮至柔，坚韧可以作縆。其子作穗生木端，不拘时月采之。按刘恂岭表录异云：桄榔木枝叶并蕃茂，与槟榔小异。然叶下有须如粗马尾，广人采之以织巾子；得咸水浸，即粗胀而韧，彼人以缚海舶，不用钉线。木性如竹，紫黑色，有文理而坚，工人解之，以制博奕局。其树皮中有屑如面，可作饼食。〔藏器曰〕按临海异物志云：姑榔木生祥牁山谷。外皮有毛如棕榈而散生。其木刚利如铁，可作钐锄，中湿更利，惟中焦则易败尔，物之相伏如此。皮中有白粉，似稻米粉及麦面，可作饼饵食，名桄榔面。彼土少谷，常以牛酪食之。〔时珍曰〕桄榔，二广、交、蜀皆有之。按郭义恭广志云：木大者四五围，高五六丈，拱直无旁枝。巅顶生叶数十，破似棕叶，其木肌坚，斫入数寸，得粉赤黄色，可食。又顾玠海槎录云：桄榔木身直如杉，又如棕榈、椰子、槟榔、波斯枣、古散诸树而稍异，有节似大竹。树杪挺出数枝，开花成穗，绿色。结子如青珠，每条不下百颗，一树近百余条，团团悬挂若伞，极可爱。其木最重，色类花梨而多纹，番舶用代铁枪，锋芒甚利。古散亦木名，可为杖，又名虎散。

子

【气味】 苦，平，无毒。

【主治】 破宿血。开宝。

面

【气味】 甘，平，无毒。

【主治】 作饼炙食腴美，令人不饥，补益虚赢损乏，腰脚无力。久服轻身辟谷。李珣。

莎木面莎音梭《海药》

校正：自木部移入此。

【释名】 㮆木音襄。〔时珍曰〕莎字韵书不载，惟孙愐唐韵莎字注云：树似桄榔。则莎字当作莎衣之莎。其叶离披如莎衣之状，故谓之莎也。张勃吴录·地理志言，交趾㮆木，皮中有白粉如米屑，干之捣末，以水淋过似面，可作饼食者，即此木也。后人讹㮆为莎，音相近尔。杨慎卮言乃谓㮆木即桄榔，误矣。按左思吴都赋云：面有桄榔。又曰：文、㮆、桢、橿。既是一物，不应两用矣。

【集解】 〔珣曰〕按蜀记云：莎木生南中八郡。树高十许丈，阔四五围。峰头生叶，两边行列如飞鸟翼。皮中有白面石许，捣筛作饼，或磨屑作饭食之，彼人呼为莎面，轻滑美好，胜于桄榔面也。〔藏器曰〕莎木生岭南山谷。大者木皮内出面数斛，色黄白。〔时珍曰〕按刘欣期交州记云：都勾树似棕榈，木中出屑如桄榔面，可作饼饵。恐即此㮆木也。

莎面

【气味】 甘，平、温，无毒。

【主治】 补益虚冷，消食。李珣。温补。久食不饥，长生。藏器。

波罗蜜《纲目》

【释名】 曩伽结。〔时珍曰〕波罗蜜，梵语也。因此果味甘，故借名之。安南人名曩伽结，波斯人名婆那娑，佛林人名阿萨韡，皆一物也。

【集解】〔时珍曰〕波罗蜜生交趾、南邦诸国，今岭南、滇南亦有之。树高五六丈，树类冬青而黑润倍之。叶极光净，冬夏不凋。树至斗大方结实，不花而实，出于枝间，多者十数枚，少者五六枚，大如冬瓜，外有厚皮裹之，若栗球，上有软刺礧砢。五六月熟时，颗重五六斤，剥去外皮壳，内肉层叠如橘囊，食之味至甜美如蜜，香气满室。一实凡数百核，核大如枣。其中仁如栗黄，煮炒食之甚佳。果中之大者，惟此与椰子而已。

瓤

【气味】 甘、香、微酸，平，无毒。

【主治】 止渴解烦，醒酒益气，令人悦泽。时珍。

核中仁

【气味】 同瓤。

【主治】 补中益气，令人不饥轻健。时珍。

无花果《食物》

【释名】 映日果便民图纂优昙钵广州志阿驲音楚。〔时珍曰〕无花果凡数种，此乃映日果也。即广中所谓优昙钵，及波斯所谓阿驲也。

【集解】〔时珍曰〕无花果出扬州及云南，今吴、楚、闽、越人家，亦或折枝插成。枝柯如枇杷树，三月发叶如花构叶。五月内不花而实，实出枝间，状如木馒头，其内虚软。采以盐渍，压实令扁，日干充果实。熟则紫色，软烂甘味如柿而无核也。按方舆志云：广西优昙钵不花而实，状如枇杷。又段成式酉阳杂俎云：阿驲出波斯，拂林人呼为底珍树。长丈余，枝叶繁茂，有丫如蓖麻，无花而实，色赤类榠柿，一月而熟，味亦如柿。二书所说，皆即此果也。又有文光果、天仙果、古度子，皆无花之果，并附于下。

实

【气味】 甘，平，无毒。

【主治】 开胃，止泄利。汪颖。治五痔，咽喉痛。时珍。

叶

【气味】 甘、微辛，平，有小毒。

【主治】 五痔肿痛，煎汤频熏洗之，取效。震亨。

【附录】 文光果　出景州。形如无花果，肉味如栗，五月成熟。

天仙果　出四川。树高八九尺，叶似荔枝而小，无花而实，子如樱桃，累累缀枝间，六七月熟，其味至甘。宋祁方物赞云：有子孙枝，不花而实。薄言采之，味埒蜂蜜。

古度子　出交广诸州。树叶如栗，不花而实，枝柯间生子，大如石榴及楂子而色赤，味醋，煮以为粽食之。若数日不煮，则化作飞蚁，穿皮飞去也。

阿勃勒《拾遗》

校正：自木部移入此。

【释名】 婆罗门皂荚拾遗波斯皂荚　〔时珍曰〕婆罗门，西域国名；波斯，西南国名也。

【集解】〔藏器曰〕阿勃勒生拂林国，状似皂荚而圆长，味甘好吃。〔时珍曰〕此即波斯皂荚也。按段成式西阳杂俎云：波斯皂荚，彼人呼为忽野檐，拂林人呼为阿梨。树长三四丈，围四五尺。叶似枸橼而短小，经寒不凋。不花而实，荚长二尺，中有隔。隔内各有一子，大如指头，赤色至坚硬，中黑如墨，味甘如饴可食，亦入药也。

子

【气味】 苦，大寒，无毒。

【主治】 心膈间热风，心黄，骨蒸寒热，杀三虫。藏器。炙黄入药，治热病，下痰，通经络，疗小儿疳气。李珣。

【附录】 罗望子　〔时珍曰〕按桂海志云：出广西。壳长数寸，如肥皂及刀豆，色正丹，内有二三子，煨食甘美。

沙棠果《纲目》

【集解】〔时珍曰〕按吕氏春秋云：果之美者，沙棠之实。今岭外宁乡、泷水、罗浮山中皆有之。木状如棠,黄花赤实,其味如李而无核。

实

【气味】 甘,平,无毒。

【主治】 食之,却水病。时珍。山海经。

楼子音蟾《拾遗》

【集解】〔藏器曰〕楼子似梨,生江南,左思吴都赋"楼、留御霜"是也。〔时珍曰〕楼、留,二果名。按薛莹荆阳异物志云:楼子树,南越、丹阳诸郡山中皆有之。其实如梨,冬熟味酢。刘子树生交广、武平、兴古诸郡山中。三月着花,结实如梨,七八月熟,色黄,味甘、酢,而核甚坚。

实

【气味】 甘,涩,平,无毒。

【主治】 生食之,止水痢。熟和蜜食之,去嗽。藏器。

麂目《拾遗》

校正:自木部移入此。

【释名】 鬼目。〔藏器曰〕此出岭南,状如麂目,故名。陶氏注豆蔻引麂目小冷,即此也。后人讹为鬼目。

【集解】〔时珍曰〕鬼目有草木三种:此乃木生者,其草鬼目别见草部白英下,又羊蹄菜亦名鬼目,并物异名同。按刘欣期交州记云:鬼目出交趾、九真、武平、兴古诸处。树高大似棠梨,叶似楮而皮白,二月生花,仍连着子,大者如木瓜,小者如梅李,而小斜不周正。七八月熟,色黄味酸,以蜜浸食之佳。

【气味】 酸、甘,小冷,无毒。多食,发冷痰。藏器。

都桷子《拾遗》

【释名】 构子。〔时珍曰〕桷音角。太平御览作桶子,音同,上声。盖传写之讹也。亦与楮构之构,名同实异。陈祈畅异物志赞云:构子之树,枝叶四布。名同种异,实味甜酢。果而无核,里面如素。析酒止醒,更为遗略。

【集解】〔珣曰〕按徐表南州记云：都桷子生广南山谷。树高丈余，二月开花，连着实，大如鸡卵，七月熟。〔时珍曰〕按魏王花木志云：都桷树出九真、交趾，野生。二三月开花，赤色。子似木瓜，八九月熟，里民取食之，味酢，以盐、酸沤食，或蜜藏皆可。一云状如青梅。

实

【气味】 酸，涩，平，无毒。

【主治】 久食，益气止泄。藏器。安神温肠，治痔。久服无损。李珣。解酒，止烦渴。时珍。

都念子《拾遗》

【释名】 倒捻子详下文。

【集解】〔藏器曰〕杜宝拾遗录云：都念子生岭南。隋炀帝时进百株，植于西苑。树高丈余，叶如白杨，枝柯长细。花心金色，花赤如蜀葵而大。子如小枣，蜜渍食之，甘美益人。〔时珍曰〕按刘恂岭表录异云：倒捻子窠丛不大，叶如苦李。花似蜀葵，小而深紫，南中妇女多用染色。子如软柿，外紫内赤，无核，头上有四叶如柿蒂。食之必捻其蒂，故谓之倒捻子，讹而为都念子也。味甚甘软。

实

【气味】 甘、酸，小温，无毒。

【主治】 痰嗽哕气。藏器。暖腹脏，益肌肉。时珍。岭表录异。

都咸子《拾遗》

校正：自木部移入此。

【集解】〔藏器曰〕都咸子生广南山谷。按徐表南州记云：其树如李，子大如指。取子及皮、叶曝干，作饮极香美也。〔时珍曰〕按嵇含南方草木状云：都咸树出日南。三月生花，仍连着实，大如指，长三寸，七八月熟，其色正黑。

子及皮、叶

【气味】 甘，平，无毒。

【主治】 火干作饮，止渴润肺，去烦除痰。藏器。去伤寒清涕，咳逆上气，宜煎服之。李珣。

摩厨子《拾遗》

【集解】〔藏器曰〕摩厨子生西域及南海并斯调国。子如瓜，可为茹。其汁香美，如中国用油。陈祈畅异物志赞云：木有摩厨，生自斯调。厥汁肥润，其泽如膏。馨香馥郁，可以煎熬。彼州之人，以为嘉肴。〔珣曰〕摩厨二月开花，四五月结实，如瓜状。〔时珍曰〕又有齐墩果、德庆果，亦其类也，今附于下。

实

【气味】甘，香，平，无毒。

【主治】益气，润五脏。久服令人肥健。藏器。安神养血生肌，久服轻健。李珣。

【附录】齐墩果　酉阳杂俎云：齐墩树生波斯及拂林国。高二三丈，皮青白，花似柚极香。子似杨桃，五月熟，西域人压为油以煎饼果，如中国之用巨胜也。

德庆果　一统志云：广之德庆州出之。其树冬荣，子大如杯，炙而食之，味如猪肉也。

韶子《拾遗》

【集解】〔藏器曰〕韶子生岭南。按裴渊广州志云：韶叶如栗，赤色。子大如栗，有棘刺。破其皮，内有肉如猪肪，着核不离，味甘酢，核如荔枝。〔时珍曰〕按范成大虞衡志云：广南有韶子，夏熟，色红，肉如荔枝。又有藤韶子，秋熟，大如凫卵柿也。

实

【气味】甘，温，无毒。

【主治】暴痢，心腹冷气。藏器。

马槟榔《会编》

【释名】马金囊云南志马金南记事珠紫槟榔纲目。

【集解】〔时珍曰〕马槟榔生滇南金齿、沅江诸夷地，蔓生。结实大如葡萄，紫色味甘。内有核，颇似大风子而壳稍薄，团长斜扁不等。核内有仁，亦甜。

实

【气味】 甘,寒,无毒。

核仁

【气味】 苦、甘,寒,无毒。〔机曰〕凡嚼之者,以冷水一口送下,其甜如蜜,亦不伤人也。

【主治】 产难,临时细嚼数枚,并华水送下,须臾立产。再以四枚去壳,两手各握二枚,恶水自下也。欲断产者,常嚼二枚,水下。久则子宫冷,自不孕矣。汪机。伤寒热病,食数枚,冷水下。又治恶疮肿毒,内食一枚,冷水下;外嚼涂之,即无所伤。时珍。

枳椇音止距《唐本草》

校正: 自木部移入此,并入拾遗木蜜。

【释名】 蜜楛橆音止距蜜屈律广记木蜜拾遗木饧同上木珊瑚广志鸡距子苏文鸡爪子俗名木名白石木唐注金钩木地志枅栱音鸡拱交加枝。〔时珍曰〕枳椇,徐锴注说文作楛橆,又作枳枸,皆屈曲不伸之意。此树多枝而曲,其子亦卷曲,故以名之。曰蜜、曰饧,因其味也。曰珊瑚、曰鸡距、曰鸡爪,象其形也。曰交加、曰枅栱,言其实之纽屈也。枅栱,枋梁之名。按雷公炮炙序云:弊箄淡卤,如酒沾交。注云:交加枝,即蜜楛橆也。又诗话云:子生枝端,横折歧出,状若枅栱,故土人谓之枅栱也。珍谓枅栱及俗称鸡距,蜀人之称桔枸、棘枸,滇人之称鸡橘子,巴人之称金钩,广人之称结留子,散见书记者,皆枳椇、鸡距之字,方音转异尔。俗又讹鸡爪为曹公爪,或谓之梨枣树,或谓之癫汉指头,崔豹古今注一名树蜜,一名木石,皆一物也。

【集解】 〔恭曰〕枳椇子其树径尺,木名白石,叶如桑柘。其子作房似珊瑚,核在其端,人皆食之。〔颂曰〕此诗·小雅所谓南山有枸也。陆玑疏义云:楛枸树高大如白杨,所在皆有,枝柯不直。子着枝端,啖之甘美如饴,八九月熟,江南特美之,谓之木蜜。能败酒味,若以其木为柱,则屋中之酒皆薄也。〔诜曰〕昔有南人修舍用此木,误落一片入酒瓮中,酒化为水也。〔藏器曰〕木蜜树生南方,人呼白石木,枝叶俱甜。嫩叶可生啖,味如蜜。老枝细破,煎汁成蜜,倍甜,止渴解烦也。〔时珍曰〕枳椇木高三四丈,叶圆大如桑柘,夏月开花。枝头结实,如鸡爪形,长寸许,纽曲,开作二三歧,俨若鸡之足距。嫩时青色,经霜乃黄。嚼之味甘如蜜。每开歧尽处,结一二小子,状如蔓荆子,内有扁核赤色,如酸枣仁形。飞鸟喜巢其上,故宋玉赋云:枳枸来巢。曲礼云:妇人之贽,榛、榛、脯脩。即此也。盐藏荷裹,可以备冬储。

＊＊ 实

【气味】 **甘,平,无毒。**〔诜曰〕多食发蛔虫。

【主治】 **头风,小腹拘急。** 唐本。**止渴除烦,去膈上热,润五脏,利大小便,功用同蜂蜜。枝、叶煎膏亦同。** 藏器。**止呕逆,解酒毒,辟虫毒。** 时珍。

【发明】〔震亨曰〕一男子年三十余,因饮酒发热,又兼房劳虚乏。乃服补气血之药,加葛根以解酒毒。微汗出,人反懈怠。此乃气血虚,不禁葛根之散也。必须鸡距子解其毒,遂煎药中加而服之,乃愈。〔时珍曰〕枳椇,本草止言木能败酒,而丹溪朱氏治酒病往往用其实,其功当亦同也。按苏东坡集云:眉山揭颖臣病消渴,日饮水数斗,饭亦倍常,小便频数。服消渴药逾年,疾日甚。自度必死。予令延蜀医张肱诊之。笑曰:君几误死。乃取麝香当门子以酒濡湿,作十许丸,用棘枸子煎汤吞之,遂愈。问其故,肱曰:消渴消中皆脾弱肾败,土不制水而成疾。今颖臣脾脉极热而肾气不衰,当由果实、酒物过度,积热在脾,所以食多而饮水。水饮既多,溺不得不多,非消非渴也。麝香能制酒果花木。棘枸亦胜酒,屋外有此木,屋内酿酒多不佳。故以此二物为药,以去其酒果之毒也。棘枸实如鸡距,故俗谓之鸡距,亦曰癞汉指头。食之如牛乳,本草名枳椇,小儿喜食之。吁!古人重格物,若肱盖得此理矣,医云乎哉。

木汁

【气味】 同枳椇。

【附方】 新一。**腋下狐气** 用桔椇树凿孔,取汁一二碗,用青木香、东桃、西柳、七姓妇人乳,一处煎一二沸。就热,于五月五日鸡叫时洗了,将水放在十字路口,速回勿顾,即愈。只是他人先遇者,必带去也。桔椇树即梨枣树也。胡溪卫生易简方。

木皮

【气味】 **甘,温,无毒。**

【主治】 **五痔,和五脏。** 唐本。

本草纲目果部目录第三十二卷

本草纲目果部第三十二卷

果之四 ｜ 味类一十三种

秦椒《本经》中品

校正：自木部移入此。

【释名】 大椒尔雅檓毁花椒。

【集解】〔别录曰〕秦椒生泰山山谷及秦岭上，或琅琊。八月、九月采实。〔弘景曰〕今从西来。形似椒而大，色黄黑，味亦颇有椒气。或云即今樛树子。樛乃猪椒，恐谬。〔恭曰〕秦椒树、叶及茎、子都似蜀椒，但味短实细尔。蓝田、秦岭间大有之。〔颂曰〕今秦、凤、明、越、金、商州皆有之。初秋生花，秋末结实，九月、十月采之。尔雅云：檓，大椒。郭璞注云：椒丛生，实大者为檓也。诗·唐风云：椒聊之实，繁衍盈升。陆玑疏义云：椒树似茱萸，有针刺。茎叶坚而滑泽，味亦辛香。蜀人作茶，吴人作茗，皆以其叶合煮为香。今成皋诸山有竹叶椒，其木亦如蜀椒，小毒热，不中合药也，可入饮食中及蒸鸡、豚用。东海诸岛上亦有椒，枝、叶皆相似。子长而不圆，甚香，其味似橘皮。岛上獐、鹿食其叶，其肉自然作椒、橘香。今南北所生一种椒，其实大于蜀椒，与陶氏及郭、陆之说正相合，当以实大者为秦椒也。〔宗奭曰〕此秦地所产者，故言秦椒。大率椒株皆相似，但秦椒叶差大，粒亦大而纹低，不若蜀椒皱纹为高异也。然秦地亦有蜀椒种。〔时珍曰〕秦椒，花椒也。始产于秦，今处处可种，最易蕃衍。其叶对生，尖而有刺。四月生细花。五月结实，生青熟红，大于蜀椒，其目亦不及蜀椒目光黑也。范子计然云：蜀椒出武都，赤色者善；秦椒出陇西天水，粒细者善。苏颂谓其秋初生花，盖不然也。

【修治】 同蜀椒。

椒红

【气味】 辛，温，有毒。〔别录曰〕生温、熟寒，有毒。〔权曰〕苦、辛。〔之才曰〕恶栝楼、防葵，畏雌黄。

【主治】 除风邪气，温中，去寒痹，坚齿发，明目。久服，轻身好颜色，耐老增年通神。本经。疗喉痹吐逆疝瘕，去老血，产后余疾腹痛，出汗，利五脏。别录。上气咳嗽，久风湿痹。孟诜。治恶风遍身，四肢瘰痹，口齿浮肿摇动，女人月闭不通，产后恶血痢，多年痢，疗腹中冷痛，生毛发，灭瘢。甄权。能下肿湿气。震亨。

【附方】旧六。**膏瘅尿多**其人饮少。用秦椒二分出汗，瓜蒂二分，为末。水服方寸匕，日三服。伤寒类要。**手足心肿**乃风也。椒、盐末等分，醋和傅之，良。肘后方。**损疮中风**以面作馄饨，包秦椒，于灰中烧之令热，断开口，封于疮上，冷即易之。孟诜食疗。**久患口疮**大椒去闭口者，水洗面拌，煮作粥，空腹吞之，以饭压下。重者可再服，以瘥为度。食疗本草。**牙齿风痛**秦椒煎醋含漱。孟诜食疗。**百虫入耳**椒末一钱，醋半盏浸良久，少少滴入，自出。续十全方。

蜀椒《本经》下品

校正：自木部移入此。

【释名】**巴椒**别录**汉椒**日华**川椒**纲目**南椒**炮炙论**薝蔌**唐毅**点椒**。〔时珍曰〕蜀，古国名。汉，水名。今川西成都、广汉、潼川诸处是矣。巴亦国名，又水名。今川东重庆、夔州、顺庆、阆中诸处是矣。川则巴蜀之总称，因岷、沱、黑、白四大水，分东、西、南、北为四川也。

【集解】〔别录曰〕蜀椒生武都山谷及巴郡。八月采实，阴干。〔弘景曰〕蜀郡北部人家种之。皮肉厚，腹里白，气味浓。江阳、晋康及建平间亦有而细赤，辛而不香，力势不如巴郡者。〔恭曰〕今出金州西域者最佳。〔颂曰〕今归、峡及蜀川、陕洛间人家多作园圃种之。木高四五尺，似茱萸而小，有针刺。叶坚而滑，可煮饮食。四月结子无花，但生于枝叶间，颗如小豆而圆，皮紫赤色，八月采实，焙干。江淮、北土亦有之，茎叶都相类，但不及蜀中者良而皮厚、里白、味烈也。〔时珍曰〕蜀椒肉厚皮皱，其子光黑，如人之瞳人，故谓之椒目。他椒子虽光黑，亦不似之。若土椒，则子无光彩矣。

【修治】〔敩曰〕凡使南椒须去目及闭口者，以酒拌湿蒸，从巳至午，放冷密盖，无气后取出，便入瓷器中，勿令伤风也。〔宗奭曰〕凡用秦椒、蜀椒，并微炒使出汗，乘热入竹筒中，以梗捣去里面黄壳，取红用，未尽再捣。或只炒热，隔纸铺地上，以碗覆，待冷碾取红用。

椒红

【气味】**辛，温，有毒**。〔别录曰〕大热。多食，令人乏气喘促。口闭者杀人。〔诜曰〕五月食椒，损气伤心，令人多忘。〔李廷飞曰〕久食，令人失明，伤血脉。

〔之才曰〕杏仁为之使,得盐味佳,畏款冬花、防风、附子、雄黄。可收水银。中其毒者,凉水、麻仁浆解之。

【主治】 邪气咳逆,温中,逐骨节皮肤死肌,寒热痹痛,下气。久服头不白,轻身增年。本经。除六腑寒冷,伤寒温疟大风汗不出,心腹留饮宿食,肠澼下痢,泄精,女子字乳余疾,散风邪瘕结,水肿黄疸,鬼疰蛊毒,杀虫、鱼毒。久服开腠理,通血脉,坚齿发,明目,调关节,耐寒暑,可作膏药。别录。治头风下泪,腰脚不遂,虚损留结,破血,下诸石水,治咳嗽,腹内冷痛,除齿痛。甄权。破癥结开胸,治天行时气,产后宿血,壮阳,疗阴汗,暖腰膝,缩小便,止呕逆。大明。通神去老,益血,利五脏,下乳汁,灭瘢,生毛发。孟诜。散寒除湿,解郁结,消宿食,通三焦,温脾胃,补右肾命门,杀蛔虫,止泄泻。时珍。

【发明】〔颂曰〕服食方,单服椒红补下,宜用蜀椒乃佳。段成式言椒气下达,饵之益下,不上冲也。〔时珍曰〕椒纯阳之物,乃手足太阴、右肾命门气分之药。其味辛而麻,其气温以热。禀南方之阳,受西方之阴。故能入肺散寒,治咳嗽;入脾除湿,治风寒湿痹,水肿泻痢;入右肾补火,治阳衰溲数,足弱久痢诸证。一妇年七十余,病泻五年,百药不效。予以感应丸五十丸投之,大便二日不行。再以平胃散加椒红、茴香,枣肉为丸与服,遂瘳。每因怒食举发,服之即止。此除湿消食,温脾补肾之验也。按岁时记言:岁旦饮椒柏酒以辟疫疬。椒乃玉衡星精,服之令人体健耐老;柏乃百木之精,为仙药,能伏邪鬼故也。吴猛真人服椒诀云:椒禀五行之气而生,叶青、皮红、花黄、膜白、子黑。其气馨香,其性下行,能使火热下达,不致上薰,芳草之中,功皆不及。其方见下。时珍窃谓椒红丸虽云补肾,不分水火,未免误人。大抵此方惟脾胃及命门虚寒有湿郁者相宜。若肺胃素热者,大宜远之。故丹溪朱氏云:椒属火,有下达之能。服之既久,则火自水中生。故世人服椒者,无不被其毒也。又上清诀云:凡人吃饭伤饱,觉气上冲,心胸痞闷者,以水吞生椒一二十颗即散。取其能通三焦,引正气,下恶气,消宿食也。又戴原礼云:凡人呕吐,服药不纳者,必有蛔在膈间。蛔闻药则动,动则药出而蛔不出。但于呕吐药中,加炒川椒十粒良,盖蛔见椒则头伏也。观此,则张仲景治蛔厥乌梅丸中用蜀椒,亦此义也。许叔微云:大凡肾气上逆,须以川椒引之归经则安。

【附方】旧十二,新二十三。椒红丸治元脏伤惫,目暗耳聋。服此百日,觉身轻少睡,足有力,是其效也。服及三年,心智爽悟,目明倍常,面色红悦,髭发光黑。用蜀椒去目及合口者,炒出汗,曝干,捣取红一斤。以生地黄捣自然汁,入铜器中煎至一升,候稀稠得所,和椒末丸梧子大。每空心暖酒下三十丸。合药时勿令妇人、鸡、犬见。诗云：其椒应五行，其仁通六义。欲知先有功，夜见无梦寐。四时去烦劳，五脏调元气。明目腰不痛，身轻心健记。别更有异能，三年精自秘。回老返婴童，康强不思睡。九虫顿消亡，三尸自逃避。若能久饵之，神仙应可冀。**补益心肾**仙方椒苓丸：补益心肾，明目驻颜，顺气祛风延年。真川椒一斤炒去汗，白茯苓十两去皮，为末，炼蜜丸梧子大。每服五十丸，空心盐汤下。忌铁器。邵真人经验方。**虚冷短气**川椒三两，去目并合口者，以生绢袋盛，浸无灰酒五升中三日，随性饮之。**腹内虚冷**用生椒择去不拆者，用四十粒，以浆水浸一宿，令合口，空心新汲水吞下。久服暖脏腑，驻颜黑发明目，令人思饮食。斗门方。**心腹冷痛**以布裹椒安痛处，用熨斗熨令椒出汗，即止。孙真人方。**冷虫心痛**川椒四两，炒出汗，酒一碗淋之，服酒。寿域神方。**阴冷入腹**有人阴冷，渐渐冷气入阴囊肿满，日夜疼闷欲死。以布裹椒包囊下，热气大通，日再易之，以消为度。千金。**呃噫不止**川椒四两炒研，面糊丸梧子大。每服十丸，醋汤下，神效。邵以正经验方。**传尸劳疰**最杀劳虫。用真川椒红色者，去子及合口，以黄草纸二重隔之，炒出汗，取放地上，以砂盆盖定，以火灰密遮四旁，约一时许，为细末，去壳，以老酒浸白糕和，丸梧子大。每服四十丸，食前盐汤下。服至一斤，其疾自愈。此药兼治诸痹，用肉桂煎汤下；腰痛，用茴香汤下；肾冷，用盐汤下。昔有一人病此，遇异人授是方，服至二斤，吐出一虫如蛇而安，遂名神授丸。陈言三因方。**历节风痛**白虎历节风痛甚，肉理枯虚，生虫游走痒痛，兼治痹疾，半身不遂。即上治劳疰神授丸方。**寒湿脚气**川椒二三升，疏布囊盛之，日以踏脚。贵人所用。大全良方。**诸疮中风**生蜀椒一升，以少面和搜裹椒，勿令漏气，分作二裹，于煻灰火中烧熟，刺头作孔，当疮上罨之，使椒气射入疮中，冷即易之。须臾疮中出水，及遍体出冷汗，即瘥也。韦宙独行方。**疮肿作痛**生椒末、釜下土、荞麦粉等分研，醋和傅之。外台秘要。**囊疮痛痒**红椒七粒，葱头七个，煮水洗之。一人途中苦此，湘山寺僧授此方，数日愈，名驱风散。经验方。**手足皲裂**椒四合，以水煮之，去渣渍之，半食顷，出令燥，须臾再浸，候干，涂猪羊脑髓，极妙。胜金方。**漆疮作痒**谭氏方用汉椒煎汤洗之。相感志云：凡至漆所，嚼川椒涂鼻上，不生漆疮。**夏月湿泻**川椒炒取红：肉豆蔻煨各一两，为末，粳米饭丸梧子大。每量人米饮服百丸。**飧泻不化**及久痢。小椒一两炒，苍术二两土炒，碾末，醋糊丸梧子大。每米饮服五十丸。普济。**久冷下痢**或不痢，腰腹苦冷。用蜀椒三升，酢渍一宿，曲三升，同椒一升，拌作粥食，不过三升瘥。千金方。**老小泄泻**小儿水泻，及人年五十以上患泻。用椒二两，醋二升，煮醋尽，慢火焙干碾末，瓷器贮之。每服二钱匕，酒及米饮下。谭氏。**水泻奶疳**椒一分，去目碾末,酥调,少少涂脑上,日三度。姚和仲延龄方。**食茶面黄**川椒红,炒碾末,糊丸梧子大。每服十丸,茶汤下。简便方。**伤寒齿衄**伤寒呕血,继而齿缝出血不止。用开口川椒四十九粒,入醋一盏,同煎熟,入白矾少许服之。直指方。**风虫牙痛**总录用川椒红末,水和白面丸皂子大,烧热咬之,数度愈。一方:花椒四钱,牙皂七七个,醋一碗煎,漱之。**头上白秃**花椒末,猪脂调傅,三五度便愈。普济方。**妇人秃鬓**汉椒四两,酒浸,密室内日日搽之,自然长也。圣惠方。**蝎螫作痛**川椒嚼细涂之,微麻即止。杏林摘要。**百虫入耳**川椒碾细,浸醋灌之,自出。危氏方。**毒蛇咬螫**以闭口椒及叶捣,封之良。肘后方。**蛇入人口**因热取凉,卧地下,有蛇入口,不得出者。用刀破蛇尾,纳生椒二三粒,裹定,须臾即自退出也。圣惠方。**小儿暴惊**啼哭绝死。蜀椒、左顾牡蛎各六铢,以酢浆水一升,煮五合。每灌一合。千金方。**舌謇语吃**川椒,以生面包丸。每服十粒,醋汤送下。救急方。**痔漏脱肛**每日空心嚼川椒一钱,凉水送下,三五次即收。同上。**肾风囊痒**川椒、杏仁研膏,涂掌心,合阴囊而卧,甚效。直指方。

椒目

【气味】 苦,寒,无毒。〔权曰〕苦、辛,有小毒。

【主治】 **水腹胀满,利小便。**苏恭。**治十二种水气,及肾虚耳卒鸣聋,膀胱急。**甄权。**止气喘。**震亨。

【发明】〔权曰〕椒气下达,故椒目能治肾虚耳鸣。用巴豆、菖蒲同碾细,以松脂、黄蜡溶和为挺,纳耳中抽之。治肾气虚,耳中如风水鸣,或如打钟磬之声,卒暴聋者。一日一易,神验。〔宗奭曰〕椒目治盗汗有功。将目微炒碾细,用半钱,以生猪上唇煎汤一合,睡时调服,无不效。盖椒目能行水,又治水蛊也。〔震亨曰〕诸喘不止,用椒目炒碾二钱,白汤调服二三服以上劫之,后乃随痰、火用药。〔时珍曰〕椒目下达,能行渗道,不行谷道,所以能下水燥湿、定喘消蛊也。

【附方】 新五。**水气肿满**椒目炒,捣如膏,每酒服方寸匕。千金方。**留饮腹痛**椒目二两,巴豆一两去皮心,熬捣,以枣膏和,丸麻子大。每服二丸,吞下其痛即止。又方:椒目十四枚,巴豆一枚,豉十六枚,合捣为二丸。服之,取吐利。肘后方。**痔漏肿痛**椒目一撮,碾细。空心水服三钱,如神。海上方。**崩中带下**椒目炒碾细,每温酒服一匕。金匮钩玄。**眼生黑花**年久不可治者。椒目炒一两,苍术炒一两,为末,醋糊丸梧子大。每服二十丸,醋汤下。本事方。

叶

【气味】 辛,热,无毒。

【主治】 奔豚、伏梁气，及内外肾钓，并霍乱转筋，和艾及葱碾，以醋拌罨之。大明。杀虫，洗脚气及漆疮。时珍。

根

【气味】 辛，热，微毒。

【主治】 肾与膀胱虚冷，血淋色瘀者，煎汤细饮。色鲜者勿服。时珍。出证治要诀。

崖椒宋《图经》

【释名】 野椒。

【集解】 〔颂曰〕施州一种崖椒，叶大于蜀椒，彼土人四季采皮入药。〔时珍曰〕此即俗名野椒也。不甚香，而子灰色不黑，无光。野人用炒鸡、鸭食。

椒红

【气味】 辛，热，无毒。忌盐。〔时珍曰〕有毒。

【主治】 肺气上喘，兼咳嗽。并野姜为末，酒服一钱匕。苏颂。

蔓椒《本经》下品

校正：自木部移入此。

【释名】 猪椒别录豕椒别录豲椒别录豨椒弘景狗椒别录金椒图经。〔时珍曰〕此椒蔓生，气臭如狗、豲，故得诸名。

【集解】 〔别录曰〕蔓椒生云中山谷及丘冢间。采茎根，煮酿酒。〔弘景曰〕山野处处有之，俗呼为樛子。似椒、榝而小不香，一名豨椒，可以蒸病出汗。〔时珍曰〕蔓椒野生林箐间，枝软如蔓，子、叶皆似椒，山人亦食之。尔雅云，椒、榝丑梂，谓其子丛生也。陶氏所谓樛子，当作梂子，诸椒之通称，非独蔓椒也。

实、根、茎

【气味】 苦、温、无毒。

【主治】 风寒湿痹，历节疼，除四肢厥气，膝痛，煎汤蒸浴，取汗。本经。根主痔，烧末服，并煮汁浸之。藏器。贼风挛急。孟诜。通身水肿，用枝叶煎如汁，熬如饧状，每空心服一匙，日三服。时珍。出千金。

地椒宋《嘉祐》

校正：自草部移入此。

【集解】〔禹锡曰〕地椒出上党郡。其苗覆地蔓生，茎、叶甚细，花作小朵，色紫白，因旧茎而生。〔时珍曰〕地椒出北地，即蔓椒之小者。贴地生叶，形小，味微辛。土人以煮羊肉食，香美。

实

【气味】 **辛，温，有小毒。**

【主治】 **淋渫肿痛。可作杀蛀虫药。**嘉祐。

【附方】 新一。**牙痛**地花椒、川芎劳尖等分，为末，擦之。海上名方。

胡椒《唐本草》

校正：自木部移入此。

【释名】 **昧履支。**〔时珍曰〕胡椒，因其辛辣似椒，故得椒名，实非椒也。

【集解】〔恭曰〕胡椒生西戎。形如鼠李子，调食用之，味甚辛辣。〔慎微曰〕按段成式西阳杂俎云：胡椒出摩伽陁国，呼为昧履支。其苗蔓生，茎极柔弱，叶长寸半。有细条与叶齐，条条结子，两两相对。其叶晨开暮合，合则裹其子于叶中。形似汉椒，至辛辣，六月采，今食料用之。〔时珍曰〕胡椒，今南番诸国及交趾、滇南、海南诸地皆有之。蔓生附树及作棚引之。叶如扁豆、山药辈。正月开黄白花，结椒累累，缠藤而生，状如梧桐子，亦无核，生青熟红，青者更辣。四月熟，五月采收，曝干乃皱。今遍中国食品，为日用之物也。

实

【气味】 **辛，大温，无毒。**〔时珍曰〕辛热纯阳，走气助火，昏目发疮。〔珣曰〕多食损肺，令人吐血。

【主治】 **下气温中去痰，除脏腑中风冷。**唐本。**去胃口虚冷气，宿食不消，霍乱气逆，心腹卒痛，冷气上冲。**李珣。**调五脏，壮肾气，治冷痢，杀一切鱼、肉、鳖、蕈毒。**大明。**去胃寒吐水，大肠寒滑。**宗奭。**暖肠胃，除寒湿，反胃虚胀，冷积阴毒，牙齿浮热作痛。**时珍。

【发明】〔宗奭曰〕胡椒去胃中寒痰，食已则吐水甚验。大肠寒滑亦可用，须以他药佐之，过剂则走气也。〔震亨曰〕胡椒属火而性燥，食之快膈，喜之者众，积久则脾胃肺气大伤。凡病气疾人，益大其祸也。牙齿痛必用胡椒、荜茇者，散其中浮热也。〔时珍曰〕胡椒大辛热，纯阳之物，肠胃寒湿者宜之。热病人食之，动火伤气，阴受其害。时珍自少嗜之，岁岁病目，而不疑及也。后渐知其弊，遂痛绝之，目病亦止。才食一二粒，即便昏涩。此乃昔人所未试者。盖辛走气，热助火，此物气味俱厚故也。病咽喉口齿者，亦宜忌之。近医每以绿豆同用，治病有效。盖豆寒椒热，阴阳配合得宜，且以豆制椒毒也。按张从正儒门事亲云：噎膈之病，或因酒得，或因气得，或因胃火。医氏不察，火里烧姜，汤中煮桂；丁香末已，豆蔻继之；荜茇未已，胡椒继之。虽曰和胃，胃本不寒；虽曰补胃，胃本不虚。况三阳既结，食必上潮，止宜汤丸小小润之可也。时珍窃谓此说虽是，然亦有食入反出、无火之证，又有痰气郁结、得辛热暂开之证，不可执一也。

【附方】旧二，新二十一。**心腹冷痛**胡椒三七枚，清酒吞之。或云一岁一粒。孟诜食疗。**心下大痛**寿域方用椒四十九粒，乳香一钱，研匀。男用生姜、女用当归酒下。又方：用椒五分，没药三钱，研细。分二服，温酒下。又言：胡椒、绿豆各四十九粒研烂，酒下神效。**霍乱吐泻**孙真人：用胡椒三十粒，以饮吞之。直指方用胡椒四十九粒，绿豆一百四十九粒，研匀。木瓜汤服一钱。**反胃吐食**戴原礼方用胡椒醋浸，日干，如此七次，为末，酒糊丸梧子大。每服三四十丸，醋汤下。圣惠方用胡椒七钱半，煨姜一两，水煎，分二服。是斋百一方用胡椒、半夏汤泡等分，为末，姜汁糊丸梧子大。每姜汤下三十丸。**夏月冷泻**及霍乱。用胡椒碾末，饭丸梧子大。每米饮下四十丸。卫生易简方。**赤白下痢**胡椒、绿豆各一岁一粒，为末，糊丸梧子大。红用生姜、白用米汤下。集简方。**大小便闭关格**不通，胀闷二三日则杀人。胡椒二十一粒，打碎，水一盏，煎六分，去滓，入芒消半两，煎化服。总录。**小儿虚胀**塌气丸：用胡椒一两，蝎尾半两，为末，面糊丸粟米大。每服五七丸，陈米饮下。一加莱菔子半两。钱乙方。**虚寒积癖**在背膜之外，流于两胁，气逆喘急，久则营卫凝滞，溃为痈疽，多致不救。用胡椒二百五十粒，蝎尾四个，生木香二钱半，为末，粟米饭丸绿豆大。每服二十丸，橘皮汤下。名磨积丸。济生方。**房劳阴毒**胡椒七粒，葱心二寸半，麝香一分，捣烂，以黄蜡溶和，做成条子，插入阴内，少顷汗出即愈。孙氏集效方。**惊风内钓**胡椒、木鳖子仁等分，为末，醋调黑豆末，和杵，丸绿豆大。每服三四十丸，荆芥汤下。圣惠。**发散寒邪**胡椒、丁香各七粒，碾碎，以葱白捣膏和，涂两手心，合掌握定，夹于大腿内侧，温覆取汗则愈。伤寒蕴要。**伤寒咳逆**日夜不止，寒气攻胃也。胡椒三十粒打碎，麝香半钱，酒一钟，煎半钟，热服。圣惠方。**风虫牙痛**卫生易简方用胡椒、荜茇等分，为末，蜡丸麻子大。每用一丸，塞蛀孔中。韩氏医通：

治风、虫、客寒，三般牙痛，呻吟不止。用胡椒九粒，绿豆十一粒，布裹捶碎，以丝绵包作一粒，患处咬定，涎出吐去，立愈。普济方用胡椒一钱半，以羊脂拌打四十丸，擦之追涎。**阿伽陁丸**治妇人血崩。用胡椒、紫檀香、郁金、茜根、小檗皮等分，为末，水丸梧子大。每服二十丸，阿胶汤下。〔时珍曰〕按西阳杂俎：胡椒出摩伽陁国。此方之名，因此而讹者也。**沙石淋痛**胡椒、朴消等分，为末。每服用二钱，白汤下，日二。名二拗散。普济方。**蜈蚣咬伤**胡椒嚼封之，即不痛。多能鄙事。

毕澄茄 宋《开宝》

校正：自草部移入此。

【释名】 **毗陵茄子**。〔时珍曰〕皆番语也。

【集解】〔藏器曰〕皆澄茄生佛誓国。状似梧桐子及蔓荆子而微大。〔珣曰〕胡椒生南海诸国。向阴者为澄茄，向阳者为胡椒。按顾微广州志云：澄茄生诸海国，乃嫩胡椒也。青时就树采摘，柄粗而蒂圆。〔颂曰〕今广州亦有之。春夏生叶，青滑可爱。结实似梧桐子，微大，八月、九月采之。〔时珍曰〕海南诸番皆有之。蔓生，春开白花，夏结黑实，与胡椒一类二种，正如大腹之与槟榔相近耳。

【修治】〔敩曰〕凡采得，去柄及皱皮了，用酒浸蒸之，从巳至酉，杵细晒干，入药用。

实

【气味】 **辛，温，无毒。**〔珣曰〕辛、苦，微温。

【主治】 **下气消食，去皮肤风，心腹间气胀，令人能食，疗鬼气。能染发及香身。**藏器。**治一切冷气痰澼，并霍乱吐泻，肚腹痛，肾气膀胱冷。**大明。**暖脾胃，止呕吐哕逆。**时珍。

【附方】旧一，新五。**脾胃虚弱**胸膈不快，不进饮食。用毕澄茄为末，姜汁打神曲糊，丸梧子大。每姜汤下七十丸，日二服。济生方。**噎食不纳**毕澄茄、白豆蔻等分，为末。干舐之。寿域神方。**反胃吐食**吐出黑汁，治不愈者。用毕澄茄为末，米糊丸梧子大。每姜汤下三四十丸，日一服。愈后服平胃散三百帖。永类钤方。**伤寒咳逆**呃噫，日夜不定者。用毕澄茄、高良姜各等分，为末。每服二钱，水六分，煎十沸，入酢少许，服之。苏颂图经。**痘疮入目**羞明生翳。毕澄茄末，吹少许入鼻中，三五次效。飞鸿集。**鼻塞不通**肺气上攻而致者。毕澄茄丸：用毕澄茄半两，薄荷叶三钱，荆芥穗一钱半，为末，蜜丸茨子大。时时含咽。

御药院方。

【附录】 **山胡椒**唐本草 〔恭曰〕所在有之。似胡椒,色黑,颗粒大如黑豆。味辛,大热,无毒。主心腹冷痛,破滞气,俗用有效。

吴茱萸《本经》中品

校正:自木部移入此。

【释名】〔藏器曰〕茱萸南北总有,入药以吴地者为好,所以有吴之名也。〔时珍曰〕茱萸二字义未详。萸有俞、由二音。

【集解】〔别录曰〕吴茱萸生上谷及冤句。九月九日采,阴干。陈久者良。〔颂曰〕今处处有之,江浙、蜀汉尤多。木高丈余,皮青绿色。叶似椿而阔厚,紫色。三月开红紫细花。七月、八月结实似椒子,嫩时微黄,至熟则深紫。或云:颗粒紧小,经久色青绿者,是吴茱萸;颗粒大,经久色黄黑者,是食茱萸。恐亦不然。按周处风土记云:俗尚九月九日谓之上九,茱萸到此日气烈熟色赤,可折其房以插头,云辟恶气御冬。又续齐谐记云:汝南桓景随费长房学道。长房谓曰:九月九日汝家有灾厄,宜令急去,各作绛囊盛茱萸以系臂上,登高饮菊花酒,此祸可消。景如其言,举家登高山,夕还见鸡、犬、牛、羊一时暴死。长房闻之曰:此代之矣。故人至此日登高饮酒,戴茱萸囊,由此尔。〔时珍曰〕茱萸枝柔而肥,叶长而皱,其实结于梢头,累累成簇而无核,与椒不同。一种粒大,一种粒小,小者入药为胜。淮南万毕术云:井上宜种茱萸,叶落井中,人饮其水,无瘟疫。悬其子于屋,辟鬼魅。五行志云:舍东种白杨、茱萸,增年除害。

【修治】〔敩曰〕凡使去叶梗,每十两以盐二两投东流水四斗中,分作一百度洗之,自然无涎,日干入丸散用之。若用醋煮者,每十两用醋一镒,煮三十沸后,入茱萸熬干用。〔宗奭曰〕凡用吴茱萸,须深汤中浸去苦烈汁七次,始可焙用。

【气味】 **辛,温,有小毒。**〔权曰〕辛、苦,大热,有毒。〔好古曰〕辛、苦,热。气味俱厚,阳中阴也。半浮半沉,入足太阴经血分,少阴、厥阴经气分。〔思邈曰〕陈久者良,闭口者有毒。多食伤神,令人起伏气,咽喉不通。〔时珍曰〕辛热,走气动火,昏目发疮。〔之才曰〕蓼实为之使。恶丹参、消石、白垩,畏紫石英。

【主治】 **温中下气,止痛,除湿血痹,逐风邪,开腠理,咳逆寒热。**本经。**利五脏,去痰冷逆气,饮食不消,心腹诸冷绞痛,中恶心腹痛。**别录。**霍乱转筋,胃冷吐泻腹痛,产后心痛,治遍身痛痹刺痛,腰脚软弱,利大肠壅气,肠风痔疾,杀三虫。**甄权。**杀恶虫毒,牙齿虫䘌,鬼魅疰气。**藏器。**下产后余血,治肾气、脚**

气水肿,通关节,起阳健脾。大明。主痢,止泻,厚肠胃,肥健人。孟诜。治痞满塞胸,咽膈不通,润肝燥脾。好古。开郁化滞,治吞酸,厥阴痰涎头痛,阴毒腹痛,疝气血痢,喉舌口疮。时珍。

【发明】〔颂曰〕段成式言椒气好下,茱萸气好上。言其冲膈,不可为服食之药,故多食冲眼又脱发也。〔宗奭曰〕此物下气最速,肠虚人服之愈甚。〔元素曰〕气味俱厚,浮而降,阳中阴也。其用有三:去胸中逆气满塞,止心腹感寒疗痛,消宿酒,为白豆蔻之使也。〔杲曰〕浊阴不降,厥气上逆,咽膈不通,食则令人口开目瞪,阴寒隔塞,气不得上下。此病不已,令人寒中,腹满膨胀下利。宜以吴茱萸之苦热,泄其逆气,用之如神,诸药不可代也。不宜多用,恐损元气。〔好古曰〕冲脉为病,逆气里急,宜此主之。震、坤合见,其色绿。故仲景吴茱萸汤、当归四逆汤方,治厥阴病及温脾胃,皆用此也。〔时珍曰〕茱萸辛热,能散能温;苦热,能燥能坚。故其所治之症,皆取其散寒温中、燥湿解郁之功而已。案朱氏集验方云:中丞常子正苦痰饮,每食饱或阴晴节变率同,十日一发,头痛背寒,呕吐酸汁,即数日伏枕不食,服药罔效。宣和初为顺昌司禄,于太守蔡达道席上,得吴仙丹方服之,遂不再作。每遇饮食过多腹满,服五七十丸便已,少顷小便作茱萸气,酒饮皆随小水而去。前后痰药甚众,无及此者。用吴茱萸汤泡七次、茯苓等分,为末,炼蜜丸梧子大。每熟水下五十丸。梅杨卿方:只用茱萸酒浸三宿,以茯苓末拌之,日干。每吞百粒,温酒下。又咽喉口舌生疮者,以茱萸末醋调贴两足心,移夜便愈。其性虽热,而能引热下行,盖亦从治之义;而谓茱萸之性上行不下者,似不然也。有人治小儿痘疮口噤者,啮茱萸一二粒,抹之即开,亦取其辛散耳。

【附方】旧二十五,新二十一。风痛痒痹茱萸一升,酒五升,煮取一升半,温洗之,立止。孟诜食疗。贼风口偏不能语者。茱萸一升,姜豉三升,清酒五升,和煎五沸,待冷服半升,一日三服,得少汗即瘥。同上。冬月感寒吴茱萸五钱,煎汤服之,取汗。头风作痛茱萸煎浓汤,以绵染,频拭发根良。千金翼方。呕涎头痛吴茱萸汤:用茱萸一升,枣二十枚,生姜一大两,人参一两,以水五升,煎取三升。每服七合,日三服。仲景方。呕而胸满方同上。脚气冲心吴茱萸、生姜捣汁饮,甚良。孟诜方。肾气上哕肾气自腹中起,上筑于咽喉,逆气连属而不能出,或至数十声,上下不得喘息。此由寒伤胃脘,肾虚气逆,上乘于胃,与气相并。难经谓之哕。素问云:病深者,其声哕。宜服此方。如不止,灸期门、关元、肾俞穴。用吴茱萸醋炒热、橘皮、附子去皮各一两,为末,面糊丸梧子大。每姜汤下七十丸。孙氏仁存方。阴毒伤寒四肢逆冷。用茱萸一升,酒拌湿，绢袋二个，包蒸极热，更互熨足心。候气透，痛亦即止，累有效。圣惠方。**中恶心痛**吴茱萸五合，酒三升，煮沸，分三服。杨氏产乳。**心腹冷痛**方同上。千金。**冷气腹痛**吴茱萸二钱擂烂，以酒一钟调之。用香油一杯，入锅煎热，倾茱酒入锅，煎一滚，取服立止。唐瑶经验方。**脾元气痛**发歇不可忍。用茱萸一两，桃仁一两，和炒茱萸焦，去茱，取桃仁去皮尖研细，葱白三茎，煨熟，酒浸温服。经验方。**寒疝往来**吴茱萸一两，生姜半两，清酒一升，煎温分服。肘后方。**小肠疝气夺命丹**：治远年近日，小肠疝气，偏坠掣疼，脐下撮痛，以致闷乱，及外肾肿硬，日渐滋长，及阴间湿痒成疮。用吴茱萸去梗一斤，分作四分：四两酒浸，四两醋浸，四两汤浸，四两童子小便浸一宿，同焙干，泽泻二两，为末，酒糊丸梧子大。每服五十丸，空心盐汤或酒吞下。如宜方名星斗丸。和剂局方。**小儿肾缩**乃初生受寒所致。用吴茱萸、硫黄各半两，同大蒜研，涂其腹。仍以蛇床子烟熏之。圣惠方。**妇人阴寒**十年无子者。用吴茱萸、川椒各一升，为末，炼蜜丸弹子大。绵裹内阴中，日再易之。但子宫开，即有子也。经心录。**子肠脱出**茱萸三升，酒五升，煎二升，分三服。兵部手集。**醋心上攻**如浓酸。用茱萸一合，水三盏，煎七分，顿服。近有人心如蜇破，服此，二十年不发也。累用有效。同上。**食已吞酸**胃气虚冷者。吴茱萸汤泡七次焙、干姜炮等分，为末，汤服一钱。圣惠方。**转筋入腹**茱萸炒二两，酒二盏，煎一盏，分二服。得下即安。圣济录。**霍乱干呕**不止。吴茱萸泡炒、干姜炮等分，水煎服之。同上。**多年脾泄**老人多此，谓之水土同化。吴茱萸三钱泡过，入水煎汁，入盐少许，通口服。盖茱萸能暖膀胱，水道既清，大肠自固。他药虽热，不能分解清浊也。孙氏仁存方。**脏寒泄泻**倦怠减食。吴茱萸汤泡过炒，猪脏半条，去脂洗净，装满扎定，文火煮熟，捣丸梧子大。每服五十丸，米饮下，日二服。普济。**滑痢不止**方同上。**下痢水泄**吴茱萸泡炒、黄连炒各二钱，水煎服。未止再服。圣惠方。**赤白下痢**和剂局方：戊己丸：治脾胃受湿，下痢腹痛，米谷不化。用吴茱萸、黄连、白芍药各一两，同炒为末，蒸饼丸梧子大。每服二三十丸，米饮下。百一选方：变通丸；治赤白痢日夜无度，及肠风下血。用川黄连二两，吴茱萸二两汤泡七次，同炒香，拣出各自为末，粟米饭丸梧子大，另收。每服三十丸：赤痢，甘草汤下黄连丸；白痢，干姜汤下茱萸丸；赤白痢，各用十五丸，米汤下。此乃浙西河山纯老以传苏韬光者，救人甚效。邓笔峰杂兴方：二色丸：治痢及水泄肠风。用吴茱萸二两，黄连二两，同炒香，各自为末，以百草霜末二两，同黄连作丸；以白芍药末二两，同茱萸作丸。各用饭丸梧子大，各收。每服五十丸：赤痢，乌梅汤下连霜;白痢,米饮下茱萸丸;赤白痢,各半服之。**赤痢脐痛**茱萸合黑豆汤吞之。千金方。**肠痔常血**下部痒痛如虫咬者。掘地作坑烧赤,以酒沃之,捣茱萸二升入坑,乘热坐有孔板熏之,冷乃下。不过三四度愈。肘后方。**腹中癥块**茱萸三升捣,和酒煮熟,布裹熨癥上。冷更炒热,更番熨之。癥移走,逐熨之,消乃止。姚僧坦集验方。**产后盗汗**啬啬恶寒。茱萸一鸡子大,酒三升,渍半日,煮服。千金翼。**口疮口㾓**茱萸末,醋调涂足心,一夕愈。集简方。**咽喉作痛**方同上。**牙齿疼痛**茱萸煎酒,含漱之。孟诜本草。**小儿头疮**吴茱萸炒焦为末,入汞粉少许,猪脂、醋调涂之。圣惠方。**小儿瘰疮**一名火灼疮,一名火烂疮。茱萸煎酒,拭之良。兵部手集。**老小风疹**方同上。千金。**痈疽发背**及发乳诸毒。用吴茱萸一升,捣为末,用苦酒调涂帛上,贴之。外台秘要。**阴下湿痒**吴茱萸煎汤,频洗取效。同上。**骨在肉中**不出者。咀茱萸封之,骨当腐出。孟诜食疗。**鱼骨入腹**刺痛不得出者。吴茱萸水煮一盏,温服,其骨必软出。未出再服。同上。**蛇咬毒疮**用吴茱萸一两为末,冷水和,作三服,立安。胜金方。**肩疽白秃**并用吴茱萸盐淹过,炒研,醋和涂之。活幼口议。**寒热怪病**寒热不止,数日四肢坚如石,击之似钟磬声,日渐瘦恶。用茱萸、木香等分,煎汤饮之愈。夏子益方。

叶

【气味】 辛、苦,热,无毒。

【主治】 霍乱下气,止心腹痛冷气。内外肾钓痛,盐碾罨之,神验,干即易。转筋者同艾捣,以醋和罨之。大明。治大寒犯脑,头痛,以酒拌叶,袋盛蒸熟,更互枕熨之,痛止为度。时珍。

枝

【主治】 大小便卒关格不通,取南行枝,如手第二指中节,含之立下。苏颂。出姚僧坦集验方。

根及白皮

【气味】 同叶。

【主治】 杀三虫。本经。蛲虫。治喉痹咳逆,止泄注,食不消,女子经产余血,疗白癣。别录。杀牙齿虫,止痛。藏器。治中恶腹中刺痛,下痢不禁,疗漆疮。甄权。

【附方】 旧二,新二。寸白虫茱萸东北阴细根大如指者勿用,洗去土,四寸切,以水、酒各一升渍一宿,平旦分再服,当取虫下。千金方。肝劳生虫眼中赤脉。吴茱萸根为末一两半,粳米半合,鸡子白三个,化蜡一两半和,丸小豆大。

每米汤下三十丸,当取虫下。**脾劳发热**有虫在脾中为病,令人好呕者。取东行茱萸根大者一尺,大麻子八升,橘皮二两,三物咬咀,以酒一斗,浸一宿,微火薄暖之,绞去滓。平旦空腹服一升,取虫下,或死或半烂,或下黄汁。凡作药时,切忌言语。删繁方。**肾热肢肿**拘急。茱萸根一合半,桑白皮三合,酒二升,煮一升,日二服。普济方。

食茱萸《唐本草》

校正:自木部移入此,并入拾遗欓子。

【释名】 榝音杀藙音毅艾子图经越椒博雅欓子拾遗辣子。〔弘景曰〕礼记名藙,而俗中呼为榝子,当是不识藙字也。〔恭曰〕尔雅云:椒榝丑梂。陆玑诗疏云:椒,榝属也。并有榝名,陶说误矣。〔时珍曰〕此即欓子也。蜀人呼为艾子,楚人呼为辣子,古人谓之藙及榝子。因其辛辣,蜇口惨腹,使人有杀毅党然之状,故有诸名。苏恭谓茱萸之开口者为食茱萸。孟诜谓茱萸之闭口者为欓子。马志谓粒大、色黄黑者为食茱萸,粒紧小、色青绿者为吴茱萸。陈藏器谓吴、食二茱萸是一物,入药以吴地者为良,不当重出此条,只可言汉与吴,不可言食与不食。时珍窃谓数说皆因茱萸二字相混致误耳。不知吴茱、食茱乃一类二种。茱萸取吴地者入药,故名吴茱萸。欓子则形味似茱萸,惟可食用,故名食茱萸也。陈藏器不知食茱萸即欓子,重出欓子一条,正自误矣。按曹宪博雅云:欓子、越椒,茱萸也。郑樵通志云:欓子一名食茱萸,以别吴茱萸。礼记三牲用藙,是食茱萸也。二说足正诸人之谬。

【集解】〔藏器曰〕欓子出闽中、江东。其木高大似樗,茎间有刺。其子辛辣如椒,南人淹藏作果品,或以寄远。吴越春秋云,越以甘蜜丸欓报吴增封之礼,则欓之相赠尚矣。〔又曰〕食茱萸南北皆有之。其木亦甚高大,有长及百尺者。枝茎青黄,上有小白点。叶类油麻,其花黄色。蜀人呼为艾子,礼记所谓藙者是也。藙、艾,声相近也。宜入食羹中,能发辛香。〔时珍曰〕食茱萸、欓子、辣子,一物也。高木长叶,黄花绿子,丛簇枝上。味辛而苦,土人八月采,捣滤取汁,入石灰搅成,名曰艾油,亦曰辣米油,始辛辣蜇口,入食物中用。周处风土记以椒、欓、姜为三香,则自古尚之矣,而今贵人罕用之。

实

【气味】 辛、苦,大热,无毒。〔时珍曰〕有小毒,动脾火,病目者忌之。〔颖曰〕发疮痔、浮肿、虚恚。〔之才曰〕畏紫石英。

【主治】 功同吴茱萸,力少劣尔。疗水气用之佳。苏恭。心腹冷气痛,中恶,除咳逆,去脏腑冷,温中,甚良。孟诜。疗蛊毒飞尸着喉口者,刺破,以子揩之,令血出,当下涎沫。煮汁服之,去暴冷腹痛,食不消,杀腥物。藏器。治冷痢带下,暖胃燥湿。时珍。

【附方】 新二。赤白带下榄子、石菖蒲等分,为末。每旦盐酒温服二钱。经验方。久泻虚痢腹痛者,榄子丸治之。榄子、肉豆蔻各一两,陈米一两半,以米一分同二味炒黄为末,一分生碾为末,粟米粥丸梧子大。每陈米饮下五十丸,日三服。普济方。

盐麸子《开宝》

校正:自木部移入此。

【释名】 五棓音倍盐肤子纲目盐梅子同盐梾子同木盐通志天盐灵草篇叛奴盐拾遗酸桶拾遗。〔藏器曰〕蜀人谓之酸桶,亦曰酢桶。吴人谓之盐麸。戎人谓之木盐。〔时珍曰〕其味酸、咸,故有诸名。山海经云:橐山多楺木,郭璞注云:楺木出蜀中,七八月吐穗,成时如有盐粉,可以酢羹。即此也。后人讹为五倍矣。

【集解】〔藏器曰〕盐麸子生吴、蜀山谷。树状如椿。七月子成穗,粒如小豆。上有盐似雪,可为羹用。岭南人取子为末食之,酸咸止渴,将以防瘴。〔时珍曰〕肤木即楺木,东南山原甚多。木状如椿。其叶两两对生,长而有齿,面青背白,有细毛,味酸。正叶之下,节节两边,有直叶贴茎,如箭羽状。五六月开花,青黄色成穗,一枝累累。七月结子,大如细豆而扁,生青,熟微紫色。其核淡绿,状如肾形。核外薄皮上有薄盐,小儿食之,滇、蜀人采为木盐。叶上有虫,结成五倍子,八月取之。详见虫部。后魏书云:勿吉国,水气咸凝,盐生树上。即此物也。别有咸平树、咸草、酸角,皆其类也。附见于下。

子

【气味】 酸、咸,微寒,无毒。盐霜制汞、硫。

【主治】 除痰饮瘴疟,喉中热结喉痹,止渴,解酒毒黄疸,飞尸蛊毒,天行寒热,咳嗽,变白,生毛发,去头上白屑,捣末服之。藏器。生津降火化痰,润肺滋肾,消毒止痢收汗,治风湿眼病。时珍。

【发明】〔时珍曰〕盐麸子气寒味酸而咸,阴中之阴也。咸能软而润,故降火化痰消毒;酸能收而涩,故生津润肺止痢。肾主五液:入肺为痰,入脾为涎,入心为汗，入肝为泪，自入为唾，其本皆水也。盐麸、五倍先走肾、肝，有救水之功。所以痰涎、盗汗、风湿、下泪、涕唾之证，皆宜用之。

树白皮

【主治】 **破血止血，蛊毒血痢，杀蛔虫，并煎服之。** 开宝。

根白皮

【主治】 **酒疸，捣碎，米泔浸一宿，平旦空腹温服一二升。** 开宝。**诸骨鲠，以醋煎浓汁，时呷之。** 时珍。

【发明】〔时珍曰〕按本草集议云：盐麸子根能软鸡骨。岑公云：有人被鸡骨哽，项肿可畏。用此根煎醋，啜至三碗，便吐出也。又彭医官治骨哽，以此根捣烂，入盐少许，绵裹，以线系定吞之，牵引上下，亦钓出骨也。

【附录】 **咸平树** 真腊国人，不能为酸，但用咸平树叶及荚与子为之。

酸角 云南、临安诸处有之。状如猪牙皂荚，浸水和羹，酸美如醋。

咸草 扶桑东有女国，产咸草。叶似邪蒿，而气香味咸，彼人食之。

醋林子《图经》

校正：自外类移入此。

【释名】〔时珍曰〕以味得名。

【集解】〔颂曰〕醋林子，生四川邛州山野林箐中。木高丈余，枝叶繁茂。三月开白花，四出。九月、十月子熟，累累数十枚成朵，生青熟赤，略类樱桃而蒂短。熟时采之阴干，连核用。土人以盐、醋收藏充果食。其叶味酸，夷獠人采得，入盐和鱼脍食，云胜用醋也。

实

【气味】 **酸，温，无毒。**

【主治】 **久痢不瘥，及痔漏下血，蛔咬心痛，小儿疳蛔，心腹胀满黄瘦，下寸白虫，单捣为末，酒服一钱匕甚效。盐、醋藏者，食之生津液，醒酒止渴。多食，令人口舌粗拆也。** 苏颂。

茗《唐本草》

校正：自木部移入此。

【释名】 **苦槠搽**、途二音。唐本檟尔雅荈音设荈音舛。〔颂曰〕郭璞云：早采为茶，晚采为茗，一名荈，蜀人谓之苦茶。陆羽云：其名有五：一茶，二槚，三蔎，四茗，五荈。〔时珍曰〕杨慎丹铅录云：茶即古荼字，音途，诗云"谁谓荼苦，其甘如荠"是也。颜师古云：汉时荼陵，始转途音为宅加切，或言六经无茶字，未深考耳。

【集解】〔神农食经曰〕茶茗生益州及山陵道旁。凌冬不死，三月三日采干。〔恭曰〕茗生山南、汉中山谷，尔雅云：槚，苦茶。郭璞注云：树小似栀子。冬生叶，可煮作羹饮。〔颂曰〕今闽浙、蜀、江湖、淮南山中皆有之，通谓之茶。春中始生嫩叶，蒸焙去苦水，末之乃可饮。与古所食，殊不同也。陆羽茶经云：茶者，南方嘉木。自一尺二尺至数十尺，其巴川峡山有两人合抱者，伐而掇之。木如瓜芦，叶如栀子，花如白蔷薇，实如栟榈，蒂如丁香，根如胡桃。其上者生烂石，中者生栎壤，下者生黄土。艺法如种瓜，三岁可采。阳岸阴林：紫者上，绿者次；笋者上，芽者次；叶卷者上，舒者次。在二月、三月、四月之间，茶之笋者，生于烂石之间，长四五寸，若蕨之始抽，凌露采之。茶之芽者，发于丛薄之上，有三枝、四枝、五枝，于枝颠采之。采得蒸焙封干，有千类万状也。略而言之：如胡人靴者蹙缩然，如犎牛臆者廉沾然，出山者轮囷然，拂水者涵澹然，皆茶之精好者也。如竹箨，如霜荷，皆茶之瘠老者也。其别者，有石楠芽、枸杞芽、枇杷叶，皆治风疾。又有皂荚芽、槐芽、柳芽，乃上春摘其芽和茶作之。故今南人输官茶，往往杂以众叶。惟茅芦竹笋之类不可入，自余山中草木芽叶，皆可和合，椿、柿尤奇。真茶性冷，惟雅州蒙山出者温而主疾。毛文锡茶谱云：蒙山有五顶，上有茶园，其中顶曰上清峰。昔有僧人病冷且久，遇一老父谓曰：蒙之中顶茶，当以春分之先后，多构人力，俟雷发声，并手采择，三日而止。若获一两，以本处水煎服，即能祛宿疾，二两当眼前无疾，三两能固肌骨，四两即为地仙矣。其僧如说，获一两余服之，未尽而疾瘳。其四顶茶园，采摘不废。惟中峰草木繁密，云雾蔽亏，鸷兽时出，故人迹不到矣。近岁稍贵此品，制作亦精于他处。〔陈承曰〕近世蔡襄述闽茶极备。惟建州北苑数处产者，性味与诸方略不同。今亦独名蜡茶，上供御用。碾治作饼，日晒得火愈良。其他者或为芽，或为末收贮，若微见火便硬，不可久收，色味俱败。惟鼎州一种芽茶，性味略类建茶，今汴中及河北、京西等处磨为末，亦冒蜡茶者，是也。〔宗奭曰〕苦茶即今茶也。陆羽有茶经，丁谓有北苑茶录，毛文锡有茶谱，蔡宗颜有茶对，皆甚详。然古人谓茶为雀舌、麦颗，言其至嫩也。又有新芽一发，便长寸余，其粗如针，最为上品。其根干、水土力皆有余故也。雀舌、麦颗又在下品，前人未知尔。〔时珍曰〕茶有野生、种生，种者用子。其子大如指顶，正圆黑色。其仁入口，初甘后苦，最戟人喉，而闽人以榨油食用。

二月下种，一坎须百颗乃生一株，盖空壳者多故也。畏水与日，最宜坡地荫处。清明前采者上，谷雨前者次之，此后皆老茗尔。采、蒸、揉、焙、修造皆有法，详见茶谱。茶之税始于唐德宗，盛于宋、元，及于我朝，乃与西番互市易马。夫茶一木尔，下为民生日用之资，上为朝廷赋税之助，其利博哉。昔贤所称，大约谓唐人尚茶，茶品益众。有雅州之蒙顶、石花、露芽、谷芽为第一，建宁之北苑龙凤团为上供。蜀之茶，则有东川之神泉兽目，硖州之碧涧明月，夔州之真香，邛州之火井，思安黔阳之都濡，嘉定之峨眉，泸州之纳溪，玉垒之沙坪。楚之茶，则有荆州之仙人掌，湖南之白露，长沙之铁色，蕲州蕲门之团面，寿州霍山之黄芽，庐州之六安英山，武昌之樊山，岳州之巴陵，辰州之溆浦，湖南之宝庆、茶陵。吴越之茶，则有湖州顾渚之紫笋，福州方山之生芽，洪州之白露，双井之白毛，庐山之云雾，常州之阳羡，池州之九华，丫山之阳坡，袁州之界桥，睦州之鸠坑，宣州之阳坑，金华之举岩，会稽之日铸。皆产茶有名者。其他犹多，而猥杂更甚。按陶隐居注苦茶云：酉阳、武昌、庐江、晋陵皆有好茗，饮之宜人。凡所饮物，有茗及木叶、天门冬苗、菝葜叶，皆益人。余物并冷利。又巴东县有真茶，火焙作卷结为饮，亦令人不眠。俗中多煮檀叶及大皂李叶作茶饮，并冷利。南方有瓜芦木，亦似茗也。今人采槠、栎、山矾、南烛、乌药诸叶，皆可为饮，以乱茶云。

叶

【气味】 苦、甘，微寒，无毒。〔藏器曰〕苦寒，久食，令人瘦，去人脂，使人不睡。饮之宜热，冷则聚痰。〔胡洽曰〕与榧同食，令人身重。〔李廷飞曰〕大渴及酒后饮茶，水入肾经，令人腰、脚、膀胱冷痛，兼患水肿、挛痹诸疾。大抵饮茶宜热宜少，不饮尤佳，空腹最忌之。〔时珍曰〕服威灵仙、土茯苓者，忌饮茶。

【主治】 瘘疮，利小便，去痰热，止渴，令人少睡，有力悦志。神农食经。下气消食。作饮，加茱萸、葱、姜良。苏恭。破热气，除瘴气，利大小肠。藏器。清头目，治中风昏愦，多睡不醒。好古。治伤暑。合醋，治泄痢，甚效。陈承。炒煎饮，治热毒赤白痢。同芎䓖、葱白煎饮、止头痛。吴瑞。浓煎，吐风热痰涎。时珍。

【发明】 〔好古曰〕茗茶气寒味苦，入手、足厥阴经。治阴证汤药内入此，去格拒之寒，及治伏阳，大意相似。经云：苦以泄之。其体下行，所以能清头目。〔机曰〕头目不清，热熏上也。以苦泄其热，则上清矣。且茶体轻浮，采摘之时，芽蘖初萌，正得春升之气，味虽苦而气则薄，乃阴中之阳，可升可降。利头目，盖本诸此。〔汪颖曰〕一人好烧鹅炙煿，日常不缺。人咸防其生痈疽，后

茗

卒不病。访知其人每夜必啜凉茶一碗，乃知茶能解炙爆之毒也。〔杨士瀛曰〕姜茶治痢。姜助阳，茶助阴，并能消暑、解酒食毒。且一寒一热，调平阴阳，不问赤、白、冷、热，用之皆良。生姜细切，与真茶等分，新水浓煎服之。苏东坡以此治文潞公有效。〔时珍曰〕茶苦而寒，阴中之阴，沉也降也，最能降火。火为百病，火降则上清矣。然火有五，火有虚实。若少壮胃健之人，心肺脾胃之火多盛，故与茶相宜。温饮则火因寒气而下降，热饮则茶借火气而升散，又兼解酒食之毒，使人神思闿爽，不昏不睡，此茶之功也。若虚寒及血弱之人，饮之既久，则脾胃恶寒，元气暗损，土不制水，精血潜虚；成痰饮，成痞胀，成痿痹，成黄瘦，成呕逆，成洞泻，成腹痛，成疝瘕，种种内伤，此茶之害也。民生日用，蹈其弊者，往往皆是，而妇妪受害更多，习俗移人，自不觉尔。况真茶既少，杂茶更多，其为患也，又可胜言哉？人有嗜茶成癖者，时时咀啜不止。久而伤营伤精，血不华色，黄瘁痿弱，抱病不悔，尤可叹惋。晋·干宝搜神记载：武官因时病后，啜茗一斛二升乃止。才减升合，便为不足。有客令更进五升，忽吐一物，状如牛脬而有口。浇之以茗，尽一斛二升。再浇五升，即溢出矣。人遂谓之斛茗瘕。嗜茶者观此可以戒矣。陶隐居杂录言丹丘子、黄山君服茶轻身换骨，壶公食忌言苦茶久食羽化者，皆方士谬言误世者也。按唐补阙母炅茶饮序云：释滞消拥，一日之利暂佳；瘠气侵精，终身之累斯大。获益则功归茶力，贻患则不谓茶灾。岂非福近易知，祸远难见乎？又宋学士苏轼茶说云：除烦去腻，世故不可无茶，然暗中损人不少。空心饮茶入盐，直入肾经，且冷脾胃，乃引贼入室也。惟饮食后浓茶漱口，既去烦腻，而脾胃不知，且苦能坚齿消蠹，深得饮茶之妙。古人呼茗为酪奴，亦贱之也。时珍早年气盛，每饮新茗必至数碗，轻汗发而肌骨清，颇觉痛快。中年胃气稍损，饮之即觉为害，不痞闷呕恶，即腹冷洞泄。故备述诸说，以警同好焉。又浓茶能令人吐，乃酸苦涌泄为阴之义，非其性能升也。

【附方】旧六，新十三。**气虚头痛**用上春茶末调成膏，置瓦盏内覆转，以巴豆四十粒，作二次烧烟熏之，晒干乳细。每服一字，别入好茶末，食后煎服，立效。医方大成。**热毒下痢**孟诜曰：赤白下痢。以好茶一斤，炙捣末，浓煎一二盏服。久患痢者，亦宜服之。直指用蜡茶，赤痢以蜜水煎服，白痢以连皮自然姜汁同水煎服。二三服即愈。经验良方用蜡茶二钱，汤点七分，入麻油一蚬壳和服。须臾腹痛大下即止。一少年用之有效。一方：蜡茶末，以白梅肉和丸。赤痢甘草汤下，白痢乌梅汤下，各百丸。一方：建茶合醋煎，热服，即止。**大便下血**营卫气虚，或受风邪，或食生冷，或啖炙爆，或饮食过度，积热肠

本草纲目果部第三十二卷　一　果之四　味类一十三种

1366

间,使脾胃受伤,糟粕不聚,大便下利清血,脐腹作痛,里急后重,及酒毒一切下血,并皆治之。用细茶半斤碾末,川百药煎五个烧存性。每服二钱,米饮下,日二服。普济方。**产后秘塞**以葱涎调蜡茶末,丸百丸,茶服自通。不可用大黄利药,利者百无一生。郭稽中妇人方。**久年心痛**十年、五年者,煎湖茶,以头醋和匀,服之良。兵部手集。**腰痛难转**煎茶五合,投醋二合,顿服。孟诜食疗。**嗜茶成癖**一人病此。一方士令以新鞋盛茶令满,任意食尽,再盛一鞋,如此三度,自不吃也。男用女鞋,女用男鞋,用之果愈也。集简方。**解诸中毒**芽茶、白矾等分,碾末,冷水调下。简便方。**痘疮作痒**房中宜烧茶烟恒熏之。**阴囊生疮**用蜡面茶为末,先以甘草汤洗,后贴之妙。经验方。**脚丫湿烂**茶叶嚼烂傅之,有效。摄生方。**蠼螋尿疮**初如糁粟,渐大如豆,更大如火烙浆疱,疼痛至甚者。速以草茶并蜡茶俱可,以生油调傅。药至,痛乃止。胜金方。**风痰颠疾**茶芽、栀子各一两,煎浓汁一碗服。良久探吐。摘玄方。**霍乱烦闷**茶末一钱煎水,调干姜末一钱,服之即安。圣济总录。**月水不通**茶清一瓶,入沙糖少许,露一夜服。虽三个月胎亦通,不可轻视。鲍氏。**痰喘咳嗽**不能睡卧。好末茶一两,白僵蚕一两,为末,放碗内盖定,倾沸汤一小盏。临卧,再添汤点服。瑞竹堂方。

茶子

【气味】 苦,寒,有毒。

【主治】 喘急咳嗽,去痰垢。捣仁洗衣,除油腻。时珍。

【附方】 新三。**上气喘急**时有咳嗽。茶子、百合等分,为末,蜜丸梧子大。每服七丸,新汲水下。圣惠方。**喘嗽齁䶎**不拘大人、小儿。用糯米泔少许磨茶子,滴入鼻中,令吸入口服之。口咬竹筒,少顷涎出如线。不过二三次绝根,屡验。经验良方。**头脑鸣响**状如虫蛀,名大白蚁。以茶子为末,吹入鼻中,取效。杨拱医方摘要。

皋芦 《拾遗》

校正:自木部移入此。

【释名】 瓜芦弘景苦蕈。〔藏器曰〕南越志云:龙川县有皋芦,一名瓜芦,叶似茗。土人谓之过罗,或曰物罗,皆夷语也。

【集解】 〔弘景苦菜注曰〕南方有瓜芦,亦似茗。若摘取其叶,作屑煮饮,即通夜不睡。煮盐人惟资此饮,而交、广最所重,客来先设,乃加以香芼之物。〔李珣曰〕按此木即皋芦也。生南海诸山中，叶似茗而大，味苦涩，出新平县。南人取作茗饮，极重之，如蜀人饮茶也。〔时珍曰〕皋芦叶状如茗，而大如手掌。揉碎泡饮，最苦而色浊，风味比茶不及远矣。今广人用之，名曰苦簦。

叶

【气味】 苦，平，无毒。〔时珍曰〕寒。胃冷者不可用。

【主治】 煮饮，止渴明目除烦，令人不睡，消痰利水。藏器。通小肠，治淋，止头痛烦热。李珣。噙咽，清上膈，利咽喉。时珍。

本草纲目果部目录第三十三卷

果之五蓏类九种

甜瓜嘉祐　西瓜日用　葡萄本经　蘡薁纲目　即野葡萄
猕猴桃开宝　即藤梨　甘蔗别录　沙糖唐本　石蜜唐本　刺蜜
拾遗　醁齐附

上附方旧十二,新四十

果之六水果类六种　附录二十三种

莲藕本经　红白莲花拾遗　芰实别录　即菱

芡实本经　即鸡头　乌芋别录　即荸荠　慈姑日华

附录诸果《纲目》二十一种,《拾遗》一种

津符子　必思荅　甘剑子　杨摇子　海梧子　木竹子　櫥
罟子　罗晃子　柈子　夫编子　白缘子　系弥子　人面子　黄
皮果　四味果　千岁子　侯骚子　酒杯藤子　蕳子　山枣　隈
支　灵床上果子

诸果有毒拾遗

上附方旧十五,新六十三

互考

楮实　梧桐子　枸杞子　金樱子　山茱萸　桑椹　木半夏
胡颓子　松花　桂花　栎实　已上果部

黄精　葳蕤　蒲黄　菰首　蒟酱　豆蔻　益智子　使君子
燕覆子　蓬蘽　覆盆子

本草纲目果部第三十三卷

果之五 │ 蓏类九种

甜瓜_{宋《嘉祐》}

校正：自菜部移入此，并入本经瓜蒂。

【释名】 **甘瓜**_{唐本}**果瓜**。〔时珍曰〕瓜字篆文，象瓜在须蔓间之形。甜瓜之味甜于诸瓜，故独得甘、甜之称。旧列菜部，误矣。按王祯云：瓜类不同，其用有二：供果者为果瓜，甜瓜、西瓜是也；供菜者为菜瓜，胡瓜、越瓜是也。在木曰果，在地曰蓏。大曰瓜，小曰瓞。其子曰瓤，其肉曰瓤。其跗曰环，谓脱花处也；其蒂曰虇，谓系蔓处也。礼记为天子削瓜及瓜祭，皆指果瓜也。本草瓜蒂，亦此瓜之蒂也。

【集解】〔别录曰〕瓜蒂生嵩高平泽，七月七日采，阴干。〔颂曰〕瓜蒂即甜瓜蒂也，处处有之。园圃所莳，有青、白二种，子色皆黄。入药当用早青瓜蒂为良。〔时珍曰〕甜瓜，北土、中州种莳甚多。二三月下种，延蔓而生，叶大数寸，五六月花开黄色，六七月瓜熟。其类甚繁：有团有长，有尖有扁。大或径尺，小或一捻。其棱或有或无，其色或青或绿，或黄斑、糁斑，或白路、黄路。其瓤或白或红，其子或黄或赤，或白或黑。按王祯农书云：瓜品甚多，不可枚举。以状得名，则有龙肝、虎掌、兔头、狸首、羊髓、蜜筒之称；以色得名，则有乌瓜、白团、黄瓠、白瓠、小青、大斑之别。然其味，不出乎甘香而已。广志惟以辽东、敦煌、庐江之瓜为胜。然瓜州之大瓜，阳城之御瓜，西蜀之温瓜，永嘉之寒瓜，未可以优劣论也。甘肃甜瓜，皮、瓤皆甘胜糖蜜，其皮暴干犹美。浙中一种阴瓜，种于阴处，熟则色黄如金，肤皮稍厚，藏之至春，食之如新。此皆种蓏之功，不必拘于土地也。甜瓜子曝裂取仁，可充果食。凡瓜最畏麝气，触之甚至一蒂不收。

瓜瓤

【气味】 **甘，寒，滑，有小毒**。〔大明曰〕无毒。〔思邈曰〕多食，发黄疸，令人虚羸多忘。解药力。病后食多，或反胃。脚气人食之，患永不除也。〔诜曰〕多食，令人阴下湿痒生疮，动宿冷癥癖病，破腹，发虚热，令人惙惙气弱，脚手无力。少食则可。龙鱼河图云：凡瓜有两鼻、两蒂者，杀人。五月瓜沉水者，食之得冷病,终身不瘥。九月被霜者,食之冬病寒热。与油饼同食,发病。多食瓜作胀者,食盐花即化。〔弘景曰〕食瓜多,即入水自渍,便消。〔时珍曰〕张华博物志言:人以冷水渍至膝,可顿啖瓜至数十枚;渍至项,其啖转多,水皆作瓜气也。则水浸消瓜,亦物性也。瓜最忌麝与酒,凡食瓜过多,但饮酒及水服麝香,尤胜于食盐、渍水也。

【主治】 **止渴,除烦热,利小便,通三焦间壅塞气,治口鼻疮。**嘉祐。**暑月食之,永不中暑。**宗奭。

【发明】〔宗奭曰〕甜瓜虽解暑气,而性冷,消损阳气,多食未有不下利者。贫下多食,深秋作痢,最为难治。惟以皮蜜浸收之良,皮亦可作羹食。〔弘景曰〕凡瓜皆冷利,早青者尤甚。熟瓜除瓤食之,不害人。〔时珍曰〕瓜性最寒,曝而食之尤冷。故稽圣赋云:瓜寒于曝,油冷于煎,此物性之异也。王冀洛都赋云:瓜则消暑荡悁,解渴疗饥。又奇效良方云:昔有男子病脓血恶痢,痛不可忍。以水浸甜瓜食数枚,即愈。此亦消暑之验也。

瓜子仁

【修治】〔斆曰〕凡收得曝干杵细,马尾筛筛过成粉,以纸三重裹压去油用。不去油,其力短也。西瓜子仁同。

【气味】 **甘,寒,无毒。**

【主治】 **腹内结聚,破溃脓血,最为肠胃脾内壅要药。**别录。**止月经太过,研末去油,水调服。**藏器。炮炙论序曰:血泛经过,饮调瓜子。**炒食,补中宜人。**孟诜。**清肺润肠,和中止渴。**时珍。

【附方】 旧一,新二。**口臭**用甜瓜子杵末,蜜和为丸。每旦漱口后含一丸。亦可贴齿。千金。**腰腿疼痛**甜瓜子三两,酒浸十日,为末。每服三钱,空心酒下,日三。寿域神方。**肠痈已成**小腹肿痛,小便似淋,或大便难涩下脓。用甜瓜子一合,当归炒一两,蛇退皮一条,㕮咀。每服四钱,水一盏半,煎一盏,食前服,利下恶物为妙。圣惠。

瓜蒂 本经上品

【释名】 **瓜丁**千金**苦丁香**象形。

【修治】〔斆曰〕凡使勿用白瓜蒂,要取青绿色瓜,气足时,其蒂自然落在蔓上。采得系屋东有风处,吹干用。〔宗奭曰〕此甜瓜蒂也。去瓜皮用蒂,约半寸许,曝极干,临时研用。〔时珍曰〕按唐瑶云:甜瓜蒂以团而短瓜、团瓜者良。若香甜瓜及长如瓠子者,皆供菜之瓜,其蒂不可用也。

【气味】 **苦,寒,有毒。**〔大明曰〕无毒。

【主治】 大水，身面四肢浮肿，下水杀蛊毒，咳逆上气，及食诸果，病在胸腹中，皆吐下之。本经。去鼻中息肉，疗黄疸。别录。治脑塞热䪼，眼昏吐痰。大明。吐风热痰涎，治风眩头痛，癫痫喉痹，头目有湿气。时珍。得麝香、细辛，治鼻不闻香臭。好古。

【发明】〔张机曰〕病如桂枝证，头不痛，项不强，寸脉微浮，胸中痞硬，气上冲咽喉，不得息者，此为胸中有寒也，当吐之；太阳中暍，身热疼重而脉微弱，此夏月伤冷水，水行皮中也，宜吐之；少阳病，头痛发寒热，脉紧不大，是膈上有痰也，宜吐之；病胸上诸实，郁郁而痛，不能食，欲人按之，而反有浊唾，下利日十余行，寸口脉微弦者，当吐之；懊憹烦躁不得眠，未经汗下者，谓之实烦，当吐之；宿食在上管者，当吐之，并宜以瓜蒂散主之。惟诸亡血虚家，不可与瓜蒂散也。〔成无己曰〕高者越之，在上者涌之。故越以瓜蒂、香豉之苦，涌以赤小豆之酸，酸苦涌泄为阴也。〔杲曰〕难经云：上部有脉，下部无脉，其人当吐不吐者，死。此饮食内伤，填塞胸中，食伤太阴，风木生发之气伏于下，宜瓜蒂散吐之，素问所谓木郁则达之也。吐去上焦有形之物，则木得舒畅，天地交而万物通矣。若尺脉绝者，不宜用此，恐损真元，令人胃气不复也。〔宗奭曰〕此物吐涎，甚不损人，全胜石绿、硇砂辈也。〔震亨曰〕瓜蒂性急，能损胃气，胃弱者宜以他药代之。病后、产后，尤宜深戒。〔时珍曰〕瓜蒂乃阳明经除湿热之药，故能引去胸脘痰涎，头目湿气，皮肤水气，黄疸湿热诸证。凡胃弱人及病后、产后用吐药，皆宜加慎，何独瓜蒂为然？

【附方】旧七，新十四。瓜蒂散治证见上。其方用瓜蒂二钱半，熬黄，赤小豆二钱半，为末。每用一钱，以香豉一合，热汤七合，煮糜去滓，和服。少少加之，快吐乃止。仲景伤寒论。太阳中暍身热头痛而脉微弱，此夏月伤冷水，水行皮中所致。瓜蒂二七个，水一升，煮五合，顿服取吐。金匮要略。风涎暴作气塞倒仆。用瓜蒂为末。每用一二钱，腻粉一钱匕，以水半合调灌，良久涎自出。不出，含沙糖一块，下咽即涎出也。寇氏衍义。诸风诸痫诸风膈痰，诸痫涎涌。用瓜蒂炒黄为末，量人以酸齑水一盏，调下取吐。风涎，如蝎梢半钱。湿气肿满，加赤小豆末一钱。有虫，加狗油五七点，雄黄一钱；甚则加芫花半钱，立吐虫出。东垣活法机要。风痫喉风咳嗽，及遍身风疹，急中涎潮等证，不拘大人、小儿。此药不大吐逆，只出涎水。瓜蒂为末，壮年服一字，老少半字，早晨井华水下。一食顷，含沙糖一块。良久涎如水出，年深者出墨涎，有块布水上也。涎尽食粥一两日。如吐多，人困甚，即以麝香泡汤一盏饮之，即止。经验后方。急黄喘息心上坚硬，欲得水吃者。瓜蒂二小合，赤小豆一合，研末。暖浆水五合，服方寸匕。一炊久当吐，不吐再服。吹鼻取水亦可。伤寒类要。**遍身如金**瓜蒂四十九枚，丁香四十九枚，甘锅内烧存性，为末。每用一字，吹鼻取出黄水。亦可揩牙追涎。经验方。**热病发黄**瓜蒂为末，以大豆许吹鼻中。轻则半日，重则一日，流取黄水乃愈。千金翼。**黄疸痫黄**并取瓜蒂、丁香、赤小豆各七枚，为末。吹豆许入鼻，少时黄水流出。隔日一用，瘥乃止。孟诜食疗。**身面浮肿**方同上。**十种蛊气**苦丁香为末，枣肉和，丸梧子大。每服三十丸，枣汤下，甚效。瑞竹堂方。**湿家头痛**瓜蒂末一字，嗜入鼻中，口含冷水，取出黄水愈。活人书。**疟疾寒热**瓜蒂二枚，水半盏，浸一宿，顿服，取吐愈。千金。**发狂欲走**瓜蒂末，井水服一钱，取吐即愈。圣惠方。**大便不通**瓜蒂七枚，研末，绵裹，塞入下部即通。必效方。**鼻中息肉**圣惠用陈瓜蒂末，吹之，日三次，瘥乃已。又方：瓜蒂末、白矾末各半钱，绵裹塞之，或以猪脂和挺子塞之。日一换。又方：青甜瓜蒂二枚，雄黄、麝香半分，为末。先抓破，后贴之，日三次。汤液用瓜蒂十四个，丁香一个，黍米四十九粒，研末。口中含水，嗜鼻，取下乃止。**风热牙痛**瓜蒂七枚炒研，麝香少许和之，绵裹咬定，流涎。圣济总录。**鸡屎白秃**甜瓜蔓连蒂不拘多少，以水浸一夜，砂锅熬取苦汁，去滓再熬如饧盛收。每剃去痂疕洗净，以膏一盏，加半夏末二钱，姜汁一匙，狗胆汁一枚，和匀涂之，不过三上。忌食动风之物。儒门事亲。**齁喘痰气**苦丁香三个，为末。水调服，吐痰即止。朱氏集验方。

蔓阴干。

【主治】 女人月经断绝，同使君子各半两，甘草六钱，为末，每酒服二钱。

花

【主治】 心痛咳逆。别录。

叶

【主治】 人无发，捣汁涂之即生。嘉祐。**补中，治小儿疳，及打伤损折，为末酒服，去瘀血。**孟诜。

【附方】 新一。**面上皯子**七月七日午时，取瓜叶七枚，直入北堂中，向南立，逐枚拭皯，即灭去也。淮南万毕术。

西瓜《日用》

【释名】 寒瓜见下。

【集解】 〔瑞曰〕契丹破回纥，始得此种，以牛粪覆而种之。结实如斗大，而圆如匏，色如青玉，子如金色，或黑麻色。北地多有之。〔时珍曰〕按胡峤陷虏记言：峤征回纥，得此种归，名曰西瓜。则西瓜自五代时始入中国，今则南北皆有，而南方者味稍不及，亦甜瓜之类也。二月下种，蔓生，花、叶皆如甜瓜。七八月实熟，有围及径尺者，长至二尺者。其棱或有或无，其色或青或绿，其瓤或白或红，红者味尤胜。其子或黄或红，或黑或白，白者味更劣。其味有甘、有淡、有酸，酸者为下。陶弘景注瓜蒂言，永嘉有寒瓜甚大，可藏至春者，即此也。盖五代之先，瓜种已入浙东，但无西瓜之名，未遍中国尔。其瓜子曝裂取仁，生食、炒熟俱佳。皮下堪啖，亦可蜜煎、酱藏。〔颂曰〕一种杨溪瓜，秋生冬熟，形略长扁而大，瓤色如胭脂，味胜。可留至次年，云是异人所遗之种也。

瓜瓤

【气味】 **甘、淡，寒，无毒。**〔瑞曰〕有小毒。多食作吐利，胃弱者不可食。同油饼食，损脾。〔时珍曰〕按延寿书云：北人禀厚，食之犹惯；南人禀薄，多食易至霍乱。冷病终身也。又按相感志云：食西瓜后食其子，即不噫瓜气。以瓜划破，曝日中，少顷食，即冷如水也。得酒气，近糯米，即易烂。猫踏之，即易沙。

【主治】 **消烦止渴，解暑热。**吴瑞。**疗喉痹。**汪颖。**宽中下气，利小水，治血痢，解酒毒。**宁原。**含汁，治口疮。**震亨。

【发明】 〔颖曰〕西瓜性寒解热，有天生白虎汤之号。然亦不宜多食。〔时珍曰〕西瓜、甜瓜皆属生冷。世俗以为醍醐灌顶，甘露洒心，取其一时之快，不知其伤脾助湿之害也。真西山卫生歌云："瓜桃生冷宜少飧，免致秋来成疟疾。"是矣。又李廷飞延寿书云：防州太守陈逢原，避暑食瓜过多，至秋忽腰腿痛，不能举动。遇商助教疗之，乃愈。此皆食瓜之患也，故集书于此，以为鉴戒云。又洪忠宣松漠纪闻言：有人苦目病。或令以西瓜切片曝干，日日服之，遂愈。由其性冷降火故也。

皮

【气味】 **甘，凉，无毒。**

【主治】 口、舌、唇内生疮，烧研噙之。震亨。

【附方】 新二。**闪挫腰痛**西瓜青皮，阴干为末，盐酒调服三钱。摄生众妙方。**食瓜过伤**瓜皮煎汤解之。诸瓜皆同。事林广记。

瓜子仁

【气味】 **甘，寒，无毒。**

【主治】 **与甜瓜仁同。**时珍。

葡萄《本经》上品

【释名】 蒲桃古字草龙珠。〔时珍曰〕葡萄汉书作蒲桃，可以造酒，人醄饮之，则醄然而醉，故有是名。其圆者名草龙珠，长者名马乳葡萄，白者名水晶葡萄，黑者名紫葡萄。汉书言张骞使西域还，始得此种，而神农本草已有葡萄，则汉前陇西旧有，但未入关耳。

【集解】〔别录曰〕葡萄生陇西、五原、敦煌山谷。〔弘景曰〕魏国使人多赍来南方。状如五味子而甘美，可作酒，云用藤汁殊美。北人多肥健耐寒，盖食斯乎？不植淮南，亦如橘之变于河北也。人说即是此间蘡薁，恐亦如枳之与橘耶？〔恭曰〕蘡薁即山葡萄，苗、叶相似，亦堪作酒。葡萄取子汁酿酒，陶云用藤汁，谬矣。〔颂曰〕今河东及近汴州郡皆有之。苗作藤蔓而极长，太盛者一二本绵被山谷间。花极细而黄白色。其实有紫、白二色，有圆如珠者，有长似马乳者，有无核者，皆七月、八月熟，取汁可酿酒。按史记云：大宛以葡萄酿酒，富人藏酒万余石，久者十数年不败。张骞使西域，得其种还，中国始有。盖北果之最珍者，今太原尚作此酒寄远也。其根、茎中空相通，暮溉其根，而晨朝水浸子中矣。故俗呼其苗为木通，以利小肠。江东出一种，实细而酸者，名蘡薁子。〔宗奭曰〕段成式言：葡萄有黄、白、黑三种。唐书言：波斯所出者，大如鸡卵。此物最难干，不干不可收。不问土地，但收皆可酿酒。〔时珍曰〕葡萄，折藤压之最易生。春月萌苞生叶，颇似栝楼叶而有五尖。生须延蔓，引数十丈。三月开小花成穗，黄白色。仍连着实，星编珠聚，七八月熟，有紫、白二色。西人及太原、平阳皆作葡萄干，货之四方。蜀中有绿葡萄，熟时色绿。云南所出者，大如枣，味尤长。西边有琐琐葡萄，大如五味子而无核。按物类相感志云：甘草作钉，针葡萄，立死。以麝香入葡萄皮内，则葡萄尽作香气。其爱憎异于他草如此。又言：其藤穿过枣树，则实味更美也。三元延寿书言葡萄架下不可饮酒，恐虫屎伤人。

实

【气味】 甘，平，涩，无毒。〔诜曰〕甘，酸，温。多食，令人卒烦闷、眼暗。

【主治】 筋骨湿痹，益气倍力强志，令人肥健，耐饥忍风寒。久食，轻身不老延年。可作酒。本经。逐水，利小便。别录。除肠间水，调中治淋。甄权。时气痘疮不出，食之，或研酒饮，甚效。苏颂。

【发明】〔颂曰〕按魏文帝诏群臣曰：蒲桃当夏末涉秋，尚有余暑，醉酒宿醒，掩露而食。甘而不饴，酸而不酢，冷而不寒，味长汁多，除烦解渴。又酿为酒，甘

葡萄

于曲蘖,善醉而易醒。他方之果,宁有匹之者乎?〔震亨曰〕葡萄属土,有水与木火。东南人食之多病热,西北人食之无恙。盖能下走渗道,西北人禀气厚故耳。

【附方】 新三。**除烦止渴**生葡萄捣滤取汁,以瓦器熬稠,入熟蜜少许同收。点汤饮甚良。居家必用。**热淋涩痛**葡萄捣取自然汁、生藕捣取自然汁、生地黄捣取自然汁、白沙蜜各五合。每服一盏,石器温服。圣惠方。**胎上冲心**葡萄煎汤饮之,即下。圣惠方。

根及藤、叶

【气味】 同实。

【主治】 煮浓汁细饮,止呕哕及霍乱后恶心,孕妇子上冲心,饮之即下,胎安。孟诜。治腰脚肢腿痛,煎汤淋洗之良。又饮其汁,利小便,通小肠,消肿满。时珍。

【附方】 新一。**水肿**葡萄嫩心十四个,蝼蛄七个,去头尾,同研,露七日,曝干为末。每服半钱,淡酒调下。暑月尤佳。洁古保命集。

蘡薁 音婴郁《纲目》

校正:原附葡萄下,今分出。

【释名】 **燕薁**毛诗**婴舌**广雅**山葡萄**唐注**野葡萄**俗名**藤名木龙**。〔时珍曰〕名义未详。

【集解】〔恭曰〕蘡薁蔓生。苗、叶与葡萄相似而小,亦有茎大如碗者。冬月惟叶凋而藤不死。藤汁味甘,子味甘酸,即千岁藟也。〔颂曰〕蘡薁子生江东,实似葡萄,细而味酸,亦堪为酒。〔时珍曰〕蘡薁野生林墅间,亦可插植。蔓、叶、花、实,与葡萄无异。其实小而圆,色不甚紫也。诗云"六月食薁"即此。其茎吹之,气出有汁,如通草也。

【正误】〔藏器曰〕苏恭注千岁藟,即是蘡薁,妄言也。千岁藟藤如葛,而叶背白,子赤可食。蘡薁藤斫断通气,更无甘汁。详见草部千岁藟下。〔时珍曰〕苏恭所说蘡薁形状甚是,但以为千岁藟则非矣。

实

【气味】 甘、酸,平,无毒。

【主治】 止渴,悦色益气。苏恭。

藤

【气味】 甘,平,无毒。

【主治】 哕逆,伤寒后呕哕,捣汁饮之良。苏恭。止渴,利小便。时珍。

【附方】 新三。呕哕厥逆蘡薁藤煎汁,呷之。肘后方。目中障翳蘡薁藤,以水浸过,吹气取汁,滴入目中,去热翳,赤、白障。拾遗本草。五淋血淋木龙汤:用木龙即野葡萄藤也、竹园荽、淡竹叶、麦门冬连根苗、红枣肉、灯心草、乌梅、当归各等分,煎汤代茶饮。百一选方。

根

【气味】 同藤。

【主治】 下焦热痛淋闷,消肿毒。时珍。

【附方】 新四。男妇热淋野葡萄根七钱,葛根三钱,水一钟,煎七分,入童子小便三分,空心温服。乾坤秘韫。女人腹痛方同上。一切肿毒赤龙散:用野葡萄根,晒研为末,水调涂之,即消也。儒门事亲方。赤游风肿忽然肿痒,不治则杀人。用野葡萄根捣如泥,涂之即消。通变要法。

猕猴桃宋《开宝》

【释名】 猕猴梨开宝藤梨同上阳桃日用木子。〔时珍曰〕其形如梨,其色如桃,而猕猴喜食,故有诸名。闽人呼为阳桃。

【集解】 〔志曰〕生山谷中。藤着树生,叶圆有毛。其实形似鸡卵大,其皮褐色,经霜始甘美可食。皮堪作纸。〔宗奭曰〕今陕西永兴军南山甚多。枝条柔弱,高二三丈,多附木而生。其子十月烂熟,色淡绿,生则极酸。子繁细,其色如芥子。浅山傍道则有子者,深山则多为猴所食矣。

实

【气味】 酸、甘,寒,无毒。〔藏器曰〕咸、酸,无毒。多食冷脾胃,动泄澼。〔宗奭曰〕有实热者宜食之。太过,则令人脏寒作泄。

【主治】 止暴渴,解烦热,压丹石,下石淋热壅。开宝。〔诜曰〕并宜取瓤和蜜作煎食。调中下气,主骨节风,瘫缓不随,长年白发,野鸡内痔病。藏器。

藤中汁

【气味】 甘,滑,寒,无毒。

【主治】 热壅反胃,和生姜汁服之。又下石淋。藏器。

枝、叶

【主治】 杀虫。煮汁饲狗,疗病疥。开宝。

甘蔗 音柘《别录》中品

【释名】 竿蔗草木状藷音遮。〔时珍曰〕按野史云：吕惠卿言：凡草皆正生嫡出，惟蔗侧种，根上庶出，故字从庶也。嵇含作竿蔗，谓其茎如竹竿也。离骚、汉书皆作柘，字通用也。藷字出许慎说文，盖蔗音之转也。

【集解】〔弘景曰〕蔗出江东为胜，庐陵亦有好者。广州一种，数年生皆大如竹，长丈余，取汁为沙糖，甚益人。又有荻蔗，节疏而细，亦可啖也。〔颂曰〕今江浙、闽广、湖南、蜀川所生，大者亦高丈许，其叶似荻，有二种：荻蔗茎细短而节疏，但堪生啖，亦可煎稀糖；竹蔗茎粗而长，可笮汁为沙糖，泉、福、吉、广诸州多作之。炼沙糖和牛乳为乳糖，惟蜀川作之。南人贩至北地者，荻蔗多而竹蔗少也。〔诜曰〕蔗有赤色者名昆仑蔗，白色者名荻蔗。竹蔗以蜀及岭南者为胜，江东虽有而劣于蜀产。会稽所作乳糖，殆胜于蜀。〔时珍曰〕蔗皆畦种，丛生，最困地力。茎似竹而内实，大者围数寸，长六七尺，根下节密，以渐而疏。抽叶如芦叶而大，长三四尺，扶疏四垂。八九月收茎，可留过春充果食。按王灼糖霜谱云：蔗有四色：曰杜蔗，即竹蔗也，绿嫩薄皮，味极醇厚，专用作霜；曰西蔗，作霜色浅；曰芳蔗，亦名蜡蔗，即荻蔗也，亦可作沙糖；曰红蔗，亦名紫蔗，即昆仑蔗也，止可生啖，不堪作糖。凡蔗榨浆饮固佳，又不若咀嚼之，味隽永也。

蔗

【气味】 甘，平，涩，无毒。〔大明曰〕冷。〔诜曰〕共酒食，发痰。〔瑞曰〕多食，发虚热，动衄血。相感志云：同榧子食，则渣软。

【主治】 下气和中，助脾气，利大肠。别录。利大小肠，消痰止渴，除心胸烦热，解酒毒。大明。止呕哕反胃，宽胸膈。时珍。

【发明】〔时珍曰〕蔗，脾之果也。其浆甘寒，能泻火热，素问所谓甘温除大热之意。煎炼成糖，则甘温而助湿热，所谓积温成热也。蔗浆消渴解酒，自古称之。故汉书·郊祀歌云：百味旨酒布兰生，泰尊柘浆析朝酲。唐王维樱桃诗云：饱食不须愁内热，大官还有蔗浆寒。是矣。而孟诜乃谓共酒食发痰者，岂不知其有解酒除热之功耶？日华子大明又谓沙糖能解酒毒，则不知既经煎炼，便能助酒为热，与生浆之性异矣。按晁氏客话云：甘草遇火则热，麻油遇火则冷，甘蔗煎饧则热，水成汤则冷。此物性之异，医者可不知乎。又野史云：卢绛中病痁疾疲瘵，忽梦白衣妇人云：食蔗可愈。及旦买蔗数挺食之，翌日疾愈。此亦助脾和中之验欤？

【附方】旧三，新五。**发热口干小便赤涩**。取甘蔗去皮，嚼汁咽之。饮浆亦可。外台秘要。**痰喘气急方见山药**。**反胃吐食**朝食暮吐，暮食朝吐，旋旋吐者。用甘蔗汁七升，生姜汁一升，和匀，日日细呷之。梅师方。**干呕不息**蔗汁温服半升，日三次。入姜汁更佳。肘后方。**痁疟疲瘵见前**。**眼暴赤肿**碜涩疼痛。甘蔗汁二合，黄连半两，入铜器内慢火养浓，去滓，点之。普济。**虚热咳嗽**口干涕唾。用甘蔗汁一升半，青粱米四合，煮粥。日食二次，极润心肺。董氏方。**小儿口疳**蔗皮烧研，掺之。简便方。

滓

【主治】 烧存性，研末，乌桕油调，涂小儿头疮白秃，频涂取瘥。烧烟勿令入人目，能使暗明。时珍。

沙糖《唐本草》

【集解】〔恭曰〕沙糖出蜀地，西戎、江东并有之。笮甘蔗汁煎成，紫色。〔瑞曰〕稀者为蔗糖，干者为沙糖，球者为球糖，饼者为糖饼。沙糖中凝结如石，破之如沙，透明白者，为糖霜。〔时珍曰〕此紫砂糖也。法出西域，唐太宗始遣人传其法入中国。以蔗汁过樟木槽，取而煎成。清者为蔗饧，凝结有沙者为沙糖。漆瓮造成，如石、如霜、如冰者，为石蜜、为糖霜、为冰糖也。紫糖亦可煎化，印成鸟兽果物之状，以充席献。今之货者，又多杂以米饧诸物，不可不知。

【气味】 甘，寒，无毒。〔恭曰〕冷利过于石蜜。〔诜曰〕性温不冷。多食令人心痛，生长虫，消肌肉，损齿，发疳䘌。与鲫鱼同食，成疳虫；与葵同食，生流澼；与笋同食，不消成癥，身重不能行。

【主治】 心腹热胀，口干渴。唐本。**润心肺大小肠热，解酒毒**。腊月瓶封窖粪坑中，患天行热狂者，绞汁服，甚良。大明。**和中助脾，缓肝气**。时珍。

【发明】〔宗奭曰〕蔗汁清，故费煎炼致紫黑色。今医家治暴热，多用为先导；兼啖驼、马，解热。小儿多食则损齿生虫者，土制水，俾虫属土，得甘即生也。〔震亨曰〕糖生胃火，乃湿土生热，故能损齿生虫，与食枣病齲同意，非土制水也。〔时珍曰〕沙糖性温，殊于蔗浆，故不宜多食。与鱼、笋之类同食，皆不益人。今人每用为调和，徒取其适口，而不知阴受其害也。但其性能和脾缓肝，故治脾胃及泻肝药用为先导。本草言其性寒，苏恭谓其冷利，皆昧此理。

【附方】旧一，新五。**下痢禁口**沙糖半斤，乌梅一个，水二碗，煎一碗，时时饮之。摘玄方。**腹中紧胀**白糖以酒三升，煮服之。不过再服。子母秘录。**痘不**

落痂沙糖，调新汲水一杯服之，白汤调亦可，日二服。刘提点方。**虎伤人疮**水化沙糖一碗服，并涂之。摘玄方。**上气喘嗽烦热**，食即吐逆。用沙糖、姜汁等分，相和，慢煎二十沸。每咽半匙，取效。**食韭口臭**沙糖解之。摘要方。

石蜜《唐本草》

【释名】 白沙糖。〔恭曰〕石蜜即乳糖也，与虫部石蜜同名。〔时珍曰〕按万震凉州异物志云：石蜜非石类，假石之名也。实乃甘蔗汁煎而曝之，则凝如石而体甚轻，故谓之石蜜也。

【集解】〔志约曰〕石蜜出益州及西戎，煎炼沙糖为之，可作饼块，黄白色。〔恭曰〕石蜜用水、牛乳、米粉和煎成块，作饼坚重。西戎来者佳，江左亦有，殆胜于蜀。〔诜曰〕自蜀中、波斯来者良。东吴亦有，不及两处者。皆煎蔗汁、牛乳，则易细白耳。〔宗奭曰〕石蜜，川、浙者最佳，其味厚，他处皆次之，煎炼以型象物，达京师。至夏月及久阴雨，多自消化。土人先以竹叶及纸裹包，外用石夹埋之，不得见风，遂可免。今人谓之乳糖。其作饼黄白色者，谓之捻糖，易消化，入药至少。〔时珍曰〕石蜜，即白沙糖也。凝结作饼块如石者为石蜜，轻白如霜者为糖霜，坚白如冰者为冰糖，皆一物有精粗之异也。以白糖煎化，模印成人物狮象之形者为飨糖，后汉书注所谓狻糖是也。以石蜜和诸果仁，及橙橘皮、缩砂、薄荷之类，作成饼块者，为糖缠。以石蜜和牛乳、酥酪作成饼块者，为乳糖。皆一物数变也。唐本草明言石蜜煎沙糖为之，而诸注皆以乳糖即为石蜜，殊欠分明。按王灼糖霜谱云：古者惟饮蔗浆，其后煎为蔗饧，又曝为石蜜，唐初以蔗为酒。而糖霜则自大历间有邹和尚者，来住蜀之遂宁伞山，始传造法。故甘蔗所在植之，独有福建、四明、番禺、广汉、遂宁有冰糖，他处皆颗碎、色浅、味薄。惟竹蔗绿嫩味厚，作霜最佳，西蔗次之。凡霜一瓮，其中品色亦自不同。惟叠如假山者为上，团枝次之，瓮鉴次之，小颗块又次之，沙脚为下；紫色及如水晶色者为上，深琥珀色次之，浅黄又次之，浅白为下。

【气味】 甘，寒，冷利，无毒。

【主治】 心腹热胀，口干渴。唐本。**治目中热膜，明目。和枣肉、巨胜末为丸噙之，润肺气，助五脏，生津。**孟诜。**润心肺燥热，治嗽消痰，解酒和中，助脾气，缓肝气。**时珍。

【发明】〔震亨曰〕石蜜甘喜入脾，食多则害必生于脾。西北地高多燥，得之有益；东北地下多湿，得之未有不病者，亦兼气之厚薄不同耳。〔时珍曰〕石蜜、糖霜、冰糖，比之紫沙糖性稍平，功用相同，入药胜之。然不冷利，若久食则助热，损齿、生虫之害同也。

刺蜜《拾遗》

校正：自草部移入此。

【释名】 **草蜜**拾遗**给敦罗**。

【集解】〔藏器曰〕交河沙中有草，头上有毛，毛中生蜜。胡人名为给敦罗。〔时珍曰〕按李延寿北史云：高昌有草名羊刺，其上生蜜，味甚甘美。又梁四公子记云：高昌贡刺蜜。杰公：南平城羊刺无叶，其蜜色白而味甘；盐城羊刺叶大，其蜜色青而味薄也。高昌即交河，在西番，今为火州。又段成式西阳杂俎云：北天竺国有蜜草，蔓生大叶，秋冬不死，因受霜露，遂成蜜也。又大明一统志云：西番撒马儿罕地，有小草丛生，叶细如蓝，秋露凝其上，味甘如蜜，可熬为饧，土人呼为达即古宾，盖甘露也。按此二说，皆草蜜也，但不知其草即羊刺否也。又有翩齐树，亦出蜜，云可入药而不得其详，今附于左。

【气味】 甘，平，无毒。

【主治】 骨蒸发热痰嗽，暴痢下血，开胃止渴除烦。藏器。

【附录】 **翩齐**音别 按段成式云：翩齐出波斯国，拂林国亦有之，名颂勃梨佗，颂音夺。树长丈余，皮色青薄光净。叶似阿魏，生于枝端，一枝三叶。八月伐之，腊月更抽新条。七月断其枝，有黄汁如蜜，微香，可以入药疗病也。

果之六 ｜ 水果类六种

莲藕《本经》上品

【释名】 **其根藕**尔雅**其实莲**同上**其茎叶荷**。〔韩保升曰〕藕生水中，其叶名荷。按尔雅云：荷，芙蕖。其茎茄，其叶蕸，其本蔤，其华菡萏，其实莲，其根藕，其中菂，菂中薏。邢昺注云：芙蕖，总名也，别名芙蓉，江东人呼为荷。菡萏，莲花也。菂，莲实也。薏，菂中青心也。郭璞注云：蔤乃茎下白蒻在泥中者。莲乃房也。菂乃子也。薏乃中心苦薏也。江东人呼荷花为芙蓉，北人以藕为荷，亦以莲为荷，蜀人以藕为茄，此皆习俗传误也。陆玑诗疏云：其茎为荷。其花未发为菡萏，已发为芙蕖。其实莲，莲之皮青里白。其子菂，菂之壳青肉白。菂内青心二三分，为苦薏也。〔时珍曰〕尔雅以荷为根名，韩氏以荷为叶名，陆玑以荷为茎名。按茎乃负叶者也。有负荷之义，当从陆说。蔤乃嫩蒻，如竹之行鞭者。节生二茎，一为叶，一为花，尽处乃生藕，为花、叶、根、实之本。显仁藏用，功成不居，可谓退藏于蔤矣，故谓之蔤。花叶常偶生，不偶不生，故根曰藕。或云藕善耕泥，故字从耦，耦者耕也。茄音加，加于蔤上也。蕅音退，远于蔤也。菡萏，函合未发之意。芙蓉，敷布容艳之意。莲者连也，花实相连而出也。菂者的也，子在房中点点如的也。的乃凡物点注之名。薏犹意也，含苦在内也。古诗云：食子心无弃，苦心生意存。是矣。

【集解】〔别录曰〕藕实茎生汝南池泽。八月采。〔当之曰〕所在池泽皆有，豫章、汝南者良。苗高五六尺，叶团青大如扇，其花赤，子黑如羊矢。〔时珍曰〕莲藕，荆、扬、豫、益诸处湖泽陂池皆有之。以莲子种者生迟，藕芽种者最易发。其芽穿泥成白蒻，即蔤也。长者至丈余，五六月嫩时，没水取之，可作蔬茹，俗呼藕丝菜。节生二茎：一为藕荷，其叶贴水，其下旁行生藕也；一为芰荷，其叶出水，其旁茎生花也。其叶清明后生。六七月开花，花有红、白、粉红三色。花心有黄须，蕊长寸余，须内即莲也。花褪莲房成菂，菂在房如蜂子在窠之状。六七月采嫩者，生食脆美。至秋房枯子黑，其坚如石，谓之石莲子。八九月收之，斫去黑壳，货之四方，谓之莲肉。冬月至春掘藕食之，藕白有孔有丝，大者如肱臂，长六七尺，凡五六节。大抵野生及红花者，莲多藕劣；种植及白花者，莲少藕佳也。其花白者香，红者艳，千叶者不结实。别有合欢，并头者，有夜舒荷夜布昼卷、睡莲花夜入水、金莲花黄、碧莲花碧、绣莲花如绣，皆是异种，故不述。相感志云：荷梗塞穴鼠自去，煎汤洗镴垢自新。物性然也。

莲实

【释名】 **藕实**本经**菂**尔雅**薂**音吸。同上**石莲子**别录**水芝**本经**泽芝**古今注。

【修治】〔弘景曰〕藕实即莲子，八九月采黑坚如石者，干捣破之。〔颂曰〕其菂至秋黑而沉水，为石莲子，可磨为饭食。〔时珍曰〕石莲剉去黑壳，谓之莲肉。以水浸去赤皮、青心，生食甚佳。入药须蒸熟去心，或晒或焙干用。亦有每一斤，用獖猪肚一个盛贮，煮熟捣焙用者。今药肆一种石莲子，状如土石而味苦，不知何物也。

【气味】 **甘，平，涩，无毒。**〔别录曰〕寒。〔大明曰〕莲子、石莲性俱温。〔时珍曰〕嫩菂性平，石莲性温。得茯苓、山药、白术、枸杞子良。〔诜曰〕生食过多，微动冷气胀人。蒸食甚良。大便燥涩者。不可食。

【主治】 **补中养神，益气力，除百疾。久服，轻身耐老，不饥延年。**本经。**主五脏不足，伤中，益十二经脉血气。**孟诜。**止渴去热，安心止痢，治腰痛及泄精。多食令人欢喜。**大明。**交心肾，厚肠胃，固精气，强筋骨，补虚损，利耳目，**

除寒湿，止脾泄久痢，赤白浊，女人带下崩中诸血病。时珍。**捣碎和米作粥饭食，轻身益气，令人强健。**苏颂。出诗疏。**安靖上下君相火邪。**嘉谟。

【发明】〔时珍曰〕莲产于淤泥，而不为泥染；居于水中，而不为水没。根茎花实，凡品难同；清净济用，群美兼得。自藕䕡而节节生茎，生叶，生花，生藕；由菡萏而生蕊，生莲，生菂，生薏。其莲菂则始而黄，黄而青，青而绿，绿而黑，中含白肉，内隐青心。石莲坚刚，可历永久，薏藏生意，藕复萌芽，展转生生，造化不息，故释氏用为引譬，妙理具存；医家取为服食，百病可却。盖莲之味甘气温而性啬，禀清芳之气，得稼穑之味，乃脾之果也。脾者黄宫，所以交媾水、火，会合木、金者也。土为元气之母，母气既和，津液相成，神乃自生，久视耐老，此其权舆也。昔人治心肾不交，劳伤白浊，有清心莲子饮；补心肾，益精血，有瑞莲丸，皆得此理。〔藏器曰〕经秋正黑，石莲子。入水必沉，惟煎盐卤能浮之。此物居山海间，经百年不坏，人得食之，令发黑不老。〔诜曰〕诸鸟、猿猴取得不食，藏之石室内，人得三百年者，食之永不老也，又雁食之，粪于田野山岩之中，不逢阴雨，经久不坏。人得之，每旦空腹食十枚，身轻能登高涉远也。

【附方】旧四，新十。**服食不饥**〔诜曰〕石莲肉蒸熟去心，为末，炼蜜丸梧子大。日服三十丸。此仙家方也。**清心宁神**〔宗奭曰〕用莲蓬中干石莲子肉，于砂盆中擦去赤皮，留心，同为末，入龙脑，点汤服之。**补中强志**益耳目聪明。用莲实半两去皮心，研末，水煮熟，以粳米三合作粥，入末搅匀食。圣惠方。**补虚益损**水芝丹：用莲实半升，酒浸二宿，以牙猪肚一个洗净，入莲在内，缝定煮熟，取出晒干为末，酒煮米糊丸梧子大。每服五十丸，食前温酒送下。医学发明。**小便频数**下焦真气虚弱者。用上方，醋糊丸，服。**白浊遗精**石莲肉、龙骨、益智仁等分，为末。每服二钱，空心米饮下。普济用莲肉、白茯苓等分，为末。白汤调服。**心虚赤浊**莲子六一汤：用石莲肉六两，炙甘草一两，为末。每服一钱，灯心汤下。直指方。**久痢禁口**石莲肉炒，为末。每服二钱，陈仓米调下，便觉思食，甚妙。加入香连丸，尤妙。丹溪心法。**脾泄肠滑**方同上。**哕逆不止**石莲肉六枚，炒赤黄色，研末。冷熟水半盏和服，便止。苏颂图经。**产后咳逆**呕吐，心忡目运。用石莲子两半，白茯苓一两，丁香五钱，为末。每米饮服二钱。良方补遗。**眼赤作痛**莲实去皮研末一盏，粳米半升，以水煮粥，常食。普济方。**小儿热渴**莲实二十枚炒，浮萍二钱半，生姜少许，水煎，分三服。圣济总录。**反胃吐食**石莲肉为末。入少肉豆蔻末，米汤调服之。直指方。

藕

【气味】**甘，平，无毒。**〔大明曰〕温。〔时珍曰〕相感志云：藕以盐水共食，则不损口;同油炸面米果食,则无渣。煮忌铁器。

【主治】 **热渴,散留血,生肌。久服令人心欢。**别录。**止怒止泄,消食解酒毒,及病后干渴。**藏器。**捣汁服,止闷除烦开胃,治霍乱,破产后血闷,捣膏,罨金疮并伤折,止暴痛。蒸煮食之,大能开胃。**大明。**生食,治霍乱后虚渴。蒸食,甚补五脏,实下焦。同蜜食,令人腹脏肥,不生诸虫,亦可休粮。**孟诜。**汁:解射罔毒、蟹毒。**徐之才。**捣浸澄粉服食,轻身益年。**瞿仙。

【发明】〔弘景曰〕根入神仙家。宋时太官作血脀,音勘,庖人削藕皮误落血中,遂散涣不凝。故医家用以破血多效也。脀者,血羹也。〔诜曰〕产后忌生冷物,独藕不同生冷者,为能破血也。〔时珍曰〕白花藕大而孔扁者,生食味甘,煮食不美;红花及野藕,生食味涩,煮蒸则佳。夫藕生于卑污,而洁白自若。质柔而穿坚,居下而有节。孔窍玲珑,丝纶内隐。生于嫩蒻,而发为茎、叶、花、实,又复生芽,以续生生之脉。四时可食,令人心欢,可谓灵根矣。故其所主者,皆心脾血分之疾,与莲之功稍不同云。

【附方】旧四,新六。**时气烦渴**生藕汁一盏,生蜜一合,和匀,细服。圣惠。**伤寒口干**生藕汁、生地黄汁、童子小便各半盏,煎温,服之。庞安时伤寒论。**霍乱烦渴**生藕汁一钟,姜汁半钟,和匀饮。圣济总录。**霍乱吐利**生藕捣汁服。圣惠。**上焦痰热**藕汁、梨汁各半盏,和服。简便。**产后闷乱**血气上冲,口干腹痛。梅师方用生藕汁三升,饮之。庞安时:用藕汁、生地黄汁、童子小便等分,煎服。**小便热淋**生藕汁、生地黄汁、蒲萄汁各等分,每服一盏,入蜜温服。**坠马血瘀**积在胸腹,唾血无数者。干藕根为末,酒服方寸匕,日二次。千金方。**食蟹中毒**生藕汁饮之。圣惠。**冻脚裂坼**蒸熟藕捣烂涂之。**尘芒入目**大藕洗捣,绵裹,滴汁入目中,即出也。普济方。

藕蔤

【释名】 **藕丝菜。**五六月嫩时,采为蔬茹,老则为藕梢,味不堪矣。

【气味】 **甘,平,无毒。**

【主治】 **生食,主霍乱后虚渴烦闷不能食,解酒食毒。**苏颂。**功与藕同。**时珍。**解烦毒,下瘀血。**汪颖。

藕节

【气味】 **涩,平,无毒。**〔大明曰〕冷。伏硫黄。

【主治】 **捣汁饮,主吐血不止,及口鼻出血。**甄权。**消瘀血,解热毒。产后血闷,和地黄研汁,入热酒、小便饮。**大明。**能止咳血唾血,血淋溺血,下血血痢血崩。**时珍。

【发明】〔时珍曰〕一男子病血淋，痛胀祈死。予以藕汁调发灰，每服二钱，服三日而血止痛除。按赵溍养疴漫笔云：宋孝宗患痢，众医不效。高宗偶见一小药肆，召而问之。其人问得病之由，乃食湖蟹所致。遂诊脉，曰：此冷痢也。乃用新采藕节捣烂，热酒调下，数服即愈。高宗大喜，就以捣药金杵臼赐之，人遂称为金杵臼严防御家，可谓不世之遇也。大抵藕能消瘀血，解热开胃，而又解蟹毒故也。

【附方】 新五。**鼻衄不止**藕节捣汁饮，并滴鼻中。**卒暴吐血**双荷散：用藕节、荷蒂各七个，以蜜少许擂烂，用水二钟，煎八分，去滓，温服。或为末丸服亦可。圣惠。**大便下血**藕节晒干研末，人参、白蜜煎汤，调服二钱，日二服。全幼心鉴。**遗精白浊**心虚不宁。金锁玉关丸：用藕节、莲花须、莲子肉、芡实肉、山药、白茯苓、白茯神各二两，为末。用金樱子二斤捶碎，以水一斗，熬八分，去滓，再熬成膏，入少面和药，丸梧子大。每服七十丸，米饮下。**鼻渊脑泻**藕节、芎藭焙研，为末。每服二钱，米饮下。普济。

莲薏即莲子中青心也。

【释名】 苦薏

【气味】 苦，寒，无毒。〔藏器曰〕食莲子不去心，令人作吐。

【主治】 **血渴，产后渴，生研末，米饮服二钱，立愈**。士良。**止霍乱**。大明。**清心去热**。时珍。出统旨。

【附方】 新二。**劳心吐血**莲子心七个，糯米二十一粒，为末，酒服。此临安张上舍方也。是斋百一方。**小便遗精**莲子心一撮，为末，入辰砂一分。每服一钱，白汤下，日二。医林集要。

莲蕊须

【释名】 佛座须。花开时采取，阴干。亦可充果食。

【气味】 甘，涩，温，无毒。〔大明曰〕忌地黄、葱、蒜。

【主治】 **清心通肾，固精气，乌须发，悦颜色，益血，止血崩、吐血**。时珍。

【发明】〔时珍曰〕莲须本草不收，而三因诸方、固真丸、巨胜子丸各补益方中，往往用之。其功大抵与莲子同也。

【附方】 新一。**久近痔漏**三十年者，三服除根。用莲花蕊、黑牵牛头末各一两半，当归五钱，为末。每空心酒服二钱。忌热物。五日见效。孙氏集效方。

莲花

【释名】 芙蓉古今注芙蕖同上水华。

【气味】 苦，甘，温，无毒。忌地黄、葱、蒜。

【主治】　镇心益色。驻颜身轻。大明。〔弘景曰〕花入神仙家用，入香尤妙。

【附方】　旧二，新二。**服食驻颜**七月七日采莲花七分，八月八日采根八分，九月九日采实九分，阴干捣筛。每服方寸匕，温酒调服。太清草木方。**天泡湿疮**荷花贴之。简便方。**难产催生**莲花一瓣，书人字，吞之，即易产。肘后方。**坠损呕血**。坠跌积血心胃，呕血不止。用干荷花为末，每酒服方寸匕，其效如神。杨拱医方摘要。

莲房

【释名】　莲蓬壳陈久者良。

【气味】　苦，涩，温，无毒。

【主治】　破血。孟诜。**治血胀腹痛，及产后胎衣不下，酒煮服之。水煮服之，解野菌毒**。藏器。**止血崩、下血、溺血**。时珍。

【发明】　〔时珍曰〕莲房入厥阴血分，消瘀散血，与荷叶同功，亦急则治标之意也。

【附方】　新六。**经血不止**瑞莲散：用陈莲蓬壳烧存性，研末。每服二钱，热酒下。妇人经验方。**血崩不止**不拘冷热。用莲蓬壳、荆芥穗各烧存性，等分为末。每服二钱，米饮下。圣惠方。**产后血崩**莲蓬壳五个，香附二两，各烧存性，为末。每服二钱，米饮下，日二。妇人良方。**漏胎下血**莲房烧研，面糊丸梧子大。每服百丸，汤、酒任下，日二。朱氏集验方。**小便血淋**莲房烧存性，为末，入麝香少许。每服二钱半，米饮调下，日二。经验方。**天泡湿疮**莲蓬壳烧存性，研末，井泥调涂，神效。海上方。

荷叶

【释名】　嫩者荷钱象形。贴水者藕荷生藕者。出水者芰荷生花者。蒂名荷鼻。

【修治】　〔大明曰〕入药并炙用。

【气味】　苦，平，无毒。〔时珍曰〕畏桐油。伏白银，伏硫黄。

【主治】　**止渴，落胞破血，治产后口干，心肺躁烦**。大明。**治血胀腹痛，产后胎衣不下，酒煮服之**。荷鼻：安胎，去恶血，留好血，止血痢，杀菌蕈毒，并煮水服。藏器。**生发元气，裨助脾胃，涩精滑，散瘀血，消水肿痈肿，发痘疮，治吐血咯血衄血，下血溺血血淋，崩中，产后恶血，损伤败血**。时珍。

【发明】　〔杲曰〕洁古张先生口授枳术丸方，用荷叶烧饭为丸。当时未悟其理，老年味之始得。夫震者动也，人感之生足少阳甲胆，是属风木，为生化万物之根蒂。人之饮食入胃，营气上行，即少阳甲胆之气，与手少阳三焦元气，同为生发之气。素问云：履端于始，序则不愆。荷叶生于水土之下，污秽之中，挺然独立。其色青，其形仰，其中空，象震卦之体，食药感此气之化，胃气何由不升乎？用此为引，可谓远识合道矣。更以烧饭和药，与白术协力滋养，补令胃厚，不致内伤，其利广矣大矣。世之用巴豆、牵牛者，岂足语此。〔时珍曰〕烧饭见谷部饭下。按东垣试效方云：雷头风证，头面疙瘩肿痛，憎寒发热，状如伤寒，病在三阳，不可过用寒药重剂，诛伐无过。一人病此，诸药不效，余处清震汤治之而愈。用荷叶一枚，升麻五钱，苍术五钱，水煎温服。盖震为雷，而荷叶之形象震体，其色又青，乃涉类象形之义也。又案闻人规痘疹八十一论云：痘疮已出，复为风寒外袭，则窍闭血凝，其点不长，或变黑色，此为倒靥，必身痛，四肢微厥。但温肌散邪，则热气复行，而斑自出也。宜紫背荷叶散治之。盖荷叶能升发阳气，散瘀血，留好血，僵蚕能解结滞之气故也。此药易得，而活人甚多，胜于人牙、龙脑也。又戴原礼证治要诀云：荷叶服之，令人瘦劣，故单服可以消阳水浮肿之气。

【附方】 旧四，新二十二。**阳水浮肿**败荷叶烧存性，研末。每服二钱，米饮调下，日三服。证治要诀。**脚膝浮肿**荷叶心、藁本等分，煎汤，淋洗之。永类方。**痘疮倒靥**紫背荷叶散，又名南金散：治风寒外袭倒靥势危者，万无一失。用霜后荷叶贴水紫背者炙干，白僵蚕直者炒去丝，等分为末。每服半钱，用胡荽汤或温酒调下。闻人规痘疹论。**诸般痈肿**拔毒止痛。荷叶中心蒂如钱者，不拘多少，煎汤淋洗，拭干，以飞过寒水石，同腊猪脂涂之。又治痈肿，柞木饮方中亦用之。本事方。**打扑损伤**恶血攻心，闷乱疼痛者。以干荷叶五片烧存性，为末。每服三钱，童子热尿一盏，食前调下，日三服，利下恶物为度。圣惠方。**产后心痛**恶血不尽也。荷叶炒香为末。每服方寸匕，沸汤或童子小便调下。或烧灰、或煎汁皆可。救急方。**胎衣不下**方同上。**伤寒产后**血运欲死。用荷叶、红花、姜黄等分，炒研末。童子小便调服二钱。庞安常伤寒论。**孕妇伤寒**大热烦渴，恐伤胎气。用嫩卷荷叶焙半两，蚌粉二钱半，为末。每服三钱，新汲水入蜜调服，并涂腹上。名罩胎散。郑氏方。**妊娠胎动**已见黄水者。干荷蒂一枚炙，研为末。糯米淘汁一钟，调服即安。唐氏经验方。**吐血不止**嫩荷叶七个，擂水服之，甚佳。又方：干荷叶、生蒲黄等分，为末。每服三钱，桑白皮煎汤调下。肘后方用经霜败荷烧存性，研末。新水服二钱。**吐血咯血**荷叶焙干，为末。米汤调服二钱，一日二服，以知为度。圣济总录用败荷叶、蒲黄各一两，为末。每服二钱，麦门冬汤下。**吐血衄血**阳乘于阴，血热妄行，宜服四生丸。陈日华云：屡用得效。用生荷叶、生艾叶、生柏叶、生地黄等分，捣烂，丸鸡子大。每服一丸，水三盏，煎一盏，去滓服。济生方。**崩中下血**荷叶烧研半两，蒲黄、黄芩各一两，为末。每空心酒服三钱。**血痢不止**荷叶蒂，水煮汁，服之。普济方。**下痢赤白**荷叶烧研。每服二钱，红痢蜜、白痢沙糖汤下。**脱肛不收**贴水荷叶焙研，酒服二钱，仍以荷叶盛末坐之。经验良方。**牙齿疼痛**青荷叶剪取钱蒂七个，以浓米醋一盏，煎半盏，去滓，熬成膏，时时抹之妙。唐氏经验方。**赤游火丹**新生荷叶捣烂，入盐涂之。摘玄方。**漆疮作痒**干荷叶煎汤，洗之良。集验方。**遍身风疠**荷叶三十枚，石灰一斗，淋汁合煮。渍之，半日乃出。数日一作，良。圣惠方。**偏头风痛**升麻、苍术各一两，荷叶一个，水二钟，煎一钟，食后温服。或烧荷叶一个，为末，以煎汁调服。简便方。**刀斧伤疮**荷叶烧研，搽之。集简方。**阴肿痛痒**荷叶、浮萍、蛇床等分煎水，日洗之。医垒元戎。

红白莲花《拾遗》

校正：自草部移入此。

【集解】〔藏器曰〕红莲花、白莲花，生西国，胡人将来也。〔时珍曰〕此不知即莲花否？而功与莲同，以类相从，姑移入此。

【气味】 甘，平，无毒。

【主治】 久服，令人好颜色，变白却老。藏器。

芰实音妓《别录》上品

【释名】 **菱**别录**水栗**风俗通**沙角**。〔时珍曰〕其叶支散，故字从支。其角棱峭，故谓之菱，而俗呼为菱角也。昔人多不分别，惟王安贫武陵记，以三角、四角者为芰，两角者为菱。左传：屈到嗜芰，即此物也。尔雅谓之厥攗，音眉。又许慎说文云：菱，楚谓之芰，秦谓之薢茩。杨氏丹铅录以芰为鸡头，引离骚缉芰荷以为衣，言菱叶不可缉衣，皆误矣。案尔雅薢茩乃决明之名，非厥攗也。又埤雅芰荷乃藕上出水生花之茎，非鸡头也。与菱同名异物。许、杨二氏失于详考，故正之。

【集解】〔弘景曰〕芰实，庐、江间最多，皆取火燔以为米充粮，今多蒸暴食之。〔颂曰〕菱，处处有之。叶浮水上，花黄白色，花落而实生，渐向水中乃熟。实有二种：一种四角，一种两角。两角中又有嫩皮而紫色者，谓之浮菱，食之尤美。江淮及山东人暴其实以为米，代粮。〔时珍曰〕芰菱有湖泺处则有之。菱落泥中，最易生发。有野菱、家菱，皆三月生蔓延引。叶浮水上，扁而有尖，光面如镜。叶下之茎有股如虾股，一茎一叶，两两相差，如蝶翅状。五六月开小白花，背日而生，昼合宵炕，随月转移。其实有数种：或三角、四角，或两角、无角。野菱自生湖中，叶、实俱小。其角硬直刺人，其色嫩青老黑。嫩时剥食甘美，老则蒸煮食之。野人暴干，剁米为饭为粥，为糕为果，皆可代粮。其茎亦可暴收，和米作饭，以度荒歉，盖泽农有利之物也。家菱种于陂塘，叶、实俱大，角软而脆，亦有两角弯卷如弓形者，其色有青、有红、有紫，嫩时剥食，皮脆肉美，盖佳果也。老则壳黑而硬，坠入江中，谓之乌菱。冬月取之，风干为果，生、熟皆佳。夏月以粪水浇其叶，则实更肥美。按段成式酉阳杂俎云：苏州折腰菱，多两角。荆州郢城菱，三角无刺。可以按莎。汉武帝昆明池有浮根菱，亦曰青水菱，叶没水下，菱出水上。或云：玄都有鸡翔菱，碧色，状如鸡飞，仙人凫伯子常食之。

【气味】 甘，平，无毒。〔诜曰〕生食，性冷利。多食，伤人脏腑，损阳气，痿茎，生蛲虫。水族中此物最不治病。若过食腹胀者，可暖姜酒服之即消，亦可含吴茱萸咽津。〔时珍曰〕仇池笔记言：菱花开背日，芡花开向日，故菱寒而芡暖。别录言芰实性平，岂生者性冷，而干者则性平欤？

【主治】 安中补五脏，不饥轻身。别录。蒸暴，和蜜饵之，断谷长生。弘景。解丹石毒。苏颂。鲜者解伤寒积热，止消渴，解酒毒、射罔毒。时珍。捣烂澄粉食，补中延年。瞿仙。

菱花
【气味】 涩。
【主治】 入染须发方。时珍。

乌菱壳
【主治】 入染须发方，亦止泄痢。时珍。

芡实 音俭《本经》上品

【释名】 鸡头本经雁喙同雁头古今注鸿头韩退之鸡雍庄子卯菱管子芣子

芡实

音唯**水流黄**。〔弘景曰〕此即今芡子也。茎上花似鸡冠，故名鸡头。〔颂曰〕其苞形类鸡、雁头，故有诸名。〔时珍曰〕芡可济俭歉，故谓之芡。鸡雍见庄子·徐无鬼篇。卯菱见管子·五行篇。扬雄方言云：南楚谓之鸡头，幽燕谓之雁头，徐、青、淮、泗谓之芡子。其茎谓之芍，亦曰菠。郑樵通志以钩芡为芡，误矣。钩芡，陆生草也。其茎可食。水流黄见下。

【集解】〔别录曰〕鸡头实生雷池池泽。八月采之。〔保升曰〕苗生水中，叶大如荷，皱而有刺。花子若拳大，形似鸡头。实若石榴，其皮青黑，肉白如菱米也。〔颂曰〕处处有之，生水泽中。其叶俗名鸡头盘，花下结实。其茎嫩者名芍蕨，亦名菠菜，人采为蔬茹。〔宗奭曰〕天下皆有之。临水居人，采子去皮，捣仁为粉，蒸煠作饼，可以代粮。〔时珍曰〕芡茎三月生叶贴水，大于荷叶，皱文如縠，蹙衄如沸，面青背紫，茎、叶皆有刺。其茎长至丈余，中亦有孔有丝，嫩者剥皮可食。五六月生紫花，花开向日结苞，外有青刺，如猬刺及栗球之形。花在苞顶，亦如鸡喙及猬喙。剥开内有斑驳软肉裹子，累累如珠玑。壳内白米，状如鱼目。深秋老时，泽农广收，烂取芡子，藏至困石，以备歉荒。其根状如三棱，煮食如芋。

【修治】〔诜曰〕凡用蒸熟，烈日晒裂取仁，亦可舂取粉用。〔时珍曰〕新者煮食良。入涩精药，连壳用亦可。案陈彦和暇日记云：芡实一斗，以防风四两煎汤浸过用，且经久不坏。

【气味】**甘，平，涩，无毒。**〔弘景曰〕小儿多食，令不长。〔诜曰〕生食多，动风冷气。〔宗奭曰〕食多，不益脾胃，兼难消化。

【主治】**湿痹，腰脊膝痛，补中，除暴疾，益精气，强志，令耳目聪明。久服，轻身不饥，耐老神仙。**本经。**开胃助气。**日华。**止渴益肾，治小便不禁，遗精白浊带下。**时珍。

【发明】〔弘景曰〕仙方取此合莲实饵之，甚益人。〔恭曰〕作粉食，益人胜于菱。〔颂曰〕取其实及中子，捣烂暴干，再捣筛末，熬金樱子煎和丸服之，云补下益人，谓之水陆丹。〔时珍曰〕案孙升谈圃云：芡本不益人，而俗谓之水流黄河也。盖人之食芡，必咀嚼之，终日嗳嗳。而芡味甘平，腴而不腻。食之者能使华液流通，转相灌溉，其功胜于乳石也。淮南子云：狸头愈瘰，鸡头已瘘。注者云，即芡实也。

【附方】旧一，新三。**鸡头粥**益精气，强志意，利耳目。鸡头实三合，煮熟去壳，粳米一合煮粥，日日空心食。经验。**玉锁丹**治精气虚滑。用芡实、莲蕊。方见藕节下。**四精丸**治思虑、色欲过度，损伤心气，小便数，遗精。用秋石、白茯苓、芡实、莲肉各二两，为末，蒸枣和，丸梧子大。每服三十丸，空心盐汤送下。永类方。**分清丸**治浊病。用芡实粉、白茯苓粉，黄蜡化蜜和，丸梧桐子大。每服百丸，盐汤下。摘玄方。

鸡头菜即葰菜芡茎也。

【气味】 咸、甘，平，无毒。

【主治】 止烦渴，除虚热，生熟皆宜。时珍。

根

【气味】 同茎。

【主治】 小腹结气痛，煮食之。士良。

【附方】 新一。**偏坠气块**鸡头根切片煮熟，盐、醋食之。法天生意。

乌芋《别录》中品

【释名】 **凫茈**音疵**凫茨**音瓷**荸荠**衍义**黑三棱**博济方**芍**音晓　**地栗**郑樵通志。〔时珍曰〕乌芋，其根如芋而色乌也。凫喜食之，故尔雅名凫茈，后遂讹为凫茨，又讹为荸荠。盖切韵凫、荸同一字母，音相近也。三棱、地栗，皆形似也。〔瑞曰〕小者名凫茈，大者名地栗。

【集解】〔颂曰〕乌芋，今凫茨也。苗似龙须而细，色正青。根如指头大，黑色，皮厚有毛。又有一种皮薄无毛者亦同。田中人并食之。〔宗奭曰〕皮厚色黑，肉硬而白者，谓之猪荸脐。皮薄泽，色淡紫，肉软而脆者，谓之羊荸脐。正二月，人采食之。此二等药中罕用，荒岁人多采以充粮。〔时珍曰〕凫茈生浅水田中。其苗三四月出土，一茎直上，无枝叶，状如龙须。肥田栽者，粗近葱、蒲，高二三尺。其根白蒻。秋后结颗，大如山楂、栗子，而脐有聚毛，累累下生入泥底。野生者，黑而小，食之多滓。种出者，紫而大，食之多毛。吴人以沃田种之，三月下种，霜后苗枯，冬春掘收为果，生食、煮食皆良。

【正误】〔别录曰〕乌芋一名借姑。二月生叶如芋。三月三日采根，暴干。〔弘景曰〕借姑生水田中。叶有桠，状如泽泻，不正似芋。其根黄，似芋子而小，疑有乌者，根极相似，细而美。叶状如苋，草呼为凫茨，恐即此也。〔恭曰〕乌芋一名槎丫，一名茨菰。〔时珍曰〕乌芋、慈姑原是二物。慈姑有叶，其根散生。乌芋有茎无叶，其根下生。气味不同，主治亦异。而别录误以借姑为乌芋，谓其叶如芋。陶、苏二氏因凫茨、慈姑字音相近，遂致混注，而诸家说者因之不明。今正其误。

根

【气味】 甘，微寒，滑，无毒。〔诜曰〕性冷。先有冷气人不可食，令人腹胀气满。小儿秋月食多，脐下结痛也。

【主治】 **消渴痹热，温中益气**。别录。**下丹石，消风毒，除胸中实热气。可**

乌
芋

作粉食，**明耳目**，**消黄疸**。孟诜。**开胃下食**。大明。**作粉食，厚人肠胃，不饥，能解毒，服金石人宜之**。苏颂。**疗五种膈气，消宿食，饭后宜食之。治误吞铜物**。汪机。**主血痢下血血崩，辟蛊毒**。时珍。

【发明】〔机曰〕乌芋善毁铜，合铜钱嚼之，则钱化，可见其为消坚削积之物。故能化五种膈疾，而消宿食，治误吞铜也。〔时珍曰〕按王氏博济方，治五积、冷气攻心、变为五膈诸病，金锁丸中用黑三棱。注云：即凫茈干者。则汪氏所谓消坚之说，盖本于此。又董炳集验方云：地栗晒干为末，白汤每服二钱，能辟蛊毒。传闻下蛊之家，知有此物，便不敢下。此亦前人所未知者。

【附方】 新五。**大便下血**荸荠捣汁大半钟，好酒半钟，空心温服。三日见效。神秘方。**下痢赤白**午日午时取完好荸荠，洗净拭干，勿令损破，于瓶内入好烧酒浸之，黄泥密封收贮。遇有患者，取二枚细嚼，空心用原酒送下。唐瑶经验方。**女人血崩**凫茈一岁一个，烧存性，研末，酒服之。李氏方。**小儿口疮**用荸荠烧存性，研末，掺之。杨起简便方。**误吞铜钱**生凫茈研汁，细细呷之，自然消化成水。王璆百一选方。

慈姑《日华》

校正：原混乌芋下，今分出。仍并入图经外类剪刀草。

【释名】 **借姑**别录**水萍**别录**河凫茈**图经**白地栗**同上**苗名剪刀草**图经**箭搭草**救荒**槎丫草**苏恭**燕尾草**大明。〔时珍曰〕慈姑，一根岁生十二子，如慈姑之乳诸子，故以名之。作茨菰者非矣。河凫茈、白地栗，所以别乌芋之凫茈、地栗也。剪刀、箭搭、槎丫、燕尾，并象叶形也。

【集解】〔别录曰〕借姑，三月三日采根，暴干。〔弘景曰〕借姑生水田中。叶有桠，状如泽泻。其根黄，似芋子而小，煮之可啖。〔恭曰〕慈姑生水中。叶似锌箭之镞，泽泻之类也。〔颂曰〕剪刀草，生江湖及汴洛近水河沟沙碛中。叶如剪刀形。茎干似嫩蒲，又似三棱。苗甚软，其色深青绿。每丛十余茎，内抽出一两茎，上分枝，开小白花，四瓣，蕊深黄色。根大者如杏，小者如栗，色白而莹滑。五六七月采叶，正二月采根，即慈姑也。煮熟味甘甜，时人以作果子。福州别有一种，小异，三月开花，四时采根，功亦相似。〔时珍曰〕慈姑生浅水中，人亦种之。三月生苗，青茎中空，其外有棱。叶如燕尾，前尖后歧。霜后叶枯，根乃练结，冬及春初，掘以为果。须灰汤煮熟，去皮食，乃不麻涩戟人咽也。嫩茎亦可煤食。又取汁，可制粉霜、雌黄。又有山慈姑，名同实异，见草部。

根

【气味】 苦、甘,微寒,无毒。〔大明曰〕冷,有毒。多食,发虚热,及肠风痔漏,崩中带下,疮疖。以生姜同煮佳。怀孕人不可食。〔诜曰〕吴人常食之,令人发脚气瘫缓风,损齿失颜色,皮肉干燥。卒食之,使人干呕也。

【主治】 百毒,产后血闷,攻心欲死,产难胞衣不出,捣汁服一升。又下石淋。大明。

叶

【主治】 诸恶疮肿,小儿游瘤丹毒,捣烂涂之,即便消退,甚佳。苏颂。治蛇、虫咬,捣烂封之。大明。调蚌粉,涂瘟痱。时珍。

附录诸果 《纲目》二十一种,《拾遗》一种

〔时珍曰〕方册所记诸果,名品甚多,不能详其性、味、状。既列于果,则养生者不可不知,因略采附以俟。

津符子 〔时珍曰〕孙真人千金方云:味苦,平,滑。多食令人口爽,不知五味。

必思荅 〔又曰〕忽思慧饮膳正要云:味甘,无毒。调中顺气。出回回田地。

甘剑子 〔又曰〕范成大桂海志云:状似巴榄子,仁附肉,有白膐,不可食,发人病。北人呼为海胡桃是也。

杨摇子 〔又曰〕沈莹临海异物志云:生闽越。其子生树皮中,其体有脊,形甚异而味甘无奇,色青黄,长四五寸。

海梧子 〔又曰〕嵇含南方草木状云:出林邑。树似梧桐,色白。叶似青桐。其子如大栗,肥甘可食。

木竹子 〔又曰〕桂海志云:皮色形状全似大枇杷,肉味甘美,秋冬实熟。出广西。

櫕罟子 〔又曰〕桂海志云:大如半升碗,数十房攒聚成球,每房有缝。冬生青,至夏红。破其瓣食之,微甘。出广西。

罗晃子 〔又曰〕桂海志云:状如橄榄,其皮七重。出广西。顾玠海槎录云:横州出九层皮果,至九层方见肉也。夏熟,味如栗。

柠子 〔又曰〕徐表南州记云:出九真、交趾。树生子如桃实,长寸余。二月开花,连着子,五月熟,色黄。盐藏食之,味酸似梅。

夫编子 〔又曰〕南州记云:树生交趾山谷。三月开花,仍连着子,五六月熟。入鸡、鱼、猪、鸭羹中,味美,亦可盐藏。

白缘子 〔又曰〕刘欣期交州记云:出交趾。树高丈余,实味甘美如胡桃。

系弥子 〔又曰〕郭义恭广志云：状圆而细，赤如软枣。其味初苦后甘，可食。

人面子 〔又曰〕草木状云：出南海。树似含桃。子如桃实，无味，以蜜渍之可食。其核正如人面，可玩。祝穆方舆胜览云：出广中。大如梅李。春花、夏实、秋熟，蜜煎甘酸可食。其核两边似人面，口、目、鼻皆具。

黄皮果 〔又曰〕海槎录云：出广西横州。状如楝子及小枣而味酸。

四味果 〔又曰〕段成式酉阳杂俎云：出祁连山。木生如枣。剖以竹刀则甘，铁刀则苦，木刀则酸，芦刀则辛。行旅得之，能止饥渴。

千岁子 〔又曰〕草木状云：出交趾。蔓生。子在根下，须绿色，交加如织。一苞恒二百余颗，皮壳青黄色。壳中有肉如栗，味亦如之。干则壳肉相离，撼之有声。桂海志云：状似青黄李，味甘。

侯骚子 〔又曰〕酉阳杂俎云：蔓生。子大如鸡卵，既甘且冷，消酒轻身。王太仆曾献之。

酒杯藤子 〔又曰〕崔豹古今注云：出西域。藤大如臂。花坚硬，可以酌酒，文章映澈。实大如指，味如豆蔻，食之消酒。张骞得其种于大宛。

简音间子 〔又曰〕贾思勰齐民要术云：藤，生交趾、合浦。缘树木，正二月花，四五月熟，如梨，赤如鸡冠。核如鱼鳞。生食，味淡泊。

山枣 〔又曰〕寰宇志云：出广西肇庆府。叶似梅，果似荔枝，九月熟，可食。

隈支 〔又曰〕宋祁益州方物图云：生邛州山谷中。树高丈余，枝修而弱。开白花。实大若雀卵，状似荔枝，肉黄肤甘。

灵床上果子拾遗 藏器云：人夜谵语，食之即止。

诸果有毒《拾遗》

凡果未成核者，食之令人发痈疖及寒热。

凡果落地有恶虫缘过者，食之令人患九漏。

凡果双仁者，有毒杀人。

凡瓜双蒂者，有毒杀人。沉水者，杀人。

凡果忽有异常者，根下必有毒蛇，食之杀人。